HAGERS HANDBUCH DER PHARMAZEUTISCHEN PRAXIS

FÜR APOTHEKER · ARZNEIMITTELHERSTELLER ÄRZTE UND MEDIZINALBEAMTE

—— VOLLSTÄNDIGE (VIERTE) NEUAUSGABE ——

BEGONNEN VON W. KERN †

HERAUSGEGEBEN IN GEMEINSCHAFT MIT
H. J. ROTH UND W. SCHMID

VON

P. H. LIST UND L. HÖRHAMMER

SECHSTER BAND
CHEMIKALIEN UND DROGEN
TEIL C: T–Z

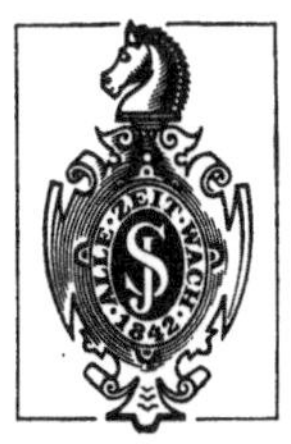

SPRINGER-VERLAG
BERLIN · HEIDELBERG · NEW YORK 1979

Abgeschlossen im Frühjahr 1979

CIP-Kurztitelaufnahme der Deutschen Bibliothek

Hagers Handbuch der pharmazeutischen Praxis:
für Apotheker, Arzneimittelhersteller, Ärzte u. Medizinalbeamte / begonnen von W. Kern.
Hrsg. in Gemeinschaft mit H. J. Roth u. W. Schmid von P. H. List u. L. Hörhammer. —
Berlin, Heidelberg, New York: Springer.
NE: Hager, Hermann [Begr.]; List, Paul Heinz [Hrsg.] Bd. 6 Chemikalien und Drogen.
Teil C. T—Z. — Vollst., (4.) Neuausg. — 1979.
ISBN-13: 978-3-642-67086-2   e-ISBN-13: 978-3-642-67085-5
DOI: 10.1007/978-3-642-67085-5

Mitarbeiter dieses Bandes

Aurnhammer, Gerold †, Dr. rer. nat., Apotheker, vormals wiss. Assistent am Institut für Pharmazeutische Arzneimittellehre der Universität München

Dengler, Bernd †, Dr. rer. nat., Apotheker u. wiss. Assistent am Institut für Pharmazeutische Arzneimittellehre der Universität München, zuletzt Visiting-Expert for Pharmacognosy on the National Health Science Institute, Department of Medical Sciences, Bangkok/ Thailand

Hörhammer, Ludwig †, Dr. phil., Dr. phil. habil., Prof. h. c., Dr. med. h. c., o. ö. Universitätsprofessor für Pharmakognosie, Universität München, Direktor des Instituts für Pharmazeutische Arzneimittellehre

List, Paul Heinz, Dr. rer. nat., o. Professor für Pharmazeutische Chemie insbesondere Pharmazeutische Technologie, Universität Marburg/Lahn, Fachbereich Pharmazie und Lebensmittelchemie, Pharmazeutische Technologie

Mühlenbruch, Brigitte, Dr. rer. nat., Akademischer Oberrat, Universität Bonn, Pharmazeutisches Institut

Rattenberger, Monika, Dr. rer. nat., Apothekerin, vormals Assistentin am Institut für Pharmazeutische Arzneimittellehre der Universität München

Roth, Hannelore, Apothekerin, Bad Honnef, Böckingstraße 4

Roth, Hermann J., Dr. rer. nat., o. Professor für Pharmazie, Universität Bonn, Direktor des Pharmazeutischen Instituts

Schaette, Roland, Dr. rer. nat., Apotheker, vormals wiss. Assistent am Institut für Pharmazeutische Arneimittellehre der Universität München

Schmid, Walter, Dr. med., emer. Professor für Pharmakologie und Toxikologie, Universität Marburg/Lahn

Surborg, Karl-Heinz, Dr. rer. nat., Akademischer Oberrat, Universität Bonn, Pharmazeutisches Institut

I*

Abkürzungen

---

[1] Da im internationalen Schrifttum häufig mehrere Abkürzungen für Arzneibuch- und Ergänzungsbuchnamen gebräuchlich sind, tauchen diese auch im vorliegenden Werk auf. Sie sind hier aufgeführt.

Disp. Dan. 63 = Dispensatorium Danicum 1963

DGF — Einheitsmethoden = Deutsche Einheitsmethoden zur Untersuchung von Fetten, Fettprodukten und verwandten Stoffen, Deutsche Gesellschaft für Fettwissenschaft, Münster

Egypt. P. 53 = Egyptian Pharmacopoeia 1953

Egypt. P. 67 = Egyptian Pharmacopoeia 1976

Erg.B. IV = Ergänzungsbuch zum Deutschen Arzneibuch 4. Ausgabe 1916

Erg.B. 6 = Ergänzungsbuch zur 6. Ausgabe des Deutschen Arzneibuches

Eu. P. I-69 = Ph. Europ. = Eu. P. Ed. I/1 = European Pharmacopoeia I 1969

Eu. P. II-71 = Ph. Europ. II = Eu. P. Ed. I/2 = European Pharmacopoeia II 1971

Eu. P. III-75 = Ph. Europ. III = European Pharmacopoeia III 1975

Extra P. 58 = The Extra Pharmacopoeia 1958 (Martindale)

Extra P. 67 = The Extra Pharmacopoeia 1967 (Martindale, 25. Ausg.)

FDA = Food and Drug Administration, Department of Health, Education and Welfare, Washington 25, D.C., USA

Fenn. 37 = Suomen Pharmacopoea Editio sexta 1937

HAB 34 = Deutsches Homöopathisches Arzneibuch 1934

Helv. IV = Ph. Helv. IV = Pharmacopoea Helvetica, ed. IV. 1907

Helv. V = Ph. Helv. V = Pharmacopoea Helvetica 1933, Editio Quinta

Helv. V — Suppl. II = Pharmacopoea Helvetica 1933, Editio Quinta Supplementum secundum

Helv. V — Suppl. III = Pharmacopoea Helvetica 1933, Editio Quinta Supplementum tertium

Helv. VI = Pharmacopoea Helvetica Editio sexta 1972

Hisp. VII = Farmacopea Oficial Española VII, 1905

Hisp. VIII = Farmacopea Oficial Española, octava Edición 1936

Hisp. IX = Farmacopea Oficial Española, novena Edición 1954

HPUS 54 = The Homoeopathic Pharmacopoeia of the United States, 6. Edition Revised 1954

HPUS 64 = The Homoeopathic Pharmacopoeia of the United States, 7. Edition Revised 1964

Hung. III = Ph. Hung. 09 = Pharmacopoea Hungarica ed. III. 1909

Hung. IV = Ph. Hung. 34 = Pharmacopoea Hungarica ed. IV. 1934

Hung. V. = Ph. Hung. 54 = Pharmacopoea Hungarica Editio V. 1954

Hung. VI = Pharmacopoea Hungarica Editio VI. 1967

Ind. P. 55 = The Indian Pharmacopoeia 1955

Ind. P. 66 = The Indian Pharmacopoeia 1966

Ind. P. C. 53 = The Indian Pharmaceutical Codex 1953

Ital. III = Farmacopea Ufficiale del Regno D'Italia ed. III. 1909

Ital. VI = Farmacopea Ufficiale del Regno D'Italia ed. VI 1940

Ital. VII = Farmacopea Ufficiale della Republica Italiana settima Editione 1965

Jap. III = Pharmacopoea of Japan, ed. III. 1907

Jap. 51 = Pharmacopoea Japonica, Editio sexta 1951

Jap. 61 = Pharmacopoea Japonica, Editio septa 1961

Jap. 62 = Pharmacopoea Japonica, Editio septa 1962

Jap. 73 = Pharmacopoea Japonica, Editio septa 1973

Jug. I = Pharmacopoea Jugoslavica 1933

Jug. II = Pharmacopoea Jugoslavica, Editio secunda

Merck Ind. 60 = The Merck Index 1960

Merck Ind. 68 = The Merck Index 1968

Mex. P. 52 = Farmacopea Nacional de los Estados Unidos Mexicanos II.

Ned. IV = Ph. Ned. 05 = Pharmacopoea Nederlandica, ed. IV. 1905

Ned. 5 = Ph. Ned. 26 = Nederlandse Pharmacopee Vijfde Uitgave 1926

Ned. 6 = Ph. Ned. 58 = Nederlandse Pharmacopee Zesde Uitgave 1958

NF I = The National Formulary First Edition 1888

NF VI = The National Formulary Sixth Edition 1936

NF IX = The National Formulary Ninth Edition 1950

NF X = The National Formulary Tenth Edition 1955

NF XI = The National Formulary Eleventh Edition 1960

NF XII = The National Formulary Twelfth Edition 1965

NF XIII = The National Formulary Thirteenth Edition 1970

NF XIV = The National Formulary Fourteenth Edition 1975

NFN = Nordisk Farmakopénaevn

NND 64 (65; 66) = New and Nonofficial Drugs 1964 (65; 66), vor 1958 als NNR = New and Nonofficial Remedies bezeichnet

Nord. 63 = Pharmacopoea Nordica 1963

Norv. IV = Pharmacopoea Norvegica, ed. IV. 1913

Norv. V = Pharmacopoea Norvegica, ed. V. 1939

ÖAB 8 = Pharmacopoea Austriaca ed. VIII 1906

ÖAB 9 = Österreichisches Arzneibuch, 9. Ausgabe

Ph. Europ. = Eu. P. I-69 = Eu. P. Ed. I/1 = European Pharmacopoeia I 1969

Ph. Europ. II = Eu. P. II-71 = Eu. P. Ed. I/2 = European Pharmacopoeia II 1971

Ph Europ. III — Eu. P. III—75 = Eu.P. Ed. I/3 = European Pharmacopoeia III 1975.

Ph. Rominǎ 56 = Pharmacopoea Romania 1956
PI.Ed. I/1 oder I/2 = Internationale Pharmakopöe, I. Ausgabe, 1. oder 2. Teil
PI.Ed. I – Suppl. = Internationale Pharmakopöe I. Ausgabe, Supplement
PI.Ed. II = II. Ausgabe der Internationalen Pharmakopöe 1967
Pol. III = Farmacopea Polska III. 1954
Portug. 1876 = Pharmacopea Portugueza 1876
Portug. 35 = Pharmacopeia Portuguesa 1935
Rom. VIII = Farmacopoea Romana Editia A VIII-A supliment 1968
Ross. III = Pharmacopoea Rossica III. 1910
Ross. 34 = Pharmacopoea Rossica 1934
Ross. 8 = Pharmacopoea Rossica 1948, Editio octa
Ross. 8 – Add. 52 = Pharmacopoea Rossica 1948, Addendum 1952
Ross. 9 = Pharmacopoea Rossica 1961, Editio nona
Ross. 10 = Pharmacopoea Rossica 1970

Subs. Pharm. = Subsidia Pharmaceutica, Wissensch. Zentralstelle des Schweizerischen Apothekervereins, Zürich 1957 bis 1967
Svec. IX = Pharmacopoea Svecica Ed. IX. 1908
Svec. 25 = Svenska Farmakopen Ed. X. 1925
Svec. 46 = Svenska Farmakopen Ed. XI. 1946
USD 55 = United States Dispensatory 1955
USD 60 = United States Dispensatory 1960
USP IX = The Pharmacopeia of the USA IX. 1916
USP XI = The Pharmacopeia of the USA XI. 1936
USP XVII (XVI, XV, XIV) = The Pharmacopeia of the USA, XVII. (XVI., XV., XIV.) Revision.
USP XVIII = The Pharmacopeia of the USA Eighteenth Revision 1970
USP XIX = The Pharmacopeia of the USA Ninetheenth Revision 1975

b) Abkürzungen im Text

A. = Äthylalkohol
Abb. = Abbildung(en)
abs. = absolut(e)
A.E. = Antitoxin-Einheit
Ae. = Diäthyläther
aeth. = aetherisch
A.G. = Atomgewicht
a.H. = außer Handel
akt. = aktiv(e)
allg. = allgemein(e)
AMG = Arzneimittelgesetz vom 16. 5. 1961 für BRD
AMG II = Gesetz zur Neuordnung der Arzneimittelrechte vom 24. 8. 1976 (BRD)
Amp. = Ampulle(n)
anorg. = anorganisch(e)
Anw. = Anwendung(en)
A.P. = Anstaltspackung
ASS = Acetylsalicylsäure
AZ = Acetylzahl
BAN = British Approved Name (anerkannte, britische Kurzbezeichnung)
ber. = berechnet
bes. = besonders, besondere, insbesondere
Beschr. = Beschreibung(en)
bidest. = doppelt destilliert
Bldg. = Bildung(en)
Brit. = Britisch
Bu-Z = Buchner-Zahl
bzgl. = bezüglich
Bzl. = Benzol
Bzn. = Benzin
CAP = Celluloseacetatphthalat
CAS = Celluloseacetatsuccinat
Chlf. = Chloroform
Chr. = Chromatographie
chr. = chromatographisch
CMC = Carboxymethylcellulose

cv = cultivar = Sorte
d = Dichte
d_4^{20} = Dichte bei 20° gemessen und bezogen auf W. von 4°
Darst. = Darstellung(en)
D.A.S. = Deutsche Auslegeschrift
DBP = Deutsches Bundespatent
DCF = Dénomination Commune Française
D.Chr. = DC = Dünnschichtchromatographie
d.chr. = dünnschichtchromatographisch
DCI = Dénomination Commune Internationale proposée
DCI rec. = Dénomination Commune Internationale recommandée
dest. = destillieren, destilliert(e)
DL = dosis letalis
DLm = dosis letalis minima
DMF = Dimethylformamid
DP = Durchschnittspolymerisationsgrad
DRP = Deutsches Reichspatent
d.Th. = der Theorie
d. th. = des theoretischen (z. B. Wertes)
Durchf. = Durchführung(en)
dz = Doppelzentner = 100 kg
ED_{50} = Dosis effectiva, die bei 50% des Versuchskollektivs eine Wrkg. hervorruft
Eig. = Eigenschaften
Einw. = Einwirkungen(en)
EKG = Elektrokardiogramm
entspr. = entspricht
Entw. = Entwicklung(en)
Ep. = Erstarrungspunkt
Erk. = Erkennung
EZ = Esterzahl
FAO = Agriculture Organization (Fachorganisation der Vereinten Nationen)
Farb-VL = Farb-Vergleichslösung

Fbg. = Färbung
FD = Froschdosis
FDA = Food and Drug Administration
fdg. = fädig
F. I. P. = Fédération Internationale Pharmaceutique
Fl. = Flüssigkeiten()
fl. = flüssig(e)
Fllg. = Fällung
Fp. = Schmelzpunkt
g.chr. = gaschromatographisch
Geh. = Gehalt(e)
gesätt. = gesättigt(e)
Gew. = Gewicht(e)
ggf. = gegebenenfalls
Ggw. = Gegenwart
GKID = Gewebekulturinfektionsdosis
Gl. = Gleichung
Gln. = Gleichungen
Go. = Gonorrhoe
ha = Hektar = 100 Ar = $10^4 m^2$
Hb. = Hämoglobin
Herst. = Herstellung
H.I. = Hämolytischer Index
HMF = Hydroxymethylfurfurol
hort. = hortorum
i- = iso
i.c. = intracardial
I.E. = Internationale Einheit
i.m. = intramusculär
inakt. = inaktiv
Inf. = Infusionslösung(en)
INN = International Nonproprietory Name (internationaler Freiname)
IP = isoelektrischer Punkt
i.d. = intraperitoneal
IR = Infrarot (Ultrarot)
i.T. = in der Trockensubstanz
i.v. = intravenös
JZ = Jodzahl
Kaps. = Kapsel(n)
Komm. = Kommentar
Konst. = Konstante(n)
konst. = konstant(e)
konz. = konzentriert(e)
Kp. = Siedepunkt
$Kp._{0,2}$ = Siedepunkt bei 0,2 Torr
krist. = kristallisiert(e)
KW = Kohlenwasserstoff(e)
l.c. = loco citato
L.F. = Flockungseinheit
Lit. = Literatur
LMG = Lebensmittelgesetz
log. = logarithmisch
lösl. = löslich
Lsg. = Lösung(en)
Lsgm. = Lösungsmittel
lt. = laut
m- = meta
m = molar (Konzentrationsangabe)
M. = Methanol
MAK = maximale Arbeitsplatzkonzentration in mg/m^3 (p.p.m)
M.G. = Molekulargewicht
Min. = Minute(n)
Mitt. = Mitteilung(en)

mU = Millieinheit = milliunit
MWG = Massenwirkungsgesetz
n = normal (Konzentrationsangabe)
n- = normal (Isomerieangabe)
Nachw. = Nachweis
NAD = Nicotinsäureamidadenindinucleotid
NADH = hydriertes NAD
NADPH = hydriertes NAD-phosphat
Nd. = Niederschlag
NIH = National Institute of Health
NM = Nährmedium(ien)
o- = ortho
o.a. = oben angegebene
OHZ = Hydroxylzahl
opt. = optisch
opt. akt. = optisch aktiv(e)
org. = organisch(e)
p.a. = pro analysi
PAe. = Petroläther
PAeG = Polyäthylenglykol
Pat. = Patent
P.Chr. = Papierchromatographie
p.chr. = papierchromatographisch
PEG = PAeG = Polyäthylenglykol
PG = Polymerisationsgrad
p. i. = pro injectionem
p. o. = per os
p.p. = pro parte
Po-Z = Polenske-Zahl
prim. = primär(e)
Prod. = Produkt(e)
Prüf. = Prfg. = Prüfung(en)
PVP = Polyvinylpyrrolidon
qual. = qualitativ(e)
quant. = quantitativ(e)
quart. = quartär(e)
rac. = racemisch(e)
RES = reticulo-endotheliales System
r. F. = relative Feuchtigkeit
rg. = reagieren
Rg. = Reagens
RhZ = Rhodanzahl
Rk. = Reaktion(en)
RL = Reagenslösung
R-M-Z = Reichert-Meißl-Zahl
s. = siehe
s.c. = subcutan
s.chr. = säulenchromatographisch
sd. = siedend(e)
s. d. = siehe dort
Sek. = Sekunde(n)
sek. = sekundär
SG = Süßungsgrad
Sir. = Sirup(e)
s. o. = siehe oben
Spez. Gew. = spezifisches Gewicht
ssp. = subspecies
s. S. = siehe Seite
Std. = Stunde(n)
std. = stündig(e)
symm. = symmetrisch(e)
Syn. = Synonym(e)
Synth. = Synthese(n)
synth. = synthetisch(e)
SZ = Säurezahl
T. = Teil(e)

Temp. = Temperatur(en)
tern. = ternär(e)
tert. = tertiär(e)
tgl. = täglich
Tr. = Tropfen
Trbg. = Trübung(en)
TS = Trockensubstanz
U = Umdrehung (z. B. U/min), aber auch
    Unit (Einheit) (z. B. Bd. I, 633)
u. = und; ggf. = unter (z. B. u. Zers.)
U.E. = USP-Einheit(en)
ungesätt. = ungesättigt(e)
unlösl. = unlöslich(e)
Unters. = Untersuchung(en)
USAN = United States Adopted Name
UV = Ultraviolett
vac. = Vakuum
var. = varietas
verd. = verdünnt(e)

Vet. Med. = Veterinärmedizin
Vgl. = Vergleich
vgl. = vergleiche
VM = Verbandmull
Vol. = Volumen, volumina
Vol.T. = Volumenteil(e)
Vork. = Vorkommen
VZ = Verseifungszahl oder Verbandzellstoff
W. = Wasser
WAS = waschaktive Substanz
Wrkg. = Wirkung(en)
W.S. = Wassersäule
wss. = wässerig(e)
Zerf. = Zerfall, Zerfälle
Zers. = Zersetzung(en)
Zersp. = Zersetzungspunkt
zit. = zitiert
ZNS = Zentralnervensystem
ZW = Zellwolle

c) Abkürzungen der Botanikernamen

ABEL = ABEL, CLARKE
ACH. = ACHARIUS, E.
ADAMS = ADAMS, JOH. MICHEL
AELLEN = AELLEN, PAUL
AFZEL. = AFZELIUS, ADAM
J. AG. = AGARDH, JAKOB GEORG
AIT. = AITON, WILLIAM
ALEF. = ALEFELD, FRIEDRICH
ALL. = ALLIONI, CARLO
T. ANDERS. = ANDERSON, THOMAS
ANDR. = ANDREWS, HENRY C.
ARN. = ARNOTT, GEORGE ARNOLD
    WALKER-ARNOTT
ARR. DA CAM. = ARRUDA DA CAMERA
AVE-LALL. = AVE-LALLEMANT J. L. E.
ASCHERS. = ASCHERSON, PAUL
    FRIEDRICH AUGUST
AUB. = AUBLET, JEAN BAPTISTE
    CHRISTOPHORE FUSEE
BAILEY = BAILEY, L. H.
F. M. BAILEY = BAILEY, FREDERIC
    MANSON
BAILL. = BAILLON, HENRI ERNEST
BAK., BAKER = BAKER, JOHN GILBERT
BALF. f. = BALFOUR, ISAAC BAILEY
BART. = BARTALANI, B.
BARB.-RODR. = BARBOSA-RODRIGUES, JOAO
BARTL. = BARTLING, FRIEDRICH
    GOTTLIEB
BAUMG. = BAUMGARTEN, JOH.
    CHRISTIAN GOTTLIEB
BEAUV. = BEAUVAIS, PALISOT DE
    AMBROISE MARIE FRANÇOIS
    JOSEPH, BARON
BECK = BECK, LEWIS, CALEB
BEDD. = BEDDOME, RICHARD H.
BELL. = BELLARDI, CARLO ANTONIO
    LUDOVICO
BENTH. = BENTHAM, GEORGE
BESS. = BESSER, WILLIBALD SWIBERT
    JOSEPH GOTTLIEB VON
BERNH. = BERNHARDI, JOHANN JACOB
BGE. = BUNGE, ALEXANDER VON

BIEB. (M. B.) = MARSCHALL VON BIEBER-
    STEIN, FRIEDR. AUG., FREIHERR
BILLB. = BILLBERG
BIRDW. = BIRDWOOD, G. C. M.
BL. = BLUME, DR. CARL LUDWIG
BLANCO = BLANCO, MANUEL
BOISS. = BOISSIER, EDMUND
BOJ. = BOJER, WENZEL
BONPL. = BONPLAND
BORKH. = BORKHAUSEN, MORITZ BALT.
BRITTON = BRITTON, NATHANIEL LORD
N. E. BR. = BROWN, NICOLAS EDWARD
R. BR. = BROWN, ROBERT
BROWN = BROWN, ADDISON
BROT. = BROTERGO, FELIX DE AVELAR
BUB. = BUBANI, P.
BURK. = BURKILL
BULL. = BULLIARD, PIERRE
BUNGE = BUNGE, A. A. VON
BURCH. = BURCHELL, WILLIAM J.
BURM. = BURMANN, JOHANNES
BURM. f. = BURMANN (filius), NIKOLAUS
    LAURENZ
BURTT DAVY = BURTT DAVY, JOSEPH
CAMB(ESS). = CAMBESSEDES, JACQUES
CAM. = CAMERARIUS, E. G.
CAMUS = CAMUS, E. G.
CARR. = CARRIERE, ELIE ABEL
CAS. = CASAVIELLA, J. RUIZ
CASS. = CASSINI, ALEXANDER HENRI
    GABRIEL, GRAF VON
CATHEL. = CATHELINEAU, H.
CAV. = CAVANILLES, ANTONIO JOSE
CHAM. et SCHLECHTD. = CHAMISSO et
    SCHLECHTENDAHL
A. CHEV. = CHEVALLIER, AUGUSTE J. B.
CHOIS. = CHOISY, JACQUES DENIS
C. B. CL. = CLARKE, C. B.
CLAIRV. = CLAIRVILLE, J. P. DE
CLOS = CLOS, DOMINIQUE
L. E. CODD = CODD, L. E.
COGN. = COGNIAUX, CELESTIN ALFRED
COLEBR. = COLEBROOK, H. TH.

Collad. = Colladon, L. Th. F.
Correa = Correa, da Serra Jose Francisco
Coss. = Cosson, Ernest
Coste = Coste, H. J.
Court. = Courtois, Rich. Jos.
Crantz = Crantz, Heinr. Johann Nepomuk von
A. Cunn. = Cunnigham, Allan
R. Cunn. = Cunnigham, Richard
Curt. = Curtis, William
A. Dc. = de Candolle, Alphonse
Dc. = de Candolle, Augustin Pyramus
Decne. = Decaisne, Joseph
Del. = Delile, Alire Raffeneau
Desf. = Desfontaines, Rene Louiche
Desv. = Desvaux, Augustin Nicaise
Diels = Diels, F. L. E.
Dietr. = Dietrich, Albert
Dode = Dode, Louis Alb.
G. Don = Don, George
Donn = Donn, James
Druce = Druce, G. C.
Drum. = Drummond, James
Dryand. = Dryander, Jonas
Duham. = Duhamel du Monceau, Henry Louis
Dun(al). = Dunal, Michael Felix
Durch. = Durchartre, Pierre Etienne
Eaton = Eaton, Amos
Ehrenb. = Ehrenberg, Christian Gottfried
Ehrh. = Ehrhart, Friedrich
Endl. = Endlicher, Stephan Ladislaus
Engl. = Engler, Heinrich Gustav Adolf
Exell = Exell, Arthur Wallis
E. u. Z. = Ecklon, Christian Friedrich und Zeyher, Karl
Fabr. = Fabricius, P. C.
Farw. = Farwell, O. A.
Fingh. = Fingerhuth, K. A.
Fiori = Fiori, A.
Fisch. = Fischer, Fr. Ernst Ludwig von
Forsk. = Forskal, P.
Forst. f. = Forster, Johann Georg Adam
J. R. et G. Forst. = Forster, Johann Reinhard und Georg
Franch. = Franchet, Adrien R.
Fres(en). = Fresenius, Joh. Baptist Georg Wolfgang
Fr(ies). = Fries, Elias Magnus
Fritsch = Fritsch, Karl
Gaertn. = Gaertner, Joseph
Gaud. = Gaudin, Jean Françoise Gottlieb Philippe
Germ. = Germain de Saint-Pierre, J. N. E.
Gilib. = Gilibert, Jean = Emanuel
Gm(el). = Gmelin (mehrere Botaniker)
Godr. = Godron, Dominique Alexandre
Good. = Gooden. = Goodenough, Rev. Samuel
Graebn. = Graebne Karl Otto Robert Peter Paul
Grab. = Grabowski, H. E.,
(A.) Gr. = Gray, Asa
Grev. = Greville, R. K.

Griff. = Griffith, William
Griseb. = Grisebach, Heinrich Rud. Aug.
Guill. = Guillemin, Antoine
Guerke = Guerke, R. L. A. M.
Hallier = Hallier, E.
Hall(ier). f. = Hallier filius
Hamilt. = Hamilton, W.
Harv. = Harvey, William Henry
Hassk. = Hasskarl, Justus Carl
Hausskn. = Haussknecht, Heinr. Carl
Haw. = Haworth, Adrian Hardy
Hayne = Hayne, Friedr. Gottlob
Heldr. = Heldreich, Theodor von
Hemsl. = Hemsley, W. Botting
Herb. = Herbert, William
Hill = Hill, John
Hochst. = Hochstetter, Christian Friedrich
Hoffm. = Hoffmann, Franz Georg
Hoffmgg. = Hoffmannsegge, Johann Centurius Graf von
Hook. = Hooker, William Jackson
Hook. f. = Hooker (filius), Joseph Dalton
Hort. = hortorum = der Gärten, hortulanorum = der Gärtner anstelle eines nicht namentlich genannten Autors
House = House, Homer Doliver
Houtt. = Houttuyn, Martinus
Huds. = Hudson, W.
H. B. K. = Humboldt, Bonpland und Kunth
Humb. = Humboldt, F. M. von
Hutch. = Hutchinson, J.
Ind. Kew. = Index Kewensis
Jacq. = Jacquin, Nicolaus Joseph Baron von
Jess. = Jessen, Karl Friedr. Wilh.
Juss. = Jussieu, Antoine Laurent de
Karsch. = Karschmensky, Vincenz Franz
Karst. = Karsten, Gustav Karl Wilh. Herm.
Ker-Gawl. (K. G.) = Ker, John Bellenden (John Gawler)
Klotzsch = Klotzsch, Johann Friedr.
(C.) K. Koch = Koch, Karl
W. D. J. Koch = Koch, Wilh. Daniel
Koidzumi = Koidzumi, Gen'ichi
Kost(el). = Kosteletzky, Vincenz Franz
Kosterm. = Kostermann
Kotschy = Kotschy, Theodor
O. Ktze. = Kuntze, Carl Ernst Otto
Kunze = Kunze, Gustav
Kurtz = Kurtz, F.
Kurz = Kurz, Wilh. Surpitz
Labill. = Labilladiere, Jacque Julien Houtton
Lac. = Lacaita, C. C.
Lallave. = de la Llave, Canonigo
Lam. = Lamarck (la Marck), Jean Baptiste Antoine Pierre Monnet
Lecompte = Lecompte, Hinri
Ledeb. = Ledebour, Carl Friedrich von
Leers = Leers, J. D.

LEIGHTON = LEIGHTON, WILLIAM ALLPORT
LEJ. = LEJEUNE, A. L. S.
LEM. = LEMAIRE, CHARLES
LEMAN = LEMAN, DOMINIQUE SEBASTIEN
LESCH(EN). = LESCHENAULT DE LA TOUR,
    L. TH.
LESS. = LESSING, CHRISTIAN FRIEDRICH
LEV. = LEVEILLE, JOSEPH HENRI und
    AUGUSTE ABEL HECTOR
LEWIN = LEWIN, L.
LEX. = LEXARZA, JUAN MARTINEZ
L'HERIT. = L'HERITIER, DE BRUTELLE
    CHARLES LOUIS
LINDL. = LINDLEY, JOHN
LINGELS. = VON LINGELSHEIM, ALEXANDER
LINK = LINK, HEINRICH FRIEDRICH
L. = LINNÉ, CARL, RITTER VON
L. f. = LINNÉ (filius), CARL VON
LOES. = LOESELIUS, JOHANNES
LOUD. = LOUDON, JOHN CLAUDIUS
LOUR. = LOUREIRO, JUAN
MACBR. = MACBRIDE, J. F.
MAK. = MAKINO, TOMITARO
MANETTI = MANETTI
    a) GUISEPPE
    b) SAVERIO
MARCH. = MARCHAND, L.
M. B. = MARSCHALL VON BIEBERSTEIN
    FRIEDRICH AUGUST, FREIHERR
MART. = MARTIUS, KARL FRIEDRICH
    PHILIPP VON
MAST. = MASTERS, MAXWELL T.
MATSUM. = MATSUMURA, JINZO
MAXIM. = MAXIMOWICZ, KARL JOHANN
MAYR = MAYR, HEINRICH
MEDIK. = MEDIKUS, FRIEDR. CASIMIR
MEEUSE = MEEUSE, A. D. J.
MEISSN. = MEISSNER, KARL FRIEDRICH
MERR. = MERRILL, E. D.
MERT. et KOCH = MERTENS, FRANZ KARL;
    Mitarbeiter von W. KOCH
MEY. = MEYER, ERNST HEINRICH
    FRIEDRICH
C. A. MEY. = MEYER, CARL ANTON
G. F. W. MEY. = MEYER, GEORG FRIEDRICH
    WILHELM
MEY, E. = MEYER, ERNST HEINRICH
    FRIEDRICH
MEZ = MEZ, CARL
MICHX. = MICHAUX, GEORG FRIEDRICH
    WILHELM
MIERS = MIERS, JOHN
MILDBR. = MILDBRAED
MILL. = MILLER, PHILIPP
MIQ. = MIQUEL, FRIEDR. ANTON WILH.
MIRB. = MIRBEL, CHARLES FRANÇOIS, gen.
    BRISSEAU
MOENCH = MOENCH, KONRAD
MOHR = MOHR, D. M. H.
MOLDENKE = MOLDENKE, H. N.
MOL.(INA) = MOLINA, JUAN IGNATIO.
MOORE = MOORE, THOMAS
MOQ. = MOQUIN-TANDON, CHRISTIAN
    HORACE BENEDICT ALFRED
MORIS = MORIS, G. G.
MORTON = MORTON, C. V.

MÜLL. ARG. = MÜLLER, ARGOVIENSIS JEAN
F. V. MUELL. = MUELLER, BARON FERDI-
    NAND JAC. HEINR. VON
MUT.(IS) = MUTIS, JOSE CELESTINO
NAKAI = NAKAI, T.
NAUD. = NAUDIN, CHARLES
NECK. = NECKER, NOEL JOSEPH DE
NEES = NEES, ab ESENBECK
    CHRISTIAN GOTTFR.
NEKR. = NEKRASSOWA, WERA LEONTIEVNA
NUTT. = NUTTAL, THOMAS
NYM. = NYMAN, CARL FREDRIK
OLIV. = OLIVER, DANIEL
OLIVER = OLIVER, GUILLAUME ANTOINE
PALL. = PALLAS, PETER SIMON
PARL. = PARLATORE, FILIPPO
PARM. = PARMENTIER, A.
PARRY = PARRY, W. E.
PAV. = PAVON, J.
PAX. = PAXTON, JOSEPH
PB. = PALISOT DE BEAUVOIS, AMBROISE
    MARIE FRANÇOIS JOSEPH, BARON
PEREIRA = PEREIRA, JONATHAN
PERR. = PERROTET, G. S.
PERS. = PERSOON, CHRISTIAN HENDRICK
PHILLIPS = PHILLIPS, E. P.
PICH. = PICHON
PLANCH. = PLANCHON, JULES EMILE
POHL = POHL, JOHANN BAPTISTE EMANUEI
POIR. = POIRET, JEAN LOUIS MARIE
POUR. = POURRET DE FIGEAC, P. A.
PRANTL = PRANTL, KARL ANTON
PURSH = PURSH, FRIEDR. TRAUGOTT
RADDI = RADDI, GIUSEPPE
RADL. = RADLKOFER, LUDWIG
RAF(IN). = RAFINESQUE-SCHMALTZ, CON-
    STANTIN SAMUEL
RAM. = RAMOND, LOUIS FRANÇOIS
    ELISABETH, BARON DE CARBONNIERE
REG. = REGEL, EDUARD AUGUST VON
REHD. = REHDER, ALFRED
RCHB. f. = REICHENBACH filius, HEINRICH
    GUSTAV
RCHB. = REICHENBACH, HEINZ GOTTL.
    LUDWIG
RENDLE = RENDLE, A. B.
RETZ. = RETZIUS, ANDERS JOHAN
REYN. = REYNIER, A.
A. RICH. = RICHARD, ACHILLES
RIKLI = RIKLI, M. A.
ROEM. = ROEMER, FRIEDR. ADOLPH
ROEM. et SCHULT. (R. et S.) = ROEMER,
    JOH. JAKOB et SCHULTES, JOS. AUGUST
ROSC. = ROSCOE, WILLIAM
ROSE = ROSE, JOSEPH NELSON
ROTH = ROTH, ALBRECHT WILHELM
ROTTB. = ROTTBOEL, C. F.
ROXB. = ROXBURGH, WILLIAM
ROYLE = ROYLE, JOHN FORBES
RUIZ et PAV. = RUIZ-LOPEZ, HIPOLITO;
    PAVON, JOSEPH
RUMPH. = RUMPH(IUS), G. E.
RUPR. = RUPRECHT, FRANZ J.
RYDB. = RYDBERG, P. A.
SABINE = SABINE, J.
ST. HIL. = SAINT-HILAIRE, A. F. C. P. DE

SALISB. = SALISBURY, RICHARD ANTHONY MARKHAM

SANDW. = SANDWITH, N. Y.

SAVI = SAVI, GAETANO

SCHEELE = SCHEELE, G. H. A.

SCHERBIUS = SCHERBIUS, J.

SCHINDL. = SCHINDLER, ANTON K.

SCHINZ = SCHINZ, HANS

SCHLECHT. (SCHLTR.) = SCHLECHTER, R.

SCHLDL. = SCHLECHTENDAL, D. F.

SCHLEICH. = SCHLEICHER, J. C.

FR. SCHMIDT = SCHMIDT, FRANZ

J. SCHM. = SCHMIDT, JOH. ANTON

SCHMITZ = SCHMITZ, J. JOSEPH

SCHNEID. = SCHNEIDER, CAMILLO

SCHOTT = SCHOTT, HEINRICH WILHELM

SCHRAD. = SCHRADER, HEINR. ADOLPH

SCHRANK = SCHRANK, FRANZ PAULA V.

SCHREB. = SCHREBER, JOHANN CHRISTIAN DANIEL VON

SCHULT. = SCHULTES, JOSEPH AUGUST

SCH. BIP. = SCHULTZ, KARL HEINRICH, genannt BIPONTINUS

F. W. SCHULTZ = SCHULTZ, FRIEDR. WILH.

K. SCHUM. = SCHUMANN, KARL MORITZ

SCHW. = SCHWERIN, FRITZ VON

SCHWEINF. = SCHWEINFURTH, GEORG

SCOP. = SCOPOLI, GIOVANNI ANTONIO

SEEM. = SEEMANN, CARL BERTH.

SER. = SERINGE, NICOLAS CHARLES

SIEB. = SIEBOLD, PHIL. FRANZ VON

SIEBER = SIEBER, F. W.

SIBTH. et SMITH = SIBTHORP, JOHN; SMITH, JAMES EDWARD

SIMS = SIMS, JOHN

SMALL = SMALL, JOHN K.

SM. = SMITH, SIR JAMES EDWARD

C. A. SM. = SMITH, C. A.

SOND. = SONDER, W.

SOO = SOO VON BERE, KAROLY

SPACH = SPACH, EDOUARD

SPEGAZ. = SPEGAZZINI, C.

SPRAGUE = SPRAGUE, THOMAS ARCHIBALD

SPRENG. = SPRENGEL, CURT

STACKH. = STACKHOUSE, J.

STANDL. = STANDLEY, P. C.

STAPF = STAPF, O.

STEUD. = STEUDEL, ERNST GOTTLIEB

STEV. = STEVEN, CHRISTIAN

STOKES = STOKES, J.

SW. = SWARTZ, OLOF

SWEET = SWEET, ROBERT

TAUB. = TAUBERT, P.

TAUSCH = TAUSCH, J. F.

TEN. = TENORE, MICHELE

THELL. = THELLUNG, ALBERT

THOMS. = THOMSON, T.

THUNB. = THUNBERG, CARL PETER

TOD. = TODARO, A.

TORR. et GRAY = TORREY, JOHN GRAY, ASA

TURCZ. = TURCZANINOW, NIKOLAI STEPANOVICH

PIT. TOURN. = TOURNEFORTH, JOSEPH PITTON

TREV. = TREVIRANUS, L. CHR.

TRIANA = TRIANA, JOSE

TURRA = TURRA, A.

VATKE = VATKE, GEORGE CARL

VAL. = VALETON, THEODORIC

VELL. = VELLOSO, JOSE MARIANNO DA CONCEICAO

VENT. = VENTENAT, ETIENNE PIERRE

VERDC.(OURT) = VERDCOURT, B.

VILL. = VILLARS, DOMINIQUE

VIS. = VISIANI, ROBERTO DE

W. et K. = WALDSTEIN-WATENBURG, FRANZ DE PAULA ADAM, GRAF VON; KITAIBL, PAUL

WALL. = WALLICH, NATHANAEL

WALLR. = WALLROTH, CARL FRIEDRICH WILHELM

WALT. = WALTER, THOMAS

WANGH. = WANGENHEIM, FRIEDR. ADAM JULIUS VON

WEBB = WEBB, PHILIPP BARKER

WEDD. = WEDDELL, HUGH D'ALGERNON

WENDL. = WENDLAND, JOHANN CHRISTOPH

WIGHT = WIGHT, ROBERT

WILLD. = WILLDENOW, KARL LUDWIG

WILLK. = WILLKOMM, MORITZ

WILS. = WILSON, ERNEST HENRY

WIMM. = WIMMER, C. F. H.

WOOD = WOOD, ALPHONSO

W. et A. = WRIGHT et ARNOTT = WALKER-ARNOTT, GEORGE ARNOLD

C. H. WRIGHT = WEIGHT, CHARLES HENRY

ZUCC. = ZUCCARINI, JOSEPH GERHARD

Literatur für die Drogenmonographien

Die Liste führt die Standard- und Nachschlagewerke auf, die im Text der Drogenmonographien meist nur mit dem Autornamen erwähnt sind.

BAUMGARTEN, G.: Die herzwirksamen Glykoside, Edition Leipzig 1963. — BENIGNI, R., C. CAPRA u. P. E. CATTORINI: Piante medicinali chimica farmacologia e terapia, Milano: Inverni & Della Beffa, Bd. I (1962), Bd. II (1964). — BERGER, F.: Synonyma-Lexikon der Heil- und Nutzpflanzen, Wien: Österreichischer Apotheker-Verlag 1954/1955. — BERGER, F.: Handbuch der Drogenkunde, Wien: W. Maudrich, Bd. I (1949), Bd. II (1950), Bd. III (1952), Bd. IV (1954), Bd. V (1960), Bd. VI (1964), Bd. VII (1967). — BOIT, H.-G.: Ergebnisse der Alkaloid-Chemie bis 1960, Berlin: Akademie-Verlag 1962. — BRAUN, H.: Heilpflanzen-Lexikon für Ärzte und Apotheker, Stuttgart: Gustav Fischer 1968. — CHOPRA, R. N.,

S. L. Nayar u. J. C. Chopra: Glossary of Indian Medicinal Plants, New Delhi: Council of Scientific and Industrial Research 1956. — Dragendorff, G.: Die Heilpflanzen der verschiedenen Völker und Zeiten, Stuttgart: Ferd. Enke 1898; Neudruck für Werner Fritsch Antiquariat München 1967. — Fieser, L. F., u. M. Fieser: Organische Chemie, Weinheim/Bergstr.: Verlag Chemie 1968. — Gessner, O.: Die Gift- und Arzneipflanzen von Mitteleuropa, Heidelberg: C. Winter Universitätsverlag 1953. — Gstirner, F.: Prüfung und Verarbeitung von Arzneidrogen, Bd. I u. II, Berlin/Göttingen/Heidelberg: Springer 1955. — Haerdi, F., J. Kerharo u. J. G. Adam: Afrikanische Heilpflanzen, Basel: Verlag für Recht u. Gesellschaft 1964. — Harborne, J. B.: Comparative Biochemistry of the Flavonoids, London/New York: Academic Press 1967. — Heeger, E. F.: Handbuch des Arznei- und Gewürzpflanzenanbaus, Berlin: Deutscher Bauernverlag 1956. — Hegi, G.: Illustrierte Flora von Mitteleuropa, München: J. F. Lehmanns Verlag, Bd. I (1935), Bd. II (1939), Bd. III (1912); München: Hanser, Bd. III/1 (1957); Bd. IV/1 (1958), Bd. IV/2 (1961), Bd. IV/3 (1924), Bd. V/1 (1925), Bd. V/2 (1926), Bd. V/3 (1927), Bd. V/4 (1928), Bd. VI/1 (1918), Bd. VI/2 (1929), Bd. VII (1931). — Hegnauer, R.: Chemotaxonomie der Pflanzen, Basel/Stuttgart: Birkhäuser, Bd. I (1962), Bd. II (1963), Bd. III (1964), Bd. IV (1966), Bd. V (1969). — Hesse, M.: Indolalkaloide, Berlin/Göttingen/Heidelberg: Springer 1964, Ergänzungswerk 1968. — Hofmann, A.: Die Mutterkornalkaloide, Enke, 1964. — Hoppe, H. A.: Drogenkunde, Hamburg: Cram, de Gruyter u. Co. 1958. — Hörhammer, L.: Teeanalyse, Berlin/Heidelberg/New York: Springer 1970. — Karrer, W.: Konstitution und Vorkommen der organischen Pflanzenstoffe (exclusive Alkaloide), Basel/Stuttgart: Birkhäuser 1958. — Kingsbury, J. M.: Poisonous Plants of the United States and Canada, Englewood Cliffs: Prentice-Hall 1964. — Lewin, L.: Gifte und Vergiftungen, Ulm: Haug 1962. — Luckner, M.: Prüfung von Drogen, Jena: VEB Gustav Fischer 1966. — Ohwi Jisaburo: Flora of Japan, Washington DC, Smithonian Institution 1965. — Polunin, O. Pflanzen Europas, München: BLV Verlagsgesellschaft 1971. — Schindler, H., u. H. Frank: Tiere in Pharmazie und Medizin, Stuttgart: Hippokrates-Verlag 1961. — Schormüller, J.: Handbuch der Lebensmittelchemie, Berlin/Heidelberg/New York: Springer, Bd. IV (1969), Bd. VI (1970), Bd. VII (1968). — Wagner, H.: Rauschgiftdrogen, Berlin/Heidelberg/New York: Springer 1969. — Watt, J. M., u. M. G. Breyer-Brandwijk: The Medicinal and Poisonous Plants of Southern and Eastern Africa, Edinburgh/London: E. u. S. Livingstone 1962. — The Wealth of India, New Delhi: Council of Scientific and Indian Research, Vol. III (1952), Vol. IV (1956), Vol. V (1959), Vol. VI (1962), Vol. VII (1966), Vol. VIII (1969). — v. Wiesner, J.: Die Rohstoffe des Pflanzenreiches, Weinheim: J. Cramer, Lieferung 1 (1962), 3 (1964) und 5 (1966). — Zander, R.: Handwörterbuch der Pflanzennamen, Stuttgart: Eugen Ulmer 1964. — Zechmeister, L.: Fortschritte der Chemie organischer Naturstoffe, Wien: Springer 1938ff.

Chemikalien und Drogen

(Fortsetzung)

Tabernanthe

Tabernanthe iboga BAILL. Apocynaceae — Plumerioideae — Tabernaemontaneae. Iboga. Obona.

Heimisch im tropischen Westafrika (Guinea, Kamerun, Gabun und im Kongogebiet), auf feuchtem wie auf sandigem und trockenem Boden.

0,5 bis 5 m hoher Busch oder Baum mit ganzrandigen, elliptischen Blättern. Die Frucht ist eine kleine, orangefarbene Beere.

Inhaltsstoffe. In den Samen die Alkaloide (−)-Catharanthin und (+)-Voaphyllin [GOUTA-REL et al.: Ann. pharm. franç. *32*, 521 (1974)] und (−)-Coronaridin.

Radix Tabernanthe. Iboga. Boccawurzel.

Mehr oder weniger gedrehte Wurzel mit bräunlicher, glatter Rinde, die sich leicht ablöst, und hartem gelblichem Holz. Bitterer Geschmack, anästhesiert beim Kauen die Zunge.

Inhaltsstoffe: Etwa 1% Indolalkaloide:
Ibogamin $C_{19}H_{24}N_2$, Fp. 162 bis 163°,
Ibogain $C_{20}H_{26}N_2O$, Fp. 152 bis 153°,
Tabernanthin $C_{20}H_{26}N_2O$, Fp. 214 bis 215°,
Ibogabin $C_{21}H_{28}N_2O_2$, Fp. 141 bis 143°,
Ibolutein $C_{20}H_{26}N_2O_2$, Fp. 142°, und
Desmethoxyibolutein $C_{19}H_{24}N_2O$, Fp. 141°,
Hydroxyindoleninibogamin $C_{19}H_{24}N_2O$, Fp. 168 bis 172°,
Hydroxyindoleninibogain $C_{20}H_{26}N_2O_2$, Fp. 147 bis 149°,
Ibochin $C_{20}H_{24}N_2O_2$, Fp. 284 bis 288°,
Iboxygain $C_{20}H_{26}N_2O_2$, Fp. 234°,
Kimvulin $C_{20}H_{26}N_2O_2$, Fp. 231 bis 233°,
Kisantin $C_{21}H_{28}N_2O_3$, Fp. 236 bis 238°,
Gabonin $C_{21}H_{28}N_2O_4$, Fp. 223 bis 226°, und
Voacangin $C_{22}H_{28}N_2O_3$, Fp. 137 bis 138°.
Nach PARIS et al. [Abrégé de matière medicale 1969] Tannin.

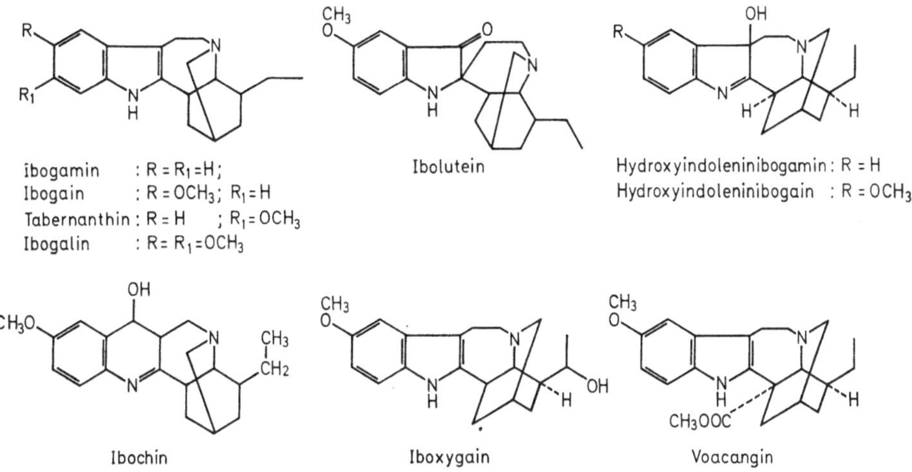

Wirkung. Die Wurzel wirkt berauschend und erregend, kann Halluzinationen hervorrufen und soll in toxischen Dosen zu Bewegungsstörungen und Lähmungen führen. Nach SCHMID [Arzneimittel-Forsch. *17*, 485 (1967)] besitzt die stärkste Wirksamkeit das Ibogalin. Es führt zu einem Intoxikationszustand, der durch eine schwache Sedierung ohne auffallende Begleitsymptome gekennzeichnet ist. Eine tiefgreifende Veränderung der Grundverfassung wie sie bei echten Psychosen vorhanden ist, fehlt.

Nach ZETLER [Arzneimittel-Forsch. *14*, 1277 (1964)] rufen die Indolalkaloide wie Ibogain, Ibogalin, Iboxygain eine Stimulierung des ZNS hervor, die aber keinen Amphetamincharakter hat und sich in grobem Tremor äußert, ferner in (atropinresistenter) Bradycardie und Blutdrucksenkung. Sie wirken außerdem antagonistisch gegen Reserpin.

Anwendung. Im Herkunftsland dient die Wurzel als Psychotonicum und Aphrodisiacum, außerdem in kleinen Dosen zur Überwindung von Ermüdung und Hunger und als Febrifugum. Nach PARIS et al. als Nerven- und Muskelstimulans, als blutdrucksenkendes Mittel und zur Alkaloidgewinnung. Auch Rinde und Blatt als Stimulantien.

Tabernaemontana

Tabernaemontana australis MUELL. ARG. Apocynaceae — Plumerioideae — Tabernemontaneae.

Inhaltsstoffe. Die Alkaloide Voacangin $C_{22}H_{28}N_2O_3$, Fp. 137 bis 138°, und Voacamin (Voacanginin) $C_{45}H_{56}N_4O_6$, Fp. 223°.

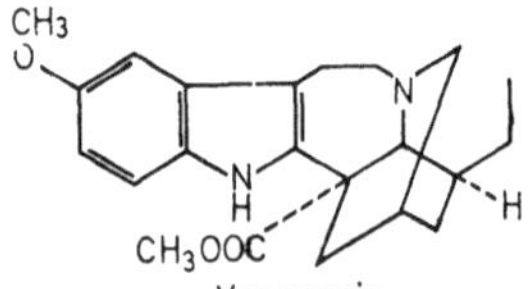

Anwendung. Der Milchsaft gegen Warzen.

Tabernaemontana pachysiphon STAPF [Conopharyngia pachysiphon (STAPF) STAPF].

Inhaltsstoffe. In der Wurzel ein Aminosteringlucosid.

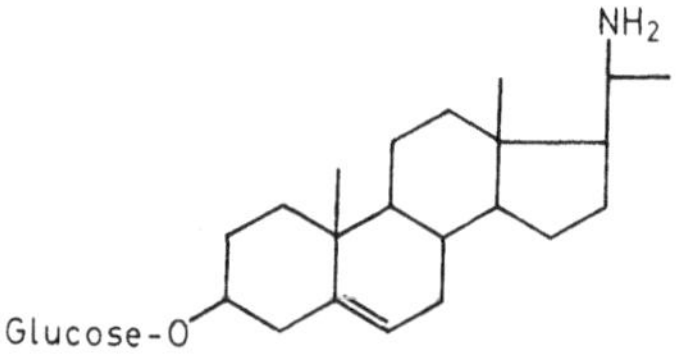

Nach RAFFAUF und FLAGLER [„Alkaloids of Apocynaceae", Econ. Botany *14*, 37 (1960)] wurde die Stammpflanze dieses Glucosides nicht sicher identifiziert. In der Varietät cumminsii H. HUBER wurde gefunden: In der Rinde 4,5% Alkaloide mit Conopharyngin $C_{23}H_{30}$ $\cdot N_2O_4$, Fp. 141 bis 143°, und Affinin, in den Samen Voacangin und Pachysiphin $C_{21}H_{24}N_2O_3$, Fp. 163°, mit noch nicht aufgeklärter Struktur. Nach CLOOKS et al. [J. Pharm. Pharmacol. *22*, 471, 799 (1970), *25*, 820 (1973)] in den Blättern Jollyanin, (−)-Apparicin, Fp. 188 bis 191°, und Conopharynginpseudoindoxyl und 20-Hydroxyconopharyngin.

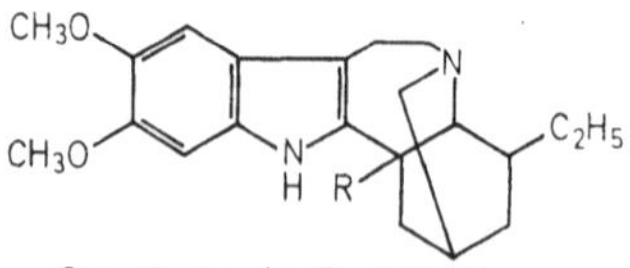

Wirkung. Das Aminosteringlucosid zeigt blutzuckersenkende Wirkung.

Tabernaemontana sphaerocarpa Bl.

Heimisch in Java.

Inhaltsstoffe. Im Milchsaft etwas Kautschuk sowie Lupeolacetat und β-Amyrinacetat. In der Stammrinde nach CHATTERJEE et al. [Indian. J. Chem. *6*, 546 (1968)] die Alkaloide Tabernaemontanin, Fp. 204 bis 206°, und Dregamin, Fp. 180 bis 185°.

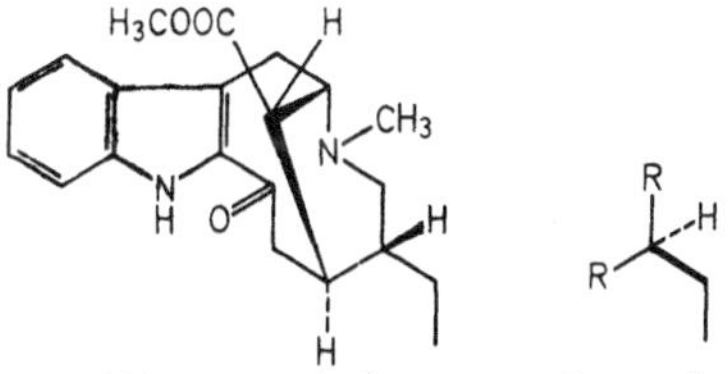

Wirkung. Giftig für Warm- und Kaltblütler.

Tabernaemontana alba Mill. (T. citrifolia L. ?).

Auf Martinique heimisch.

Inhaltsstoffe. Coronaridin und Tabersonin $C_{21}H_{24}N_2O_2$.

Anwendung. Rinde gegen Fieber, als Tonicum und Anthelminticum. Der Milchsaft gegen Warzen.

Tabernaemontana crispa Roxb.

Anwendung. In Ostindien gegen Diarrhö; äußerlich bei Abszessen.

Tabernaemontana echinata Vell. (Peschiera echinata Dc., Peschiera hystrix Dc.).

Wird in Paraguay bei Hernien angewandt.

Tabernaemontana utilis W. et Arn.

Heimisch in Britisch Guayana.

Der Milchsaft, Hya-Hya genannt, dient dort als Kuhmilchersatz.

Tabernaemontana malaccensis Hook.

Wird auf Malakka und Sumatra zu Pfeilgiften benutzt.

Bemerkungen. Aus einigen weiteren Tabernaemontana-Arten wie z. B. T. amygdalifolia, T. fuchsiaefolia, T. laurifolia, T. psychotrifolia H.B.K. und T. oppositifolia Urb. wurden ähnliche Alkaloide wie die oben beschriebenen isoliert. Über eine medizinische Anwendung dieser Arten ist nichts bekannt. — Weitere Tabernaemontana-Arten werden in Indien, Mittel- und Südamerika in der Volksheilkunde verwendet, außerdem liefern manche Tabernaemontana-Arten Kautschuk.

Tabernaemontana coronaria R.BR. und T. heyneana Wall. s. bei Ervatamia.

Tacca

Tacca leontopetaloides (L.) O. Kuntze (T. pinnatifida J. R. et G. Forst., Leontice leontopetaloides L., nicht Leontia leontopetalum L.!). Taccaceae.

In Indien, auf Sri Lanka, Mauritius, den Seychellen, im tropischen Afrika heimisch, vielfach kultiviert.

Perennierende, krautige Pflanze mit Knollen, stärkeführend. Blätter meist spärlich behaart (charakteristische Deckhaare). Blütenstände scheindoldig mit 2 Hochblättern (an die Amaryllidaceen erinnernd). Blüten regelmäßig und zwittrig, mit korollinischem, sechsblättrigem Perianth, 6 Staubblättern und unterständigem, einfächerigem (aus 3 Fruchtblättern gebildetem) Fruchtknoten. Beerenfrüchte. Samen mit kleinem Embryo und hornigem Endosperm. Auffallend ist der große Gehalt der Pflanzen an Raphidenzellen; diese treten in allen Organen auf; in den Blättern liegen sie in der Nähe der Nerven in Längsreihen und bilden Raphidenschläuche. Außerdem kommen in den Zellen der Epidermis noch spärlich kleine Kristalle von Calciumoxalat vor. Die Blätter sind schleimreich; im Mesophyll scheinen neben den Raphidenzellen auch noch spezifische Schleimzellen vorzukommen.

Inhaltsstoffe. In der Wurzel 30% Stärkemehl und geringe Mengen Alkaloide (?). Nach SCHEUER et al. [Lloydia *26*, 133 (1963)] in der Wurzel β-Sitosterin, Cerylalkohol und 0,03% einer bitteren Substanz, Taccalin $C_{18}H_{26}O_7$ (?).

Anwendung. Die Wurzel zur Stärkemehlgewinnung (Amylum Taccae. Tacca-Stärkemehl, Tahiti-Arrowroot, Williams-Arrowroot, Fécule de Pia).

Tacca aspera ROXB. [T. cristata hort. non JACK, Ataccia aspera (ROXB.) KUNTH, T. integrifolia GAWL.].

In Ostindien heimisch.

Anwendung. Die Knollen in Indien als Tonicum, bei Hämorrhagien, Hauterkrankungen und Lepra.

Tachia

Tachia guianensis AUBL. (Myrmetia tachia GMEL.). Gentianaceae — Gentianeae — Tacchiinae.

Im tropischen Südamerika heimischer Strauch. Kennzeichen der Tachiinae sind: Große Pollen; Netzstruktur der Exine besonders deutlich. Ovar einfächerig.

Inhaltsstoffe. In Rinde und Holz amorpher Bitterstoff Tachinin sowie 0,14% Caferanin (Alkaloid?). Die Pflanze akkumuliert Aluminiumsalze.

Anwendung. Die sehr bittere Wurzel (Radix Quassiae paraènsis, Radix Tachiae Guianensis, Raiz de Jucariara v. Caferana) wird wie Gentiana oder Swertia verwendet, auch als Antipyreticum und Prophylacticum gegen Malaria.

Tacrinum

Tacrinum. Tacrine. Tacrin.

$C_{13}H_{14}N_2$ M.G. 198,26
9-Amino-1,2,3,4-tetrahydro-acridin.

Anwendung. Als Curareantagonist.
Handelsform. Romotal (als Hydrochlorid); Tenakrin.

Tagetes

Tagetes patula L. (T. patulus L). Asteraceae — Asteroideae — Helenieae. Sammetblume. Afrikanische Ringelblume. Studenten-Glockenblume. Spreading marigold. Oeillet d'Inde. Tagète étalée.

In Mexiko heimisch, in Europa in Ziergärten kultiviert.

Einjährig, 15 bis 60 cm hoch, aufrecht, ästig (Äste meist violett bis braunrot angelaufen), stark aromatisch duftend (ähnlich wie Calendula). Laubblätter gegen- und wechselständig, fiedrig geteilt, abstehend. Köpfe meist einzeln, seltener dicht, ebensträußig, lang gestielt, heterogam. Hülle einreihig, bis hoch hinaus verwachsen. Randblüten zungenförmig, fruchtbar, zuweilen die Hülle nicht überragend, bei der Stammform goldgelb (bei Gartenformen zuweilen gestreift und sehr stark verbreitet). Scheibenblüten röhrig, gelb. Früchte linealisch, etwas behaart. Pappus aus 3 bis 6 ungleich langen freien oder mehr oder weniger verwachsenen Schuppen bestehend.

Inhaltsstoffe. 0,15% äth. Öl mit 23,5% (+)-Limonen, 11,5% Ocimen, 26,5% (−)-Linalool, 17 5% Linalylacetat, 14% Tageton $C_{10}H_{16}O$, Kp. 205 bis 210°, 7% Methylheptenol [BASLAS: Flavour Industry *1*, 475 (1970)].

In den Blüten Quercetagetin $C_{15}H_{10}O_6$, Fp. 316 bis 320° (Zers.), Patuletin (6-Methyl-quercetagetin), Fp. 262 bis 264°, Quercetagitrin (Quercetagetin-7-glucosid), Patulitrin (Patuletin-7-glucosid), Rubixanthin $C_{40}H_{56}O$, Fp. 160°, Rubichrom $C_{40}H_{56}O_2$, Fp. 154°, Lutein (Xanthophyll), Helenien (Lutein-dipalmitinsäureester), Violaxanthin sowie Dihydroxy-diterpenalkohole.

trans - Tageton

In der ganzen Pflanze Kaffeesäure, Ellagsäure; nach ATKINSON et al. [Tetrahedron L. *1964*, S. 3150] die Thiophenderivate I (R: C_4H_3S) und II (R: $C≡C−\overset{H}{C}=CH_2$)

In den Früchten Phytomelan.

Wirkung. Nach DOBRESCU et al. [Chem. Abstr. *74*, 2511 (1971)] zeigt Patuletin spasmo-lytische und blutdrucksenkende Wirkung; ferner verringert es die Kapillarpermeabilität.

Anwendung. Die Blüten (Flores Tagetes, Flores Africani, Tuneserblumen, Afrikanische Ringelblume) früher in der Färberei und medizinisch verwendet. Das blühende Kraut als Anthelminticum.

Tagetes erecta L. (T. erectus L.). Afrikanische Samtblume. Türkische Nelke. African marigold. Upright velvetflower. Tagète rose d'Inde.

In Südamerika heimisch, in Europa in Ziergärten kultiviert.

Ähnlich wie T. patula, oft höher, bis 80 cm hoch, durchdringend duftend. Stengel kräftig. Blütenstiele oberwärts mehr bauchig verdickt. Köpfchen vorwiegend gelb und orangegelb, meist größer (5 bis 7 cm breit) als bei T. patula. Hülle kantig.

Inhaltsstoffe. Thiophenderivate, u. a. Terthienyl (schwefelhaltiges Polyinen). In den Blättern 0,7% Kämpferitrin (Kämpferol-3,7-dirhamnosid). In den Blüten die Glykoside Quercetagitrin und Tagetiin (Quercetagetin-3-glucosid). Weiterhin nach BASLAS [Flavour Industry *1*, 475 (1970)] 0,1% äth. Öl mit 38% (+)-Limonen, 29,8% Ocimen, 5,9% (+)-Linalool, 5,2% α-(+)-Phellandren, 6,1% Linalylacetat, 4,7% Tageton, 6% n-Nonyl-Aldehyd und 4,3% 1:8-Cineol. Nach ALAM et al. [Can. J. Bot. *46*, 1539 (1968)] eine Karotinoidfraktion in der Blüte mit 64,1% Lutein, 31,1% Antheraxanthin, 3,1% 2-Cryptoxanthin, 0,6% β-Carotin, 0,4% Phytofluen und 0,15% α-Carotin, ferner Helenien. Die Fettsäuren der Xantho-phyllester sind nach ALAM et al. [Lipids *3*, 183 (1968)] 60,4% Palmitin-, 22,6% Myristin-, 14,4% Stearin-, 2,4% Laurin- und Spuren von Ölsäure.

Wirkung. Die Polyacetylenfraktion wirkt nematocid.

Anwendung. Die Frucht als Purgans und Anthelminticum. Die Blätter ähnlich wie T. minuta (s. unten). Die Blüten zur Gewinnung von Helenien, das — besonders in Kombination mit Vitamin A — zur Verbesserung des Adaptionsvermögens eingenommen wird. Nach HARTWELL [Lloydia *31*, 71 (1968)] die Blüten auf Kuba gegen bösartige Tumoren.

Semperlux, Verla-Pharm., Tutzing. 1 Dr.: 5 mg Helenien, 2500 I.E. Vit. A.

Tagetes minuta L. (T. minutus L., T. glandulifera SCHRANN.). Drüsige Samtblume. Wild marigold.

Heimisch in Südbrasilien bis Argentinien und Chile. In Europa als Zierpflanze.

Inhaltsstoffe. Äth. Öl mit 8,5% (+)-Limonen, 15% Ocimen, 20% β-Myrcen, 18,5% Aroma-dendren, 3,5% (−)-Linalool, 2,5% Linalylacetat, 5% Linaloolmonoxid, 6,5% (+)-Carvon, 15,5% Tageton, 2,5% 1:8-Cineol, 2,5% Salicylaldehyd (nach Baslas: Flavour Industry *1.* 475 (1970)]. Handa et al. [Perfum. Record *54*, 372 (1963)] geben für das zu ca. 1% im trocke-nen Kraut enthaltene äth. Öl folgende Zusammensetzung an: 17,3% Aromadendren, 15,4% Tageton, 15,4% Phenyläthylalkohol, 15% Ocimen, 7,9% Salicylaldehyd, 3,5% Phenyl-acetaldehyd, 3,5% Hexen-2-al-(1), 2,2% Eudesmol, 1,8% Linalylacetat und Spuren von Limonen und Linalool. Nach anderen Angaben soll bis zu 60% cis- und trans-Tageton im äth. Öl der Blüten und Blätter enthalten sein [s. Karrer u. auch E. Boehm et al., J. chem. Soc. (London) *1963*, S. 2535], ferner Ocimenon, α,β-Pinen, β-Phellandrein, Geraniol, Sabinen, Cymen, Citral, Terpineol. Nach Atkinson et al. [J. chem. Soc. (London) *1965*, S. 7109; *1966*, S. 1101] in der Wurzel 5-(4-Chloro-3-hydroxybut-1-ynyl)-2,2-bithienyl sowie die von Formel I abgeleiteten Derivate mit R = α-thienyl, R:C≡C−CH=CH$_2$, R:C≡CCH$_2$CH$_2$OH und R:C=CCH(OH)CH$_2$Cl.

$$\text{I}$$

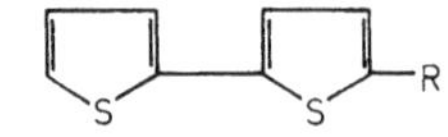

Ferner die Flavone Quercetagetrin und Patuletrin und die Monomethylester der Fumar- und Syringasäure [Ickes et al.].

Wirkung. Die beschriebenen Thiophenderivate wirken nematocid. Das äth. Öl zeigt nach Chanohoke et al. [Indian J. Med. Res. *57*, 864 (1969)] beruhigende, hypotensive, broncho-dilatatorische, spasmolytische und antiinflammatorische Wirkung.

Nach Ickes et al. [J. Pharm. Sci. *62*, 1009 (1973)] wirkt die ganze, blühende Pflanze gegen Lewis Lungenkarzinom in vivo.

Anwendung. Das Blatt als Diureticum, Diaphoreticum, Anthelminticum volksmedizinisch verwendet. Das äth. Öl diente lange Zeit in europäischen Ländern als Anthelminticum und Diureticum, gegenwärtig findet es Verwendung in der Parfümerie.

Talastinum

Talastinum hydrochloricum 2. AB − DDR. Talastini hydrochloridum. Talastinhydro-chlorid.

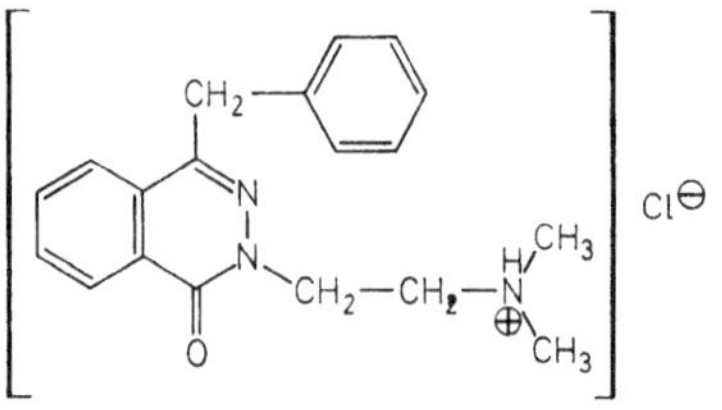

C$_{19}$H$_{22}$N$_3$OCl   M.G. 343,9

4-Benzyl-2-[2-dimethylaminoäthyl]-2 H-phthalazinon-(1)-hydrochlorid.

Gehalt. 98,0 bis 101%, berechnet auf die bei 105° getrocknete Substanz.

Eigenschaften: Weißes oder gelbstichiges, kristallines oder mikrokristallines Pulver, von höchstens schwach wahrnehmbarem Geruch, von brennendem, bitterem und vorübergehend anaesthesierendem Geschmack. Leicht lösl. in W. und A.

Prüflsg.: 0,5000 g Substanz werden in kohlendioxidfreiem W. zu 50,00 ml gelöst.

Erkennung. 1. Lichtabsorption: 2,00 ml Prüflsg. werden mit W. zu 100,00 ml aufgefüllt. 10,00 ml dieser Lsg. werden mit W. zu 100,00 ml aufgefüllt. Extinktion: 0,375−0,395 bei 283 nm ± 2 nm im Maximum. 2. Schmelzbereich: 174−181°. 3. 5,0 ml Prüflsg. werden mit 5 Tr. 6 N Ammoniaklsg. versetzt, zum Sieden erhitzt und nach dem Erkalten filtriert. Das Filtrat gibt nach Zusatz von 10 Tr. 5 N Salpetersäure und 1,0 ml 1 N Silbernitratlsg. einen weißen Nd. der sich nach Zusatz von 3,0 ml 6 N Ammoniaklsg. löst.

Prüfung. 1. Unlösl. Verunreinigungen, Farbe der Lsg.: 10,0 ml Prüflsg. müssen klar und farblos sein. 2. Reaktion: Die Prüflsg. muß einen pH-Wert im Bereich von 4,0 bis 6,0 zeigen. 3. Ammonium: 5,0 ml Prüflsg. werden, wie unter „Prüf. auf Ammonium", Methode I (I, 241) angegeben, behandelt. Das Lackmuspapier darf keine blaue Fbg. zeigen. 4. Schwermetall-ionen: 10,0 ml Prüflsg. dürfen bei der „Prüf. auf Schwermetallionen" nach Methode II (I, 254) keine Fbg. und ggf. keine stärkere Trbg. als die Blindprobe zeigen. 5. Sulfationen: 10,0 ml Prüflsg. dürfen bei der „Prüf. auf Sulfationen" (I, 263) keine Trbg. zeigen. 6. Sulfat-asche: 1,00 g Substanz wird, wie unter „Bestimmung der Sulfatasche" (I, 96) angegeben, behandelt. Die Substanz darf höchstens 0,10% Rückstand hinterlassen. 7. Trocknungsverlust: 0,4000 g Substanz werden, wie unter „Bestimmung des Trocknungsverlustes" (I, 55) an-gegeben, behandelt und bei 105° 120 Min. getrocknet. Die Substanz darf höchstens 0,50% Masse verlieren.

Gehaltsbestimmung. 0,2000 g Substanz werden in einem 100-ml-Erlenmeyerkolben mit aufgesetztem Silikagelrohr in 30,0 ml Essigsäureanhydrid unter Erwärmen gelöst. Nach dem Erkalten und Zusatz von 3 Tr. Malachitgrün-I-Lsg. wird die Lsg. mit 0,1 n Perchlorsäure bis zum Farbumschlag nach rein Gelb titriert (Feinbürette). 1 ml 0,1 n Perchlorsäure ist 34,39 mg Talastinhydrochlorid äquivalent. Der Geh. wird auf die bei 105° getrocknete Substanz be-rechnet.

Anwendung. Als Antihistaminicum und Antiallergicum.

Dosierung. Einzelmaximaldosis: oral 0,2 g, i.m. 0,15 g. Tagesmaximaldosis: oral 0,4 g, i.m. 0,3 g.

Aufbewahrung. Vorsichtig!

Talbutalum

Talbutal NF XIV.

Bemerkung. Vgl. II, 194 und 213.

Gehalt. Mindestens 98,0 und höchstens 102,0% $C_{11}H_{16}N_2O_3$, berechnet auf die getrocknete Substanz.

Eigenschaften. Weißes, kristallines Pulver mit einem leichten Karamelgeruch. Fp. = etwa 108°. Die Substanz ist in einer polymorphen Form bekannt, die bei 111° schmilzt. Schlecht lösl. in W., gut lösl. in A. und Chlf., wenig lösl. in Ae., lösl. in Eisessig und in wss. Lsg. von Natriumhydroxyd oder Natriumcarbonat.

Erkennung. 1. IR-Absorption: Das IR-Spektrum, gemessen an der getrockneten Substanz in Kaliumbromiddispersion, muß bei gleichen Wellenlängen Maxima aufweisen, wie die ent-sprechend vermessene Standardsubstanz. 2. UV-Absorption: Das UV-Spektrum der Lsg. 1 in 67000, die mit alkalischem Boratpuffer auf einen pH-Wert von 9,6 gepuffert ist, muß die gleichen Maxima und Minima aufweisen, wie die entsprechend vermessene Standardsubstanz. Die Extinktion beim Maximum, das bei etwa 241 nm liegt, darf in beiden Spektren um höchstens 3,0% differieren.

Prüfung. 1. Trocknungsverlust: Höchstens 1,0%, wenn die Substanz 4 Std. im Vac. bei 60 °getrocknet wird. 2. Asche: Höchstens 0,2%. 3. Schwermetalle: Höchstens 0,002%.

Gehaltsbestimmung. Etwa 500 mg Substanz werden genau gewogen, in einen 125-ml-Erlenmeyerkolben gegeben und mit 25 ml DMF in Lsg. gebracht. Nach Zusatz von 5 Tr. einer frisch bereiteten Azoviolettlsg. in DMF (1 in 1000) wird mit 0,1 n Lithiummethoxydlsg. bis zu einem blau-violetten Endpunkt titriert. Während der Titration muß die Einwirkung von Kohlendioxid der Luft ausgeschlossen werden. Der erhaltene Wert wird an Hand eines Blindversuches korrigiert. 1 ml 0,1 n Lithiummethoxydlsg. entspr. 22,43 mg $C_{11}H_{16}N_2O_3$.

Anwendung. Als Schlafmittel und Sedativum.

Dosierung. Als Schlafmittel 120 mg, 15 bis 30 Min. vor dem Schlafengehen.

Talcum

Talcum. S. VII B, 283.

Taloximinum

Taloximinum. Taloximine. Taloximin.

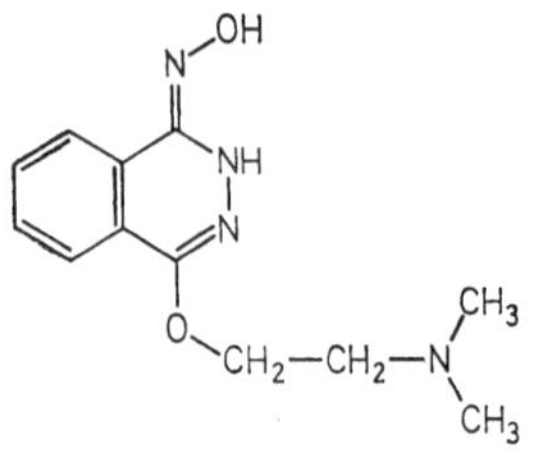

$C_{12}H_{16}N_4O_2$ M.G. 248,28

4-(2-Dimethylamino-äthoxy)-1,2-dihydro-phthalazin-1-on-oxim.

Anwendung. Als Bronchodilator und Atemanalepticum

Tamarindus

Tamarindus indica L. (T. officinalis HOOK., Siliqua arabica BAUH.). Fabaceae — Caesalpinioideae — Amherstieae. Tamarindenbaum. Tamarind. Tamarindo. Tamarinheiro. Palxuchuc. Tamarhendi. Tamarine. Tamarinier.

Heimisch im tropischen Afrika, Mexiko, Brasilien und Westindien, kultiviert im subtropischen Indien, Pakistan, Hinterindien, den Philippinen, auf Java und auch in Spanien.

Ein 12 bis 25 m hoher, immergrüner Baum mit 10 bis 20 jochig-gefiederten, länglichen, abgestumpften, unbehaarten und netznervigen Blättern. Nebenblätter sind schmal und fallen frühzeitig ab. Die wohlriechenden Blüten bestehen aus 3 Blumenblättern (eines oben, zwei seitlich), die 1 cm lang sind, verkehrt eiförmig, zuerst weißlich, dann gelblich mit rosa Streifen. Die Frucht ist eine bis zu 20 cm lange, bis 3 cm breite, matt bräunliche, etwas zusammengedrückte, nicht aufspringende, bohnenartige Hülse mit 3 bis 12 unregelmäßigen, rundlicheckigen, glänzend braunen, sehr harten und bis 14 mm langen Samen. Das Epikarp ist ziemlich brüchig und besteht vorwiegend aus Steinzellen, ebenso das Endokarp, das auch die Quer-(Schein-)wände bildet. Zwischen beiden ist das Mesokarp in ein Mus umgewandelt, in dem die derben Gefäßbündel mit ihren Verzweigungen verlaufen.

Inhaltsstoffe: In Holz und Rinde nach BHATIA et al. [Indian J. Chem. *7*, 123 (1969)] ein Proanthocyanidin $C_{45}H_{38}O_{16}$ (ein trimeres Leucopelargonidin?). In Blatt und Rinde Gerbstoffe. Im Blatt Orientin, Homoorientin, Vitexin, Isovitexin, Cyanidin-3-glucosid, (+)-Weinsäure, (—)-Äpfelsäure, in der Rinde nach WHITE [Chem. Abstr. *70*, 90 708 (1969)] Hordenin. In der Samenschale etwa 32% Gerbstoffe. Im Samen Polysaccharide (Polyosen), Jellose, D-Glucose, D-Galaktose, 19% D-Xylose und etwa .20% fettes Öl. SRIVASTAVA und SINGH [Carbohyd. Res. *4*, 326 (1967)] isolierten ein Polysaccharid, bestehend aus D-Glucose, D-Xylose, D-Galaktose und L-Arabinose im Verhältnis 8:4:2:1; partielle Hydrolyse lieferte u. a. Cellobiose, Laktose, 2-O-β-D-Galaktopyranosyl-D-xylopyranose und 6-O-α-D-Xylopyranosyl-D-glucopyranose. Nach PATNAIK et al. [Cur. Sci. *32*, 279 (1963)] in jungen Keimlingen reichlich γ-Methylenglutaminsäure, γ-Methylenglutamin und weitere unbekannte Aminosäuren. Das Samenöl enthält nach BHAT [Indian Oil Soap. J. *32*, 53 (1966)] 26,7% Ölsäure und 45,3% Linolsäure im Fettsäureanteil.

Wirkung. Nach ANOKBONGGO [Planta med. (Stuttgart) *21*, 365 (1972)] senken Extrakte des Fruchtmuses wie auch der Blätter den Blutzuckerspiegel kurz und geringfügig.

Anwendung. Das Blatt volksmedizinisch als Mittel gegen Rheuma, Tumoren, Obstipation, auch als Anthelminticum, ebenso der Wurzelsaft. Die Samen (Semen Tamarindorum) in der pharmazeutischen und Nahrungsmittelindustrie. Die Polysaccharidfraktion ähnlich Stärke als Bindemittel in Tabletten, als viskoser Emulgator, in der Textil-, Textildruck- und Papierindustrie. Das Samenöl zu Brennzwecken. Die Früchte (Fructus Tamarindorum) als Febrifugum, Laxans, Carminativum, als Gewürz zu Sauce, Curry, für Fruchtsirup, zu Bonbons, zur Gewinnung von Tamarindenmus (Pulpa Tamarindorum).

Pulpa Tamarindorum cruda. Fructus Tamarindi. Siliquae indicae. Tamarinde. Rohes Tamarindenmus. Ostindische (ägyptische, westindische) Tamarinde. Tamarind (pulp). Pulpe Tamarind. Pulpe (brute) de tamarins. Polpa di tamarindo. Tamarindos.

Pulpa Tamarindorum cruda DAB 6, Ned. 5. Pulpa Tamarindi cruda Helv. V. Tamarindorum pulpa Belg. IV. Tamarindus Ind. P.C. 53. Tamarind BPC 59.

DAB 6: Das Fruchtfleisch von T. indica L. — Nach Ind. P.C. 53 und BPC 59 das von brüchigen Teilen der Frucht abgetrennte, unter Zusatz von Zucker konservierte Mus. Helv. V: Das fermentierte Fruchtfleisch der Hülse.

Gewinnung. Das Mus wird zu einer zähen Masse verkocht (ostindische Tamarinde oft unter Zusatz von konservierend wirkendem Meerwasser), die in Säcken, Ballen oder Fässern verpackt, in den europäischen Handel kommt.

Beim Lagern tritt ein Fermentationsprozeß ein.

Beschreibung. Das rohe Tamarindenmus bildet eine braunschwarze, etwas zähe, weiche Masse, die in geringer Menge Samen, Reste der harten Teile des Perikarps, der pergamentartigen Hartschicht der Fruchtfächer und der Gefäßbündel enthält. Tamarindenmus schmeckt schwach süßlich und stark sauer, es muß eigenartig, aber nicht dumpf riechen.

Mikroskopisches Bild. Betrachtet man Tamarindenmus unter dem Mikroskop in Glycerin, so sieht man zahlreiche, meist isolierte Parenchymzellen, die einen braunen Inhalt und häufig auch zahlreiche kleine, bis 18 μm große Stärkekörner enthalten. Daneben treten reichlich Kristalle hervor. Die das Gewebe durchziehenden, derberen Gefäßbündel sind sehr reich an Fasern. Das Endokarp enthält neben einer Schicht gestreckter und verzahnter Sklereiden zu innerst eine Lamelle durcheinandergeschlungener und stark verfilzter langer, faseriger Haare. Die Samenschale besitzt an den Breitseiten 2, an den Schmalseiten 1 Reihe Palisadensklereiden. Die Membranen der Kotyledonarzellen färben sich mit Jodlösung blau. Pilzhyphen oder Pilzsporen dürfen im Tamarindenmus nur in sehr geringer Menge vorhanden sein.

Inhaltsstoffe. Die Angaben schwanken stark, offenbar je nach Sorte und Herstellungsweise. Im rohen Mus durchschnittlich 25% Wasser, 10% Samen, 15% Schalenreste, 50% wasserlöslicher Extrakt. Im einzelnen sind enthalten 13 bis 15% (nach BPC 59: 3 bis 12%) organische Säuren, darunter vor allem Weinsäure (10 bis 12%, nach Ind. P.C. 53 aber nur 5,5 bis 8,8%), 2,3% Äpfelsäure (nach Ind. P.C. 53: nur Spuren), 4,7 bis 6,4% Kaliumhydrogentartrat, Spuren Citronensäure (Ind. P.C. 53 nennt aber 4 bis 6%), 0,75% ungesättigte Säuren, 0,16% Bernsteinsäure, unter 0,1% Oxal- und Milchsäure, etwas Nicotinsäure, 25 bis 40% Invertzucker, 2 bis 2,5% Pektin mit Galakturonsäure, gummiartige Stoffe sowie 3% Mineralbestandteile.

Nach Savur [J. Indian Chem. Soc., Ind. a. New. Ed., *19*, 67 (1956); ref. Chem. Abstr. *52*, 17413a (1958)] ist die Zusammensetzung der Pulpa wie folgt: 9,2 bis 62,5% Wasser, 0,71 bis 0,81% Fett, 1,4 bis 3,3% Proteine, 1,8 bis 3,2% Zellulose, 21,4 bis 30,85% Kohlenhydrate, 4,2 bis 4,8% Pentosen, 8,4 bis 12,8% Weinsäure, 17,1 bis 18,4% Säuren insgesamt (berechnet als Weinsäure), 1,16% bis 1,72% Asche, davon zu 8,9 bis 44,5% K_2O.

Prüfung. Identität nach Helv. V: Man kocht 10 g Tamarindenmus mit 100 g W. aus, fügt zu der heiß in einen Scheidetrichter filtrierten und dann abgekühlten Fl. 5 ml Ätherweingeist, schüttelt um und stellt über Nacht zum Absetzen beiseite. Darauf läßt man einen Tr. des Bodensatzes auf einem Objektträger eintrocknen. Unter dem Mikroskop sieht man nun, besonders am Rande des Tr., zahlreiche meist wetzsteinförmige Kristalle, die im polarisierten Licht in allen Farben leuchten (Kaliumbitartrat). — Das Tamarindenmus darf nicht dumpfig riechen und muß schwach süßlich und stark sauer schmecken.

Reinheit. 1 g Tamarindenmus, aus dem die Samen entfernt wurden, wird verascht, die Asche mit 1 ml konz. Salpetersäure aufgenommen, das Gemisch mit 3 ml Natriumacetat + 2 ml W. versetzt und filtriert. Im Filtrat dürfen Schwermetalle nicht nachweisbar sein (nur in saurer Phase zu prüfen). — Kupferionen dürfen nicht nachweisbar sein, Ind. P.C. 53. — Max. Gehalt an Kupfer 0,003%, BPC 59. — Max. Aschegehalt 4% Ned. 5. — Extraktgehalt nach DAB 6: Werden 20 g gut durchmischtes Tamarindenmus mit 190 ml W. übergossen und durch Schütteln völlig ausgezogen, so müssen beim Abdampfen von 50 g des Filtrats mindestens 2,5 g trockenes Extrakt zurückbleiben. Nach Helv. V mind. 40%, nach Ned. 5 mind. 60%. — Max. Wassergehalt 3,2%, Ned. 5, Säuregehalt (als Weinsäure) mind. 9,4% Ned. 5.

Aufbewahrung. Kühl in gut verschlossenen Holz- oder Steinzeuggefäßen. Kupfergefäße sind verboten!

Verwendung. Zur Herstellung von Pulpa Tamarindorum depurata. Als mildes Laxans, zu erfrischenden Getränken bei Fieberkranken, zu verschiedenen galenischen Präparaten, Zusatz

zu Confectio Sennae. Früher als galletreibendes Mittel. Technisch zur Gewinnung von Kaliumbitartrat, Weinsäure, Alkohol und Pektin.

Dosierung. Nach Ind. P.C. 53 4 bis 30 g.

Pulpa Tamarindorum depurata. Pulpa e Fructus Tamarindi. Gereinigtes Tamarindenmus. Pulp of Tamarind. Pulpe de tamarins.

Pulpa Tamarindorum depurata DAB 6, ÖAB 8, Helv. IV, Jap. III, Norv. IV, Ross. III,
Hung. III.

Tamarindenmus wird mit heißem W. gleichmäßig erweicht, durch ein zur Herstellung
groben Pulvers bestimmtes Sieb gerieben und in einem Porzellangefäß auf dem Wasserbad bis
zur Konsistenz eines dicken Extrakts eingedampft. Darauf werden je 5 T. des noch warmen
Muses mit 1 T. mittelfein gepulvertem Zucker vermischt.

Prüfung nach DAB 6: Gereinigtes Tamarindenmus muß schwarzbraun sein; es muß sauer,
darf aber nicht brenzlich schmecken. — Wird 1 g gereinigtes Tamarindenmus verascht, der
Rückstand mit einigen Tr. Salpetersäure befeuchtet, die Salpetersäure verdampft, der Rückstand geglüht, und unter Erwärmen in 5 ml verdünnter Salzsäure gelöst, die Lsg. mit 3,5 ml
Ammoniakfl. versetzt, so darf das mit verdünnter Essigsäure schwach angesäuerte und mit
W. auf 10 ml aufgefüllte Filtrat mit 3 Tr. Natriumsulfidlösung keine Fällung geben. Eine
etwa auftretende Fbg. darf nicht dunkler sein als die einer Mischung von 1 ml Kupfersulfatlsg.,
die in 1000 ml 0,5 g Kupfersulfat enthält, 1 ml verdünnter Essigsäure, 8 ml W. und 3 Tr.
Natriumsulfidlsg. (unzulässige Menge Kupfer). Die Beobachtung ist in 2 gleich weiten Probier-
rohren vorzunehmen. — Bestimmung des Säuregehaltes nach DAB 6: Schüttelt man 2 g
gereinigtes Tamarindenmus mit 50 g heißem W. und läßt darauf erkalten, so müssen zur
Sättigung von 25 ml des Filtrats mindestens 12 ml 0,1 n Kalilauge verbraucht werden, was
einem Mindestgehalt von 9% Säure, berechnet auf Weinsäure, entspricht (1 ml 0,1 n Kalilauge
= 0,007502 g Weinsäure, Lackmuspapier als Indikator).

Max. Wassergehalt 40% DAB 6.

Bemerkung. Da man von rohem Tamarindenmus, das mindestens 50% Extrakt liefert,
mindestens 140% gereinigtes Mus mit 16,7% Zucker und 40% W. erhält (in Wirklichkeit noch
etwas mehr als 140%, weil auch in W. unlösliche Anteile des rohen Muses in dem gereinigten
Mus enthalten sind), so kann das gereinigte Mus der Forderung, daß es mind. 9% Säure,
berechnet auf Weinsäure, enthalten soll, nur dann entsprechen, wenn das rohe Mus bei einem
Extraktgeh. von 50% mind. 1,4 × 9 = 12,6% Säure (als Weinsäure berechnet) enthält. Es
ist deshalb zweckmäßig, vorher das rohe Tamarindenmus nicht nur auf den Extraktgeh.,
sondern auch auf den Säuregeh. zu prüfen.

Man erhitzt 20 g rohes Tamarindenmus mit 190 g W., filtriert und titriert 50 g des Filtrates
(= 5 g Tamarindenmus) mit n Kalilauge (Lackmuspapier als Indikator). Es müssen mindestens 8,4 ml n Kalilauge verbraucht werden (1 ml n Kalilauge = 75 mg Weinsäure).

Aufbewahrung: Man bewahrt das zum Schimmeln neigende Mus an einem kühlen, trocknen
Ort in Porzellangefäßen auf. Die Oberfläche wird nach jedesmaliger Entnahme mit einem
Pistill glatt gestrichen und mit einer Scheibe aus Fließpapier, die sich rings der Wandung des
Gefäßes dicht anschließt, bedeckt. Hat man das Papier zuvor mit einer weingeistigen Salicyl-
säurelsg. getränkt, so ist das Auftreten von Schimmelpilzen nicht zu befürchten. Hung. III
schreibt vor, das frisch bereitete Mus zu pasteurisieren und in kleinen Gefäßen aufzubewahren.

Anwendung. Als mildes Abführmittel, zusammen mit Sennesblättern in der Tamarinden-
konserve, Sennalatwerge. Es kann auch zum Scheiden der Milch verwendet werden.

Pulpa Tamarindorum ist ferner Bestandteil einiger Arzneispezialitäten.

Conserva Tamarindorum. Tamarindenkonserven. Tamarindenpastillen. Conserve de
tamarins.

Erg.B. III: 100,0 gereinigtes Tamarindenmus stößt man mit fein gepulverten Sennesblättern zu einer steifen
Masse an und formt letztere in 2 g schwere, länglichrunde, platte Stücke, die man bei etwa 40° trocknet und mit
einem Überzug von Blattsilber oder Schokoladenmasse versieht.

Diese Tamarindenkonserven halten einen Vergleich mit den wohlschmeckenden Präparaten des Handels
nicht aus. Nachfolgende Vorschriften nach E. DIETERICH sind vorzuziehen:

I. 500,0 konz. Tamarindenmus, 300,0 Zucker, Pulver M/30, 20,0 Jalapenknollen, Pulver M/30, 200,0 Weizenstärke, Pulver M/30, 5 Tr. Orangenblütenöl. Man stößt an, rollt die Masse 5 bis 6 mm stark aus und sticht mit
einer Blechform 2,5 g schwere Kuchen aus, die bei 50 bis 60° getrocknet werden. Um diese mit Schokoladenguß
zu überziehen, verfährt man in folgender Weise: 20,0 Schokoladenpulver, 70,0 Zucker, Pulver M/8 mischt man
und rührt mit 30,0 Gummischleim und q.s. Rosenwasser zu einem dünnen Brei an. Mit einem Borstenpinsel bestreicht man damit die eine Seite der Kuchen, trocknet sie und bestreicht sie dann auf der anderen Seite. Auch
kann man die frisch gestrichenen Flächen mit Kristallzucker bestreuen. Das Trocknen nimmt man zuerst im
warmen Zimmer auf Horden, die dicht mit Kristallzucker bestreut sind, vor, und bringt dann 24 Std. in einen
Trockenschrank, dessen Temp. 40° nicht übersteigt.

II. Tamar Indien GRILLON: 500,0 konz. Tamarindenmus, 330,0 Zucker, Pulver M/30, 1 000,0 Weizenstärke-pulver M/30, 50,0 Alexandriner Sennesblätter, Pulver M/30, 20,0 Jalapenknollen, Pulver M/30. Man verfährt wie bei der vorhergehenden Vorschrift. Auch folgende amerikanische Vorschrift ergibt wohlschmeckende Tamarinden-konserven: Fol. Senn. 34,0, Confect. Citri 6,0, Confect. Aurant. 9,0, Pulp. Tamarind. dep. 50,0, Cardamom. 0,75, Sacchar. alb. 116,0, Ol. Rosar., Ol. Caryoph. ää gtt. I, f. Pastill. 52. Zu überziehen sind die Pastillen wie vorher angegeben.

Die Conserva Tamarindorum der Belg. IV, CF 1884, Brasil. 1, Ital. III und Portugal 1876 sind lediglich Pasten aus gereinigtem Tamarindenmus und der nötigen Menge Zucker.

Pastilli Tamarindorum compositi

nach ÖAB 8. Pulpae Tamarindor. depuratae 50,0, Folior. Sennae pulv. 15,0, Sacchari pulv. 25,0, Amyli Tritici pulv. 5,0 werden gemischt und auf dem Wasserbad zu einer Masse verarbeitet, aus der Pastillen zu 2,5 g Gewicht geformt werden, die mit Kakaomasse zu überziehen sind.

Essentia Tamarindorum. Tamarindenessenz.

Erg.B. IV: 500,0 Tamarindenmus werden mit 2 500,0 kochendem W. gleichmäßig erweicht und etwa 10 Std. stehen gelassen. Dann seiht man, ohne zu pressen, durch Sieb V ab und dampft die Seihflüssigkeit im Wasserbad auf 1 000,0 ein. Hierauf neutralisiert man 750,0 derselben mit Magnesiumcarbonat. Andererseits mazeriert man 50,0 mittelfein zerschnittene Sennesblätter, 2,0 gebrannte Magnesia mit 500,0 W. 24 Std. lang, seiht ohne Pressung ab, setzt beide Tamarindenauszüge sowie 2 Eiweiß zu, mischt gut durch und erhitzt zum Kochen, seiht durch Flanell und dampft im Wasserbad auf 685,0 ein. Nach dem Erkalten fügt man eine Mischung aus 50,0 Pomeranzen-schalensirup, 100,0 A., 50,0 Glycerin, 50,0 Zuckersirup, 50,0 Zimtsirup, 12,5 Pomeranzenblütenwasser, 2,5 Ingwer-tinktur, 0,05 Vanillin zu, läßt einige Tage absetzen und gießt dann klar ab.

Vorschrift des Berliner Apothekervereins: 330,0 Pulpa Tamarindor. depurat., 50,0 Fol. Senn. Alex. spir. extract. infundiere mit 2000,0 W. und lasse 12 Std. stehen. Hierauf koliere man, presse den Rückstand leicht ab, koche die Kolatur einmal auf, koliere nochmals und dampfe bis zum Gew. von 700,0 ein. 525,0 dieser Fl. neutralisiere genau mit Liq. Natr. caust. (etwa 90,0) und mische hinzu: 100,0 Spiritus, 100,0 Sir. simplex, 5,0 Tinct. Vanill. und den Rest von 175,0 der sauren Kolatur, lasse 6 bis 8 Tage absetzen und filtriere.

DALLMANNS Tamarindenessenz

war ein Gärungsprodukt, das durch rationelle Kellerbehandlung, sehr langes Lagern und öfteres Abziehen gereift wurde.

Sirupus Tamarindorum. Tamarindensirup.

Nach Helv. III: 250 T. Tamarinden digeriert man im Wasserbad mit W., seiht durch, preßt aus, dampft auf 400 T. ein und kocht mit 450 T. Zucker und 150 T. Glycerin zum Sirup. Nach E. DIETERICH: 1 000,0 Tamarinden übergießt man mit 5 000,0 heißem dest. W. und läßt unter öfterem Umrühren 24 Std. stehen. Man seiht dann durch einen dichten Leinenbeutel, preßt zwischen hölzernen Platten aus und filtriert die Lsg. Wenn man eine Metall-presse anwenden will, so muß dieselbe mit Pergamentpapier ausgelegt werden. Das Filtrat dampft man zu einem dünnen Extrakt ein und mischt 25 T. dieses Extraktes mit 75 T. Himbeersirup.

Sirop de DELABARRE: Pulpa Tamarindorum dep. 16,0 werden mit 12,0 einer noch warmen Abkochung von Crocus in W. (3%ig) erweicht. Dann setzt man Vin. Malac. 12,0 hinzu und filtriert. In 35,0 des Filtrats werden 30,0 Zucker gelöst und dann 60,0 Mel dep. hinzugefügt (NOTTBERG).

Vinum Tamarindorum.

Tamarindenwein nach ADAM: 150 g Tamarinden werden mit 2 500 g W. ausgekocht, 450 g Zucker zugesetzt und auf 3 000 ml ergänzt, worauf mit Reinzuchtweinhefe vergoren wird. Nach dreiwöchiger Gärung wird über Kieselgur filtriert. Das klare Filtrat ist dunkelgelb, stark sauer, ohne besonderes Aroma. Geruch und Geschmack sind etwa die eines sauren Apfelweins.

Electuarium Tamarindorum compositum. (F. M. Germ.)

Pulp. Tamarind. depuratae		45 g
Tartari depurati		4 g
Sirupi Mannae	ad	75 g

Electuarium Tamarindorum compositum.

Belg. IV: Extract. Sennae fluid. 200 g, Radix Liquirit. pulv. 75 g, Fructus Coriandri pulv. 75 g, Conserva Tamarindorum 225 g, Saccharum pulv. 425 g.

Limonada Tamarindorum. Tamarinden-Limonade.

1. Magnesii carbonici	3 g
2. Sirupi simplicis	15 g
3. Sirupi Rubi idaei	25 g
4. Extracti Tamarindorum	30 g
5. Aquae destillatae	q.s.

Man gibt 1 mit 2 angerieben in eine starkwandige $^1/_3$-l-Flasche (Selters), schichtet 3 darüber, dann vorsichtig 4, mit soviel von 5 verdünnt, daß die Flasche bis zum Halse davon voll wird, verschließt und mischt behutsam.

Tamarix

Tamarix gallica L. (Tamariscus gallicus ALL., T. troupii HOLE). Tamaricaceae — Tamariceae. Tamariska. Tamamariz. Tamarisko. Tarag.

Heimisch im westlichen Mittelmeergebiet, östlich bis Dalmatien und Sizilien, in Frankreich nördlich bis in die Departements Vaucluse, Drôme und Ardêche; Kanarische Inseln. Auch in Indien, Hinterindien und China vorkommend.

Strauch oder bis 10 m hoher Baum mit schlanken, etwas bogigen, dunkelgraugelben Ästen, feinrutigen, leicht übergeneigten, mit Lentizellen besetzten zweijährigen und kahlen, feinstreifigen einjährigen Zweigen. Laubblätter klein, 1 bis 2 mm lang, eilanzettlich, mit spitzem Grunde sitzend, spitz, etwas gekielt, an den jüngeren Zweigen sich deckend, fleischig, vorn häutig berandet, graugrün, vertieft drüsig punktiert. Blüten in bis 2,6 cm langen, an den Zweigen desselben Jahres entspringenden, dichten, ährigen Trauben, in den Achseln eiförmiger, lang zugespitzter Tragblätter auf ebenso langen oder etwas längeren Stielen entspringend. Kelchblätter 5, verkehrt-eilänglich. Kronblätter 5, klein, eirundlich, etwa dreimal so lang wie die Kelchblätter, hellrosa, hinfällig. Staubblätter 5, etwa so lang wie die Kronblätter, am Grund mehr oder weniger verbreitert; Staubbeutel zugespitzt, dem lappigen Diskus mehr oder weniger aufsitzend, rosa. Kapsel **pyramidenförmig, drei- bis vierseitig**, rosa, Samen schnabellos, an der Spitze mit einem **Haarschopf**.

Inhaltsstoffe. Im Blatt Ellagsäure, sowie Tamarixin, Fp. 315 bis 317°, ein Tamarixetin (4-Methyl-quercetin)-3-monoglucosid. Ferner nach LEBRETON et al. [Phytochemistry *6*, 1601 (1967)] in Pflanzen verschiedenen Standorts Quercetin, daneben teilweise Kämpferid und Kämpferol, teilweise Rhamnetin; Tamarixin wurde nicht gefunden. In den Wurzeln nach ISRAILI et al. [Indian J. Chem. *3*, 48 (1965)] Ellagsäure-3,3'-dimethyläther. Im Blatt 11 bis 12%, in der Rinde 16 bis 18% Gerbstoffe.

Anwendung. Die Blüte früher gegen Gelbsucht; Blatt und Rinde gegen Fluor albus, Hämoptoe; die Frucht gegen Unfruchtbarkeit. Die Äste liefern Pfeifenrohre, die Zweigspitzen ein Hopfensurrogat. Die Stengel und Laubblätter als Sumachverfälschung. Die gerbstoffreiche Rinde sowie die auf den Zweigen häufig entstehenden Tamariskengallen dienen zum Gerben und Gelbfärben (s. auch unter Gallae IV, 1 090).

Tamarix aphylla KARST. [T. articulata VAHL. (?), T. orientalis FORSK., T. furas BUCH.-HAM. (?)].

In Nordafrika, Persien, Arabien und Indien vorkommender Baum oder Strauch.

Inhaltsstoffe. In der Rinde 10%, im Holz 1%, in den Gallen 37 bis 56% Gerbstoff. CHAKRABARTY et al. [Indian J. Chem. *3*, 171 (1965)] isolierten aus den Blättern Karotinoide, Quercetin, Isoferulasäure, Fp. 225°, und Isoquercitrin, und SALEH et al. [Phytochemistry *14*, 312 (1975)] Rhamnetin-3'-glucuronid-3,5,4'-trisulfat.

Anwendung. Die Rinde zu Gerbereizwecken und, gemischt mit Öl und Kamala, als Aphrodisiacum. Das Holz gegen Syphilis und Flechten. Das Holz dient zur Herstellung von Pflügen und anderen Geräten. Die Pflanze liefert ferner Tacaont-gallen (s. u. Gallae, IV, 1 090).

Tamarix chinensis LOUR.

China.

Die jungen Zweige bei Magenleiden als Tonicum, auch gegen Syphilis und Flechten verwendet.

Tamarix mannifera EHRBG. (T. gallica L. var. mannifera).

Ägypten, Arabien, Persien.

Liefert Tamariskenmanna, das aus den Zweigen nach Verletzung durch Schildläuse (Coccus manniparus EHR.) austritt. Wird im Orient medizinisch verwendet.

Tamus

Tamus communis L. Dioscoreaceae — Dioscoreeae. Gemeine Schme(e)rwurzel. Schwarze Bryonie (Zaunrübe). Schwarzwurzel. Black bryony. Black bindweed. Lady's seal. Tamier. Dame. Sceau de la Vierge. Sceau de Notre-Dame. Herbe aux femmes battues. Racine vierge. Tamaso. Vite-nera. Bruscandolo. Cerasiola.

Heimisch im südlichen und westlichen Europa bis Südengland, in Vorderasien, Nordafrika und auf den Kanaren, in Mischwäldern, an Hecken und Waldrändern.

Ausdauernd, 1,5 bis 3 m hoch. Stengel windend, seltener völlig aufrecht wachsend, d. h. mehrere Sprosse sich gegenseitig umschlingend. Wurzelstock knollig, von sehr verschiedener Form (je nach den Bodenverhältnissen), oft pfahlartig, kopfförmig, verzweigt oder abgeplattet, bis 20 oder 30 cm lang und 5 bis 10 cm dick, an der Oberfläche mit dicker, brauner Korkschicht, gefeldert, auf dem Schnitt weiß oder gelblich-weiß, schleimig. Laubblätter meist tief herzförmig-eiförmig, zugespitzt, ganzrandig (seltener mit 2 nach oben zugespitzten Seitenlappen), gestielt, oberseits dunkelgrün und glänzend, am Grund des langen, nach unten stark verdickten Blattstiels an beiden Seiten mit einem 3 bis 7 mm langen, fast wachsartig erscheinenden, derben, an der Spitze drüsenartigen Blattgebilde. Die Blattform wechselt übrigens stark von zugespitzt-eiförmig bis tief herzförmig und fast spießförmig, auch das Verhältnis von Länge und Breite ist bei den Blättern sehr verschieden. Blüten unscheinbar, zweihäusig, grünlich, zu achselständigen Trauben vereinigt. Männliche Blüte: Perigon mit krugförmig-glockiger Röhre und mit radförmig-abstehenden, gleichlangen Abschnitten. Staubblätter 6, am Grund des Perigons eingefügt. Griffel verkümmert. Männliche Blütenstände meist länger und reichhaltiger als die weiblichen (letztere zuweilen nur 1 bis 2 Blüten entwickelnd). Weibliche Blüte: Perigon tief gespalten. Staubblätter fehlend oder als Staminodien entwickelt. Griffel kurz, säulenförmig, mit dreispaltiger Narbe. Frucht eine zuerst grüne, dann orangegelbe, dann karmesin-zinnoberrote, kugelige, dreifächerige, wenigsamige (3 bis 5 Samen) Beere. Samen 3,5 bis 4 mm dick, rötlichbraun, kugelig, einen winzig kleinen Keimling enthaltend.

Rhizoma (Radix) Tami. Radix Bryoniae nigrae.

Mikroskopisches Bild. Den äußeren Abschluß bildet ein braungefärbter, vielschichtiger Korkmantel. Darunter liegt eine verhältnismäßig schmale Rindenzone, deren Zellen tangential gestreckt sind. Deutlich davon abgehoben folgt dann das meristematische Gewebe des kreisförmigen Kambiums und daran anschließend das Parenchym des Zentralzylinders. Dessen Zellen sind radial gestreckt, stehen also senkrecht zu den Rindenzellen.

In der Rinde in geringer Anzahl 80 μm lange, im Zentralzylinder häufig bis zu 350 μm lange Calciumoxalatraphidenbündel. Im Zentralzylinder reichlich Stärke von verschiedener Form. Sie ist maximal 46×26 μm, minimal 5×4 μm groß. Neben runden, eiförmigen und doppelt zusammengesetzten finden sich flaschen- oder spindelförmige Körner. In den kollateralen und zerstreut angeordneten Leitbündeln gewundene Tracheen mit sackartigen Ausstülpungen oder wurmartigen Fortsätzen.

Inhaltsstoffe. Im Rhizom ein histaminähnlicher Hautreizstoff, ein alkohollöslicher Zungenreizstoff und in Spuren ein Alkaloid. Schleim (5% in frischen, 2,5 bis 5% in getrockneten Knollen), ein Komplex aus Polysaccharid, in dessen Molekül auch Aminosäuren eingebaut sind. Hydrolyse liefert Arabinose, Glucose, Mannose, Alanin und Serin und in geringen Mengen Rhamnose, Uronsäure (vermutlich Glucuronsäure), Glycin, Glutaminsäure, Valin und Leucin (oder Isoleucin). Etwa 1% äth. Öle und lange Calciumoxalatraphiden. Reisch et al. [Tetrahedron L. *1969*, S. 67, Herba hung. *11*, 61 (1972)] isolierten folgende Phenanthrenverbindungen:

1: R = H ; 2: R = CH₃   R = H , OH oder OCH₃

Szendrei et al. [Pharmazie *28*, 211 (1968)] isolierten kondensierte Aromaten vom Fp. 151 bis 152°, Fp. 290 bis 291°, Fp. 134 bis 152°, Fp. 160 bis 161°, Fp. 182 bis 183°, und Fp. 175 bis 178°. Held und Vágujfalvi [Bot. Közlmenyek *52*, 201 (1965)] fanden in der Pflanze 2 Steroidsaponine mit Diosgenin als Aglykon und Spuren von 5 Alkaloiden. Im Blatt finden sich mehr Saponine und Alkaloide als im Rhizom. Ferner in der Pflanze Leucoanthocyane. In den Beeren Lycoxanthin $C_{40}H_{56}O$, Fp. 168°.

Wirkung. Vor allem die frischen Rhizome, aber auch die Beeren und Sprosse verursachen leicht Erbrechen und Durchfall. Diese Wirkung wird bedingt durch den histaminähnlichen Reizstoff, dessen Eindringen in die Schleimhäute erleichtert wird durch die Calciumoxalatraphiden, die Mikroläsionen verursachen. Nach FRACASSO [Sci. Pharm. (Wien) *32*, 171 (1964)] ist der Wurzelsaft wirksam bei Alopezie.

Anwendung. In der Volksmedizin bei Quetschungen und Gelenkschmerzen; in kleinen Dosen als Purgans, Stomachicum, Diureticum und Emmenagogum, doch kann diese Anwendung, ebenso wie bei Rheuma und Neuralgien, zu Reizungen und Entzündungen führen. Ferner bei Tumoren und in der Homöopathie.

Tamus communis HAB 34. Schmeerwurz.

Frischer Wurzelstock.

Arzneiform. Essenz nach § 1.

Arzneigehalt. 1/2.

Aufbewahrung. Bis 3. Dez. Pot. vorsichtig.

Tamus communis HPUS 64. Black bryony.

Die frische Wurzel.

Arzneiform. Urtinktur: Arzneigehalt 1/10. Tamus communis, feuchte Masse mit 100 g Trockensubstanz und 300 ml W. = 400 g, dest. W. 200 ml, A. USP (94,9 Vol.-%) 537 ml zur Bereitung von 1 000 ml der Tinktur. — Dilutionen: D 2 (2×) enthält 1 T. Tinktur, 4 T. dest. W., 5 T. A.; D 3 (3×) und höher mit A. HPUS (88 Vol.-%). — Medikationen: D 3 (3×) und höher.

Tanghinia

Tanghinia venenifera POIR (T. madagascariensis DU PETIT-THOUAR und PER., Cerbera tanghinia HOOK; nach HPUS 64 auch C. lactaria, C. laurifolia, Tanghinia veneniflua). Apocynaceae — Plumerioideae — Cerbereae. Madagascar poison nut.

Endemisch auf Madagaskar vorkommend.

Ein kleiner Baum.

Inhaltsstoffe. In dem Samen ~ 0,3% Digitaloide, deren Zuckerkomponente aus Thevetose mit oder ohne 1 oder 2 Mol Glucose besteht. Tanghinosid $C_{44}H_{66}$ (Tanghinigenin $C_{23}H_{32}O_5$ + Acetyl-thevetose + 2 Glucose), Tanghinin $C_{36}H_{46}O_{10}$, Fp. 128 bis 131° (Tanghinigenin + Acetylthevetose), DL 0,3524 ± 0,0388 mg/kg Katze; Neotanghiferin $C_{32}H_{46}O_9$, Fp. 250 bis 252° (Agl. Tanghiferigenin $C_{23}H_{32}O_5$). Ein Gemisch der beiden letzten wurde früher als Tangiferin bezeichnet, DL 0,944 mg/kg Katze; Desacetyltanghinin (Pseudotanghinin) $C_{30}H_{44}O_9$, Fp. 238 bis 241° (Tanghinigenin + L-Thevetose); Veneniferin (Cerberin, Monoacetylneriifolin) $C_{32}H_{48}O_9$, Fp. 212 bis 215° (Digitoxigenin + Acetylthevetose). Ferner fettes Öl.

Tanghinigenin

Wirkung. Alkoholische Extrakte der Früchte, Schalen oder Rinde zeigen eine starke digitalisähnliche Wrkg., deren inotroper Effekt ausgeprägter als der von Ouabain ist. Injektionen von subletalen Dosen in den Oberschenkel bewirken bei anaesthesierten Hunden längere Erhöhung des peripheren Widerstandes ohne Wrkg. auf das Herz [NATARAJAN et al.: Therapie *23*, 39 (1968)]. Cerberin zeigt oral und intravenös eine starke Herzwirksamkeit, die schneller einsetzt als beim Digitoxin.

Dosierung (von Cerberin). Oral 1 bis 2 mg, i.v. 0,6 mg pro Einzeldosis.

Anwendung. Samen früher zu Gottesurteilen. Die Glykoside haben noch keine therapeutische Bedeutung erhalten.

Tanghinia venenifera HPUS 64. Madagascar poison nut.

Die Samen, wie importiert.

Arzneiform: a) Urtinktur: Arzneigehalt 1/10. Tanghinina, mäßig grob gepulvert 100 g, A. USP (94,9 Vol.-%) q.s. zur Bereitung von 1 000 ml der Tinktur. b) Dilutionen: D 2 (2×) und höher mit A. HPUS (88 Vol.-%). c) Medikationen: D 2 (2×) und höher. d) Triturationen: D 1 (1×) und höher.

Tanninum

Tanninum. S. Acidum tannicum II, 1049.

Tanninum albuminatum. S. Tannalbinum II, 1053.

Tantalium

Tantalium. Tantal.

Ta   A.G. 180,95

Vorkommen. Zusammen mit Niob in den Mineralien Tantalit und Niobit. Vorkommen sehr selten.

Eigenschaften. Sehr hartes, stahlgraues Metall, dehn- und hämmerbar. Sehr widerstandsfähig gegen chemische Agenzien. Die Substanz wird an der Luft erst oberhalb 400° oxydiert, durch Chlor erst oberhalb 200°, durch Fluor, Fluorwasserstoff, geschmolzenes Alkali und konzentrierte Schwefelsäure oberhalb 150° angegriffen. Das Metall absorbiert bei Raumtemp. Wasserstoff, in der Hitze auch Stickstoff, wobei es spröde und brüchig wird. D = 16,6. Fp. = 2 996°. Kp. = etwa 4 100°.

Anwendung. Zur Herstellung elektrolytischer Geräteteile, Elektronenröhren, Radioröhren, erschütterungsfester Glühbirnen, Spinndüsen, zahnärztlichen und chirurgischen Instrumenten.

Tantalcarbid.

TaC   M.G. 192,96

Eigenschaften. Braunes, kristallines Pulver, praktisch unlösl. in W. und Säuren, lösl. in einer Mischung von Fluorwasserstoff- und Salpetersäure. Leicht zersetzbar durch Schmelzen mit Kaliumpyrosulfat. D = 14,65. Fp. = 3 880°. Kp. = etwa 5 500°.

Anwendung. Zur Erzeugung von Sinterhartmetallen höchster Zähigkeit und Warmhärte. Als Zusatz zu Gußkerncarbiden, z. B. bei der Herstellung von Geschoßkernen.

Tantalium chloratum. Tantalpentachlorid. Tantal(V)-chlorid.

$TaCl_5$ M.G. 358,24

Eigenschaften. Hellgelbes, kristallines Pulver, lösl. in abs. A. Die Substanz erleidet an feuchter Luft oder in wässriger Lsg. hydrolytische Zersetzung. D = 3,68. Fp. = 220°. Kp. = 242°.

Anwendung. Als Chlorierungsmittel in der präparativen Chemie.

Aufbewahrung. Gut verschlossen, vor Feuchtigkeit geschützt.

Tantalium oxydatum. Tantalpentoxid. Tantal(V)-oxid. Anhydridum acidi tantalici. Tantalsäureanhydrid.

Ta_2O_5　　　　　　　　　　　　　　　　　　　　　　　　　　M.G. 441,90

Eigenschaften. Weißes, mikrokristallines, geruch- und geschmackloses Pulver, feuerfest, praktisch unlösl. in W., in den meisten Mineralsäuren und in Alkalilaugen, langsam lösl. in heißer Fluorwasserstoffsäure. Die Substanz läßt sich durch Schmelzen mit Alkalihydroxiden und -carbonaten oder mit Kaliumpyrosulfat aufschließen. D = 8,7. Fp. = 1470° u. Zers.

Taraxacum

Taraxacum officinale WEB. [Taraxacum officinale (WITH.) WIGGERS, Leontodon taraxacum L., Leontodon officinale WITH., Taraxacum dens leonis DESR., Taraxacum palustre, außerdem nach HPUS 64: Lactuca pratense, Leontodontis, Leontodon vulgare, Taraxacum vulgare SCHRK., Dens leonis]. Asteraceae — Cichorioideae — Cichorieae. Löwenzahn, (gebräuchliche) Kuhblume, Milchbusch, Pfaffenöhrlein, Laternen-, Ketten-, Butter-, Dotterblume. Wege-, Wiesenlattich. Ackerzichorie. Maiblume. Irish daisy, Balloon plant. Dandelion. Cankerwort. Milk-, Witch-, Yellow gowan. Puff ball, Priest's crown. Lions tooth. Blowball. Coq. Laiteron. Dent de lion. Pissenlit. Tarassaco. Dente di leone. Capo di frate. Capo di monaco. Piscacane. Piscialetto. Radichiella. Soffione. Stella gialla.

Auf Wiesen und Triften in Europa, Asien, Nordafrika und Amerika verbreitete, sehr formenreiche Asteracee. Der in Mitteleuropa bekannteste Vertreter, die ssp. vulgare SCHINZ et KELLER findet sich verbreitet und häufig auf Fettwiesen und Kleeäckern, Dorfplätzen, Viehlägern, Schutt, Wegrändern, etwas seltener auf Magerwiesen, Grasplätzen, altem Gemäuer und Stroh- und anderen flachen Dächern. Von der Ebene bis zur Waldgrenze verbreitet, in die alpine Stufe vorzugsweise auf Viehlägern, gelegentlich als Epiphyt auf alten Weiden, Eschen, Kirschbäumen, Nußbäumen. Bis etwa 2650 m aufsteigend.

Sehr vielgestaltige, 2 bis 100 cm hohe Pflanze mit oft mehrköpfigem Wurzelstock, am Wurzelhals meist ohne oder nur mit sehr schwacher wolliger Behaarung und fast stets ohne strohartige Blattreste. Stengel aufrecht oder aufsteigend. Laubblätter verkehrt-eiförmig bis schmal-lanzettlich oder lineal, meist tief eingeschnitten bis tief fiederspaltig mit linealen bis dreieckigen, ganzrandigen oder gezähnten Abschnitten oder auch nur mit einzelnen Zähnen. Hüllblätter krautig, weich, meist ohne Höcker, grünlich oder schwärzlich, die äußeren mit oder ohne Hautrand. Blüten gold bis hellgelb, selten orangerot oder weißlich strohgelb, unterseits bisweilen rot, graubläulich oder bräunlich überlaufen. Köpfe in der Regel klein bis groß. Früchte geschnäbelt, reichlich höckerig bis glatt, hell (grau- bis dunkelbraun) oder schwarz, doch nie braun- bis leuchtend purpurrot. Pappus weiß.

Zu dieser großen Sammelart, die sich von den Formenkreisen des Taraxacum levigatum durch die reif nie braun- bis leuchtend purpurroten Früchte unterscheidet, seien bei HEGI genannte und ausführlich beschriebene Sippen zusammengefaßt:

Ssp. vulgare (LAM.) SCHINZ et KELLER [ssp. officinale (GAUD.) BECHERER, Leontodon taraxacum L.p.p., Taraxacum officinale ROTH, Taraxacum BRITT. et BROWN p.p., T. willemetioides, T. decurrentifolium MURR]. Gemeiner Löwenzahn.

Sehr vielgestaltige, 5 bis 50 cm hohe Pflanze mit dickem, am Hals kaum mit strohartigen Blattresten, aber mit Wollhaaren versehenem Wurzelstock. Laubblätter zahlreich, aufrecht oder ausgebreitet, kahl oder unterseits auf dem Mittelnerv behaart, verkehrt-eilanzettlich bis verkehrt eiförmig, eingeschnitten mit schmal dreieckigen bis linealen Abschnitten, selten nur gezähnt. Köpfe meist groß, 20 bis 25 mm lang. Äußere Hüllblätter graugrün bis schwärzlichgrün, an der Spitze bisweilen mit einer kleinen Schwiele, lineal- oder schmal-lanzettlich, zur Blütezeit breiter, aber nicht viel kürzer als die inneren, über dem Grunde deutlich umgeschlagen, nur ausnahmsweise abstehend oder teilweise aufstehend, am Rand mit einem undeutlichen weißen Hautsaum. Blüten zahlreich, meist goldgelb (an trockenen Stellen nicht selten auch schwefelgelb). Früchte nur **3 bis 4 mm** lang, reichlich höckerig, Spitze sehr kurz; Schnabel zwei- bis dreimal so lang wie die Frucht.

Ssp. alpinum (HOPPE) CHENEVARD (Taraxacum erectum HOPPE, BRIQ. nec SCHRANK nec Leontodon erectus MAYER, L. alpinus HOPPE, L. apenninus TEN., Taraxacum glabrum DC.,

T. alpinum Hegetschw., T. nigricans Gremli nec Rchb., T. officinale Weber ssp. erectum Schinz et Keller p.p.).

Sehr veränderliche, in der Regel niedrige, 5 bis 20 (seltener bis 40) cm hohe Pflanze mit am Hals meist kahlem Wurzelstock. Laubblätter zahlreich, meist ausgebreitet, grün, kahl, verkehrt-eiförmig.

Ssp. ceratophorum (Ledeb.) Schinz et Thellung [T. officinale Weber var. boreae Hjelt et Hult, T. alpinum Britton et Brown nec (Hoppe) Hegetschw.]. Engadiner Pfaffenröhrlein.

6 bis 25 cm hohe Pflanze mit dickem, am Wurzelhals nicht oder kaum beschupptem und kahlem oder schwach-wolligem Wurzelstock. Laubblätter locker ausgebreitet oder aufrecht, grün, lanzettlich bis verkehrt-eiförmig.

Ssp. cucullatum (Dahlstedt) Thellung (T. stramineum Beauv.). Kapuzen-Löwenzahn.

10 bis 30 cm hohe Pflanze mit dickem, am Hals kahlem Wurzelstock. Laubblätter ganz kahl, am Grunde verbreitert, lang gestielt, die mittleren verkehrt-eiförmig, länglich, buchtig gezähnt, bisweilen am Grunde schrotsägeförmig eingeschnitten (= var. runcinatum Beauv.).

Ssp. handelli (Murr.) Nordamerikanisches Pfaffenröhrlein.

Bis 20 cm hohe Pflanze mit dicker, am Wurzelhals reichlich mit Blattresten besetzter und dort meist kahler, seltener locker wolliger Wurzel. Laubblätter wenige, schwärzlichgrün, glänzend, lanzettlich.

Ssp. nigricans Kit. (Leontodon nigricans Kit., L. alpestre Tausch, T. nigricans Rchb., T. alpestre Dc., T. glaucescens Bisch.). Sudeten-Löwenzahn.

Mittelkräftige, 10 bis 40 cm hohe Pflanze mit am Hals kahlem Wurzelstock. Laubblätter aufrecht dicklich, mattgrün, groß, länglich-verkehrt-eiförmig, schwach buchtig bis fast ganzrandig.

Ssp. pacheri (Schulz-Bip.) Schinz et Thellung (= ? T. nigricans Gremli nec Rchb.). Kärntner Pfaffenröhrlein.

Kleine, 2 bis 6 cm hohe Pflanze mit dünnem, am Hals nicht mit Laubresten und meist ohne Wolle versehenem Wurzelstock. Laubblätter ausgebreitet, grün, stets kahl, lanzettlich.

Ssp. palustre (Wither.) Becherer (Hedypnois paludosa Scop., Leontodon raji Gouan p.p., Leontodon paludosus Lightf., L. palustre Sm., Taraxacum lanceolatum Poir., = Leontodon lividus Waldst. et Kit., Taraxacum palustre Lam. et Dc., T. officinale Weber var. palustre Benth., T. officinale Weber var. lividum Koch, T. officinale Weber ssp. paludosum Schinz et Keller). Sumpflöwenzahn.

Meist zarte, 5 bis 30 cm hohe Pflanze mit dünnem, am Halse kaum wolligem Wurzelstock. Laubblätter wenige, meist aufrecht, schmal-länglich bis lineal, 3 bis 10 mm breit, gegen den Grund lang verschmälert.

Ssp. reichenbachii Huter (T. pacheri Schulz-Bip. ssp. reichenbachii Huter). Brenner-Löwenzahn.

Zarte, 3 bis 10 cm hohe Pflanze mit schlankem, spindelförmigem Wurzelhals mit vertrockneten Blattresten und selten Wollhaaren besetztem Wurzelstock, Laubblätter aufrecht, hellgrün, kahl, schmal-lanzettlich.

Radix Taraxaci. Radix Dentis leonis. Löwenzahnwurzel. Kuhblumenwurzel. Taraxacum Root. Dandelion (Taraxacum) root. Racine de dent de lion (de pissenlit). Radice di tarassaco. Raiz de dente de leão. Raiz de dente de león. Korzen mniszka.

Radix Taraxaci Helv. V, Pol. III, Ross. 9. Taraxaci radix Hung. VI, Fenn. 37. Taraxacum BPC 49, Ind. P.C. 53. Taraxaco Brasil. 1.

Die im Spätherbst gesammelte, getrocknete Wurzel von T. officinale, Helv. V, Ross. IX, Pol. III. Die frische oder getrocknete Wurzel, BPC 49, Ind. P.C. 53.

Taraxacum (Dandelion Root) NF XI besteht aus den getrockneten Wurzelstöcken und Wurzeln von Taraxacum officinale WEBER oder von T. laevigatum Dc.

Die Droge besitzt eine Länge von 10 bis 15 cm und eine durchschnittliche Dicke von 0,5 bis 1 cm. Die dicke, spindelförmige Wurzel zeichnet sich durch einen kurzen, aber dicken Wurzelkopf aus, an welchem häufig Blatt- und Stengelreste zu erkennen sind. Die Außenseite ist tief dunkelbraun bis schwarz, nur seltener lichtbraun und besitzt grobe Längsfurchen. Der harte, hornig-spröde Bruch ist nicht faserig und zeigt einen kleinen, hellgelben Holzkörper, welcher an eine breite, meist weiße Rinde angrenzt. Durch konzentrische braune Linien ist die Rinde in Zonen geteilt.

Schnittdroge. Sie ist an den mit schwarzbraunem Kork bedeckten Stückchen, an dem hellgelben zentralen Holzkörper und der meist weißen Rinde zu erkennen. Geruch schwach, bitterlich und etwas süßlich.

Mikroskopisches Bild. Ein Querschnitt zeigt unter dem Mikroskop ein dünnes Periderm und eine schmale primäre Rinde. Im Gegensatz dazu ist die sekundäre Rinde sehr breit und enthält Gruppen von netzförmigen, anastomosierenden Milchsaftschläuchen und Siebröhren, die in mehreren Kreisen konzentrisch angeordnet sind. Besonders eindrucksvoll sind die Milchsaftschläuche mit graugelbem Inhalt im Längsschnitt (Wasserpräparat) zu sehen. Das dünnwandige Rindenparenchym ist mit Inulin gefüllt, dagegen fehlen Stärke und Oxalatkristalle (zweckmäßig im Glycerinpräparat untersuchen). Die Netzgefäße sind im Holzkörper regellos im Parenchym eingebettet. Das Bündel ist diarch mit 2 primären Markstrahlen, dagegen fehlen sekundäre Markstrahlen.

Inhaltsstoffe. Ein Bitterstoff Taraxacin = Taraxacerin (wahrscheinlich identisch mit Lactucopicrin $C_{23}H_{22}O_7$), p-Oxyphenylessigsäure $C_8H_8O_3$, Fp. 148°, Taraxasterol (Taraxasterin, α-Lactucerol) $C_{30}H_{50}O$, Pseudotaraxasterol (Pseudotaraxasterin) $C_{30}H_{50}O$, Fp. 217 bis 219°, Taraxerol (Alnulin, Skimmiol) $C_{30}H_{50}O$, Fp. 279 bis 282°, β-Amyrin, Harz, Phlobaphene, Cholin, Pektin, Kaffeesäure, bis zu 18% Zucker (vor allem Fructose) im Frühjahr, im Herbst dagegen bis zu 40% Inulin (im Sommer 15 bis 24%, 1 bis 2% im Frühjahr), Mannit, Tyrosinase, 8,5% Schleim, 1,1% Saccharose, 0,5% Glucose, 4,9% Eiweißstoffe, Spuren äth. Öl, Nicotinsäure bzw. dessen Amid, Aneurin, Vitamin D, ein vierwertiger Alkohol $C_{29}H_{46}O(OH)_4$, nach älteren Angaben auch Androsterol $C_{30}H_{49}OH$, Homoandrosterol $C_{27}H_{43}OH$, Cluytianol $C_{29}H_{46}O(OH)_4$, Stigmasterin, β-Sitosterin, Gerbstoffe, Palmitin-, Ceratin-, Melissinsäure, Öl-, Linol- und Linolensäure.

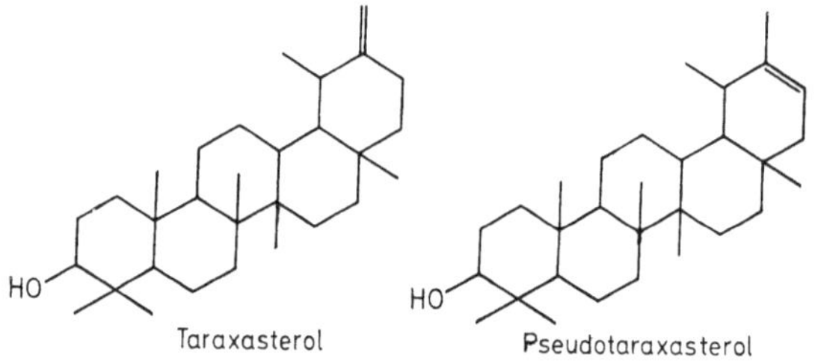

Prüfung. Identität. Mit Jodlösung versetzt, darf keine Rotviolettfärbung (Stärke) auftreten, Ross. 9. Zugabe einer 20%igen alkoholischen Lösung von α-Naphthol und konz. Schwefelsäure färbt die Droge violettrot, während Resorcin (statt α-Naphthol) Rotfärbung, Thymol (statt α-Naphthol) eine Rosa-Karamelfärbung hervorruft (Nachweis von Zucker, Inulin), Ross. 9.

Legt man einen Schnitt durch die in lauem Wasser aufgeweichte Droge in Weingeist, so treten nach einiger Zeit in den Zellen meist zu Gruppen vereinigte Sphärokristalle von Inulin auf, was bei der Frühjahrs- und Sommerwurzel nicht der Fall ist, Helv. V.

Reinheit. Wurzeln, die am Querschnitt keine konzentrischen Zonen, sondern eine radiale Streifung zeigen, dürfen nicht vorhanden sein (Cichorium intybus). Max. Aschegeh. 7% Pol. III; 8% Helv. V, Ross. 9, Fenn. 37; 10% Brasil. 1; säureunlösliche Asche max. 3% Hung. VI; 4% BPC 49, Ross. 9, Ind. P. C. 53. — Wäßriger Extraktgeh. mind. 40% Ross. 9. — Max. Feuchtigkeitsgeh. 13% Pol. III; 14% Ross. 9, Hung. VI. — Im Bruch dunkle Stücke max. 10% Ross. 9. — Schlaffe, weiche Wurzelteile max. 2% Ross. 9. — Andere Teile der Pflanze max. 3% Hung. VI. — Fremde Beimengungen max. 2% Hung. VI. — Fremde organische Beimengungen max. 0,5% Ross. 9; 2% Ind. P. C. 53. — Mineralische Beimengungen max. 2% Ross. 9.

Aufbewahrung. In gut verschlossenen Gefäßen, vor Insektenbefall geschützt; kühl und trocken.

Wirkung. Als Bittermittel steigert die Droge die Sekretion der Verdauungsdrüsen. Bei intravenösen Injektionen von Löwenzahnextrakten wurde die Gallensekretion verdoppelt bis vervierfacht. Nach RACZ-KOTILLA et al. [Planta med. (Stuttg.) *26*, 212 (1974)] zeigt der Extrakt des Krautes gegenüber der Wurzel eine größere diuretische Wrkg. und beide eine größere diuretische und saluretische Wrkg. gegenüber anderen Drogen. Der Fluid-Extrakt verringert das Körpergewicht im Laufe eines Monats um 30%.

Anwendung. Als Cholereticum, Amarum, bei subacider Gastritis und Cholezystopathien und als Diureticum, als mildes Laxans. Bei Verdauungsstörungen, Wassersucht, Milz- und Nierenleiden, Gicht und Rheumatismus sowie gegen chronische Ekzeme. Die im Spätsommer bzw. Herbst gesammelte, dann sehr inulinreiche Wurzel wird geröstet als Kaffee-Ersatz verwendet.

Dosierung. 4 bis 12 g, Ind. P. C. 53.

Radix Taraxaci cum Herba. Löwenzahn. Dandelion. Racine et feuilles de dent de lion (de pissenlit). Radix et Folia Dentis Leonis. Ackerzichorie. Butterblume. Ketten-(Kuh-) blume. Pfaffendistel. Wiesenlattich.

Radix Taraxaci cum Herba Erg.B. 6, ÖAB 8. Pissenlit CF 37. Taraxaco Portug. 35.

Nach Erg.B. 6: Die getrocknete, im Frühjahr vor der Blütezeit gesammelte, mit Blütenstandknospen versehene ganze Pflanze. ÖAB 8: Die im Frühjahr vor der vollkommenen Entwicklung des Blütenschaftes gesammelten, getrockneten Blätter und von diesen getrennt die im Spätherbst gesammelten und gut getrockneten Wurzeln.

Die Ganzdroge besteht aus den Wurzeln und Blütenstandknospen. Die Wurzel ist spindelförmig, stark eingeschrumpft, 10 bis 15 cm lang, 0,5 bis 1,5 cm dick, grob längsrunzelig, wenig oder gar nicht verästelt, graubraun bis schwarzbraun, hart, spröde, glattbrüchig, beim Zerbrechen nicht stäubend; der kurze Wurzelstock ist geringelt und oft mehrköpfig. Der Bruch ist eben. Die in einer grundständigen Rosette stehenden Blätter sind einfach, lanzettlich bis länglich-lanzettlich, in den Blattstiel verschmälert, grob schrotsägezähnig, mit dreieckigen, zugespitzten Zipfeln und mit großem, dreieckigem Endlappen versehen, glatt, unbehaart oder etwas wollig behaart. Die köpfigen Blütenstandknospen befinden sich auf hohlen, blattlosen, einköpfigen Stielen. Die Blättchen des Hüllkelches sind in 3 Reihen angeordnet.

Schnittdroge. Sie ist gekennzeichnet durch die groblängsrunzeligen, dunkelbraunen Wurzelstücke, die in Querschnittsansicht in der breiten, grauweißen bis bräunlichen Rinde mehrere konzentrische Zonen tangential aneinandergereihter, brauner Milchsaftröhren zeigen. Die dunkler gefärbte Kambiumzone umschließt einen zitronengelben, porösen, nicht strahligen Holzkörper, der als fester Zentralzylinder ausgebildet oder unregelmäßig zerklüftet ist. Außer den Wurzelstückchen finden sich zahlreiche wollig oder zottig behaarte, mitunter auch unbehaarte Blattstückchen, rotviolette Blattstielteile, Blütenstandknospen und einzelne, gelbe Zungenblüten mit weißem Pappus.

Der Geschmack der Droge ist bei Blatt wie Wurzel bitterlich und zugleich etwas süßlich. Die graugrüne Pulverdroge ist gekennzeichnet durch zahlreiche Parenchymbruchstücke mit Milchsaftschläuchen mit graugelbem, körnigem Inhalt, durch dünnwandige, mit Inulin erfüllte Rindenparenchymzellen, durch einzelne Gefäße oder Bündel von Spiralgefäßen und durch bräunliche Korkfetzen mit tafelförmigen Zellen.

Mikroskopisches Bild. Blatt. Beide Blattseiten mit Spaltöffnungen. Haarbildungen: sechsbis achtzellige, dünnwandige, oft kollabierte Haare von 150 bis 200 µm Länge und bis 20 µm Breite. Ferner besonders auf den Rippen der Blattunterseite mehrzellige Borstenhaare, deren obere Zellen oft spornartig ausgebogen sind. Palisadengewebe in doppelter Schicht.

Verwechslungen. Chichorium intybus L. Die Blätter unterscheiden sich durch die eigentümlich gebauten Haare des Hauptnerven und den einreihigen Bau des Gefäßbündels im Hauptnerv. Die Endlappen sind hier meist länger als breit. Die Wurzel ist selten mehrköpfig, sonst sehr ähnlich. Holz wie Rinde sind auf dem Querschnitt deutlich radial gestreift, keine konzentrischen Kreise in der Rinde. Der Geschmack ist bitterer. Verfälschungen mit Blättern verschiedener Leontodon-Arten.

Inhaltsstoffe. Im Milchsaft Cerylalkohol, Glycerin, Weinsäure, 0,1% Kautschuk, Taraxasterol und weitere Triterpene, in der Mehrzahl in der Form von Estern mit Essigsäure und höheren Fettsäuren.

Im Blatt reichlich Aminosäuren, vor allem Glutamin- und Asparaginsäure, jedoch kein Tryptophan und fast kein Methionin, ferner D-Glucuronsäure. Im frischen Blatt 0,014 mg% Vitamin C, Vitamin A und D, Apigenin-7-glucosid und Luteolin-7-glucosid. In Blüten β-Amyrin, β-Sitosterin, Lutein, Taraxanthin (Lutein-5,6-epoxid) und Taraxien (Taraxanthindipalmitat), Flavoxanthin, Vitamin B 2, Arnidiol $C_{30}H_{50}O_2$ und Faradiol $C_{30}H_{50}O_2$ (beide

stellen Isomere 3,12-Dihydroxy-taraxasterine dar). Nach KLEINIG und NIETSCHE [Phytochem.
7, 1171 (1968)] lassen sich nachweisen: Luteinepoxid-Diester, Luteinepoxid-Monoester,
Luteinepoxid-Dimyristat, Luteinepoxid-Myristat-Palmitat. Im Pollen nach DEVYS et al.
[C. R. Acad. Sci. Ser. D 269, 798 (1969)] Cycloartenol, Cycloartanol, 31-Norcycloartanol und
Pollinastanol.

Prüfung. Max. Aschegehalt 14% Erg.B. 6.

Anwendung. Als Amarum, Cholagogum, Diureticum, allgemein wie Radix Taraxaci. Der
Saft der im Frühjahr gegrabenen frischen Pflanze dient zu „blutreinigenden Frühlingskuren".
In KNEIPPschen Mitteln bei Hämorrhoiden und Leberleiden. Die jungen Blätter werden als
Salat gegessen.
In der Homöopathie die frische Pflanze bei Cholecystitis, Cholecystopathie, Hepatitis,
Ikterus simplex, Gastritis, Pfortaderstauung, Reizblase und Nierenentzündung. Nach HART-
WELL [Lloydia 31, 71 (1968)] alle Pflanzenteile volksmedizinisch in vielen Ländern gegen
Warzen und Krebs, z. B. gegen Mammakarzinom.

Dosierung. Mittlere Einzelgabe 1,0 g, Erg.B. 6.

Taraxacum HAB 34.

Zu Beginn der Blüte gesammelte ganze, frische Pflanze.

Arzneiform. Essenz nach § 1.

Arzneigehalt. 1/2.

Die Vorschläge für das neue Deutsche HAB, Heft 9, 538 (1964) sehen die zur Blütezeit
gesammelte, frische Pflanze mit Wurzel vor.

Arzneiform. Wurzeln, Blätter und Blüten im Verhältnis 5:5:1 zur Urtinktur nach § 2.
Dichte 0,934 bis 0,940. Trockenrückstand 2,6 bis 3%. pH etwa 5. Die Vorschläge sehen
weiterhin verschiedene Prüfungsreaktionen der Tinktur vor.

Taraxacum officinale HPUS 64. Dandelion.

Die ganze frische Pflanze, kurz vor der Vollblüte geerntet.

Arzneiform. Urtinktur: Arzneigehalt 1/10. Taraxacum, feuchte Masse mit 100 g Trockensubstanz und 300 ml W. = 400 g, dest. W. 200 ml, A. USP (94,9 Vol.-%) 537 ml zur Bereitung
von 1000 ml der Tinktur. – Dilutionen: D 2 (2×) enthält 1 T. Tinktur, 4 T. dest. W., 5 T.
A.; D 3 (3×) und höher mit A. HPUS (88 Vol.-%). – Medikationen: D 3 (3×) und höher.
Taraxacum-Extrakte sind Bestandteile zahlreicher Arzneispezialitäten.

Species menstruales (F. M. Germ.).

Rad. Taraxac. c. Herba 30,0 Fol. Trifol. Fibrini, Fol. Millefolii āā 15,0.
Rhizom. Calami 8,0.

Taraxacum laevigatum (WILD.) DC. emend. Glattes Pfaffenröhrlein. Dandelion.

In Amerika, Europa und Asien ziemlich weit verbreitet.

3 bis 35 cm hohe Pflanze mit meist mehrköpfigem Wurzelstock, am Wurzelhals mit strohartigen Blattresten und wollhaarig, oder ohne solche Reste und kahl. Stengel in der Regel zu
mehreren, aufrecht oder am Grunde niederliegend, Laubblätter wie bei Taraxacum officinale
vielgestaltig. Köpfe klein bis groß, 0,4 bis 3 cm lang. Hüllblätter krautig, weich oder derb,
mit oder ohne Höcker, grünlich bis schwärzlich; die äußeren ohne Rand bis breit berandet,
in der Randzone meist hell oder rötlich gefärbt, nie vollkommen zurückgeschlagen. Blüten
goldgelb bis zitronengelb; die äußeren unterseits häufig rot überlaufen. Früchte geschnäbelt,
rasch in einen kurzen Schnabel zusammengezogen, im oberen Teil reichlich mit Höckern
besetzt, meist leuchtend rotbraun bis purpur, seltener hellbraun und dann die Hülle bläulich
bereift; Schnabel um $1/_3$ bis 2mal länger als die Frucht, dünn, schmal, Pappus weiß.

Taraxacum NF XI.

Getrocknete Wurzelstücke und Wurzeln, neben den Wurzeln von T. officinale zugelassen.

Inhaltsstoffe. Ähnlich wie bei T. officinale.

Anwendung. Wie T. officinale. Nach HARTWELL [Lloydia 31, 71 (1968)] in Nordamerika
gegen Krebs.

Taraxacum bicorne DAHLST. (T. kok-saghyz RODIN). Kok-Sagis.

Taraxacum hibernum STEVEN [Taraxacum megalorrhizon (FORSK.) HANDEL-MAZZETTI, T. gymnanthum (LINK) DC.]. Krim-Sagis.

Anwendung. Beide Pflanzen werden zur Gewinnung von Kautschuk genutzt und in Osteuropa kultiviert.

Targesinum

Targesin Erg. B. 6. S. Argentum albumino-acetylotannatum III, 201.

Tartaric acid

Tartaric acid. S. Acidum tartaricum II, 1054.

Tartarus ammoniatus. S. Kalium-Ammonium tartaricum II, 1057.

Tartarus boraxatus Erg.B. 6. Boraxweinstein.

Eigenschaften. Weißes, an der Luft feucht werdendes, sauer schmeckendes, amorphes Pulver. Die Substanz löst sich in 1 T. W. von 20° und in 0,5 T. sd. W. und ist wenig lösl. in A.

Erkennung. 1. Beim Erhitzen verkohlt die Substanz unter Entw. von Karamelgeruch und hinterläßt eine grauschwarze Masse, die mit W. angefeuchtetes Lackmuspapier bläut. 2. Die wss. Lsg. (1 + 9) scheidet auf Zusatz von Weinsäurelsg. allmählich einen weißen, kristallinen Nd. ab. 3. Die Substanz färbt nach dem Befeuchten mit etwas Schwefelsäure beim Erhitzen am Platindraht die Flamme grün.

Prüfung. 1. Schwermetalle: Die wss. Lsg. (1 + 9) darf durch 3 Tr. Natriumsulfidlsg. nicht verändert werden. 2. Chlorid: Setzt man der Lsg. von 1. einige Tr. Salpetersäure zu, so darf durch Zugabe von Silbernitratlsg. höchstens eine opalisierende Trbg. entstehen. 3. Kalium: Die wss. Lsg. (1 + 49) darf durch Ammoniumoxalatlsg. nicht sofort verändert werden. 4. Sulfat: Die wss. Lsg. (1 + 49) darf nach dem Ansäuern mit Salpetersäure durch Bariumnitratlsg. nicht sofort verändert werden.

Dosierung. Mittlere Einzelgabe als Einnahme 1,0 g.

Aufbewahrung. In gut verschlossenen Gefäßen.

Tartarus depuratus. S. Kalium bitartaricum II, 1056.

Tartarus emeticus. S. Kaliumstibyltartaricum V, 384.

Tartarus ferratus. S. Ferri-Kalium tartaricum IV, 979.

Tartarus natronatus. S. Kalium-Natriumtartrat II, 1057.

Tartarus stibiatus. S. Kaliumantimonyltartrat I, 157, und Kalium stibyltartaricum V, 384.

Tartarus stibiatus natronatus. S. Sodium antimonyltartrate VI B, 149.

Taurin

Taurin.

$$H_2N-CH_2-CH_2-SO_3H$$

$C_2H_7NO_3S$ M.G. 125,15

2-Amino-äthan-sulfonsäure.

Vorkommen. In der Ochsengalle, amidartig mit Cholsäure kondensiert als Taurocholsäure, im Fleischextrakt, in Organen von Meeresbewohnern.

Eigenschaften. Säulenförmige Kristalle, leicht lösl. in W., schwer lösl. in A., praktisch unlösl. in abs. A. und Ae. Die Substanz reagiert in verd. Lsg. neutral; in konz. sauer. Fp. = 328
bis 329° u. Zers.

Taurocholsäure

Taurocholsäure. Acidum taurocholicum. Taurin-cholsäure. Cholyl-taurin.

$C_{26}H_{45}NO_7S$ M.G. 515,72

Vorkommen. In der Galle von Säugetieren.

Eigenschaften. Farblose Kristalle, leicht lösl. in W., lösl. in A., prakt. unlösl. in Ae. und
Äthylacetat. Fp. = 125° u. Zers. $[\alpha]_D^{18} = +38{,}8°$ (c = 2 in A.). Die Substanz wird beim
Erwärmen mit starken Säuren oder Laugen zu Cholsäure und Taurin hydrolysiert.

Na-Salz. Farbl. Krist. mit 1,5 oder 2 Mol W., anfangs süßlich, dann bitter schmeckend.
Sehr leicht lösl. in W., lösl. in A. Fp. = 230° u. Zers. $[\alpha]_D^{20} = +24°$ (c = 3).

Biologische Funktion. Die Substanz ist für die Verdauung und Resorption der Fette von
Bedeutung. Lipasen werden aktiviert, Fette emulgiert und in einem für die Verdauung
günstigen Zustand gebracht.

Anwendung. Medizinisch: Als Cholagogum und Verdauungshilfe. — Bakteriologie: Als
Zusatz zu Nährböden zum Nachweis pathogener Darmkeime und der Lävulose im Blut.

Aufbewahrung. Gut verschlossen.

Taurolinum

Taurolinum. Tauroline. Taurolin.

$C_7H_{16}N_4O_4S_2$ M.G. 284,36

4,4′-Methylen-bis-(tetrahydro-1,2,4-thiadiazin-1,1-dioxid).

Anwendung. Als Bacteriostaticum.

Taxus

Die Gattung umfaßt 1 Art mit 7 Unterarten, die nur wenig voneinander verschieden sind,
meist aber geographisch abgegrenzte Gebiete bewohnen und vielfach auch als Arten betrachtet
werden. Bei uns werden einige davon als Zierbäume (unter den Namen T. canadenis WILLD.,
T. tardiva LAWSON, T. cuspidata CARR.) kultiviert.

Taxus baccata L. und Formen. Taxaceae — Taxeae. Eibenbaum. Taxus. Kantelbaum. Ibe. English, Irish, American Yew. Ground hemlock. If commun. Tasso. Libo. Albero della morte. Nasso.

Die Eibe ist zweifellos ein Baum, der in seiner Verbreitung in Europa sehr zurückgegangen ist und wahrscheinlich, worauf auch der Mangel an Nachkommenschaft hindeutet, in geologisch absehbarer Zeit aussterben wird. Die Bestände sind vielfach unter Naturschutz gestellt. Allgemeine Verbreitung der bei uns allein vorkommenden Unterart communis (SEN.) ASCH. et GR.: Mittel- und Südeuropa, Algerien, Kleinasien, Kaukasus, Nordpersien. Ein Baum des ozeanischen Klimas, im Norden mehr in der Ebene, im Süden in den Gebirgen. Ein Bestand von 48000 Exemplaren im Bakonyer Wald.

Stellenweise im Nadel- und Laubwald als Unterholz von der Ebene bis etwa 1400 m, mit Vorliebe auf kalkhaltigem Boden, niemals größere Bestände bildend. War in früheren Zeiten (noch im 17. und 18. Jahrhundert) viel verbreiteter als jetzt; ist mit dem Zurückgehen der Waldvegetation oder durch Entwässerung seltener geworden.

Beschreibung. Immergrüner Strauch oder Baum mit einer Maximalhöhe von 17,4 m; nur Langtriebe entwickelnd. Bedeutende Ausschlagsfähigkeit. Rinde anfangs rotbraun, später mit graubrauner, periodisch platanenartig sich abblätternder Borke überzogen. Krone länglich pyramidal oder ganz unregelmäßig. Äste waagrecht oder abwärts stehend. Blattstellung verschieden: Kotyledonen wirtelig, Primärblätter dekussiert oder spiralig, Folgeblätter spiralig ($^5/_{13}$ oder $^3/_8$ Stellung). Nadeln immergrün, oberseits dunkelgrün, glänzend, unterseits hellgrün, matt, kurz stachelspitzig, durch die letztgenannten Merkmale sofort vom Abies alba zu unterscheiden; bis 35 mm lang und 2 mm breit, ohne Harzgang, an den aufrechten Trieben symmetrisch gebaut, nach allen Seiten abstehend, horizontal oder etwas aufgerichtet, an den horizontalen oder schiefen Seitensprossen durch Drehung des Blattstieles mehr oder weniger gescheitelt, d. h. in eine horizontale Ebene geordnet, meist etwas asymmetrisch (sichelförmig gekrümmt). Blüten meistens zweihäusig, doch kommen auch einhäusige Bäume vor. Die männliche Blütenknospe wird im Herbst angelegt. Männliche Blüte aus 6 bis 15 Staubblättern von der Gestalt eines gestiefelten Schildchens, an dessen Unterseite 5 bis 9 miteinander verwachsene Pollensäcke sitzen. Die weiblichen Blütenknospen werden ebenfalls im Herbst als Kurztriebe in den Blattachseln von jüngeren Zweigen angelegt und sind den Laubknospen sehr ähnlich. Weibliche Blüten einzeln, voneinander ziemlich entfernt, recht primitiv gebaut, etwas nach abwärts geneigt, aus einer einzigen Samenanlage an einem kleinen Sprößchen bestehend. Geschlechtsreife Samenanlagen grünlich. Mikropyle zwischen den obersten Schuppenblättern frei herausragend, zur Zeit der Empfängnisfähigkeit ein kleines, kugeliges Tröpfchen von klarer, wss., schwach sauer reagierender Flüssigkeit (wahrscheinlich eine Art Gummi oder eine aldehydartige Substanz) absondernd, das die von den Luftströmungen zugeführten Pollenkörner auffängt. Nach der Befruchtung bildet sich um den Samen herum ein wallartiger Ring aus, der später als becherförmiger, scharlachroter, zart bläulich bereifter, sehr saftiger, etwas schleimiger und süß schmeckender, eßbarer Mantel (Arillus) den holzigen, schwarzbraunen Samen zum größten Teil umschließt.

Anatomisch sind die Eibenblätter folgendermaßen zu erkennen: Die Epidermiszellen sind schwach verdickt, polygonal und feingetüpfelt, die darüber liegende Kutikula dagegen ist sehr dick. Die Epidermiszellen liegen innerhalb der Spaltöffnungsfelder der Blattunterseite durch die hügelartig papillösen Verdickungen der Kutikula über den meist längsgetreckten Zellen. Die Coniferenspaltöffnungen liegen unter dem Epidermisniveau, die Kutikularprotuberanzen der Nebenzellen bilden einen mehr höckerigen Ringwall über dem Eingang der Spaltöffnung. Schließzellen in Längsreihen finden sich nur unterseits zu beiden Seiten des Hauptnervs. Zu beiden Seiten des Leitbündels finden sich Transfusionsgewebe (Querbalkenzellen), dessen tracheidale Zellen dünnwandig sind. Außerdem sieht man netzleistenartige Innenwandverdickungen ohne zapfenartige Auswüchse und einfache Tüpfel. Das Phloem wird begleitet von langen, schlauchartigen Zellen mit braunem, harzartigem Inhalt. Harzgänge fehlen.

Inhaltsstoffe. In den Blättern 0,6 bis 1,97% einer toxischen Alkaloidfraktion „Taxin" (niedrigster Gehalt im Mai, höchster Gehalt im Januar). Flüchtiges, nach Schimmel riechendes „Milossin", das als Myricylalkohol $C_{30}H_{62}O$ aufgeklärt wurde. Weiterhin Taxicatin (Phloroglucindimethyläther-glucosid) $C_{14}H_{20}O_7$, drei Biflavone, darunter Sciadopitysin $C_{33}H_{34}O_{10}$, Fp. 294°, sowie ein Isomeres des Sotetsuflavons vom Fp. 310°. Ferner Saccharose, Raffinose, Gallussäure, Spuren von Ephedrin, Calciummalat, β-Sitosterin, Leucoanthocyane, Sequoyit, Gerbstoffe und Homoserin. Nach HOFFMEISTER et al. [Naturwissenschaften *1967*, S. 471] das Arthropodenhäutungshormon Ecdyson.

Taxin ist keine einheitliche Substanz. Isoliert wurden Taxin A, Taxin B (= Taxin I?), Taxin C und 7 weitere, ähnliche Basen: Taxin A, $C_{35}H_{49}NO_{10}$, Fp. 204 bis 206° (zu 1,3% im Gesamttaxin); Taxin B, $C_{33}H_{45}NO_8$, Fp. 113° (amorph), ein Diester des wahrscheinlich diterpenoid gebauten C_{20}-Pentols (30% des Gesamttaxins); Taxin C, Fp. 221° ($<$ 1% im

Gesamttaxin), Taxin I (identisch mit Taxin B?) $C_{33}H_{45}NO_8$ (40% des Gesamttaxins), ein Diester des Diterpens Taxicin I, $C_{20}H_{30}O_6$.

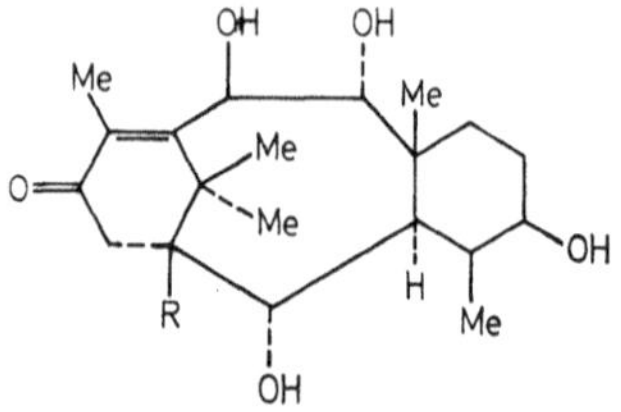

Taxicin **I** : R = OH
Taxicin **II**: R = H

Nach BAXTER et al. sind mehr als 90% des Stickstoffes des Taxins in der Form der β-Phenyl-β-dimethylaminopropionsäure (Wintersteinsäure = β-Dimethylamino-hydrozimt-säure) vorhanden.

Weiterhin sind enthalten in frischen Nadeln bis zu 40 mg HCN/kg, in Form cyanogener Glykoside. Sie sind thermolabil und finden sich in höchster Konzentration in alten Nadeln; die Blausäure wird bei Mazeration der Nadeln viel langsamer freigesetzt als bei den meisten Pflanzen, die cyanogene Glykoside enthalten. Taxin ist nach NEMEC [Lesnická Práce *26*, 1 (1947); ref. Biol. Abstr. *21*, 1518 (1947)] in Blättern, Samen, Holz und Rinde enthalten. Im Pollen Quercitrin, Myricitrin, Myricetin-3-rutinosid, Luteolin-7-diglucosid und Apigenin-7,4'-diglucosid. Im Samen 0,08 bis 0,92% Taxin (nicht im Arillus), 11,25% fettes Öl, nach anderen Angaben in unreifen Samen bis zu 73,5%. Im Arillus Zeaxanthin, Rhodoxanthin, Lycopin, β-Carotin, Eschscholtzxanthon, ferner 1,7% Eiweiß, 0,47% Pektin, 0,11% org. Säuren, 16,3% reduzierende Zucker, jedoch kein Taxin.

Im Kernholz 0,04% Sequoyit (Mesoinosit-monomethyläther), giftiges Taxin, Taxiresinol (MUYUMDAR 1972), 0,84% Isotaxiresinol $C_{19}H_{22}O_6$, Fp. 171°, Isotaxiresinol-6-methyläther, Isolariciresinol, Secoisolariciresinol, Sitosterin, Taxusin, Deacetyltaxusin und ähnliche Sterole. Nach HALSALL et al. [J. chem. Soc. *C, 1969*, S. 1282] 8 Taxanderivate:

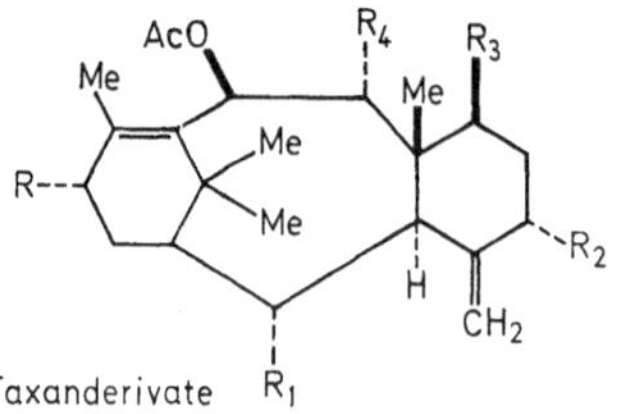

Taxanderivate

I : Fp. 126°, R = R_2 = R_4 = $OCOCH_3$; R_1 = R_3 = H
II : Fp. 235°, R = R_2 = OH ; R_1 = R_3 = H ; R_4 = $OCOCH_3$
III : Fp. 165°, R = R_1 = R_2 = R_4 = $OCOCH_3$; R_3 = H
IV : Fp. 195°, R = R_2 = R_3 = R_4 = $OCOCH_3$; R_1 = H
V : Fp. 197°, R = R_1 = R_2 = R_3 = R_4 = $OCOCH_3$
VI : Fp. 115°, R = R_4 = H ; R_1 = C_2H_5—CH—COO; R_2 = R_3 = $OCOCH_3$
                                                     | CH_3
VII : Fp. 227°, R = H ; R_1 = C_2H_5—CH—COO ; R_2 = OH ; R_3 = R_4 = $OCOCH_3$
                                                     | CH_3
VIII : Fp. 155°, R = H ; R_1 = C_2H_5—CH—COO ; R_2 = R_3 = R_4 = $OCOCH_3$
                                                    | CH_3

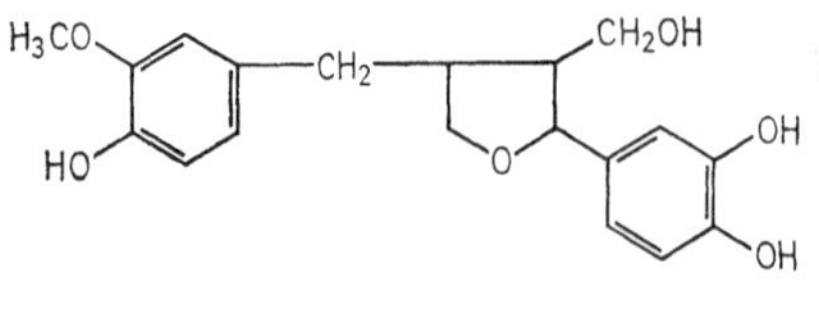

Taxiresinol

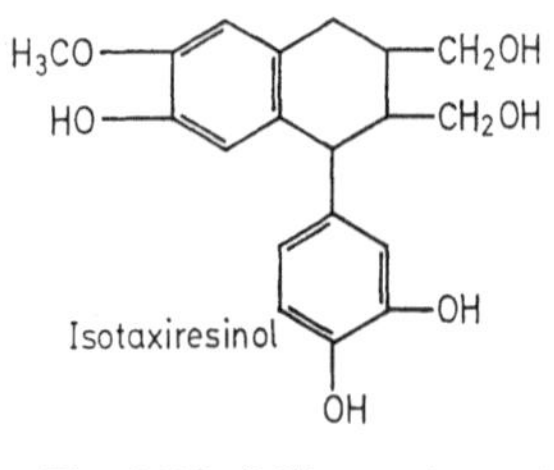

Isotaxiresinol

In der Wurzel Baccatin („Substanz A") $C_{31}H_{48}O_4$, Fp. 219°, β-Sitosterin und eine „Substanz D", $C_{28}H_{42}O_4$, Fp. 161°. In der Rinde Taxin sowie etwa 8 bis 9% Gerbstoff mit Piceatannol.

Wirkung. Nach WATT und BREYER-BRANDWIJK sollen Holz, Rinde, Blatt und Samen auf Grund des Taxingeh. giftig sein. Dabei ist vielleicht die männliche Pflanze giftiger als die weibliche. Taxin wirkt bei Warmblütern (Maus) zuerst zentral-erregend, dann lähmend, bei Fröschen nur zentral-lähmend, die lähmende Wrkg. betrifft auch das Atemzentrum. — Am Herzen bewirkt Taxin nach einer initialen Beschleunigung der Herzfrequenz Bradycardie, zunehmende starke Erschlaffung und endlich Stillstand Die Herzwirksamkeit des Taxins ist mit 2500 FD/1 g größer als die mittlere Herzwirksamkeit der Folia Digitalis. Taxin führt außerdem zu Blutdrucksenkung, zu Mydriasis, ferner zu schwerer Gastroenteritis mit starken Koliken und Diarrhöen, zu Nierenschädigung und Erregung des Uterus; abortive Wrkg. kommt sowohl beim Menschen als auch bei Tieren vor. Die Toxizität des Taxins, gemessen an der DLm, ist für verschiedene Tierarten verschieden hoch, für die anscheinend besonders empfindlichen Pferde nur $\sim$ 0,006/kg entsprechend $\sim$ 500 g Folia Taxi. Erwähnt sei noch die festgestellte lähmende Wrkg. des Taxins auf Protozoen (Paramaecium caudatum). Taxus wurde, besonders von den Kelten, zu Morden und auch als Kampfgift (mit Taxus-extrakten vergiftete Lanzenspitzen und Pfeile) und auch als Selbstmordgift benutzt. Heute kommen Vergiftungen mit Taxus relativ selten vor (Verzehren der giftigen Samen zusammen mit den ungiftigen lockenden roten Samenhüllen, Kauen an den Zweigspitzen, Abtreibungs-versuche mit Eibenzweigen bzw. Blättern).

Vergiftungserscheinungen. Beginn nach $^1/_2$ bis $1^1/_2$ Std. mit Erbrechen, heftigen Leib-schmerzen; bald stellen sich unter schmerzhaften Koliken erfolgende Diarrhöen ein, ferner Mydriasis, Schwindel, evtl. ein Betäubungszustand. Die Atmung ist zunächst — wie vorüber-gehend auch der Puls — beschleunigt, später stark verlangsamt, abgeschwächt, röchelnd, und wird endlich immer oberflächlicher. Am Kreislauf Bradycardie, Arrthythmie, Abschwä-chung der Herzaktion, bei starker Gesichtsblässe und unter Schwinden des Bewußtseins zunehmender Kollaps und schließlich, oft unvermittelt und schon nach $1^1/_2$ (sonst bis zu 24) Std., unter Umständen unter Vorausgehen von Erstickungskrämpfen Koma und Tod an Kreislauf- und Atemlähmung. Als tödliche Dosen für den Menschen werden 50 bis 100 g Folia Taxi (im Decoct, z. B. als Abortivum innerlich genommen) angegeben.

Behandlung der Vergiftung: symptomatisch: vor allem ist auf den Kreislauf zu achten und bei Herzschwäche Coffein, evtl. auch Strophanthin zu geben. Gegen Atemschädigung Analep-tica, u. U. lange Zeit fortzusetzende künstliche Atmung. Gegen die gastroenteritischen Erscheinungen Mucilaginosa und Uzara.

Anwendung. Die Blätter — Folia Taxi oder Frondes Taxi — volksmedizinisch früher in Form von Abkochungen als Wurmmittel, zur Förderung der Menstruation, gegen Epilepsie, Mandelentzündung und Diphtherie. In Japan gegen Diabetes. Abortivum. Äußerlich als Wund-mittel und Antiparasiticum beim Vieh. In der Homöopathie die aus frischen Blättern bereitete Essenz u. a. bei Gicht, Rheuma, Leberaffektionen mit und ohne Icterus, Obstipation, Nieren- und Blasenleiden, ferner bei Erysipel und bei pustulöser Dermatitis. — Das Holz in der Veterinärmedizin bei Kropfleiden von Pferden und als Ungeziefermittel. — Die Eibe wird wegen ihres zu Schnitzwerk vortrefflich geeigneten Holzes seit alter Zeit hoch geschätzt. Bereits in den ältesten Pfahlbauten Österreichs und der Schweiz finden sich Bogen, Messer, Kämme usw. aus Eibenholz. Es wird zu Schnitzwerk aller Art verwendet. Es ist von feinem Korn, leichtem Glanz, schön gelbroter oder braunroter Farbe, dicht, sehr hart, elastisch, sehr schwer (mittleres spez. Gew. im trockenem Zustand 0,88), nimmt in W. eine hochrote bis violette Farbe an, dunkelt mit der Zeit nach und wird dann dem Ebenholz ähnlich. Früher diente es wegen seiner Elastizität besonders zur Verfertigung von Bogen. Außerdem wird das Holz zu verschiedenen Drechslerarbeiten, zu Peitschenstöcken, Bergstöcken, Kegelkugeln, Griffen für Instrumente, Messer, Hobel, für den Wagenbau usw. verarbeitet.

Taxus baccata HAB 34. Eibenbaum.

Frische Blätter.

Arzneiform. Essenz nach § 3.

Arzneigehalt. 1/3.

Aufbewahrung bis 3. Dez.-Pot. vorsichtig.

Taxus baccata HPUS 64. Yew.

Die frischen Zweige.

Arzneiform: a) Urtinktur: Arzneigehalt 1/10. Taxus baccata, feuchte Masse mit 100 g Trockensubstanz und 150 ml W. = 250 g, A. USP (94,9 Vol.-%) 874 ml zur Bereitung von 1 000 ml Tinktur.

b) Dilutionen: D 2 (2×) und höher mit A. HPUS (88 Vol.-%).

c) Medikationen: D 2 (2×) und höher.

Taxus cuspidata SIEB. et ZUCC. Japanische Eibe. Japanese yew.

In Ostasien heimischer Baum, in nördlichen Breiten als T. baccata anzutreffen.

Inhaltsstoffe. In den Blättern eine Taxinfraktion, cyanogene Verbindungen, Sciadopitysin, β-Ecdyson, Ponasteron A, Quercetin, 0,14% Blattwachs. In der Rinde etwa 10% Gerbstoffe. In Zweigen und Samen blutgruppenaktive Stoffe vom Typus der Sialinsäure. Nach HEIDELBERGER Polysaccharide, die antipneumococcale Seren präzipitieren. Ein Polysaccharidbaustein ist 2-6-Methyl-fucose. Im Hartholz Lariciresinol, Secolariciresinol, Isolariciresinol, Isotaxiresinol-6-methyläther, Isotaxiresinol, Sitosterin, Taxusin, Deacetyltaxusin und ähnliche Sterole. Im Samen nach KIMURA et al. [Chem. Abstr. *21*, 31 (1969)] 28,9% fettes Öl, Lecithin, Lysolecithin, Cephalin und β-Sitosterin. Unter den Taxinalkaloiden wurden aufgeklärt [CHIANG et al.: Chem. Commun. *1967*, S. 1201; UYEO et al.; Yakugaku Zasshi *84*, 762 (1964)] Taxinin A, Fp. 254 bis 255°, Taxanin H, Fp. 166 bis 167°, Verbindung III, Fp. 167 bis 168°, und IV, Fp. 159 bis 160°.

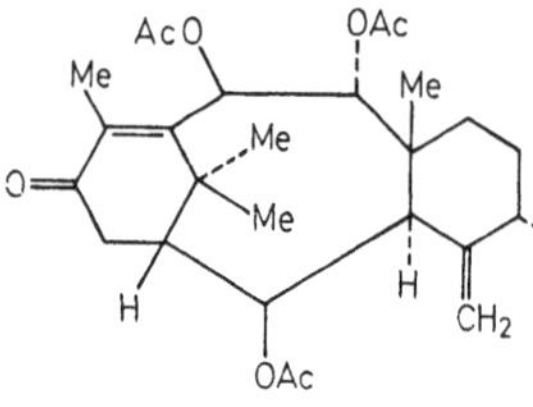

Taxinin A : R′ = H
Taxanin H : R′ = OAc

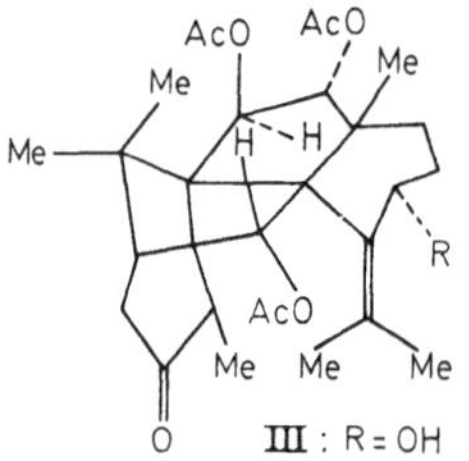

III : R = OH
VI : R = OAc

Nach NAKANISHI, CHIANG et al. [Jupac — Symp. on the Chem. of Nat. Products, Abstracts of Papers 1967, S. 149] sind außer Taxinin auch die Verbindungen O-Cinnamoyl-taxinin-triacetat, Taxinin A (auch TA), TB, TC, TD, TE, TH, TJ, TK und TL (Acetylderivat von TK) enthalten.

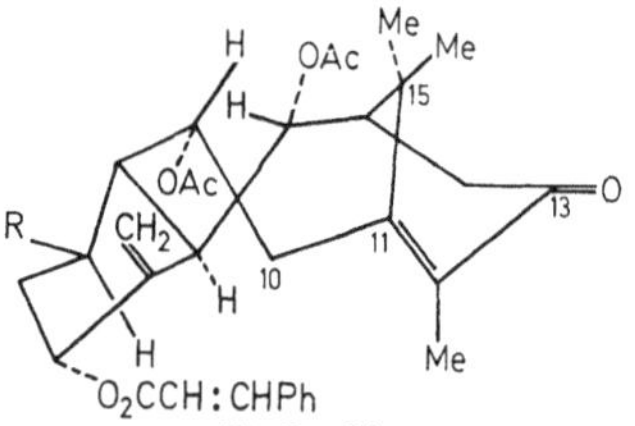

TB : R = OAc

MIYAZAKI et al. [Chem. Pharm. Bull. (Tokyo) *16*, 546 (1968)] isolierten aus dem Hartholz Desacetyltaxusin.

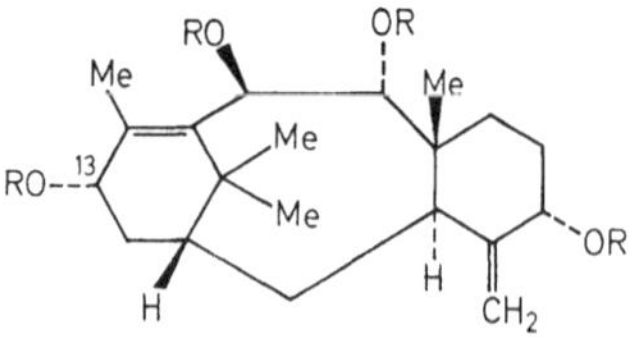

Taxusin   : R = CH₃CO
Desacetyl-taxusin : R = H

Anwendung. Die Blätter in Japan als Antidiabeticum und Abortivum.

Taxus brevifolia NUTT. Western Yew.

Eine in Alaska, Kalifornien und Britisch Kolumbien heimische Eibe.

Taxus canadensis MARSH. Ground hemlock.

Nur selten 2 m Höhe erreichender Strauch, von Kentucky bis Neufundland, in den nördlicheren US-Staaten heimisch.

Wirkung. In diesen nordamerikanischen Eiben wurde gleichfalls eine toxische Alkaloidfraktion nachgewiesen, doch ist in T. brevifolia nur sehr wenig Taxin enthalten.

WANI et al. [J. Amer. chem. Soc. *93*, 2325 (1971)] isolierten aus T. brevifolia Taxol, ein neues antileukämisches und Antitumormittel.

Anwendung. Die Blätter als Hypotensivum und Antirheumaticum.

Teclea

Teclea grandifolia ENGL. Rutaceae — Toddalioideae.

Heimisch in Afrika.

Inhaltsstoffe. POPP und CHAKRABORTY [J. pharm. Sci. *53*, 968 (1964)] isolierten aus der Stammrinde die Alkaloide Evoxanthin $C_{16}H_{13}NO_4$, Fp. 217 bis 218°, Norevoxanthin, Fp. 274 bis 275°, und ein nicht identifiziertes Alkaloid vom Fp. 185°.

Wirkung. Nach POPP et al. [Planta med. (Stuttg.) *16*, 343 (1968)] besitzt die Pflanze eine geringe Wirksamkeit gegen Tumoren bei Tieren.

Anwendung. In der Eingeborenenmedizin Afrikas.

Teclea sudanica A. CHEV.

Heimisch im französischen Sudan.

Inhaltsstoffe. Teclein $C_{13}H_9NO_5$, Fp. 256 bis 207°, und Flindersiamin $C_{14}H_{11}NO_5$, Fp. 206 bis 207°. Nach PARIS und ETCHEPARE [Ann. pharm. franç. *26*, 51 (1968)] in den Blättern Vitexin, Isovitexin (Saponaretin), Orientin und Homo-Orientin.

Anwendung. Die Blätter kamen als Folia Combreti raimbaultii als Austauschdroge von Combretum micranthum G. DON. (C. raimbaultii HECK.) in den Handel.

Teclothiazidum

Teclothiazidum. Teclothiazide. Teclothiazid.

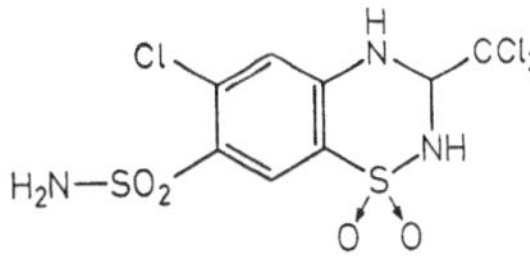

$C_8H_6N_3O_4Cl_4S_2$ M.G. 414,1

6-Chlor-3,4-dihydro-7-sulfamoyl-3-trichlormethyl-2H-1,2,4-benzothiadiazin-1,1-dioxid.

Anwendung. Als Salidiureticum mit ähnlichen Eigenschaften wie Chlorothiazid; vgl. III, 875.

Teclothiazidum potassium Extra P. 72. Tetrachlormethiazide.

$C_8H_6N_3O_4Cl_4KS_2$ M.G. 453,2

Eigenschaften. Weißes, krist. Pulver, lösl. in W. und wssg. Alkalilsg., unlösl. in den meisten org. Lsg.-Mitteln.

Handelsformen. Deplet (Marshal's Pharmaceuticals). Hydeplet (Marshall's Pharmaceuticals). Dépleil (Promedica, Frankreich).

Anwendung. S. Teclothiazidum.

Teclozanum

Teclozanum. Teclozane. Teclozan.

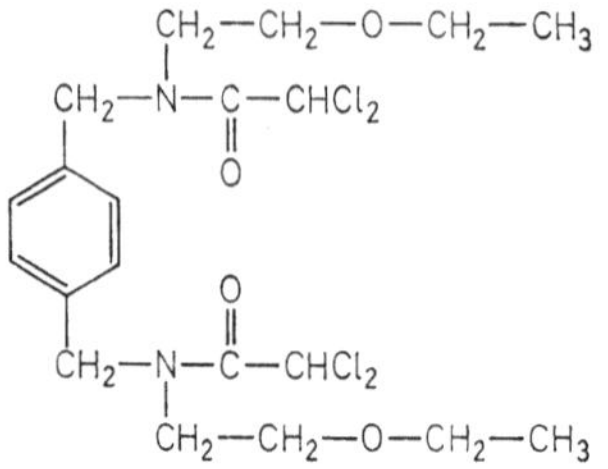

$C_{20}H_{28}N_2O_4Cl_4$ M.G. 502,25

N,N'-(p-Phenylen-dimethylen)-bis-[2,2-dichlor-N-(2-äthoxy-äthyl)-acetamid].

Anwendung. Als Amöbizid.

Handelsform. Falmonox.

Tecoma

Tecoma stans (L.) Juss. [Stenolobium stans (L.) D. Don., Bignonia stans L.]. Bignoniaceae — Tecomeae.

Heimisch in Brasilien, Argentinien, Westindien und Mexiko

Ein in den Tropen viel kultivierter Zierstrauch.

Inhaltsstoffe. In den Blättern die Alkaloide Tecomin (Tecomanin) $C_{11}H_{17}NO$, Tecostanin $C_{11}H_{21}NO$, Fp. 82°, und Tecostidin $C_{10}H_{13}NO$ (Totalalkaloidgeh. in trockenen Blättern 0,45%).

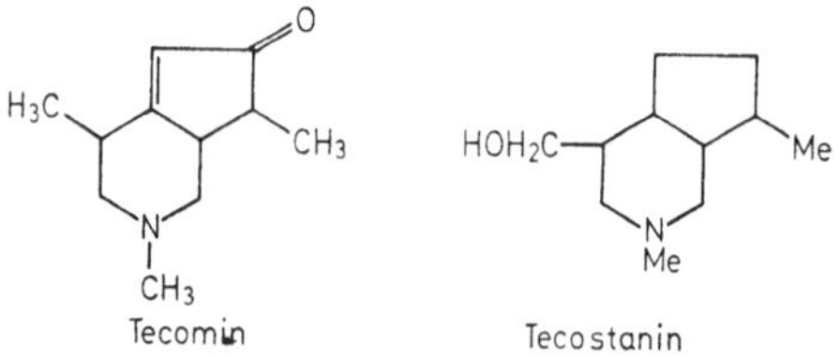

In der Rinde Cumarin (in der frischen Rinde 0,008%) und Alkaloide. In den Samen 0,4% Alkaloide, Tecomin, eine Base vom Fp. 275° und etwa 20% fettes Öl. Nach Hopkins und Chisholm [J. chem. Soc. 1965, S. 907] im Samenöl 3-trans-9-cis-12-cis-15-cis-Octadecatetraensäure (ca. 19% der Gesamtfettsäuren). In der Frucht β-Sitosterin. Dickinson und Jones [Tetrahedron (Lond.) 25, 1523 (1969)] isolierten neben Tecomanin 4-Noractinidin (Formel I), ein N-Normethyl-Skytanthin (II), Boschniakin (III) und 5- und 9-Hydroxysputanthin (IV und V).

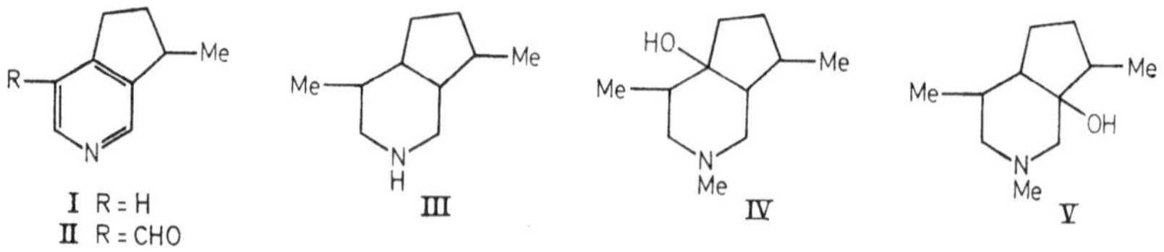

Nach Gross et al. [Phytochemistry 12, 201 (1973)] Δ^5-Dehydroskytanthin und δ-Skytanthin.

Wirkung. Nach HAMMOUDA et al. [J. Pharm. Pharmacol *16*, 833 (1964)] wirken Tecomin und Tecostamin hypoglykämisch und erreichen i.v. das 1,8fache der oralen Tolbutamidwrkg. (250 mg/kg).

Anwendung. Als Diureticum. Das Samenöl als Garapaöl.

Tecoma mollis H.B.K. [Stenolobium molle (H.B.K.) SEEM.].

Heimisch von Mexiko bis Peru.

Inhaltsstoffe. In reifen Früchten Saponin, flavonoide Glykoside und 0,73% Alkaloide (mindestens 2 verschiedene Basen). Im Stamm Sterine, Flavone und Alkaloidspuren; im Blatt Saponine, Sterine und Flavone.

Anwendung. Das Kraut (als Retama) bei den Eingeborenen Mexikos gegen Diabetes und Magenleiden; ferner zur Bereitung von Pfeilgift.

Tecoma ipé MART. (Tabebuia avellanedae LORENTZ, Tabebuia ipé).

Heimisch in Südbrasilien, Paraguay, Uruguay und Argentinien.

Inhaltsstoffe. Im Holz ca. 3,69% Lapachol (Lapachosäure) $C_{15}H_{14}O_3$, Fp. 139 bis 140°.

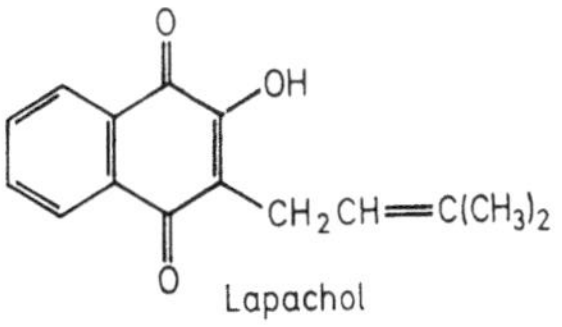

Lapachol

Ätherisches Öl 0,55 bis 1,49% (überwiegend Sesquiterpene), Harz 3,3 bis 4,5%, wachsartige Massen, die bei Verseifung u. a. Cerylalkohol und Lignocerinsäure liefern, 0,95 bis 1,18% amorphe lactonoide Bitterstoffe, 0,85 bis 1,4% glykosidische Bitterstoffe (bei saurer Hydrolyse verharzt das Aglykon), 0,025 bis 0,042% eines bitteren β-Glucosides (nur im frischen Jungholz, cyanogene Verbindungen?), 12,2 bis 17,8% Gerbstoff, der bei Kalischmelze Protocatechusäure liefert, und 3 bis 4% saure und neutrale Saponine. Nach THOMSON [Angew. Chem. *78*, 783 (1966)] im Holz Naphthochinone (Formel 1, R = $-$H, $-CH_3$, $-$OH, $-OCH_3$) und Anthrachinone (Formel 2, R = $-CH_3$, $-CH_2OH$, $-CH_2OAc$, $-$CHO und $-CO_2H$), ferner in geringen Mengen eine Verbindung, vermutliche Struktur Formel 3.

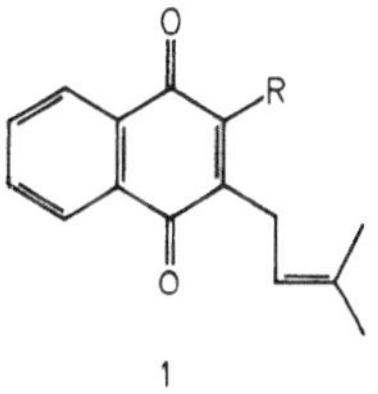

1 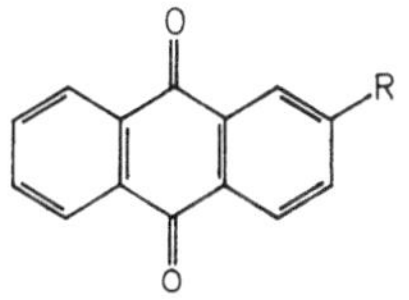   2 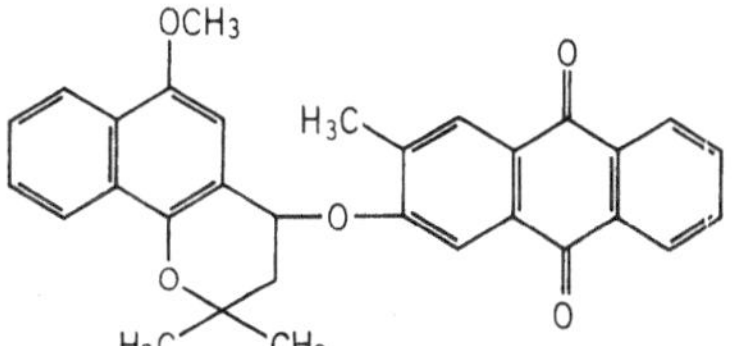   3

Anwendung. Das Holz (Lapachoholz, Ipé-preto, Lapacho negro) bei Hautleiden und als Nutzholz.

Tecoma impetiginosa MART.

Heimisch in Brasilien.

Inhaltsstoffe. Im Holz äth. Öl 0,55 bis 1,49% (überwiegend Sesquiterpene), Harz 3,3 bis 4,5%, wachsartige Massen, die bei Verseifung u. a. Cerylalkohol und Lignocerinsäure liefern, 0,95 bis 1,18% amorphe, lactonoide Bitterstoffe, 0,85 bis 1,4% glykosidische Bitterstoffe (bei saurer Hydrolyse verharzt das Aglykon), 0,025 bis 0,042% eines bitteren β-Glucosides (nur im frischen Jungholz, cyanogene Verbindung?), 12,2 bis 17,8% Gerbstoff, der bei Kalischmelze Protocatechusäure liefert, im Kernholz und in den Samen Lapachol und 3 bis 4% neutrale und saure Saponine.

Anwendung. Die Rinde äußerlich als Adstringens, bei Gonorrhö, Fluor albus, Gelenkentzündungen und Ausschlägen. Das ungewöhnlich harte und dauerhafte Holz (Ipé-preto, black ipé) ist ein wertvolles Nutzholz.

Tecoma ochracea CHAM. (T. ipé LINIS).

Heimisch in Brasilien.

Inhaltsstoffe. Im Holz Lapachol.

Anwendung. Rinde und Blatt als Antisyphiliticum, Adstringens, bei Blähungen, zu Gurgel- und Augenwässern; das Holz (Ipé-amarillo, Ipé pardo, brown ipé, Lapacho amarillo) gegen Flechten und als Nutzholz.

Tecoma speciosa Dc.

Heimisch in Brasilien.

Inhaltsstoffe. In der Rinde und im Blatt Alkaloide, im Holz Lapachol.

Anwendung. Ähnlich T. ochracea.

Tecoma leucoxylon (L.) Mart. (Bignonia leucoxylon L.).

Heimisch in Westindien, Guayana, Brasilien und auf Java.

Inhaltsstoffe. Im Holz Lapachol und eine hautirritierende Harzfraktion.

Anwendung. Die Rinde in Guayana als Gerbmaterial, das Holz (Lapachoholz, grünes Eben-holz, Ebenholz der Antillen, Grünherzholz, Greenheart-Holz, Suriname-greenheart) als Nutzholz.

Tecoma grandiflora

Heimisch in China.

Anwendung. Die Blüten bei Diabetes.

Tecoma lapacho K. Schum. (T. flavescens Griseb. non Mar., Tabebuia lapacho).

Heimisch in Brasilien und Argentinien.

Inhaltsstoffe. Im Holz 1,93% Lapachol, 0,26% Lapachonon, Fp. 60 bis 61°, und eine komplexe hautirritierend wirkende Harzfraktion.

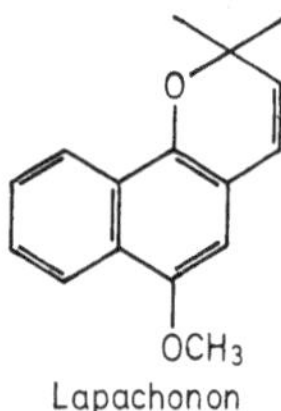

Anwendung. Liefert ein **wertvolles** Nutzholz (Lapachoholz).

Tecoma araliacea (Cham.) Dc.

Heimisch in Brasilien.

Inhaltsstoffe. Im Holz 7,64% Lapachol und eine hautirritierende Harzfraktion.

Anwendung. Das Holz (Ipé-de-campo-Holz) als Nutzholz.

Tecoma chrysotricha Mart.

Heimisch in Brasilien.

Inhaltsstoffe. Im Holz Lapochol und Kieselsäure.

Anwendung. Liefert ebenfalls Nutzholz (Ipé-tabaco-Holz, ipé do campo), das aber wegen der Kieselsäureablagerungen schwer zu bearbeiten ist.

Tectona

Tectona grandis L. f (Theka grandis Lam.). Verbenaceae — Viticoideae — Tectoneae. Tiek. Teak(baum). Indische Eiche. Tek. Djati. Sagwan.

Heimisch in Vorder- und Hinterindien, auf Sri Lanka, im malaiischen Archipel (Java) und in Afrika, auch kultiviert.

Bis 48 m hoher (bis 2 m Stammdurchmesser) Baum mit gegenständigen, sehr großen (bes. an den Stockausschlägen), 30 bis 65 cm langen, eiförmigen bis elliptischen, ganzrandigen, zur Trockenzeit abfallenden Laubblättern. Blüten in großen, reichblütigen, endständigen Rispen, klein, weiß oder bläulich. Frucht eine haselnußgroße, vierfächerige Steinfrucht, von dem vergrößerten Kelch umschlossen. Das Holz ähnelt dem Eichenholz, ist mäßig hart, sehr dauerhaft, geradfaserig, leicht spaltbar, ziemlich leicht (Spez. Gew. 0,680), wenig arbeitend.

Inhaltsstoffe. Im Holz hauptsächlich Anthrachinone und Naphthochinone: Tectochinon (2-Methyl-anthrachinon) $C_{15}H_{10}O_2$, Fp. 178 bis 179°. Nach SANDERMANN und SIMATUPANG [Tetrahedron L. *1963*, S. 1269; Chem. Ber. *96*, 2182 (1963); *97*, 588 (1964); Naturwissenschaften *52*, 262 (1965); *54*, 118 (1967); Holz Roh-Werkstoff *24*, 190 (1966)] Tectol $C_{30}H_{26}O_4$, Fp. 193 bis 196°, Dehydrotectol $C_{30}H_{24}O_4$, Lapachol $C_{15}H_{14}O_3$, Fp. 140°, Desoxylapachol $C_{15}H_{14}O_2$, Fp. 56 bis 58°, 1,4-Dihydroxy-2-methylanthrachinon, Fp. 175 bis 176°, ein Chinon A_6, $C_{15}H_{12}O_3$, Fp. 152, und A_7, $C_{15}H_{14}O_3$, Fp. 122 bis 123°, 2,2-Dimethylnaphthochroman, 3-Hydroxy-2-methyl-anthrachinon, Methyl-2-hydroxyanthrachinon, Anthrachinoncarbonsäure-(2), Anthrachinon-aldehyd-(2) und 1-Hydroxy-2-methylanthrachinon. 8 verschiedene Fettsäuren, Squalen, Betulinsäure, ein Triterpen $C_{30}H_{48}O_5$, 2 andere Terpenoide und Kautschuk. Ferner Kieselsäure.

Tectol   Dehydrotectol   Lapachol   R = OH
                                        Desoxylapachol R = H

Im Blatt 6% Gerbstoff. Nach SANDERMANN und SIMATUPANG (Chem. Ber. l. c.) eine dunkelrote Verbindung $C_{29}H_{23}O_9(OCH_3)$. Nach AGARWAL et al. (Tetrahedron L. *1965*, S. 2623) Tectoleafchinon (1,4,5,8-Tetrahydroxy-2-isopentadienyl-anthrachinon) $C_{19}H_{14}O_6$. In der Rinde 1% Gerbstoff.

Wirkung. Nach SANDERMANN und SIMATUPANG (Chem. Ber. und Holz Roh-Werkstoff l. c.) ruft Desoxylapachol allergische Hauterkrankungen hervor.

Anwendung. Die Blätter gegen Cholera, Aphthen und zum Färben von Seide. Die Rinde in der thailändischen Volksmedizin bei Hautkrankheiten (Dermatitis) und zum Gerben. — Das Holz ist ein wertvolles Nutzholz und wird hauptsächlich im Schiffsbau, zu Eisenbahnschwellen und in der Möbelschreinerei verwendet.

Bemerkung. Nach SANDERMANN und SIMATUPANG (Holz Roh-Werkstoff l. c.) beruht die große Widerstandsfähigkeit des Holzes auf dem Kautschukgeh.; die Anthrachinone sind wirksam gegenüber Termiten, aber unwirksam gegenüber Pilzen.

Tefluranum

Tefluranum. Teflurane. Tefluran.

$$\begin{array}{ccc} & F & F \\ Br\!-\!C\!-\!&C\!-\!F \\ & | & | \\ & H & F \end{array}$$

C_2HBrF_4 M.G. 180,93

2-Brom-1,1,1,2-tetrafluor-äthan.

Anwendung. Als Inhalations-Narcoticum.

Telfairia

Telfairia pedata (Sm.) Hook f. [Ampelosicyos scandens Touars, Feuillaea pedate Sm. ex Sims., Jolliffia africana Bojer ex Del. oder Dc. (?)]. Cucurbitaceae — Melothriceae. Talerkürbis. „Koueme".

Heimisch im tropischen Südostafrika (Tanganyika), auf Madagaskar, Sansibar und den Maskarenen (Mauritius), häufig angepflanzt bei Ansiedlungen.

Diözischer, mächtiger, bis 30 m langer Kletterstrauch mit handförmig-zusammengesetzten Laubblättern. Blüten groß, blaß purpurrot. Frucht länglich, kürbisartig, gerippt, sehr groß (30 bis 100 cm lang und 15 bis 25 cm breit), bis 30 kg schwer, drei- bis fünffächerig, eine große (100 bis 200) Zahl von in Längsreihen angeordneten, abgeplatteten, fast talergroßen, ölreichen Samen enthaltend; letztere von einer zweischichtigen Faserhülle eingeschlossen.

Inhaltsstoffe. Im Samen etwa 36% fettes, nicht trocknendes Öl (geschälte Samen bis 60%), mit den Glyceriden der Palmitin-, Stearin- und Linolsäure (Tilfairiasäure) und 27% Protein.

In der faserigen Hülle der Samen Cucurbitacin B, $C_{32}H_{46}O_8$, — D, $C_{30}H_{44}O_7$ und — E, $C_{32}H_{44}O_8$ und Tannin.

Cucurbitacin B : R_1= CO—CH_3; R_2=CH_3
Cucurbitacin D : R_1= H   ; R =CH_3

Cucurbitacin E : R = CO—CH_3

Wirkung. Die Pflanze wirkt anthelmintisch, das bittere Fruchtfleisch verursacht Kopfschmerzen.

Anwendung. Die Samen (Jiconganüsse) in der Eingeborenenmedizin als Tonicum und Galaktagogum. Das Samenöl (Telfairiaöl, Castanhasöl) bei Magenbeschwerden und Rheumatismus, als Speiseöl, in der Seifen- und Kerzenfabrikation und in der Konfekt- und kosmetischen Industrie. Das Blatt als bitteres Tonicum und Galaktagogum. Eine Wurzelabsud bei Hydrozele.

Telfairia occidentalis Hook. f.

Heimisch in Westafrika.

Inhaltsstoffe. Im Samen fettes, trocknendes Öl mit den Glyceriden der Palmitin-, Stearin-, Öl-, Linol- und α-Elaeostearinsäure (10%).

Anwendung. Die Samen als Nahrungsmittel und zur Ölgewinnung.

Tellurium

Tellurium. Tellur.

Te   A.G. 127,61

Vorkommen. In sehr geringen Mengen gediegen, stärker angereichert in Mineralien, die Gold, Silber oder Blei enthalten.

Eigenschaften. Braunes Pulver oder (nach dem Zusammenschmelzen) silberweiße, metallisch glänzende, spröde, leicht pulverisierbare Masse. Die Substanz verbrennt an der Luft mit grüngesäumter, blauer Flamme zu Tellurdioxyd. Ähnlich wie bei Selen, aber in wesentlich geringerer Stärke nimmt die elektrische Leitfähigkeit bei Belichtung zu. Mit purpurroter Farbe lösl. in Salpetersäure und konz. Schwefelsäure. Beim Lösen in konz. Kalilauge entsteht unter Luftzutritt eine rote Lösung. Im Gegensatz zu Selen praktisch unlösl. in wss. Natriumsulfitlsg. D = 6,2. Fp. = 452°. Kp. = etwa 1390°.

Anwendung. Als Vulkanisationsbeschleuniger in der Kautschukindustrie. Zur Erhöhung der Korrosionsbeständigkeit und Verschleißfestigkeit von Gußeisen. Zur Herstellung von Legierungen, z. B. von Tellurkupfer, das eine hohe elektr. Leitfähigkeit besitzt. In der Glas- und Keramikindustrie zur Erzeugung blauer bis brauner Farbtöne.

Tellur(II)-bromid.

TeBr$_2$ M.G. 287,44

Eigenschaften. Schwarzgrüne, hygroskopische Nadeln, lösl. in Äther und konz. Weinsäurelsg. Die Substanz zersetzt sich in Berührung mit W. Fp. = 280°. Kp. = 339°.

Aufbewahrung. Gut verschlossen, vor Feuchtigkeit geschützt.

Tellur(IV)-bromid.

TeBr$_4$ M.G. 447,27

Eigenschaften. Dunkelgelbe, prismatische Kristallmasse. Unzersetzt lösl. in wenig W. oder in Bromwasserstoffsäure. D$_4^{15}$ = 4,31. Fp. = etwa 380°. Kp. = etwa 421°.

Tellur(II)-chlorid.

TeCl$_2$ M.G. 198,52

Darstellung. Durch Einwirkung von Chlor auf Tellur oder durch reduktive Umsetzung von Tellur(IV)-chlorid mit Tellur.

Eigenschaften. Schwarzgrüne, zerfließliche, kristalline Masse, die sich bei Berührung von Wasser, Säuren oder Alkalien zersetzt. D = 7,05. Fp. = 175°. Kp. = 327°.

Aufbewahrung. Gut verschlossen, vor Feuchtigkeit geschützt.

Tellur(IV)-chlorid.

TeCl$_4$ M.G. 269,44

Eigenschaften. Weiße, hygroskopische Kristalle, lösl. in wenig heißem W., Salzsäure, Bzl., A., Chlf. und Tetrachlorkohlenstoff. D = 3,26. Fp. = 224°; Kp. = etwa 392°.

Aufbewahrung. Gut verschlossen, vor Feuchtigkeit geschützt.

Tellur(IV)-oxid. Tellurdioxid.

TeO$_2$ M.G. 159,61

Eigenschaften. Farblose, kristalline, an der Luft beständige Masse, praktisch unlösl. in W. und wss. Ammoniaklsg., lösl. in Salzsäure, warmer Salpetersäure und konz. Kalilauge. D$_4^{20}$ = 6,02. Fp. = 733°.

Tellur(VI)-oxid.

TeO$_3$ M.G. 175,61

Eigenschaften. Gelbe, kristalline Masse, unlösl. in W., kalter Salzsäure, heißer Salpetersäure und kalter Kalilauge (< 15% KOH). Beim Erhitzen gibt die Substanz Sauerstoff ab und geht in Tellur(IV)-oxyd über. Sie bildet mit konz., heißen Alkalilaugen Tellurate und oxydiert heiße, konz. Salzsäure zu Chlor. D = 5,08.

Tellursäure. Acidum telluricum. Orthotellursäure.

H$_6$TeO$_6$ M.G. 299,66

Eigenschaften. Farblose, monokline, schwere Kristalle, im Verhältnis 1:5 leicht lösl. in heißem W., leicht lösl. in Alkalilaugen. Die Substanz wandelt sich bei 300 bis 360° in Tellur(VI)-oxyd um. Beim Erhitzen auf Rotglut entsteht Tellur(IV)-oxyd. Die Substanz bildet auch ein Tetrahydrat. D = 3,07. Fp. = etwa 140°. Tellursäurelösungen greifen verschiedene Metalle an: Aluminium, Antimon, Arsen, Blei, Cadmium, Kupfer, Quecksilber, Silber, Wismut, Zink, Zinn.

Anwendung. Die Substanz ist ein hervorragendes Oxydationsmittel. Als Reagens auf Solanin.

Temazepamum

Temazepamum. Temazepame. Temazepam.

$C_{16}H_{13}N_2O_2Cl$ M.G. 300,73

7-Chlor-1,3-dihydro-3-hydroxy-1-methyl-5-phenyl-2H-1,4-benzodiazepin-2-on.

Anwendung. Als Tranquillizer und Antikonvulsivum (s. auch II, 354 ff.)

Handelsformen. Crisonar, Levanxene, Levanxol, Wy-3917.

Tenylidonum

Tenylidonum. Tenylidone. Tenylidon.

$C_{16}H_{14}OS_2$ M.G. 286,53

2,6-Bis-(2-tenyliden)-cyclohexan-1-on.

Tephrosia

Tephrosia vogelii Hook. f. (T. inebrians Welw., T. megalantha Micheli, T. periculosa Bak., T. villosa auct. non (L.) Pers., Cracca vogelii). Fabaceae — Faboideae — Astragaleae.

Heimisch im tropischen Afrika (Nord-Rhodesien, Tanganjika), in den USA kultiviert; 2 bis 3 m hoher Busch der Baumsavanne, auch angebaut von den Eingeborenen.

Inhaltsstoffe. In den Samen 0,3% Tephrosin (Hydroxydeguelin, Toxicarol) $C_{23}H_{22}O_7$, Fp. 198 und 218 bis 220°, Deguelin $C_{23}H_{22}O_6$, Fp. 167 bis 172°, Dehydrodeguelin $C_{23}H_{20}O_6$, Fp. 232 bis 233°, Vogeletin (3,6,7,4'-Tetrahydroxy-5-methoxy-flavon), Fp. 284 bis 285°, Vogelosid (das 3-Arabinosylrhamnosid von Vogeletin) $C_{19}H_{18}O_7$, Fp. 120 bis 122°, ein Pigment $C_{18}H_{14}O_7$, Fp. 284°, und fettes Öl.

In den Blättern Rotenon (Derrin, Tubotoxin) $C_{23}H_{22}O_6$, Fp. 163,5 bis 164,5°, Deguelin, Tephrosin (0,15%), eine flüchtige Substanz, Tephrosal $C_{10}H_{16}O$ und äth. Öl. In den Wurzeln Rotenon und Deguelin.

Tephrosin   Deguelin   Rotenonon

Wirkung. Blätter, Zweige, Wurzeln und Samen sind toxisch für Fische und Insekten; hauptsächlich Tephrosin, Rotenon und Deguelin führen zu Lähmung und zum Tode.

Anwendung. Die zerkleinerten Blätter, jungen Zweige, Wurzeln (und Samen) als Fischgift, Insektizid und Pfeilgift. In der Eingeborenenmedizin Afrikas die Blätter als Abortivum, der Saft bei Scabies. Rinde und Blatt (als Infus) als Anthelminticum, die Wurzel bei Zahnschmerzen, Rheuma und als Purgativum.

Tephrosia purpurea Pers. (T. piscatoria Pers., T. toxicaria Gaud., Galega piscatoria Ait., G. litoralis Forsk., Cracca purpurea L.).

Heimisch in Südost-Afrika (Tanganjika), in Indien und Australien.

Inhaltsstoffe. In der Wurzel 7% Rotenon, Tephrosin, Isotephrosin und Deguelin. In den Blättern Rutin.

Anwendung. Die Wurzel (Cubé) als Diureticum, Tonicum, Spasmolyticum, Stomachicum, bei Gallen-, Leber-, Milz- und Nierenleiden, Tumoren und als Hustenmittel. Die Pflanze als Anthelminticum und Purgativum; ferner als Fischgift.

Tephrosia hirta Ham. (T. villosa W. u. A.).

Heimisch in Indien.

Inhaltsstoffe. Nach Rangaswami und Sastry [Indian J. Pharm. *18*, 43 (1965)] in der Wurzelrinde 3 kristalline Substanzen: Hirta-Substanz A, $C_{25}H_{22}O_7$, Fp. 226 bis 228°, — B, $C_{18}H_{32}O$, Fp. 145 bis 146°, und — C, $C_{23}H_{22}O_7$, Fp. 296 bis 298°.

Wirkung. Die Wurzel wirkt giftig auf Fische.

Anwendung. Die Wurzel bei Diabetes, die Blätter bei Wassersucht.

Tephrosia aequilata Bak.

Heimisch in Afrika.

Anwendung. Zur Linderung von Bauchschmerzen.

Tephrosia capensis Pers.

Heimisch in Südafrika.

Anwendung. Als Emeticum und Fischgift.

Tephrosia cinerea (L.) Pers. (T. venustula H.B.K., T. procumbens Macf., Galega cinerea L.).

Heimisch auf den Antillen, in Brasilien und Guayana.

Anwendung. Die Wurzel bei Fleckfieber, Tumoren, Drüsengeschwülsten, als Anthelminticum und Fischgift.

Tephrosia kraussiana Meissn.

Inhaltsstoff. In der Wurzel Saponin (?).

Anwendung. Die Wurzel gegen Husten.

Tephrosia lucida Sond.

Heimisch in Afrika.

Anwendung. Als Emeticum.

Tephrosia rheedii Dc.

Heimisch in Malabar.

Anwendung. Blatt zu Bädern und Einreibungen bei Hautkrankheiten.

Tephrosia spinosa Pers. (Galega spinosa L. f.).

Heimisch auf Java und in Indien.

Anwendung. Wurzel als Stomachicum.

Tephrosia villosa (L.) Pers. var. incana Roxb. (T. incana Graham ex Taub., Galega argentea Lam., G. barbajovis Burm. f., G. colutea Willd., G. incana Roxb.).

Heimisch in Afrika.

Inhaltsstoffe. Saponine.

Anwendung. Blätter und Wurzeln als Anthelminticum.

Tephrosia apollinea (Delile) Link und Dc. (?).

Heimisch in Ägypten und Arabien.

Anwendung. Die Blätter als Verfälschung von Folia Sennae (s. bei Cassia). Liefert ferner minderwertigen Indigo.

Tephrosia tinctoria Pers. (Galega tinctoria L.).

Heimisch in Ostindien und auf Ceylon.

Anwendung. Blätter als Verfälschung von Folia Sennae. Liefert ebenfalls minderwertigen Indigo.

Tephrosia senna H. et B.

Heimisch in Neugranada.

Anwendung. Die Blätter ebenfalls als Verfälschung von Folia Sennae.

Tephrosia toxicaria Pers. [T. emarginata Kth., T. schiedeana Schlecht., T. singapou (Buchoz) A. Chev., Galega sinapou Buch., G. toxicaria Schwartz, Cracca toxicaria].

Heimisch im tropischen Amerika (Brasilien), in Westindien, Süd- und Ostafrika und auf Südseeinseln.

Inhaltsstoffe. In der Wurzel Deguelin, Sumatrol $C_{23}H_{22}O_7$, Fp. 195 bis 196°, α-Toxicarol $C_{23}H_{22}O_7$, Fp. 231°, und Turboin $C_{34}H_{32}O_{10}$.

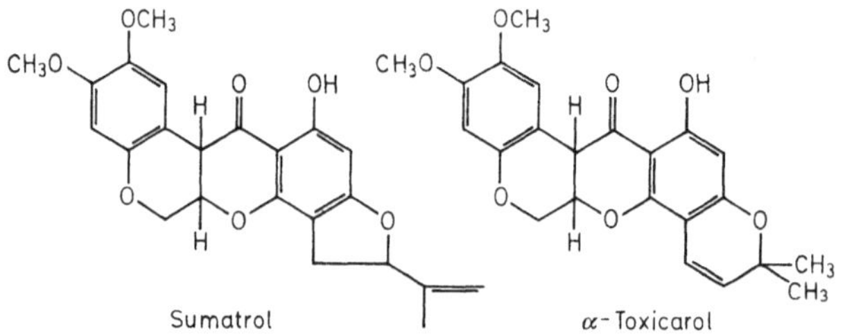

Anwendung. Wurzel als Insektizid, Fischgift und Pfeilgift, ferner äußerlich gegen Skabies.

Tephrosia virginiana Pers. (Galega virginiana L., Cracca virginiana).

Heimisch in Nordamerika.

Inhaltsstoffe. In der Wurzel Rotenon, Dehydrorotenon $C_{23}H_{20}O_6$, Fp. 218°, Deguelin und Tephrosin.

Wirkung. Die Wurzel wirkt purgierend und anthelmintisch.

Anwendung. Als Insektizid.

Tephrosia macropoda Harv. oder E.M. (?).

Heimisch in Ost- und Südafrika (Natal).

Inhaltsstoffe. Rotenon (in der Wurzel 0,3 bis 0,4%), Toxicarol, Tephrosal und Cyanwasserstoffsäure.

Anwendung. Wurzel und Zweige als Fischgift und Insektizid.

Tephrosia candida Dc. (Robinia candida Roxb.).

Heimisch in Afrika und Indien.

Inhaltsstoffe. Rotenon (0,35% in der Wurzelrinde und 0,5% im Samen), Tephrosin und Cyanwasserstoffsäure. ALVES und PRISTA [Chem. Abstr. *61*, 12325 (1964)] isolierten ein für Fische toxisches Alkaloid.

Anwendung. Rinde und Blatt als Fischgift.

Bemerkung. Tephrosia coronillaefolia Dc. (Galega coronillaefolia DESF., Brissonia coronillaefolia DESF.); Tephrosia dasyphylla WELW. ex BAK., heimisch in Südrhodesien; Tephrosia densiflora HOOK f. [Inhaltsstoffe: Tephrosin (0,15% im Blatt, 0,3% im Samen) und Cyanwasserstoffsäure]; Tephrosia diffusa HARV.; Tephrosia elegans SCHUM. und THONN.; Tephrosia grandiflora PERS., heimisch in Afrika; Tephrosia nitens BENTH; heimisch in Südamerika; Tephrosia tomentosa PERS. (Galega tomentosa WAHL., Lathyrus tomentosa FORSK.), heimisch in Arabien. Diese Arten werden als Fischgift verwendet. — Tephrosia densiflora und T. elegans auch als Pfeilgift, T. diffusa und T. grandiflora auch als Insektizid.

Terbutalinum

Terbutalinum. Terbutaline. Terbutalin.

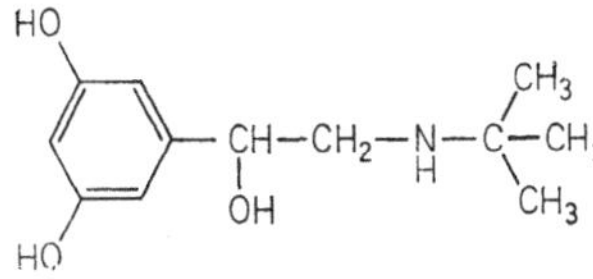

$C_{12}H_{19}NO_3$ M.G. 213,27

2-tert.-Butylamino-1-(3,5-dihydroxyphenyl)-äthanol.

Anwendung. Als Bronchodilatator (sympathische β-Receptoren erregend).

Handelsformen. Brican, Bricanyl, Bricar, Bricaril, Bricyn, Bronchodil.

Terizidonum

Terizidonum. Terizidone. Terizidon.

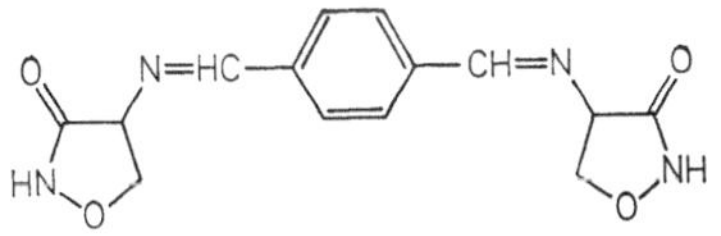

$C_{11}H_{11}N_4O_4$ M.G. 302,28

4,4'-[p-Phenylen-bis-(methylenamino)]-bis-(isoxazolidin-3-on).

Anwendung. Als Chemotherapeuticum bei Harnweginfektionen. Als Tuberculostaticum.

Terminalia

Terminalia chebula RETZ. (T. tomentosa WIGHT et ARN., Myrobalanus cheluba GÄRTN.). Terminaliaceae. Catappe. Myrobalan tree. Ink nut tree.

Heimisch im indomalaiischen Gebiet, häufig in Nordindien von Kangra bis Bengal, im Hochland von Decca in Höhen von 300 bis 900 m, im Staat Madras in Laubwäldern, bei Bombay in den Hochwäldern der Ghats, im Hochland von Satpuras und in Belgaum und Kanawa.

Mittelgroßer Laubbaum. Die Blätter stehen einzeln, fast gegenständig. Sie sind 10 bis 18 cm lang, eiförmig oder elliptisch, spitz zulaufend, an der Basis abgerundet. Der 2,5 cm lange Blattstiel ist an der Oberseite häufig drüsig. Die schmutzig-weißen, aufdringlich riechenden hermaphroditen Blüten stehen oft rispenartig in endständigen Ähren. Die Früchte sind glatt, hängend, 2 bis 4 cm lang, elliptisch oder eiförmig mit breiter Basis. Im getrockneten Zustand sind sie aufgrund des gerippten Endokarps mehr oder weniger fünfrippig.

Inhaltsstoffe. In Wurzeln, Kernholz, Saftholz, Rinde und Blatt hydrolysierbare Gerbstoffe. kondensierte nur in der Rinde.

Anwendung. Die Rinde als Diureticum und Herztonicum.

Fructus Myrobalani (Chebulae). Myrobalanum. Fructus Terminaliae. Fructus Chebulae. Chebula. Echte oder schwarzbraune Myrobalanen. Madrasmyrobalanen. Myrobalans. Chebulic Myrobalans. (Small) Hyrobalan. Badamier chebule. Polidrupa. Mirobalano. Myrobalan Ind. P. 66. Small Myrobalan Ind. P. 66. Myrobalanum Ind. P. C. 53.

Ind. P. 66 fordert reife oder nahezu reife getrocknete Früchte und unter der Bezeichnung „Small Myrobalan" getrocknete junge Früchte. Nach Ind. P. C. 53 die getrockneten Früchte, im Handel gewöhnlich als „Chebulic myrobalans" bezeichnet, stammen von 2 Sorten: den halbreifen und den kleineren jungen Früchten.

Gewinnung. Die Früchte werden gepflückt, von den Bäumen geschüttelt oder mit Stöcken herunter geschlagen, dann zum Trocknen auf dem Boden ausgebreitet oder auf gepflasterten Trockenregalen. Unter häufigem Umwenden werden sie in der heißen Sonne auf dem Steinboden in 10, auf dem Boden in ungefähr 20 Tagen völlig trocken. Gelegentlich werden die Früchte durch Zelte vor Regen, der die Qualität mindert, geschützt. Sie werden dann über Zwischenhändler an Exporteure oder Gerbereien verkauft.

Handelssorten. Man unterscheidet im Handel je nach Farbe, Größe und Herkunft verschiedene Sorten von Myrobalanen. Terminalia chebula liefert die Myrobalani chebulae, die kleinen Madras Myrobalanen, im Handel auch als schwarzbraune Myrobalanen bezeichnet, die je nach dem Reifezustand und der Entwicklung verschieden sortiert werden.
1. Die ausgereiften, gelblichen bis bräunlichen Früchte, Myrobalans, arabic „Kably".
2. Die unreifen Früchte als Myrobalani nigri, schwarze oder indische Myrobalanen, black myrobalans, „arabic Hindi Shairi". Bei ihnen ist weder die Steinschale noch der Kern entsprechend ausgebildet (s. d.). Auf dem Exportmarkt sind 5 verschiedene Handelssorten bekannt, die nach dem Herkunftsgebiet benannt sind. 1. Bhimlies, von Bhimlipatam, Madras; 2. Jubbalpores, von Jubbalpur, in Madhya Pradesh; 3. Raipores, vom Kolhapur Staat, Bombay; Vingorlas, aus den Wäldern von Bombay; 4. Madras coast, aus den Wäldern von Madras. Von Terminalia citrina (s. d.) stammen hautpsächlich die großen Bombay-Myrobalanen, auch gelbe Myrobalanen. Myrobalani citrinae (luteae, flavae), von T. bellerica (s. d.), die Myrobalani Bellericae, bellirische (runde) Myrobalanen, die aber kaum zu uns in den Handel kommen; Phyllanthus mollis (s. d.) ist die Stammpflanze für Myrobalani Emblicae, die grünen, aschgrauen Myrobalanen.

Beschreibung. Die halbreifen Früchte sind gelb-braun, eiförmig, 20 bis 35 mm lang, 13 bis 25 mm dick und längsgerunzelt, mit 5 bis 6 Längsrippen, steinhart. Die rauhen, 15 bis 25 mm langen Samen sind gelblich gefärbt. Das 3 bis 4 mm dicke Fruchtfleisch hängt nicht am Samen. Die Früchte sind geruchlos und haben einen adstringierenden, später süßlichen Geschmack. Die jungen Früchte sind hellbraun bis schwarz, länglich eiförmig, auf beiden Seiten spitz zulaufend, mit einer Blütenstielnarbe an einem Ende. Sie sind viel kleiner als die halbreifen Früchte und oft hart und zusammengedrückt mit Längsrippen und Runzeln.

Lupenbild. Querschnitt. Dieser ist stumpf-fünfseitig, läßt ein etwa 1 bis 5 mm dickes, eingetrocknetes, grünlichbraunes, sprödes, auf ebener Fläche fast harzig glänzendes Perikarp und einen von dem Perikarp umgebenen, gleichfalls gerundet-fünfseitigen, orangegelben oder rötlichgelben Steinkern mit ungewöhnlich starker (5 bis 7 mm), sehr harter Steinschale erkennen. Letztere umschließt einen länglichen, 4 bis 5 mm dünnen, auf dem Querschnitt kreisrunden, nährgewebslosen, ölreichen, weißen, von einer dünnen, orangegelben oder bräunlichen Samenhaut umhüllten, festen Embryo mit den 2 länglichen, spiralenförmig zusammengerollten Cotyledonen. Die Radikula ist klein an der Basis, abgesehen von einer kleinen, herausragenden Spitze, von den Cotyledonen eingeschlossen. Der Steinkern ist mit zahlreichen, zerstreuten, kleinen, mit gelber bröckliger Substanz gefüllten, rundlichen Höhlungen versehen und an stärkeren Stücken von einer querdurchlaufenden, etwas welligen braunen Linie, der Raphe, halbiert. Mit $FeCl_3$-Lsg. befeuchtet, färbt sich das Perikarp wie Punkte und Striche der Steinschale indigoblau bis violettschwarz.
Geruchlos. Geschmack bitter und adstringierend.

Mikroskopisches Bild. Das Exokarp besteht aus einer Schicht von Epidermiszellen, deren radiale und tangentiale Wände verdickt sind. Das Mesokarp besteht aus 2 bis 3 Schichten bräunlichen Kollenchyms, gefolgt von einer breiten Parenchymzone mit kleinen Interzellu-

laren und kleinkörniger Stärke. Quer dazu verlaufen einige wenige Schichten von Sklerenchymfasern. Dieser mechanische Gürtel festigt das nun folgende zartwandige, ziemlich grobzellige,
massig entwickelte Gerbstoffparenchym nach außen mit Hilfe von meist kreuzweise zu ihm
verlaufenden, also im Sinne der Längsachse durch das Parenchym ziehenden Bastfaser-
brücken; daneben Elemente mechanischer Funktion, aber nicht prosenchymatischer Natur.
In den mit kleinen Interzellularen aneinandergrenzenden, zartwandigen Parenchymzellen eine
gelbliche, strukturlose, spröde Masse, die mit Eisensalzen Gerbstoffreaktionen ergibt. Ferner
im Gewebe eingestreut nach innen zu reichlich Sklereidennester. Die innerste, aus 5 bis 6
Lagen bestehende Schicht des Mesokarps bildet eine wiederum kreuzweise verlaufende
Gewebszone aus zartwandigen, spindelförmigen Elementen mit kleinen Leitbündeln. Die
Steinschale des Samenkorns setzt sich aus gruppenweise verschieden orientierten, skleroti-
sierten Zellen, bes. Bastfasern, zusammen, die einen mächtigen Mantel bilden, in dessen
Gewebe nesterweise gruppiert, große, bis 500 μm messende Exkreträume mit gelblichen,
spröden Massen liegen, die positiv auf Gerbstoff reagieren. Den Abschluß der Fruchtschale
nach innen bildet ein farbloses Häutchen aus dünnwandigen, unverholzten Elementen.
Die Samenschale läßt eine Oberhaut aus zusammengefallenen, flachen und dünnwandigen
Zellen mit in Lauge quellbaren Membranen erkennen, auf die eine Lage tangential gedehnter
Zellen mit rundlich oder spaltenförmig getüpfelter Membran folgt. Daran anschließend das
Leitungsgewebe mit zahlreich entwickelten Gefäßbündeln mit Schraubengefäßen, eine
gelbliche Zone, unter der schließlich eine Pigmentzellreihe mit braunem Inhalt und eine
Aleuronschicht liegen. In den zarten, rundlich-polygonalen Zellen des Embryos fettes Öl und
Aleuron, außerdem in manchen Zellen Calciumoxalatdrusen. Bei den jungen, getrockneten
Früchten besteht das Exokarp aus mehreren Schichten von Korkzellen, öfters mit Stärke.
Das aus runden, parenchymatischen Zellen bestehende Mesokarp hat oft braunen Zellinhalt.

Pulver. Es besteht hauptsächlich aus getüpfelten Gefäßen und runden parenchymatischen
Zellen mit braunem Harz und Öl; Stärke fehlt.

Bemerkung. Nach HIFNY SABER et al. [Bulletin of the Faculty of Pharmacy, Cairo Uni-
versity, *5*, 155 (1966)] ist die Frucht von Terminalia chebula RETZ. eine einsamige Beere und
nicht eine Steinfrucht, wie von mehreren Autoren angenommen wurde. Die membranöse
Samenhülle stammt aus dem innersten Perikarpteil, d. h. dem Endokarp. Bei der unreifen
Frucht besteht das Endokarp aus mehreren Schichten dünnwandiger Zellen, die sich von
denen der benachbarten inneren Mesokarpzone unterscheiden und eine innere Epidermis
mit Kutikula aufweisen. Bei der Reife der Frucht trocknet die Endokarpzone allmählich aus,
die Zellen fallen zusammen, die Zone wird vom Mesokarp getrennt und bildet eine membranöse
Samenhülle, manchmal bleibt sie jedoch teilweise am Mesokarp haften. Gleichzeitig werden
die schmalen, länglichen Zellen der inneren Mesokarpzone zu Sklerenchymzellen, mit verdickten, getüpfelten und verholzten Wänden. Die Endokarpmembran besteht aus zusammengefallenen Zellen mit vereinzelten, kleinen Büscheln von Calciumoxalat und bräunlichem
Tannin und aus einer inneren Epidermis mit Kutikula.

Inhaltsstoffe. Ca. 20 bis 45% Gerbstoffe, hauptsächlich Chebulag-, Chebulinsäure (früher
Eutannin) und 0,85% Corilagin $C_{27}H_{22}O_{18}$, Fp. 204 bis 205° (Zers.); daneben in wechselnden
Mengen (als Bausteine oder partielle Abbauprodukte) Chebulsäure $C_{14}H_{12}O_{11}$, 3,6-Digalloyl-
glucose, Hexaoxydiphensäure, die spontan Ellagsäure liefert, Gallussäure und β-Glucogallin.
Außerdem etwa 8,5% Zucker [Glucose, ein Hexit (Sorbit?), Fructose, Saccharose, Gentio-
biose?; Maltose, Arabinose, Xylose, Rhamnose], 1,25% freie Aminosäuren (darunter viel
Prolin, Arginin und Asparagin) und 5% Säuren (etwa 2,2% Shikimisäure, 1,5% Chinasäure,
etwa 0,1% einer phosphorylierten Shikimisäure und geringe Mengen Dihydroshikimisäure,
Bernsteinsäure und vermutlich Dehydroshikimisäure). Ferner Luteosäure $C_{14}H_8O_9$, Fp. 338
bis 342° (Zers.), ein grünliches Oleoresin, manchmal Myrobalanin genannt, und bis ca. 40%
fettes Öl.

Nach SRIVASTAVA und VERMA [Chem. Abstr. *64*, 3962 (1966)] ein Geh. von 92 mg/100 g
an Vitamin C und 0,208% Pektin. Nach SCHMIDT et al. [Justus Liebigs Ann. Chem. *706*, 169
(1967)] ein gelbes Tannin Terchebin $C_{41}H_{30}O_{26}$. Das abführende Prinzip, das von GAIND und
SAINI [Indian J. Pharm. *30*, 233 (1968)] früher isoliert wurde, ist nach denselben Autoren
Sennosid A.

In den Samen nach HIFNYSABER et al. [Bulletin of the Faculty of Pharmacy, Cairo Uni-
versity, *5*, 295 (1966)] 34,328% eines halb trocknenden Öles mit 78,8% ungesättigten Fettsäuren wie Öl- und Linolsäure und 12,8% gesättigten Fettsäuren wie Capryl-, Laurin-,
Palmitin- und Myristinsäure.

Prüfung. Reinheit. Fremde org. Beimengungen max. 1% Ind. P. 66.
Die Wertbestimmung geschieht:

1. Durch Feststellung des Gerbstoffgehaltes und
2. in der Feststellung, um welche Myrobalanen es sich handelt.

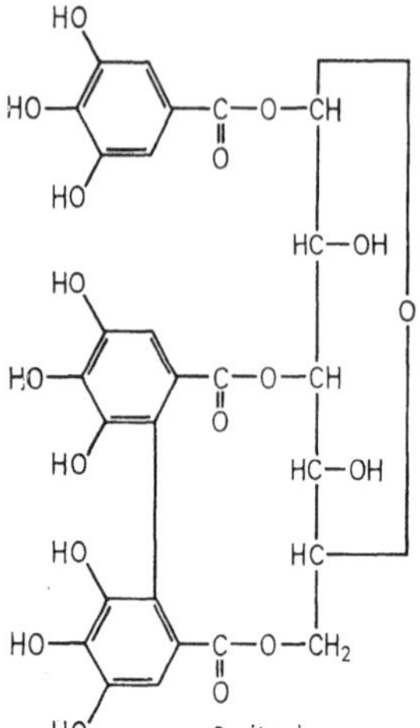

Corilagin

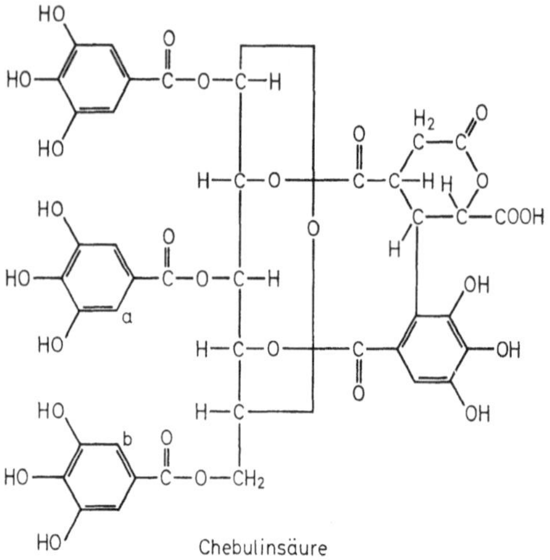

Chebulinsäure

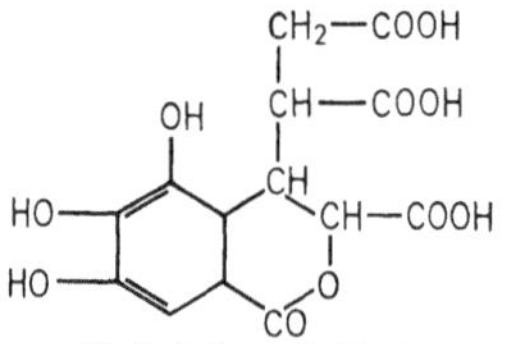

Chebulsäure $C_{14}H_{12}O_{11}$

Wirkung. Nach INAMDAR und RAJARAMA RAO [J. Sci. Ind. Res. (India) *216*, 345 (1962)] hat Chebulin spasmolytische Aktivität auf die glatte Muskulatur, ähnlich der von Papaverin; DL_{50} bei der Maus 550 mg/kg.

Anwendung. Medizinisch haben die Myrobalanen nur geringe Bedeutung. Als Adstringens, bes. in der chines. Medizin, in Indien äußerlich bei chronischen Wunden und Geschwüren oder als Gurgelmittel bei Stomatitis. Als mildes Purgans, aber auch bei Diarrhö, Dysenterie und Gallenkrankheiten. Bestandteil des bekannten indischen Laxans „Triphala" zusammen mit den Früchten von Terminalia bellirica (s. d.) und Phyllanthus emblica (s. d.). Zur Herstellung von Myrobalanenextrakt und zur Gewinnung des fetten Samenöles (Myrobalanenöl) das bei Lepra Verwendung fand. Da der Hauptträger des Gerbstoffes das Mesokarp ist, kommen meist vom Fruchtkern abgelöste (entkernte) Myrobalanen in den Handel. Neben der Benutzung als schwärzendes Färbemittel dienen sie zum Gerben aller Ledersorten, bes. für Sohlenleder. Da die Myrobalanen allein ein weiches Leder liefern, mischt man sie am besten mit stärker adstringierenden Gerbstoffen wie Quebracho- oder Mangroverinde. Andererseits mildern die Myrobalanen die starke Rotfbg., die von solchen Gerbstoffen hervorgerufen werden, und vermindern die Rötung bei Lichteinfluß. Ferner auch zur Tintenherstellung verwendbar und billiges Surrogat für Gallae (s. IV, 1 090). Nach HARTWELL [Lloydia *31*, 71 (1968)] in östlichen Ländern gegen Karzinome und Geschwülste verschiedener Art in Form von Pillen, Pudern, Balsamen, Pasten usw.

Dosierung. 2 bis 4 g, Ind. P. 66, Ind. P. C. 53.

Compound Myrobalan Powder Ind. P. 66.

Myrobalan (nur das Fruchtfleisch) fein gepulvert 100,0 g
Anis, fein gepulvert 100,0 g
Zucker 100,0 g

Terminalia bellirica (GAERTN.) ROXB. (T. bellerica ROXB., Myrobalanus bellerica GAERTN.).

Heimisch im indomalaiischen Gebiet, bes. Sri Lanka und Burma, in Pakistan und Indien, in Wäldern, aber nicht in den trockensten oder feuchtesten Gebieten.

Großer, 10 bis 20 m hoher Laubbaum. Blätter wechselständig, am Ende der Zweige gehäuft vorkommend. Sie sind 10 bis 22 cm lang, breit elliptisch, an beiden Enden verengt und im reifen Zustand glatt. Der Blattstiel ist 3,7 bis 7,5 cm lang. Die grünlichgelben Blüten haben einen starken, beißenden Geruch. Männliche und hermaphrodite Blüten stehen vermischt mit einfachen Ähren. Der Kelch ist auf der Innenseite mit braunen, wolligen Haaren bedeckt, die Zähne sind flaumig behaart. Blütenblätter fehlen. Die Frucht ist etwa eiförmig, grau, samtartig, ca. 2,5 cm lang, nicht geflügelt. Sie verengt sich rasch in einen sehr kurzen Stiel.

Inhaltsstoffe. In Blättern, Kernholz und Rinde Ellagsäure. AWASTHI [J. Indian Chem. Soc. *45*, 913 (1968)] isolierte ein neues Herzglykosid vom Cardenolidtyp, das bei Hydrolyse 2 Mol D-Glucose und 1 Mol D-Galaktose pro Mol Aglucon liefert.

Anwendung. Liefert einen gewöhnlich dunklen Gummi mit glatter Oberfläche ohne Sprünge, der in W. sehr wenig lösl. ist und zu einem zähen, gelatinösen Schleim quillt. Manchmal sind Calciumoxalatkristalle eingeschlossen.

Fructus Myrobalani (belliricae). Fructus Terminaliae. Fructus Bellericae. Terminalia bellerica. (Bellerische oder runde) Myrobalanen. Belleric Myrobalan. Bahera.

Terminalia bellerica Ind. P. C. 53.

Getrocknete Frucht von Terminalia bellerica ROXB.

Die frischen Früchte sind samtartig und fest, eiförmig, 30 bis 35 mm lang, 20 bis 27 mm breit und außen grünlichbraun; das Grün schimmert durch eine braune, samtartige Schicht von seidenen Härchen. Manchmal sind noch grüne Fruchtstiele vorhanden, sonst zeigen sie eine deutliche runde Blütenstielnarbe. Oben besitzt die Frucht eine kleine Vertiefung, in der 5 undeutliche Längsrippen zusammenlaufen. Ein Querschnitt durch das Endokarp zeigt eine grüne Fläche mit 5 deutlichen Linien, den Längsrippen, dazwischen Tälchen. Ein Netzwerk feiner Linien wird durch die sich verästelnden Gefäßbündel hervorgerufen. Das harte, mit dem Mesokarp verwachsene Endokarp läßt sich nur schwer davon lösen.

Die getrocknete Handelsdroge ist eiförmig bis unregelmäßig rund, mit hervorstehendem unterem Ende, 20 bis 26 mm lang, 17 bis 22 mm im Durchmesser, schmutzig weißlichbraun, die samtige Oberfläche geschrumpft und etwas unregelmäßig gerunzelt, mit 5 Längsrippen. Das obere Ende ist in die Frucht vertieft, während das untere hervorstehende Ende eine runde Blütenstielnarbe bis zu 5 mm im Durchmesser aufweist. Die Frucht ist sehr hart, gebrochen zeigt sie eine gelbe bis dunkelgelbe Oberfläche mit herausragenden Fasern aus dem Gefäßsystem. Das harte Endokarp befindet sich im Zentrum. In 25%iger Glyzerinlsg. werden die Früchte weich und Exo- und Mesokarp lassen sich vom Endokarp trennen.

Geruch schwach, charakteristisch, Geschmack leicht bitter.

Mikroskopisches Bild. Der Querschnitt zeigt ein einschichtiges Exokarp aus rechteckigen bis säulenförmigen kutikularisierten Zellen mit Tanninen, tangential 9 bis 18 μm und radial 13 bis 31 μm messend. Von der Oberfläche der Exokarpzellen erheben sich aus je einer kurzen Basalzelle dickwandige, einzellige, dicht beisammenstehende Deckhaare. Sie sind leicht kutikularisiert und 90 bis 310 μm lang. In Aufsicht sind die Exokarpzellen rechteckig bis polygonal, mit geraden, dicken Wänden, im Zentrum kreisförmige Haaransatzstellen aufweisend. Gelegentlich Spaltöffnungen vom Amaryllideentyp sichtbar. Diese sind eingesenkt, oval bis rund, von 5 bis 8 Nebenzellen umgeben. Der größte Teil der fleischigen Pulpa besteht aus Mesokarp, dessen Grundgewebe aus dünnwandigen Parenchymzellen mit Interzellularen besteht. Unter dem Exokarp liegen 2 bis 5 Schichten fast runder Zellen mit Tannin, Calciumoxalat- und Stärkekörnern. Im äußeren Teil des Mesokarps liegen unregelmäßig verstreut Gruppen aus verholzten, spitz zulaufenden Sklerenchymzellen, die etwas kreisförmig angeordnet einen unterbrochenen Ring bilden. Im Längsschnitt sind die Sklerenchymzellen quer, im Querschnitt längs getroffen. Sie sind verschieden geformt, sich verjüngend, mit flachen oder spitzen Enden, getüpfelt und stark verholzt, 110 bis 560 × 13 bis 70 μm messend. Die Sklerenchymfasern der im Inneren des Mesokarps befindlichen Sklerenchymzellnester sind unregelmäßig angeordnet und bei einem Querschnitt in verschiedenen Ebenen geschnitten, 45 bis 265 μm im Durchmesser. Im Grundgewebe des inneren Mesokarps kollaterale Leitbündel, manchmal zusammen mit den Sklerenchymzellnestern. Sie besitzen innen Xylem, außen Phloem. Ein Kambium ist nicht sichtbar. Das Xylem besteht aus Gefäßen, Tracheiden, Fasertracheiden, Fasern und Xylemparenchym. Die Gefäße sind treppen-, spiralen- oder netzförmig verdickt und getüpfelt. Die getüpfelten Gefäße laufen spitz zu, besitzen eine Perforation an der schrägen Endwand und einfache Tüpfel entlang der Seitenwände. Einige Gefäßelemente haben kreisförmige oder elliptische Perforationen entlang der Seitenwände; sie messen 100 bis 290 und 11 bis 27 μm. Die Tracheiden sind etwas schmäler, mit spitz zulaufenden Enden, manche von ihnen haben eine unregelmäßige Form und sind länger als die benachbarten Gefäße. Sie sind getüpfelt, spiralen- und netzförmig verdickt und messen 100 bis 418 und 13 bis 20 μm. Die Seitenwände der Fasertracheiden haben einfache Tüpfel. Die Holzfasern sind verholzt, schmal, dickwandig mit spitz zulaufenden Enden. Sie verjüngen sich viel stärker und manche haben verzweigte Enden. Sie messen 200 bis 1890 und 12 bis 20 µm. Die dickwandigen Holzparenchymzellen sind rechteckig bis unregelmäßig und getüpfelt. Das Phloemgewebe besteht aus Siebröhren und Phloemparenchym. Letzteres und die Parenchymzellen rund um die Gefäßbündel sind von Kristallzellreihen begleitet mit je einer Calciumoxalatdruse. Ähnliche kristallführende Zellen auch im Grundgewebe des Mesokarps, meist jedoch unter dem Exokarp nahe den Sklerenchymzellnestern. Das restliche Parenchymgewebe des Mesokarps enthält einfache und bis zu hundert zusammengesetzte Stärkekörner und Tannin. Die einfachen Körner sind rund oder polygonal, mit einem zentralen Hilum und haben einen Durchmesser von 3 bis 20 µm. Die innersten, dem Endokarp benachbarten Zellschichten sind unregelmäßig gestreckt und etwas parkettförmig angeordnet.

Pulver. Dunkelbraun; einzelne oder in Gruppen angeordnete Sklerenchymzellen; Tracheidenbruchstücke mit spiralen-, treppen-, netzförmigen und getüpfelten Verdickungen, verbunden mit Holzfasern; außerdem Holzparenchym-Fragmente mit einfachen Tüpfeln; runde oder etwas ovale Parenchymzellen mit Stärkekörnern und Tannin; einzelne Epidermishaare, zahlreiche Calciumoxalatdrusen mit einem Durchmesser bis zu 36 µm und zahlreiche Stärkekörner, einzeln oder zusammengesetzt; Fragmente von Exokarpzellen mit Haarbasen und Haaren und Mesokarpzellen.

Inhaltsstoffe. Ähnlich wie in Myrobalani Chebulae ca. 17% Gerbstoffe, hauptsächlich Chebulagsäure, Chebulinsäure und Corilagin, daneben in wechselnden Mengen Chebulsäure, 3,6-Digalloylglucose, Ellag- und Gallussäure, β-Glucogallin. Nach Row et al. [Chem. Abstr. *74*, 108139 (1971)] in der Frucht β-Sitosterin, Äthylgallat, Mannit, Glucose, Galaktose, Fructose und Rhamnose. Ferner ein grünes fettes Öl, Saponin, ein harzartiger Rückstand und drei amorphe, hygroskopische Glykoside. SIDDIQUI [Planta med. (Stuttg.) *11*, 176 (1963)] isolierte eine stickstofffreie, kristalline Substanz, Fp. 161 bis 163°, aus dem Fruchtfleisch, das mit „Phyllemblin" identisch sein soll. Im Samen etwa 25% fettes Öl (Samenkerne 35 bis 70%) mit verhältnismäßig hohem Geh. an gesättigten Fettsäuren, wie 11 bis 22%, Palmitin- und 16% Stearinsäure, ferner reichlich Öl- und Linolsäure. MICLANI et al. [Chem. Abstr. *69*, 68458 (1968)] isolierten daraus Lysin, Glycin und Alanin; die LIEBERMANN-Rk. zeigte Sterine an.

Prüfung. Reinheit. Fremde org. Beimengungen max. 2% Ind. P. C. 53. Nach SURESHPRASAD SEN und JAGAT NARAYAN TAYAL [J. Amer. pharm. Ass. Sci. Ed. *40*, 475 (1951)] Prüf. des grünen fetten Öles; SZ, 21, 89. — JZ (Pyridin-Bromid-Methode) 75, 82. — VZ 185, 85. — Säuren 54,25%. — JZ der Säuren 71,5. — Mol-Gew. der Säuren 280,0.

Wirkung. Die bitteren Früchte sollen antipyretisch, tonisierend und bei Krankheiten der Leber und des Gastrointestinal-Traktes wirksam sein; sie besitzen eine starke choleretische Wrkg. Die halbreifen Früchte laxierend, die ausgereiften oder getrockneten adstringierend. Die Samenkerne wirken narkotisch.

Anwendung. Medizinisch nur das Fruchtfleisch bei Dyspepsie, Kopfweh, Diarrhö, Gallenbeschwerden. Hauptsächlich bei Hämorrhoiden, Wassersucht und Lepra gebraucht, gelegentlich auch bei Fieber. Als Augenmittel und Tonicum. Bestandteile des „Trifala" (s. Fr. Myr. chebulae). Nach HARTWELL [Lloydia *31*, 71 (1968); *32*, 156 (1969)] in Form von Pudern, Balsamen u. a. in Indien gegen Abdominaltumoren, Geschwüre und Karzinome.

Pulvis Myrobalani Compositus Ind. P. C. 53. Compound Powder of Myrobalan. Trifala Powder.

Bellerische Myrobalanen	fein gepulvert 400,0 g
Chebula Myrobalanen	fein gepulvert 400,0 g
Embelia Myrobalanen	fein gepulvert 400,0 g

Terminalia citrina ROXB. (Myrobalanus citrina GAERTN.). Gelbe Myrobalane. Eine Varietät von T. chebula.

Heimisch in Bengalen und im ·indomalaiischen Gebiet.

Fructus Myrobalani citrinae (luteae oder flavae). Gelbe oder Bombay-Myrobalanen. Yellow myrobalans. Citrine (Citron) myrobalans.

Die großen Früchte sind 4,5 bis 5 cm lang und 2,5 cm dick.

Inhaltsstoffe und Anwendung. Wie die Früchte von Terminalia chebula (s. d.).

Terminalia catappa L. (T. moluccana LAM.). (Echter) Katappenbaum. Indischer oder Javanischer Mandelbaum. Etagenbaum. Indian Almond. Indian badam tree.

Heimisch in Ostafrika, Pakistan, Indien, Java, Neu-Guinea hauptsächlich in Küstenwäldern. Auch häufig im gesamten Tropengebiet angebaut.

Ein schöner Baum mit etagenförmigem Aufbau der Äste, dessen große Laubblätter sich vor dem Laubfall tiefrot verfärben. Die zweikantigen, beiderseits zugespitzten, 7 bis 8 cm langen Früchte enthalten zwischen der außen fleischigen und innen holzigen Schale eine Schicht luftführender Zellen, die als Schwimmgewebe dient und dem an der Meeresküste lebenden Baum zu seiner weiten Verbreitung über Madagaskar bis zu den Fidschi-Liukiu- und Bonin-Inseln verholfen hat.

Inhaltsstoffe. In der Rinde bis 13% Gerbstoff. In den Blättern Quercetin, Leucocyanidin und Kämpferol, in Blatt und Blüte Tannin und Sterin. Nach RAYUDU und RAJADURAI [Chem. Abstr. *66*, 83074 (1967)] in Blättern, Frucht und Rinde Corilagin, Gallussäure und Ellagsäure; in der Rinde nicht identifizierte Flavonoide. Nach IDEMUDIA [Phytochemistry *9*, 2401 (1970)] im Hartholz Terminol- und Ellagsäurederivate.

Nach BERI et al. [Chem. Abstr. *69*, 103789 (1968)] wiegt die Frucht nach Lufttrocknung 4,6 g und besteht aus 10,32% Kern, 8,97% faserigem Überzug, 34,08% Schale und 46,63% harten Endokarp; im faserigen Überzug, Schale und Endokarp 6,35% Tannine und 25,16% Pentosane. In den Kernen, auch Togomandeln oder Indian Almonds genannt, 25,42% Protein und 58,02% fettes Öl (Catappa-, Talisay-, Wildes oder Indisches Mandelöl, Badeöl, Huile de Bandanier) mit 0,7 bis 1% Myristin-, 29 bis 39% Palmitin-, 4 bis 4,1% Stearin-, 0 bis 0,8% Arachin-, 37 bis 41% Öl- und 19 bis 23% Linolsäure im Fettsäureanteil.

Prüfung des fetten Öles nach ACKNER et al. [Handbuch der Lebensmittelchemie IV]: p (40°) 0,898 bis 0,904. — n_D^{40} 1,456 bis 1,460. — Fp. 3,5°. — VZ 185 bis 194 — JZ 71; bis 77. — Unverseifbarer Rückstand 0,5 bis 1,9%.

Anwendung. Die mandelartig schmeckenden Samen wie Mandeln, die Rinde gegen Katarrh, Ruhr, Diarrhö, äußerlich bei Hautkrankheiten, das Blatt als Purgans, der Saft von jungen Blättern äußerlich gegen Lepra, Skabies und andere Hautkrankheiten, innerlich bei Kolik und Kopfweh. Das durch seine Haltbarkeit ausgezeichnete Öl zu Speise- oder für technische Zwecke, auch Substituent für Mandelöl. Die gerbstoffreiche Rinde und die Fruchtschalen in Indien zum Gerben und Schwarzfärben. Liefert auch unlösl. Gummi vom Bassorintyp. Nach HARTWELL [Lloydia *31*, 71 (1968)] in Mexiko die Samen gegen Karzinome.

Terminalia arjuna WIGHT et ARN.

Heimisch in großen Teilen Indiens, bes. im Himalaya, Ohota Nagpur, Madhya Bharat, Madhya Pradesh und in Teilen der Staaten von Bombay und Madras.

Ein großer, die Blätter abwerfender, fast kahler Baum, mit riesigem, oft unterstütztem Stamm und waagrecht ausgebreiteten Zweigen mit dicker, glatter, rosa-grauer oder weißlicher Rinde, die oft in dünnen Fetzen abblättert. Blätter gewöhnlich gegenständig, länglich oder elliptisch, stumpf oder mit sehr kurzer Spitze, hart, lederig, oft fein gekerbt, 7,5 bis 15 cm lang; Blattstiel 6 mm lang. Blüten gelblich in aufrechten endständigen Rispen. Kelchzähne fast kahl, Blumenblätter dürftig. 10 Staubblätter, deutlich sichtbar. Frucht eiförmig, länglich oder verkehrt-eirund, mit 5 dicken, schmalen Flügeln, ungefähr 2,5 cm lang oder länger.

Inhaltsstoffe. In den Blättern Ellagsäure. — Im dunkelbraunen, schweren, harten Kernholz geringe Mengen β-Sitosterin, Oleanolsäure, 2,6% freie Arjunolsäure $C_{30}H_{48}O_5$, Fp. 337 bis 340°, und ein Saponin, das bei Hydrolyse Arjunolsäure und 2 Mol Glucose liefert; ferner Leucodelphinidin.

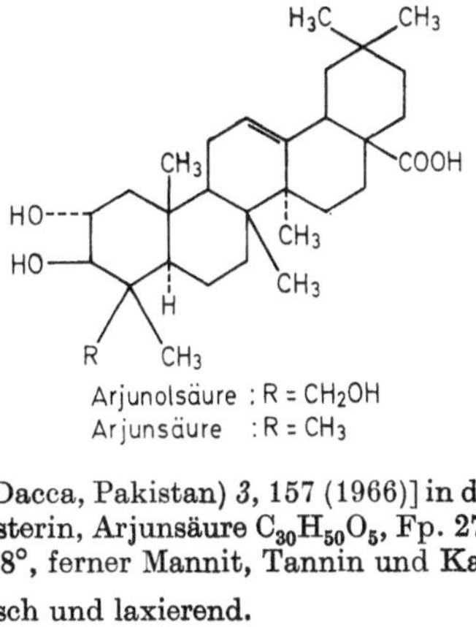

Nach ALI et al. [Sci. Res. (Dacca, Pakistan) *3*, 157 (1966)] in der Frucht ein Ester $C_{56}H_{122}O_2$, Fp. 87°, zusammen mit β-Sitosterin, Arjunsäure $C_{30}H_{50}O_5$, Fp. 275 bis 276°, und deren Methylester $C_{31}H_{52}O_5$, Fp. 146 bis 148°, ferner Mannit, Tannin und Kaliumchlorid.

Wirkung. Die Frucht tonisch und laxierend.

Anwendung. Saft aus den frischen Blättern gegen Ohrenschmerzen. Soll Gummi liefern.

Cortex Terminaliae arjunae. Arjuna-Rinde. Arjuna. Arjuna bark.
Arjuna Ind. P. C. 53.

Die getrocknete Rinde. Sie kommt im Handel in flachen oder leicht gebogenen Stücken
von verschiedener Größe vor, bis zu 15 cm oder mehr lang, 10 cm breit und 0,3 bis 1 cm dick;
außen grau und glatt, Innenseite hellgrau und feingestreift; Bruch kurz, Rinde rötlich.
Geschmack adstringierend.

Mikroskopisches Bild. Die Rinde besteht aus Kork mit dickwandigen, radial angeordneten
Zellen, die mit Tannin gefüllt sind. Phloem tief, von einreihigen Markstrahlen durchzogen
und aus Bastfasern, Kristallzellreihen, Siebröhren mit Begleitzellen und Parenchym bestehend. Bastfasern in Gruppen, von ein oder zwei Schichten von Kristallzellreihen umgeben.
Calciumoxalatkristalle meistens als Sphäroide. Gerbstoff im ganzen Rindengewebe.

Verfälschung. Die Rinde von Terminalia tomentosa (s. d.). Morphologisch an der rauhen
Außenseite und dunkleren Farbe im Gegensatz zu der glatten Außenseite und blaßrötlichen
Farbe von T. arjuna zu erkennen. Mikroskopisch sieht man bei T. tomentosa eine Borke, bei
T. arjuna nur eine dünne Korkschicht. Unterschiedlich sind auch die Ausmaße der großen
Korkzellen und die Länge und Breite der Bastfasern (s. Beschreibung der Rinden). SHAH et
MEHTA [Ind. J. Pharm. *18*, 84 (1956)] geben noch eine gute Unterscheidung der beiden Rinden
an Hand des histometrischen Index, einer Rohfaserabschätzung, des Schaumindexes, der
Anzahl von Markstrahlen pro Millimeter, eines Stärkevergleiches und der Fluoreszenz von
Ae.- und Leichtpetroleumauszügen. Folgende Tabelle zeigt die Ergebnisse:

Rinde v.	T. arjuna	T. tomentosa
Rohfaser %	10,07	19,26
Histometrischer Index	3,87	7,43
Schaumindex	281,3	44,4
Anzahl der Markstrahlen pro mm	außen 5 bis 8 innen 9 bis 13	außen 9 bis 13 innen 11 bis 13
Stärke	3 bis 12 μm, meistens 4 bis 8 μm Durchmesser	keine Stärke
Fluoreszenz unter UV-Licht Äther	rötlich-weiß	blaßblau
Leichtpetroleum (40 bis 60°)	blaßrosa bis rot	fahlblau bis weißlich

Inhaltsstoffe. 20 bis 24% Gerbstoff und nach älteren Angaben Arjunin, ein Lacton, äth.
Öl, 25% wasserlösl. Calciumsalze, Zucker, Spuren von Magnesiumsalzen, org. Säuren und
färbende Bestandteile.
Nach Row et al. [Chem. Abstr. *74*, 1020 (1971)] in der Rinde Arjunsäure, β-Sitosterin,
Ellagsäure, Arjunetin (Arjunsäure 28 ← 1 β-D-glucose).

Prüfung. Reinheit. Fremde org. Beimengungen max. 2% Ind. P. C. 53.

Wirkung. Die Droge soll mild diuretisch und lähmend auf den Herzmuskel wirken. Sie
soll in kleinen Dosen bei Tieren den Blutdruck erniedrigen, größere Dosen bewirken den Tod
durch Herzstillstand in Diastole. Ferner soll sie tonisierend und adstringierend wirken.

Anwendung. Als Adstringens, bei Herzkrankheiten, Gallenfieberanfall, offenen Wunden
und als Antidot von Giften. Die Asche bei Skorpionstichen. Technisch zum Gerben von Leder.

Dosierung. 2 bis 4 ml, Ind. P. C. 53.

Terminalia tomentosa WIGHT et ARN.

Heimisch in Indien und Sri Lanka.

Inhaltsstoffe. Im Kernholz β-Sitosterin, Oleanolsäure, Tomentosasäure und 1,5% Arjunol-
säure; im Holz β-Sitosterin, Oleanolsäure, Barringtogenol, Tomentosasäure und 4,5%
Arjunolsäure. Ferner Gummi mit D-Galaktose, L-Arabinose, D-Xylose, L-Rhamnose und
D-Glucuronsäure (21:15:10:1).

Anwendung. Liefert große, bernsteinfarbene Tränen von nur teilweise lösl. Gummi von großer Klebkraft. Er wird von den Eingeborenen gegessen. Auf den Blättern kommt eine Seidenraupe, Antheroca paphia, tasar silkworm, vor.

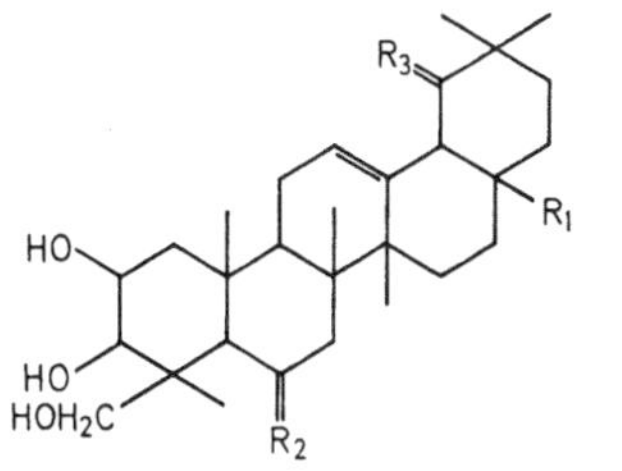

Barringtogenol : R_1= CH_2OH ; R_2= R_3= H_2
Terminolsäure   : R_1= COOH ; R_2=H,OH; R_3= H_2
Tomentosasäure : R_1= COOH ; R_2=H_2 ; R_3= H,OH

Cortex Terminaliae tomentosae. Terminaliarinde. Terminalia tomentosa bark.

Die Rinde besteht aus flachen oder gebogenen Stücken von verschiedener Größe, bis 20 cm lang, 8 cm breit und 3 cm dick. Rinde außen mit einer ca. 1 cm dicken Borke, rauh mit vielen Rissen und Sprüngen, dunkelbraun, an den Stellen, wo die Borke fehlt aber blaßbraun. Innenseite dunkelbraun bis schwarz, glatt und längsgestreift.
Bruch außen körnig, innen Lamellen tragend.
Geschmack adstringierend.

Mikroskopisches Bild. Borke aus alternierenden Schichten von Periderm und sekundärem Phloem, mehr oder weniger zusammengedrückt. Markstrahlen im Phloem der Borke bes. außen irregulär und manchmal weit auseinanderliegend, einige ihrer Zellen tangential gestreckt. Kork aus mehreren Schichten von kollabierten rötlichbraunen, verkorkten oder verholzten, in radialen Reihen angeordneten Zellen, alternierende Schichten von großen oder kleinen Zellen, erstere meist radial gestreckt oder manchmal tangential, in Aufsicht polygonal und mehr oder weniger isodiametrisch, letztere immer schmal und tangential gestreckt. Phellogen aus ein oder zwei Schichten von dünnwandigen, tangential gestreckten Zellen. Phelloderm oder sekundäre Rinde aus 4 bis 6 Reihen radial angeordneter, tangential gestreckter Zellen. Die restlichen Rinden aus breitem sekundärem Phloem bestehend, mit Siebröhren, Phloemparenchym, Bastfasern und Markstrahlen. Calciumoxalatkristalle im Phloem in großer Anzahl entweder in Drusen oder als Sphärolite. Kristalldrusen sowohl in tangentialen Reihen entlang den tangential angeordneten Bastfasern, als auch vereinzelt in anderen Parenchymzellen. Im radialen oder tangentialen Längsschnitt Drusen in Kristallzellreihen, Kristalle 20 bis 40 μm im Durchmesser. Sphärolitkristalle in tangentialen Reihen und vereinzelt im Phloemparenchym, 135 bis 310 μm im Durchmesser. Siebröhren gewöhnlich kollabiert mit Querwänden, an den Längswänden, wo sie andere Siebröhren berühren, getüpfelt. Parenchymzellen dünnwandig in tangentialen Reihen; Calciumoxalatdrusen enthaltende und deshalb Kristallzellreihen bildende Zellen isodiametrisch, die anderen Parenchymzellen Tannin enthaltend, Bastfasern im Querschnitt in tangential angeordneten Gruppen, rundlich oder leicht zusammengedrückt, dickwandig mit engem Lumen und verholzt, gestreckt und sich verjüngend, 28 bis 43 μm breit und 660 bis 1190 μm lang. Markstrahlen ein- oder zweireihig, gewöhnlich 4 bis 12 Zellen und vereinzelt 1 bis 6 Zellen hoch. Zellen radial gestreckt, Markstrahlen meist gerade, in der Nähe der Sphärolite jedoch leicht gebogen.

Inhaltsstoffe. 10 bis 12% Gerbstoff. Nach SATYAVATI und RAJADURAI [Leather Sci. (Madras) *14*, 40 (1967)] ein Stereoisomeres des Leucocyanidins (5,7,3′,4′-Tetrahydroxyflavan-3,4-diol).

Wirkung. Diuretisch, cardiotonisch, adstringierend, soll bakterizide, antiseptische und reizlindernde Eigenschaften besitzen.

Anwendung. Innerlich gegen Diarrhö, äußerlich bei Geschwüren und Aphten. Auch in der Gerberei gebraucht.

Terminalia sericea BURCH. ex DC.
Südafrika.

Inhaltsstoffe. In der Wurzel die Triterpensäuren Sericinsäure [$2\alpha,2\beta,19\alpha,24$-Tetrahydroxyolean-12-en-28-olsäure] und Sericosid, der korrespondierende C-28-D-glucosylester [BOMBARDELLI et al.: Phytochemistry *13*, 2559 (1974)].

Wirkung. Der Methanolextrakt der Wurzel zeigt deutlich entzündungshemmende Wrkg.

Bemerkung. Terminalia laiseriana F. HOFFM., T. prunioides LAWS. und andere Arten werden in Südafrika medizinisch verwendet.

Terodilinum

Terodilinum. Terodiline. Terodilin.

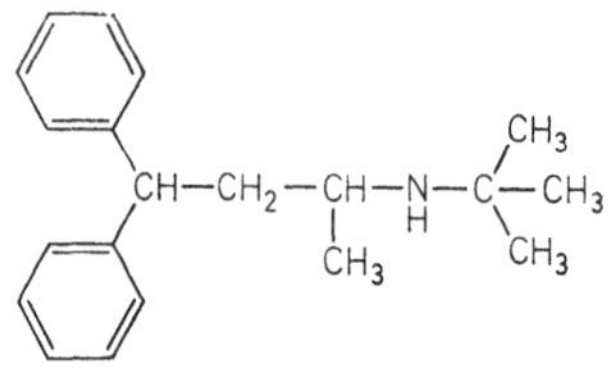

$C_{20}H_{27}N$

N-tert.Butyl-N-(1-methyl-3,3-diphenyl-propyl)-amin.

Anwendung. Als Coronarvasodilatans.

Handelsform. Als Hydrochlorid: Bicor.

Teroxalenum

Teroxalenum. Teroxalene. Teroxalen.

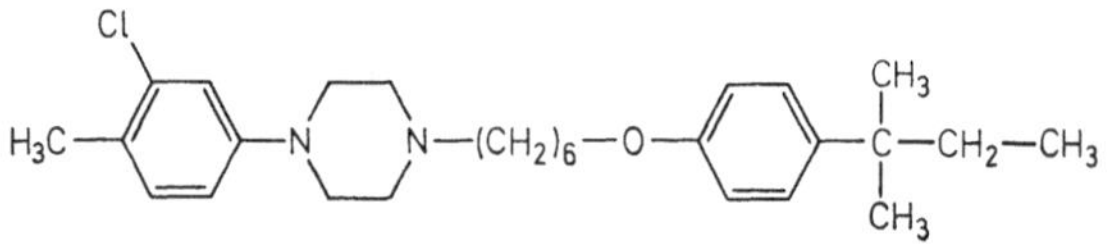

$C_{28}H_{41}N_2OCl$ M.G. 457,28

1-(3-Chlor-p-tolyl)-4-[6-(p-tert.pentyl-phenoxy)-hexyl]-piperazin.

Anwendung. Als Schistosomizid.

Handelsform. Teroxalene hydrochloride (Abbott, USA).

Terpineolum

Terpineolum. α-Terpineol. Lilacin. p-Menthen-(1)-ol-(8).

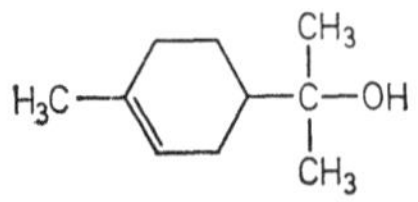

$C_{10}H_{18}O$ M.G. 154,24

1-Methyl-4-(α-hydroxy-isopropyl)-cyclohexen-(1).

Vorkommen. Als freies Carbinol und verestert in zahlreichen ätherischen Ölen.
Rechtsdrehende Form: Im Neroli-, Liebstöckel- und Cypressenöl.
Linksdrehende Form: : Im Borneokampferöl und im ätherischen Öl der Nadeln von Pinus excelsa.
Inaktive Form: In den Destillationsnachläufen des Öles von Eucalyptus globulus.

Eigenschaften.
Rechtsdrehende Form: Farblose, fliederartig riechende Kristalle, praktisch unlösl. in W., lösl. in A., Ä., Chlf., Dioxan, Cyclohexan und Eisessig. $D_4^{20} = 0,934$. Fp. $= 35°$. Kp. $= 219°$. $n_D^{20} = 1,4831$. Die Substanz ist wasserdampfflüchtig.

Linksdrehende Form: Farblose Fl.; lösl. wie die rechtsdr. Form. $D_{15}^{15} = 0{,}938$. Fp. $= 35°$.
Kp. $= 218-219°$. $n_D^{23} = 1{,}481$. $[\alpha]_D^{20} = -100{,}5°$ (c $= 5$; in A.).

Inaktive Form: Farblose Kristalle; lösl. wie die rechtsdr. Form. $D_{20}^{20} = 0{,}939$. Fp. $= 36{,}9°$:
Kp. $= 218°$. $n_D^{20} = 1{,}483$.

Bemerkung. Handelsübliches Terpineol enthält neben α-Terpineol auch β- und γ-Terpineol.

β-Terpineol $= $ [1-Methyl-4-isopropenyl-cyclohexanol-(1)].

γ-Terpineol $= $ [1-Methyl-4-isopropyliden-cyclohexanol-(1)].

Anwendung. Als Geruchskorrigens für Jodoform. In der Parfümerie. Zur Denaturierung von Fetten in der Seifenindustrie.

Aufbewahrung. Gut verschlossen und vor Licht geschützt.

Terpinolum

Terpinolum Erg.B. 6. Terpinol.

Zusammensetzung. Die Substanz ist im wesentlichen ein Gemisch aus Terpineol, Dipenten, Terpinen und Terpinolen.

Gewinnung. Durch Einwirkung siedender verd. Schwefelsäure oder Salzsäure auf Terpinhydrat. Das Mengenverhältnis der einzelnen Komponenten hängt von der Konzentration der einwirkenden Säure ab.

Eigenschaften. Ölige, farblose bis schwach gelblich-grünliche Fl., die angenehm balsamisch und entfernt terpentinartig riecht. Unlösl. in W., lösl. in A. Die Substanz ist optisch inaktiv oder rechtsdrehend: $[\alpha]_D^{20} = 0°$ bis $+15°$. Kp. $= 160$ bis $190°$. D $= 0{,}870$ bis $0{,}896$.

Prüfung. 1 ml Substanz muß sich in höchstens 15 ml einer Mischung von 4 ml abs. A. und 1 ml W. klar lösen (Erg.B. 6).

Anwendung. Bei Katarrhen der Luftwege.

Dosierung. Als Einnahme 0,2 g (Erg.B. 6).

Terpinum

Terpinum hydratum Helv. VI, Suppl. I-73, Ross. 9. Terpin Hydrate NF XIV. Terpini hydras. Terpinhydrat. Hydrate de terpine. Idrato di terpina.

Cis-p-Menthan-1,8-diol.

$C_{10}H_{20}O_2 \cdot H_2O$

M.G. 190,28
wasserfr. 172,27

Bemerkung. Vgl. II, 862.

Gehalt. Mindestens 98,0 und höchstens 105% $C_{10}H_{20}O_2$, berechnet auf die wasserfreie Substanz (NF XIV).

Eigenschaften. Farblose, glänzende Kristalle oder weißes, kristallines Pulver, geruchlos von schwach bitterem, schwach aromatischem Geschmack. Lösl. in etwa 280 T. kaltem W., 32 T. sd. W., 10 T. A. und 100 T. Ä., leicht lösl. in sd. A und sd. Essigsäure., lösl. in Glycerin, schwer lösl. in Chlf., praktisch unlösl. in Petrolä. Die Substanz schmilzt, wenn sie bei 60° 2 Std. lang getrocknet wurde bei 103°. Fp. $= 115$ bis $117°$ (Ross. 9). Die heiße Lsg. (1 in 100) reagiert gegen Lackmus neutral.

Erkennung. 1. Eine heiß gesätt. wss. Lsg. wird mit dem gleichen Vol. 9%iger Schwefelsäure zum Sieden erhitzt. Unter Trbg. der Lsg. entwickelt sich ein fliederartiger Geruch. 2. Dünnschichtchromatographie: Auf eine Kieselgel-G-Schicht werden auf einem Startpunkt 2 µl einer 5%igen Lsg. in M. aufgetragen. Die Frontlinie wird 140 mm von der Startlinie entfernt durchgezogen. Als Laufmittel dient eine Mischung von 9 Vol.-T. Äthylacetat + 1 Vol.-T. Chlf. Das Chromatogramm wird 5 Min. im Trockenschrank bei 100° getrocknet, mit Vanillin-Schwefelsäure 1% besprüht und nochmals 5 Min. auf 100° erwärmt. Bei einem Rf-Wert von etwa 0,4 erscheint ein grau-violetter Fleck; weitere Flecke dürfen nicht sichtbar sein (Helv. VI, Suppl. I-73). 3. 0,01 g Substanz werden mit 5 Tr. einer 2%igen, äthanolischen Eisen(III)-chloridlsg. versetzt und in einem Porzellantiegel sorgfältig zur Trockne eingedampft. In verschiedenen Bereichen des Tiegels entstehen simultan eine karminrote, eine violette und eine grüne Fbg. Setzt man nach dem Abkühlen Bzl. zu, so geht die Farbe komplett in Blau über (Ross. 9). 4. IR-Absorption: Das IR-Spektrum der als Kaliumbromidpreßling vermessenen Substanz, die vorher 4 Std. lang im Exsiccator getrocknet wurde, muß die gleichen Banden aufweisen, wie das Spektrum der entsprechend vermessenen Referenz-Standardsubstanz (NF XIV).

Prüfung. 1. Reaktion der Lösung: Der pH-Wert einer gesätt. wss. Lsg. muß zwischen 6,4 und 7,6 liegen (Helv. VI, Suppl. I-73). 2. Löslichkeit in Äthanol: Die Lsg. von 0,5 g Substanz in 1,5 ml sied. Ä. 94% muß klar und farblos sein (Helv. VI, Suppl. I-73, ähnlich Ross. 9). 3. Saure und alkalische Verunreinigungen: 0,4 g Substanz werden in einem 100-ml-Erlenmeyerkolben mit 40 ml Wasser versetzt und bis zur vollständigen Lsg. erwärmt. Dann setzt man 1 bis 2 Tr. Bromthymolblaulsg. zu und kühlt unter fließendem W. ab. Es entsteht eine grüne Fbg. Die Fbg. der Lsg. muß sich verändern bei Zusatz von nicht mehr als 0,1 ml 0,05 N Natronlauge oder 0,1 ml 0,05 N Salzsäure (Ross. 9). 4. Wassergehalt: Der Wassergeh. muß zwischen 9,0 und 10,0% liegen (NF XIV). 5. Verbrennungsrückstand: Höchstens 0,1%, bestimmt mit 0,5 g Substanz (Helv. VI, Suppl. I-73, NF XIV, Ross. 9). 6. Schwermetalle: Höchstens 0,001% (Ross. 9). 7. Verunreinigung durch Terpentinrückstände: Die Substanz darf nicht nach Terpentinöl riechen (NF XIV).

Gehaltsbestimmung. Nach NF XIV wird eine gaschr. Bestimmung durchgeführt. Interne Standardlsg.: Etwa 1 g Dodecylalkohol, genau gewogen, wird in wasserfreiem A. zu 100,0 ml gelöst. Standardlsg.: Etwa 40 mg NF-Referenz-Standardsubstanz werden genau gewogen, in einem 10-ml-Meßkolben in etwa 6 ml wasserfreiem A. gelöst. Man setzt 2 ml der voranstehend beschriebenen internen Standardlsg. hinzu und verdünnt mit wasserfreiem A. auf das Vol. Testlösung: Etwa 200 mg Substanz, genau gewogen, werden in einem 50-ml-Meßkolben in etwa 30 ml wasserfreiem A. gelöst. Man versetzt mit 10,0 ml interner Standardlsg. und füllt auf das Vol. mit wasserfreiem A. auf. Eichung: Eine geeignete Menge der Standardlsg. wird in einen geeigneten Gaschromatographen, der mit einem Flammenionisationsdetektor versehen ist, injiziert. Das Instrument soll mit einer Stahlsäule ausgestattet sein mit den Abmessungen 1,8 m × 3 mm, gepackt mit 10% PÄG (20,000), auf silyliertem Kieselgur der Korngröße 60 bis 80 mesh (entspr. etwa 0,30 bis 0,14 mm Durchmesser). Säule: Einlaßteil und Detektor werden bei 170° gehalten. Als Trägergas verwendet man Helium, mit einer Durchflußrate von 40 ml pro Min. In den Detektor wird Wasserstoff eingeleitet mit einer Durchflußrate von 44 ml pro Min., außerdem Luft mit einer Durchflußrate von 360 ml pro Min. Man bestimmt die Höhe des ersten (Dodecylalkohol) und des zweiten (Terpinhydrat) Peaks und notiert die Werte als P_1 und P_2. Man berechnet den relativen Eichfaktor F mit Hilfe folgender Formel:

$$(P_1/P_2)\,(W_2/W_1)$$

wobei W_2 das prozentuale Gewicht der NF-Terpinhydrat-Referenz-Standardsubstanz in der Standardlsg., berechnet auf die wasserfreie Substanz, und W_1 das prozentuale Gewicht des Dodecylalkohols in der Standardlsg. bedeuten.

Durchführung: Man injiziert ein geeignetes Vol. der Testlsg. in den Gaschromatographen und mißt das Chromatogramm unter den zur Eichung angewandten Bedingungen. Die Höhen des ersten Peaks (Dodecylalkohol) und des zweiten (Terpinhydrat) werden gemessen und als P_1 und p_2 bezeichnet. Das Gewicht an Terpinhydrat in mg errechnet sich nach folgender Formel:

$$10FC(p_2/P_1)$$

wobei F unter Eichung definiert ist (s. o.) und c die exakte Konzentration in mg pro ml an internem Standard bedeutet (NF XIV).

Aufbewahrung. In verschlossenen Behältern (Helv. VI, Suppl. I-73).

Anwendung. Als Expectorans.

Dosierung. Gebrauchsdosen: Einzeldosis per os 200 mg; Tagesdosis per os 1,0 g (Helv. VI, Suppl. I-73). Üblicher Dosierungsbereich: 125 bis 300 mg, alle 6 Std. (NF XIV).

Terra silicea

Terra silicea. S. Acidum silicicum II, 1030 und Kieselsäuren und Silikate VII B, 232ff.

Terra silicea purificata. S. II, 1032.

Tesimidum

Tesimidum. Tesimide. Tesimid.

$C_{16}H_{15}NO_2$

M.G. 253,29

4-Benzyliden-1,2,3,4,5,6,7,8-octahydroisochinolin-1,3-dion.

Anwendung. Als Antiphlogisticum.

Testolactone

Testolactone NF XIV. Testolacton.

$C_{19}H_{24}O_3$

M.G. 300,40

D-Homo-17α-oxaandrosta-1,4-dien-3,17-dion.

Gehalt. Mindestens 95,0%, höchstens 105,0% $C_{19}H_{24}O_3$, berechnet auf die getrocknete Substanz.

Eigenschaften. Weißes oder fast weißes, praktisch geruchloses, kristallines Pulver. Fp. = etwa 218°. Sehr wenig lösl. in W. und Benzylalkohol, lösl. in A. und Chlf., unlösl. in Ae. und Hexan.

Erkennung. 1. IR-Absorption: Das IR-Spektrum, gemessen an einem Kaliumbromid-preßling der vorher getrockneten Substanz, muß bei gleichen Wellenlängen Maxima aufweisen, wie die entsprechend vermessene Testolacton-Standardsubstanz. 2. UV-Absorption: Das UV-Spektrum der methanolischen Lsg. 1 in 14000 darf nur die gleichen Maxima und Minima aufweisen, wie die entsprechend vermessene Testolacton-Standardsubstanz. 3. Spezifische Drehung: Die spezifische Drehung, berechnet auf die getrocknete Substanz, gemessen in einer Chlf.-Lsg., die pro 10 ml 125 mg Substanz enthält, liegt zwischen -44 und $-52°$.

Prüfung. 1. Trocknungsverlust: Höchstens 1,0%, wenn die Substanz 3 Std. bei 100° i. Vac. getrocknet wird. 2. Asche: Höchstens 0,1%. 3. Schwermetalle: Höchstens 0,003%. 4. Fremde Steroide und andere Verunreinigungen: Es wird eine d.chr. Unters. durchgeführt. Standard-Lsg.: 10 mg NF-Testolacton-Standardsubstanz, genau gewogen, werden in einem 50-ml-Meßkolben in Aceton gelöst und zum Vol. aufgefüllt. Testlsg.: 250 mg Substanz, genau gewogen, werden in einem 50-ml-Meßkolben in Aceton gelöst und zum Vol. aufgefüllt. Durchf.: Eine 20 × 20 cm große Chromatographierplatte mit einer 250 µm dicken Schicht Kieselgel wird

15 Min. bei Raumtemp. aufbewahrt und dann 1 Std. auf 105° erwärmt und im Exsiccator erkalten gelassen. Die Schicht wird dann in 3 etwa gleiche Sektionen aufgeteilt. Die rechte und linke Sektion werden für das Chromatographieren der Test- und der Standardlsg. verwandt, die mittlere Sektion bleibt für den Blindversuch. 10 µl der Standardlsg. bzw. 20 µl der Testlsg. werden in einer Entfernung von 2,5 cm vom unteren Ende der Platte an gerechnet, aufgetragen und mit Hilfe eines Föns oder Ventilators eingetrocknet. Die Entw. geschieht mit einem Gemisch von Butylacetat und Aceton im Verhältnis 4:1. Man läßt das Lsgm. bis 1 cm unterhalb des oberen Plattenrandes laufen. Die Platte wird dann aus der Entwicklungskammer genommen und die Lsgm.-Front markiert. Man läßt das Lsgm. an der Luft verdampfen. Das Markieren der einzelnen Flecke geschieht bei Betrachten unter kurzwelligem UV-Licht. Die Rf-Werte des Hauptfleckes der Test- und der Standardlsg. müssen übereinstimmen. In der Testlsg. dürfen nicht mehr als 2 verunreinigende Flecke gefunden werden. Größe und Farbintensität der Verunreinigungen anzeigenden Flecke dürfen nicht größer und intensiver sein, als der Hauptfleck der Standardlsg.

Gehaltsbestimmung: Nach entsprechender Umsetzung wird eine spektralphotometrische Bestimmung durchgeführt. Isoniazidrg.: 1,0 g Isoniazid wird in etwa 500 ml M. gelöst, mit 1,25 ml Salzsäure versetzt und auf 1 000 ml mit M. aufgefüllt.

Standardlsg.: Durch genaues Wägen und schrittweises Verdünnen bereitet man eine Lsg. der NF-Testolacton-Standardsubstanz in Chlf., die pro ml etwa 30 µg Substanz enthält.

Probelsg.: Etwa 60 mg Substanz werden genau gewogen, in einen 100-ml-Meßkolben gegeben, mit Chlf. gelöst und zum Vol. aufgefüllt. 5,0 ml dieser Lsg. werden in einen zweiten 100-ml-Meßkolben gegeben und mit Chlf. aufgefüllt.

Durchf.: 5,0 ml der Standardlsg. und 5,0 ml der Probelsg., sowie 5 ml Chlf. (als Blindversuch) werden in 3 verschiedenen 25-ml-Meßkolben gegeben, mit je 10,0 ml Isoniazidrg. versetzt und gemischt. Die 3 Kolben werden in ein Wasserbad gegeben, das eine Temp. von $55 \pm 2°$ aufweist und 70 Min. darin belassen. Danach wird abgekühlt und mit Chlf. zum Vol. aufgefüllt. Die Absorption der einzelnen Lsg. wird in einer Schichtdicke von 1 cm beim Maximum von etwa 415 nm mit Hilfe eines geeigneten Spektralphotometers und unter Verwendung der Blindlsg. bestimmt. Die Absorption der Standardlsg. wird als A_S, die der Probelsg. als A_U bezeichnet. Der Geh. in mg $C_{19}H_{24}O_3$ wird nach folgender Formel berechnet:

$$2C(A_U/A_S),$$

wobei C die genaue Konzentration in µg pro ml Standardsubstanz bedeutet.

Anwendung. Als Antineoplastikum.

Dosierung: Oral, 250 mg, 4× tgl.; i.m., 100 mg, 3× wöchentlich.

Handelsform. Teslac (Squipp, USA).

Testosteronum

Testosteronum. S. II, 42, 101, 137, 138, 139, 175, 313, 862.

Testosteronum aceticum. S. Testostérone (acetate de) II, 140.

Testosteronum caprinatum. S. Testosteron-caprinat II, 140.

Testosterone Cypionate. S. Testosterone Cyclopentylpropionate II, 140.

Testosterone Enanthate. S. II, 141.

Testosteroni ketolaurus. Testosteronketolaurat.

$C_{31}H_{48}O_4$ M.G. 484,69

17β-Hydroxy-androst-4-en-3-on-17β-(3-oxo-dodecanoat).

Anwendung. Als Depot-Androgen.

Handelsform. Androdurin (Ayerst, USA).

Testosteronum oenanthicum. S. Testosterone Enanthate II, 141.

Testosterone Phenylpropionate. S. II, 142.

Testosteronum propionatum. S. Testosteronpropionat II, 142.

Tetraäthylammonium

Tetraäthylammoniumchlorid. Tetraaethylammonium chloratum. T.E.A. chloride.

$$\left[\begin{array}{c} C_2H_5 \\ | \\ H_5C_2-N-C_2H_5 \\ | \\ C_2H_5 \end{array} \right]^{\oplus} Cl^{\ominus}$$

$C_8H_{20}NCl$ M.G. 165,71

Eigenschaften. Weiße, hygroskopische, krustenartige Masse, sehr leicht lösl. in W., A., Chlf. und Aceton, praktisch unlösl. in Bzl. und Ä.
Tetrahydrat: Farblose, monokline Prismen; Fp. = 37,5°.
Die Substanz ist als 50%ige, wss. Lsg. im Handel; pH = 5,8 bis 6,5.

Anwendung. Als Ganglienblocker bei peripheren Zirkulationsstörungen. Bei Schmerzen, die durch Hypermotilität des Magen-Darmkanals eintreten. Bei Hypertonie nur zur Besserung akuter Krisen und Komplikationen. Nur kurze Wirkungsdauer. Vorsicht bei i. v. Injektion.

Dosierung. i.v. 0,2 bis 0,5 mg; i.m. 1,0 bis 1,2 g (mit Procain).

Handelsformen. Etamon, Beparon.

Tetraäthylammoniumjodid. Tetraaethylammonium jodatum.

$$\left[\begin{array}{c} C_2H_5 \\ | \\ H_5C_2-N-C_2H_5 \\ | \\ C_2H_5 \end{array} \right]^{\oplus} J^{\ominus}$$

$C_8H_{20}NJ$ M.G. 257,17

Eigenschaften. Weißes bis fast weißes, feinkrist. Pulver, leicht lösl. in W. und M., wenig lösl. in A. und Chlf., prakt. unlösl. in Ä. Die Substanz ist lichtempfindlich. D = 1,566. Fp. = > 200°.

Anwendung. Als Leitsalz bei polarographischen Bestimmungen.

Aufbewahrung. Gut verschlossen, vor Licht geschützt.

Tetrylammonii bromidum. Tetrylammoniumbromid. Tetraäthylammoniumbromid.

$$[N(C_2H_5)_4]^{\oplus} Br^{\ominus}$$

$C_8H_{20}NBr$ M. G. 210,16

Anwendung. Als Ganglienblocker.

Handelsform. Sympatektoman.

Tetraäthyl-diamino-xanthylium-chlorid

Tetraäthyl-diamino-xanthylium-chlorid. S. Pyronin VI A, 994.

Tetraäthyldithiopyrophosphat

Tetraäthyl-dithio-pyrophosphat. S. II, 464.

Tetraäthylplumban

Tetraäthylplumban. S. Bleitetraäthyl VI A, 782.

Tetraäthyl-pyrophosphat

Tetraäthyl-pyrophosphat. S. II, 465.

Tetraäthyl-rhodamin

N,N,N′,N′-Tetraäthyl-rhodamin-hydrochlorid. S. Rhodamin B I, 234.

Tetraäthylsilicat

Tetraäthylsilicat. Kieselsäure-tetraäthylester. Aether silicicus.

$$H_5C_2-O-\underset{\underset{\displaystyle O-C_2H_5}{|}}{\overset{\overset{\displaystyle O-C_2H_5}{|}}{Si}}-O-C_2H_5$$

$Si(OC_2H_5)_4$

$C_8H_{20}O_4Si$ M.G. 208,34

Eigenschaften. Farblose, brennbare, mäßig flüchtige Fl. von charakt. Geruch, praktisch unlösl. in W., mischbar mit A. und den meisten org. Lsgm. $D_4^{20} = 0,933$. Kp. $= 168°$. $n_D^{25} = 1,3832$.

Anwendung. Zur Härtung von Steinen. Zur Herstellung von wasserfestem Mörtel und Zement.

Aufbewahrung. Gut verschlossen.

Tetraäthylthiuramdisulfid

Tetraäthylthiuramdisulfid. S. Disulfiram II, 807 und IV, 703.

Tetraäthylthiuram-monosulfid

Tetraäthyl-thiuram-monosulfid. S. Sulfiram VI B, 665.

Tetrabarbitalum

Tetrabarbitalum. Tetrabarbitale. Tetrabarbital.

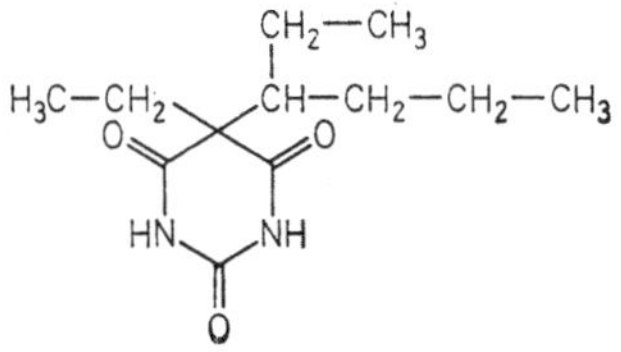

$C_{12}H_{20}N_2O_3$ M.G. 240,30

5-Äthyl-5-(1-äthyl-butyl)-barbitursäure.

Anwendung. Als Hypnoticum.

Handelsformen. Butysal. Butysedal.

Tetrabenazinum

Tetrabenazinum. Tetrabenazine. Tetrabenazin.

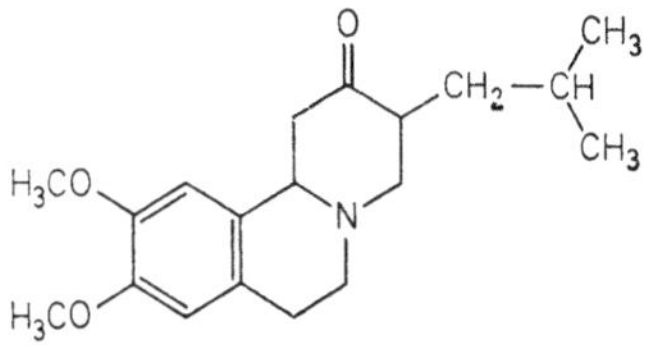

$C_{19}H_{27}NO_3$ M.G. 317,41

1,2,3,4,6,7-Hexahydro-3-isobutyl-9,10-dimethoxy-11bH-benzo[a]chinolizin-2-on.

Anwendung. Als Neurolepticum, Antipsychoticum.

Handelsformen. Nitoman, Regulin.

Tetrabromäthan

1,1,2,2-Tetrabromäthan. Acetylentetrabromid. Acetylenum tetrabromatum. Muthmann-sche Flüssigkeit.

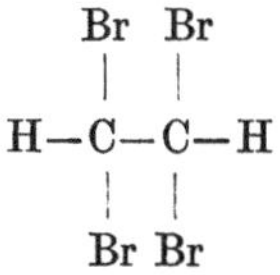

$C_2H_2Br_4$ M.G. 345,70

Eigenschaften. Schwach gelbliche, schwere, stark lichtbrechende Fl., im Geruch an Jodoform und Campher erinnernd. Mischbar mit A., Ä., Chlf., Anilin und Eisessig. Die Substanz zersetzt sich bei 190° und ist empfindlich gegen Licht und Wärme. $D_4^{20} = 2,9638$. Fp. $= 0,1°$. Kp.$_{15} = 121°$. Kp.$_{100} = 170°$. $n_D^{20} = 1,638$.

Anwendung. Zur Trennung von Mineralgemischen. Zum Füllen von **Manometern**.

Aufbewahrung. Gut verschlossen, vor Licht und Wärme geschützt.

Tetrabromdichlor-phenoxy-fluoron-carbonsäure

Tetrabromdichlor-phenoxy-fluoron-o-carbonsäure, Kaliumsalz. Phloxin. Cyanosin. Erythrosin BB.

$C_{20}H_4O_5Br_4Cl_2K_2$ M.G. 293,01

Kaliumsalz des 3′,6′-Dichlor-2,4,5,7-tetrabromfluoresceins.

Eigenschaften. Braungelbes, wenig lichtechtes Pulver, lösl. in W. und A. Die wss. Lsg. ist kirschrot und fluoresziert gelb bis grüngelb.

Anwendung. Zum Färben und Bedrucken von Textilien. Zum Färben kosmetischer und mikroskopischer Präparate. Zum Auszählen der Eosinophilen im Blutbild. Als Fluoreszenzindikator.

Aufbewahrung. Gut verschlossen, vor Licht geschützt.

Tetrabrom-fluorescein-Natrium

Tetrabrom-fluorescein-Natrium. S. Eosin II, 26 und 1007.

Tetrabrom-m-kresolsulfonphthalein

3′,5′,3″,5″-Tetrabrom-m-kresolsulfonphthalein. S. Bromkresolgrün I, 311.

Tetrabromphenolphthalein

3′,5′,3″,5″-Tetrabromphenolphthalein.

$C_{20}H_{10}O_4Br_4$ M.G. 633,94

3,3-Bis-(3,5-dibrom-4-hydroxy-phenyl)-phthalid.

Eigenschaften. Weißes Pulver, prakt. unlösl. in W., schwer lösl. in A. und Eisessig, lösl. in Äther. In wss. Lösungen von Alkalilaugen löst sich die Substanz mit roter Farbe. Fp. 295−297° u. Zers.

Anwendung. In 0,04%iger äthanol. Lsg. als Säure-Basen-Indikator. Umschlagsbereich pH 7,6 (farblos) bis 9 4 (rotviolett).

Tetrabrom-phenolsulfonphthalein

3′,5′,3″,5″-Tetrabrom-phenolsulfonphthalein. S. Bromphenolblau I, 314.

Tetracainum

Tetracainum. S. Tetracaine II, 288.

Tetracainum hydrochloricum. S. Tetracainhydrochlorid I, 69, 157 und II, 277, 289, 862.

Tetracainum nitricum. S. Tetracaini nitras II, 291.

Tetracemin

Tetracemindinatrium Nord. 63.

S. Natrium-ÄDTA VI A, 61.

Tetrachloräthan

1,1,2,2-Tetrachlor-äthan. Acetylentetrachlorid. Acetylenum tetrachloratum.

$$\begin{array}{ccc} Cl & Cl \\ | & | \\ H-C-C-H \\ | & | \\ Cl & Cl \end{array}$$

$C_2H_2Cl_4$ M.G. 167,86

Eigenschaften. Farblose, klare, schwere, stark lichtbrechende Fl. von erstickendem, chloroformähnlichem Geruch. Sehr wenig lösl. in W., mischbar mit A. und Ä. $D_4^{20} = 1{,}597$. Fp. $= -42{,}5°$. Kp. $= 146-147°$. $n_D^{20} = 1{,}4938$.

Anwendung. Als Lsgm. für Fette, Öle, Harze, Kautschuk, Celluloseacetate.

Aufbewahrung. Gut verschlossen, kühl, vor Licht geschützt.

Tetrachloräthen

Tetrachloräthen. S. Tetrachloraethylenum II, 1201.

Tetrachloräthylenum

Tetrachloräthylen. S. Tetrachloraethylenum II, 1200.

Tetrachlor-benzochinon

2,3,5,6-Tetrachlor-benzochinon-(1,4). S. Chloranil II, 426.

Tetrachlorbenzol

Tetrachlorbenzol. S. III, 403.

Tetrachlorchinon

Tetrachlorchinon. S. Chloranil II, 426.

Tetrachlor-dihydrofurancarbonsäure-äthylester

2,3,4,5-Tetrachlor-2,3-dihydrofurancarbonsäure-äthylester.

$C_7H_6O_3Cl_4$ M.G. 279,95

Eigenschaften. Sehr leicht zersetzliche Fl., die durch Zusatz von Polyvinylacetat stabilisiert werden kann.

Anwendung. Als Repellent für Nager.

Tetrachlor-dimethylaminoäthyl-isoindolin-di-methylchlorid

4,5,6,7-Tetrachlor-2-(2'-dimethylaminoäthyl)-isoindolin-di-methylchlorid. S. Chlorisondamin III, 867.

Tetrachlorkohlenstoff

Tetrachlorkohlenstoff. S. Carboneum tetrachloratum II, 1196.

Tetrachlormethan

Tetrachlormethan. S. Carboneum tetrachloratum II, 1196.

Tetrachlornitrobenzol

Tetrachlornitrobenzol. 2,3,5,6-Tetrachlornitrobenzol.

$C_6HNO_2Cl_4$ M.G. 260,96

Eigenschaften. Farb- und geruchlose Kristalle, prakt. unlösl. in W., lösl. in A., leicht lösl. in Bzl., Schwefelkohlenstoff und Chlf. $D^{25} = 1,744$. Fp. $= 99°$.

Anwendung. Als Fungizid.

Tetrachlorphthalsäureanhydrid

Tetrachlorphthalsäureanhydrid.

$C_8O_3Cl_4$ M.G. 285,92

Eigenschaften. Farblose, prismatische Kristalle, prakt. unlösl. in kaltem W., lösl. in heißem W. unter Bildung von Tetrachlorphthalsäure, schwer lösl. in Ä. Fp. = 255—257°. Die Substanz ist sublimierbar.

Anwendung. In Farbstoff- und Kunststoffsynthesen. Als Feuerschutzanstrich. Zur Herabsetzung der Entflammbarkeit von Kunststoffen (als Zusatz).

Tetracosactidum

Tetracosactidum. Tetracosactid. Tetracosactrin.

Chemisch definiertes Hypophysenvorderlappenhormon.

Sequenz: L-Seryl-L-tyrosyl-L-seryl-L-methionyl-L-glutamyl-L-histidyl-L-phenylalanyl-L-arginyl-L-tryptophyl-L-glycyl-L-lysyl-L-prolyl-L-valyl-glycyl-L-lysyl-L-lysyl-L-arginyl-L-arginyl-L-prolyl-L-valyl-L-lysyl-L-valyl-L-tyrosyl-L-prolin.

Anwendung. Bei ungenügendem Ansprechen der Nebennierenrinde auf ACTH-Präparate. Diagnostisch zur Prüfung der NNR-Funktion.

Tetracosactrinum

Tetracosactrium. S. 0. Tetracosactidum.

Tetracosactrin Acetate BP 73, BPC 73.

Bemerkung. Die Substanz ist das Hexaacetat des Tetracosactids.

Eigenschaften: Weißes bis gelbliches, amorphes Pulver, lösl. in 70 T. W.

Erkennung. 1,0 mg Substanz werden in 0,2 ml 1,54%iger Ammoniumacetat-Lösung gelöst, die mit Ammoniak-Lösung auf pH 82, gebracht wird. Dann fügt man 10 µl einer 0,2%igen Trypsin-Lösung hinzu und hält die Gesamtlösung 40 Min. lang bei einer Temperatur, die zwischen 37 und 38° liegt. Anschließend wird 3 Min. lang im siedenden Wasserbad erhitzt mit 5 µl Eisessig versetzt. Dann dampft man bei einem Druck, der 20 Torr nicht übersteigt und 40° zur Trockne ein, trocknet den Rückstand etwa 1 Std. lang bei 40° und löst ihn in 0,1 ml Eisessig wieder auf. Anschließend wird die Lösung gefriergetrocknet, der Rückstand in 0,1 µl Wasser gelöst und erneut gefriergetrocknet. Der auf diese Weise erhaltene Rückstand wird dann noch 1 Std. lang bei 45° und einem Druck, der 20 Torr nicht übersteigt, getrocknet und schließlich in 50 µl Wasser gelöst (Lösung 1). Gleichzeitig und auf gleiche Weise wird von 1 mg Tetracosactrin Acetate-Standard-Substanz eine Vergleichslösung hergestellt (Lösung 2). Zur anschließenden Elektrophorese und Dünnschichtchromatographie (2-dimensionale Trennung) werden zwei Chromatographieplatten mit den Abmessungen 20 × 20 cm benötigt, die mit mikrokristalliner Zellulose beschichtet sind. Die Platten werden mit einer Pufferlösung besprüht, die 0,2% Eisessig und 0,2% Pyridin enthält. Die Filtrierpapierzungen, die den Kontakt zwischen Elektroden und Platten herstellen, sollen die Platten vom Rand her 1,5 cm weit bedecken. Dann läßt man 30 Min. lang stehen. Die erste Chromatographieplatte wird in einer Entfernung von etwa 2,5 cm mit 4,0 µl der Lösung 1, die zweite Chromatographieplatte auf gleiche Weise mit 4,0 µl der Lösung 1 beschickt. Beide Platten werden bei 280 Volt 90 Min. lang der Elektrophorese unterworfen. Nach dem Herausnehmen werden sie 30 Min. an der Luft und dann 30 Min. mit Hilfe eines Föns getrocknet, anschließend wird in senkrechter Richtung zur Elektrophorese eine dünnschichtchromatographische Trennung vorgenommen. Als Laufmittel dient eine Mischung von 38 V.-T. n-Butanol, 24 V.-T. Pyridin, 8 V.-T. Eisessig und 30 V.-T. W. Nach der Entwicklung wird die Platte an der Luft getrocknet und mit Cadmium-Ninhydrin-Lösung besprüht.

Die Hauptflecke in beiden Chromatogrammen müssen übereinstimmen. Die Intensität der beiden Flecke kann variieren.

2. Spezifische Drehung: Die 1,0%ige Lösung der Substanz in einer 1,0%igen Eisessig-Lösung zeigt eine Drehung von −98 bis −108°.

3.: Lichtadsorption: Die Extinktion einer 1,0 cm dicken Schicht einer 0,02%igen Lösung in 0,1 N Salzsäure zeigt beim Maximum von etwa 275 nm eine Extinktion von 0,51 bis 0,61 Das Verhältnis der Extinktion bei 275 nm zu 248 nm muß zwischen 2,4 und 2,8 liegen.

Prüfung. 1. Gehalt an gebundener Essigsäure: 8−13%, nach BP 73 gaschromatographisch bestimmt. Zur Gaschromatographie werden folgende wäßrige Lösungen verwendet: (1): 0,1% Eisessig und 0,1% Dioxan (interner Standard). (2): 1,0%ige Lösung der zu untersuchenden Substanz. (3): 1,0%ige Lösung der zu untersuchenden Substanz und 0,1% des internen Standards. Zur chromatographischen Trennung benutzt man eine Glassäule von 2 Metern Länge und 0,2 cm innerem Durchmesser, die mit porösen Körperchen aus Styrol-diphenyl-benzol-kopolymer (Korapak Q) von 100−120 mesh Durchmesser beschickt ist. Die Säule wird bei 150° gehalten. Als Trägergas verwendet man Stickstoff und als Detektor einen Flammenionisationsdetektor. 2. Gehalt an Aminosäuren. Es wird die Bestimmungsmethode für Aminosäuren nach BP 73 durchgeführt. Man benutzt 4,6 mg Substanz. Als interner Standard verwendet man eine 0,03%ige Lösung von D,L-Norleucin in 6 N Salzsäure. Die Substanz wird 24 Std. lang auf 110° erhitzt. Nach dem letzten Eindampfen wird der Rückstand mit Standardpuffer des pH-Wertes 2,2 auf 10 ml aufgefüllt. 1,0 ml dieser Lösung wird in den Aminosäureanalyzer gegeben. Der Gehalt an den einzelnen Aminosäuren wird als Molgewicht ausgedrückt und auf Valin mit dem Wert 3 bezogen. Die auf diese Weise erhaltenen Werte müssen innerhalb folgender Grenzen liegen: Lysin: 3,4 bis 4,7; Histidin: 0,9 bis 1,1; Arginin: 2,7 bis 3,3; Serin: 1,1 bis 2,2; Glutaminsäure: 0,9 bis 1,1; Prolin: 2,5 bis 3,5; Glyzin: 1,8 bis 2,2; Methionin: 0,9 bis 1,1; Thyrosin: 1,7 bis 2,2; Phenylalanin: 0,9 bis 1,1. Fremde Aminosäuren dürfen im Hydrolysat nicht anwesend sein. 3. Fremde Substanzen: Es wird eine elektrophoretische Untersuchung durchgeführt. Dazu werden Zelluloseacetatfolien der Abmessungen 5 × 11,5 cm 5 Min. lang in einer Lösung eingelegt, die aus 40 Vol.-% Form. und 60 Vol.-% der folgenden Mischung besteht: 25 V.-T. Pyridin, 1 V.-T. Eisessig und 225 V.-T. W. Die Streifen werden zwischen Filterpapier abgepreßt. 1 cm vom Anodenende und 2,5 cm vom Rand entfernt wird je 1 µl der folgenden 2 Lösungen aufgetragen: (1): 0,8%ige Lösung der zu untersuchenden Substanz. (2): 1,0%ige Lösung von Tetracosactrin-acetat-Referenz-Standardsubstanz. Die Elektrophorese wird bei 17 Volt pro cm 1 Std. lang bei 5° durchgeführt. Man preßt die herausgenommenen Streifen ab und taucht sie 5 Min. lang in folgende Lösung ein: 1 g Kaliumhexacyanoferrat (III) wird in 50,0 ml W. gelöst und mit 2 ml einer gesättigten Eisen(III)-chlorid-Lösung versetzt. Die Streifen werden anschließend mit 5%iger Phosphorsäure-Lösung gewaschen bis der Untergrund möglichst blaß erscheint und werden dann schließlich mit Wasser gewaschen. Sofern außer dem Hauptfleck weitere Flecke auf dem Elektropherogramm der Lösung (1) auftreten, dürfen sie nicht intensiver sein als die auf dem Elektropherogramm, daß durch Entwickeln der Lösung (2) erhalten wurde. 4. Peptide: Mindestens 76,0%, bestimmt nach der folgenden Methode: 60 mg Substanz werden in 3,0 ml Eisessig gelöst, mit 15,0 ml Acetonitril versetzt und mit 0,05 N Perchlorsäure-Lösung bei potentiometrischer Endpunktbestimmung titriert. 1,0 ml 0,05 N Perchlorsäure entspricht 0,016 30 g Peptiden. 5.: Sulfoxide: Es werden zunächst 6 Blindversuche in folgender Weise durchgeführt. 0,5 ml einer 5%igen wäßrigen Lösung von Kaliumjodid werden in einen Jodzahlkolben gegeben. Die enthaltene Luft wird durch Einblasen von Stickstoff vertrieben. Dann setzt man 3,0 ml Salzsäure zu und mischt. Die Luft wird erneut durch Stickstoff vertrieben, der Jodzahlkolben verschlossen und unter gelegentlichem Umschütteln 15 Min. lang stehen gelassen. Während man immer wieder die Luft durch Einblasen von Stickstoff vertreibt, setzt man 5,0 ml Tetrachlorkohlenstoff zu und schüttelt kräftig durch. Dann wird mit 30,0 ml Wasser versetzt und erneut durchgeschüttelt. Die Lösung wird in einen Erlenmeyerkolben überführt, mit weiteren 20,0 ml Wasser versetzt und mit Hilfe von Eis auf 0° herabgekühlt. Nach Zusatz von 10,0 ml 2 N Natronlauge und soviel Natriumhydrogencarbonat-Lösung, daß ein pH-Wert von zwischen 7 und 8 erreicht wird, titriert man unmittelbar mit 0,002 N Natriumarsenit-Lösung, unter Verwendung von Stärke-Lösung als Indikator. Der Unterschied zwischen dem höchsten Blindwert und dem mittleren Blindwert darf nicht mehr als 0,2 ml betragen.

In gleicher Weise wird ein weiterer Versuch durchgeführt, wobei man 50 mg der zu untersuchenden Substanz einsetzt. Nach Einstellung des pH-Wertes setzt man Stärke-Lösung zu, sowie ein Vol. von 0,7 ml 0,002 N Natriumarsenit-Lösung plus der Anzahl ml, die beim Blindwert mit dem höchsten Verbrauch notwendig waren. Die Lösung muß dabei entfärbt werden. 6. Sulfatasche: Höchstens 2,0%. 7. Wassergehalt: Zwischen 5 und 16%. 8. Abnorme Toxizität: 5 Mäusen werden je 0,2 mg Substanz, gelöst in 0,3 ml physiolog. Kochsalzlsg. intravenös injiziert. Die Injektionen dürfen höchstens 60 Sek. dauern. Keine der behandelten Mäuse darf innerhalb 48 Stunden sterben. Sollte eine der Mäuse sterben, so muß der Versuch wiederholt werden, dabei darf keine der Mäuse innerhalb 48 Std. sterben.

Gehaltsbestimmung: Es wird die unter Tetracosactrin in BP 73 aufgeführte biologische Gehaltsbestimmung durchgeführt.

Anwendung: Als corticotropes Peptid; s. auch Tetracosactidum S. 57.

Dosierung: Als intramuskuläre Injektion 0,2 mg; als intravenöse Infusion 0,25 mg.

Handelsform: Synacthen (Ciba).

Tetracyclinum

Tetracyclinum. S. Tetracycline I, 1110.

Tetracyclinum hydrochloricum. S. Tetracyclini Hydrochloridum I, 1112.

Tetracyclini metaphosphas Jap. 72. Tetracycline Metaphosphate. Tetracyclinmetaphosphat.

$C_{22}H_{21}N_2O_8 \cdot HPO_3 \cdot {}^1/_5 NaPO_3$

M.G. 544,83

Eigenschaften. Gelbes, krist. Pulver, sehr wenig lösl. in W.

Dosierung. Tägl. 1 bis 2 g.

Anwendung. S. Tetracyclin, I, 1110.

Tetradonium

Tetradoniumbromid. Tetradonii bromidum.

$C_{17}H_{38}NBr$

M.G. 336,39

N,N,N-Trimethyl-N-tetradecyl-ammoniumbromid.

Anwendung. Als Antisepticum (s. auch I, 233).

Tetragastris

Tetragastris balsamifera (Sw.) O. KTZE. [Hedwigia balsamifera Sw., Bursera balsamifera (Sw.) PERS.]. Burseraceae — Protieae. Bois cochon. Amarcey. Sucrier de montagne. Westindien, Antillen.

Balsamum Tetragastris. Resina Hedwigiae balsamiferae. Schweinsbalsam. Baume de cochon. Baume de sucrier.

Helles Harz von terpentinartigem Geruch und scharf bitterem Geschmack.

Anwendung. Wie Copaivabalsam gegen chronische Krankheiten der Schleimhäute und als Fiebermittel.

Tetragonia

Tetragonia expansa MURR. (T. cornuta GAERTN.). Aizoaceae — Tetragonoideae. Neuseeländischer Spinat.

Heimisch in Neuseeland, Australien, Polynesien, Ostasien, Südafrika und Südamerika, in Europa kultiviert.

Kraut mit dicken, fleischigen Laubblättern. Blüte zymös. Petalen fehlen. Ovar halb unterständig. Steinfruchtartige Schließfrüchte.

Inhaltsstoffe. Saponine, Alkaloide (?), Pinit (Methyl-inosit).

Anwendung. Ein als Neuseeländischer Spinat, Baguio spinach, bekanntes Gemüse liefernd. In Brasilien als Antiscorbuticum, bei Lungen- und Darmkrankheiten. Nach HARTWELL [Lloydia *30*, 71 (1967)] in Ostasien bei Krebs, insbesondere Magenkrebs.

Bemerkung. Tetragonia schenkii ENGL. ist eine in Südafrika als Viehgift bekannte Pflanze.

Tetrahydrazolinum

Tetrahydrazoline Hydrochloride USP XIX.

Bemerkung. Vgl. Tyzine II, 618.

Formel: S. II, 575.

$C_{13}H_{17}N_2Cl$ M.G. 236,74

Gehalt. Mindestens 98,0 und höchstens 100,5% $C_{13}H_{16}N_2 \cdot HCl$, berechnet auf die getrocknete Substanz.

Eigenschaften. Weißes, geruchloses Pulver, gut lösl. in W. und A., sehr wenig lösl. in Chlf., praktisch unlösl. in Ä. Fp. = 253 bis 259°.

Erkennung. 1. IR-Absorption: Das IR-Spektrum der 2 Std. lang bei 105° getrockneten Substanz, gemessen als Kaliumbromidpreßling, darf nur die gleichen Banden aufweisen, wie das Spektrum der entsprechend vermessenen USP Standardsubstanz. 2. UV-Absorption: Das UV-Spektrum der Lsg. 1 in 4000 darf nur die gleichen Maxima und Minima aufweisen, wie das Spektrum einer entsprechend vermessenen USP-Standardsubstanz. Die Extinktionen, berechnet auf die getrockneten Substanzen, bei den Maxima, die bei etwa 264 nm und 171 nm liegen, dürfen nicht mehr als 4% differieren. 3. Die Substanz gibt positive Chlorid-Rk.

Prüfung. 1. Trocknungsverlust: Höchstens 1%, wenn die Substanz 2 Std. lang bei 105° getrocknet wird. 2. Verbrennungsrückstand: Höchstens 0,1%. 3. Schwermetalle: Höchstens 0,005%. Zur Durchführung werden 400 mg Substanz in 23 ml W. gelöst und mit 2 ml verdünnter Essigsäure versetzt.

Gehaltsbestimmung. Etwa 400 mg Substanz werden genau gewogen, in einem 250-ml-Becherglas in 60 ml Eisessig gelöst, notfalls unter Erwärmen. Man setzt 5 ml Acetanhydrid, 5 ml Quecksilber(II)-acetatlsg. und 1 Tr. Chinaldinrotlsg. hinzu und titriert mit 0,1 N Perchlorsäure. Der gefundene Verbrauch wird an Hand eines Blindversuches korrigiert. 1 ml 0,1 N Perchlorsäure entspr. 23,67 mg $C_{13}H_{16}N_2 \cdot HCl$.

Anwendung. Zum Abschwellen der Nasenschleimhaut, als Lsg.

Tetrahydrofuran

Tetrahydrofuran. S. IV, 1073.

Tetrahydrofurylalkohol

Tetrahydrofurylalkohol. S. IV, 1074.

Tetrahydro-methyl-nicotinsäuremethylester

1,2,5,6-Tetrahydro-1-methyl-nicotinsäuremethylester-hydrobromid. S. Arecolinum hydrobromicum I, 934.

Tetrahydro-methyl-phenyl-1H-indeno-pyridin

2,3,4,9-Tetrahydro-2-methyl-9-phenyl-1H-indeno[2,1-c]pyridin-hydrogentartrat. S. Phenindamine tartrate I, 1203.

Tetrahydronaphthalin

1,2,3,4-Tetrahydronaphthalin. S. Tetralin VI A, 16.

Tetrahydronaphthyl-imidazolin

2-(1,2,3,4-Tetrahydro-1-naphthyl)-imidazolin-hydrochlorid. S. Tyzine II, 618.

Tetrahydro-oxazin

Tetrahydro-1,4-oxazin. S. Morpholin V, 897.

Tetrahydropyrrol

Tetrahydropyrrol. S. Pyrrolidin VI A, 998.

Tetrahydroxy-adipinsäure

Tetrahydroxyadipinsäure. S. Schleimsäure VI B, 320.

Tetrahydroxyanthrachinon

1,2,5,8-Tetrahydroxy-anthrachinon. Alizarinbordeaux B und BA. Chinalizarin.

$C_{14}H_8O_6$ M.G. 272,20

Eigenschaften. Rote, nadelförmige Krist. mit grünem Metallglanz, prakt. unlösl. in W., lösl. in Alkalilaugen mit roter, in Eisessig mit gelber, in konz. Schwefelsäure mit blauvioletter Farbe. Fp. = >275°.

Anwendung. In der Baumwollfärberei und -druckerei. Als Reagens auf Al, B, Be, Ga, Hf, Mg und U. Zur Kernfärbung und Differenzierung botanischer Objekte.

Tetrahydroxy-benzochinon

2,3,5,6-Tetrahydroxy-benzochinon-(1,4). Tetrahydroxychinon.

$C_6H_4O_5$ M.G. 172,09

Cyclohexadien-(1,4)-tetrol-(1,2,4,5)-dion-(3,6).

Eigenschaften. Blauschwarze, im durchfallenden Licht gelbe Kristalle, schwer lösl. in kaltem W. und Ä., lösl. in heißem W. und A. Die Substanz ist eine starke, zweiwertige Säure und gibt mit Bariumionen einen dunkelroten Niederschlag.

Anwendung. Als Mikroreagens auf Barium. Zur maßanalytischen Best. von Sulfaten.

Tetrahydroxy-caprolacton

α,β,γ,ε-Tetrahydroxy-δ-caprolacton. S. D-Gluconsäure-δ-lacton IV, 1145.

Tetrahydroxychinon

Tetrahydroxychinon. S. 2,3,5,6-Tetrahydroxy-benzochinon-(1,4) (s. o.)

Tetrahydroxy-cyclohexancarbonsäure

1,3,4,5-Tetrahydroxy-cyclohexancarbonsäure. S. Acidum chinicum II, 941.

Tetrahydroxy-dihydro-indeno-chromen

3,7,5′,6′-Tetrahydroxy-3,4-dihydro-(indeno-2′,1′: 3,4-chromen). S. Brasilinum III, 496.

Tetrahydroxy-dioxo-flavan

5,7,2′,4′-Tetrahydroxy-3,4-dioxo-flavan. S. Morin I, 230.

Tetrahydroxy-flavonol-rutinosid

3,7,3′,4′-Tetrahydroxy-flavonol-3-rutinosid. S. Rutinum II, 714.

Tetrajodäthylen

Tetrajodäthylen. Aethylenum tetrajodatum. Tetrajodäthen. Äthylentetrajodid. Äthylenperjodid. Perjodäthylen. Dijodoform.

$$J{\setminus}{}{/}J$$
$$C=C$$
$$J{/}{}{\setminus}J$$

C_2J_4 M.G. 531,66

Eigenschaften. Hellgelbe, fast geruchlose Kristalle, prakt. unlösl. in W., wenig lösl. in A., lösl. in Ä. und Chlf., sehr leicht lösl. in Schwefelkohlenstoff. Die Substanz ist i. Vak. sublimierbar. $D_4^{20} = 2{,}983$. Fp. $= 188°$. Lichtempfindlich; bei Belichtung entsteht unter Braunfärbung durch Jodabspaltung Dijodacetylen. Die Substanz bildet mit prim., sek. und tert. Aminen Additionsverbindungen.

Anwendung. Anstelle von Jodoform äußerlich zur Behandlung von Wunden, Furunkeln und Geschwüren.

Aufbewahrung. Gut verschlossen, vor Licht und Luft geschützt.

Tetrajodfluorescein

2,4,5,7-Tetrajod-fluorescein. S. Tetrajodfluorescein II, 1007 und Jodeosin V, 317.

2,4,5,7-Tetrajod-fluorescein, Dinatriumsalz. S. Erythrosin II, 35.

Tetrajodphenolphthalein

Tetrajodphenolphthalein-Natrium. S. 3′,5′,3″,5″-Tetrajodphenolphthalein (Di-Natrium-Salz) II, 14.

Tetrajodtetrachlorfluorescein

Tetrajodtetrachlorfluorescein, Kaliumsalz. S. Bengalrosa III, 381.

Tetrajodthyronin

3,5,3′,5′-Tetrajodthyronin. S. Thyroxin II, 41, 56, 73, 309, 865.

Tetramethylammonium

Tetramethylammoniumbromid. Tetramethylammonium bromatum.

$$\left[\begin{array}{c} CH_3 \\ | \\ H_3C-N-CH_3 \\ | \\ CH_3 \end{array} \right]^{\oplus} Br^{\ominus}$$

$C_4H_{12}NBr$ M.G. 154,06

Eigenschaften. Weißes, krist., zerfließliches Pulver, mit neutraler Reaktion leicht lösl. in W., lösl. in A., prakt. unlösl. in Ä., Chlf. und Bzl. D $= 1{,}56$. Die Substanz sublimiert $> 360°$.

Anwendung. Als Leitsalz bei der Polarographie von Alkali- und Erdalkalimetallen.

Aufbewahrung. Gut verschlossen, vor Feuchtigkeit geschützt.

Lösung. Vgl. I, 292.

Tetramethylammoniumformiat. Tetramethylammonium formicicum.

$$\left[N(CH_3)_4 \right]^{\oplus} \quad HC\!-\!O^{\ominus}$$

C₅H₁₃NO₂

$C_5H_{13}NO_2$ M.G. 119,16

Eigenschaften. Farblose, zerfließliche Kristalle, leicht lösl. in W. Gegen Lackmus reagiert die kalt bereitete wäßrige Lsg. neutral, die heiße wäßrige Lsg. alkalisch. Die Substanz ist in wäßriger Lsg. und in trockener Luft haltbar. Fp.: Zers. oberhalb 200°.

Anwendung. Die Substanz wurde bei Schädigung des Sehnervs empfohlen; z. B. bei Tabakamblyopie.

Aufbewahrung. Gut verschlossen, vor Feuchtigkeit geschützt.

Tetramethylammoniumhydroxid.

$$\left[N(CH_3)_4 \right]^{\oplus} \quad OH^{\ominus} \cdot 5H_2O$$

$C_4H_{13}NO \cdot 5\,H_2O$ M.G. 181,24
                                             wasserfrei 91,15

Eigenschaften. Farblose, hygroskopische, nadelförmige Kristalle, die aus der Luft leicht Kohlendioxyd aufnehmen. Sehr leicht lösl. in W. gut lösl. in A. Die wss. Lsg. reagiert stark alkalisch. Fp. 62—63°. Die Substanz ist meist als 10%ige wss. Lsg. im Handel.

Aufbewahrung. Gut verschlossen, vor Licht und Feuchtigkeit geschützt.

Lösung. Vgl. I, 766.

Tetramethylammoniumjodid. Tetramethylammonium jodatum.

$$\left[N(CH_3)_4 \right]^{\oplus} \quad J^{\ominus}$$

$C_4H_{12}NJ$ M.G. 201,06

Eigenschaften. Blaßgelbe, hygroskopische Kristalle, lösl. in M., schwer lösl. in W., Aceton, Chlf., sehr schwer lösl. in heißem abs. A., prakt. unlösl. in Ä. D = 1,84. Fp.: Die Substanz zersetzt sich > 230°.

Wirksamkeit. Die Substanz besitzt wie alle Tetramethylammoniumsalze, eine ganglienerregende und curareartige Wirkung.

Aufbewahrung. Gut verschlossen, vor Feuchtigkeit geschützt.

Tetramethyl-bis-hydroxyäthylporphin-dipropionsäure

1,3,5,8-Tetramethyl-2,4-bis-α-hydroxyäthyl-porphin-6,7-dipropionsäure. S. Haematoporphyrinum V, 1.

Tetramethyldiamino-acridin

Tetramethyldiamino-acridin-hydrochlorid (Chlorzink-Doppelsalz). 3,6-Bis-(dimethyl-amino)-acridin-hydrochlorid (Chlorzink-Doppelsalz). Acridinorange. Acridinorange 2 G. Rhodulinorange N.

$C_{17}H_{19}N_3 \cdot HCl \cdot ZnCl_2$ M.G. 438,11

Eigenschaften. Orangefarbenes Pulver, mit orangegelber Farbe leicht lösl. in W. Die wss. Lsg. fluoresziert grün. Leicht lösl. in A., Aceton und heißem Bzl., lösl. in verd. Säuren. Fp. der Base = 180—181°.

Anwendung. In der Färberei und der Mikroskopie.

Tetramethyl-diamino-benzophenon

Tetramethyl-4,4′-diamino-benzophenon. 4.4′-Bis-(dimethylamino)-benzophenon. Mich-lers Keton.

$C_{17}H_{20}N_2O$ M.G. 268,35

Eigenschaften. Farbloses, krist. Pulver, das sich an der Luft verfärbt. Sehr schwer lösl. in W., schwer lösl. in abs. A. und Ä., lösl. in Pyridin, Acetaldehyd, Benzaldehyd, Eisessig, leicht lösl. in heißem Bzl. In Phenol löst sich die Substanz mit gelber Farbe. Fp. = 172°. Kp. > 360° unter Zers.

Anwendung. Zur Darstellung von Diphenylmethan-, Triphenylmethan- und Acridin-farbstoffen.

Aufbewahrung. Gut verschlossen, vor Licht geschützt.

Tetramethyl-diamino-diphenylmethan

N,N,N′,N′-Tetramethyl-(4,4′-diamino-diphenylmethan). 4,4′-Bis-(dimethylamino)-diphe-nylmethan.

$C_{17}H_{22}N_2$ M.G. 254,38

Eigenschaften. Weiße bis bräunlichweiße, blättchenförmige Kristalle, prakt. unlösl. in W., schwer lösl. in A., lösl. in Säuren, leicht lösl. in Ä., Bzl. und Schwefelkohlenstoff. Fp. = 91°. Kp. = 390°. Die Substanz gibt mit PbO_2 in essigsaurer Lsg. eine blaugrüne Färbung.

Anwendung. Zur Darstellung von Farbstoffen. Zur kolorimetr. Best. von Blei (in essig-saurer Lsg.). Zum Nachweis von Mangan.

Tetramethyl-diamino-triphenyl-carbinol

Tetramethyl-4,4′-diamino-triphenyl-carbinol. S. Malachitgrün II, 9.

Tetramethyl-nitro-thionin

N,N,N′,N′-Tetramethyl-1(?)-nitrothionin-chlorid. Methylengrün. Methylengrün B. Nitro-methylenblau.

$C_{16}H_{17}N_4O_2ClS$ M.G. 364,87

1(?)-Nitro-2,7-bis-dimethylamino-phenazthioniumchlorid.

Eigenschaften. Braun- oder grauschwarzes Pulver, mit grünblauer Farbe leicht lösl. in W., wenig lösl. in A., mit gelbgrüner Farbe lösl. in 90%iger Schwefelsäure. Im Handel meist als Zinkchlorid-Doppelsalz: $2(C_{16}H_{17}N_4IO_2ClS) \cdot ZnCl_2$.

Anwendung. Zum Färben von Baumwolle und Seide.

Tetramethyl-phenolphthalein

2′,5′,2′′,5′′-Tetramethyl-phenolphthalein. S. p-Xylenolphthalein, 534.

Tetramethyl-thionin

N,N,N′,N′-Tetramethylthioninchlorid. S. Methylenum coeruleum II, 19.

Tetramethyl-trimethyl-tridecyl-hydroxy-chroman

2,5,7,8-Tetramethyl-2-(4′,8′,12′-trimethyl-tridecyl)-6-hydroxy-chroman. S. Tocopherol II, 655.

Tetramin

Tetramin. 1-Äthylenimino-2-hydroxy-buten-(3).

$C_6H_{11}NO$ M.G. 113,16

Eigenschaften. Leicht bewegliche, farblose Fl., leicht lösl. in W., lösl. in den üblichen org. Lsg. $Kp._{30} = 60-63°$. Die Substanz polymerisiert leicht.

Anwendung. Als Zytostaticum.

Aufbewahrung. Gut verschlossen.

Tetramisolum

Tetramisolum. Tetramisole. Tetramisol.

$C_{11}H_{12}N_2S$ M.G. 204,28

DL-2,3,5,6-Tetrahydro-6-phenyl-imidazo-[2,1-b]-thiazol.

Anwendung. Als Anthelminticum.

Handelsformen. Als Hydrochlorid: Anthelvet, Concurat, Decaris, Nemecide, Nilverm, Nilzan, Orovermol, Ripercol, Spartakon, Veterin-Vermisol, Vetranisol.

Tetranitrocarbazol

γ-**Tetranitrocarbazol.** 1,3,6,8-Tetranitrocarbazol.

$C_{12}H_5N_5O_8$ M.G. 347,20

Eigenschaften. Goldgelbe Kristalle, prakt. unlösl. in W., leicht lösl. in A. und Aceton, in den üblichen Lsgm. unterschiedlich lösl.; beim Erwärmen, lösl. in äthanolischen Alkalilaugen. Fp. 285° und Zers.

Anwendung. Als Insektizid.

Handelsform. Nirosan.

Tetranitrodiphenyl

2,4,2′,4′-**Tetranitrodiphenyl.**

$C_{12}H_6N_4O_8$ M.G. 334,20

Eigenschaften. Gelbliche, prismatische Kristalle, leicht lösl. in Eisessig und Bzl., schwer lösl. n A. und Ä. Fp. 150—151° bzw. 160° (dimorph!).

Anwendung. Zum Nachweis digitaloider Lactone (Cardenolide).

5*

Tetranitromethan

Tetranitromethan.

$$O_2N-\underset{\underset{NO_2}{|}}{\overset{\overset{NO_2}{|}}{C}}-NO_2$$

CN_4O_8 M.G. 196,04

Eigenschaften. Farblose bis blaßgelbe Fl., prakt. unlösl. in W., leicht lösl. in A. und Ä., lösl. in Aceton, Toluol, Nitrobenzol und Nitrotoluol. $D_4^{25} = 1,623$. Fp. $= -13°$. Kp. $= 126°$. $n_D^{25} = 1,436$. Die Substanz ist ein starkes Oxydationsmittel und greift Eisen, Kupfer, Zink und Messing an. Mit alkoholischer Kalilauge wird die Substanz zu Trinitromethan (Nitroform) und Äthylnitrat umgesetzt. Sie ist hochexplosiv im Gemisch mit Toluol, Nitrobenzol oder Nitrotoluol.

Achtung. Reizt Augen und Atemwege.

Anwendung. In der org. Chemie zum Nachweis von Doppelbindungen. Als 0,5 bis 5%iger Zusatz zu Dieseltreibstoffen. Dabei wird die Cetanzahl erhöht. Als hochexplosiver Sprengstoff in Mischung mit Toluol, Nitrotoluol oder Nitrobenzol.

Aufbewahrung. Feuersicher. Vor Verunreinigungen geschützt.

Bemerkung. Die Substanz unterliegt ab einer bestimmten Menge besonderen Lagerungsbedingungen. Sie explodiert durch Schlag oder Stoß.

Tetraoxo-hexahydro-pyrimidin

2,4,5,6-Tetraoxo-hexahydro-pyrimidin. S. Alloxan II, 1217.

Tetraphenylbornatrium

Tetraphenylbornatrium. S. Natriumtetraphenylborat I, 231 und II, 1190.

Tetrarhodano-diammin-chromisaures Ammonium

Tetrarhodano-diammin-chromisaures Ammonium. S. Ammoniumreineckat II, 1186.

Tetrastylidium

Tetrastylidium engleri SCHWACKE. Olacaceae — Dysolacoideae — Anacoloseae.

In Brasilien (Minas Gerais) heimische Holzpflanze mit wechselständigen, ganzrandigen Blättern.

Inhaltsstoffe. In den Samen ca. 15% eines fetten, bitterschmeckenden Öles. Im Holz reichlich Gerbstoffe. Im Perikarp Harz, Gerbstoffe und Gallussäure.

Wirkung. Den Saponinen wird diätetische Wrkg. (Anregung der Verdauung, Regulierung der Peristaltik) und hustenlösende Wrkg. zugesprochen.

Anwendung. Das Öl als Tatuöl im Handel.

Tetrastylidium grandifolium (BAILL.) SLEUMER (T. braziliense ENGL.).
Heimisch in Südamerika.

Inhaltsstoffe. In den Samen 16% Fett.

Anwendung. Das fette Öl — Tatuöl — findet technische Verwendung.

Tetrazepamum

Tetrazepamum. Tetrazepam.

$C_{16}H_{17}N_2OCl$ M.G. 288,76

7-Chlor-5-(cyclohex-1-en-yl)-1,3-dihydro-1-methyl-2H-1,4-benzodiazepin-2-on.

Anwendung. Als Tranquillizer und Muskelrelaxans (s. auch II, 354 ff.).

Tetrazolblau

Tetrazolblau. S. Blautetrazol III, 482.

Tetrazolpurpur

Tetrazolpurpur. Neotetrazoliumchlorid. NTC. NT.

$C_{38}H_{28}N_8Cl_2$ M.G. 667,62

Eigenschaften. Hellgelbes, feinkrist. Pulver, lösl. in W. und A., prakt. unlösl. in Chlf. Der gelbe Farbstoff wird durch Reduktionsenzyme in das purpurne bis schwarze Formazan umgewandelt.

Anwendung. Für histologische, bakteriologische und mikrobiologische Untersuchungen.

Tetridaminum

Tetridaminum. Tetridamine. Tetridamin.

$C_9H_{15}N_3$ M.G. 165,23

4,5,6,7-Tetrahydro-2-methyl-3-methylamino-2H-indazol.

Anwendung. Als Antiphlogisticum und Analgeticum.
Handelsform. Poli 67 (Poli industria Chimica, Italien).

Tetroquinonum

Tetroquinonum. Tetroquinone. Tetroquinon. S. Tetrahydroxybenzochinon, 62.

Tetryzolinum

Tetryzolinum. S. Tyzine II, 618.

Teucrium

Teucrium chamaedrys L. (T. officinale LAM., Chamaedrys officinalis MOENCH). Lamiaceae — Ajugoideae. Edelgamander. Gamanderlein. Frauenbiß. Gewöhnlicher Gamander. Bathengel. Common germander. Germandrée petit-chêne (chamaedrys). Chénette. Calamandrea. Camedrio. Querciola. Trissagine. Hojas de camedrio. Folhas de carvalhimba.

Heimisch im ganzen Mittelmeergebiet und in Mitteleuropa bis zum südlichen Ural, bis Vorderasien und Nordwestafrika (Atlasgebirge), an trockenen Felshängen, bes. auf Kalk, in lichten Wäldern und Gebüschen, an Mauern und Ackerrainen.

Halbstrauch mit kurzlebiger Hauptwurzel; von letzterer weitkriechende, verzweigte, dünne, holzige Wurzeln und Stengel treibende Bodenausläufer ausgehend. Stengel meist aufsteigend, ästig, die älteren Äste niederliegend, aber nicht wurzelnd, die jungen Zweige aufrecht, 15 bis 30 cm hoch, derb, stielrund, ringsum oder nur zweireihig mit abstehenden, weichen Wollhaaren, seltener auch mit Drüsenhaaren dicht besetzt, oft rotviolett, nur die heurigen Sprosse beblättert, seltener auch einzelne Laubsprosse überwinternd. Geruch angenehm aromatisch. Laubblätter in ziemlich dicht stehenden Paaren, aus lang keilförmigem Grund elliptisch, 2 bis 3 cm lang und 1 bis 1,5 cm breit, jederseits mit 4 bis 8 meist stumpfen, oft fast halbkreisförmigen, seltener eiförmig-lanzettlichen Zähnen, sommergrün, mit netzig verbundenen, auf der hellen Unterseite stark vortretenden Fiedernerven, meist beiderseits oder nur unterseits weich behaart, die oberen allmählich kleiner werdend, doch auch die obersten Hochblätter meist deutlich gekerbt. Blüten 10 bis 12 mm lang, an ziemlich langen Stielen aufrecht abstehend, in ein- bis sechsblütigen, zu einseitswendigen Scheintrauben vereinigten Cymen; die unteren kürzer als die Tragblätter, die oberen meist etwas länger oder doch nur wenig kürzer. Kelch röhrig-glockig, am Grund nur wenig ausgesackt, oft rotviolett überlaufen, behaart; Kelchzähne kürzer als die Röhre, ziemlich gleichartig, dreieckig und kurz begrannt, zur Fruchtzeit aufwärts gekrümmt. Krone meist karminrot, selten weiß, mit kahler, nicht oder wenig vorragender Röhre und außen flaumiger bis zottiger Unterlippe; Mittellappen meist rundlich, etwas wellig, herabgeschlagen, Seitenlappen spitz, aufgerichtet.

Staubblätter und Griffel weit vorragend. Nüßchen eiförmig, 1,5 bis 2 mm lang, glatt, sehr fein netzig, mit großer, fast kreisrunder Anhaftungsfläche.

Herba Chamaedryos. Herba Teucrii chamaedryos (Trissaginis). Herba Trixaginis. Edelgamanderkraut. Ba(r)thengelkraut. Erdweihrauchkraut. Plante fleurie de germandrée. Folhas de carvaebinba. Hojas de camedrio.

Germandrée petit-chêne CF 37.

Das zur Blütezeit gesammelte, von der Wurzel befreite Kraut.

Die Stengel sind an der Basis verholzt, vierkantig und tragen gestielte, eiförmige, ungefähr 3 cm lange und 2 cm breite Blätter, die keilförmig in den Blattstiel zusammengezogen sind. Der Blattrand ist eingeschnitten gekerbt; sowohl die Blattoberseite als auch die Unterseite sind schwach behaart. Die Blüten sind fast immer purpurrot, nur selten weiß oder rosa, und stehen in traubiger Anordnung an der Spitze des Stengels.

Geruch angenehm aromatisch, Geschmack aromatisch, etwas herb, sehr bitter.

Inhaltsstoffe. Im Kraut 0,07% äth. Öl mit 60% β-Caryophyllen, Marrubiin (lactonoider Bitterstoff) $C_{20}H_{28}O_4$, Fp. 160°. 0,1% Paraffin $C_{33}H_{68}$(?), Scutellarin (Scutellareinmonoglucuronid) $C_{21}H_{18}O_{12}$, Fp. gegen 230°, Gerbstoff (5%, bes. während der Blüte), Saponin, Stachyose, Verbascose und Ajugose. Nach WENZEL [Phytochemistry *8*, 675 (1969)] Raffinose, Glucose, Fructose, Galaktose und Saccharose. GRZYBEK [Diss. Pharm. Pharmacol. *20*, 563

(1968); *21*, 253 (1969)] fand im Kraut Diosmin, Isoquercitrin und Cholin. POPA et al. [Chem. Abstr. *76*, 85950, *77*, 45561 (1972), *81*, 120806 (1974); *82*, 73223 (1975)] fanden als weitere Bitterstoffe Teucrin A, $C_{19}H_{20}O_6$, Teucrin B, $C_{20}H_{27}O_7$, Teukrin C und D, F und G.

Wirkung. Extrakte der Pflanze beeinflussen meristematische Pflanzen- sowie embryonale Tierzellen.

Anwendung. Früher als Diureticum gegen Gicht, Wassersucht und Malaria. In der Volksmedizin gegen Hämorrhoiden, als Wundmittel, Expectorans, Tonicum, Stomachicum sowie als galletreibendes Mittel. In der Homöopathie.

Chamaedrys HAB 34.

Frisches, blühendes Kraut.

Arzneiform. Essenz nach § 3.

Arzneigehalt. 1/3.

Teucrium marum L. (Teucrium maritimum LAMK., nach HPUS 64 auch Cortusae syriaca, Majorana syriaca, Marum syriacum, Marum verum). Amberkraut. Katzenkraut. Mastichkraut. Moschuskraut. Theriakkraut. Katzengamander. Cat Thyme. Syrian mastiche. Herbe mastiche. Germandrée maritime. Maro. Erba da gatte.

Heimisch im westlichen Mittelmeergebiet, in Mitteleuropa kultiviert und stellenweise ver-wildert, an trockenen, felsigen Abhängen.

Niedriger, grauweißer, sehr kleinblättriger Strauch von 20 bis 30, selten 40 cm Höhe. Der Stengel ist undeutlich vierkantig, unten fast kahl, oben schwach filzig und stark verästelt. Die gegenständigen, gestielten Blätter sind sehr klein (im Durchschnitt 5 bis 8 mm lang), eiförmig, mit keiligem Grund, fast deltoidisch ganzrandig und am Rand zurückgebogen. Während die Blattoberseite fast kahl und lebhaft grün ist, ist die Blattunterseite dicht weiß-filzig behaart. Die achselständigen Blüten bilden an den Spitzen der Äste einseitswendige Trauben. Der weißfilzige Kelch ist fünfzähnig, bauchig-glockig und am Grund höckerig. Die Oberlippe der Blumenkrone ist zweispaltig, die Unterlippe dreispaltig mit großem, vertieftem Mittellappen. Die Farbe ist hellrot bis purpurrot. Die vier roten Staubfäden sind fadenförmig, der Griffel endet in zwei Narben, der Fruchtknoten ist vierteilig. Die Samen sind verkehrt-eiförmig-rundlich, schief, mit kurzen Borsten besetzt.

Herba Mari (veri). Herba Teucrii mari. Herba Mastichinae. Herba Mari syriaci. Herba Thymi catariae. Herba Cyriaci. Amberkraut. Katzenkraut. Mastichkraut. Moschuskraut. Theriakkraut. Gamanderkraut. Syrian herb mastiche. Yerba de maro.
Herba Teucrii ÖAB 9. Herba mari veri Jug. I.

Jug. I verwendet die getrockneten, blühenden Triebe ohne grobe Stengel von T. marum L., ÖAB 9 die zur Blütezeit gesammelten und getrockneten oberirdischen Teile von Teucrium marum L., Teucrium montanum L. und Teucrium polium L.

Der bis 10 cm lange, stark verzweigte Stengel ist undeutlich vierkantig, weiß- bis grau-filzig behaart, stellenweise kahl. Die gegenständig angeordneten Blätter sind bis 1 cm lang, spitz-eiförmig oder lanzettlich in den kurzen Blattstiel verschmälert. Die Blattspreite ist nicht geschrumpft, ganzrandig, am Rand schwach eingerollt, oberseits grün, unterseits grau-weiß behaart.

Geruch aromatisch, beim Zerreiben campherartig, Geschmack bitter und scharf.

Mikroskopisches Bild. Die Epidermiszellen der Blätter sind polygonal bis wellig; die Spalt-öffnungen sind von 2 senkrecht zum Spalt angeordneten Nebenzellen umgeben. Der Quer-schnitt besteht aus der oberen Epidermis, 2 bis 3 Schichten Palisadenzellen, einem ziemlich festen Schwammparenchym mit wenigen Interzellularen, dessen äußerste Schichten auch aus Palisadenzellen bestehen können, und der unteren Epidermis. Kristalle fehlen. Der Haarfilz besteht aus Lamiaceendrüsen und Gliederhaaren. Diese sind ein- bis fünf-, meist dreizellig gegliedert und fast immer mit derben Kutikularwarzen besetzt. Meist sind sie stark abgebogen. Durchweg sind die Haare gedrungen, seltener schlank und spitz zulaufend. Außerdem kommen vereinzelt kürzere, weitlumige, einzellige Haare vor. An jungen Blättern findet man ferner zwei- bis dreizellige, gestielte, kleine Köpfchenhaare. Im Querschnitt des Stengels unter der Epidermis in den vier Kanten Kollenchymstränge. Das Rindengewebe hat eine deutliche Endodermis mit großen, fast quadratischen Zellen. Der Holzteil besitzt stark verdickte Holz-fasern, das Mark besteht aus großen, weiten Zellen. Flächenbild: Der untere, braune Stengel-teil besitzt nur wenig Haare, nach oben hin ist der Stengel von einem dichten Haarfilz besetzt, wie die Blattunterseite. Außer Drüsen findet man hauptsächlich luftgefüllte Gliederhaare, die stark gekrümmt und durchweg mit Warzen besetzt sind. Der Kelch hat stark wellige Epidermiszellen. Die Haare des Kelches sind länger als die des Blattes. Außer zahlreichen Drüsen finden sich meist fünf- bis sechszellige, spitze Gliederhaare, die durchschnittlich 0,5 mm, zuweilen aber auch 1 mm lang sind. Die Epidermiszellen der Kronblätter sind geradlinig, wellig oder an den Zipfeln papillenartig. Drüsen, die häufig größer sind als am Blatt, finden sich bes. reichlich am Grund der Kron-Zipfel und am Fruchtknoten. Außerdem treten — wie am Kelch — lange, spitze Gliederhaare und gestielte, kleine Köpfchenhaare auf, daneben kleinere, meist zweizellige Gliederhaare mit deutlichen Kutikularwarzen. Die Pollenkörner sind rund, glatt und etwa 30 μm groß. Die Staubblätter sind wenig behaart. Am Samen Drüsenhaare, länger oder kürzer gestielte Köpfchenhaare und mehrzellige, spitze Gliederhaare.

Verfälschungen und Austauschdrogen. Die Handelsware besteht oft ausschließlich aus den Sprossen von T. polium L., die vom ÖAB 9 zugelassen sind. T. polium besitzt im Gegensatz zu T. marum große, strauchartig verzweigte Blatthaare; außer glatten Haaren wurden auch solche mit Kutikularwarzen gefunden, doch waren diese Warzen durchwegs nicht so derb wie bei den Haaren von Teucrium marum, s. u.

Sprosse von T. montanum L., die ebenfalls vom ÖAB 9 zugelassen sind. Sie unterscheiden sich von T. marum hauptsächlich durch sehr lange, peitschenartig gewundene oder miteinander verschlungene Gliederhaare der Blattunterseite, s. u.

Inhaltsstoffe. Im Kraut äth. Öl, Marrubiin, Gerbstoffe und Harze. PETRIČIĆ et al. [Sci. Pharm. (Wien) *21*, 197 (1953); Chem. Abstr. *71*, 15979 (1969)] isolierten einen Bitterstoff (Bitterwert 54,5), und 2 Saponine mit hämolytischer Wrkg.

Prüfung. Max. Aschegeh. 4% Jug. I; 6% ÖAB 9. Fremde Beimengungen max. 3%.

Aufbewahrung. Vor Licht geschützt, in gut schließenden Behältnissen, ÖAB 9.

Wirkung. Die Droge wirkt choleretisch und spasmolytisch, tonisierend, diuretisch, auch appetitanregend und verdauungsfördernd.

Anwendung. Als Expectorans, als Spasmolyticum bei Magen-, Nieren-, Gallen- und Blasenleiden. Bei Cholezystitis, Cholelithiasis. Ferner als Emmenagogum, Anthelminticum, bei Rheuma, Schnupfen. In der Homöopathie bei nervöser Schlaflosigkeit, Neuralgien, Tonsillitis, Gingivitis, chron. Rhinitis und Rachenkatarrh.

Dosierung. Gebräuchliche Einzeldosis als Aufguß: 1,5 g auf 1 Teetasse, ÖAB 9.

Marum verum HAB 34. Katzenkraut.

Frische, kurz vor dem Aufblühen gesammelte Pflanze.

Arzneiform. Essenz nach § 3.

Arzneigehalt. 1/3.

Die Vorschläge für das neue Deutsche HAB, Heft 6, S. 324 (1960) lassen die Urtinktur auf Gerbstoffe und äth. Öl prüfen und sehen eine p.chr. Prüf. vor. Dichte 0,900 bis 0,910, Trockenrückstand 2,5 bis 3%; pH etwa 4.

Teucrium marum verum HPUS 64. Cat thyme.

Die ganze frische Pflanze, kurz vor der Blüte geerntet.

Arzneiform. Urtinktur: Arzneigeh. 1/10. Teucrium, feuchte Masse mit 100 g Trockensubstanz und 400 ml W. = 500 g, A. USP (94,9 Vol.-%) 635 ml zur Bereitung von 1000 ml der Tinktur. — Dilutionen: D 2 (2×) enthält 1 T. Tinktur, 3 T. dest. W., 6 T. A.; D 3 (3×) und höher mit A. HPUS (88 Vol.-%). — Medikationen: D 3 (3×) und höher.

Teucrium polium L. (Polium erectum MILL., T. commune ROUY). Poleigamander. Kopfgamander. Marienkraut. Poley. Pouliot. Germandrée blanc de neige. Polio. Canutolo.

Eine im ganzen Mittelmeergebiet und in Vorderasien heimische Felspflanze.

Die Blätter von Teucrium polium besitzen im Gegensatz zu T. marum eine gekerbte, beiderseits filzig behaarte und am Rand eingerollte Blattspreite. Die achselständigen Blüten bilden an den Spitzen der Äste einseitswendige Trauben. Die Einzelblüten sind sitzend; der Kelch ist etwas aufgetrieben, besitzt fünf kurze, zugespitzte Kelchzipfel und ist ebenfalls grauweiß behaart. Die rötlichweiße oder gelbliche Blumenkrone ist zweispaltig, die Unterlippe ist bes. groß. Die großen, strauchästig verzweigten Haare weisen eine glatte oder nur feinwarzige Kutikula auf. Ferner sieht man Lamiaceendrüsen mit 4 Sekretionszellen und Drüsenhaare mit zwei- bis vierzelligem Stiel und einem kugeligen Köpfchen. Der Stengel besitzt einen geschlossenen Holzring mit stark verdickten Holzfasern; seine Epidermis trägt einen Haarfilz, der der Epidermis der Blattunterseite gleicht. Die Haare der Kelch- und Kronblätter sind ebenfalls ähnlich gestaltet. Drüsenhaare kommen auch auf den Blüten reichlich vor. Die Pollenkörner sind rund und glatt mit 3 bis 4 Austrittsspalten.

Inhaltsstoffe. Marrubiin. BRIESKORN et al. [Planta med. (Stuttg.), Suppl. *1966*, S. 117; Chem. Ber. *100*, 1998 (1967); Tetrahedron L. *1969*, S. 2603] isolierten 9 Bitterstoffe (Diterpenoide mit β-substituiertem Furanring), darunter Picropolin $C_{22}H_{26}H_8$, Fp. 199 bis 201°, den Bitterstoff B_2 (das Monoacetat von Picropolin), den Bitterstoff B_9 (ein Isomerisierungsprodukt von Picropolin) und Cirsimaritin $C_{17}H_{14}O_6$, Fp. 255 bis 257°. Nach WASSEL et al. [Pharmazie *29*, 540 (1974)] 0,05 bis 0,09% äth. Öl mit Myrcen, α-Pinen, Menthofuran, Ocimen, Pulegon, ferner Stachydrin, Cyasteron (ein Ecdyson), Kohlenhydrate (Glucose, Fructose, Saccharose, Rhamnose, Raffinose), unges. Sterine, Triterpene und Gerbstoffe.

Wirkung. Auszüge der Pflanze wirken hypotensiv [Planta med. (Stuttg.) *20*, 375 (1972)].

Anwendung. Liefert Herba Teucrii poli (Herba Polii erecti) und wird vorwiegend bei Magen- und Hämorrhoidenerkrankungen und als Diureticum, Tonicum, Diaphoreticum und äußerlich als Antisepticum bei Pilzerkrankungen verwendet. Als Verfälschung von Herba Mari veri (vom ÖAB 9 zugelassen).

Teucrium montanum L. (Polium montanum MILLER). Berg-Rosmarin. Wilder Rosmarin. Bergpoley. Berggamander. Pouliot de montagne. Thym blanc. Ramerino di monte. Ramerino montano.

Heimisch in den südeuropäischen Gebirgen von Spanien bis zur Balkanhalbinsel und Krim, in Kleinasien und Mitteleuropa, an trockenen Kalkfelsen, in Heiden und Föhrenwäldern auf Kalkboden.

Spalierstrauch mit sehr kräftiger, bis über 1 cm dicker Pfahlwurzel und niederliegenden, dünnen, stielrunden, knotigen, graubraunen, stark verzweigten Ästen von 5 bis 20 cm Länge. Junge Stengel ringsum und Laubblätter unterseits, seltener auch oberseits, von dichten, kurzen, einfachen Flaumhaaren angedrückt weißfilzig, die Internodien meist etwas kürzer als die Laubblätter; letztere lanzettlich bis fast lineal, allmählich in den sehr kurzen Blattstiel verschmälert, $^1/_2$ bis 2 cm lang und 2 bis 4 mm breit, stumpf oder spitz, ganzrandig, immergrün, am Rand umgebogen, oberseits graugrün, kahl und glatt oder schwach flaumig, unterseits weißfilzig, mit wenigen, im Filz verborgenen Fiedernerven. Blüten 12 bis 15 mm lang, kurz gestielt, in ein- bis dreiblütigen Cymen in den Achseln der obersten, z. T. stark verkleinerten Laubblätter zu dichten, halbkugeligen Köpfen vereinigt. Kelch röhrig-glockig, am Grund kaum ausgesackt, daher fast regelmäßig, meist schwach flaumig; Kelchzähne kürzer als die Röhre, dreieckig und kurz begrannt, unter sich wenig verschieden, bleich oder violett, die oberen schließlich zurückgebogen, Krone kahl, gelblichweiß, mit den Kelch oft etwas überragender Röhre und vorn stark verbreiterter und herabgeschlagener Unterlippe, deren Mittellappen ungeteilt oder schwach ausgerandet und gezähnelt, viel größer als die vorderen, gleichfalls herabgeschlagenen Seitenlappen, die hinteren kleiner, aufrecht, oft grünlich und violett geadert. Staubbeutel gelb bis violettbraun. Nüßchen 2 mm lang, undeutlich netzig, mit großer Anheftungsfläche.

Herba Polii montani.

Die Blattspitze ist nicht geschrumpft, ganzrandig, am Rand schwach eingerollt, oberseits grün, unterseits grauweiß behaart. Typisch sind die Peitschenhaare der Blattunterseite, sehr lange, glatte oder mit kleinen Kutikularwarzen besetzte Gliederhaare, die meist hin- und hergewunden oder ineinander verschlungen sind.

Inhaltsstoffe. Diosmin $C_{28}H_{32}O_{15}$, Fp. 275 bis 277° (Zers.), in Blüten und Blättern. Saponine. WENZEL [Phytochemistry *8*, 675 (1969)] fand in den Blättern reichlich Serin und dessen Amid, Prolin und Asparaginsäure; Arginin und Lysin; ferner 3,3% Fructose, 26% Glucose, 0,3% Galaktose, 2,2% Stärke, 1,6% Saccharose, Spuren von Verbascose und Sedoheptulose. GRZYBEK [Diss. Pharm. Pharmacol. *20*, 563 (1968); *21*, 253 (1969)] isolierte aus dem Kraut Isoquercitrin, Quercetin und Cholin. PFEUFFER [Planta med. (Stuttg.) Suppl. *1966*, S. 117] isolierte 4 Bitterstoffe (Diterpenoide mit β-substituiertem Furanring). PETRIČIĆ[Sci. pharm. (Wien) *21*, 197 (1953)] isolierte Bitterstoff (Bitterwert 167,0), 0,10% äth. Öl, 2,25% Gerbstoff.

Anwendung. Das Kraut war früher als Herba Polii montani im Handel. Liefert ebenfalls Herba Mari veri.

Teucrium scordium L. (T. palustre LAM., T. arenarium GMEL., Chamaedrys scordium MOENCH). Wassergamander. Wasserlauch. Wasserknoblauch. Wasserpath(bath)engel. Knoblauchgamander. Englisch treacle. Woos garlic. Water germander. Scordium germander. Scordion germandrée aquatique. Germandrée d'eau. Chamarraz. Theriaque d'angleterre. Scordio erba aglio.

Heimisch im größten Teil Europas, in West- und Mittelasien, in nassen Streuwiesen, Gräben und an Seeufern.

Ausdauerndes, knoblauchähnlich riechendes Kraut mit im Schlamm kriechender, reichbewurzelter, Bodenausläufer treibender und unmittelbar in einen aufrechten Laub- und Blütensproß übergehender Hauptachse. Stengel einfach oder ästig, 10 bis 50 cm hoch, stielrund, ringsum zottigweich behaart, oft wie die Laubblätter violett überlaufen. Laubblätter dicht stehend, ungestielt, länglich elliptisch, 1,5 bis 4 cm lang und 4 bis 15 mm breit, beiderseits bis fast zum Grund mit 4 bis 6 groben, meist stumpfen Kerbzähnen, dünn fiedernervig, oberseits angedrückt behaart, die mittleren am größten, auch die oberen Hochblätter nur wenig kleiner, viel länger als die Blüten, ebenso gekerbt wie die übrigen. Blüten 8 bis 10 mm lang, kurz gestielt, in ein- bis vierblütigen Cymen, letztere höchstens halb so lang wie die Tragblätter. Kelch röhrig-glockig, am Grund tief ausgesackt, wollig-zottig, grün oder violett; Kelchzähne lanzettlich, fast so lang wie die Röhre. Krone hell karminrot, selten weiß, mit unterseits schwach behaarter Unterlippe. Sowohl der rundliche Mittellappen wie auch die Seitenlappen herabgebogen. Nüßchen 1 mm lang, netzig-grubig.

Herba Scordii vulgaris. Herba Chamaedryos aquaticae. Herba Teucrii scordii. Knoblauchgamander. Wasserpathengelkraut. Wasserlauch. Wasserknoblauch. Plante freurie de Scordium (de Germandrée d'eau).

Scordium CF 37.

Das zur Blütezeit oder kurz vorher gesammelte Kraut ohne die Wurzeln.

Der Wurzelstock ist etwa 3 mm dick, gegliedert, Ausläufer treibend; Stengel aufsteigend oder aufrecht, meist etwa 20 cm hoch, doch auch höher. Blumenkrone einlippig; die Oberlippe nicht ausgebildet, die Unterlippe dagegen groß, fünfzipfelig, 4 seitliche Zipfel linealisch spitz, Mittellappen dagegen sehr groß, herabhängend, dreilappig, mit eirundem, großem mittlerem Abschnitt. Geruch der ganzen Pflanze beim Zerreiben knoblauchartig, Geschmack scharf und bitter.

Inhaltsstoffe. Im Kraut 0,15% äth. Öl, Tannin, Bitterstoff, Scordein und Saponin.
GRZYK [Diss. Pharm,. Pharmacol. *20*, 563 (1968)] isolierte aus dem Kraut Rutin, Quercetin und Isoquercitrin.

Anwendung. In der Volksmedizin bei kartarrhalischen Erkrankungen der Atmungsorgane. In der Homöopathie bei chronischer Bronchitis, Lungen- und Knochentuberkulose, Empyem der Lunge und Galle, bei Nasenkatarrh, Polypen, Kieferhöhlenentzündung und trockenem Asthma; ferner als Anthelminticum, Hämorrhoiden, äußerlich bei Wunden und Geschwüren und zu Gurgelwässern.

Scordium HAB 34. Knoblauch-Gamander.

Frisches, blühendes Kraut.

Arzneiform. Essenz nach § 3.

Arzneigehalt. 1/3.

Teucrium scorodonia L. (T. sylvestre LAM., T. salviaefolium SALISB., Scorodonia heteromalla MOENCH, Sc. sylvestris LINK, Monochilon cordifolius DULAC). Salbei-Gamander. Wilder

Gamander. Waldsalbei. Bergsalbei. Wood germander. Wood sage. Sauge des bois. Germandrée sauvage. Faux scordion. Calamandrea sylvatica.

Heimisch im größten Teil Westeuropas und im Mittelmeergebiet, in lichten Laub- und Nadelwäldern, auf Heiden auf nicht zu trockenem Boden, hauptsächlich in den Mittelgebirgen.

Staude mit weitkriechendem und im Boden Ausläufer treibendem Wurzelstock mit aufrechtem, bis 50 cm hohem, vierkantigem, wolligzottigem Stengel, der sich im oberen Teil verzweigt. Stengel locker beblättert. Laubblätter ähnlich denen von Salvia pratensis und Stachys silvaticus, mit 1 cm langem Stiel und eiförmiger, am Grund herzförmiger oder gestutzter, 3 bis 7 cm langer und 1,5 bis 4,5 cm breiter, ringsum dicht kerbiggesägter, stark netznerviger, runzeliger Spreite, die mittleren viel größer als die unteren und die die Blütentrauben tragenden oberen. Blüten 9 bis 12 mm lang, an 1 bis 1,5 mm langen Stielen nickend, einzeln oder gepaart in den Achseln kleiner, meist eiförmiger, die Blütenstiele nur wenig überragender Hochblätter, zu end- und seitenständigen, 5 bis 15 cm langen, ziemlich dichten, einseitswendigen Scheintrauben vereinigt. Kelch röhrig-glockig, herabgebogen, am Grund tief ausgesackt, stark netznervig, schwach flaumhaarig, helmförmig zweilippig (da der obere, aufgebogene, breit-eiförmige Zahn viel größer als die übrigen); Kelchzähne dreieckig, kurz begrannt, zusammenneigend. Krone blaß-grünlichgelb, schwach behaart, mit weit vorragender Röhre und herabgekrümmter Unterlippe, deren stark konkave Mittellappen viel größer als die kleinen, aufrecht abstehenden Seitenlappen. Staubblätter behaart. Nüßchen rundlich, 2 mm lang, fast glatt.

Herba Scorodoniae. Herba Teucrii scorodoniae. Waldgamanderkraut.

Das kurz vor der Blütezeit gesammelte und getrocknete Kraut.

Der krautige Stengel ist vierkantig, zottig bis weichhaarig und trägt 3 bis 6 cm lange, eiförmig-längliche bis länglich lanzettliche, stumpfe, grobgekerbte weichhaarige Blätter von weißlich-grüner bis graugrüner Farbe. Die kurzgestielten Blüten stehen einzeln oder zu 2 bis 4 in den Blattwinkeln. Der Kelch ist glockenförmig, gleichmäßig fünfzähnig, zottig behaart und violett angelaufen, besitzt eine blaßrote Blumenkrone, welche scheinbar einlippig ist. Die Unterlippe ist schwach behaart, sowohl der rundliche Mittellappen wie auch die Seitenlappen sind herabgebogen. Das frische Kraut riecht knoblauchartig, dagegen ist die Droge fast geruchlos, schmeckt aber salzig und bitter.

Inhaltsstoffe. Im Kraut 0,29% äth. Öl, etwa 1,2% Labiatensäure, Saponine und 0,8 mg/100 g Marrubiin. In den Blättern 0,3% Ursolsäure und 2% Kaffeesäure (bezogen auf das Trockengew.). Ferner geringe Mengen Sedoheptulose, Scordein und nach älteren Angaben 8 bis 9% Gerbstoff. In den unterirdischen Organen β-Glucoside. NEUMANN [Planta med. (Stuttg.) *13*, 331 (1965)] isolierte aus dem Kraut 1,7% Flavonoide (5 Kämpferolglykoside). Ferner eine anthrachinonähnliche Substanz und eine Phenolcarbonsäure. GRZYBEK [Diss. Pharm. Pharmacol. *20*, 563 (1968)] fand Arabinose, Glucose, Raffinose, Rhamnose, Ribose, Stachyose und Tetralose, ferner Rutin und Isoquercitrin.

Wirkung. Das Kraut wirkt expektorierend, spasmolytisch und äußerlich antiphlogistisch. Nach NEUMANN [Planta med. (Stuttg.) *13*, 331 (1965)] regt es die Magensaftsekretion und Darmperistaltik an, besitzt eine mäßig spasmolytische Wrkg., regt die autonome Kontraktionsfähigkeit der nicht spasmodisch beeinflußten Darmmuskulatur in vitro an; es besitzt eine geringe antidiuretische Wrkg., führt zu einer vermehrten Wasserausscheidung im Darm, zu einer Einschränkung der Gallensekretion und zu einem lang anhaltenden blutdrucksenkenden Effekt. LD 50 > 15 g/kg, per Sonde gegeben.

Anwendung. Früher gegen Tuberkulose, Bronchialkatarrh, Entzündungen der Schleimhäute von Nase und Rachen, bei Adipositas, Atonie der Verdauungsorgane und Hämorrhoiden. Äußerlich bei Wunden, Geschwüren, Hautleiden und zu Gurgelwässern. In der Volksmedizin gegen Durchfall und Darmparasiten. Heute bei Störungen der Leberfunktion und zur Anregung der Magensaftsekretion. In der Homöopathie bei chronischer Bronchitis, Tuberkulose (Lungen, Knochen und Testes), chronischer Rhinitis und Nasenpolypen.

Teucrium Scorodonia HAB 34. Gamander.

Frisches, blühendes Kraut.

Arzneiform. Essenz nach § 3.

Arzneigehalt. 1/3.

Die Vorschläge für das neue Deutsche HAB, Heft 9, S. 539 (1964) sehen eine Dichte von 0,899 bis 0,909, einen Trockenrückstand von 1,90 bis 2,60, einen pH von etwa 4,5 bis 4,8, verschiedene Identitätsreaktionen und die Chromatographie der Tinktur vor.

Teucrium creticum L. (T. rosmarinifolium Lam., T. hysmopifolium Schreb.). Rosmarin-
blättriger Gamander.

Heimisch in Südeuropa, Vorderasien und Ägypten (nicht auf Kreta!).

Bis 30 cm hoch. Der Stengel stark hin- und hergedreht, mit zahlreichen, abstehenden,
vierseitigen, weichhaarigen Ästen. Blätter fast sitzend, in einen kurzen Blattstiel verschmälert,
linealisch, stumpf, ganzrandig, am Rand umgerollt, weißfilzig. Blüten einzeln in den oberen
Blattachseln, in beblätterter lockerer Traube, kurzgestielt; der Kelch weißgrau behaart, die
Blumenkrone bläulichweiß.

Anwendung. Das Kraut (Herba Polii cretici) als Aromaticum und in der Homöopathie.

Teucrium creticum HAB 34.

Frisches, blühendes Kraut.

Arzneiform. Essenz nach § 3.

Arzneigehalt. 1/3.

Teucrium botrys L. (Chamaedrys botrys Moench, Scorodonia botrys Ser.). Feldgamander.
Kleiner (schlitzblättriger) Gamander. Gremandrée femelle. Camedrio piccolo.

Heimisch in Südwest- und Mitteleuropa, in trockenen Äckern, Kiesgruben und an Bahndämmen.

Inhaltsstoffe. Grzybek [Diss. Pharm. Pharmacol *20*, 563 (1968); *21*, 253 (1969)] isolierte
aus dem Kraut Diosmin, Isoquercitrin, Quercetin und Cholin.

Anwendung. Wie T. scordium.
Liefert Herba Botryos und Semen Botryos.

Teucrium canadense L.

Heimisch in Nordamerika von Kanada bis Texas.

Inhaltsstoffe. Im Rhizom Stachyose, Raffinose und Verbascose.

Anwendung. Wie T. scordium.

Teucrium fruticans L. (T. latifolium L.). Echter Gamander.

Heimisch im westlichen Mittelmeergebiet.

Strauch mit 1 bis 1,8 m hohen, schlanken Ästen und lanzettlichen, ganzrandigen, unterseits filzigen Laubblättern. Blüten blau, in end- oder seitenständigen Trauben.

Inhaltsstoff. Marrubiin.

Anwendung. Das Kraut (Herba Teucrii veri) als Wundmittel.

Teucrium flavum L. Gelber Gamander.

Heimisch im Mittelmeergebiet.

Inhaltsstoff. Marrubiin.

Anwendung. Liefert Herba Teucrii flavi.

Teucrium africanum Thunb.

Heimisch in Süd- und Ostafrika.

Anwendung. Bei Schlangenbissen, als Tonicum, bei Magen- und Gallenleiden, als Febrifugum und Diaphoreticum und bei Hämorrhoiden.

Teucrium capense Thunb.

Heimisch in Südafrika.

Anwendung. Als Tonicum, gegen Hämorrhoiden, Fieber und Influenza, gegen Schlangenbisse, bei Diabetes, als Stomachicum, Carminativum und Purgativum.

Teucrium incanum Aitch. und Hemsl.

Heimisch in Südafrika.

Anwendung. Das Blatt gegen Schlangenbisse, Halsentzündung und als Tonicum.

Teucrium riparium HOCHST.

Anwendung. Als Emeticum, gegen Schlangenbisse und als Tonicum.

Teucrium stocksianum.

Heimisch in Pakistan.

Anwendung. Als Febrifugum.

Teucrium cubense JAC. (T. chamaedryfolium).

Heimisch in Paraguay.

Inhaltsstoffe. Nach DOMINGUEZ et al. [Phytochemistry *13*, 754 (1974)] Triacontan, Clerosterol, Eugarzasadon und ein nor-Diterpan-dilacton.

Wirkung. Eugarzasadon zeigt amöbicide Aktivität.

Anwendung. Gegen Schlangenbisse, bei Magenschmerzen, als amöbizides Mittel.

Bemerkung. Teucrium chamaepitys L. [Ajuga chamaepitys (L.) SCHREB.] war früher in Frankreich offizinell als sommité fleurie de chamaepytys musquée und Teucrium iva L. (Ajuga iva L.) als sommité fleurie d'ivette musquée (Inh.: äther. Öl, Bitterstoffe, Gerbstoff).

Thalictrum

Thalictrum minus L. (Th. montanum WALLR.). Ranunculaceae — Ranunculoideae — Anemoneae. Kleinblättrige Wiesenraute.

Heimisch in fast ganz Europa (fehlt im hohen Norden), in Nordasien und in Süd- und Ostafrika. An steinigen Abhängen, Waldrändern, in Steinbrüchen und auf trockenen, mageren Wiesen.

Ausdauernd, 30 bis 150 cm hoch. Stengel aufrecht, verzweigt, rillig bis tiefkantig gefurcht, wie die ganze Pflanze kahl, seltener kurz drüsenhaarig. Laubblätter mehrfach gefiedert, mit gestielten, meist derben, seltener dünnlaubigen, ganzrandigen, dreilappigen, dreizähnigen oder dreispaltigen Blättchen, sehr verschieden groß (0,5 bis 5 cm lang), mit eiförmigen oder dreieckigen, drei- bis vierkerbigen Lappen, etwa so lang wie breit, Blüten in lockerblütiger Rispe, gelb. Blütenblätter 4. Honigblätter fehlend. Staubblätter zahlreich, hängend. Früchte ungestielt, längsrinnig, gerade aufrecht. Narben am Rand nicht gezähnelt.

Inhaltsstoffe. Takatonin $[C_{21}H_{24}NO_4]OH$, Fp. 259°, Thalicberin $C_{37}H_{40}N_2O_6$, Fp. 161°, O-Methylthalicberin $C_{38}H_{42}N_2O_6$, Fp. 186 bis 187°, Magnoflorin $C_{20}H_{24}N^+O_4$, Fp. Jodid 248 bis 249°, und Thalicthuberin $C_{21}H_{23}NO_4$, Fp. 126 bis 127°. In den oberirdischen Organen Thalmin $C_{20}H_{33}NO_3$, Fp. 252 bis 253°, und Thalmidin $C_{21}H_{25}NO_4$, Fp. 192 bis 193°. Nach DUCHEVSKA und MOLLOV [Chem. Ber. *100*, 3135 (1967), *75*, 106101 (1971)] Thalicarpin $C_{41}H_{48}N_2O_8$, Fp. 129 bis 130°, und Thalmelatin $C_{40}H_{46}N_2O_8$, Fp. 131 bis 135°. Thalactamin, Thalmetin und O-Methylthalmetin. PULATOVA et al. [Chem. Abstr. *68*, 13226, 112177 (1968)] isolierten Berberin und aus den Wurzeln Thalicmin, Fp. 137 bis 138°, Thalicmidin, Fp. 192 bis 193°, und Thalicminin, Fp. 263 bis 265°, MOLLOV et al. [Chem. Abstr. *73*, 73 (1970); *74*, 61584 (1971)] 0,5% Thalidazin sowie in der form. elatum KOCH Adiantifolin, O-Demethyladiantifolin, Hydroxy-N-norhydrastinin, Thalmelatidin und Thalmelin, VANIEWSKA et al. in der Wurzel ferner Berberin, Magnoflorin, Jatrorrhizin, Taliphendin und Talminellin. In Th. minus Rasse B fanden GEISELMAN et al. [Chem. Abstr. *78*, 13766 (1973)] Magnoflorin, Berberin, Berlambin, Palmatin, Adiantifolin und Thalphin. In den oberirdischen Teilen nach WAGNER al. [Phytochemistry *10*, 2553 (1971)] die Flavone Vitexin, Saponaretin, Orientin, Iso-Orientin, Quercetin-3-rutinosid und Kämpferol-3-rhamnoglucosid. KUCHKOVA et al. [Chem. Abstr. *67*, 54327 (1967)] fanden in den unterirdischen Organen β-Allocryptopin (Thalictrimin) und L-Canadin-β-methochlorid, Fp. 191 bis 193°, FREIMAN und MARKMAN [Chem. Abstr. *72*, 63615 (1970)] im Öl trans-5-Octadecensäure, Fp. 39 bis 40°. Ferner Veronamin, ein Benzylisochinolinrhamnosid.

Wirkung. Nach HAHN et al. [J. pharm. Sci. *55*, 466 (1966); Amer. Soc. Pharmacognosy Ohio, 1972] wirkt Thalicarpin am Hund blutdrucksenkend und entspannt die glatte Muskulatur, manchmal begleitet von mäßiger Tachycardie; ebenso Veronamin (1 mg/kg) und 2 weitere unbekannte Alkaloide. Nach PATIL et al. [Lloydia *26*, 229 (1963)] hemmt Magnoflorin die vegetativen Ganglien und die neuromuskuläre Übertragung.

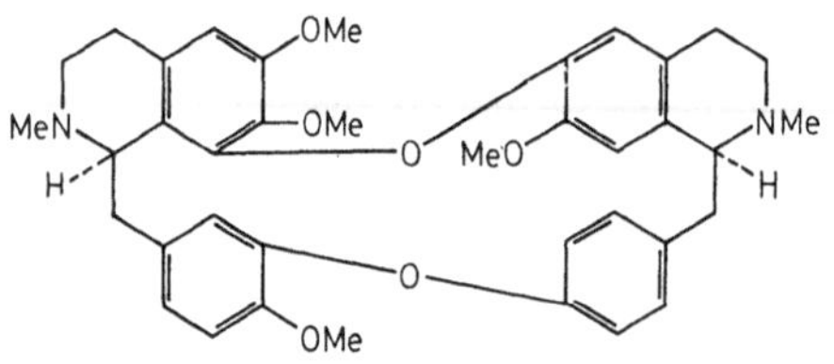

O-Methylthalicberin

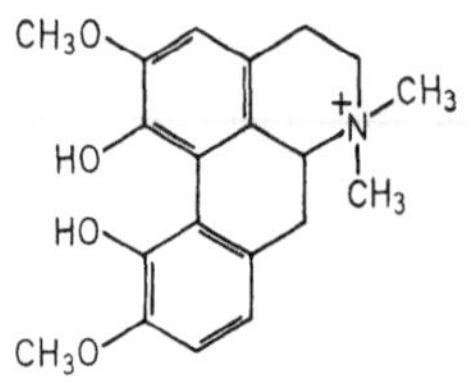

Magnoflorin

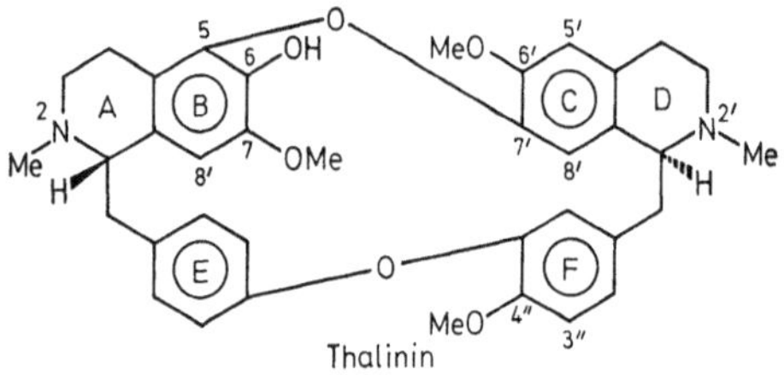

Thalinin

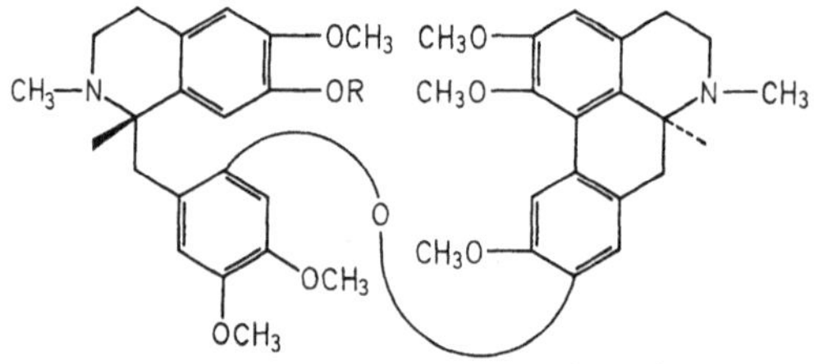

Thalicarpin: R = CH₃

Thalmelatin : R = H

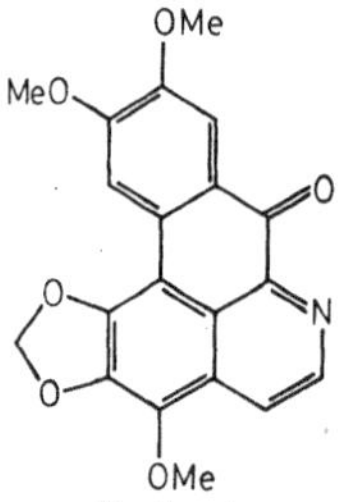

Thalicmin

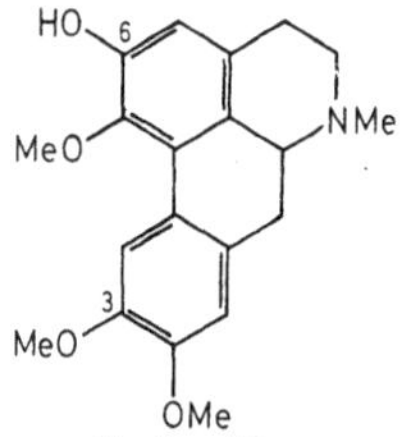

Thalicmidin

Anwendung. Blätter und Wurzeln bei den Eingeborenen Südafrikas gegen Fieber. Auch als bitterer Zusatz zum Bier.

Thalictrum thunbergii Dc.

Inhaltsstoffe. Takatonin (in Blättern und Stengeln), Thalicberin, O-Methylthalicberin, Magnoflorin (in der Wurzel) und Thalictuberin. Fujita et al. [Chem. Abstr. *62*, 5310 (1965) isolierten aus den Wurzeln Aromolin $C_{36}H_{38}N_2O_6 \cdot H_2O$, Fp. 221 bis 222°, und Homoaromolin (O-Methylaromolin) $C_{37}H_{40}N_2O_6$, Fp. 235 bis 236°, früher Thalicrin und Homothalicrin genannt.

Nach Hörhammer et al. [Chem. Ber. *102*, 792 (1969)] Thalictiin (Apigenin-7-β-galaktosid).

Anwendung. In Japan als Stomachicum und bei Diarrhö.

Thalictrum foetidum L. Stinkende Wiesenraute.

Heimisch in den Pyrenäen, Alpen, im Balkan, Ural, in Kleinasien und Zentralasien, an trockenen, sonnigen Stellen, auf Felsen, steinigen Abhängen und unter Gebüsch. Gern auf Kalk.

Ausdauernd, 30 bis 50 cm hoch, mit kurzem, kräftigem Wurzelstock. Stengel aufrecht, gerade, seltener hin- und hergebogen, verzweigt, stielrund, mit schwach ausgeprägten Längs- rillen, drüsenhaarig, seltener kahl. Laubblätter drei- bis vierfach gefiedert, gestielt, die obersten sitzend, mit sehr kleinen (5 bis 10 mm), fast runden oder breit-eiförmigen, vorn unregelmäßig eingeschnitten-gelappten, meist beiderseits stark drüsig behaarten, 3 bis 6 mm breiten und 4 bis 7 mm langen Blättchen an sehr zarten Stielen. Blüten in sehr lockerer, reichhaltiger, unregelmäßig verzweigter Rispe, sehr lang gestielt (Äste fast waagrecht abstehend, wenig verzweigt, behaart), hängend, gelb. Perigonblätter 4, eiförmig, bis 5 mm lang, grün, mit schmalem Hautrand, abstehend, kahl. Staubblätter zuletzt doppelt so lang wie das Perigon, hängend, mit kaum verdickten Filamenten, lineal, wenig zahlreich. Fruchtknoten sitzend, 10, kürzer als das Perigon, mit fransig-gezähnelten, sitzenden, roten Narben, die sich mit ihren Rändern nach hinten zusammenlegen. Früchte aufrecht, ungeflügelt, gegen den Grund verschmälert, mit deutlichen Längsnerven, drüsig behaart.

Inhaltsstoffe. KUPCHAN et al. [J. Amer. Chem. Soc. *89*, 3075 (1967)] isolierten Thalfoetidin, Fp. 168 bis 170°. Nach DÖPKE [Einführung in die Chemie der Alkaloide, Akademie-Verlag Berlin, 1968] Fetidin (Phetidin) $C_{41}H_{50}N_2O_8 \cdot H_2O$, Fp. 132 bis 135°, in den oberirdischen Organen, ferner nach ISMAILOV und YUNUSOV [Chem. Abstr. *65*, 2320 (1966)] Veratrinsäure. NURALIJEWA et al. [Chem. Abstr. *67*, 36361 (1967); *72*, 75650 (1970)] fanden in den unterirdischen Organen der getrockneten Pflanze 0,65% Alkaloide, 97,73 mg/100 g Ascorbinsäure, 5,45% Gerbstoffe, 3,03% organische Säuren (darunter Äpfelsäure), 1,05% Flavonoide (Rutin und Rhamnetin-3-β-D-glucopyranosid), Bitterstoffe (Bitterwert 1:1000), in Spuren äth. Öl, Saponine und Herzglykoside. PULATOVA et al. [Chem. Abstr. *68*, 112177 (1968)] isolierten aus den Wurzeln Berberin $C_{20}H_{18}N^+O_4$, Fp. 144 bis 205° (Hydr.), und Magnoflorin, ABDIZHABBAROVA et al. [Chem. Abstr. *70*, 75086 (1969)] 0,3% Alkaloide, darunter Talphin $C_{28}H_{36}N_2O_8$, Fp. 141 bis 142°, und Talphinin $C_{39}H_{44}N_2O_8$, Fp. 117 bis 118°, FREIMAN und MARKMAN [Chem. Abstr. *72*, 63615 (1970)] 23,06% Öl mit trans-5-Octadecensäure.

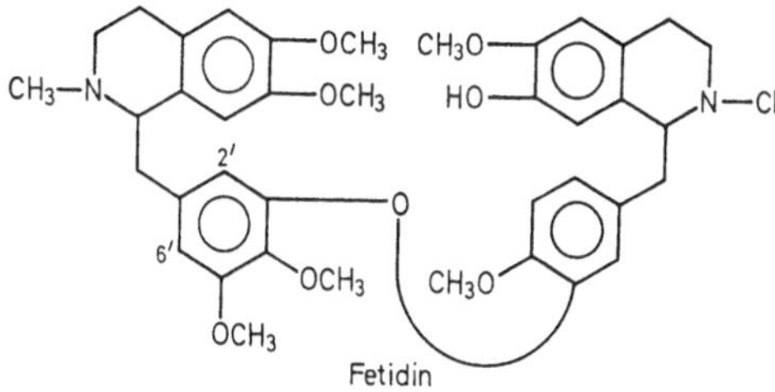

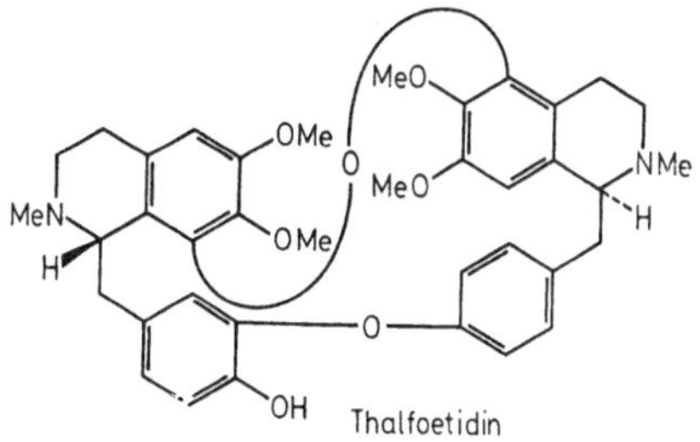

Anwendung. Nach NURALIJEWA [Dtsch. Apoth.-Ztg. *108*, 340 (1968)] die Tinktur aus dem Kraut in der UdSSR bei Hypertonie.

Thalictrum flavum L. (Th. nigricans JACQ., Th. anonym WALLR.). Gelbe Wiesenraute. Fausse rhubarbe. Rue des prés.

Heimisch in Europa und im gemäßigten Asien auf feuchten Wiesen an See- und Flußufern und in Mooren.

Ausdauernd, 50 bis 120 cm hoch, mit kriechender Grundachse meist stielrunde Ausläufer treibend. Stengel aufrecht, kahl, kantig gerillt, matt, unverzweigt, seltener ästig. Untere Laubblätter gestielt, obere sitzend, zwei- bis dreifach fiederteilig, an den Verzweigungen oft mit schuppenförmigen Nebenblättchen. Blättchen sitzend, verkehrt eiförmig, keilig (die oberen länglich-lanzettlich), länger als breit, vorn dreispaltig, oben dunkel-, unten hellgrün, unterseits fast stets kahl. Blütenrispe zusammengezogen, länglich oval. Blüten aufrecht, gelb, wohlriechend, mit 4 lanzettlichen, spitzen, 2 bis 4 mm langen, weißlichen Perigonblättern und nicht überhängenden, gelben, spitzen Staubblättern. Antheren unbespitzt, aufrecht, kürzer als die Filamente. Früchte gerade, rundlich, mit 6 abgerundeten Riefen, kahl, 1,5 bis 2,5 mm lang, mit rotbraunem Narbenrest.

Inhaltsstoffe. ISMAILOV et al. [Chem. Abstr. *69*, 87255 (1968); *74*, 1042 (1971)] isolierten aus den Wurzeln 1,55% Alkaloide: 0,3% Berberinchlorid, eine phenolische Base, Fp. 133 bis 135° [Thalicsin (?)], Thalisopyrin (Cryptopin) und Magnoflorin, Thalicarpin und Thalflavin, KHOLODKOV et al. [Chem. Abstr. *63*, 16770 (1965)] Thalixin. Nach MARKMAN und FREIMAN [Chem. Abstr. *65*, 763 (1966); *72*, 63615 (1970)] im Samenöl Palmitin-, Stearin-, Arachidin-, Behen-, Lignocerin-, Cerotin-, Öl-, 5,6-iso-Öl-(?), Linol-, Iso-Linol- und trans-5-Octadecatriensäure. Ferner Neo-β-caroten, Chlorophyll, ein geradkettiger Kohlenwasserstoff, Fp. 60 bis 62°, und noch nicht identifizierte Pigmente.

Anwendung. Liefert Herba, Radix und Semen Thalictri. Die Wurzel als Diureticum, Purgans, bei Icterus und Epilepsie.

Thalictrum aquilegifolium L. (Ruprechtia aquilegifolia OPIZ). Akeleiblättrige Wiesenraute. Amstelkraut. Meadow-rue. Colombine panaché. C. plumacée. Rue de bois. Pigamon à feuilles d'Ancolie. Pigamo aquilegifolio.

Heimisch in Europa und Japan, an feuchten, schattigen Stellen, auf Moor- und Waldwiesen, in lichten Wäldern, im Ufergebüsch und in Fels-Spalten, bes. in der montanen Zone.

Ausdauernd, 40 bis 100 cm hoch, mit büscheliger Wurzel. Stengel aufrecht, verzweigt, unten hohl, glatt mit ganz feinen Längsrillen, kahl. Grundblätter den Stengelblättern gleichgestaltet, zwei- oder dreifach gefiedert, an den Verzweigungen und am Stielgrund mit breiten, knorpeligen, muschelförmigen Nebenblättchen. Blättchen ziemlich dünn, rundlich bis verkehrt-eiförmig, 2 bis 3 cm lang, vorne eingeschnitten-gekerbt oder gelappt, kahl, bläulich bereift. Blüten in meist reichblütiger, gedrungener Trugdolde, nicht hängend, violett, seltener weiß. Blütenhüllblätter verkehrt-eiförmig, 4 bis 6 mm lang, kahl, grünlich (selten weiß), sehr hinfällig. Honigblätter fehlend. Staubblätter zahlreich, unterhalb der Anthere keulig verdickt, viel länger als die Fruchtknoten. Staubfäden weißlich oder hellila. Fruchtknoten wenig zahlreich, deutlich gestielt mit hakig gebogener Narbe. Früchte braun, glatt (nicht gerieft), überhängend, dreikantig geflügelt, allmählich in den fast ebensolangen Stiel verschmälert.

Inhaltsstoffe. Nach MOLLOV et al. [Chem. Abstr. *73*, 32 285 (1970)] in den oberirdischen Teilen 0,05% Isocorydin; nach SHARPLES und STOCKER [Phytochemistry *8*, 587 (1969); *11*, 3069 (1972)] p-Glucosyloxymandelonitril (Formel I), p-Glucosyloxymandelonitril-β-glucosid und Triglochinin (II) (90% der cyanogenen Komponenten).

$$\text{I} \qquad\qquad \text{II}$$

Anwendung. In Japan als Antisepticum, das Blatt als lokales Anästheticum.

Thalictrum simplex L.

Heimisch in Europa und Asien.

Inhaltsstoffe. Thalictrin $C_{20}H_{27}NO_4$, Fp. 224 bis 225°, nach UMAROV et al. [Chem. Abstr. *70*, 880 179 (1969)] Thalictrisin, Fp. 261 bis 263°. Nach MAEKH et al. [Chem. Abstr. *69*, 87 273; *70*, 88 028 (1969)] in den oberirdischen Teilen 0,49% Thalsimin $C_{38}H_{40}N_2O_7 \cdot 0,5\,H_2O$, Fp. 140 bis 142°, und 0,02% Thalsimidin $C_{37}H_{38}N_2O_7$, Fp. 195°. TSMAILOV et al. [Chem. Abstr. *69*, 6781 (1968)] isolierten Thalicsimidin, MOLLOV und GEORGIEV [Chem. Abstr. *67*, 61 598 (1967) 0,5% Alkaloide: Hernandezin $C_{39}H_{44}N_2O_7$, Thalidezin und Thalisamin, Fp. 191 bis 194°, NORKINA und PACHREWA [J. Allgem. Chem. UdSSR *20*, 1720 (1950)] aus den Blättern ein Thalictricin $C_{38}H_{46}N_2O_7$, Fp. 170°, MARKMAN und FREIMAN [Chem. Abstr. *63*, 9738 (1965); *72*, 63 615 (1970)] aus den Samen 21 bis 24% Öl mit Palmitin-, Stearin-, Arachidin-, Behen-, Lignocerin-, Cerotin-, Öl- (17 bis 18%), trans-5-Octadecensäure Fp. 39 bis 40°, Linol- (60 bis 65%) und Iso-Linolsäure (oder eine n-Hexadecensäure), ein Isomeres von Linolsäure und Tridecansäure. Ferner α-Carotin, 2 Carotine, Chlorophyll a und b und ein $C_{32}H_{66}$-Kohlenwasserstoff, Fp. 53 bis 54°.

II Hernandezin : $R_1 = R_2 = R_3 = Me$
III Thalidezin : $R_1 = R_2 = Me$; $R_3 = H$
IV Thalisamin : $R_2 = R_3 = Me$; $R_1 = H$

Wirkung. Nach KASMALIEV [Chem. Abstr. *65*, 1261 (1966)] wirkt Hernandezin blutdrucksenkend (bei 1 bis 3 mg/kg i. v. war an der Maus eine bis 33%ige Senkung zu beobachten; die DL 50 beträgt bei Mäusen i. v. 282 mg/kg), Thalsimin nach TURSUNOVA et al. [Chem. Abstr. *67*, 423 829 (1967)] sedativ [die DL 50 beträgt bei Mäusen (i.m.) 502 mg/kg].

Thalictrum dasycarpum L. oder Fisch und Lall.

Inhaltsstoffe. Kupchan et al. [J. Amer. chem. Soc. *86*, 2177 (1964); J. org. Chemistry *33*, 1052 (1968); *34*, 1062 (1969); *34*, 3884 (1969)] isolierten Magnoflorin, Thalidasin $C_{39}H_{44}N_2O_7$, Fp. 105 bis 107°, und aus der Wurzel Thalicarpin, Dehydrothalicarpin $C_{41}H_{46}N_2O_8$ und Thalisoparin.

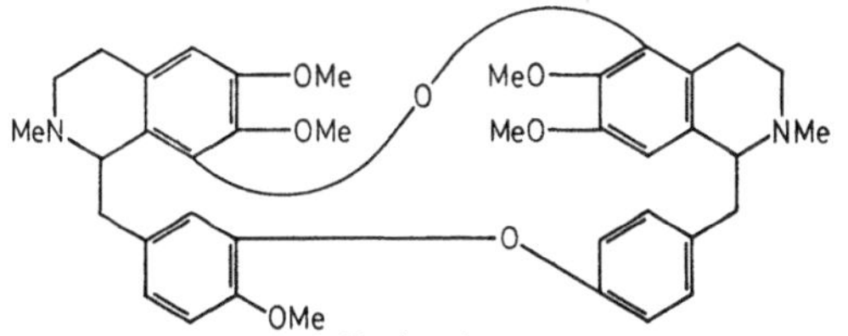

Wirkung. Nach Svendsen [Pharm. Ztg. (Frankfurt) *113*, 1382 (1968)] sind Thalidasin und Thalicarpin cytostatisch wirksam.

Thalictrum rugosum Ait. (T. glaucum Desf.).

Inhaltsstoffe. Nach Mollov et al. [Chem. Abstr. *73*, 32285 (1970); Planta med. (Stuttg.) *19*, 10 (1970)] in den oberirdischen Teilen Thaliglucin, in den Blüten ein Gemisch aus Paraffinen, Fettalkoholen, Geraniol, β-Sitosterin, β-Phenyläthylalkohol, β-(p-Methoxyphenyl)-äthylalkohol, Fp. 27°, Thalsimin, Rhamnetin und Quercetin. Tomimatsu et al. [J. pharm. Sci. *54*, 1390 (1965); *55*, 208 (1966); Chem. pharm. Bull. (Tokyo) *16*, 2070 (1968)] isolierten aus den Wurzeln Magnoflorin und Berberin; Obamegin $C_{36}H_{38}N_2O_6 \cdot 2C_6H_6$, Fp. 172°, und Thalidasin, Cieszynski und Borkowski [Acta polon. pharm. *22*, 171, 347 (1965)] Rugosin $C_{20}H_{27}NO_5$, Fp. 110 bis 115°, und Columbamin (?).

Wirkung. Nach Tomimatsu et al. [Chem. pharm. Bull. (Tokyo) *16*, 2070 (1968)] wirken Wurzelextrakte tumorhemmend (Thalidasin), nach Patil et al. [J. pharm. Sci. *54*, 1387 (1965)] blutdrucksenkend und hemmend auf die glatte Darmmuskulatur.

Thalictrum rochebrunianum Franch. und Sav.

Heimisch in Japan.

Inhaltsstoffe. Nach Fong et al. [Lloydia *29*, 94 (1966)] in den Wurzeln Magnoflorin, Berberin, Jatrorrhizin, Hernandezin, ein „Alkaloid" A und ein Bis-(benzylisochinolin) — Alkaloid Thalibrunin $C_{39}H_{46}N_2O_8$, Fp. 172 bis 173°.

Wirkung. Nach Fong et al. [Lloydia l. c.] senken die Alkaloide der Wurzel den Blutdruck, nach Patil et al. [J. pharm. Sci. *54*, 1387 (1965)] führen Extrakte zu Erschlaffung der glatten Darmmuskulatur.

Thalictrum isopyroides.

Inhaltsstoffe. Nach Ismailov et al. [Chem. Abstr. *58*, 3470 (1963)] Thalicopirin und Thalisopin $C_{21}H_{25}NO_4$, Fp. 151 bis 153°. In der Wurzel Dehydrothalicmin.

Nach Pulatova et al. [Chem. Abstr. *70*, 88033 (1969)] in den Samen Thalicmin, Thalicminin und Cryptopin.

Wirkung. Nach Tashbaev und Sultanov [Chem. Abstr. *58*, 7278 (1963); *67*, 10142 (1967)] wirkt Thalisopin antiepileptisch und sedativ. Die DL 50 beträgt bei Mäusen (s.c.) 397 mg/kg und (i. v.) 70 mg/kg.

Thalictrum revolutum L. (?) oder Dc. (Th. pubescens Pursh., Th. mexicanum Hernand).
Meadow rue (?).
Heimisch in Mexiko.

Inhaltsstoff. Nach Tomimatsu et al. [J. pharm. Sci. *54*, 1389 (1965)] in der Wurzel Thalicarpin.

Wirkung. Nach PATIL et al. [Lloydia *26*, 229 (1963)] bewirkt ein Wurzelextrakt an Hunden Hypotension, die offenbar durch eine Erschlaffung der Gefäßmuskulatur bedingt ist, und wirkt antispasmodisch [DL = 18,2 mg/kg (Maus)].

Thalictrum foliolosum DC.

Heimisch in Ostindien (Himalaya).

Inhaltsstoffe. Berberin, Jatrorrhizin $C_{20}H_{20}N^+O_4$, Palmatin $C_{21}H_{22}N^+O_4$ und Thalictrin.

Anwendung. Die Wurzel als Tonicum und Laxans, Diureticum, Febrifugum, bei atonischer Dyspepsie und bei Ophthalmie.

Thalictrum fendleri ENGELM. Meadow rue.

Inhaltsstoffe. Nach SHAMMA und DUDOCK [J. pharm. Sci. *57*, 626 (1968); Tetrahedron (Lond.) *23*, 2887 (1967); *27*, 727 (1971); Tetrahedron L. *1969*, S. 4951] die Alkaloide Thalifendlerin $C_{20}H_{25}NO_4$, Fp. 177 bis 178°, Thalifendin $C_{19}H_{16}N^+O_4$, Fp. (Chlorid) > 230° (Zers.), Thaliporphin, Preocotein, Thalidezin, Berberin, Jatrorrhizin, Glaucin, Magnoflorin, Ocotein, Hernandezin, Thalicarpin, Thaldimerin, Tetrahydrothalifendin, N-Methylthalidaldin und N-Methylcorydaldin. Ferner Bisbenzylisochinolinthalidezin und (−)-Veronamin $C_{26}H_{35}NO_8$.

Anwendung. Bei den Indianern Nevadas als Tee bei Gonorrhö, der Wurzeldekokt bei Erkältungen.

Thalictrum tuberiferum.

Heimisch in China.

Inhaltsstoffe. HYUNG JOON ChJ [Chem. Abstr. *65*, 12563 (1966)] isolierte Berberin.

Anwendung. Das Kraut bei Nierenleiden.

Thalictrum lucidum L. (Th. angustifolium L.).

Glänzende Wiesenraute.

Heimisch im südöstlichen und östlichen Europa.

Inhaltsstoff. In den Samen Blausäure.

Anwendung. In der ukrainischen Volksmedizin als Diureticum.

Thalictrum cornuti L. u. Thalictrum corynellum DC.

Heimisch in Nordamerika.

Anwendung. Gegen Schlangenbiß.

Thalictrum mexicanum DC.

Heimisch in Mexiko.

Anwendung. Die Wurzel als Diureticum und äußerlich bei Augenleiden.

Thalictrum rubellum L.

Heimisch in der Mandschurei.

Anwendung. Rhizom und Wurzel als Tonicum, bei Leucorrhö und Amenorrhö.

Thalictrum rugosum AIT. (Th. glaucum DESF.).

Inhaltsstoffe. Obamegin, Magnoflorin, Berberin, Tetrahydroberberin, Thalidasin, Thalrugosin, Thalrugosidin, Alkaloid D, Protothalipin, Thaliglucinon, Ralphenin, Deoxythalidastin und Columbamin [MITSCHER et al.: Lloydia *35*, 167 (1972)]. Nach KUCZYNSKI et al. [Chem. Abstr. *76*, 56628 (1972)] im Kraut Isovitexin-5-rhamnosid, Luteolin-7-glucosid und Apigenin-7-diglucosid; nach H. WAGNER et al. [Phytochemistry *10*, 2553 (1971)] Saponaretin, Quercetin-3-O-rutinosid und Kämpferol-3-O-rhamnoglucosid.

Wirkung. Extrakte zeigen antibiotische Wirksamkeit gegen Mycobacterium smegmatis, Staphylococcus aureus und Candida albicans, vor allem die Alkaloide Obamegin, Berberin, Tetrahydroberberin und Thalidasin.

Thalidomidum

Thalidomidum. Thalidomide. Thalidomid. α-Phthalimido-glutarimid.

$C_{13}H_{10}N_2O_4$ M.G. 258,24

Bemerkung. Die Substanz wurde 1961 wegen ihrer teratogenen u. a. Nebenwirkungen aus dem Handel gezogen!

Eigenschaften. Weiße, nadelförmige Kristalle, geruch- und geschmacklos, unlösl. in W., M., A., Ä., Bzl., Chlf., Aceton, Eisessig, leicht lösl. in Dioxan, Dimethylformamid und Pyridin. Fp. = 271°.

Anwendung. Damals als Sedativum und Hypnoticum.

Handelsform. Früher als Contergan.

Thallium

Thallium.

Tl   A.G. 204,39

Vorkommen. Selten und nur in geringen Mengen. Relativ häufig in Pyriten und Zinkblenden anzutreffen.

Eigenschaften. Weiches, bläulichweißes, zähes, äußerlich bleiähnliches, an frischer Schnittfläche glänzendes, leicht schmelzbares Metall. Bei höherer Temp. verbrennt die Substanz mit grüner Flamme zum Oxyd. Wird durch Wasser bei Luftzutritt und Raumtemp. allmählich in das Hydroxid übergeführt. An feuchter Luft leicht oxydabel. Unter Bildung von Thalliumalkoholat lösl. in heißem, wasserfreiem A. Lösl. in verd. Salpetersäure und Schwefelsäure, schwer lösl. in Salzsäure. Die Substanz bildet mit anderen Metallen Legierungen, mit Quecksilber auch leicht Amalgam. D = 11,85. Fp. = 302,5°. Kp. = 1460°. Giftig!

Anwendung. Zu verschied. Legierungen. Zur Herstellung optischer Gläser. Zur Erzeugung von monochromatischem, grünem Licht.

Thallium(I)-acetat. Thallium aceticum oxydulatum. Thalloacetat.

$$H_3C-C-O^{\ominus}\ Tl^{\oplus}$$
$$\overset{\|}{O}$$

$C_2H_3O_2Tl$ M.G. 263,44

Eigenschaften. Weiße, seidenglänzende, nadelförmige, hygroskopische Kristalle. Leicht lösl. in W., M., A., Chlf., Essigester, schwer lösl. in Aceton und Toluol. $D_4^{137} = 3{,}76$. Fp. = 131°. Giftig!

Anwendung. Medizinisch: Früher in der Kinderpraxis zur Epilation bei Mikrosporie, Trichophytie und Favus. Einmalige Dosis von 8 mg/kg Körpergewicht p.o.

Technisch: Als Nagergift, hauptsächlich gegen Ratten eingesetzt.

Aufbewahrung. Gut verschlossen, vor Feuchtigkeit geschützt.

Toxikologische Vorbemerkung. Die häufigste Quelle für Thalliumvergiftungen sind die als Rodenticide verwendeten Salze Thalliumsulfat und Thalliumacetat. Sie werden gewöhnlich zu Mord- oder Selbstmordzwecken per os zugeführt. Andere Thalliumsalze wirken jedoch gleich wie jene. Ab einer Dosis von 200 mg können schwere, u. U. tödliche Vergiftungen auftreten.

6*

Symptome. Nach leichten Initialsymptomen (Übelkeit, Brechreiz, Erbrechen, seltener Diarrhö), denen ein freies Intervall von 2 bis 3 Tagen folgt, treten nach Obstipation schwere gastro-enteritische Erscheinungen (Brechkrämpfe, diffuse Diarrhöen) sowie Nierenschädigung auf. Im weiteren Verlauf entwickelt sich eine toxische Polyneuropathie, von der besonders die unteren Extremitäten betroffen sind (anfänglich Paraesthesien, dann Überempfindlichkeit). Auch psychische Veränderungen können auftreten. Charakteristisch ist der totale Ausfall des Haupthaares. Er erfolgt (frühestens) am 13. Vergiftungstag. Auch die Scham- und Achselhaare sind betroffen. In leichten, sonst symptomlosen Fällen ist ein tonsurähnlicher Haarausfall das einzige Merkmal (Verdachtsymptom).

Thalliumsalze werden enteral gut resorbiert. Sie reichern sich besonders in der Haut und ihren Anhangsgebilden an (Nachweis). Sie werden außer durch die Niere auch über den Darm ausgeschieden. Ihre Halbwertzeit beträgt etwa 14 Tage.

Behandlung. Neben der symptomatischen Therapie mit Adsorbentien (Kohle) und mit salinischen Abführmitteln hat sich neuerdings zur Decorporierung das Berliner Blau bewährt (0,5 g per os in 2stdgen Abständen, zu Beginn 3,0 auf einmal). Dimercaprol und andere Komplexbildner sind wirkungslos.

Thallium(I)-carbonat. Thallium carbonicum oxydulatum. Thallocarbonat.

Tl_2CO_3 M.G. 468,79

Eigenschaften. Weiße, monokline Kristalle, licht- und luftbeständig, lösl. in kaltem W., leicht lösl. in sied. W., praktisch unlösl. in A., Ä., Aceton und Pyridin. D. = 7,16. Fp. = 273°. Giftig!

Anwendung. Als Reagens auf Schwefelkohlenstoff. Zur Herstellung von Diamanten-Imitationen.

Thallium(I)-chlorid. Thallium chloratum oxydulatum. Tallochlorid.

$TlCl$ M.G. 239,85

Eigenschaften. Weißes, kristallines Pulver, schwer lösl. in kaltem W., wenig lösl. in sied. W., praktisch unlösl. in A. D = 7,02. Fp. = 427°. Kp. = 807°. Giftig!

Anwendung. Katalysator bei Chlorierungen.

Thallium(I)-formiat. Thallium formicicum oxydulatum. Thalloformiat.

$$H-C-O^{\ominus}Tl^{\oplus}$$
$$\|$$
$$O$$

CHO_2Tl M.G. 249,41

Eigenschaften. Farblose, nadelförmige Kristalle, sehr leicht lösl. in wenig W., leicht lösl. in M., schwer lösl. in A., sehr schwer lösl. in Chlf. Beim Verdünnen der gesättigten wss. Lsg. tritt Hydrolyse ein. Fp. = 104°. Giftig!

Anwendung. In der Mineralogie zur Trennung verschieden schwerer Gesteinskomponenten. Die Substanz bildet mit Thalliummalonat ein Doppelsalz, das zur Herstellung von Lösungen mit spezifischen Gewichten zwischen 1,0 und 4,95 geeignet ist.

Thallium(I)-nitrat. Thallium nitricum oxydulatum. Thallonitrat.

$TlNO_3$ M.G. 266,40

Eigenschaften. Farblose Kristalle, leicht lösl. in W., praktisch unlösl. in A. D = 5,56. Fp. = 207°. Giftig!

Anwendung. Als Reagenz zur quant. Best. von Jod in Gegenwart von Chlor. Für den mikrochemischen Nachweis von Halogenen und Metallen (Au, Pt, U, Th). Zur Herstellung von Thalliumpapier (Indikator bei Zinktitration). Zur Herst. von Grünfeuer für Signale.

Thallium(I)-oxid. Thallooxid.

Tl_2O M.G. 424,78

Eigenschaften. Schwarzes, hygroskopisches Pulver, lösl. in W. unter Bildung von TlOH (alkalische Reaktion), schwer lösl. in Salzsäure, praktisch unlösl. in abs. A. Leicht flüchtig bei hohen Temp. Die Substanz oxydiert sich an der Luft langsam zu wasserunlösl. Thallium(III)-oxyd und bildet mit versch. wasserfr. Alkoholen Alkoholate. D = 9,52. Fp. = etwa 300°. Giftig!

Anwendung. Zur Herstellung von Spezialgläsern.

Aufbewahrung. Gut verschlossen, vor Feuchtigkeit geschützt.

Thallium(III)-oxid. Thallioxid.

Tl_2O_3 M.G. 456,78

Eigenschaften. Dunkelbraunes Pulver, praktisch unlösl. in W. und Alkalilaugen (auch in Alkalischmelzen), unter Erwärmen lösl. in Salzsäure, Schwefelsäure und Salpetersäure, wobei instabile, hygroskopische Thalliumsalze entstehen. Wird die Substanz auf 360 bis 400° erhitzt. so beginnt sie Sauerstoff abzugeben und in Thallium(I)-oxid überzugehen. Bei 585 bis 815° tritt weiterer Sauerstoffverlust ein, bzw. das Tl_2O verflüchtigt sich. D = 10,19. Fp. = 717°. Giftig!

Anwendung. Zur Herstellung optischer Spezialgläser und künstlicher Edelsteine.

Thallium(I)-sulfat. Thallium sulfuricum oxydulatum. Thallosulfat.

Tl_2SO_4 M.G. 504,85

Eigenschaften. Farblose, prismatische Kristalle, lösl. in kaltem W., leicht lösl. in heißem W. Die Substanz bildet mit versch. anderen Sulfaten Doppelsalze, so z. B. mit Aluminiumsulfat: $TlAl(SO_4)_2 + 12H_2O$. D = 6,77. Fp. 632°. Giftig!

Anwendung. Medizinisch: Früher gegen Nachtschweiß.
Technisch: Als Rodenticid und für die Herstellung von Leuchtfarben.

Tham

Tham. S. Tris-(hydroxymethyl)-aminomethan s. Tromethamolum, 301, Tromethamol-Lösung. VII A, 416.

Thapsia

Thapsia garganica L. [Th. silphium VIV., Th. garganica L. var. silphium (VIV.) Dc., Th. asclepium L., Th. foetida K. WEIN non L.]. Apiaceae — Apioideae — Laserpitieae.
Garganische Purgierdolde. Spanisches Turbith. Le Thapsia.
Heimisch im wärmeren Mittelmeergebiet, bes. an der nordafrikanischen Küste (von Algerien bis nach Kreta, Rhodos und der Türkei).

Pflanze ausdauernd, kräftig, hochwüchsig, in der Tracht an Ferula-Arten erinnernd. Laubblätter oberseits glänzend, unterseits blaugrün und an den Nerven öfter borstig, zwei- bis dreifach-fiederschnittig. Abschnitte 1. Ordnung sitzend, die unteren Abschnitte 2. Ordnung an der Hauptspindel kreuzförmig gestellt. Zipfel letzter Ordnung gedrängt, lang und öfter schmal (bis linealisch-fädlich), herablaufend, ungeteilt oder zwei- bis dreispaltig, ganzrandig. Obere Stengelblattscheiden groß und derb, meist spreitenlos. Dolden groß, sechs- bis fünfzehnstrahlig. Hüll- und Hüllchenblätter fast fehlend. Kronblätter gelb, elliptisch-verkehrteiförmig, mit kaum ausgerandeter, eingerollter Spitze. Frucht groß (bis 20 mm lang und oft fast ebenso breit); Seitenflügel dünn. strahlig-gestreift, breiter als das Fruchtgehäuse, Rückenflügel zuweilen (bes. im oberen Teil der Nebenrippen) angedeutet.

Anwendung. Das Blatt als Emeticum und Antidiarrhoicum.

Cortex Thapsiae radicis. Thapsiarinde. Ecorce de racine de thapsia.

Die Wurzelrinde bildet rinnen- oder röhrenförmige Stücke, die innen weißlich, außen graubraun und querrunzelig sind. Außen ist die Rinde von einem dünnen Kork bedeckt. Der

Bast erscheint deutlich geschichtet aus Partien, die kleine, schizogene Sekretbehälter enthalten, und solchen, die frei davon sind. Markstrahlen bis 5 Zellreihen breit. Enthält reichlich Stärke.

Verfälschung. Die Wurzel der mit ihr zusammen wachsenden Ferula nodiflora L.

Inhaltsstoffe. In der Rinde ein scharfes, blasenziehendes Harz (ca. 66%) mit Thapsiasäure $C_{16}H_{30}O_4$, Fp. 124 bis 126°, Caprylsäure und Wachs.

Wirkung. Die Wurzelrinde wirkt innerlich eingenommen heftig purgierend und führt zu Erbrechen. Auf der Haut ruft sie Jucken und Blasenbildung hervor.

Anwendung. Nur zur Gewinnung des Thapsiaharzes.

Radix Thapsiae (spuriae). Radix Turpethi spurii. Purgierdoldenwurzel.

Inhaltsstoffe. 5% Harz mit Thapsiasäure.

Wirkung. Wie die Wurzelrinde blasenziehend und stark purgierend.

Anwendung. In ihrer Heimat früher innerlich gegen Lungenentzündung. Äußerlich gegen Hautkrankheiten und gegen Rheuma, ist aber heute ohne Bedeutung.

Resina Thapsiae. Thapsiaharz. Thapsia Resin. Resine de thapsia. Extractum Thapsiae. Résina de tapsia.

Resina de tápsia Brasil. 1. Außerdem offizinell in Belg. III, CF 1908, Portug. 1876.

Die Rinde wird zerschnitten, mit warmem W. gewaschen, getrocknet, grob gepulvert und hierauf zweimal mit q.s. 90%igem Weingeist durch Digerieren im Wasserbad (evtl. am Rückflußkühler!) ausgezogen. Man filtriert, destilliert den Weingeist ab, wäscht das rückständige Harz mit warmem W., bis dieses nicht mehr löst, und dampft zum weichen Extrakt ein. Es wird auch empfohlen, das Harz mit Bzl. zu extrahieren. Man hüte sich vor dem Spritzen der Auszüge ins Gesicht usw.

Prüfung. Brasil. 1: Wird 1 g Thapsiaharz mit 10 g reinem Sand gemischt, im Soxhletapparat mit PAe. 3 Std. ausgezogen, so muß der Auszug beim Abdampfen und Trocknen bei 80° mind. 0,8 g = 80% Rückstand hinterlassen. — VZ 336 bis 385. — Max. Aschegeh. max. 5%.
Aufbewahrung vorsichtig.

Anwendung. Als Hautreizmittel zu Pflastern. In der Homöopathie.

Thapsia HAB 34.
Harz aus Stamm und Wurzel von Thapsia garganica L.

Arzneiform. Harz zur Lsg. nach § 6a mit 90%igem Weingeist, D_3 mit 90%igem, D_4 mit 60%igem, die höheren Verdünnungen mit 45%igem Weingeist.

Arzneigehalt. 1/10.

Aufbewahrung. Bis 3. Dez.-Pot. vorsichtig.

Silphion HAB 34.
Frische Pflanze.

Arzneiform. Essenz nach § 3.

Arzneigehalt. 1/3.

Thapsia villosa L.
Heimisch in Algerien und Spanien.

Anwendung. Liefert ein Harz wie Th. garganica, aber von schwächerer Wrkg. („Faux Turpith") und Folia Thapsiae. Die Wurzel wie die von Th. garganica.

Thaspium

Thaspium aureum Nutt. (Zizia aurea L. Koch; außerdem laut HPUS 64 Carum aureum, Sison aureus, S. trifoliatum, Sisum trifoliatum, Smyrnium acuminatum, S. aureum, S. luteum). Apiaceae. Gelbe Pastinake. Golden alexander. Meadow parsnip. Musk-quash root. Roundheart.

Heimisch in Nordamerika.

Stengel bis 60 cm hoch, eckig gerillt, wenig verästelt, wie die ganze Pflanze kahl. — Wurzelblätter herzförmig, ungeteilt, am Rand gesägt oder ganzrandig. — Stengelblätter dreizählig oder doppelt dreizählig, mit länglich-eiförmig zugespitzten Fiederblättchen; letztere am Rand fein gesägt, auf beiden Seiten gleichmäßig grün, etwas dickfleischig. Untere Stengelblätter gestielt, obere sitzend. — Dolden blattgegenständig auf langen Stielen, klein, hüllenlos, zusammengesetzt. Blüten grünlichgelb bis goldgelb. — Früchte rundlich-eiförmig, mit häutigen, vorstehenden Flügeln.

Anwendung. Das Kraut, Herba Ziziae, in der Homöopathie.

Zizia aurea HAB 34.

Frische Pflanze.

Arzneiform. Zur Essenz nach § 3.

Arzneigehalt. 1/3.

Thaspium aureum HPUS 64. Meadow Parsnip.

Die frische Wurzel.

Arzneiform. Urtinktur: Arzneigeh. 1/10. Thaspium aureum, feuchte Masse mit 100 g Trockensubstanz und 300 ml W. = 400 g, dest. W. 200 ml, A. USP (94,9 Vol.-%) 537 ml zur Bereitung von 1 000 ml der Tinktur. — Dilutionen: D 2 (2×) enthält 1 T. Tinktur, 4 T. dest. W., 5 T. A.; D 3 (3×) und höher mit A. HPUS (88 Vol.-%). — Medikationen: D 3 (3×) und höher.

Theacylon

Theacylon Erg.B. 6.

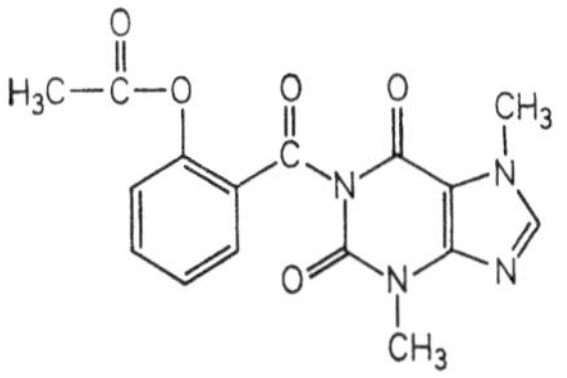

$C_{16}H_{14}N_4O_5$　　　　　　　　　　　　　　　　　　　　　　　M.G. 342,1

Bemerkung. Die Substanz ist ein Kondensationsprodukt der Acetylsalicylsäure mit Theobromin (M.G. 324,1).

Eigenschaften. Weißes kristallines Pulver, wenig lösl. in W., A. und Ä., leichter lösl. in Chlf. Fp. = etwa 197°.

Erkennung. 1. 1 g Substanz wird unter Erhitzen in 20 ml W. und 50 ml Natronlauge gelöst. Die Lsg. ist gelb. 2. Werden 5 ml dieser Lsg. mit verdünnter Schwefelsäure neutralisiert, so wird die Fl. durch einen Tr. Eisenchloridlsg. violett gefärbt. 3. Werden 10 ml der alkalischen Lsg. mit verdünnter Schwefelsäure übersättigt, so scheidet sich allmählich ein weißer Nd. aus. 4. Dampft man das Filtrat ein und versetzt den Rückstand mit Schwefelsäure und einigen Tr. A., so tritt der Geruch nach Essigsäureäthylester auf.

Prüfung. 1. 0,1 g Substanz darf sich in 1 ml Schwefelsäure mit höchstens sehr schwach gelblicher Farbe lösen (fremde Alkaloide). 2. Werden 2 g Substanz mit 20 ml W. geschüttelt, so darf das Filtrat Lackmuspapier nicht verändern. 3. Das Filtrat darf weder durch Eisenchloridlsg. (freie Salicylsäure) violett gefärbt, noch durch 3 Tr. Natriumsulfidlsg. (Schwermetallsalze) verändert werden. 4. Nach dem Ansäuern mit Salpetersäure darf es durch Bariumnitratlsg. (Sulfat) nicht verändert, und durch Silbernitratlsg. (Chlorid) höchstens opalisierend getrübt werden. 6. Ein Gemisch von 1 g Substanz und 1 ml Natriumhypophosphitlsg. darf nach viertelstd. Erhitzen im sd. Wasserbad keine dunkle Fbg. annehmen (Arsenverbindung).

Anwendung. Als Diureticum.

Dosierung. Mittlere Einzelgabe: Als Einnahme 0,5 g.

Aufbewahrung. Vorsichtig.

Thebaconum

Thebaconum. S. Acetyldemethylodihydrothebain I, 808.

Thebainum

Thebainum. S. I, 874.
Thebainum hydrochloricum. S. I, 874.

Thecodinum

Thecodinum Ross. 9. S. Oxydihydro-Codeinonum hydrochloricum I, 821, 815, 600.

Theelin

Theelin. S. Östron II, 160.

Thein

Thein. S. Coffeinum IV, 222.

Thenalidinum

Thenalidinum. Thenalidine. Thenalidin. Thenalidin-tartrat

Bemerkung. Vgl. I, 1198.

$$C_{17}H_{22}N_2S \cdot C_4H_6O_6$$

$C_{21}H_{28}N_2O_6S$ M.G. 436,54

1-Methyl-4-amino-N'-phenyl-N'-(2-thenyl)-piperidin-hydrogentartrat.

Eigenschaften. Feinkrist. Pulver, leicht lösl. in W. Fp. = 167—171°. Fp. der Base = 95°.

Anwendung. Bei allergischen Erkrankungen als Antihistaminicum mit lokalanästhetischen Eigenschaften.

Dosierung. p.o. 0,025 bis 0,05 g pro dosi; i.v. 0,05 g, Th.-maleat zus. mit 1,375 g Calciumgluconolactobionat.

Handelsformen. Sandisten, Sandostene.

Thenium

Thenium closylate. Thenii closylas. Theniumclosylat.

$C_{21}H_{24}NO_4ClS_2$ M.G. 453,99

N,N-Dimethyl-N-(2-phenoxyäthyl)-N-(2-thenyl)-ammonium-(p-chlorbenzolsulfonat).

Anwendung. Als Anthelminticum.

Handelsform. Bancaris (Burroughs Wellcome, England).

Theobroma

Theobroma cacao L. Sterculiaceae — Büttnerieae. Kakaobaum. Cacaoyer.

Nach A. Chevalier (1964) kann man innerhalb der angebauten Art Theobroma cacao folgende Varietäten unterscheiden: Theobroma sativa Lig. et le Bey, var. leucosperma, var. melanosperma, Theobroma leiocarpa Bern. Theobroma sagittata Pav.

Üblicher ist jedoch die Einteilung der Art Theobroma cacao in ihre Varietäten, wenn man sie nach ihren zwei Grundformen, Criollo und Forastero, unterscheidet (L. Burle 1961, E. Cheesman 1944). Form I, Criollo, entspricht in der Einteilung von A. Chevalier der Varietät leucosperma, Form II, Forastero, den Varietäten leiocarpa und sphaerocarpa.

Alle bekannten Kakaosorten sind aus diesen beliebig kreuzbaren Grundformen hervorgegangen, so daß heute eine Vielzahl zahlreicher und ineinander übergehender Varietäten von Kakaobäumen bekannt sind, bei denen es sehr schwierig ist, sie den ursprünglichen Varietäten zuzuordnen.

Die im internationalen Sprachgebrauch verwendeten Worte „Kakao" und „Schokolade" leiten sich aus der Aztekensprache ab (H. Fincke 1932, W. T. Clarke 1953). „Kakao" entstammt der aztekischen Bezeichnung für Kakaokern „kakauatl", Schokolade aus den Bezeichnungen „xococ" — sauer, herbwürzig — „atl" — wasser—, zusammengesetzt zu „xocoatl".

Als erster fand 1502 Columbus bei seiner vierten Reise in Yucatan unter den Handelswaren der Guanachen-Indianer „Mandeln, die Kakao heißen und in Neuspanien als Münze gelten". Ihm war allerdings noch nichts über eine Verwendung als Kakaogetränk bekannt. Erst Fernando Cortez erwähnt in einem an Kaiser Karl V. gerichteten Brief vom 13. 10. 1520 von der seit Jahrhunderten in Mexiko bestehenden Kultur des Kakaobaumes. Eine allgemeine Verbreitung fand Kakao in Europa seit dem 16. Jahrhundert. In der ersten Hälfte des 17. Jahrhunderts kamen die Kakaobohnen nach Deutschland.

Die Heimat des Kakaobaumes ist das tropische Amerika. Wildformen der Gattung Theobroma gedeihen im gesamten Gebiet zwischen Mexiko und Peru. Es wird angenommen, daß die ursprüngliche Heimat im Einzugsgebiet des oberen Amazonas und des Orinoko gelegen hat. Heute wird Kakao in fast allen tropischen Ländern Amerikas, Afrikas und der asiatischen Inselwelt kultiviert.

Während um 1900 noch etwa 80% der Kakaoproduktion im tropischen Amerika und dem Karibischen Raum erzeugt wurden, erfuhren in den letzten Jahrzehnten infolge der sehr

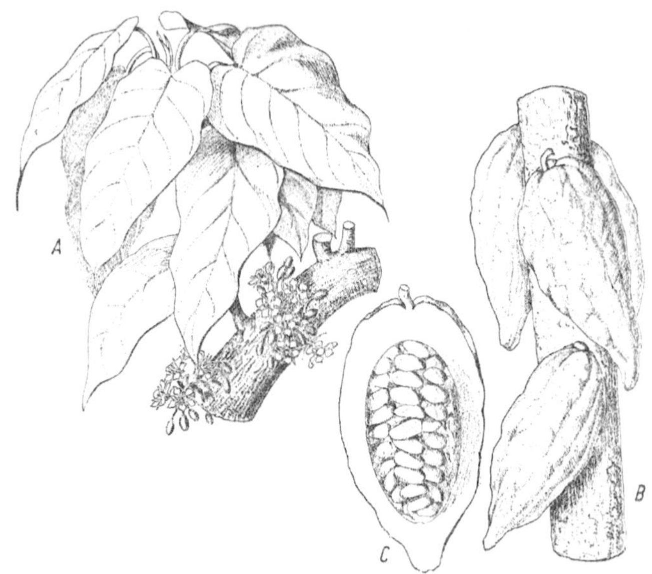

Abb. 1. Theobroma cacao. A blühender Zweig. B fruchttragendes Stammstück. C Frucht im
Längsschnitt, die Samen zeigend (nach GILG).

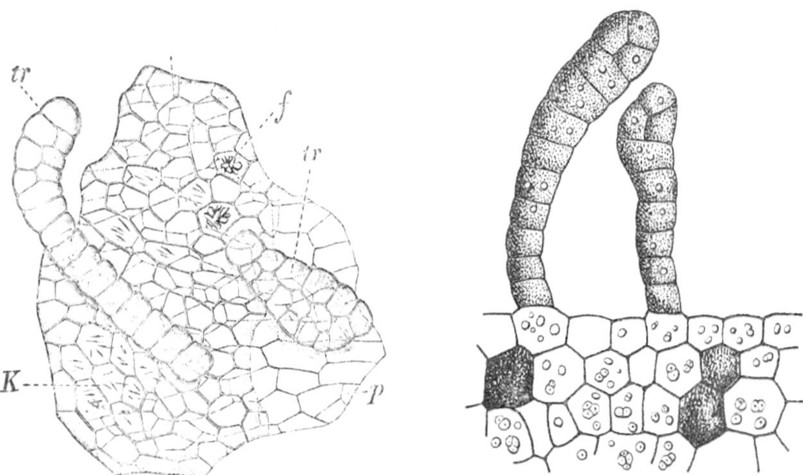

Abb. 2. Silberhäutchen der Kakaobohne
mit Haaren (*tr*) u. Kristallen (*f* u. *K*)
(J. MOELLER).

Abb. 3. Querschnitt des Keimblattran-
des der Kakaobohne (J. MOELLER).

schnellen Ausdehnung des Anbaus in Westafrika die Produktionszentren eine entscheidende
geographische Verlagerung. Von der Weltproduktion des Erntejahres 1960/61 von über
1 Million Tonnen wurden nur noch etwa 32% im lateinamerikanischen Raum erzeugt, gegenüber 66% in Westafrika und knapp 2% in Asien und Ozeanien. An der Gesamtproduktion
waren Ghana mit 28%, Nigeria mit über 18% und Brasilien mit etwa 17% beteiligt. Ghana
liefert bis zu 50% der Weltrohkakaoernte (1966: 415000 t); Nigeria lieferte 1966 188000 t.
Einige Vergleichszahlen: Elfenbeinküste: 1965 147500 t; Brasilien: 1965 118500 t; Kamerun:
1965 91200 t; Ecuador: 1965 48000 t; Mexiko: 1965 22500 t; Kolumbien und Venezuela:
1965 je 21900 t; Fernando Po: 1961 20760 t; Togo: 1965 17500 t; Neu-Guinea: 1968 23700 t;
Ceylon: 1962 2400 t.

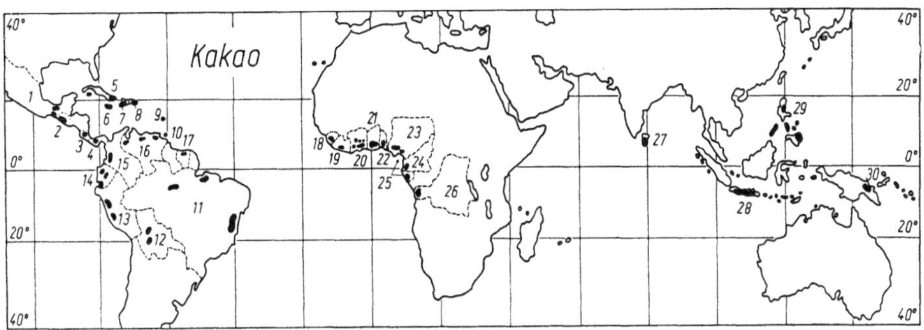

Abb. 4. Die geographische Verteilung der Anbaugebiete

1 Mexiko	*9* Grenada	*17* Surinam	*25* Spanisch-Guinea
2 Guatemala	*10* Trinidad	*18* Sierra Leone	(Fernando Po, Rio
3 Costa Rica	*11* Brasilien	*19* Liberia	Muni)
4 Panama	*12* Bolivien	*20* Elfenbeinküste	*26* Kongo
5 Cuba	*13* Peru	*21* Ghana	*27* Ceylon
6 Jamaica	*14* Ecuador	*22* Togo	*28* Indonesien
7 Haiti	*15* Kolumbien	*23* Nigeria	*29* Philippinen
8 Dominikanische Republik	*16* Venezuela	*24* Kamerun	*30* Neu-Guinea, Papua

Entwicklung der Welt-Kakaoernten[1]

Zeitraum	Welt-Kakao-ernten in 1000 metr. t	Zeitraum	Welt-Kakao-ernten in 1000 metr. t
1830 – 1840	14	1938/39	810
1840 – 1850	16	1946/47	642
1850 – 1860	19	1949/1950	707
1860 – 1870	23	1953/1954	781
1870 – 1880	31	1955/1956	841
1880 – 1890	41	1957/1958	768
1895	77	1958/59	903
1900	103	1959/60	1035
1910	220	1960/61	1165
1920	374	1961/62	1128
1930	487	1962/63	1165
1935	679	1964/65	1531
		1966/67 Schätzung	1334

[1] Die Zahlenangaben für die Zeit von 1830 bis 1840 bis 1935 sind den Gordian Essays on Cocoa, Hamburg: Verlag Max Rieck 1936 entnommen. Die Angaben für das Kakaoerntejahr 1938/39 (1. 10. bis 30. 9.) entstammen dem Cocoa Market Report No. 171 vom 7. 4. 1964 der Fa. Gill & Duffus Ltd. Die Angaben für die Zeit von 1964 bis 1967 wurden der FAO-Roh-kakao-Statistik, Heft 1/67 entnommen. Die Angaben für die übrigen Erntejahre wurden Nr. 7 der FAO Cocoa Statistics 1964 entnommen.

Beschreibung. Die beiden Arten Criollo und Forastero zeigen im gesamten Habitus eine recht nahe Verwandtschaft, so daß sich im Rahmen der folgenden kurzen morphologischen Beschreibung eine getrennte Behandlung erübrigt.

Der frei wachsende Kakaobaum wird gewöhnlich 8 bis 10 m hoch und gelegentlich auch darüber. Sobald im plantagemäßigen Anbau der Stamm nach etwa 18 Monaten eine Höhe von ungefähr einem bis anderthalb Metern erreicht hat, bilden sich drei bis fünf nach aufwärts gerichtete Hauptseitenzweige, die nach Erreichung der vollen Ausbildung mit der sich entwickelnden weiteren Verästelung eine dichte Krone mit einem Durchmesser von 7 bis 9 m formen. Die breit ausladende Krone, welche bei Criollo im allgemeinen einen geringeren Umfang erreicht als bei den Forastero-Typen, bestimmt den zu wählenden Pflanzverband.

Die kräftig ausgebildete Pfahlwurzel dringt bis etwa 1,50 m tief in den Boden, in dem sie sich nicht selten in zwei bis drei Hauptwurzeln, die mit zahlreichen Seitenwurzeln besetzt sind, aufteilt. Charakteristisch ist ferner ein dichtes Wurzelnetz, welches die Bodenoberfläche bis in eine Tiefe von etwa 20 cm durchzieht. Eigenartig sind die beiden Gelenke, mit denen die großen, ganzrandigen, zunächst hellgrünen, später dunkelgrünen ledrigen Blätter am Grund des Blattstieles und am Ansatz der Blattspreite versehen sind. Sie ermöglichen die Wendung der Blattoberfläche in die Richtung des einfallenden Lichtes.

Die kleinen, gelblichweißen Blüten entsprießen in Gruppen dem Stamm (Cauliflorie) oder auch den älteren Ästen (Ramiflorie). Die ersten Blüten entwickeln sich gewöhnlich kaum vor dem vierten Jahr und erst nach zehn Jahren ist die volle Blühkapazität der Bäume erreicht. Obgleich der Kakaobaum während des ganzen Jahres Blüten entwickelt, ist der Fruchtansatz im Verhältnis zur großen Zahl der Blüten gering. Von den angesetzten Früchten erreicht wiederum nur ein Bruchteil die Reife. Unter normalen Verhältnissen entwickeln sich von den Blüten kaum mehr als 6% zu reifen Früchten (Abb. 1c). Die nach Art und Varietät sehr verschieden gestalteten Früchte sind botanisch gesehen Beeren, deren unterschiedlich dicke Fruchtwand 25 bis zu 70 (in fünf Reihen um eine Mittelachse angeordnete, 2 bis 3 cm lange) Samen, die „Kakaobohnen", umschließt. Auch die Färbung der Samen zeigt eine große Mannigfaltigkeit der Farbtönung von gelblichweiß bis violett.

Inhaltsstoffe. In den Blättern Cyanidin-3-β-L-arabinosid, Glykolsäure, Chlorogensäure, p-Cumaroyl-chinasäure. Im Keimwürzelchen: 3,5% Fett, 1,4% Purine, 25% Rohprotein, 2,3% Zucker, 0,3% Stärke, ferner 2,5% Rohfaser, 7% W., 6,4% Asche, Spuren Vitamin D, B_1, B_2, B_6, Nicotinsäureamid, Biotin und Pantothensäure.

Im fetten Öl des Kakaokeimlings wurden identifiziert: Stigmasterin, α-Sitosterin, β-Sitosterin, n-Nonacosan, p-Cumaroyl-chinasäure, Campesterol, Phytol, Cycloartanol, 24-Methylencycloartanol und ein nicht identifiziertes Terpen. Im Vergleich mit Kakaobutter enthält das Fett wenig Öl- und Stearinsäure, doch mehr Linolensäure.

Verfälschungen. Kakao und Schokolade sind mannigfachen Verfälschungen unterworfen. Als Verfälschungsmittel kommen in Betracht: 1. Beimengung von Mehl oder Stärke aller Art (Eichel, Kastanien) ohne entsprechende Deklaration, übermäßiger Zusatz von Zucker; 2. Beimengung von gepulverten Kakaoschalen, Kakaokeimen oder Mandelschalen, von Mineralstoffen (Eisenoxid, Bolus, Ocker zur Verdeckung größerer Mehlzusätze), sowie von sonstigen Farbstoffen (Teerfarbstoffen, Sandelholz usw.); 3. übermäßige Entziehung von Fett oder Ersatz des Kakaofettes durch billigere pflanzliche oder tierische Fette (s. Oleum Cacao); 4. Zusatz von Gelatine, Tragant, Dextrin als sog. Fettsparer.

Semen Cacao. Fabae Cacao. Nuclei Caco. Fabae mexicanae. Avellanae mexicanae. Theobromatis semen. Semen Theobromae. Kakaobohnen. Cacao beans. Cocoa seed. Graines (fèves) de cacao. Theobroma seed. Cacau.

Theobroma Seed BPC 34. Cacau Brasil. 2. Ferner offizinell in Portug. 35.

Der fermentierte Samen, BPC 34. Die teilweise von der Schale befreiten, schwach gerösteten Samen, Brasil. 2.

Gewinnung. Von der Befruchtung der Kakaoblüte bis zur Ernte der reifen Frucht vergehen 4 bis 9 Monate Die Kakaofrüchte werden im allgemeinen zweimal geerntet. Die Haupternte, die im allgemeinen qual. bessere Kakaobohnen ergibt, beginnt in Ländern mit einer Trockenperiode von einigen Mon. gegen Ende der Regenzeit. Die Früchte aus der kleineren Nebenernte werden in der Zeit der ersten Mon. der Regenzeit geerntet. In Ghana werden beispielsweise nur 10 bis 20% der Gesamternte als Zwischenernte eingebracht. In Brasilien hingegen fällt aus klimatischen Gründen beinahe die Hälfte der Ernte als sogenannte Nebenernte an. Von September bis März werden allein 80% der Kakaowelternte eingebracht. Die Kakaofrüchte müssen sehr vorsichtig gepflückt werden, damit ein Abreißen des Fruchtstieles und damit eine Verletzung der Rinde unterbleibt, da am Grund des alten Fruchtstieles die neuen Blüten und Früchte entstehen. Die in der Krone befindlichen Kakaofrüchte werden mit einem an einer Stange befindlichen Messer, die Früchte am Stamm mit einem Buschmesser abgetrennt. Nach der Ernte werden die ganzen Früchte möglichst schnell den Fermentationsstellen zugeführt, damit die Bohnen nicht ankeimen. Im allgemeinen darf dieser Zeitraum nicht mehr als 24 Std. betragen (G. R. HowAT 1957). In den Fermentationsstellen werden die Früchte mit Buschmessern der Länge nach vorsichtig geöffnet, um eine Beschädigung der Samen zu vermeiden. Die Pulpa mit den Samen wird herausgenommen, um dann mittels verschiedener Methoden fermentiert zu werden. Die Erntemengen hängen von der Varietät der Bohnen, Bodenbeschaffenheit und vielen anderen Faktoren ab und sind daher sehr unterschiedlich. Ein Kakaobaum kann nach Erreichen seiner vollen Ertragsfähigkeit 1,5 bis 2 kg fermentierte und getrocknete Bohnen pro Jahr liefern.

Handelssorten.

1. Criollo. Die Frucht ist von länglicher Form mit 5 tiefen und 5 weniger ausgeprägten Längsfurchen, besitzt eine weiche Fruchtschale mit ausgeprägter Spitze und ist von etwas warziger Beschaffenheit. Die Samen enthalten weiße Keimblätter, sind oval und sitzen locker im Fruchtfleisch. Der Criollo-Kakao-Baum gibt neben dem Ecuador-Kakao (botanisch als Forastero einzustufen) die sogenannten Edel-Sorten. Er zeichnet sich allerdings durch große Empfindlichkeit gegen ungünstige Klimaeinflüsse und durch relativ geringen Ertrag aus; seine Belaubung ist spärlich. Haupterkennungsmerkmal der Samenkerne ist die weiße Beschaffenheit, da sie keinen Farbstoff (Anthocyane) enthalten. Die Samen, in fermentiertem Zustand hellbraun, zeichnen sich durch einen milden kakao-aromatischen Geschmack aus. Leider geht der Anbau von Criollo-Kakao-Bäumen durch Kreuzung mit Forasteros zur Erhöhung der Widerstandsfähigkeit der Bäume gegen Schädlinge und Krankheiten und zur Verbesserung der Erträge immer mehr zurück, so daß rein weißsamige Criollo-Kakaobohnen heute nur noch in geringen Mengen anfallen. Nach ihren Anbaugebieten unterscheidet man u. a. folgende Criollo-Sorten: Venezuela, Nikaragua, Madagaskar, Java, Ceylon und Samoa.

2. Forastero. Die Frucht ist rundlicher, die Spitze ist kaum ausgeprägt, die Schale hat kaum oder nur wenig ausgeprägte Furchen, eine glatte und harte Beschaffenheit. Die Keimblätter der Samen sind violett, in der äußeren Form platter und liegen im Fruchtfleisch eng zusammen.

Im Gegensatz zum Criollo-Kakao-Baum ist der Forastero-Baum sowohl gegen Schädlinge als auch gegen Krankheiten bedeutend widerstandsfähiger und liefert größere Erntemengen. Er ist dichter belaubt und gibt Samen, deren Geschmack weniger aromatisch und herber ist als der von Criollo-Samen. Die Farbe ist wegen des Gehaltes an Anthocyanen dunkelviolett. Unter dem Begriff Forastero-Kakao werden botanisch sehr verschiedenartige Varietäten eingestuft. D. H. URQUHART (1961, E. CHEESMAN 1944 u. G. NAUNDORF 1958) teilen Forastero in Trinitario- und Amazonas-Kakao ein. Trinitario-Kakao wird u. a. in folgenden Ländern angebaut: Ecuador, Trinidad, Venezuela, Ceylon und Indonesien. Brasilianischer und westafrikanischer Kakao gehört nach D. H. URQUHART zur Amazonas-Sorte. C. I. I. VAN HALL unterteilt die Varietät Forastero nach ihren Fruchtformen.

Cundeamor: Frucht länglich, stark längsgefurcht, Schale rot mit flaschenhalsähnlicher Einschnürung (Java, Esmaralda in Ecuador).

Angoleta: Frucht ähnlich wie Cundeamor, doch ohne flaschenhalsartige Einschnürung, Schale gelb, Samen sind criollo-ähnlich, doch violett (Venezuela, Zentralamerika).

Amelonado: Frucht breiter, mit weniger ausgeprägten Furchen, mit flaschenhalsähnlicher Einschnürung, melonenförmig; gelbe glatte Schale und dunkelviolette, bittere Samen (westafrikanischer Konsumkakao).

Calabacillo: Frucht kurz, kalabassenförmig, stumpf, gelb, glatt, ohne ausgeprägte Furchen oder Flaschenhalsform, mit dunkel-violetten Samen (Südamerika, besonders Brasilien).

In Venezuela wird zum Teil noch ein reiner Criollo-Kakao angebaut. Wegen der Einfuhr von Forastero-Bäumen aus Trinidad (Trinitario) weist heutzutage der Venezuela-Kakao viele Mischformen auf. Haupternte ist von Oktober bis Februar. Spitzensorten sind Maracaibo und Puerto Cabello als Edelsorten. Die Bohnen haben einen meist hellbraunen bis hellen Kern, sind nur schwach säuerlich und haben ein sehr angenehmes, mild-aromatisches Aroma. Der Caracas-Kakao, der den Puerto-Cabello an Güte nicht erreicht, stammt von guten Forastero-Bäumen oder Criollo-Forastero-Hybriden. Carupano-Kakaobohnen, nach dem gleichnamigen Ausfuhrhafen benannt, entstammen Forastero-Bäumen mit mittelgroßen, teils flachen, teils rundlichen Bohnen, mit etwas herbem Kakaoaroma. Caranero- oder Barlovento-Kakao vom Typ Trinitario liefert große, runde Bohnen mit gutem mildaromatischem Aroma.

Aus Ecuador stammen die Arriba-Sorten vom Typ „Nacional" und „Trinitario", die beide rein botanisch den Forastero-Sorten zuzurechnen sind, obwohl sie wegen ihrer guten Aromaeigenschaften zu den besten Edelkakaosorten zählen. Die großen und breiten Arribabohnen mit rundlichem oder ovalem Querschnitt haben braune bis dunkelviolettbraune Kakaokerne mit vollentwickeltem, stark würzigem Kakaoaroma. Die Haupternten sind von März bis Juni sowie von November bis Dezember. „Arriba-Superior", besonders mit der Sorte „Sommer-Arriba", ist der feinste Kakao und wird höher als die aus den anderen Ernten stammenden Navida- und Epoca-Bohnen beurteilt. Dem Arriba-Kakao ähnlich sind die Balao- und Machala-Sorten. Sie erreichen jedoch nicht die Qualität des Arriba-Kakaos. In Kolumbien wurden die anfänglich angebauten Criollo-Kakaobäume durch Forestero-Bäume vom Typ Calabacillo ersetzt. Sie sind aber dennoch von guter Qualität, Cauea-Kakaobohnen sind rundlich, großbohnig und ähneln im Geschmack Venezuela-Kakaosorten. 70% der gesamten Kakaoernte Südamerikas entstammen Brasilien. Von Bedeutung sind die Forastero-Arten „Comun" und „Pará". Der wenig verbreitete Maranao-Kakao ist eine Kreuzung aus beiden. Der von Forastero-Bäumen entstammende Bahia-Kakao hat hell- bis dunkelbraune Schalen und mittelgroße bis flache Kakaobohnen mit zum Teil noch anhaftenden geringen Mengen Fruchtmus. Die braunen bis violetten Kerne sind von stark adstringierendem und schwach aromatischem

Aroma. Die Haupternte ist von Oktober bis Februar, die Nebenernte von März bis September. Letztere bringt fast die gleiche Kakaomenge wie die Haupternte. Handelssorten sind „Superior" und „good fair" oder „Bom".

In Ghana, dem Haupterzeugungsland für Kakaobohnen, wird seit 1879 Kakao angepflanzt. Ghana liefert bis zu 50% der Weltrohkakaoernte, die aus einer Forastero-Amelonado-Varietät besteht. Ghana-Kakaobohnen, früher nach dem Hauptausfuhrhafen „Accra" benannt, haben eine mäßig rundbohnige, teilweise flachbohnige Form mit mittelbrauner bis grauer Schalenfarbe und dunkelbraunem Kern mit einem meist nur geringen Stich ins Violette. Der Geschmack ist mäßig säuerlich und herbbitter mit mittelkräftigem Kakaoaroma. Ghana-Kakaobohnen sind der Typ eines guten Konsum-Kakaos. Die Haupternte erfolgt von Oktober bis März, die Zwischenernte von April bis September. Handelsbezeichnungen sind: „Ghana good fermented" als beste Qualität und dann mit abfallenden Eigenschaften „Ghana fair fermented" und „Ghana fair average quality".

Nach Ghana steht Nigeria an zweiter Stelle der Kakaoanbaugebiete. Der nach dem Hauptausfuhrhafen benannte „Lagos-Kakao" ist in der letzten Zeit qualitativ verbessert worden, so daß er heute, ebenfalls zu den Forastero-Sorten gehörend, in seinen Eigenschaften dem Ghana-Kakao ähnelt. Die Haupternte erfolgt von September bis Januar, die Nebenernte von Mai bis Juni. Handelsbezeichnungen sind: „Lagos good fermented", „Lagos fair fermented" und „Lagos fair average quality".

Die an der Elfenbeinküste geernteten Kakaobohnen, ebenfalls vom Typ Forastero, sind von graubrauner bis grauer Schalenfarbe und im Geschmack etwas strenger als Ghana-Kakao. Haupterntezeit ist von Oktober bis März, Zwischenernte von April bis September. Handelsbezeichnungen sind: „Ivory Coast good fermented" und „Ivory Coast fair average quality". Im Jahresdurchschnitt 1964/65 betrug die Ernte 147500 t. In Kamerun werden Kakaobohnen vom Typ Forastero-Amelonado geerntet, es gibt aber auch aus Mittelamerika eingeführte Forastero-Criollo-Hybriden. Die Farbe der Kakaokerne ist mehr braunviolett, die Schalenfarbe grau bis graubraun. Die Kakaobohnen sind meist flach, teilweise auch rundlich und mittelgroß. Die geschmacklichen Eigenschaften gehen mehr ins leicht saure und adstringierende mit nur mäßigem Kakaoaroma. Haupternte ist von Oktober bis Februar, Nebenernte von März bis September. Die Qualitäten sind „Kamerun good fermented", „Kamerun fair fermented" und „Kamerun fair average quality".

Togo-Kakaobohnen entstammen ebenfalls dem Typ Forastero und sind meist etwas rundlich, schwach bitter und schwach aromatisch. Haupternte ist von Oktober bis Februar. Handelsbezeichnungen sind „Lome good fermented" und „Lome fair fermented".

Fernando Po-Kakaobohnen sind stark adstringierend mit stark ausgeprägtem Kakaoaroma, die Bohnenform ist überwiegend vollbohnig mit mittel- bis graubrauner Schalenfarbe. Die Haupternte dauert von Oktober bis Februar, Handelsbezeichnungen sind „Superior Plantagen Fernando Po" und „Medium".

Kakaobohnen von San Thomé und Principe sind mittelgroß, oval bis flach mit violettbraunen bis leicht violetten Kakaokernen und saurem, aber kräftigem Aroma. Die Handelsbezeichnungen sind „Superior" und „Fino". Die Haupternte ist von Oktober bis Februar.

Kongo-Kakaobohnen sind von saurem, schwach bitterem und schwach aromatischem Geschmack, groß- und vollbohnig mit überwiegend mittelbraunen Kakaokernen. Handelsbezeichnungen sind „Superior Kongo" und „Courant-Kongo". Die Farbe der Kerne ist an der Außenseite je nach Sorte hell- bis dunkelbraun, häufig mit violettem Stich. Im Querschnitt sind die Kerne je nach Bohnensorte (Forastero oder Criollo) und dem Fermentationsgrad weißlich, hellbräunlich, braun, dunkelbraun-violett bis violett. Die Kerne gut fermentierter Bohnen sind braun, vereinzelt mit einem leichten Stich ins Violette, schlecht fermentierte violett über tiefviolett bis ins schiefrig Graue.

Merkmal guter Kakaobohnen ist ein hohes Durchschnittsgew. Das Gew. einzelner Bohnen liegt meistens zwischen 0,7 bis 1,6 g mit einem Durchschnittsgew. von 1,15 g. Das 100-Bohnen-Gew. betrug bei Ghana-Kakaobohnen der Ernten 1965/66 100 bis 127 g mit einem Durchschnittswert von 109 g.

Fermentation. Die aus den Früchten entnommenen Kakaobohnen läßt man mit dem anhaftenden Fruchtmus (Pulpa) je nach Art des Fermentationsprozesses in Haufen oder in Behältnissen für mehrere Tage liegen. Unter anaeroben Bedingungen erfolgt am 1. und 2. Tag die Vergärung des Pulpazuckers durch Hefen zu Alkohol und Kohlendioxid. Am 2. Tag steigt die Temp., der A. wird durch Essigsäurebakterien abgebaut und nach einem weiteren Temperaturanstieg bis zu 50° stirbt der Kakaosamen ab, die Zellsäfte können durch die Zellwände hindurch sich im gesamten Kakaokern ausbreiten. In der aeroben Phase erfolgt die weitere Ausbildung von Aromastoffen, Aromavorstufen und durch Oxydation und Kondensation der Polyhydroxyphenole die Ausbildung der braunen Farbe, was mit einer Abschwächung des ursprünglich stark adstringierenden Geschmackes verbunden ist. Nach dem 6. Tag ist die Fermentation im allgemeinen beendet, so daß dann die Kakaobohnen auf einen Wassergeh. von etwa 5 bis 7% heruntergetrocknet werden können. Hierbei werden die Oxydations-Reaktionen mit einer weiteren Bildung von Aromastoffen und deren Vorstufen mehr oder weniger abgeschlossen. Eine scharfe Trennung der Fermentation in eine anaerobe hydrolytische und eine aerobe oxydative Phase sowie die zeitliche Aufeinanderfolge ist nicht bewiesen.

Ein gleichmäßiger Verlauf des Fermentationsprozesses ist für die Ausbildung des Kakaoaromas außerordentlich wichtig, da Fermentationsfehler bei den späteren Fabrikationsprozessen kaum beseitigt werden können. Besonders schiefrige Kakaobohnen — bei diesen erfolgt der Trocknungsprozeß vor der Diffusion der Zellsäfte — bilden bei den späteren Fabrikationsprozessen kein Aroma mehr aus. Um gut und gleichmäßig fermentieren zu können, sollten die Früchte einen ausreichenden und möglichst gleichen Reifegrad aufweisen. Am günstigsten ist eine vier- bis fünftägige Fermentation mit einem Mischen der Masse nach 24 und 48 Std., wodurch insbesondere ein gleichmäßiger Ablauf des aeroben Prozesses gewährleistet ist. Durch eine zu lange Fermentation wird das Kakaoaroma abgeflacht. Criollo-Kakaosorten werden bedeutend kürzer fermentiert als Forastero-Sorten. Aus frischen Kakaobohnen werden etwa 31 bis 46% fermentierte getrocknete Kakaobohnen gewonnen.

Technik der Fermentation.

Bei der immer noch sehr häufig angewendeten Haufenfermentation werden die Kakaobohnen auf mit Blättern ausgelegten und mit Löchern zum Abfließen der Pulpa versehenen Holzböden aufgehäuft und mit Blättern und Zweigen abgedeckt. Während die Haufen- und die Korbfermentation — hierbei kommen die Bohnen in mit Blättern ausgelegte Körbe — mehr in kleinen Pflanzungen angewendet wird, setzt sich in größeren Plantagen immer mehr die Kastenfermentation durch.

Die Kakaobohnen kommen in dicht gefügte Holzkästen, die spärliche Durchlässe am Boden zum Abfließen der verflüssigten Pulpa besitzen. Die Schichthöhe der Kakaobohnen beträgt 80 bis 120 cm. Bei der Tray-Fermentation — Roste-Fermentation nach ALLISON und ROHAN —, die nur für kleinere Mengen geeignet ist, kommen die zu fermentierenden Bohnen in kleine flache Kästen mit Holzleistenrosten als Böden, die zu 10 oder 12 Kästen aufeinandergestapelt werden. Bei dieser Fermentationsart entfällt ein Mischen der Masse. Wegen des hohen Wassergehaltes von ungefähr 68% werden die fermentierten Bohnen auf einen Wassergeh. von unter 8% getrocknet, wofür am günstigsten die Sonnentrocknung ist. Zum Schutz gegen Regenfälle, Tau und zu starke Abkühlung werden die Bohnen tagsüber auf dünne Bambusmatten ausgelegt, die bei Regen oder abends eingerollt werden können, so daß hierdurch auch die Temp. nachts gleichmäßig warm gehalten wird. Bei günstiger Witterung beträgt die Trocknungszeit i. a. 7 Tage. Wegen ungünstiger klimatischer Bedingungen ist in manchen Anbauländern eine künstliche Trocknung notwendig. Hierbei sollte die Trocknungsdauer 14 Std. nicht unterschreiten, da die Bohnen andernfalls noch zu viel Essigsäure enthalten und einen fruchtigen Geschmack aufweisen. Die früher übliche „Banda-Trocknung",

Schematische Darstellung zur Herstellung von Kakaopulver, Kakaobutter und Schokoladen

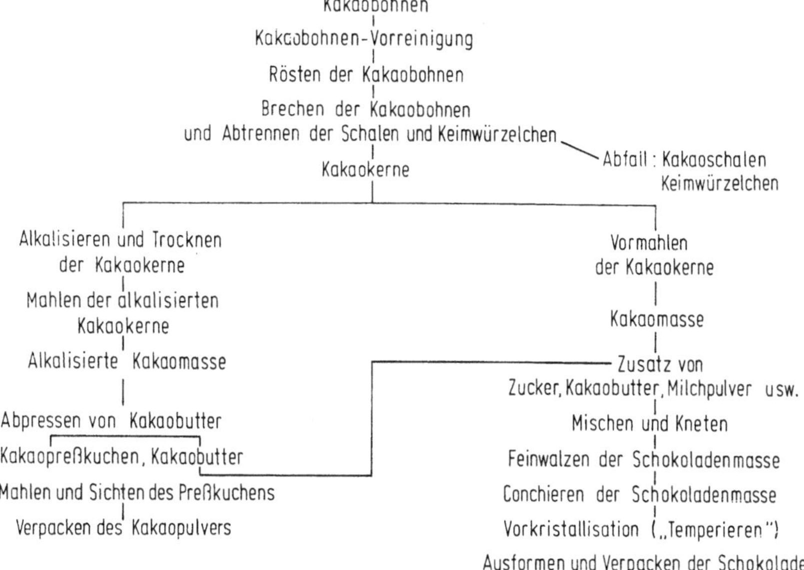

bei der die auf Matten ausgelegten Bohnen über einem Holzfeuer getrocknet wurden, wird heute kaum noch angewendet, da die Bohnen leicht einen rauchigen Geschmack annehmen. Bei der Secador-Trocknung werden daher die Trockenböden durch Heizröhren beheizt.

Lagerung von Kakaobohnen.

Die fermentierten und getrockneten Kakaobohnen werden normalerweise in Säcken mit einem Gew. von 50 bis 100 kg angeliefert und teilweise auch noch in dieser Form in kühlen, trockenen und luftigen Räumen oder in Silos eingelagert. Kakaobohnen mit einem höheren Wassergeh. als 8% sollten getrocknet werden, da sonst mit Schimmelbildung und Verderb zu rechnen ist. Sind Partien mit Motten befallen, sollten sie vor der Lagerung in besonderen Vakuumkammern entwest werden. Als Begasungsmittel für Silos kommen Äthylenoxid und Methylbromid in Betracht. Um Beschädigungen von Kakaobohnen beim Füllen der Silos zu vermeiden, sind diese vielfach mit einer Kombination von Kaskaden und Rutschen ausgestattet, so daß der Rohkakao schonend auf den Siloboden befördert wird. Empfehlenswert ist, die Luft im Inneren des Silos durch Konditionierung auf höchstens 14° mit einer relativen Feuchte von unter 75% zu halten, da es hierbei weder zu Schimmelwachstum noch zu einer Vermehrung von Kakaomotten kommen kann.

Vorreinigen der Kakaobohnen.

Vor dem Einlagern der Kakaobohnen in Silos oder vor dem Beschicken der Röstmaschinen ist es unbedingt nötig, die Verunreinigungen wie Staub, Sand, Steine, Eisen, Holz, Glas usw. zu entfernen. Andernfalls würden Fremdkörper die Maschinen beschädigen und auch durch ihre Verbrennungsgase das Aroma negativ beeinflussen. Kakaobohnen-Vorreinigungsmaschinen arbeiten im allgemeinen mit einer Kombination verschiedener Trennverfahren wie Sieben, Bürsten, magnetische Abtrennung von Eisenteilchen, pneumatischer Entfernung von Staub und Bruch.

Die Kakaobohnen werden durch eine Einschütte mit Speisewalze in den mit Saugluft arbeitenden Schwergutabscheider befördert und gelangen in den Expansionsraum, in dem Schalen und leichte Verunreinigungen abgeschieden werden. Durch das Vibrationssieb werden große Verunreinigungen, zusammengeklebte Kakaobohnen, Kakaobohnenbruch und Sand nacheinander ausgeschieden. Im 2. Steigsichter werden zur Nachreinigung Kakaobohnen und Schalen getrennt. — Andere Maschinen zur Vorreinigung von Kakaobohnen arbeiten nach rein pneumatischem Prinzip.

Nachbehandlung von Kakaobohnen und Kakaokernen.

Verfahren zum Nachbehandeln von Kakaobohnen oder -kernen sollen die bei der Fermentation leider in z. T. sehr unterschiedlicher Qualität anfallenden Kakaobohnen verbessern, zum anderen aber auch Konsum-Kakaobohnen einen besseren Geschmack verleihen. Die meisten dieser Verfahren behandeln Kakaobohnen oder Kakaokerne mit W. oder Wasserdampf, wobei die Zeiten, Temp., Art der Zusätze usw. sehr verschieden sind. Eine echte Nachfermentation, d. h. Ablauf enzymatischer Vorgänge, findet nur bei dem Purr-Miller-Verfahren statt, bei dem man den Kakaobohnen Zucker, Acetessigsäure, Oxalatessigsäure, Brenztraubensäure usw. zusetzt, um anschließend mit Hefe eine Gärung durchzuführen (DBP 1952). Beim Okadier-Prozeß werden Rohkakaobohnen in W. eingelegt und unter Zusatz von A. und Säuren unter Druck behandelt, vakuumiert und getrocknet (O. F. KADEN 1953).

Auch der Kapag-Prozeß behandelt ganze Kakaobohnen mit W. und Zusatz verschiedener Säuren. Das Trocknen sehr feuchter Kakaobohnen ist aber technisch sehr schwierig durchzuführen und kostspielig. Das MIAG-Kakaokornbruch-Behandlungsverfahren sieht eine Behandlung der Kakaokerne mit einer wss. Lsg. org. Säuren und einer anschließenden Wärmebehandlung und Vakuumtrocknung vor [KELM, W., E. BECK 1961, 1962]. Dieses Verfahren ähnelt der Alkalisationsbehandlung von Kakaokernen.

Rösten.

Durch das Rösten der Kakaobohnen werden aus den Aromavorstufen die eigentlichen Aromastoffe entwickelt, die Schalen werden spröde und lassen sich dadurch leichter entfernen. Der Wassergeh. in den Kakaokernen wird gesenkt, die Struktur wird spröder, so daß sie sich später leichter vermahlen lassen. Die Kakaobohnenröstung ist jedoch nicht mit der Kaffeeröstung zu vergleichen, da bei wesentlich tieferen Temp., 100 bis 150°, gearbeitet wird. Wenn man sich an die im Handbuch der Kakaoerzeugnisse gegebene Definition für Trocknen, Dörren und Rösten hält, werden, streng genommen, die Kakaobohnen nur gedörrt, da neben der Verringerung des Wassergehaltes sich nur geringfügige chemische Veränderungen im Innern der Kakaokerne abspielen.

Das Dörren oder Rösten von Kakaobohnen läßt sich auf sehr mannigfache Art und Weise durchführen. Die derzeit üblichen Verfahren kann man nach Art der Wärmeübertragung und des Arbeitsablaufes in Chargen- und kontinuierliche Röstung unterteilen. Die Wärme kann einmal unmittelbar durch beheizte Flächen und zum anderen durch strömende Luft auf die Kakaobohnen übertragen werden. Der Ablauf eines Röstvorganges läßt sich in 4 Phasen unterteilen (J. EILERS 1965). In der 1. Phase erfolgt eine konstante Feuchtigkeitsabgabe, in der 2. kommt es bereits zu einer teilweisen Austrocknung der Oberfläche, da der Flüssigkeits-transport vom Inneren durch die Kapillaren zur Oberfläche nicht mehr ausreicht. Bei der 3. Phase verschiebt sich die Zone von der trockenen zur feuchten immer mehr in das Innere des Gutes, während in der 4. Phase die Kakaobohnen hygroskopisch werden.

Als Beispiel für eine mit Heißluft absatzweise arbeitende Röstmaschine wird der Sirocco-Röster angegeben. Je nach Röstgrad werden die Kakaobohnen mit Heißluft chargenweise 10 bis 35 Min. behandelt.

Die Kakaobohnen durchlaufen den mit gelochten Spezialhorden unterteilten Röster, so daß sich der Röstgrad von Heißluftzone zu Heißluftzone einstellen läßt. Bei anderen, teils mit Kaskaden ausgestatteten, kontinuierlich arbeitenden Röstern passieren die Kakao-bohnen verschiedene Heiz- und Kühlzonen.

Entschälen und Entkeimen der Kakaobohnen.

Die gerösteten Kakaobohnen werden nach dem Abkühlen den Brech- und Reinigungs-anlagen zur Abtrennung von den Schalen und Keimwürzelchen zugeführt. Beim Brechen sollten die Kakaobohnen so zerstrümmert werden, daß sie in großen Bruchstücken mit einem geringen Staub- und Feingutanteil anfallen. Bei den Walzenbrechern, die aus zwei gegenläufig laufenden gerippten Walzen bestehen, werden die Kakaobohnen durch Druck- und Scher-kräfte gebrochen. Bei den Wurfschälern prallen die Kakaobohnen mit großer Geschwindigkeit auf den konisch ausgebildeten Prallring und zerspringen. Bei dem Hexagonal-Brecher, der aus zwei sechskantigen Prallwalzen und einer Prallplatte besteht, prallen die Kakaobohnen überwiegend im spitzen Winkel auf die Prallflächen auf.

Bei der nun folgenden Reinigung werden die gebrochenen Kakaobohnen in 4 bis 10 Korn-größen-Fraktionen durch Rüttel- oder Vibrationssiebe aufgeteilt und dann im Gegenluftstrom in die schweren Kakaokerne und in die leichten Kakaoschalenfraktionen aufgetrennt. Bei der Bauermeister-Brech- und Reinigungsmaschine wird der Kakaobohnen-Bruch auf 5 Siebe von grob nach fein klassiert. Die Schalen werden am Siebende von rechtwinkligen Saug-kanälen abgesaugt. Die Kakaobruch-Fraktion mit den Kakaokeimwürzelchen wird dem Trieur zugeführt. In den kleinen Ausbuchtungen der inneren Mantelfläche des Zylinders bleiben die rundlichen Kakaofragmente, nicht aber die länglichen Kakaokeimwürzelchen hängen. Es ist notwendig, die Kakao-Brech- und Reinigungsmaschine ständig zu überwachen, um zu vermeiden, daß einmal die Kerngutfraktion zu viel Schalen, zum anderen aber auch die Schalenfraktion zu viel Kerne enthalten. In gut eingestellten Reinigungsmaschinen gehen mit den Schalen nicht mehr als etwa 1 bis 2% Kakaokernbruch verloren. Bei Konsumsorten beträgt auf der Kerngutseite der durchschnittliche Geh. an Schalen und Keimwürzelchen meist nicht mehr als 1 bis 1,5%. Bei nur schwach gerösteten Edelsorten kann dieser Geh. — zwei Prozent werden von der Kakao V. O. als technisch unvermeidbare Menge toleriert — überschritten werden, da die Schalen teilweise mit den Kerngutstücken verklebt sind und sich nur unvollständig von diesen ablösen lassen. Der beim Reinigen anfallende Kakaogrus — kleine Kernteilchen mit nicht mehr als 10% Schalen und Keimwürzelchen — darf dem Kerngut zur Herstellung von Kakaomasse bis zu 2% hinzugefügt werden.

Beschreibung. Die Samen (Kakaobohnen) sind von meist eiförmiger, etwas abgeplatteter Form, 1,5 bis 3 cm lang, 1 bis 2 cm breit und 0,5 bis 1 cm dick. Innerhalb der dünnen, ledrigen Samenschale liegt der Embryo mit zwei dicken Keimblättern, die stark gefaltet und zer-klüftet sind. Die Farbe ist sortenabhängig und wechselt von Weiß über Hellbraun, Graubraun, Dunkelbraun bis zu tiefem Violett. Bei der Kakaobohne ist das eigentliche Nährgewebe, das Endosperm, verkümmert und überzieht als dünnes Silberhäutchen die Keimblätter, die die Funktion des Nährgewebes ausüben. Das früher fälschlicherweise als ,,Keim" bezeichnete, 5 mm lange und 1 mm dicke Keimwürzelchen liegt zwischen den Keimblättern. Auf der Oberfläche der Samenschale befinden sich meist Fruchtmusreste mit Bakterien und Hefen. Unter großen vieleckigen und dickwandigen Zellen (90 bis 120 µm Länge, 25 bis 50 µm Breite) bildet sich ein schwammartiges Zellgewebe aus, in dem große Schleimzellen eingebettet sind. Darunter befindet sich ein Gewebe, das sich aus sternförmigen, große Lücken lassenden Zellen zusammensetzt, in dem Gefäßbündel mit Spiralgefäßen liegen. Es folgt eine Steinzell-schicht und eine in die Falten der Keimblätter hineindrängende, glänzende, sehr dünne Schicht, das Silberhäutchen, deren Zellenumrisse kaum zu erkennen sind. Eine vieleckige Zellschicht bildet die Oberhaut der Keimblätter, einzelne Zellen sind zu den sogenannten Mitscherlich-schen Körperchen, mehrzelligen Gliederhaaren, ausgewachsen. Ein dünnwandiges Parenchym bildet das übrige Keimblattgewebe. Die rundlichen Stärkekörner sind 2 bis 12 µm groß, die Aleuronkörner bis zu 5 µm. Nichtfermentierte Kakaosamen enthalten folgende Zelltypen: a) länglich braune Epidermiszellen mit 2 bis 4 µm großen braunen Teilchen von noch nicht bekannter chemischer Zusammensetzung; b) Pigmentzellen, die die Anthocyane, weitere Poly-hydroxyphenole und Purine enthalten; c) Vorratszellen mit Kakaobutter, Stärke und Aleuron-körnern.

Bei der Fermentation der Kakaobohnen erfolgt nach dem Absterben des Samens eine

Diffusion der Zellsäfte in das Zellgewebe mit vielseitigen Rk., so daß die Polyhydroxyphenole nicht mehr in den Pigmentzellen lokalisiert sind. Schiefrige Kakaobohnen zeichnen sich dadurch aus, daß die Zelltypen noch nebeneinander vorliegen, d. h. die Polyhydroxyphenole sind noch nicht durch die Zellwände diffundiert. Bei violetten Kakaobohnen ist nach erfolgter Diffusion die Hydrolyse, Oxydation und Kondensation der Polyhydroxyphenole nur unvollständig vonstatten gegangen.

Pulver. Reichlich Fetzen braunwandigen Gewebes der Keimblätter, gefüllt mit kleiner zusammengesetzter Stärke, meist Zwillinge und Drillinge, 7,5 bis 12 μm groß (durchschnittlich 9 μm die größten, 3 bis 5 μm die kleineren, 1 bis 1,5 μm die kleinsten), sehr viele mit weitem Kern oder Kernhöhle. In den zusammengesetzten Körnern die Bruchkörner auffallend ungleich. Fettplasma bzw. Fettkristalle oder Aleuronkörner. Fragmente der Epidermis der Cotyledonen mit verschieden gestalteten Pigmentkörnern; Pigmentzellen mit je nach der Handelssorte des Kakaos braunroten, braungelben, roten oder violetten Pigmentmassen. Vielzellige, keulenförmige, bis 120 μm lange Haarbildungen (Mitscherlichsche Körperchen) aus der Epidermis der Keimlappen (Abb. 3), auf der Oberfläche (Silberhaut) der inneren Samenhaut (Abb. 2); sie sind schwer auffindbar, aber stets vorhanden, meist zerbrochen. Weder Steinzellen noch Spiralgefäße usw.; diese lassen auf beigemengte Samenschale schließen.

Inhaltsstoffe. Die Fermentation der Kakaobohne bewirkt eine qualitative und quantitative Veränderung der Bestandteile. Nur in unfermentierten Bohnen Spuren von Theophyllin; nur in fermentierten Bohnen 0,2% flüchtige Säuren (z. B. Essigsäure). Enzyme (Hydrolasen, Proteinasen, Lipasen u. a.) werden inaktiviert. Rohrzucker wird zu Glucose und Fructose abgebaut. 3 bis 4% Purine (nach Fermentation 2,5 bis 3%); 6% Stärke (bleibt konstant). Monomere Polyhydroxyphenole (Catechine, Anthocyane) werden zu etwa 75% zu Phlobaphenen (wasserlösl. braun). Aromastoffe werden neu gebildet (vor allem aber beim Röstprozeß). Eiweißstoffe (davon 2,5% freie Aminosäuren) werden oxydativ vergerbt (davon dann 12,3% freie Aminosäuren). Beachtenswert ist der relativ hohe Geh. an Kalium, Magnesium, Calcium und Phosphaten.

Fermentierte Kakaokerne: 50 bis 57% Fett (Oleum Cacao, s. d.), 11,5% Roheiweiß, 9,0% Cellulose, 2 bis 5% W., 6,0% Polyhydroxyphenole, 6,0% Stärke, 1,2% Theobromin $C_7H_8N_4O_2$, Fp. 330°, 1,5% Pentosane, 1,0% Zucker, 1,5% Carbonsäuren, 0,2% Coffein, 1% freie Aminosäuren, 0,075 bis 0,144% Lecithin, Spuren Vitamin A, Vitamin D, E, B_1, B_2, B_6, Nicotinsäureamid, Biotin, Pantothensäure.

Ferner wurden nachgewiesen: Glucose, Fructose, Saccharose, Melibiose, Raffinose, Stachyose, Manninotriose, Planteose $C_{18}H_{32}O_{16}$, Verbascose $C_{30}H_{52}O_{26}$, Verbascotetrose. Essigsäure, Propionsäure, α-Keto-buttersäure, i-Capronsäure, Citronensäure, Oxalsäure, Milchsäure, Phenylessigsäure, Vanillinsäure, o- und p-Hydroxyphenylessigsäure, p-Hydroxybenzoesäure, Maleinsäure, Ameisensäure (gelegentlich in Spuren), Weinsäure (?); bei Fehlgärung: i-Buttersäure und i-Valeriansäure. Chromatographisch nachgewiesen wurden: (−)-Epicatechin, (+)-Catechin, (+)-Gallocatechin, p-Cumarsäure, Kaffeesäure, Cyanidin-3-β-L-arabinosid, Cyanidin-3-galaktosid, Glycerin, Hämin, Hämatin, Diacetyl, Isopropylacetat, n-Propylacetat, Isobutylacetat, n-Butylacetat, n-Amylacetat, Furfurole, Ketosäuren, Aldehyde.

Gerösteter Kakao: Gewichtsverlust 5 bis 8%, davon 1 bis 2% organische Nichtfettstoffe und 0,2 bis 0,5% auf Fett entfallend. Freie flüchtige Säuren verflüchtigen sich teilweise, der Geh. an gebundenen, flüchtigen Säuren nimmt leicht zu. Der Geh. an reduzierenden Zuckern und freien Aminosäuren verringert sich. Die Konzentration leicht flüchtiger Stoffe wird erhöht; so ist die Zunahme von Isobutanal und Isopentanal charakteristisch für den Röstvorgang. Bedeutsam ist der oxydative Abbau der Aminosäuren zu Carbonylverbindungen. Die Polyhydroxyphenole verändern sich nur unwesentlich, der Geh. an (−)-Epicatechin und (+)-Catechin verringert sich um etwa 10%. Die Kakaobutter erleidet keine chemische Veränderung. Es gehen jedoch mit steigenden Rösttemperaturen Coffein und in geringem Umfang auch Theobromin aus den fettfreien Kakaobohnenbestandteilen in das Kernfett über.

DIETRICH et al. [Helv. Chem. Acta *47*, 1581 (1964)] wiesen in gerösteten, geschälten und gepulverten Kakaobohnen folgende Substanzen nach: Geraniol, Aceton, Acetoin, Linalylacetat, verschiedene Acetate, Valeriansäure, Capron- und Phenylessigsäure, 2,3-Dihydroxybutan, Benzaldehyd, Acetophenon, Heptadecanen-(2), Äthylacetat, Phenylacetat, Phenol, Kresol, p-Äthylphenol, Guajacol, Kreosol, Eugenol, Maltol, sek. Butylamin, Isoamylamin, β-Phenyläthylamin, 2,6-Dimethyl-pyrazin, 2,3,5,6-Tetramethyl-pyrazin, 2-Acetyl-pyrrol, Buttersäure, (−)-α-Methylbuttersäure, Malonsäure, Bernsteinsäure und Anissäure. Außerdem isolierten sie Phenyläthylalkohol, der in Form eines Esters (wahrscheinlich als Acetat) vorliegt, den Methyl- und Äthylester der Phenylessigsäure und den Äthylester der Capronsäure. Die Untersuchungen wurden fast ausschließlich mit Hilfe klassischer analytischer Verfahren durchgeführt. Damit war die Identifizierung nur einer beschränkten Anzahl der in einem natürlichen Kakaoaroma enthaltenen Verbindungen möglich. Außerdem wurden Fraktionen, die als uninteressant galten, oder die in zu geringer Menge vorlagen, nicht näher untersucht. Über weitere Aromastoffe berichten MÜGGLER-CHAVAN und REYMOND [Mitt. Gebiete Lebensmittelunters. Hyg. *58*, 466 (1967)]. Demnach hat Garupano-Kakao (Venezuela) einen erhöhten Geh. an Dimethylsulfid, Brasil-Kakao (Bahia und Para) dagegen reichlich Äthanol. MARION [Chimia *21*, 510 (1967)] fand in frischen Kakaosamen eine Polyphenolfraktion mit 60% Leucocyanidinen. Hydrolyse ergibt in allen Fällen Epicatechin und dimere Leucocyanidine, mit L_1, L_2 und L_3 bezeichnet.

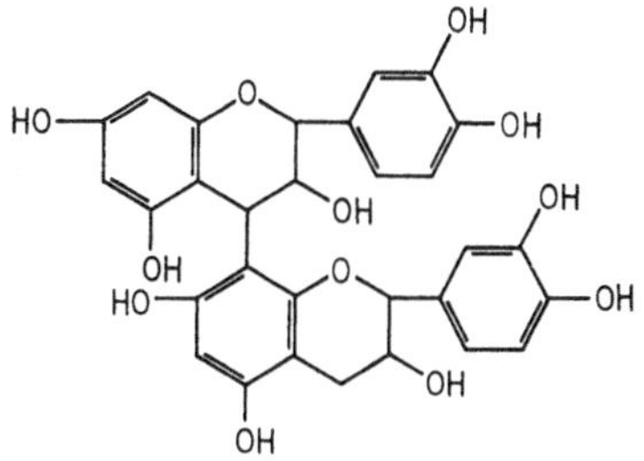

Leucocyanidin 1

Im Unverseifbaren β-Sitosterin, Stigmasterin, Campesterol, Phytol, Cycloartanol, 24-Methylencycloartanol. Der Phenolgeh. in den Früchten steigt nach ROCHA und SAENZ [Turrialba *16*, 319 (1966)] vom Endokarp über das Mesokarp zum Epikarp an. Essigsäure wird im Verlauf der Fermentation im Fruchtmus gebildet und dringt in die Kakaobohnen ein. Sie hat positive Bedeutungen für die fermentativen Veränderungen in den Kernen. Zu hoher Essigsäuregeh. beeinflußt den Rohkakao negativ (saurer Geruch).

Prüfung. Die Prüf. einer Kakaozubereitung, des Kakaopulvers oder der Kakaosamen ist ein lebensmittelchemisches Problem. Nach Möglichkeit sollten die Untersuchungsmethoden des Office International du Cacao et du Chocolat („OICC-Methoden") angewendet werden (Ringbuch ab 1963), die internationale Anerkennung gefunden haben. Wenn für bestimmte Untersuchungsaufgaben noch keine OICC-Verfahren ausgearbeitet sind, bediene man sich — soweit vorhanden — anderer Einheitsmethoden. Da fast alle Verfahren den Charakter von Konventionsmethoden haben, sollte im Untersuchungsbericht stets das benutzte Verfahren angegeben werden. Bestimmt werden: Wassergeh., Mineralstoffe, Zucker, Fett, Purine, Rohfaser, Geh. an Kakaoschalen (s. u.), evtl. Milchfett- und Milcheiweißgeh. Über Vorschriften zur Prüf. s. J. SCHORMÜLLER: Handbuch der Lebensmittelchemie, Bd. VI, Springer 1970.

Arzneibuch-Prüfungen. Geh. an Theobromin mind. 1,5% Portug. 35; 1,3% Brasil. 2. — Max. Aschegeh. 5% Brasil. 2.

Gehaltsbestimmung Brasil. 2: Man nimmt etwa 5 g durch Sieb Nr. 60 gegebenes Plv., gibt es in einen Erlenmeyerkolben von 250 ml. 60 ml Ae. werden zugegeben. Das verschlossene Gefäß wird kräftig geschüttelt. Man läßt 12 Std. stehen und schüttelt ab und zu um. Anschließend wird filtriert. Kolben und Filter werden zwei- bis dreimal mit Ae. ausgespült bzw. gewaschen. Das Plv. wird vom Filter abgehoben und getrocknet. Dann wird es mit 2 ml W. verrieben und in einen 100-ml-Kolben übergeführt; man gibt 3 g Phenol und 15 ml Chlf. dazu. Anschließend wird die Mischung unter Rückflußkühlung 30 Min. erhitzt. Nach Abkühlen wird durch einen Büchnertrichter unter Vakuumanwendung filtriert und das Filtrat gesammelt. Mit je 15 ml siedend heißem Chlf. wird zweimal nachgewaschen. Die vereinigten Chlf.-Lsg. werden in einem Weithalskolben zur Trockne eingeengt und 30 Min. auf dem siedenden Wasserbad nachgetrocknet. Nach Abkühlen bis zur Raumtemp. gibt man 50 ml Ae. dazu, schüttelt und läßt das verschlossene Gefäß 6 Std. stehen. Coffein und Spuren org. Substanzen gehen in Lsg. Theobromin bleibt ungelöst. Die Lsg. wird abdekantiert und der Rückstand auf ein tariertes Filter gegeben. Man wäscht mit wenigen ml Ae., trocknet und wiegt. Der Rückstand muß mind. 1,3% der Einwaage betragen, entsprechend 1,3% Theobromingeh.

Nachweis von Kakaoschalen. Besonders auf die Ermittlung und quantitative Bestimmung eines unzulässigen Gehaltes oder Zusatzes an Kakaoschalen ist zu achten. Ein geringer Geh. an Schalenresten läßt sich selbst bei bester Reinigung kaum vermeiden; man wird daher wohl in jedem käuflichen Kakaoplv. die charakteristischen Schalenelemente, wie Spiralgefäße, Sklereiden, Schleimzellen und Reste der Epidermiszellen der äußeren Samenschale finden können, doch dürfen sie nur spärlich auftreten. Der Nachweis von Schalenfragmenten gestaltet sich dadurch schwierig, daß infolge Verbesserung der maschinellen Einrichtungen die Kakaobohnen gegenwärtig zu außerordentlich feinem Plv. vermahlen werden; infolgedessen erfahren etwa vorhandene Schalen ebenfalls eine gründliche Zerkleinerung, so daß sie leicht übersehen werden können. Es sind Zusätze von Kakaoschalen bis zu 50% in Kakaopulvern nachgewiesen worden. Die Untersuchung hat sich vor allem auf den Nachweis der für die Kakaoschalen charakteristischen Steinzellen (Sklereiden) und Schleimzellen zu erstrecken.

Verfahren von HANAUSEK zur Ermittlung der Schleimzellen: Diese liegen unter der Epi-

7*

dermis der Samenschale in Parenchym eingebettet, sind durch enorme Größe — 150 μm breit, tangential gemessen — ausgezeichnet, völlig mit farblosem Schleim gefüllt und oft durch sehr zarte, radiale Scheidewände gekammert. Von der Fläche gesehen haben sie einen polygonalen, im Querschnitt einen breitelliptischen Umriß. Bruchstücke dieser Schleimzellen sind in jedem mit Schalen versetzten Kakaoplv. in einer der zugesetzten Schalenmenge proportionalen Anzahl enthalten. Um sie deutlich zu erkennen, genügt es, von dem entfetteten Plv. ein Wasserpräparat anzufertigen, so daß es eine gleichmäßig dünne, also gewissermaßen einheitliche Schicht bildet, und es zu erwärmen, bis sich die erste kleine Blase zeigt (nicht länger!). Blasenbildung ist zu vermeiden. Man sieht dann die Schleimzellenpartikel als farblose oder rötliche bzw. bräunliche, homogene, stark lichtbrechende Körper in dem von den übrigen Geweben (und deren Inhaltskörpern) etwas dunklen Gesichtsfeld. Meist bilden sie scharfkantige und unregelmäßig vierseitige Stücke, bei denen zwei einander gegenüberliegende Seiten von einer Lage eines ganz undeutlichen, dunkelgrauen Gewebes begrenzt sind. Mitunter treten sie auch derart auf, daß sie einen lichten, unregelmäßig polygonalen Hof um ein dunkles Gewebepartikel bilden. Oft ist die homogene Masse von freien Streifen durchsetzt, den Resten der radialen Scheidewände. Bei Auffindung von durchschnittlich mehr als 6 Schleimzellen in jedem Präparat kann auf einen unzulässigen Schalengeh. geschlossen werden.

BREEDERODE und REESKAMP (1957) untersuchten systematisch den Zusammenhang zwischen dem Zerkleinerungsgrad einerseits und der Zahl der Sklereidenzellgruppen sowie der Zahl der Sklereiden je Gruppe andererseits. Das von ihnen angegebene Verfahren wird nachstehend wiedergegeben:

1,000 g trockenes und entfettetes Produkt wird durch Erhitzen auf einem kochenden Wasserbad in einem Becherglas 20 Min. mit 20 ml 5%iger $KClO_3$-Lsg. und 10 ml 4 n HCl und dann 20 Min. mit 25 ml 4 n NaOH aufgeschlossen. Die auf diese Weise gewonnene Suspension wird quant. in ein Zentrifugenglas gebracht und zentrifugiert. Die Fl. wird dekantiert, wonach die isolierte Schalenfraktion so oft mit W. gewaschen, zentrifugiert und dekantiert wird, bis die Waschfl. farblos ist; hierfür sind meistens 3 bis 4 Waschungen nötig. Das Dekantieren der Fl. soll selbstverständlich so vorgenommen werden, daß keine festen Schalenteile verlorengehen. Nach Abgießen des letzten Waschwassers wird dem Rückstand so viel Glycerin zugefügt, daß die Suspension 10,0 g wiegt. Das Glas wird jetzt mit einem gut sitzenden Gummistopfen verschlossen und die Suspension durch vorsichtiges Schütteln gut homogenisiert. Sodann wird mittels eines Capillarröhrchens (Innendurchmesser etwa 1 mm) auf einen Objektträger 1 Tr. der Suspension von ungefähr 10 mg gebracht und auf 0,1 mg genau abgewogen. Nach Bedecken mit einem Zählrost werden bei hundert- bis hundertzwanzigfacher Vergrößerung die Sklereidengruppen und Sklereidenzellen ausgezählt. Als Sklereidengruppe gilt jede Gruppe mit mind. zwei erkennbaren Sklereidenzellen. Man notiert hierbei von jeder auszuzählenden Gruppe die Anzahl der Sklereidenzellen, aus denen die Gruppe besteht. Schließlich berechnet man aus der Zählung die Gesamtzahl der ausgezählten Sklereidenzellen. Dividiert man durch die Gesamtzahl ausgezählter Gruppen, so ergibt sich die Durchschnittsgruppengröße. Man kann bei gewöhnlichem Licht, evtl. mit einer Gelbscheibe und auch bei polarisiertem Licht, evtl. unter Benutzung einer Gipsscheibe, auszählen. Die mikroskopische Untersuchung nur eines Präparates ergibt lediglich einen annähernden Eindruck des Schalengehaltes. Es ist für die Erzielung größerer Genauigkeit, namentlich bei extrem hohen Feinheitsgraden, erwünscht, daß man mehrere (drei bis vier) Präparate auszählt. Hat man mit einem zuckerhaltigen Kakaoprodukt zu tun, so muß der Zuckergeh. bestimmt werden, um den Schalengeh. auf fettfreie, trockene und zuckerfreie Substanz umrechnen zu können. Wenn man das zu untersuchende Muster nach Entfettung durch Extrahierung zuckerfrei gemacht hat, muß man den Verlust an Kakaoextraktstoffen korrigieren. Dieser beläuft sich bei zweimaligem Waschen mit kaltem W. (1 g entfettetes Produkt 2 × 15 ml W.) ungefähr auf 10 bis 15%.

Hiernach kann man durch Nachwaschen mit A. und Ae. das Ausgangsmaterial für die Schalenanalyse bekommen. Richtiger ist es, den Zuckergeh. gesondert zu bestimmen und diesen in Anrechnung zu bringen, weil man sonst den Extraktionsverlust nicht genau kennt. Man kann dann die entfettete und trockene, nicht entzuckerte Substanz sofort für den Aufschluß benutzen.

Wirkung. Die pharmakologische und therapeutische Bedeutung des Kakao wird auf seinen Geh. an Theobromin und Coffein zurückgeführt und äußert sich in einer diuretischen und vasodilatatorischen Wrkg., die hauptsächlich auf Theobromin zurückzuführen ist. Die stimulierende und cardiale Wrkg. kommt mehr dem Coffein zu (s. IV, 209). Zur stopfenden Wrkg. der Kakaoerzeugnisse ist zu bemerken, daß dies im allgemeinen nur für Wasserkakao ohne Milchzusatz zutrifft. Ob der Geh. an Polyhydroxyphenolen hierfür verantwortlich ist, ist nicht gesichert. Wegen des noch umstrittenen Oxalsäuregeh. der Kakaokerne werden z. T. unberechtigte Angriffe gegen den Genuß von Kakaoerzeugnissen geführt. Selbst bei Annahme des bisher aufgefundenen höchsten Wertes würden beim Genuß von 100 g Milch-Schokolade mit etwa 10% Kakaomasse nur 30 mg Oxalsäure in den Organismus gelangen. Wahrscheinlich beträgt jedoch der wirklich zugeführte Oxalsäuregeh. etwa nur $^1/_{10}$ bis $^1/_5$ dieses Wertes.

Anwendung. Nährstoffreiches Lebensmittel und Genußmittel in Form von Getränken oder Schokoladen aller Art. Pharmazeutisch als Geschmackskorrigens; als Diureticum und Tonicum.

Pasta cacao. Massa Cacao. Pasta cacaotina.

Die aus den Kakaobohnen ohne weitere Zusätze gewonnene Schokoladenmasse, die meist in Tafeln geformt ist.

Prüfung. Die Kakaomasse soll einen angenehmen, milde öligen, bitterlichen Geschmack besitzen un dauf dem Wasserbad erwärmt zu einem gleichmäßigen, beim Reiben zwischen den Fingern unfühlbaren halbflüssigen Teig werden. — Beim erschöpfenden Extrahieren mit Ae. und Verdunsten des Auszuges müssen 48 bis 54% Fett hinterbleiben, das einen feinen, milden, nicht ranzigen Geruch und Geschmack zeigen muß. Das Fett muß bei 30 bis 33° klar schmelzen und mit 2 T. Ae. eine klare und bei 15° eine einen Tag lang klar bleibende Lsg. geben. — Schalenteile und fremde Stärke dürfen mikroskopisch nicht nachweisbar sein. — Beim Verbrennen dürfen höchstens 5% Asche hinterbleiben, die sich in verd. Essigsäure bis auf einen geringen Rückstand lösen muß.

Aufbewahrung. Kühl und trocken. Zur Verhütung des Schimmels wird die Masse mit einer Mischung von gleichen T. Benzoetinktur und A. bestrichen, wieder getrocknet und in Blattzinn eingewickelt.

Bemerkung. Pulverisiert als Kakaoplv. (s. u. Pulvis Theobromae) offizinell.

Pulvis Theobromae. Seminis Cacao pulvis. Theobroma praeparata. Massa cacaotina. Semen cacao expressum. Pasta cacao (deoleata). Massa de cacao. Massa di cacao. Masa de cacao. Po de cacau. Kakaopulver. Non-alkalised cocoa powder. Prepared Theobroma.

Massa cacaotina Helv. V. Prepared Theobroma BPC 68. Cacao Nord. 63. Cocoa USP XVIII. Po de cacau Brasil. 2. Massa cacaotina Hisp. IX.

Die verschiedenen Arzneibücher stellen an das Kakaopulver unterschiedliche Anforderungen: Helv. V, Hisp. IX: Die gerösteten, geschälten und in der Wärme fein gemahlenen Samen. — BPC 68: Die getrockneten, fermentierten Samen werden von der Schale im wesentlichen befreit, geröstet, gepreßt und damit teilweise entfettet und endlich gepulvert. Während der Bereitung darf kein Alkalisierungsprozeß vorgenommen werden. Aromatisierung mit Vanille oder Zimt wird häufig vorgenommen. — USP XVIII: Die gerösteten, getrockneten und pulverisierten Kerne der Samen. — Brasil. 2: Die schwach gerösteten, entfetteten und pulverisierten Samen, durch Sieb Nr. 80 gesiebt. — Nord. 63: Die pulverisierten, teilweise entfetteten, fermentierten und gerösteten Keimblätter. Im übrigen sind die lebensmittelrechtlichen Bestimmungen zu erfüllen.

Violettbraunes bis kastanienbraunes Plv. von aromatischem, typischem Geruch (nach Schokolade).

Geschmack nach Schokolade, etwas bitter, nicht süß.

Das Plv. weist zahlreiche zerbrochene Parenchymzellen der Cotyledonen auf; sie enthalten ein rötlich-braunes, purpurbraunes bis gelboranges Pigment. Zahlreiche Stärkekörner; Öltropfen; Aleuronkörner; seltener nadelförmige oder prismatische Fettkristalle. Die Stärkekörner sind einfach oder 2 bis 3 Körner zusammenhängend. Die Einzelkörner etwa 15 µm im Durchmesser, sie färben sich langsam nach Zugabe von Jodlsg.

Prüfung. Identität. Das durch Ae.-Extraktion entfettete Plv. liefert bei der Mikrosublimation zunächst feine Nadeln (Coffein), dann kleine, körnige Kristalle (Theobromin), Helv. V, Hisp. IX.

Reinheit. Ae. lösl. nichtflüchtiger Extraktgeh. (s. u. Gehaltsbestimmung) mind. 10, max. 22%, USP XVIII, Brasil. 2. — Fettgeh., mit Hilfe von PAe. (40 bis 60°) mit einem Dauerextraktionsapparat bestimmt, max. 15% BPC 68. — Fettgeh. (ätherlösl.) 22 bis 24% Nord. 63. — Fremde Fettstoffe: Das extrahierte und bei 105° getrocknete Fett darf keine fremden Fettbestandteile enthalten. — Schmelzbereich des Fettes 30 bis 35°, Nord. 63. — PAe. lösl. Fettanteil mind. 50% Helv. V, Hisp. IX. — Ae. lösl. Fettgeh. 46 bis 60% Ned. 5. — Aschegeh. max. 5% Ned. 5, Brasil. 2; etwa 6% BPC 68; 3% USP XVIII; 10% Nord. 63. — Säureunlösl. Asche max. 0,4% USP XVIII.

Mikroskopische Prüfungen. Helv. V, Hisp. IX: Es dürfen sich im entfetteten Plv. nur 1,5 bis 14 µm, meist 2 bis 8 µm große, rundliche, oft verkleisterte Stärkekörner, violettbraune Fragmente und kleine Aleuronkörner zeigen, es darf aber weder fremde Stärke noch Elemente der Samenschale enthalten.

Reinheitsprüfungen USP XVIII. 1. Ae.-unlösl. Rückstand: Der bei der Gehaltsbestimmung erhaltene Rückstand darf bei mikroskopischer Untersuchung keine oder nur wenige Fragmente der Samenschale und keine Getreidestärkekörner aufweisen. — 2. Rohfaser: Der ätherunlösl. Rückstand, bei 105° 2 Std. getrocknet, darf höchstens 7% Rohfaser ergeben (Rohfaserbestimmung USP XVIII).

Prf. auf anorganische, basische Bestandteile nach Nord. 63: 1,000 g Plv. wird vorsichtig in einem Porzellantiegel verascht. Nach dem Abkühlen wird der Tiegel in ein Becherglas überführt und 1 Min. mit 25 ml W. und 15,00 ml 0,1 n Salzsäure aufgekocht. Nach Abkühlen gibt man 5,00 ml 0,1 n Natronlauge und 10 Tr. Methylrotlsg. dazu. Die Mischung muß rot gefärbt bleiben. — Fremde Stärke darf nicht anwesend sein, BPC 68. pH max. 6,0, elektronisch gemessen in einer Suspension von 10 g Plv. in 30 ml kohlendioxidfreiem W. BPC 68.

Gehaltsbestimmung USP XVIII. Etwa 10 g Kakao (genau gewogen) werden mit abs. Ae. in einem Dauerextraktionsapparat 8 Std. extrahiert. Die Ae.-Lsg. wird in einem geeigneten, gewogenen Behälter abdunsten gelassen und der Rückstand bei 105° 1 Std. getrocknet und gewogen. Das Gew. gibt die Menge des nichtflüchtigen Ätherextraktes an. Der unlösl. Rückstand wird zu den verschiedenen Reinheitsprüf. verwendet.

Aufbewahrung. Kakao ist in gut verschlossenen Behältern aufzubewahren, vor Feuchtigkeit und Insektenbefall geschützt.

Anwendung. Als Geschmackskorrigens zur Bereitung einer Schokoladenbasis für Tabletten und Pastillen.

Pasta Cacao alba.

Chocolat blanc.

Olei Cacao	16,0
Amyli Oryzae	56,0
Sacchari albi	192,0
Amyli	16,0
Gummi arabici	8,0
Tincturae Vanillae	1,0
Aquae fervidae q. s. ut fiat pasta.	

Man formt Pastillen, die zum Gebrauch in heißem Wasser oder in Milch gelöst werden.

Pasta Cacao aromatica.

Gewürz-Schokolade (DIETERICH).

1. Pastae Cacao	500,0
2. Sacchari bene siccati	500,0
Corticis Cinnamomi	10,0
Fructuum Cardamomi	2,0
Caryophyllorum	2,0
Macidis	1,0

Man schmilzt 1 im Dampfbad, erhitzt $^{1}/_{2}$ Stunde unter Umrühren, setzt 2 mit den Gewürzen gemischt zu, bringt in Blechformen und verteilt durch gleichmäßiges Aufschlagen.

Pasta Cacao cum Extracto Chinae.

China-Schokolade.

Extracti Chinae spirit.	2,5
Corticis Cinnamomi	10,0
Rhizomatis Zingiberis	2,5
Sacchari	500,0
Pastae Cacao	485,0

Wird wie Gewürzschokolade bereitet.

Pasta Cacao purgativa.

Abführende Schokolade.

1. Pastae Cacao	300,0
2. Olei Ricini	100,0
3. Magnesia ustae	200,0
4. Sacchari	400,0

Man schmilzt 1 mit 2 und fügt dann 3 und 4 hinzu.

Pasta Cacao saccharata.

Gesundheits-Schokolade.

Pastae Cacao	490,0
Amyli Marantae	10,0
Sacchari	500,0

Pasta Cacao vanillata.

Vanille-Schokolade.

Pastae Cacao	450,0
Sacchari	450,0
Sacchari Lactis	95,0
Sacchari Vanillini	5,0

Pasta Cacao cum Hordeo praeparato.

Gerstenmehl-Schokolade.

Pastae Cacao	500,0
Sacchari	450,0
Farinae Hordei praeparatae	50,0

Pulvis Cacao compositus.

Racahout. Reiskontent. Kontentmehl.

A.

Pastae cacaotinae	500,0
Farinae Oryzae	250,0
Sacchari albi	245,0
Cassiae Cinnamomi	5,0

B.

Massae Cacao deoleat.	150,0
Amyli Marantae	200,0
Tuberum Salep	48,0
Sacchari	600,0
Sacchari Vanillini	2,0

Chocolata (Belg.).

Chocolat.

Massae Cacao	
Sacchar. āā part. aequ.	

Chocolata Ferri (Portug.).

Chocolat ferrugineux. Eisen-Schokolade.

Ferri Hydrogenio reducti	10,0
Chocolatae	90,0

II. Gall. 1884.

Pastae cacaotinae	990,0
Ferri carbonici oxydati pulv.	10,0

III. nach DIETERICH.

Ferri oxydati saccharati (Germ.)	50,0
Sacchari Vanillini (3%)	2,0
Sacchari	498,0
Pastae Cacao	450,0

Essentia Cacao BERNEGAU

1. Cacao deoleati	125,0
2. Vanillae	2,0
3. Corticis Cinnamomi	2,0
4. Caryophyllorum	0,75
5. Macidis	0,3
6. Rhizomatis Zingiberis	0,1
7. Spiritus (90%)	750,0
8. Aquae	250,0
9. Sacchari	550,0
10. Aquae	750,0

Man zieht 1—6 mit 7—8 acht Tage lang aus und filtriert dann in die heiße Lösung aus 9 und 10. Stärkungsmittel für Rekonvaleszenten, besonders mit verquirltem Eigelb.

Ratafia Cacao.

Kakaolikör.

I.

Pastae Cacao vanillatae	150,0
Spiritus	350,0
Aquae	500,0

II.

Cacao deoleati	200,0
Coccionellae	2,0
Tinct. Vanillae	40,0
Arrac	200,0
Spiritus	2 800,0
Sacchari	4 000,0
Aquae	3 000,0

III.

1.	Cacao deoleati optim.	720,0
	Vanillae	20,0
	Corticis Cinnamomi	60,0
	Spiritus 96%	2 800,0
2.	Aquae	3 800,0
	Sacchari	3 200,0

Aus 1 ist durch Maceration eine Tinktur zu bereiten. Dieser ist nach der Filtration der aus 2 bereitete kochend heiße Sirup zuzusetzen.

Farbloser Kakao-Likör nach WAGNER

Cacao pulv.	200,0
Vanillae	3,0
Cort. Cinnamom.	2,0
Spiritus 90%	900,0
Aquae	1 000,0

24 Stunden ausziehen. Dann destilliert man $1^{1}/_{2}$ l ab. Darauf gibt man abermals 750 g Wasser in die Blase und fängt noch 500 g auf. Hierin löst man 750 g Zucker, mischt noch heiß mit dem ersten Destillat und filtriert.

Vinum Chinae cum Cacao BUGEAUD

Vin toni-nutritif BUGEAUD.

Semin. Cacao tost. pulverat.	100,0
Spiritus e Vino	400,0

Nach zweitägiger Digestion fügt man hinzu

Corticis Chinae regiae	120,0
Corticis Cinnamomi	10,0
Sirupi simplicis	200,0
Vini Hispanici	2 000,0

Nach mehrtägigem Stehen preßt man ab, läßt absetzen und filtriert.

Eichel-Kakao wird meist durch Mischung von Extr. Sem. Querc. tost., Kakaopulver, Zucker usw. bereitet. So besteht Dr. MICHAELIS Eichelkakao im wesentlichen aus einem Kakaopulver von relativ geringem Fettgehalt, den wasserlöslichen Bestandteilen gerösteter Eicheln und einem geringen Zusatz von Zucker und geröstetem Mehl. Folgende Vorschriften geben gute Präparate:

I. 1 000,0 Sem. Quercus tost. werden mit 5 000,0 Wasser aufgekocht, mit 1 000,0 Spirit. versetzt, nach 2 Tagen abgepreßt, der Preßrückstand noch einmal mit 2 500,0 Wasser und 500,0 Spirit. wie zuvor behandelt, die vereinigte Preßflüssigkeit filtriert, 1 000,0 Spirit. abdestilliert, die Extraktlösung mit 2 750,0 Zucker versetzt, zur bröckligen Masse eingedampft, durch ein Sieb gerieben, dann gut ausgetrocknet und schließlich der feingepulverten Masse 2 250,0 entölter Kakao zugemischt.

II. *Hambg. Vorschr.*: Extr. Gland. Quercus tost. 5,0, Cacao exoleat. 60,0, Sacchari 15,0 , Sacchari Lactis 10,0, Amyli Marantae 10,0.

III. Extract. Gland. Quercus sacch. (*Hageda*) 75,0, Cacao exoleati pulv. 600,0, Sacchari albi subt. pulv. 150,0, Sacchari Lactis 75,0, Amyli Solani 100,0. Alles feinst gepulvert zu mischen und das Ganze durch ein Sieb zu schlagen.

Eichel-Schokolade. Nach DIETERICH: Extracti Gland. Quercus saccharati 100,0, Sacchari 500,0, Pastae Cacao 400,0. Wie Schokolade zu bereiten.

Eutrophia-Tabletten bestanden aus Schokolade, der geringe Mengen eines in geringem Maße die Auflösung des Nahrungseiweißes fördernden Fermentes zugesetzt sein sollen.

Hafer-Kakao, *Cacao avenata*, mischt man aus 1000 T. feinstem Hafermehl und 500 T. bestem entölten Kakao, oder aus 2500 T. Kakaopulver, 3500 T. Hafermehl, 150 T. Kartoffelstärke und 25 T. Vanillezucker.

Hämorrhoisin, Tabletten gegen Hämorrhoiden, enthielten nach Angabe des Fabrikanten Extr. Pantjason. (?) 6,45 T., Cacao sine Oleo 3,55 T. und Sacchar. 5,0 T. Fabrikant: Chem. Fabrik Erfurt, G. m. b. H. in Erfurt-Ilversgehofen.

Cacaol, ein Kinderkraftmehl der Firma WILH. PRAMANN in Radebeul, erwies sich als ein Gemisch aus Kakaopulver, 2,56% Kochsalz, 17,43% Zucker und etwa 10% Hafermehl. (BEYTHIEN).

Eggose, ein Kraft- und Nährpräparat von LAUSER in Regensburg, war ein lecithinhaltiges Gemisch von ungefähr gleichen Teilen Hafermehl (mit etwas Weizenstärke), Zucker und Kakao (KOCHS.).

Cortex Cacao[1]. Testae Cacao. Kakaoschalen.

Bei der industriellen Kakaogewinnung in sehr bedeutenden Mengen anfallende Samenschalen.

Die Schalen haben manchmal noch die angedeutete Form der Kakaobohne, sind aber meistens zerbrochen. Farbe dunkelbraun bis schokoladenbraun. Die etwa kartenblattdicken Schalen sind innen graurötlich bis bräunlich. Äußere Bedeckung mit haftengebliebenen Resten der Fruchtpulpa; diese machen die mit W. benetzte Samenschale außen schlüpfrig.

Mikroskopisches Bild. Eine Zellreihe ist mit Sklereiden angeordnet. Größe der Sklereiden jeweils etwa 5 bis 10 μm breit, 10 bis 30 μm lang; unter der Epidermis eine Reihe Schleimzellen, mit roter Rutheniumlsg. (BPC 68) anfärbbar. Wenige Spiralgefäße, etwa 10 bis 20 μm breit, einzeln oder in Gruppen bis zu etwa 6 Gefäßen.

Im einzelnen erkennt man folgende Zellschichten: 1. außen anhaftende Reste der Fruchtwand oder Pulpa, insbesondere der aus einer lückenlosen Lage kleiner Zellen gebildeten innersten Fruchtwandschicht. Die übrigen Fruchtwandzellen haben hyphenartigen Charakter und sind reichlich mit den aus dem Rottprozeß stammenden Hefezellen und Pilzsporen besetzt. 2. die äußere Epidermis der Samenschale aus größeren Zellen mit schwach verdickter Außenwand und meist gefalteten Querwänden; 3. meist gruppenweise angeordnete große Schleimzellen; 4. ein mächtig entwickeltes Parenchym aus stark zusammengedrückten Zellen; in dem Parenchym eingestreut Gefäßbündel; 5. eine einfache und oft unterbrochene Steinzellschicht aus kleinen verholzten Steinzellen mit hufeisenförmigen Verdickungen; 6. eine mehrzellige, innere Parenchymschicht aus ebenfalls stark zusammengedrückten Zellen.

Flächenschnitte zeigen die vorstehenden Schichten in folgender Weise: 1. die innerste Fruchtwandschicht aus schräg angeordneten, gestreckten Zellen mit stark getüpfelten Wänden; 2. die äußere Epidermis der Samenschale aus großen gestreckten Zellen mit braunen Wänden; 3. große, polygonale Schleimzellen; 4. Schwammparenchym und eingestreute Gefäßbündel mit sehr zarten Spiralgefäßen; 5. die Steinzellenschicht aus kleinen, mäßig verdickten, polygonalen Zellen. Charakteristisch sind die zahlreichen größeren und kleineren, oft parallel verlaufenden Spalten, welche diese Schicht in einzelne Steinplatten auflösen; 6. unverdickte Zellen der inneren Parenchymschicht, die als flockenartiges Schwammparenchym ausgebildet ist.

Endospermrest (Silberhäutchen).

Das dem Endospermrest entsprechende Silberhäutchen haftet der Samenschale als dünnes, farbloses Häutchen an und dringt von hier aus mit seinen inneren kollabierten Schichten in die Spalten der Keimblätter vor. Nur die äußersten, der Samenschale anliegenden Teile des Silberhäutchens sind so erhalten, daß Einzelheiten des Zellbaus erkenntlich sind. Flächenansichten zeigen die dünnwandigen Parenchymzellen der äußeren Endospermschicht sowie eine struktur- und farblose Schicht, die einzelne Farbklümpchen, Calciumoxalatkristalle, zuweilen auch Fettsäurekristalle enthält. Besonders auffallend sind weiter vielzellige, braune, keulige Körper oder deren Abdrücke. Diese nach ihrem Entdecker, der sie für Tierchen hielt, als Mitscherlichsche Körperchen bezeichneten Gebilde gehören nicht zum Silberhäutchen, sondern sind eingedrückte und hängengebliebene Haare von der Oberhaut der Keimblätter.

Bestandteile. 3% Fett, 0,5% flüchtige Säuren, 1,5% Purine, 13% Rohprotein, 14% Rohfaser, 11% W., 0,1% Zucker, 7% Asche, Spuren von Vitamin D, B_1, B_2, B_6, Nicotinsäureamid, Biotin und Pantothensäure. Im fetten Öl nach CAPELLA et al. [Chocol. Confiserie Fr. *211*, 13 (1965)] β-Sitosterin, Stigmasterin, Campesterol, Phytol, Cycloartanol.

---

[1] Abbildungen bei L. HÖRHAMMER: Teeanalyse 7, Tafel 47, Abb. 415 und 416.

Anwendung. Gelegentlich als Aromaticum, Füllstoff oder Schönungsmittel in Teemischungen. Als Diureticum, Antirachiticum und Ersatz für schwarzen Tee. Technisch zur Gewinnung von Theobromin und Coffein, als Düngemittel oder gepreßt als Heizmaterial.

Bemerkung. Kakaolieferanten sind nach BERGER ferner:
Theobroma balaensis (PREUSS) DE WILD.
Eine in Ecuador häufig vorkommende Art kann zur Gattung „Herrania" gehörend gezählt werden. Man versucht, die große Resistenz dieser Art gegen Krankheiten zu Kreuzungszwecken auszunutzen.

Theobroma grandiflorum (WILD.) K. SCHUM.

Wird häufig im Amazonasgebiet und in Südamerika angetroffen, besitzt auffallend große Blüten. Die Früchte wiegen etwa 1 kg und haben eine recht harte Samenschale.

Inhaltsstoffe. In den Kernen ca. 47% Fett, Cupu-Fett.

Anwendung. Besonders geschätzt, weil man aus dem Fruchtmus angenehm schmeckende Süßspeisen und Erfrischungen bereiten kann.

Theobroma microcarpum MART.

Findet sich hauptsächlich im Gebiet des Amazonasstromes.

Auch diese Art wird wegen ihres Fruchtmuses geschätzt.

Theobroma albiflorum (GOUDOT) DE WILD. (Herrania albiflora GOUDOT).

In Kolumbien beheimatet.

Wird ein großer Baum, dessen Früchte ebenfalls zu Fruchtmus verarbeitet werden.

Theobroma lancifolium (GOUDOT) DE WILD. (Herrania lancifolia GOUDOT).

Wird im Tal des Magdalenenstromes in Kolumbien gefunden.

Theobroma pulcherrimum (GOUDOT) PITTER (Herrania pulcherrima GOUDOT).

Kommt in der Orinocogegend vor.

Theobroma cirmolinae QUATRECASAS.

Von QUATRECASAS gefundene Art, welche ständig an Bedeutung zunimmt. Ein sehr hochwüchsiger Baum mit horizontalen Zweigen und großen, 30 bis 50 cm langen und bis 28 cm breiten Blättern. Die Frucht ist länglich-prismatisch mit 5 stark und 5 weniger ausgeprägten Rippen, von bräunlicher Farbe und behaart. Sie wird 25 cm lang und 10 cm breit. Diese Art kommt noch in 1 000 m Höhe im pazifischen Litoral vor und liefert einen ausgezeichneten Kakao. In den Urwäldern in der Gegend von Buenaventura und Tumaco wird diese Art wild angetroffen und im Siedlungsgebiet des Mira-Flusses sind die Forscher oft beim Urwaldroden darauf gestoßen.

Theobroma angustifolium MOC. et SESS.

Mittelamerika; liefert Kakao und Soconusco.

Theobroma bicolor HUMB. et BONPL.

Kolumbien und Nordwestbrasilien.

Ein wichtiger Kakaolieferant.

Theobroma glaucum KARST., Kolumbien.

Liefert Kakao.

Theobroma pentagonum BERNOULLI.

Hauptsächlich in Nicaragua, Mexiko und Guatemala kultiviert.
Die Qualität ist ausgezeichnet, trotzdem wird diese Art rel. wenig kultiviert. Gesamthöhe höchstens 4 bis 5 m (selten 8 bis 15 m). Da die Oberfläche der Frucht einer Krokodilshaut ähnlich sieht, wird die Frucht in Südamerika als Alligator-Kakao verkauft. Die sehr großen Samen erreichen eine Länge von 25 bis 35 mm und enthalten bis 56% Kakaobutter. Diese Art erfordert eine viel intensivere und sorgfältigere Pflege als Theobroma cacao L.

Theobroma ovalifolium Moc. et Sess.

Nur selten kultiviert. Es wird angenommen, daß die Mexikaner-Varietät „Soconusco" von dieser Art abstammt. Dieser Baum erreicht eine Höhe von 15 m, besitzt hängende Zweige und Blätter und sehr große Früchte von ovaler Form. Die sehr kleinen Samen werden meistens mit anderen Kakaosorten vermischt, weil sie sonst unverkäuflich sind. Großkulturen sind kaum angelegt worden, doch ist diese Art sehr resistent gegen Krankheiten und Schädlinge.

Anbau, Kultur. Der Kakaobaum verlangt ein feuchtheißes Klima mit einer durchschnittlichen Jahrestemp. von 25°, die für einen lohnenden Anbau 21° nicht unterschreiten sollte (I. Erneholm 1948). Wegen des hohen Feuchtigkeitsbedürfnisses des Kakaobaumes sind jährliche Mindestniederschlagsmengen von 1250 mm erforderlich (F. Hardy 1962). Wegen dieser erforderlichen klimatischen Bedingungen wird der Kakaobaum im allgemeinen nur 15° nördlich und südlich des Äquators angebaut, wobei Tiefland oder mäßige Höhenlagen bis 600 m am günstigsten sind. Der Kakaobaum ist sehr empfindlich gegen direkte Sonnenbestrahlung und Wind. In jungen Kakaokulturen werden Bananen-, Rizinus- und Maispflanzen als Hilfsschatten gezogen, während man später große Schattenbäume (madres = Kakaomutter), beispielsweise Ölpalmen, Kokospalmen, Fabaceen und zahlreiche weitere Bäume anbaut. Die Blüte setzt im zweiten bis dritten Jahr ein, die Früchte läßt man sich vom 5. Jahr ab entwickeln, wobei der Höhepunkt der zu erntenden Früchte mit 10 Jahren erreicht wird. Die Bäume liefern bis zum Alter von etwa 50 Jahren Kakaofrüchte, die Erträge lassen vom 4. Jahrzehnt ab nach. Zur Pflege der Kakaopflanze gehört eine richtige Bewässerung und eine der Bodenart entsprechende Düngung (F. Hardy 1962). Bäume unter 20 Jahren ergeben unter günstigen Bedingungen einen Höchsternteertrag pro acre (40,47 ar) mit 300 Bäumen von etwa 1 t fermentiertem und getrocknetem Kakao. Die Durchschnittserzeugung beträgt jedoch in den Pflanzungen nicht viel mehr als 100 kg pro acre. Der Wasserbedarf des Kakaobaumes ist hoch. Als Minimum wird ein monatlicher Regenfall von mind. 100 mm für notwendig erachtet. Dieses Minimum gilt nur unter der Voraussetzung eines guten Wasserhaltevermögens des Bodens. Das Optimum liegt zwischen 2000 und 3000 mm/Jahr. Obgleich der Kakaobaum gegenüber der Bodenreaktion eine gewisse Toleranz zeigt, lassen doch alle Beobachtungen darauf schließen, daß er einen leicht sauren bis neutralen Boden bevorzugt. Nach Ignatieff und Page (1958) liegt das Optimum zwischen pH 6,5 und 7,5. Die Düngung erfolgt unter Beobachtung der Niederschläge, nach denen sich auch der Entwicklungsrhythmus der Kakaobäume richtet. Die einzelnen Düngergaben sind den Entwicklungsphasen anzupassen. Um die Düngung möglichst effektvoll zu gestalten, ist die zeitliche Verteilung der Nährstoffaufnahme der Kakaobäume zu berücksichtigen und daher auch schon im Hinblick auf die Auswaschungsgefahr grundsätzlich die Mineraldüngung auf mehrere Gaben über das Jahr zu dosieren. Die erste Düngung erfolgt nach Einsetzen der Regen, und zwar zunächst etwa $^1/_3$ bis $^1/_2$ der vorgeschriebenen Menge. Je stärker die Beschattung, um so geringer ist der Effekt einer Stickstoffdüngung und um so wichtiger ist eine ausreichende Phosphorsäure- und Kaliversorgung. Während also stark beschattete Bestände eine betonte Phosphat- und Kalidüngung erhalten, tritt mit steigender Lichtintensität, beispielsweise durch graduelle Auslichtung des Schattendaches, sobald die Bäume das produktive Alter erreichen, die Stickstoffdüngung in den Vordergrund. Die optimalen Mengen werden je nach Ertragsfähigkeit der Bäume schwanken. Als allgemeine Empfehlung lassen sich folgende Mengen je Hektar angeben:

80 bis 100 kg N, 60 bis 80 kg P_2O_5 und 80 bis 120 kg K_2O.

Eine maßgebliche Beeinflussung hinsichtlich Höhe und Wrkg. erfährt die Mineraldüngung durch das Mulchen. Insbesondere in gering beschatteten Beständen ist das Abdecken des Bodens zwischen den Reihen mit schwer zersetzlichem Material, beispielsweise mit Elefantengras (Pennisetum purpureum), welches sich durch ein hohes C/N-Verhältnis auszeichnet, eine Kulturmaßnahme, deren Wert gar nicht hoch genug eingeschätzt werden kann. Die durch eine geringe Beschattung zwangsläufig auftretenden ungünstigen Auswirkungen auf den Boden durch die direkte Sonneneinstrahlung und die bodenzerstörende Wrkg. starker Niederschläge werden weitgehend eliminiert, und mit der fortschreitenden Zersetzung des Mulchmaterials wird eine günstige Wurzelsphäre für die oberflächig liegenden Wurzeln des Kakaobaumes geschaffen. Die allmähliche Mineralisierung des organischen Materials führt darüber hinaus zu einer maßgeblichen Nährstoffanreicherung des Bodens.

Über den spezifischen Bedarf der Kakaopflanze an Mikronährstoffen liegen bisher nur wenige Untersuchungen vor. Eisen- und Zinkmangel spielen in Westafrika eine gewisse Rolle, Zinkmangel hemmt die normale Entwicklung der Blätter. Sie bleiben schmal und zeigen eine eigenartige sichelförmige Deformierung. Eine starke Ertragseinbuße ist die Folge. Eine recht aufschlußreiche Übersicht der bisherigen Kenntnisse über die Symptome von Ernährungsstörungen der Kakaopflanze vermittelt Evans (1951).

Krankheiten und Schädlinge des Kakaobaumes.

Kakaobäume sind sehr empfindlich gegen innere Erkrankungen, Wachstumsstörungen und Störungen des Stoffwechsels, aber auch gegen pflanzliche und tierische Schädlinge, die in den letzten Jahrzehnten große Schäden hervorgerufen haben. Fast in jedem Anbauland ist die Pilzkrankheit Phytophthora verbreitet. Bei Befall der Stämme oder Äste wird die Krankheit als Kakaokrebs oder Rindenfäule, bei Befall der Früchte als Braun-, Kakao- oder Schwarzfäule bezeichnet. Sehr häufig tritt auch die sogenannte Hexenbesenkrankheit auf, deren Erreger der Pilz Marasmius perniciosus ist.

Die Swollen-Shoot-Krankheit, eine Viruserkrankung, hat in Westafrika zu katastrophalen Schäden geführt. Sie wird durch Blattläuse übertragen (A. F. Posnette 1953, O. F. Kaden 1955). Zur Bekämpfung dieser Krankheit ist es notwendig, sowohl kranke als auch Kontaktbäume zu entfernen, so daß in Ghana über 60 Millionen Kakaobäume in den Nachkriegsjahren geschlagen wurden (Cocoa Conference 1961).

Von den tierischen Schädlingen sind die Capsids (Kakaowanzen) sehr gefürchtet. Wegen notwendiger Bekämpfungsmaßnahmen können Spuren von Schädlingsbekämpfungsmitteln in Kakaobohnen verbleiben, die sich aber wegen der geringen Konzentration weder geschmacklich noch gesundheitlich bedenklich auswirken können (J. Bowman und J. E. Casida 1958). In den amerikanischen Anbaugebieten sind die Capsids kaum verbreitet. In West-Indien und anderen südamerikanischen Anbaugebieten treten noch die Thrips, 1 mm große Insekten auf, durch die der Ertrag der Kakaobäume stark reduziert wird. Von weiteren Kakaokrankheiten, die allerdings mehr örtlich auftreten, ist noch die Monilia-Krankheit, eine Pilzkrankheit, zu erwähnen (G. Naundorf 1959), die besonders in Ecuador und Kolumbien verbreitet ist. Eine weitere Pilzkrankheit, die in Südamerika in letzter Zeit zugenommen hat, wird durch den Pilz Ceratostomella (Wilt) hervorgerufen (G. Naundorf 1960). Man versucht, durch Züchtung resistenter Bäume einen Befall durch Schädlinge, Pilze und Viren weitgehend zu vermeiden. Zur Bekämpfung werden Insektizide und Fungizide herangezogen. Durch richtiges Setzen der Pflanzungen sowie gute Düngung und Bewässerung kann man ebenfalls Kakaokrankheiten teilweise vermeiden. Die intensiven Bekämpfungsmaßnahmen brachten in den letzten Jahren steigende Ernteerträge.

Theobrominum

Theobrominum. 2. AB — DDR, ÖAB 9, Eu.P. II-71, Helv. VI, Ned. 6, Erg.B. 6, Ross. 9. Theobromine BPC 73, Théobromine CF 72. Teobromina 3,7-Dimethylxanthin.

$C_7H_8N_4O_2$ M.G. 180,2
3,7-Dimethyl-2,6-dioxo-1,2,3,6-tetrahydropurin.

Bemerkung. Vgl. II, 863.

Gehalt. 2. AB — DDR: 99,0 bis 100,5% Theobromin, berechnet auf die bei 105° getrocknete Substanz. ÖAB 9: 99,0 bis 100,4% des theoretischen Wertes. Eu.P. II-71: Mindestens 99,0%, berechnet auf die getrocknete Substanz. Helv. VI: Mindestens 99,0 (99,0 bis 100,0)% $C_7H_8N_4O_2$, bezogen auf die getrocknete Substanz. Ned. 6: Mindestens 99,0% $C_7H_8N_4O_2$. Ross. 9: Mindestens 99,0%. BPC 73: Mindestens 99,0%, bezogen auf die bei 105° bis zur Gewichtskonstanz getrocknete Substanz. CF 72: Mindestens 99,0%, berechnet auf die getrocknete Substanz.

Eigenschaften. Weißes, geruchloses, kristallines oder mikrokristallines Pulver von schwach bitterem bis bitterem Geschmack, sehr schwer lösl. in Wasser, wasserfreiem A. und Chloroform, praktisch unlösl. in Äther, leicht lösl. in Alkalihydroxid-Lsg., wenig lösl. in Ammoniak-Lsg. und verdünnten Mineralsäuren. Die Substanz sublimiert bei etwa 290° und schmilzt im geschlossenen Kapillarröhrchen bei etwa 350°.

Erkennung. 1. 0,010 g Substanz wird in einer Porzellanschale mit 1,0 ml 3 N Salzsäure und 1,0 ml verdünnter Wasserstoffperoxyd-Lsg. versetzt. Die Mischung wird auf dem Wasserbad eingedampft; es entsteht ein gelbroter oder roter Rückstand, der nach Zusatz von 2 Tropfen 6 N Ammoniak-Lsg. sofort eine rot-violette Färbung zeigt (2. AB — DDR, ähnlich ÖAB 9, Eu.P. II-71, BPC 73, CF 72, Ross. 9 u. a.). 2. 0,050 g Substanz werden in der Mischung aus 3,0 ml Wasser und 6,0 ml 3 N Natronlauge gelöst. Nach Zusatz von

1,0 ml 3 N Ammoniak-Lsg. und 2,0 ml Silbernitrat-Lsg. (5,0 g/100,0 ml) wird die Mischung geschüttelt. Sie erstarrt gelatinös, verflüssigt sich beim Erhitzen auf 80° und erstarrt beim Erkalten erneut (2. AB — DDR, ähnlich Eu.P. II-71, ÖAB 9, BPC 73, CF 72 u. a.). 3. Versetzt man eine unter Erhitzen bereitete Lsg. von etwa 1 mg Substanz in 4 ml Wasser nach dem Abkühlen mit 5 Tropfen Jod-Lsg., so bleibt sie klar. Säuert man hierauf mit 1 ml verdünnter Salzsäure an, so scheidet sich ein Perjodid als braunschwarzer, kristalliner Niederschlag aus (ÖAB 9). 4. Zu 2 ml 0,1 N Natronlauge gibt man die Lsg. von 0,1 g Substanz, schüttelt 2 bis 3 Minuten lang um und filtriert. Nach Zusatz von 4 Tropfen 2%iger Kobalt(II)-chlorid-Lsg. wird umgeschüttelt und stehengelassen. Nach einigen Minuten verschwindet die ursprüngliche violette Färbung, wobei sich ein graublauer Niederschlag bildet (Unterscheidung von Theophyllin und Coffein). (Ross. 9).

Prüfung. 1. pH-Wert bzw. alkalisch oder sauer reagierende Stoffe: 1,00 g Substanz wird mit 50 ml W. zum Sieden erhitzt, abgekühlt und filtriert. Der pH-Wert der Lsg. muß zwischen 5,5 und 7,0 liegen (Eu.P. II-71; nach ÖAB 9 wird folgendermaßen verfahren: Erhitzt man 0,8 g Substanz mit 40 ml W. 1 Minute lang zum Sieden und filtriert nach gutem Abkühlen, so müssen sich 10 ml des Filtrates auf Zusatz von 2 Tropfen Bromthymolblau-Lsg. gelb oder grün und bei darauffolgendem Zusatz von 1 Tropfen 0,01 N Natronlauge blau färben. (Ähnlich BPC 73, CF 72 u. a.). 2. Chlorid: In einer Mischung von 5 ml des für die Prüfung auf alkalisch und sauer reagierende Stoffe bereiteten Filtrates (s. 1.) und 5 ml W. darf Chlorid nicht nachweisbar sein (ÖAB 9). 3. Sulfat. In einer Mischung von 5 ml des Filtrates von 1. und 5 ml W. darf Sulfat nicht nachweisbar sein (ÖAB 9). 4. Verhalten gegen Schwefelsäure: Eine Lösung von 0,1 g Substanz in 2 ml konzentrierter Schwefelsäure muß klar und farblos sein (ÖAB 9, ähnlich Eu.P. II-71, CF 72, BPC 73 u. a.). 5. Alkaloide: 0,50 g Substanz werden mit 5 ml W. und 1 ml verdünnter Schwefelsäure versetzt, kräftig geschüttelt und filtriert. Das Filtrat muß nach Zusatz von 5 Tropfen Meyers Reagenz mindestens 5 Minuten lang klar bleiben (Eu.P. II-71, ähnlich ÖAB 9. CF 72 u. a.). 6. Theophyllin: 0,50 g Substanz werden in 10 ml 4 N Natronlauge gelöst. Die Lsg. muß klar oder höchstens sehr schwach opaleszierend erscheinen und darf nicht stärker als die Farbvergleichs-Lsg. G 6 (Eu.P. II-71) gefärbt sein. (Eu.P. II-71, ähnlich ÖAB 9, BPC 73 u. a.). 7. Coffein: Höchstens 0,8%. Die Lsg., die unter „Theophyllin" erhalten wurde, wird in einem Scheidetrichter nach Zusatz von 30 ml W. und 40 ml Chloroform ausgeschüttelt. Die Chloroformschicht wird abgetrennt, über wasserfreiem Natriumsulfat getrocknet und filtriert. 25 ml Filtrat werden eingedampft. Der Rückstand wird im Exsikkator getrocknet und darf nicht mehr als 2 mg betragen (Eu.P. II-71, ähnlich ÖAB 9, CF 72 u. a.). 8. Schwermetalle: In einer Mischung von 5 ml der bei der Prüfung auf Coffein mit Chloroform ausgeschüttelten, filtrierten, wäßrigen Lsg. und 5 ml W. dürfen Schwermetalle nicht nachweisbar sein (ÖAB 9). 9. Trocknungsverlust: Höchstens 0,5%, wobei 1,0 g Substanz im Trockenschrank bei 100 bis 105° getrocknet werden (Eu.P. II-71); höchstens 0,5% (ÖAB 9, CF 72, BPC 73, Ross. 9 u. a.). 10. Sulfatasche: Höchstens 0,1% bestimmt mit 2,0 g Substanz (Eu.P. II-71); höchstens 0,1% (ÖAB 9, BPC 73, CF 72, Ross. 9 u. a.).

Gehaltsbestimmung. Beschrieben wird die Bestimmung nach Eu.P. II-71, die in ähnlicher Form in BPC 73, CF 72, Ross. 9 u. a. Pharmacopöen enthalten ist:

Etwa 0,300 g Substanz, genau gewogen, werden in 125 ml siedendem W. gelöst. Nach Abkühlen auf etwa 50 bis 60° wird die Lsg. mit 25 ml 0,1 N Silbernitrat-Lsg. versetzt und nach Zusatz einiger Tropfen Bromthymolblau-Lsg. mit 0,1 N Natronlauge titriert. 1 ml N Natronlauge entspricht 18,02 mg $C_7H_8N_4O_2$.

In ÖAB 9 ist eine etwas kompliziertere Gehaltsbestimmung enthalten:

0,3603 g Theobromin werden mit 20 ml kohlendioxydfreiem W. und einer gegen Phenolphthalein neutralisierten Lsg. von 1 g Natriumsalicylat in 10 ml W. versetzt und unter Erhitzen gelöst. Hierauf fügt man 17 ml 0,1 Silbernitrat-Lsg. hinzu und titriert unter kräftigem Umschütteln mit 0,1 N Natronlauge auf Rot. Bei Abkühlen versetzt man neuerdings mit 5 ml 0,1 N Silbernitrat-Lsg. und setzt die Titration mit 0,1 N Natronlauge fort. Der Endpunkt der Titration ist erreicht, wenn die Rotfärbung auf Zusatz von weiteren 0,5 ml 0,1 N Silbernitrat-Lsg. bestehen bleibt. Für die angegebene Einwaage müssen mindestens insgesamt 19,80 ml bis 20,08 ml 0,1 N Natronlauge verbraucht werden, entsprechend 99,0 bis 100,4° des theoretischen Wertes. 1 ml 0,1 N Natronlauge entspricht 18,02 mg $C_7H_8N_4O_2$. 1 g Theobromin entspricht 55,50 ml 0,1 N Natronlauge.

Nach Helv. VI wird folgende Gehaltsbestimmung durchgeführt: Etwa 0,2 g getrocknete Substanz, genau gewogen, werden unter Erwärmen in 5 ml 100%iger Essigsäure gelöst. Die noch warme Lsg. wird mit folgender Mischung versetzt: 16 ml Chloroform + 4 ml Essigsäurenitrit werden unter Zusatz von 3 Tropfen Sudan-III-Lsg. mit 0,1 N-Perchlorsäure tropfenweise, in Zeitabständen von je 5 Minuten bis zur Färbung nach Reinblau neutralisiert. Dann wird mit 0,1 N Perchlorsäure bis zum Farbumschlag von

Orange über Violett nach Reinblau titriert. Sobald die violette Färbung erscheint, ist die Titration langsam zu beenden. 1 ml 0,1 N Perchlorsäure entspricht 18,02 mg $C_7H_8H_4O_2$.

Aufbewahrung. Vor Licht geschützt, in dicht schließenden Gefäßen.

Dosierung. Gebräuchliche Einzeldosis 0,25 bis 0,5 g (ÖAB 9). Einzelmaximaldosis 0,75 g (ÖAB 9). Nach 2. AB — DDR oral 0,5 g. Tagesmaximaldosis 3,0 g (ÖAB 9, 2. AB — DDR). Nach Ross. 9 2 g.

Dosierungsbereich: 300—600 mg (BPC 73).

Anwendung. Als Broncho- und Coronargefäßdilatans. Als Adjuvans bei der Herzglykosid-therapie. Als (schwaches) Diureticum.

Theobrominum — Calcium salicylicum. Helv. VI. Theobromini Calcium-Calcium salicylicum ÖAB 9. Theobromino-Calcium salicylicum. Theosalicinum Jap. 72. Theobrominum calcii salicylas Nord. 63. Theobrominkalzium-Kalzium salizylat. Theobrominum Calcicum et Calcii Salicylas.

Zusammensetzung und Gehalt. ÖAB 9: Doppelsalz oder äquimolekulares Gemisch von Theobromin-Calcium $((C_7H_7O_2N_4)_2Ca$, M.G.: 398,41) und Calcium-salicylat $((C_7H_5O_3)_2Ca$, M.G.: 314,31); Gehalt: 45,3 bis 48,6% Theobromin und 10,0 bis 10,8% Calcium (A.G. 40,08).

Helv. VI: Die Substanz entspricht entweder $(C_7H_7O_2N_4)_2Ca \cdot (C_7H_5O_3)_2Ca \cdot 2H_2O$ (M.G.: 749) oder $C_7H_8O_2N_4 \cdot C_7H_4O_3Ca \cdot H_2O$ (M.G.: 374,3): Theobromin-Calcium-salicylat mit Kristallwasser und einem Gehalt von 50,6 (50,2 bis 41,0)% Theobromin und 11 (10,5 bis 11, 11,5)% Calcium (A.G.: 40,08), bezogen auf die getrocknete Substanz.

Jap. 72: Bezogen auf die getrocknete Substanz, mindestens 48,0% und höchstens 43,0% Theobromin sowie mindestens 10,5% Calcium und mindestens 36,0% Salicylsäure.

Nord. 63: 46,0 bis 50,0% Theobromin, 10,2 bis 11,1% Calcium, zusammen entsprechend 95,6 bis 103,9% Theobromin-Calciumsalicylat $(C_{14}H_{12}O_5N_4Ca \cdot H_2)$.

Eigenschaften. Weißes, geruchloses Pulver von süßlichem, sehr schwach bitterem Geschmack. Die Substanz zieht an der Luft Kohlendioxyd an. Löslichkeit: Schwer lösl. in kaltem, etwas leichter lösl. in heißem W., praktisch unlösl. in A.

Erkennung. Nachweis der Salicylsäure: 1. Versetzt man eine Lsg. von etwa 1 mg Substanz in 1 ml W. mit 1 Tropfen Eisen(III)-chlorid-Lsg., so verfärbt sie sich tief violett. Die Färbung bleibt bei Zusatz von 1 bis 2 Tropfen verdünnter Salpetersäure bestehen (ÖAB 9, ähnlich Helv. VI). 2. 0,1 g Substanz wird mit 2 ml W. und 1 ml 9%iger Schwefelsäure erhitzt. Nach dem Erkalten wird mit 10 ml Äther ausgeschüttelt, der Äther verdampft und der Rückstand i. Vac. getrocknet. Der Schmelzbereich der so erhaltenen Substanz liegt zwischen 158 und 161° (Helv. VI, ähnlich Nord. 63 und Jap. 72). Nach ÖAB 9 wird die Salicylsäure durch Mikrosublimation bei 100 bis 120° abgetrennt und nach KOFLER identifiziert, wobei der Schmelzintervall unter dem Mikroskop 157 bis 159° betragen soll. Die eutektische Temperatur der Mischung mit Phenacetin liegt bei 93°. 3. Nachweis des Calciums: Etwa 0,2 g Substanz werden mit 5 ml W. und 5 ml verdünnter Salzsäure 10 Minuten lang im Wasserbad erhitzt. Nach dem Abkühlen filtriert man den entstandenen Niederschlag ab. 5 ml des Filtrates geben nach Zusatz von etwa 2 ml Natriumacetat-Lsg. mit 1 ml Ammoniumoxalat-Lsg. einen weißen, feinen, kristallinen Niederschlag (ÖAB 9, ähnlich Helv. VI, Nord. 63 und Jap. 72). Theobrominnachweis: 4. Den auf den Filter verbliebenen Rückstand von 3. wäscht man zweimal mit je 2 ml Ammoniak-Lsg. und sodann mit W. aus. Löst man hierauf etwa 1 mg, unter Erwärmen in 4 ml W., und versetzt nach dem Abkühlen mit 5 Tropfen Jod-Lsg., so bleibt die Flüssigkeit klar. Säuert mit 1 ml verdünnter Salzsäure an, so scheidet sich ein Perjodid als braunschwarzer, kristalliner Niederschlag aus (ÖAB 9). 5. Dampft man etwa 5 mg des gewonnenen Rückstandes mit 10 Tropfen verdünnter Wasserstoffperoxyd-Lsg. und 1 Tropfen Salzsäure auf dem Wasserbad zum Trocknen ein, so hinterbleibt ein deutlicher Rückstand, der sich beim Befeuchten mit 1 Tropfen Ammoniak-Lsg. rot-violett färbt (ÖAB 9, ähnlich Helv. VI, Nord. 63 und Jap. 72). 6. Nach ÖAB 9 wird zusätzlich Theobromin durch Mikrosublimation, die sich an die Mikrosublimation der Salicylsäure anschließt, bei 230 bis 250° isoliert und nach KOFLER identifiziert. Die eutektische Temperatur der Mischung des so erhaltenen Theobromins mit Salofen liegt bei 187°, die eutektische Temperatur mit Dizyandiamid bei 202°.

Prüfung. 1. Sauer und alkalisch reagierende Substanzen: 1 g Substanz wird mit 20 ml W. 1 Minute lang zum Sieden erhitzt und nach gutem Abkühlen abfiltriert. Das Filtrat muß gegen Phenolphthalein alkalisch reagieren (ÖAB 9). Nach Helv. VI muß 1 ml Stamm-Lsg. durch 5 Tropfen Phenolphthalein-Lsg. rot gefärbt werden. Stamm-Lsg.: 2,0g Substanz werden mit 40 ml W. 1 Min. lang gekocht. Nach dem Erkalten wird filtriert. Das Filtrat wird als Stamm-Lsg. verwandt. 2. Farbe der Lsg.: Das unter 1. erhaltene Filtrat darf nicht stärker gefärbt sein, als eine Mischung von 0,1 ml Eisenfarbstandard, 0,1 ml Kobaltfarbstandard und 0,1 ml Kupferfarbstandard sowie 9,7 ml 1%iger Salzsäure (ÖAB 9, ähnlich Helv. VI). 3. Chlorid: 10 ml des bereiteten Filtrates werden in 10 ml W. und 10 ml verdünnter Salpetersäure versetzt und nach 15 Minuten filtriert; in einer Mischung von 6 ml des Filtrates und 5 ml W. darf Chlorid in unzulässigen Mengen nicht nachweisbar sein. Bei der Prüfung ist keine Salpetersäure mehr zuzusetzen (ÖAB 9, ähnlich Nord. 63 sowie Helv. VI). 4. Sulfat: In einer Mischung von 6 ml des für die Prüfung auf Chlorid bereiteten Filtrates und 5 ml W. darf Sulfat in unzulässiger Menge nicht nachweisbar sein. Bei der Prüfung ist keine Salzsäure zuzusetzen (ÖAB 9). 5. Schwermetalle: 1,5 g Substanz werden mit 1 ml verdünnter Salzsäure und 15 ml W. 1 Minute lang zum Sieden erhitzt. Die Mischung wird hierauf mit W. auf 30 ml verdünnt und nach dem Abkühlen filtriert. In einer Mischung von 4 ml des Filtrates, 2 ml W. und 4 ml verdünnter Ammoniak-Lsg. dürfen Schwermetalle in unzulässiger Menge nicht nachweisbar sein (ÖAB 9, ähnlich Nord. 63 und Jap. 72). Nach Jap. 72 dürfen nicht mehr als 20 ppm an Schwermetallen enthalten sein. 6. Fremde Alkaloide: 10 ml des für die Prüfung auf Schwermetall bereiteten Filtrates dürfen auf Zusatz von 1 ml MEYERS. Reagenz innerhalb von 5 Minuten nicht getrübt werden (ÖAB 9, ähnlich Helv. VI). 7. Theophyllin: 5 ml des für die Prüfung auf Schwermetalle bereiteten Filtrates werden mit 0,5 g Natriumacetat und 3 ml Ammoniumoxalat-Lsg. 1 Min. lang gekocht und nach dem Abkühlen durch ein feinporiges Filter filtriert. 5 ml des Filtrates dürfen auf Zusatz von 5 ml konzentrierter Natronlauge und beim Stehen in einem verschlossenen Reagenzglas innerhalb von 5 Min. nicht getrübt werden (ÖAB 9). 8. Coffein: 1 g Substanz wird mit 10 ml W. und 10 ml verdünnter Natronlauge 1 Min. lang zum Sieden erhitzt. Nach dem Abkühlen filtriert man in einen Scheidetrichter und schüttelt zweimal mit je 10 ml Chloroform aus. Die vereinigten Chloroform-Lsg. wäscht man durch Schütteln mit 5 ml W., trocknet sie sodann mit 0,5 g Traganth und filtriert. Der Verdampfungsrückstand von 10 ml des Filtrates darf höchstens 2,5 mg betragen (ÖAB 9). 9. Fremde organische Stoffe, Carbonat: 0,2 g Substanz müssen sich in 5 ml konzentrierter Schwefelsäure ohne Gasentwicklung allmählich klar lösen. Die Lsg. darf nicht stärker gefärbt sein als eine Mischung von 0,10 ml Eisenfarbstandard, 0,10 ml Kobaltfarbstandard, 0,10 ml Kupferfarbstandard und 4,7 ml 1%iger Salzsäure (ÖAB 9, ähnlich Nord. 63). 10. Helv. VI läßt auf Ammoniumionen, Bariumionen und Nitrat/Nitrit-Ionen prüfen, wobei jeweils die Anforderungen der Grenzreaktion b I erfüllt sein müssen. 11. Trocknungsverlust: Höchstens 5,0%, bestimmt bei 140° (ÖAB 9, Helv. VI). Nach Nord. 63 muß der Trocknungsverlust zwischen 4,0 und 6,0% liegen, wobei 2,00 g Substanz bei 140° 1 Stunde lang getrocknet werden.

Gehaltsbestimmung. 1. Theobromin. Nach ÖAB 9 wird so verfahren: 0,600 g Substanz werden in etwa 100 ml W. und 20,00 ml 0,1 N-Schwefelsäure unter Erhitzen gelöst. Hierauf kühlt man auf etwa 40° ab, wobei kein Niederschlag entstehen darf, versetzt sodann mit 10 Tropfen α-Naphtholphthalein-Lsg. und titriert die überschüssige Schwefelsäure mit 0,1 N Natronlauge bis zum Farbumschlag nach Blau zurück. Für die angegebene Einwaage muß sich ein Verbrauch an 0,1 N Schwefelsäure von 15,10 bis 16,35 ml ergeben.

Die austitrierte Flüssigkeit versetzt man mit einer gegen α-Naphtholphthalein-Lsg. neutralisierten Lsg. von 1 g Natriumsalicylat in 10 ml W., fügt 17 ml 0,1 N Silbernitrat-Lsg. hinzu und titriert unter kräftigem Umschütteln mit 0,1 N Natronlauge auf Blau. Hierauf versetzt man neuerdings mit 5 ml 0,1 N-Silbernitrat-Lsg. und setzt die Titration mit 0,1 N Natronlauge fort. Der Endpunkt der Titration ist erreicht, wenn die Blaufärbung auf Zusatz von weiteren 0,5 ml 0,1 N Silbernitrat-Lsg. bestehen bleibt. Für die angegebene Einwaage müssen bei der zweiten Titration insgesamt 15,08 bis 16,18 ml 0,1 N Natronlauge verbraucht werden, entsprechend einem Theobromingehalt von **45,3 bis 43,6%.** 1 ml 0,1 N-Natronlauge entspricht 18,02 ml $C_7H_8O_2N_4$. Nach Jap. 72 wird eine Titration ausgeführt, die der ersten Titration nach ÖAB 9 entspricht. Helv. VI und Nord. 63 führen Titrationen auf, die der zweiten Titration nach ÖAB 9 ähneln.

2. Calcium. ÖAB 9: 0,4000 g Substanz werden unter Erhitzen in 100 ml W. und 1 ml verdünnter Salzsäure gelöst. Die Lsg. versetzt man nach dem Abkühlen mit 1 ml verdünnter Natronlauge, etwa 0,3 g Eriochromschwarzverreibung, 5 ml Ammoniumchlorid-Ammoniak-Puffer-Lsg. und etwa 10 mg Magnesium-ÄDTA. Hierauf titriert man mit 0,1 m Natrium-ÄDTA-Lsg. auf Blau. Gegen Ende der Titration ist die Titer-Lsg. nur langsam und tropfenweise zuzusetzen. Für die angegebene Einwaage müssen 10,08 bis 10,78 ml 0,1 m Natrium-ÄDTA-Lsg. verbraucht werden, entsprechend einem Calciumgehalt von 10,1 bis 10,8%. 1 ml 0,1 m Natrium-ÄDTA-Lsg. entspricht 4,008 mg Ca. Nach Helv. VI, Jap. 72 und Nord. 63 werden ebenfalls komplexometrische Titrationen durchgeführt.

Aufbewahrung. Vor Licht geschützt, in dicht schließenden Gefäßen.

Dosierung. Gebräuchliche Einzeldosis 0,5 bis 1,0 g (ÖAB 9, Helv. VI). Einzelmaximaldosis 1,5 g (ÖAB 9). Tagesmaximaldosis 6,0 g (ÖAB 9). Durchschnittliche Tagesdosis p.o. 1,5 bis 3,0 g (Helv. VI).

Anwendung. S. Theobromin.

Unverträglichkeiten: Eisen(III)-Salze (Färbung) und sauer reagierende Stoffe (Zersetzung).

Theobrominum-Natricum et Natrii acetas

PI.Ed. II, Theobromino-natrium aceticum Erg.B. 6, Theobrominnatriumacetat.

Zusammensetzung und Gehalt. Die Substanz ist eine Mischung von Theobrominnatrium ($C_7H_7N_4NaO_2$, M.G. 202,15) und Natriumacetat ($C_2H_3NaO_2$, M.G. 82,08), in ungefähr äquimolarem Verhältnis. Sie enthält mindestens 55,0% und höchstens 65,0% $C_7H_7N_4O_2$ und nicht mehr als 8,3% Na (zusätzlich zu dem im Natriumacetat enthaltenen Natrium), berechnet auf die bei 105° bis zur Gewichtskonstanz getrocknete Substanz (PI.Ed. II). Erg.B. 6: Mindestens 60% Theobromin.

Eigenschaften. Weißes, kristallines Pulver, geruchlos oder fast geruchlos, von salzartigem und bitterem Geschmack, lösl. in etwa 1,5 T. W., sehr wenig lösl. in A., praktisch unlösl. in Ae. und Chlf. Die Lsg. reagieren gegen Lackmus alkalisch. Die Substanz nimmt aus der Luft Kohlendioxid auf und wird dadurch schwer wasserlösl.

Erkennung. 1. Etwa 1 g Substanz wird in 20 ml warmem W. gelöst und mit verd. Essigsäure neutralisiert. Ein weißer, kristalliner Nd. von Theobromin entsteht, der eine positive Murexid-Rk. ergibt: Etwa 0,01 g Substanz werden in einen Porzellantiegel gegeben, mit 1 ml Salzsäure und 10 Tr. Wasserstoffperoxyd-Lsg. versetzt, und auf einem Wasserbad zur Trockne eingedampft. Wenn man den Tiegel dann über ein Gefäß hält, in dem sich einige Tr. verd. Ammoniak-Lsg. befinden, so nimmt der im Tiegel enthaltene Rückstand eine purpurne Farbe an, die beim Befeuchten mit Alkalilauge wieder verschwindet. 2. Die wss. Lsg. der Substanz wird mit verd. Schwefelsäure angesäuert und filtriert. Das Filtrat gibt die charakteristischen Rk. auf Acetat. 3. Der Verbrennungsrückstand gibt die charakteristischen Natriumrk. (PI.Ed. II). 4. Die wss. Lsg. (1 + 19) ist farblos und bläut Lackmuspapier (Erg.B. 6).

Prüfung. 1. Aussehen der Lsg.: Die 5,0%ige wss. Lsg. ist farblos oder höchstens schwach gelblich und klar bis höchstens sehr schwach opaleszierend. 2. Coffein und andere Purinbasen: 1 g Substanz wird in 10 ml W. gelöst, mit 1 ml Natronlauge versetzt und mit 10 ml Chlf. ausgeschüttelt. Nach Abtrennen der Chlf.schicht wird diese in einem tarierten Tiegel zur Trockne eingedampft. Der Rückstand darf nach dem Trocknen bis zur Gewichtskonstanz bei 80° höchstens 0,005 g wiegen (PI.Ed. II, ähnlich Erg.B. 6). 3. Trocknungsverlust: Höchstens 5,0%, wenn die Substanz bei 105° bis zur Gewichtskonstanz getrocknet wird (PI.Ed. II). 4. Natriumcarbonat, Zersetzungsprodukte: 1 g Substanz muß sich in 1 ml Schwefelsäure ohne Aufbrausen und ohne Fbg. lösen (Erg.B. 6).

Gehaltsbestimmung. Nach PI.Ed. II wird der zusätzliche Natriumgeh. und der Theobromingeh. bestimmt: 1. Etwa 0,5 g Substanz werden genau gewogen, in 75 ml heißem W. gelöst, mit 20 ml 0,1 n Schwefelsäure bzw. der ausreichenden Menge an 0,1 n Schwefelsäure versetzt, um die Lsg. gegen Phenolrot sauer zu stellen, erwärmt, um Kohlendioxyd zu vertreiben, abgekühlt und dann mit 0,1 n Natronlauge titriert, um den Überschuß an 0,1 n Schwefelsäure zurückzunehmen. Als Indikator wird Phenolrot-Lsg. verwandt. 1 ml 0,1 n Schwefelsäure entspr. 0,002299 g zugesetztem Natrium. 2. Die voranstehend erhaltene Lsg. wird mit etwa 20 ml 0,1 n Silbernitrat-Lsg. versetzt und die dadurch freigesetzte Salpetersäure mit 0,1 n Natronlauge gegen Phenolrot zurücktitriert. 1 ml 0,1 n Natronlauge entspr. 0,01801 g $C_7H_8N_4O_2$.

Nach Erg.B. 6 wird der Theobromin-Geh. auf folgende Weise bestimmt: Etwa 0,2 g Substanz werden in einem Meßkölbchen von 100 ml Inhalt genau gewogen, in 10 ml W. gelöst und mit 50 ml 0,1 n Jod-Lsg. sowie 5 g Natriumchlorid und 5 ml verd. Salzsäure versetzt. Nach einstündigem Stehen füllt man mit W. bis zur Marke auf, schüttelt gut um und filtriert durch ein Faltenfilter von 9 cm Durchmesser. Die ersten 30 ml des Filtrates werden verworfen. 50 ml des Filtrates werden mit 0,1 n Natriumthiosulfat-Lsg. bis zur Entfbg. titriert. Hierbei müssen für je 0,1 g Theobrominnatriumazetat mindestens 13,3 ml 0,1 n Jod-Lsg. verbraucht werden, so daß zum Zurücktitrieren höchstens 11,7 ml 0,1 n Natriumthiosulfat-Lsg. erforderlich sind, was einem Mindestgeh. von 60% Theobromin entspricht. 1 ml 0,1 n Jod-Lsg. entspr. 0,0045 g Theobromin, Stärke-Lsg. als Indikator.

Aufbewahrung. In gut verschlossenen Gefäßen, vor Licht geschützt.

Dosierung. Größte Einzelgabe: 1,0 g. Größte Tagesgabe: 4,0 g. Mittlere Einzelgabe als Einnahme: 0,4 g (Erg.B. 6).

Unverträglichkeiten. Sauer reagierende Stoffe (Fällungen) (Erg.B. 6).

Anwendung. Als Diureticum.

Theobromino-natrium benzoicum. Erg.B. 6. Theobrominnatriumbenzoat.

Gehalt. Mindestens 97% $C_7H_8N_4O_2$,   M.G. 180,1.

Eigenschaften. Weißes, geruchfreies Pulver, das bitter, zugleich etwas laugenhaft schmeckt und sich sehr leicht in W. löst.

Erkennung. 1. Die wss. Lsg. (1 + 19) ist farblos und bläut Lackmuspapier. 2. In 1 ml dieser Lsg. ruft Eisenchloridlsg. einen hellrötlich-braunen, nach Zusatz von Salzsäure und Isopropanol verschwindenden Nd. hervor. 3. Verdampft man etwa 0,02 g Substanz mit 20 Tr. Wasserstoffperoxydlsg. und 4 Tr. Salzsäure zur Trockne, so hinterbleibt ein gelbroter Rückstand, der sich beim Befeuchten mit 1 Tr. Ammoniakfl. schön purpurrot färbt.

Prüfung. 1. Aus der wss. Lsg. (1 + 19) wird durch Salzsäure Theobromin als weißer Nd. abgeschieden, der von Natronlauge, nicht aber von Ammoniakfl. vollständig gelöst wird. 2. Werden 10 ml dieser alkalischen Lsg. mit 10 ml Chlf. ausgeschüttelt und wird der Verdunstungsrückstand des Chlf. mit 10 Tr. Wasserstoffperoxydlsg. und 1 Tr. Salzsäure erneut zur Trockne verdampft, so darf der Rückstand nicht gelbrot sein und sich beim Befeuchten *mit* 1 Tr. Ammoniakfl. nur sehr schwach purpurrot färben (Coffein). 3. 0,1 g Substanz muß sich in 1 ml Schwefelsäure ohne Aufbrausen und ohne Fbg. lösen (Natriumcarbonat, Zers.-Prod.).

Gehaltsbestimmung. Etwa 0,3 g Substanz werden in einem Meßkölbchen von 100 ml Inhalt genau gewogen, in 10 ml W. gelöst und mit 1 ml Essigsäure versetzt. Alsdann fügt man 50 ml 0,1 n Jodlsg., 5 g Natriumchlorid und 5 ml verdünnte Salzsäure hinzu. Nach 1std. Stehen füllt man mit W. bis zur Marke auf, schüttelt gut um und filtriert durch ein Faltenfilter von 9 cm Durchmesser. Die ersten 30 ml des Filtrates werden verworfen. 50 ml des Filtrates werden mit 0,1 n Natriumthiosulfatlsg. bis zur Entfbg. titriert. Hierbei müssen für jeweils 0,15 g Theobromin-Natriumbenzoat mindestens 15,7 ml 0,1 n Jodlsg. verbraucht werden, so daß zum Zurücktitrieren höchstens 9,3 ml 0,1 n Natriumthiosulfat erforderlich sind, was einem Mindestgeh. von 47% $C_7H_8N_4O_2$ entspr. 1 ml 0,1 n Jodlsg. entspr. 0,0045 g Theobromin, Stärke als Indikator.

Unverträglichkeiten. Ammoniumsalze, zahlreiche Alkaloidsalze, Gerbsäure und gerbstoffhaltige Zubereitungen, sauer reagierende Stoffe.

Dosierung. Mittlere Einzelgabe: Als Einnahme 0,5 g.

Anwendung. Siehe Theobromin-natrium aceticum s. o.

Theobromin-Natriumsalicylat. DAB 7 — BRD. Theobrominum-natrium salicylicum Helv. VI. Theobromini Natrium-Natrium salicylicum ÖAB 9. Theobrominnatrium-Natriumsalicylat. Salicylate de théobromine et de sodium. Salicilato di teobromina e di sodio. Themisalum 2. AB — DDR. Themisal. Theobrominum-Natrium cum Natrio salicylico Ross. 9. Theobrominum-Natrium cum Natrii salicylate. Theobrominum Natricum et Natrii salicylas PI, Ed. II, Ned. 6. Theobromine Sodium and Sodium Salicylate. Theobrominum et Natrii salicylas Jap. 72. Theobromine and Sodium Salicylate. Diuretin.

Zusammensetzung und Gehalt. DAB 7 — BRD: Gemisch von annähernd molaren Mengen Natriumtheobrominat ($C_7H_7N_4NaO_2$; M.G. 202,1) und Natriumsalicylat (C_7H_5 ·NaO_3; M.G. 160,11). Gehalt: 45,0 bis 50,0% Theobromin, entsprechend 50,5 bis 56,1% Natriumtheobrominat, berechnet auf die getrocknete Substanz.

Helv. VI: Zusammensetzung: $C_7H_7O_2N_4Na \cdot C_7H_5O_3Na \cdot H_2O$. Gehalt: 47,25 (46,5 bis 48,0)% Theobromin, bezogen auf die getrocknete Substanz.

ÖAB 9: Wasserhaltiges, äquimolekulares Gemisch von Theobrominnatrium ($C_7H_7O_2$ ·N_4Na; M.G. 202,16) und Natriumsalicylat ($C_7H_5O_3Na$; M.G. 160,11). Gehalt: 44,3 bis 48,0% Theobromin und 40,2 bis 42,2% Natriumsalicylat.

2. AB — DDR: Annähernd äquimolare Mischung aus Theobromin-Natrium $(C_7H_7N_4 \cdot NaO_2$; M.G. 202,1) und Natriumsalicylat $(C_7H_5NaO_3$; M.G. 160,1). Gehalt: 46,0 bis 50,0% Theobromin und 41,0 bis 45,0% Natriumsalicylat, berechnet auf die bei 105° getrocknete Substanz. Ross. 9: Mindestens 45,0% Theobromin, berechnet auf die getrocknete Substanz.

PI.Ed. II: Die Substanz ist eine annähernd äquimolare Mischung von Theobrominnatrium und Natriumsalicylat. Gehalt: Mindestens 46,0% $C_7H_8N_4O_2$ und mindestens 41,0% $C_7H_5NaO_3$ sowie höchstens 6,5% Na, wobei alle Werte auf die bei 105° bis zur Gewichtskonstanz getrocknete Substanz bezogen sind.

Jap. 72: Die Substanz ist eine annähernd äquimolekulare Mischung von Theobrominnatrium und Natriumsalicylat. Gehalt: Mindestens 46,0% Theobromin und mindestens 41,0% Natriumsalicylat sowie höchstens 6,9% Natrium, wobei alle Werte auf die getrocknete Substanz bezogen sind.

Eigenschaften. Weißes, hygroskopisches, geruchloses Pulver oder Granulat, das schwach süßlich und etwas laugenhaft und bitter schmeckt. Die Substanz zieht an der Luft Kohlendioxyd an. Löslichkeit: in etwa 1 Teil W., wenig lösl. in A., praktisch unlösl. in Äther und Chloroform.

Erkennung. 1. Die mit 6 n Salzsäure angefeuchtete Substanz färbt beim Erhitzen die nicht leuchtende Flamme intensiv und anhaltend gelb (DAB 7 — BRD, ähnlich 1. AB — DDR u. a.); nach ÖAB 9 wird zur Prüfung auf Natrium der Verbrennungsrückstand verwandt. 2. Eine Lsg. von etwa 0,1 g Substanz in 2 ml W. bleibt auf Zusatz von 2 ml Kaliumcarbonat-Lsg. klar. Versetzt man die Lsg. hierauf mit 4 ml Kaliumantimonat-Lsg. und erhitzt, so entsteht ein weißer, kristalliner Niederschlag (ÖAB 9, ähnlich PI.Ed. II). 3. 10 ml Prüf-Lsg. werden auf Zusatz von 0,10 ml Phenolphthalein-Lsg. rot gefärbt. Diese Lsg. wird mit 3 n Salzsäure bis zum Entfärben versetzt, das ausgeschiedene Theobromin abfiltriert und mit W. gewaschen. Das mit 30 ml Äther in kleinen Anteilen nachgewaschene Theobromin schmilzt bei etwa 340°. Prüf-Lsg.: 3,0 g Substanz werden zu 30,0 ml gelöst (DAB 7 — BRD, ähnlich 2. AB — DDR). 4. 10 mg des gewonnenen Theobromins geben mit 0,5 ml verdünnter Wasserstoffperoxyd-Lsg. und 0,05 ml 6 N Salzsäure nach dem Eindampfen auf dem Wasserbad einen gelbroten Rückstand, der sich auf Zusatz von 0,05 ml 6 n Ammoniak-Lsg. violett färbt (DAB 7 — BRD, ähnlich 2. AB — DDR, ÖAB 9, Helv. VI, PI.Ed. II u. a.). 5. Versetzt man eine Lsg. von etwa 0,5 g Substanz in 5 ml W. mit 5 ml Ammoniumchlorid-Lsg., so entsteht ein weißer Niederschlag von Theobromin, der abfiltriert und mit W. gewaschen wird. Löst man etwa 1 mg des gewonnenen Theobromins unter Erwärmen in 4 ml W. und versetzt nach dem Abkühlen mit 5 Tropfen Jod-Lsg., so bleibt die Flüssigkeit klar. Säuert man mit 1 ml verdünnter Salzsäure an, so scheidet sich ein Perjodid als braunschwarzer, kristalliner Niederschlag ab (ÖAB 9). 6. Theobromin wird durch Mikrosublimation nach der Mikrosublimation der Salicylsäure bei 230 bis 250° abgetrennt. Die eutektische Temperatur der Mischung mit Salophen beträgt 187°, die der Mischung mit Dicyandiamid 202° (ÖAB 9). 7. 10,0 ml Prüf-Lsg. werden unter Zusatz von 1 Tropfen Phenolphthalein-Lsg. tropfenweise mit 3 n Salzsäure bis zur Entfärbung der Mischung versetzt. Der entstandene Niederschlag wird auf einem Filter gesammelt, 2mal mit je 5,0 ml W. gewaschen und bei 105° 30 Min. lang getrocknet. 50 mg des getrockneten Niederschlages wird in der Mischung aus 3,0 ml W. und 6,0 ml 3 n Natronlauge gelöst. Nach Zusatz von 1,0 ml 3 n Ammoniak-Lsg. und 2,0 ml Silbernitrat-Lsg. (5,0 g/100,0 ml) wird die Mischung geschüttelt. Sie erstarrt gelatinös, verflüssigt sich beim Erhitzen auf 80° und erstarrt beim Erkalten erneut. Prüf-Lsg.: 2,000 g Substanz werden in der Mischung aus 2 Tropfen 3 n Natronlauge und 40,0 ml W. unter Erwärmen gelöst (2. AB — DDR). 8. 0,05 ml Prüf-Lsg. werden zu 10,0 ml verdünnt und mit 0,60 ml Eisen(III)-chlorid-Lsg. versetzt. Es entsteht eine violette Färbung. Prüf-Lsg.: 3,00 g Substanz werden zu 30,0 ml gelöst (DAB 7 — BRD, ähnlich ÖAB 9, PI.Ed. II, Helv. VI u. a.). 9. 0,030 g Substanz werden mit 5 Tropfen Methanol und 2 Tropfen konzentrierter Schwefelsäure versetzt. Die Mischung wird über freier Flamme erhitzt. Es ist der Geruch des Methylsalicylates wahrnehmbar (2. AB — DDR). 10. Nach ÖAB 9 wird die Salicylsäure durch Mikrosublimation bei 100 bis 120° isoliert und nach KOFLER identifiziert. Schmelzintervall unter dem Mikroskop: 157 bis 159°. Eutektische Temperatur der Mischung mit Phenacetin: 93°.

Prüfung. 1. Aussehen der Lsg. 5,0 ml Prüf-Lsg. müssen klar und dürfen nicht stärker gefärbt sein als 5,0 ml einer Mischung von 0,50 ml Eisen(III)-chlorid-Lsg. III (4,51 g Eisen(III)-chlorid werden mit 3,20 ml 6 N Salzsäure versetzt und mit W. zu 100,0 ml aufgefüllt), 0,25 ml Kobalt(II)-chlorid-Lsg. (6,50 g Kobalt(II)-chlorid werden mit 3,00 ml 6 N Salzsäure versetzt und mit Wasser zu 100,0 ml aufgefüllt), 0,25 ml Kupfer(II)-sulfat-Lsg. II (6,242 g Kupfer(II)-sulfat werden zu 100,0 ml gelöst) und 49,0 ml 1%iger Salzsäure (DAB 7 — BRD, ähnlich ÖAB 9). Nach PI.Ed. II werden 0,5 g Substanz in 10 ml W.

gelöst, wobei vollständige Lsg. eintreten muß und die Lsg. nicht stärker als schwach gelblich gefärbt sein darf und höchstens eine schwache Opaleszenz eintreten kann. 2. Saure Verunreinigungen. Eine Lsg. von 1 Teil Substanz in 9 Teilen frisch ausgekochtem und wieder erkaltetem Wasser muß klar sein und gegen Thymolphthalein alkalisch reagieren (ÖAB 9). Nach Helv. VI muß sich 1 ml Stamm-Lsg. durch 5 Tropfen Thymolphthalein-Lsg. blau färben. Stamm-Lsg.: 2,0 g Substanz werden in ausgekochtem W. zu 20 ml gelöst. Diese Lsg. muß klar sein (Helv. VI). 3. Chlorid. 10 ml der Lsg. (1 + 9) werden mit 20 ml W. und 10 ml verdünnter Salpetersäure versetzt und nach 15 Minuten filtriert. In einer Mischung von 2 ml des Filtrates und 9 ml W. darf Chlorid in unzulässiger Menge nicht nachweisbar sein. Bei der Prüfung ist keine Salpetersäure mehr zuzusetzen (ÖAB 9). Nach DAB 7 (BRD) wird 1,0 ml Prüf-Lsg. mit Äthanol 90% zu 10,0 ml verdünnt und nach I, 257 geprüft (ähnlich Helv. VI u. a.). 4. Sulfat. In einer Mischung von 2 ml des für die Prüfung auf Chlorid bereiteten Filtrates und 9 ml W. darf Sulfat in unzulässiger Menge nicht nachweisbar sein. Bei der Prüfung ist keine Salzsäure zuzusetzen (ÖAB 9, ähnlich Helv. VI u. a.). 5. Schwermetallionen. Die Verdünnung von 5,0 ml Prüf-Lsg. (3,00 g Substanz/30,0 ml W.) und mit 5,0 ml W. wird in 1,2 ml Thioacetamid-Reagens eingegossen. Nach 2 Minuten darf diese Lsg. nicht stärker gefärbt sein als eine Verdünnung von 5,0 ml Prüf-Lsg. mit 6,2 ml W. (DAB 7 — BRD, ähnlich Helv. VI, ÖAB 9 u. a.). 6. Fremde Alkaloide. 10 ml des für die Prüfung auf Chlorid bereiteten Filtrates dürfen auf Zusatz von 1 ml MAYERS Reagens innerhalb von 5 Minuten nicht getrübt werden (ÖAB 9, ähnlich Helv. VI u. a.). 7. Theophyllin. 5 ml der Lsg. (1 + 9) werden mit 5 ml W. und 2 ml verdünnter Schwefelsäure versetzt und sodann mit 10 ml Äther ausgeschüttelt. Versetzt man 5 ml der abgetrennten trüben wäßrigen Schicht mit 5 ml konzentrierter Natronlauge und erwärmt bis der Geruch nach Äther verschwunden ist, so muß eine klare Lsg. entstehen (ÖAB 9). 8. Coffein. 10 ml der Lsg. (1 + 9) werden mit 10 ml verdünnter Natronlauge versetzt und hierauf 2mal mit je 10 ml Chloroform ausgeschüttelt. Die vereinigten Chloroform-Lsg. wäscht man durch Schütteln mit 5 ml W., trocknet sie sodann mit 0,5 g Tragant und filtriert. Der Verdampfungsrückstand von 10 ml des Filtrates darf höchstens 2,5 mg betragen (ÖAB 9, ähnlich PI.Ed. II u. a.). 9. Fremde, organische Stoffe, Carbonat bzw. Verhalten gegen Schwefelsäure: 0,200 g Substanz werden in 5,0 konz. Schwefelsäure unter Schütteln gelöst. Nach 5 Minuten darf die Lsg. nicht stärker gefärbt sein als 5 ml einer Mischung von 0,3 ml Eisen(III)-chlorid-Lsg. III (4,51 g Eisen(III)-chlorid werden mit 3,20 ml 6 n Salzsäure versetzt und mit W. zu 100,0 ml aufgefüllt), 0,30 ml Kobalt(II)-chlorid-Lsg. (6,50 g Kobalt(II)-chlorid werden mit 3,00 ml 6 n Salzsäure versetzt und mit W. zu 100,0 ml aufgefüllt), 0,3 ml Kupfer(II)-sulfat-Lsg. II (6,24 g Kupfer(II)-sulfat werden zu 100,0 ml gelöst) und 49,1 ml 1%iger Salzsäure (DAB 7 — BRD, ähnlich ÖAB 9, Helv. VI u. a.). 10. Trocknungsverlust. Höchstens 5%, wenn die Substanz bei 105° bis zur Gewichtskonstanz getrocknet wird (DAB 7 — BRD); nach ÖAB: 4,5 bis 9,0%; nach PI.Ed. II höchstens 6,0%, wenn die Substanz bei 105° bis zur Gewichtskonstanz getrocknet wird; nach Helv. VI höchstens 5,0%, bestimmt mit 0,5 g Substanz im Trockenschrank bei 105°; nach Ross. 9: nicht über 10%).

Gehaltsbestimmung. Acidimetrische nach DAB 7 — BRD, 2. AB — DDR und weiteren Pharmakopöen, wobei in der ersten Titration das Theobromin-Natrium bzw. der Natriumgehalt der Substanz und in der zweiten Titration das Theobromin bestimmt werden. ÖAB 9 enthält darüber hinaus eine Gehaltsbestimmung für Natriumsalicylat.

Vorschrift nach DAB 7 — BRD: 0,50 g Substanz, genau gewogen, werden in 150 ml W. gelöst. Nach Zusatz von 15,00 ml 0,1 n Schwefelsäure und 1,0 ml Phenolrot-Lsg. wird einige Minuten lang zum Sieden erhitzt. Nach schnellem Abkühlen wird mit 0,1 n Natronlauge zurücktitriert. Diese Lsg. wird mit 20,0 ml 0,1 n Silbernitrat-Lsg. versetzt und unter Umschütteln mit 0,1 n Natronlauge bis zur kräftigen Rotfärbung titriert. Aus dem Verbrauch an 0,1 n Natronlauge bei der zweiten Titration wird der Gehalt berechnet. 1 ml 0,1 n Natronlauge entspricht 18,02 mg $C_7H_8N_4O_2$. Die Differenz zwischen dem Verbrauch an 0,1 n Schwefelsäure bei der ersten Titration und an 0,1 n Natronlauge bei der zweiten Titration darf, berechnet auf 0,5 g Substanz, höchstens 0,30 ml betragen.

Bestimmung nach ÖAB 9: Theobromin: 0,6000 g Substanz werden in etwa 100 ml W. gelöst. Nach Zusatz von 20,00 ml 0,1 n Schwefelsäure erhitzt man 2 Minuten lang zum Sieden. Hierauf kühlt man auf etwa 40° ab, wobei kein Niederschlag entstehen darf, versetzt sodann mit 10 Tropfen α-Naphtholphthalein-Lsg. und titriert die überschüssige Schwefelsäure mit 0,1 n Natronlauge bis zum Farbumschlag nach Blau zurück. Für die angegebene Einwaage muß sich ein Verbrauch an 0,1 n Schwefelsäure von 14,60 bis 16,00 ml ergeben.

Die austitrierte Flüssigkeit versetzt man mit einer gegen α-Naphtholphthalein-Lsg. neutralisierten Lsg. von 1 g Natriumsalicylat in 10 ml W., fügt 17 ml 0,1 n Silbernitrat-Lsg. hinzu und titriert unter kräftigem Umschütteln mit 0,1 n Natronlauge auf Blau. Hierauf versetzt man neuerdings mit 5 ml 0,1 n Silbernitrat-Lsg. und setzt die Titration mit 0,1 n Natronlauge fort. Der Endpunkt der Titration ist erreicht, wenn die Blaufärbung auf Zusatz von weiteren 0,5 ml 0,1 n Silbernitrat-Lsg. bestehen bleibt. Für die angegebene Einwaage müssen bei der zweiten Titration insgesamt 14,75 bis 15,98 ml 0,1 n Natronlauge verbraucht werden, entsprechend einem Theobromingehalt von 44,3 bis 48,0%. 1 ml 0,1 n Natronlauge entspricht 18,02 mg $C_7H_8O_2N_4$.

Natriumsalicylat: 0,1500 g Substanz werden in einem Scheidetrichter in etwa 5 ml W. gelöst. Nach Zusatz von 5 ml verdünnter Schwefelsäure schüttelt man die Flüssigkeit dreimal mit je 15 ml peroxidfreiem Äther aus. Die vereinigten Äther-Lsg. werden in einem Schliffkolben mit 5 ml verdünnter Natronlauge und 15 ml W. versetzt und hierauf abdestilliert, bis kein Geruch nach Äther mehr wahrnehmbar ist. Sodann versetzt man die Lsg. mit 30,00 ml 0,1 n Kaliumbromat-Lsg. und fügt etwa 1 g Kaliumbromid und 15 ml verdünnte Salzsäure hinzu, verschließt sofort und läßt 15 Minuten lang unter häufigem Umschütteln stehen. Dann titriert man nach Zusatz von 5 ml Chloroform und einer Lsg. von etwa 1 g Kaliumjodid in 10 ml W. langsam und unter kräftigem Schütteln mit 0,1 n Natriumthiosulfat-Lsg. unter Verwendung von Stärke-Lsg. als Indikator zurück. Für die angegebene Einwaage muß sich ein Verbrauch an 0,1 n Kaliumbromat-Lsg. von 22,59 bis 23,72 ml ergeben, entsprechend einem Gehalt von 40,2 bis 42,2% Natriumsalicylat. 1 ml 0,1 n Kaliumbromat-Lsg. entspricht 2,669 mg $C_7H_5O_3Na$.

Aufbewahrung. Vor Licht geschützt, in dicht schließenden Gefäßen.

Dosierung. Gebräuchliche Einzeldosis: 0,5 bis 1,0 g (ÖAB 9 und Helv. VI). Einzelmaximaldosis: 1,5 g (ÖAB 9). Tagesmaximaldosis: 6,0 g (ÖAB 9 und Helv. VI).

Unverträglichkeiten: Eisen(III)-Salze (Färbung; sauer reagierende Stoffe, Alkaloide und Ammoniumsalze, Jod, Tannin (Fällungen).

Handelsform: Uretin.

Anwendung: Wie Theobromin.

Theobrominum salicylicum. Theobromin-salicylat.

$$C_7H_8N_4O_2 + C_6H_4(OH)\cdot COOH$$

$C_{14}H_{14}N_4O_5$ M.G. 317,28

Eigenschaften. Feine, weiße Nadeln, wenig lösl. in kaltem W., lösl. in sied. W., leicht lösl. in Natronlauge.

Anwendung. Als Diureticum.

Aufbewahrung. Gut verschlossen, vor Licht geschützt.

Theocinum

Theocin. S. Theophyllinum, S. 116.

Theodrenalinum

Theodrenalinum. Theodrenalin.

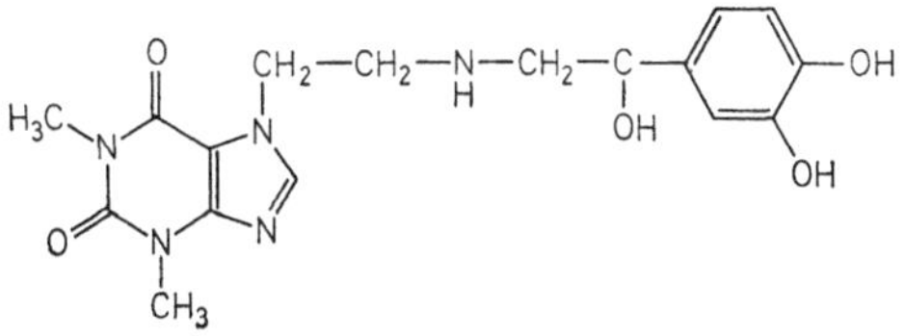

$C_{17}H_{21}N_5O_5$ M.G. 374,38

7-{2-[2-(3,4-Dihydroxyphenyl)-2-hydroxyäthyl-amino]-äthyl}-theophyllin.

Anwendung. Als Kreislaufanalepticum.

Handelsform. Enthalten in Akrinor, Decrinar, Eufenar.

8*

Theophyllaminum

Theophyllin-Äthylendiamin. S. Aminophyllium III, 12.

Theophyllinum

Theophyllinum. 2. AB — DDR, Eu.P. II-71, PI.Ed. II, Jap. 72, Ned. 6. Theophyllin DAB 7 — BRD. Theophylline BP 73, BPC 73. Théophylline CF 72. Teofillina. Anhydrous Theophylline. 1,3-Dimethylxanthin.

$C_7H_8N_4O_2$ M.G. 180,2
1,3-Dimethyl-2,6-dioxo-1,2,3,6-tetrahydropurin.

Gehalt. DAB 7 — BRD: 90,5% $C_7H_8N_4O_2$, berechnet auf die getrocknete Substanz. 2. AB — DDR, Eu.P. II-71, PI.Ed. II, BP 73 und CF 72: Jeweils mindestens 99,0 bis höchstens 101,0% Theophyllin, berechnet auf die getrocknete bzw. bei 105° getrocknete Substanz.

Eigenschaften. Weißes, geruchloses, kristallines Pulver von bitterem Geschmack, schwer lösl. in W., wasserfreiem A. und Chloroform, sehr schwer löslich in Äther, leicht löslich in Alkalilaugen, Ammoniak-Lsg. und löslich in Mineralsäuren. Schmp. 270 bis 274°, ausgeführt mit der zuvor bei 100 bis 105° getrockneten Substanz (DAB 7 — BRD, Eu.P. II-71, CF 72); 271 bis 275° (2. AB — DDR); 272° (PI.Ed. II).

Erkennung. 1. 10 mg Substanz geben mit 0,50 ml verdünnter Wasserstoffperoxyd-Lsg. und 0,05 ml 6 n Salzsäure nach dem Eindampfen auf dem Wasserbad einen gelbroten Rückstand, der sich nach Zusatz von 0,05 ml 6 n Ammoniak-Lsg. violett färbt (DAB 7 — BRD, ähnlich 2. AB — DDR, Eu.P. II-71, CF 72 u. a.). 2. 10 mg Substanz werden mit 1,0 ml 6 n Alkalilauge, 1,0 ml Chloroform und 1,0 ml W. versetzt und zum Sieden erhitzt. Die wäßrige Phase färbt sich gelb und auf Zugabe von 1,0 ml Benzolsulfonsäure-4-diazoniumchlorid-Lsg. violett oder rot (DAB 7 — BRD). 3. Etwa 10 mg Substanz werden in 10 ml W. gelöst. Die Lsg. wird mit 0,5 ml einer 5%igen Lsg. von Quecksilber(II)-acetat versetzt. Beim Stehenlassen bildet sich ein weißer, kristalliner Niederschlag (PI.Ed. II, ähnlich CF 72). 4. 0,1 g Substanz werden in 1 ml konz. Ammoniak-Lsg. gelöst und mit 2 ml Silbernitrat-Lsg. versetzt. Es bildet sich ein gelatinöser Niederschlag, der sich in 2 ml Salpetersäure löst (PI.Ed. II). 5. Zu 2 ml der Lsg. (1 in 500) gibt man tropfenweise Gerbsäure-Lsg. Es entsteht ein weißer Niederschlag, der sich im Überschuß des Reagenses wieder auflöst (Jap. 72). 6. 0,01 g Substanz werden in 5 ml W. gelöst, mit 3 ml Ammonium-Ammoniumchloridpuffer-Lsg. (pH 8,0) sowie 1 ml Kupfersulfat-Pyridin-Lsg. versetzt und mit 5 ml Chloroform ausgeschüttelt. Die Chloroformschicht färbt sich dabei grün (Jap. 72).

Prüfung. 1. Alkalisch oder sauer reagierende Verunreinigungen: 5,0 ml Prüf-Lsg. dürfen durch 0,15 ml Methylrot-Lsg. II nicht gelb gefärbt werden und höchstens 0,50 ml 0,01 n Natronlauge bis zum Umschlag nach Gelb verbrauchen. Prüf-Lsg.: 1,00 g fein gepulverte Substanz wird 5 Min. lang mit 20 ml W. kräftig geschüttelt. Das Gemisch wird filtriert und das Filtrat unter Nachwaschen des Filters auf 20,0 ml ergänzt (DAB 7 — BRD, ähnlich Eu.P. II-71, PI.Ed. II, CF 72 u. a.). 2. Aussehen der Lsg.: Die Lsg. von 1,00 g Substanz in 10 ml siedendem W. muß klar oder höchstens sehr schwach opaliszierend und farblos sein (Eu.P. II-71, ähnlich CF 72). 3. Schwermetallionen: 12,0 ml Prüf-Lsg. werden nach I, 254 geprüft (DAB 7 — BRD). 4. Chloridionen: 4,00 ml Prüf-Lsg. werden nach I, 257 geprüft (DAB 7 — BRD). 5. Fremde Alkaloide: 1,00 ml Prüf-Lsg. darf sich auf Zusatz von 0,30 ml Mayers Reagens nicht verändern (DAB 7 — BRD, ähnlich CF 72, Eu.P. II-71, Ned. 6 u. a.). 6. Verhalten gegen Ammoniak: 0,50 g Substanz müssen sich in 5,0 ml 6 n Ammoniak-Lsg. klar und farblos lösen (DAB 7 — BRD; diese Prüfung wird in anderen

Pharmakopöen zur Prüfung auf Theobromin angewandt, z. B. in Eu.P. II-71 und CF 72).
7. Verhalten gegen Schwefelsäure: 0,50 g Substanz werden in 5 ml konz. Schwefelsäure
gelöst. Die Lsg. darf nicht stärker gefärbt sein als 5,0 ml einer Mischung von 0,30 ml
Eisen(III)-chlorid-Lsg. III (4,51 g Eisen(III)-chlorid werden mit 3,20 ml 6 n Salzsäure
versetzt und mit W. zu 100,0 ml aufgefüllt), 0,30 ml Kobalt(II)-chlorid-Lsg. (6,50 g Ko-
balt(II)-chlorid werden mit 3,00 ml 6 N Salzsäure versetzt und mit W. zu 100,0 ml aufgefüllt), 0,30 ml Kupfer(II)-sulfat-Lsg. II (6,242 g Kupfer(II)-sulfat werden zu 100,0 ml
gelöst) und 49,1 ml 1%iger Salzsäure (DAB 7 — BRD). 8. Coffein: Höchstens 1,0%.
10 ml Ammoniak-Lsg. werden mit 1,00 g Substanz versetzt. Nach dem Umschütteln muß
die Lsg. klar sein (Theobromin). Dann wird die Lsg. in einem Scheidetrichter nach Zusatz
von 30 ml W. und 15 ml verdünnter Natronlauge mit 50 ml Chloroform ausgeschüttelt.
Die Chloroformschicht wird abgetrennt, über wasserfreiem Natriumsulfat getrocknet und
filtriert. 25 ml Filtrat werden eingedampft. Der Rückstand wird im Exsikkator getrocknet
und darf nicht mehr als 5 mg betragen (Eu.P. II-71, ähnlich CF 72 und Ned. 6). 9. Coffein,
Theobromin und Paraxanthin: 0,2 g Substanz werden mit 5 ml Natronlauge oder 5 ml
verdünnter Ammoniak-Lsg. geschüttelt. Dabei muß eine klare Mischung entstehen (PI.Ed.
II). 10. Trocknungsverlust: Höchstens 0,5%, wenn die Substanz 2 Std. lang bei 105°
getrocknet wird (DAB 7 — BRD, ähnlich Eu.P. II-71, PI.Ed. II, CF 72 u. a.). 11. Sulfatasche: Höchstens 0,1% (DAB 7 — BRD, Eu.P. II-71, Jap. 72 u. a.).

Gehaltsbestimmung. In den meisten Pharmakopöen ist eine azidimetrische Gehaltsbestimmung in Gegenwart überschüssiger Silbernitrat-Lsg. aufgeführt.

Vorschrift nach DAB 7 — BRD: 0,25 g Substanz, genau gewogen, werden unter Erwärmen in 50 ml W. gelöst und nach dem Erkalten und Zusatz von 20,0 ml 0,1 N Silbernitrat-Lsg. sowie 1,0 ml Bromthymolblau-Lsg. mit 0,1 N Natronlauge bis zum Umschlag
nach Blau titriert. 1 ml 0,1 N Natronlauge entspricht 18,02 mg $C_7H_8N_4O_2$.

Aufbewahrung. In gut schließenden Gefäßen.

Dosierung. Größte Einzelgabe 0,5 g (DAB 7 — BRD), größte Tagesgabe 1,5 g (DAB 7 —
BRD). Üblicher Dosierungsbereich 0,2 g, Tagesdosis 0,6 g (Jap. 72).

Anwendung. Als zentrales Stimulans für Atmung und Kreislauf. Als Coronargefäßdilatans
und als Adjuvans bei der Herzglykosidtherapie. Als Antiasthmaticum. Als (schwaches)
Diureticum.

Theophyllinum monohydricum. Eu.P. 2-71. Theophyllinum ÖAB 9, Helv. VI, Nord. 63,
Ned. 6, Ross. 9. Theophylline hydrate BP 73, BPC 73. Theophylline monohydratée CF 72.
Teofillina.

$C_7H_8N_4O_2 \cdot H_2O$ M.G. 198,2

Gehalt. Eu.P. II-71 und CF 72: Mindestens 99,0 und höchstens 101,0% Theophyllin,
berechnet auf die getrocknete Substanz. ÖAB 9: 99,5 bis 101,2% des theoretischen Wertes.
Helv. VI: 99,5 bis 100,5%, bezogen auf die getrocknete Substanz. Nord. 63: 91,5% wasserfreies $C_7H_8O_2N_4$, entsprechend 100,5% $C_7H_8O_2N_4 \cdot H_2O$. Ned. 6: 8 bis 9,5% W., entsprechend
99,5% $C_7H_8O_2N_4 \cdot H_2O$. Ross. 9: Mindestens 99,0%, berechnet auf die getrocknete Substanz.
BP 73: S. Eu.P. II-71.

Eigenschaften. Farblose Kristalle oder weißes, kristallines Pulver, geruchlos, von bitterem Geschmack. Schwer lösl. in W., wasserfreiem A. und Chloroform, sehr schwer löslich in
Salpetersäure, leicht löslich in Alkalilaugen, Ammoniak-Lsg. und löslich in Mineralsäuren.
Schmelzpunkt der zuvor bei 100 bis 105° getrockneten Substanz: 270 bis 274° (DAB 7 —
BRD, CF 72); 269 bis 274° (Helv. VI, ÖAB 9); 269 bis 272° (Ross. 9); 271 bis 275°, bestimmt mit der bei 105° getrockneten Substanz (Nord. 73); nach ÖAB 9 wird außerdem
der Schmelzintervall unter dem Mikroskop ermittelt: 272 bis 274°, wobei zwischen 70 und
80° W. entweicht, unter Trübung der Kristalle. Die eutektische Temperatur der Mischung
mit Salofen beträgt 181°, die mit Dizyandiamid 188°.

Erkennung. 1. Dampft man etwa 5 mg Theophyllin mit 10 Tropfen verdünnter Wasserstoffperoxid-Lsg. und 1 Tropfen Salzsäure auf dem Wasserbad ein, so hinterbleibt ein
Rückstand, der sich beim Befeuchten mit 1 Tropfen Ammoniak rot-violett färbt
(ÖAB 9, ähnlich Eu.P. II-71, Ross. 9, CF 72, Helv. VI u. a.). 2. Versetzt man eine
unter Erwärmen bereitete Lsg. von etwa 2 mg Substanz in 1 ml W. nach dem Abkühlen
mit 5 Tropfen Jod-Lsg., so bleibt sie klar. Säuert man hierauf mit 1 ml verdünnter Salzsäure
an, so scheidet sich ein Perjodid als schwarz-brauner, fein kristalliner Niederschlag aus
(ÖAB 9). 3. Versetzt man eine unter Erwärmen bereitete Lsg. von etwa 2 mg Substanz in

1 ml W. mit einigen Tropfen Silbernitrat-Lsg., so entsteht ein weißer, gallertiger Niederschlag, der in verdünntem Ammoniak unlöslich ist (ÖAB 9, ähnlich Helv. VI). 4. Etwa 10 mg Substanz werden in 10 ml W. gelöst. Die Lsg. wird mit 0,5 ml einer 5%igen Lsg. von Quecksilber(II)-acetat versetzt. Beim Stehenlassen bildet sich ein weißer, kristalliner Niederschlag (Eu.P. II-71, ähnlich CF 72). 5. 0,5 g Substanz werden mit 2 ml 0,1 n Natronlauge 2 Min. lang geschüttelt und filtriert. Zum Filtrat gibt man 4 Tropfen 2%ige Kobaltchlorid-Lsg. und mischt durch. Dabei entsteht ein weißer Niederschlag, der einen rosa Schimmer besitzt (Unterscheidung von Theobromin und Coffein) (Ross. 9). 6. 0,2 g Substanz werden in 1,0 ml 1 n Natronlauge gelöst und mit der warmen Lsg. von 0,20 g p-Nitrobenzylbromid in 5 ml absolutem Alkohol versetzt, 5 Min. erhitzt und abkühlen gelassen. Dabei entsteht allmählich, notfalls unter Kratzen mit einem Glasstab an der Wand des Reagensglases, ein Niederschlag von 7-(4-Nitrobenzyl)-theophyllin, der nach dem Waschen mit absolutem Alkohol und Trocknen zwischen 232 und 235° schmilzt (Nord. 63).

Prüfung. 1. Aussehen der Lösung: Die Lsg. von 1,00 g Substanz in 10 ml siedendem W. muß klar oder höchstens sehr schwach opaleszierend sein (Eu.P. II-71, ähnlich CF 72, Ross. 9 u. a.). 2. Sauer oder alkalisch reagierende Verunreinigungen: 1,00 g Substanz wird mit 50 ml W. zum Sieden erhitzt und nach dem Abkühlen filtriert. Das Filtrat muß schwach sauer reagieren (Eu.P. II-71, ähnlich CF 72 u. a.); nach ÖAB 9 werden 10 ml der heißen Lsg. (1 + 9) mit 40 ml W. versetzt und filtriert. Nach gutem Abkühlen müssen sich 10 ml des Filtrates auf Zusatz von 2 Tropfen Methylrot-Lsg. I rot und bei darauffolgenden Zusatz von 0,10 ml 0,1 n Natronlauge gelb färben. 3. Chlorid: In dem für die Prüfung auf sauer oder alkalisch reagierende Stoffe bereiteten Filtrat darf Chlorid in unzulässiger Menge nicht nachweisbar sein (ÖAB 9). 4. Sulfat: In einer Mischung von 3 ml des für die Prüfung auf sauer oder alkalisch reagierende Stoffe bereiteten Filtrates und 7 ml W. darf Sulfat nicht nachweisbar sein (ÖAB 9). 5. Fremde Alkaloide: 0,50 g Substanz werden mit 5 ml W. und 1 ml verdünnter Schwefelsäure versetzt, kräftig geschüttelt und filtriert. Das Filtrat muß nach Zusatz von 5 Tropfen MAYERS Reagens mindestens 5 Min. lang klar bleiben (Eu.P. II-71, ähnlich CF 72, ÖAB 9 u. a.). 6. Theobromin: 10 ml Ammoniak-Lsg. werden mit 1,00 g Substanz versetzt. Nach dem Umschütteln muß die Lsg. klar sein (Eu.P. II-71, ähnlich ÖAB 9, Ned. 6, CF 72 u. a.). 7. Coffein: Höchstens 1,0%. Die Lsg. von 6. wird in einem Scheidetrichter nach Zusatz von 30 ml W. und 15 ml verdünnter Natronlauge mit 50 ml Chloroform ausgeschüttelt. Die Chloroformschicht wird abgetrennt, über wasserfreiem Natriumsulfat getrocknet und filtriert. 25 ml Filtrat werden eingedampft. Der Rückstand wird im Exsikkator getrocknet und darf nicht mehr als 5 mg betragen (Eu.P. II-71, ähnlich ÖAB 9, CF 72, Ned. 6 u. a.). 8. Schwermetalle: In einer Mischung von 0,5 ml der ammoniakalischen Lsg. (1 + 4) und 9,5 ml W. dürfen Schwermetalle nicht nachweisbar sein (ÖAB 9, ähnlich Ned. 6). 9. Fremde organische Stoffe: Eine Lsg. von 0,1 g Substanz in 2 ml konz. Schwefelsäure muß klar und farblos sein (ÖAB 9, ähnlich Helv. VI, Ross. 9 u. a.). 10. Trocknungsverlust: Zwischen 8,0 und 9,5% mit 1,0 g Substanz durch Trocknen im Trockenschrank bei 100 bis 105° bestimmt (Eu.P. II-71, ähnlich CF 72). Nach ÖAB 9: 8,0 bis 9,1%; nach Ross. 9: Höchstens 9,5%. 11. Sulfatasche: Höchstens 0,1%, mit 1,0 g Substanz bestimmt (Eu.P. II-71, CF 72, Ross. 9, ÖAB 9 u. a.). 12. Harnsäure: 50 mg Substanz werden im Schmelzröhrchen über kleiner Flamme bis zum Zusammenfließen erhitzt. Die Schmelze muß klar sein (Helv. VI).

Gehaltsbestimmung. Die zitierten Pharmakopöen enthalten eine acidimetrische Bestimmung, die unter Zusatz von Silbernitrat-Lsg. durchgeführt wird.

Vorschrift nach ÖAB 9: 0,3964 g Substanz werden unter Erwärmen in etwa 100 ml kohlendioxidfreiem W. gelöst. Hierauf fügt man 17 ml 0,1 n Silbernitrat-Lsg. und 1 ml Bromthymolblau-Lsg. hinzu und titriert unter kräftigem Umschütteln mit 0,1 n Natronlauge auf Blau. Hierauf versetzt man neuerdings mit 5,0 ml 0,1 n Silbernitrat-Lsg. und setzt die Titration mit 0,1 n Natronlauge fort. Der Endpunkt der Titration ist erreicht, wenn die Blaufärbung auf Zusatz von weiteren 0,5 ml 0,1 n Silbernitrat-Lsg. bestehen bleibt. Für die angegebene Einwaage müssen 19,90 bis 20,24 ml 0,1 n Natronlauge verbraucht werden, entsprechend 99,5 bis 101,2% des theoretischen Wertes. 1 ml 0,1 n Natronlauge entspricht 19,82 mg $C_7H_8N_4O_2 \cdot H_2O$. 1 mg Theophyllin (Monohydrat) entspricht 50,46 ml 0,1 n Natronlauge.

Aufbewahrung. Vor Licht geschützt, in gut schließenden Gefäßen.

Dosierung. Gebräuchliche Einzeldosis 0,1 bis 0,3 g (ÖAB 9), Einzelmaximaldosis 0,5 g (ÖAB 9; 0,4 g Ross. 9), Tagesmaximaldosis 1,5 g (ÖAB 9; 1,2 g Ross. 9).

Unverträglichkeiten: Tannin (Fällung).

Anwendung. S. Theophyllinum.

Theophylline USP XIX.

Bemerkung. Die USP XIX beschreibt unter der Monographie „Theophylline" sowohl das wasserfreie Theophyllin als auch dessen Monohydrat.

$C_7H_8N_4O_2 \cdot H_2O$ M.G. 198,18

$C_7H_8N_4O_2$ M.G. 180,17

Gehalt. Nach USP XIX enthält Theophyllin ein Mol. Kristallwasser oder ist wasserfrei. Gehalt mindestens 98,5% und höchstens 101,0% $C_7H_8N_4O_2$, berechnet auf die getrocknete Substanz.

Beschreibung. Weißes, geruchloses, kristallines Pulver von bitterem Geschmack, an der Luft beständig, wenig löslich in W., etwas besser löslich in heißem W., gut löslich in Lsgn. von Alkalilaugen und Ammoniak, geringfügig löslich in A., Chloroform und Äther.

Erkennung. 1. Infrarotspektrum: Das IR-Absorptionsspektrum, gemessen an einem Kaliumbromidpreßling, hergestellt mit der 4 Std. lang bei 105° getrockneten Substanz, zeigt Maxima nur bei den gleichen Wellenlängen wie das Spektrum der unter gleichen Bedingungen vermessenen USP-Standardsubstanz. 2. 200 mg der Substanz werden in 5 ml Natronlauge oder in 5 ml Ammoniak-Lsg. gelöst; es entsteht eine klare Lsg. (Unterscheidung von Coffein, Paraxanthin und Theobromin). 3. Schmelzpunkt: zwischen 270 und 274°.

Prüfung. 1. Sauer und alkalisch reagierende Verbindungen: 500 mg der Substanz werden in 75 ml W. gelöst und mit 1 Tropfen Methylrot-Lsg. versetzt. Für einen Umschlag nach Gelb dürfen nicht mehr als 1,0 ml 0,02 n Natronlauge verbraucht werden. 2. Trocknungsverlust: Für das Monohydrat wird gefordert: Mindestens 7,5 und höchstens 9,5%, wenn die Substanz 4 Std. lang bei 105° getrocknet wird. Die wasserfreie Substanz darf höchstens 0,5% ihres Gewichtes beim Trocknen verlieren. 3. Verbrennungsrückstand: Höchstens 0,15%.

Gehaltsbestimmung. 250 mg Substanz werden genau gewogen, in einem 250-ml-Erlenmeyerkolben mit 50 ml W. und 8 ml Ammoniak-Lsg. versetzt und auf einem Dampfbad vorsichtig erwärmt bis vollkommene Lsg. eingetreten ist. Dann setzt man 25,0 ml 0,1 n Silbernitrat-Lsg. zu, mischt durch und erhält 25 Min. lang im Sieden. Dann wird auf eine Temperatur zwischen 5 und 10° abgekühlt und 20 Min. lang bei dieser Temperatur gehalten. Anschließend filtriert man mit Hilfe einer Wasserstrahlpumpe durch einen Filtertiegel und wäscht den Niederschlag 3mal mit je 10 ml W. Die vereinten Filtrate werden mit Salpetersäure angesäuert und dann mit einem Überschuß von 3 ml Salpetersäure versetzt. Nach dem Abkühlen gibt man 2 ml Eisen(III)-ammoniumsulfat-Lsg. zu und titriert den Überschuß an Silbernitrat-Lsg. mit 0,1 N Ammoniumthiozyanat-Lsg. zurück. 1 ml 0,1 n Silbernitrat-Lsg. entspricht 18,02 mg $C_7H_8N_4O_2$.

Aufbewahrung. In gut schließenden Gefäßen.

Anwendung. S. Theophyllinum.

Theophyllin-Äthylendiamin. S. Aminophyllinum III, 12.

Theophyllini Natrium — Natrium aceticum ÖAB 9. Theophyllinum Natricum et Natrii Acetas PI, Ed. II. Theophylline Sodium and Sodium Acetate. Theophyllin — Natriumacetat.

Zusammensetzung und Gehalt. ÖAB 9: Wasserhaltiges, äquimolekulares Gemisch von Theophyllin-Natrium ($C_7H_7O_2N_4Na$; M.G. 202,16) und Natriumacetat ($C_2H_3O_2Na$; M.G. 82,04). Gehalt: 54,5 bis 60,2% wasserfreies Theophyllin ($C_7H_8O_2N_4$; M.G. 180,17). PI.Ed. II: Zusammensetzung entsprechend ÖAB 9; Gehalt: Mindestens 55,0% und höchstens 65,0% Theophyllin ($C_7H_8N_4O_2$), berechnet auf die wasserfreie Substanz.

Eigenschaften. Weißes, kristallines, geruchloses Pulver, das laugenhaft, schwach salzig und bitter schmeckt. An der Luft zieht die Substanz Kohlendioxyd an. Löslichkeit: Löslich in etwa 25 Teilen W., sehr wenig löslich in A., praktisch unlöslich in Ä. oder Chloroform.

Erkennung. 1. Acetat: Erwärmt man etwa 20 mg Substanz mit 5 Tropfen W., 5 Tropfen A. und 10 Tropfen konz. Schwefelsäure, so tritt der Geruch nach Essigsäure-äthylester auf (ÖAB 9 und PI.Ed. II). 2. Acetat: Einige mg Substanz werden mit 1 ml Lanthannitrat-Lsg., 2 bis 3 Tropfen Jod-Lsg. und einigen Tropfen verdünnter Ammoniak-Lsg. versetzt, wobei eine kräftig blaue Färbung entsteht (PI.Ed. II). 3. Natrium: Eine unter Erwärmen bereitete Lsg. von etwa 0,1 g Substanz in 3 ml W. bleibt auf Zusatz von 2 ml Kaliumcarbonat-Lsg. klar. Versetzt man die Lsg. hierauf mit 4 ml Kaliumantimonat-Lsg. und erhitzt, so entsteht ein weißer, kristalliner Niederschlag (ÖAB 9). 4. Natrium: Der Verbrennungsrückstand der Substanz färbt die nicht leuchtende Flamme anhaltend intensiv gelb (ÖAB 9 und PI.Ed. II). 5. Natrium: Einige mg des Verbrennungsrückstandes werden in verdünnter Essigsäure gelöst, filtriert und mit Zinkuranylacetat-Lsg. versetzt. Es entsteht ein gelber, kristalliner Niederschlag (PI.Ed. II). 6. Theophyllin: Versetzt man eine unter Erwärmen bereitete Lsg. von etwa 0,3 g Substanz in 10 ml W. mit 1 ml Essigsäure, so entsteht beim Abkühlen ein weißer, kristalliner Niederschlag von Theophyllin, der abgesaugt, gewaschen und getrocknet wird. Schmelzintervall im Kapillarröhrchen: 269 bis 274° (ÖAB 9, ähnlich PI.Ed. II; Fp 272°, nachdem die Substanz bei 105° getrocknet war). 7. Versetzt man eine unter Erwärmen bereitete Lsg. von etwa 2 mg des gewonnenen Theophyllins in 1 ml W. nach dem Abkühlen mit 5 Tropfen Jod-Lsg., so bleibt sie klar. Säuert man hierauf mit 1 ml verdünnter Salzsäure an, so scheidet sich ein Perjodid als schwarzbrauner feinkristalliner Niederschlag aus (ÖAB 9, ähnlich PI.Ed. II). 8. Dampft man etwa 5 mg des gewonnenen Theophyllins mit 10 Tropfen verdünnter Wasserstoffperoxid-Lsg. und 1 Tropfen Salzsäure auf dem Wasserbad zum Trocknen ein, so bleibt ein rötlicher Rückstand, der sich beim Befeuchten mit 1 Tropfen Ammoniak rot-violett färbt (ÖAB 9, ähnlich PI.Ed. II). 9. Versetzt man eine unter Erwärmen bereitete Lsg. von etwa 2 mg des gewonnenen Theophyllins in 1 ml W. mit einigen Tropfen Silbernitrat-Lsg., so entsteht ein weißer, gallertiger Niederschlag, der in verdünntem Ammoniak unlöslich ist (ÖAB 9). 10. Die kalt gesättigte Lsg. der Substanz gibt beim Versetzen mit Gerbsäure-Lsg. einen weißen Niederschlag, der im Überschuß des Reagenses löslich ist (PI.Ed. II). 11. Durch Mikrosublimation bei 230 bis 250° wird aus der Substanz Theophyllin gewonnen, das unter dem Mikroskop ein Schmelzintervall von 272 bis 274° zeigt. Die eutektische Temperatur der Mischung mit Dicyandyamid beträgt 188° (ÖAB 9).

Prüfung. 1. Reinheit: Eine Lsg. von 1 Teil Substanz in 29 Teilen W. muß klar und farblos sein und gegen Phenolphthalein alkalisch reagieren. 2. Chlorid: Versetzt man 30 ml der Lsg. (1 + 29) mit 2 ml verdünnter Essigsäure und filtriert, darf in einer Mischung von 6 ml des Filtrates und 4 ml W. Chlorid in unzulässiger Menge nicht nachweisbar sein (ÖAB 9). 3. Sulfat: In einer Mischung von 2 ml des für die Prüfung auf Chlorid bereiteten Filtrates und 8 ml W. darf Sulfat nicht nachweisbar sein (ÖAB 9). 4. Schwermetalle: In einer Mischung von 3 ml der Lsg. (1 + 29) und 7 ml W. dürfen Schwermetalle nicht nachweisbar sein (ÖAB 9). 5. Fremde Alkaloide: 10 ml des für die Prüfung auf Chlorid bereiteten Filtrates dürfen auf Zusatz von 1 ml MAYERS Reagens innerhalb von 5 Minuten nicht getrübt werden (ÖAB 9). 6. Coffein: 0,5 g Substanz werden in 15 ml W. gelöst und in einem kleinen Scheidetrichter mit 10 ml Natronlauge versetzt. Nach Zusatz von 10 ml Chloroform wird die Mischung kräftig durchgeschüttelt. Nach Abtrennung der Chloroformschicht wird diese in 2 ml W. gewaschen und in einem tarierten Schälchen auf dem Wasserbad bei 80° zum Trocknen eingedampft. Der Rückstand darf nicht mehr als 0,0025 g wiegen (PI.Ed. II). 7. Fremde organische Stoffe, Carbonat: 0,2 g Substanz müssen sich in 5 ml konz. Schwefelsäure ohne Gasentwicklung klar lösen. Die Lsg. darf nicht stärker gefärbt sein als eine Mischung von 0,05 ml Eisen-Farbstandard. 0,05 ml Kobalt-Farbstandard, 0,05 ml Kupfer-Farbstandard und 4,85 ml 1%iger Salzsäure (ÖAB 9). 8. Trocknungsverlust: 6,0 bis 12,0% (ÖAB 9).

Gehaltsbestimmung. ÖAB 9: 0,5000 g Substanz werden in einer Porzellanschale mit 50,00 ml 0,1 n Schwefelsäure versetzt. Die Mischung wird auf dem Wasserbad eingedampft. Den Rückstand versetzt man mit 10 ml W., dampft neuerdings ein und wiederholt dasselbe noch einmal. Hierauf spült man den Inhalt der Schale mit etwa 50 ml W. quantitativ in einem Erlenmeyerkolben und titriert die überschüssige Schwefelsäure nach Zusatz von 5 Tropfen Methylorange-Lsg. I mit 0,1 n Natronlauge bis zum Farbumschlag nach Gelb.

Für die angegebene Einwaage muß sich ein Verbrauch an 0,1 n Schwefelsäure von 29,50 bis 33,25 ml ergeben.

Die austitrierte Flüssigkeit erhitzt man nötigenfalls bis eine klare Lsg. entstanden ist, versetzt nach dem Abkühlen mit 12 ml 0,1 n Silbernitrat-Lsg. und 1 ml Thymolblau-Lsg. I und titriert unter kräftigem Umschütteln mit 0,1 n Natronlauge auf Blau. Hierauf fügt man neuerdings 5 ml 0,1 n Silbernitrat-Lsg. hinzu und setzt die Titration mit 0,1 n Natronlauge fort. Der Endpunkt der Titration ist erreicht, wenn die Blaufärbung auf Zusatz von weiteren 0,5 ml 0,1 n Silbernitrat-Lsg. bestehen bleibt. Für die angegebene Einwaage müssen 15,12 bis 16,70 ml 0,1 n Natronlauge verbraucht werden, entsprechend einem Gehalt von 54,2 bis 60,2% wasserfreiem Theophyllin. 1 ml 0,1 n Natronlauge entspricht 18,02 mg $C_7H_8N_4O_2$.

PI.Ed. II: Etwa 0,3 g Substanz werden genau gewogen, in einem 250-ml-Erlenmeyer-kolben mit 50 ml W. und 8 ml verdünnter Ammoniak-Lsg. versetzt und vorsichtig erwärmt, bis vollständige Lsg. eingetreten ist. Dann versetzt man mit 20 ml 0,1 n Silbernitrat-Lsg., mischt und erwärmt für weitere 15 Min. Nach leichtem Abkühlen wird durch einen Glas-filtertiegel filtriert und der Rückstand dreimal mit je 10 ml W. gewaschen. Die vereinten Filtrate und Waschwässer werden mit Salpetersäure angesäuert und notfalls mit einem Überschuß von 3 ml Salpetersäure versetzt. Man kühlt ab, versetzt mit 2 ml Eisen(III)-ammoniumsulfat-Lsg. und titriert den Überschuß an Silbernitrat-Lsg. mit 0,1 n Ammo-niumthiocyanat-Lsg. zurück. 1 ml 0,1 n Silbernitrat-Lsg. entspricht 18,02 mg $C_7H_8N_4O_2$.

Aufbewahrung. Vor Licht geschützt, in dicht schließenden Gefäßen.

Dosierung. Gebräuchliche Einzeldosis: 0,2 bis 0,5 g (ÖAB 9). Einzelmaximaldosis: 0,75 g (ÖAB 9). Tagesmaximaldosis: 2,0 g (ÖAB 9).

Anwendung. S. Theophyllinum.

Theophylline Olamine NF XIV.

$$C_7H_8N_4O_2 \cdot C_2H_7NO \qquad\qquad\qquad M.G.\ 241,25$$

Bemerkung. Die Substanz ist eine Mischung von Theophyllin und 2-Aminoaethanol im Verhältnis 1:1.

Gehalt. Mindestens 73,0 und höchstens 75,0% wasserfreies Theophyllin ($C_4H_8N_4O_2$) und mindestens 25,0 und höchstens 27,0% Mono-aethanolamin (C_2H_7NO).

Eigenschaften. Weißes oder fast weißes, kristallines bis amorphes Pulver, das höchstens schwach eigenartig riecht. Die Substanz ist lösl. in W.

Erkennung. 1. Etwa 500 mg Substanz werden in 20 ml W. gelöst und unter Rühren mit 1 ml verdünnter Salzsäure versetzt. Man filtriert ab, wäscht den Nd. mit kleinen Mengen kalten W. und trocknet 4 Std. lang bei 105°. Das IR-Spektrum, gemessen als Kaliumbromid-preßling, des auf diese Weise erhaltenen Theophyllins muß die gleichen Banden aufweisen, wie das Spektrum der entsprechenden Theophyllin-Referenzsubstanz. Sollten Unterschiede in den Spektren auftreten, so wird die Standardsubstanz in W. gelöst, das mit konz. Ammoniaklsg. versetzt ist. Man fällt das Theophyllin dann durch Zugabe von Salzsäure aus, filtriert, wäscht mit kleinen Mengen W. und trocknet ebenfalls 4 Std. lang bei 105°. Dann wird die Substanz erneut vermessen und mit der Probesubstanz verglichen. 2. Etwa 50 mg Substanz werden in 1 ml W. gelöst und g.chr. mit Hilfe eines geeigneten Gerätes, das mit einem Flammen-ionisationsdetektor ausgestattet ist, vermessen. Man verwendet 60 cm × 4 mm Glassäulen, die mit Chromosorb 103 gepackt sind und arbeitet bei einer Temp. von etwa 170°. Als Ver-gleichslsg. verwendet man NF-Monoäthanolamin-Referenz-Standardlsg. und vergleicht die erhaltenen Spektren.

Gehaltsbestimmung. Theophyllin: Etwa 250 mg Substanz, genau gewogen, werden in einen 250-ml-Erlenmeyerkolben gegeben, mit 50 ml W. und 8 ml Ammoniaklsg. versetzt und auf dem Wasserbad vorsichtig erwärmt, bis komplette Lsg. eingetreten ist. Dann setzt man 20,0 ml 0,1 n Silbernitratlsg. zu, mischt und erwärmt auf dem Wasserbad für 15 Min. weiter. Anschließend kühlt man 20 Min. auf eine Temp. zwischen 5 und 10°, saugt durch einen Filter-tiegel ab und wäscht den erhaltenen Nd. mit 3 × 10 ml W. Die vereinten Filtrate werden mit Salpetersäure gegen Lackmus angesäuert und mit einem Überschuß von 3 ml Salpetersäure versetzt. Nach erneutem Abkühlen gibt man 2 ml Ammoniumeisen(III)-sulfatlsg. zu und titriert den Überschuß an Silbernitrat mit 0,1 n Ammoniumthiocyanatlsg. zurück. 1 ml 0,1 n Silbernitratlsg. entspr. 18,02 mg $C_7H_8N_4O_2$.
Monoäthanolamin: Etwa 1 g Substanz werden genau gewogen, in einen 125 ml-Erlen-meyerkolben gegeben, mit 10 ml W. versetzt und unter Erwärmen auf dem Dampfbad gelöst. Nach dem Abkühlen versetzt man mit einigen Tr. Methylorangelsg. und titriert mit 0,5 N Salzsäure. 1 ml 0,5 N Salzsäure entspr. 30,54 mg C_2H_7NO.

Anwendung. S. Theophyllinum

Dosierung. Üblicher Dosierungsbereich: rektal: 250 mg bis 1 g, 1 oder 2 × tgl.

Theophylline Sodium Glycinate NF XIV.

Zusammensetzung. Die Substanz ist eine Mischung von annähernd äquimolaren Mengen Theophyllin-Natrium und Aminoessigsäure.

Gehalt. Die 4 Std. bei 105° getrocknete Substanz muß mindestens 49,0 und darf höchstens 52,0% $C_7H_8N_4O_2 \cdot H_2O$ enthalten.

Eigenschaften. Weißes, kristallines Pulver mit einem an Ammoniak erinnernden Geruch und von bitterem Geschmack. Gut lösl. in W., sehr wenig lösl. in A., praktisch unlösl. in Chlf.

Erkennung. 1. Etwa 1 g Substanz wird in 20 ml warmem W. gelöst. Die Lsg. wird mit Essigsäure neutralisiert. Es entsteht ein weißer, kristalliner Nd. von Theophyllin, der abfiltriert, mit kleinen Portionen kalten W. gewaschen und bei 105° 1 Std. lang getrocknet wird. Das auf diese Weise erhaltene Theophyllin schmilzt zwischen 270 und 274°. 2. 10 mg des unter 1. erhaltenen Theophyllins werden in einem Porzellantiegel mit 1 ml Salzsäure und 100 mg Kaliumchlorat versetzt und auf einem Wasserbad zur Trockne eingedampft. Der Tiegel wird sodann über ein Gefäß gehalten, das einige Tr. Ammoniak enthält, wobei sich der Inhalt des Tiegels purpurrot anfärbt. Die Farbe verschwindet durch Zugabe von Alkalilauge. 3. Einige mg des unter 1. erhaltenen Theophyllins werden in einigen ml W. gelöst und mit Gerbsäurelsg. versetzt. Es entsteht ein Nd., der sich im Überschuß des Rg. löst. 4. Beim Verbrennen gibt die Substanz eine intensive Gelbfbg. der nicht leuchtenden Bunsenflamme.

Prüfung. 1. Ph-Wert. Der pH-Wert einer gesätt. Lsg. muß zwischen 8,5 und 9,5 liegen. 2. Trocknungsverlust. Höchstens 2,0%, wenn die Substanz 4 Std. lang bei 105° getrocknet wird.

Gehaltsbestimmung. Etwa 1 g der sorgfältig getrockneten Substanz werden genau gewogen und in einen 500-ml-Meßkolben gegeben. Man versetzt mit 100 ml W., 16 ml Ammoniaklsg. und erwärmt auf dem Wasserbad, bis die Substanz in Lsg. gegangen ist. Dann setzt man 50,0 ml 0,1 n Silbernitratlsg. zu, mischt gut durch und erwärmt weiter auf dem Wasserbad für 15 Min. Die noch warme Lsg. wird vom entstandenen Nd. abfiltriert. Das Filter wird 4 × mit je 20 ml warmem W. gewaschen. Die Waschfl. gibt man zum Filtrat. Nach dem Ansäuern des vereinigten Filtrates mit Salpetersäure (7 ml Überschuß) wird abgekühlt, mit 4 ml Ammoniumeisen(III)-sulfatlsg. versetzt und der Überschuß an Silbernitrat mit 0,1 n Ammoniumthiocyanat zurücktitriert. 1 ml 0,1 n Silbernitratlsg. entspr. 19,82 mg $C_7H_8N_4O_2 \cdot H_2O$.

Anwendung. S. Theophyllinum.

Dosierung. 300 mg, alle 4 bis 6 Std.

Aufbewahrung. Gut verschlossen.

Theridion

Theridion curassavicum Arthropoda — Arachnoidea — Araneida. Westindische Feuerspinne. Feuerspinnchen. Black spider of Curaçao. Orange spider. Araignée noire du Curaçao. Aranja.

Heimisch in Mittelamerika.

Nach H. SCHINDLER und H. FRANK existiert eine Fülle dieses Namens in der zoologischen Nomenklatur. Es handelt sich bei dieser Art vermutlich um Latrodectus curacaviensis MÜLLER (= L. curassaviensis BONNET), die der L. mactans außerordentlich nahesteht und die BÜCHERL für synonym mit L. mactans hält, während LEVI in einer neuen Bearbeitung diese Spinne als eigene Art beibehält. ,,Theridion curassavicum" wurde von dem deutsch-amerikanischen Arzt C. HERING in die Therapie eingeführt. HARTMANN hat diese Spinne 1844 in seiner Hom. Pharmakopö beschrieben. Aus der Beschreibung geht hervor, daß es sich um eine Latrodectusart handelt, und es dürften daher die in der Literatur beschriebenen Wrkg. von ,,Theridion curassavicum" auf L. mactans oder L. curacaviensis zu beziehen sein.

Anwendung. In der Homöopathie bei Migräne, Hysterie und klimakterischen Beschwerden.

Theridion curassavicum HAB 34.

Mit 90%igem Weingeist getötetes, zerriebenes Tier.

Arzneiform. Tinktur nach § 4 mit 90%igem Weingeist.

Arzneigehalt. 1/10.

Aufbewahrung. Ursubstanz und bis 1. Dez. Pot. vorsichtig.

Theridion HPUS 64. Black Spider of Curaçao.

Die ganze lebende Spinne.

Arzneiform. Urtinktur: Arzneigehalt 1/10. Theridion 1 T., dest. W. 3 T., Glycerin 2 T., A. USP (94,9 Vol.-%) 5 T. zur Bereitung von 10 T. Tinktur. — Dilutionen: D 2 (2×) enthält 1 T. Tinktur, 4 T. dest. W., 5 T. A.; D 3 (3×) und höher mit A. HPUS (88 Vol.-%). — Medikationen: D 3 (3×) und höher.

Thermopsis

Thermopsis lanceolata R. BR. [Thermopsis lupinoides (WILLD.) LINK, Sophora lupinoides]. Fabaceae — Faboideae — Podalyrieae.

Heimisch im westlichen und östlichen Sibirien, Kasachstan, Kirgisien und im nordwestlichen Nordamerika, an salzreichen und steinigen Orten.

Mehrjährige, krautige Pflanze mit kriechendem Wurzelstock und aufrechten, 15 bis 40 cm hohen, ästigen Stengeln.

Herba Thermopsidis lanceolatae. Mäusefängerkraut. Herb of Thermopsis.

Herba Thermopsidis Ross. 9.

1 bis 8 mm große Stücke von Stengeln, Blättern und Blüten. Das Kraut wird zu Beginn der Blütezeit vor der Fruchtbildung gesammelt.

Einfache oder verzweigte, 15 bis 40 cm lange, gefurchte Stengel mit wenigen, weichen, weißlichen Haaren. Wechselständige, kurzgestielte (4 bis 7 mm), fingerförmig dreizählige Blätter mit zwei großen Nebenblättern. Die Einzelblättchen sind lineal-lanzettlich, 3 bis 5 cm lang, 0,6 bis 1,2 cm breit und graugrün. Die Oberseite ist kahl, während die Unterseite anliegend weich behaart ist. Die Nebenblätter sind lanzettlich, länger als die Blattstiele, aber fast zweimal kürzer als das Blatt; Stengel und Blätter sind graugrün. Die großen, gelben Schmetterlingsblüten (etwa 2,5 cm lang) stehen wirtelig zu dreien in endständigen, traubigen Blütenständen. Der Kelch ist schwach glockenförmig, unregelmäßig fünfzählig und anliegend behaart. Die Korolle ist fünfblättrig, das obere Kronblatt (Fahne) etwa so lang wie die Flügel, fast kreisrund; die unteren Kronblätter (Schiffchen) sind an der oberen Seite verwachsen. Die zehn vorhandenen Staubblätter sind alle verwachsen. Der Fruchtknoten mit zahlreichen Samenanlagen entwickelt sich im September zu einer flachen, bis 6 cm langen Hülse, die zahlreiche, rundliche, dunkelbraun glänzende Samen enthält.

Geruch schwach, eigenartig.

Mikroskopisches Bild. Epidermiszellen der Blattoberfläche mit welligen Wänden. Hauptsächlich an der Blattunterseite kurze und lange dreizellige Haare mit 2 kurzen, tonnenförmigen Basalzellen und langer Endzelle. Die Endzelle der kurzen Haare ist dünnwandig, mit großem Hohlraum und glatter Oberfläche, die der langen Haare ist dickwandig, mit engerem Hohlraum und unebener Oberfläche. Die Haarbasis ist von einer Rosette von radialangeordneten, geradwandigen Epidermiszellen umgeben. Spaltöffnungen hauptsächlich an der Blattunterseite. Im graugrünen Plv. Epidermisfetzen mit Spaltöffnungen und „Rosetten", zahlreiche gekrümmte Haare, Parenchym- und Gefäßbruchstücke.

Inhaltsstoffe. 0,5 bis 2,5% Alkaloide: (−)-Thermopsin $C_{15}H_{20}N_2O$, Fp. 207°, Homothermopsin $C_{14}H_{24}N_2O$ (?), Fp. 224 bis 225°, Thermopsidin, Pachycarpin [(+)-Spartein], Anagyrin, Argentin, Cytisin, Methylcytisin und nach Ross. 9 Thermopsilancyn (Glykosid). Nach VINOZADOVA et al. [Chem. Abstr. *76*, 32 221 (1972)] Dithermanin $C_{30}H_{40}N_4O_2$, Rhombifolin, Thermopsanin. Nach TESLOV [Chem. Abstr. *61*, 4705 (1964)] in den Blättern geringe Mengen Flavonoide. JARZEBINSKA [Diss. Pharm. Pharmacol. *18*, 399 (1966)] fand (±)-Lupanin. ORAZGEL DIEV et al. [Chem. Abstr. *69*, 2332 (1968)] fanden 17 Aminosäuren, darunter Lysin.

Bemerkung. Der Alkaloidgeh. nahm von 3,02% zu Beginn bis 0,97% am Ende der Vegetationsperiode ab.

Prüfung. Ross. 9.: Mindestgeh. an Alkaloiden 1%. — Max. Aschegeh. 8%. — Max. Feuchtigkeitsgeh. 13%. — Unreife Früchte max. 1%; Stengel mit braunen Blättern, Wurzelresten und verblichenen Blüten max. 6%. Abgefallene Blätter und Blüten max. 5%. — Organische Beimengungen max. 2%; mineralische Beimengungen max. 1%.

Gehaltsbestimmung. 10 g des Drogenplv. werden nach Zusatz von Ammoniakfl. mit Chlf. extrahiert. Der eingeengten Chlf.-Lsg. werden die Alkaloide durch Schütteln mit 1%iger Salzsäure entzogen, die salzsaure Lsg. mit Natronlauge phenolphthaleinalkalisch gemacht und wieder mit Chlf. extrahiert. Nach dem Abdestillieren des Chlf. wird der Rückstand in A. gelöst, mit W. verdünnt und anschließend mit 0,1 n HCl gegen Methylrot titriert (1 ml 0,1 n HCl = 0,0244 g Alkaloide, berechnet auf Thermopsin).

MELNITSCHUK [Aptetschnoje djelo *7*, 17 (1958)] beschreibt eine p.chr. Trennung der Alkaloide im System n-Butanol—Eisessig—W. (40:10:50).

Aufbewahrung. Vorsichtig, Ross. 9.

Wirkung. Das Thermopsidin hat neben einer stark expektorierenden bzw. emetischen auch eine blutdrucksenkende Wrkg. Nach BALCAR-SKRZYDLEWSKA und BORKOWSKI [Herba polon. *15*, 16 (1969)] sollen für die expektorierende Wrkg. Cytisin und Methylcytisin verantwortlich sein.

Anwendung. Als Expektorans. Nach BALCAR-SKRZYDLEWSKA [Herba hung. *7*, 305 (1968)] versucht man in Rußland verschiedene Arten von Thermopsis anzubauen, um das Kraut anstelle der Ipecacuanhawurzel und zur Darstellung von Cytisin zu verwenden.

Dosierung. Max. Einzeldosis 0,1 g, max. Tagesdosis 0,3 g, Ross. 9.

Thermopsis rhombifolia NUTT. ex RICH. False lupine. Yellow bean. Golden Banner.

Heimisch in den Prärien Nordamerikas.

Krautige, ausdauernde Pflanze mit hellgelben Blüten, gebogenen Hülsen und palmartigen, dreizähligen Blättern mit breiten Nebenblättern.

Inhaltsstoffe. 3-Methoxypyridin C_6H_7NO, Kp. = 40°, (−)-Thermopsin, Rhombifolin $C_{15}H_{20}N_2O$, Anagyrin, Cytisin und Methylcytisin; nach RAO et al. [Chem. Abstr. *74*, 95494 (1971)] Lupanin und 5,6-Dehydrolupanin und DEMENT und MABRY [Phytochemistry *11*, 1089 (1972)] Orobol-, Luteolin-, Formononetin-, Apigenin-7-O-glucosid, Genistin, sowie in geringer Konzentration 4′,7-Dihydroxy- und 3′,4′,7-Trihydroxyflavon und Chrysoeriol-7-O-glucosid und Daidzin.

Wirkung. Die Pflanze soll zu Vergiftungen beim Weidevieh geführt haben, die Samen zu Vergiftungen bei Kindern.

Thespesia

Thespesia populnea (L.) SOLAND. ex CORREA oder CAV. (?) [Hibiscus populneus L. oder ROXB. (?), Malvaviscus populneus GÄRTN.] Malvaceae. Indische Tulpe.

Heimisch an den Küsten des tropischen Asiens (Indien) und Afrikas und in Polynesien. In Westindien eingebürgert.

Inhaltsstoffe. In den Blütenblättern 0,07% Kämpferol (Populnetin), 0,33% Populnin (Kämpferol-7-glucosid), 0,03% Herbacetin (hauptsächlich als Glucosid) und 0,16% Populneol (Phenol) $C_{15}H_{12}O_3$. In Blüten und reifen Früchten 0,4% eines Flavonoides Thespesin $C_{19}H_{20}O_5$, Fp. 190 bis 191°; und Herbacetin (3,5,7,8,4′-Hydroxyflavon) $C_{15}H_{10}O_7$, Fp. 280 bis 283°. In

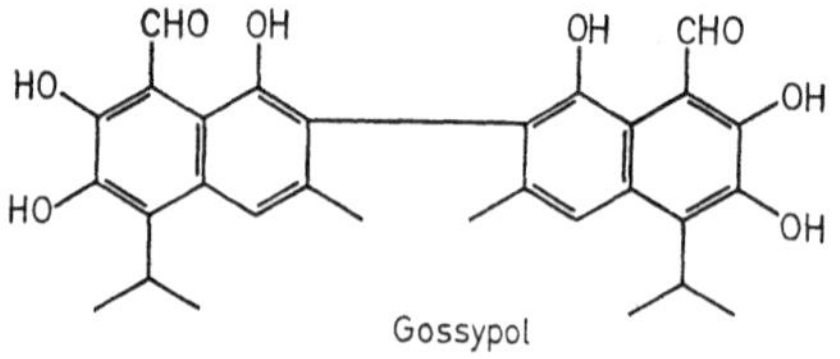

Blüten 0,4%, in Wurzeln 1,25% Gossypol $C_{30}H_{30}O_8$, Fp. 199°; (+)-Gossypol (auch Thespesin genannt) auch in Früchten. In den reifen Samen 19% fettes Öl (Thespesiaöl) mit 0,4% Epoxyölsäure, Nach SRIVASTAVA et al. [Indian J. Chem. *1*, 451 (1963)] im Samenöl β-Sitosterin. Ferner Saponine, Gerbstoffe.

Wirkung. Blattextrakte zeigen antibakterielle Wirksamkeit, nach GAIND und BAPNA [Indian J. Pharm. *29*, 8 (1967)] ebenso das Fruchtfleisch unreifer Früchte. NORTON et al. [J. Pharm. Sci. *62*, 1077 (1973)] fanden für Blatt-, Wurzel- und Stengelextrakte blutdrucksenkende Wrkg. an Ratten von über 20% über $1/2$ Std.

Anwendung. Rinde, Wurzel, Blätter und Fruchtsaft in der Eingeborenenmedizin gegen Cholera, Dysenterie, Hämorrhoiden, Gallenblasenkrankheiten, Asthma und gegen Hautkrankheiten. In Indien als Insektizid. Der Baum liefert ferner ein Gummi.

Thevetia

Thevetia peruviana (PERS.) K. SCHUM. [Thevetia neriifolia JUSS. ex STEUD., Cerbera thevetia L., Cer. tanghinia HOOK, Cer. peruviana PERS., Thev. thevetia (L.) MILLSP.]. Apocynaceae — Plumerioideae — Cerbereae. Gelber Oleander. Gelber Jasmin. Schellenbaum. Ahouai.

In Mexiko und dem nördlichen Südamerika heimisch, eingeschleppt und verbreitet auf den Antillen, im indomalaiischen Gebiet, in Indien, Ägypten, auch im Kongo, in Südostafrika, in Parks und Ziergärten.

Der Stamm der ausgewachsenen Pflanze ist aufrecht, zylindrisch und fest; an der Basis erreicht er einen Durchmesser von 20 cm und eine Gesamthöhe von 2,5 bis 3,5 m, mit mehr oder weniger kurzen Internodien. Die jungen Stammteile sind glatt und graugrün, die älteren dagegen hellbraun und rauh; sie tragen die Narben abgefallener Blätter und ihre Basisteile sind mit braungefurchtem Kork mit querlaufenden, elliptischen, hellen Lentizellen und mehreren Querrissen bedeckt. Der Stamm ist sympodial verzweigt; die Verzweigung beginnt kurz über dem Boden, manchmal fast direkt in Bodenhöhe. Verletzt man die grünlichen oberen Stammteile, so scheiden sie einen weißen, milchigen Saft (Latex) aus. Der Stamm ist geruchlos; die Rinde hat einen bitteren Geschmack, das Holz aber ist fast geschmacklos. Die Blätter sind einfach, sehr kurz gestielt, fast sitzend, ohne Nebenblätter. Blattstellung wechselnd $^1/_3$ bis $^1/_5$. Die frischen Blätter sind an der Oberseite dunkel-, an der Unterseite hellgrün; durch Trocknen werden sie dunkler. Der Blattstiel ist sehr kurz, zylindrisch, hellgrün, bis zu 3 mm lang und 2 mm breit; an seiner Oberseite, nahe der Basis, besitzt er eine Anzahl weich spitziger Anhängsel oder Emergenzen, die bei den jungen Blättern grün, bei den älteren jedoch braun und dornenförmig werden. Die Blattspreite ist verkehrt eiförmig, 11 bis 12 cm lang und 0,9 bis 1,2 cm breit, mit einer dornigen Blattspitze, einem vollständig eingerollten Blattrand, einer symmetrischen, schmalen Basis und einer netzförmigen, einfach gefiederten Aderung. Die Mittelrippe ragt an beiden Oberflächen heraus, vor allem aber an der oberen. Die Nebenrippen sind sowohl an der oberen, als auch an der unteren Oberfläche kaum zu erkennen. Sie stehen in einem Winkel ca. 60° zur Mittelrippe. Die frischen Blätter sind ledern und scheiden einen weißen Saft aus, wenn sie verletzt werden; getrocknet sind sie brüchig. Sie sind geruchlos, haben jedoch einen leicht bitteren Geschmack. Die Blüten sind in einer primär dichasialen Trugdolde angeordnet, die sich jedoch monochasial zu einem Fächel weiterentwickelt, d. h. nur eine der beiden Seitenachsen ist jeweils entwickelt und bildet erneut eine Trugdolde. Dies wiederholt sich drei- bis viermal, so daß jeder Blütenstand sieben bis neun Blüten besitzt, von denen jedoch nur ein bis zwei fertil sind. Die Blüte ist gestielt, mit einem grünen Stiel von 2 bis 2,5 cm Länge und 2 bis 3 mm Durchmesser. Sowohl Deck- als auch Hochblätter sind lanzettförmig, konkav an der zur Achse hin gelegenen Seite und konvex an der nicht zur Achse hin gelegenen Seite, mit spitzem Apex, einer breiten Basis und einem nicht unterbrochenen Rand, 0,6 bis 0,8 cm lang und 0,3 cm breit an der Basis. Die Blüte ist vollständig, regelmäßig, aktinomorph, hermaphrodit. Blütenformel: K (5), C (5), A (5), G (2). Die Blüte ist 7,5 bis 9 cm lang und 3 bis 4,5 cm breit, hat einen schwachen, angenehmen Geruch und einen leicht bitteren Geschmack. In allen Teilen der Blüte ist ein weißer, milchiger Saft von süßlichem Geschmack enthalten. Der Kelch besteht aus fünf grünen, kahlen, ausdauernden Kelchblättern. Jedes Kelchblatt ist fast dreieckig, konkav-konvex, ganzrandig, 1 bis 1,2 cm lang und an der Basis 4 bis 6 mm breit mit netzförmiger, einfach gefiederter Aderung.

Die Blumenkrone besitzt eine gelblich-orange Fbg.; in der Knospe ist sie grünlich mit manchmal dunkelroten Blütenblattspitzen. Sie wird von fünf trichterförmig verwachsenen Blumenblättern gebildet. Länge: 5 bis 6 cm; Breite: bis zu 4,5 cm voll aufgeblüht. Die Blumenblätter sind in der Knospenform gedreht und entwickeln sich beim Aufblühen unterschiedlich schnell, d. h. der freiliegende Teil des Blütenblattes wächst schneller aus, so daß ein asymmetrisches Blütenblatt entsteht. Staubgefäße klein, 2 bis 4 mm lang mit zitronengelben Antheren. Sie sitzen auf kleinen Höckern zwischen den Blütenblattschuppen und den Nektarien. Das Gynöceum besteht aus zwei verwachsenen Fruchtblättern, an der Basis von 14 bis 16 kleinen, gelben Nektarien umgeben. Oberständiger, zweifächeriger, meist runder, 3 bis 5 mm dicker Fruchtknoten, mit zwei 1,6 bis 2 cm langen Griffeln mit angeschwollenen Narben. Die Frucht entsteht aus einem oberständigen, zweifächerigen Fruchtknoten auf einem grünen, zylindrischen Stengel. Sie ist grün, eiförmig (d. h. breiter als lang), 3 bis 6,5 cm breit, 2 bis 3,5 cm dick, 2 bis 3 cm hoch und hat einen ausdauernden Kelch. Die Frucht besitzt beiderseits Verwachsungsnähte, die als zwei aufrechte Kämme mit einer dazwischenliegenden Rinne erscheinen. An jedem Seitenende der Frucht ist eine kleine, spitze Griffelnarbe zu erkennen. Die zwei Griffel stehen ursprünglich (d. h. in der Blüte) apikal eng beieinander, jedoch im Laufe der Fruchtentwicklung werden sie durch das interkalare Wachstum

des apikalen Teils der zwei Karpelle getrennt; schließlich werden sie abgeworfen und lassen
zwei Narben zurück. Die Narben sind durch eine kleine, gewöhnlich deutlich ausgeprägte
Rippe verbunden, die über die hochgezogene Spitze der Verwachsungsnaht verläuft und die
Bauchnaht der zwei Karpelle andeutet, längs der die reife Frucht aufplatzt. Das Perikarp ist
dick und besitzt einen äußeren, fleischigen, grünlichen Teil, der bei der Reife fast schwarz
und runzelig wird und beim Aufplatzen das innere, harte Endokarp freilegt. Dieses öffnet sich
an der oberen Seite entlang der Bauchnaht. Durch die Öffnung im Endokarp wird kein Same
frei, aber die Frucht kann später, nach Abtrennung des fleischigen Perikarps getrennt werden
und die innerhalb des harten Endokarps geschützten Samen werden so verbreitet. Der Riß
im Endokarp erleichtert auf diese Weise die Keimung der Samen und das Hervortreten des
Keimlings. Während der Fruchtentwicklung wächst die Plazenta nach außen in den Spalt
der äußeren Seite des Endokarps; auf diese Weise wird die Frucht vierfächerig. Oft ver-
kümmern eine oder mehrere dieser Samenanlagen und die reife Frucht kann dann ein oder
zwei, manchmal auch vier zusammengepreßte Samen enthalten, von denen jeder in der Mitte
seiner flachen Innenseite der Plazentarleiste anhaftet. Wird das fleischige Perikarp verletzt,
so scheidet es einen weißen, milchigen Saft (Latex) aus. Es ist geruchlos und hat einen süßlichen Geschmack. Der zusammengepreßte, keilförmige Samen besitzt einen dreieckigen bis
halbkreisförmigen Umriß; sein eines Ende ist breit, das andere spitz, die innere Oberfläche ist
flach, die äußere leicht konvex. Er ist lederfarben bis hellbraun, mit kleingekörnter Oberfläche,
1,4 bis 1,5 cm lang, 1,2 bis 1,3 cm breit und 0,4 bis 0,5 cm dick. Die Mikropyle befindet sich
am schmalen Ende des Samens, das Hilum dagegen in der Mitte der flachen Innenseite, umgeben von einer breiten, 5 bis 7 mm dicken, unregelmäßigen Narbe. Diese entsteht durch
Abreißen des mit der Plazenta verbundenen Teiles der Samenschale. In diesem Teil erkennt
man deutlich mehrere Gefäßbündel, die vom Hilum ausgehen und sich durch die Samenschale
verzweigen. Eines dieser Gefäßbündel ist bes. deutlich ausgeprägt. Es verläuft vom Hilum
zu dem runden Chalazaende und stellt die Raphe dar.

Über weitere pharmakognostische Merkmale der Pflanze berichten HIFNY SABER et al.
[Bulletin of Faculty of Pharmacy, Cairo Univ. *8*, 111—159 (1969)].

Inhaltsstoffe. In der Rinde nach STICHER und SCHMID [Helv. Chim. Acta *52*, 478 (1969)]
ein Iridoidglucosid. In der Stammrinde 7% Theviridosid $C_{17}H_{24}O_{11}$, Fp. 122,8 bis 123,3°
(Pentaacetylderivat). Auch im Blatt Cardenolide vom Thevetintyp. In der Rinde nach RAO
et al. [Indian J. Pharm. *29*, 46 (1967); Chem. Abstr. *67*, 51 035 (1967)] Lupeolacetat, Peruvosid
und Neriifolin. In Früchten, Samen, Wurzel, Rinde und Blättern ein Pseudoindican, durch
Säure in den Farbstoff „Thevetiablau" überführbar. In Fruchtfleisch und Samen 2 Pseudo-
indicane. In Blättern und Früchten nach PARIS [Compt. Rend. Ser. D *262*, 1239 (1966)]
Aucubin. In den Blüten ein Tamarixetinglykosid (?). Im Blatt 0,15% Ursolsäure. In Latex
(Coagulum) β-Amyrinacetat und freie Triterpene.

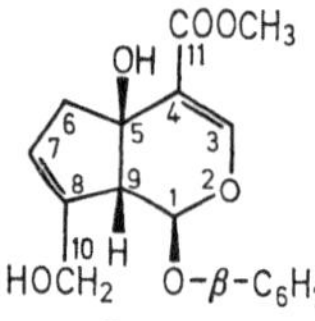

Theviridosid

Wirkung. Milchsaft und Rinde sind sehr toxisch, auch Blatt und Wurzel wirken toxisch.

Anwendung. Die bittere Rinde als Amarum, Purgans, Febrifugum, Emeticum. Höhere
Dosen wirken stark toxisch. Die ganze Pflanze als Fischgift und Insektizid; das Blatt als
Purgans. Der Milchsaft früher als Vesicans, äußerlich bei Kopfweh. Nach LI CHANG-CHUN
[Acta Pharm. sinica *8*, 240 (1960); ref. Dtsch. Apoth.-Ztg. *102*, 454 (1962)] steht die Thevetia-
blättertinktur der Tinctura Digitalis sehr nahe. Bei geringen Gaben ausgesprochen stimu-
lierende Wrkg., bei stärkerer Dosierung Lähmung der Darmkontraktion. Blutdrucksenkende
Wrkg. erst bei 0,205 g/kg. Nach HARTWELL [Lloydia *30*, 71 (1967)] Blätter und Wurzeln
früher in Indien und Mexiko gegen Tumoren.

Semen Thevetiae neriifoliae. Semen Ahowai. Thevetiasamen. Gelbe Oleandersamen.
„Ahuai" (Antillen).

Die Samen sind abgeflacht, aber dicklich, länglich schildförmig, mit einem sich leicht
ablösenden Flügelsaum, die Keimblätter sind flach, dicklich.

Inhaltsstoffe. 50 bis 60% fettes Öl mit 64,3% Ölsäure, 6,3% Linolsäure, 17,1% Palmitin-
und 11,8% Stearinsäure im Fettsäureanteil. Ferner etwa 4,5 bis 5,9% Cardenolidglykoside.
Genuin liegen vor: Thevetin A (Cannogenin-L-thevetosido-diglucosid) $C_{42}H_{64}O_{19}$, Fp. 190 bis

192° und 208 bis 210°, und Thevetin B (Cerberosid) (Digitoxigenin-thevetosidogentiobiosid) $C_{42}H_{66}O_{18}$, Fp. 190 bis 195°, sowie die 2-Acetylderivate Acetylthevetin A (Vorkommen noch nicht gesichert) und Acetylthevetin B, $C_{44}H_{68}O_{19}$, Fp. 162 bis 165°. Ältere Angaben nennen die Verbindungen Thevetoxin, Theveresin $C_{48}H_{70}O_{17}$, und Ahouain $C_{10}H_{19}O_{10}$. Nach VOIGT-LÄNDER et al. [Arch. Pharm. (Weinheim) *302*, 538 (1969)] spaltet das sameneigene Ferment Thevetinase die Primärglykoside zu den Sekundärglykosiden: Glucoperuvosid (Cannogenin-L-thevetosido-glucosid), Thevebiosid (Digitoxigenin-L-thevetosido-glucosid) $C_{36}H_{56}O_{13}$, Fp. 208 bis 210°, Peruvosid (Cannogenin-L-thevetosid) $C_{30}H_{44}O_9$, Fp. 160 bis 164° und 210 bis 216°, Neriifolin (Digitoxigenin-thevetosid) $C_{30}H_{46}O_8$, Fp. 218 bis 225° und 237 bis 239°, Ruvosid (Theveneriin) (Cannogenol-L-thevetosid) ($C_{30}H_{46}O_{10}$?), Fp. 228 bis 230°, Acetyl-peruvosid $C_{32}H_{46}O_{10}$, Fp. 212 bis 217°, Cerberin (Acetylneriifolin) $C_{32}H_{48}O_9$, Fp. 212 bis 215°, und Acetylthevebiosid.

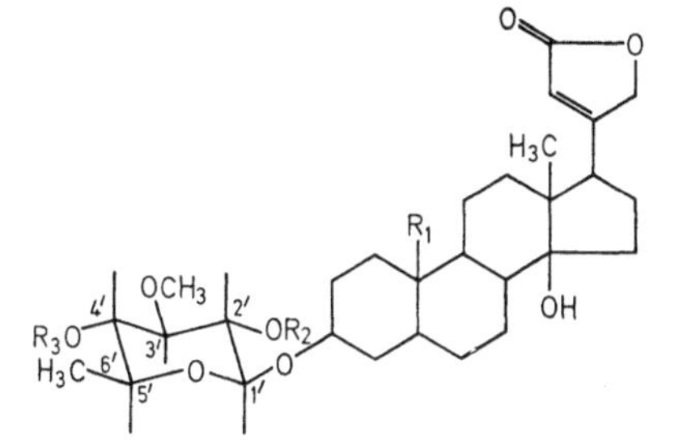

Neriifolin	: R_1= CH$_3$	; R_2= H	; R_3= H	
Cerberin	: R_1= CH$_3$	; R_2= COCH$_3$	; R_3= H	
Acetylthevetin B	: R_1= CH$_3$	; R_2= COCH$_3$	; R_3= Gentiobiose	
Peruvosid	: R_1= CHO	; R_2= H	; R_3= H	
Peruvosid-2'-monoacetat	: R_1= CHO	; R_2= COCH$_3$	; R_3= H	
Thevetin B	: R_1= CH$_3$	; R_2= H	; R_3= Gentiobiose	

Nach STICHER ferner die Iridoide Thevesid und Theveridosil, nach FREREJAQUE et al. Thevefolin, nach PURI [Herba hung. *11*, 7 (1971)] Alkaloide und Gerbstoff. Ferner fanden sie Versiaflavon (Apigenin-5-methyläther).

Anwendung. Zur Darstellung von Peruvosid, das in Arzneispezialitäten zur Anwendung kommt: Es hat sich bei der Behandlung aller Formen der Herzinsuffizienz gut bewährt; insbesondere wird es bei bradykarden Formen der Herzinsuffizienz und zur prophylaktischen Applikation vor schweren Belastungen, wie z. B. Operationen, verwendet. Volksmedizinlich ähnlich wie die Rinde, auch als Insektizid gebraucht.

Encordin (Merck AG., Darmstadt): 1 Dragee 1 ml (= ca. 20 Tr.) und 1 Amp. zu 2 ml enthalten je 0,3 mg Peruvosid.

Thevetia yoyotli A. Dc. (Cerbera thevetoides H.B.). Yoyotli.

Heimisch in Mexiko und Südamerika.

Inhaltsstoffe. Thevetin, Cerberin (Veneniferin, Monoacetylneriifolin) und Thevetosin.

Wirkung. Thevetosin soll bei Tieren zu 0,05 g Erbrechen und Atemstörungen, letzteres durch Lähmung der Atemmuskeln, veranlassen.

Anwendung. Blatt und Samen nach HARTWELL [Lloydia *30*, 71 (1967)] volksmedizinisch gegen Tumoren.

Thevetia cuneifolia (H.B.K.) A. Dc., Thevetia ovata (CAV.) A. Dc. und Thevetia ahouai A. Dc.

Heimisch in Brasilien und Mexiko.

Inhaltsstoffe. Herzwirksame Glykoside. Glykoside unbekannter Struktur sind Thevefolin $C_{30}H_{46}O_8$, Fp. 260° (ein L-Thevetosid) (0,15%), Theveneriin $C_{30}H_{46}O_9$, Fp. 239° (ein L-Thevetosid) (0,45%). HUI-YING LANG et al. [Chem. Abstr. *62*, 9465 (1965)] isolierten ferner Cannogeninsäure-L-thevetosid (Perusitin, Glykosid E) $C_{30}H_{44}O_{10}$, Fp. 168 bis 170°. Nach VOIGT-LÄNDER und BALSAM [Arch. Pharm. (Weinheim) *303*, 792 (1970)] etwa 0,01% Thevetiaflavon (Apigenin-5-methyläther) $C_{16}H_{12}O_5$, Fp. 325 bis 327°.

Wirkung. Nach BERGER sind die Wrkg. des Thevetins auf das Herz ähnlich wie die von Digitalis und die des kristallisierten Ouabaîns und werden folgendermaßen bestimmt: 1. Erhöhung der Kontraktionsfähigkeit des Herzmuskels (positiv inotrope Wrkg.). 2. Verlangsamung des Herzschlages (negativ chronotrope Wrkg.). 3. Verminderung der Leitfähigkeit (negativ dromotrope Wrkg.). 4. u. U. Erhöhung des Blutdruckes (positiv tonotrope Wrkg.). (s. auch IV, 565 u. VI B, 584.)

Thevetin wirkt rasch und ebenso rasch erfolgt seine Ausscheidung. Darin gleicht es dem Ouabaîn, aber vor diesem besitzt es den Vorteil auch per os genommen wirksam zu sein, ein Vorzug, den es wiederum mit Digitalis gemeinsam hat. Da das Thevetin rein in Kristallen dargestellt wird, kann man mit seiner Hilfe vollkommen gleichmäßige Wrkg. erzielen und man kann die ungleichmäßige Wrkg. von Digitalis in Pulverform und der Strophanthus-extrakte sicher vermeiden. Der einzige Übelstand bei der Anwendung des Thevetins ist die Tatsache, daß es zuweilen Darmstörungen, wie Koliken oder Durchfälle, zu verursachen vermag. In solchen Fällen empfiehlt es sich, die Behandlung für 48 Std. zu unterbrechen und danach mit etwas verringerten Dosen wieder zu beginnen.

Der Weg der i.v. Injektion (1 mg in wss. Lsg. von 1 ml) erscheint bes. dann angezeigt, wenn bei schwerer Herzinsuffizienz der Zustand der Leber die Absorption und die Toleranz des Magen-Darmtraktes stören könnte. Man beginnt mit einer Injektion zu 1 mg pro Tag, nach einigen Tagen schreitet man zu zwei Injektionen tgl., je ein Milligramm auf den Morgen und Abend verteilt. Oral verabreicht man gewöhnlich eine Lsg. von 1:1000. Man beginnt mit je 10 Tr. morgens und abends, steigt dann ab dritten, sechsten und achten Tag auf 12, 15, bzw. 20 Tr. pro Gabe. Die Dauer einer Behandlung beträgt etwa 10 Tage. Ist es notwendig, die Behandlung fortzusetzen, läßt man bis zum Beginn des nächsten Behandlungszyklus 2 bis 5 Tage frei.

Giftwirkung. Vereinzelt wird über tödliche Vergiftungen bei Kindern durch Genuß eines Samens berichtet. Vereinzelt werden in Indien die Samen mißbräuchlich zu Mord oder Selbstmordabsichten genommen. Die Symptome der Vergiftungen bestanden u. a. in Erbrechen, Durchfall, Zittern, Erregung oder Somnolenz und Krämpfen. Kaninchen gehen durch 0,03 g Thevetin in zwei bis drei Std., unter Verminderung und Irregularität des Herzschlages, Dyspnoe und Lähmung zugrunde. Bei der s.c. Injektion bilden sich an der Einstichstelle abszedierende Bindegewebsknoten.

Bemerkungen. Zwar kommt allen genannten Steroidglykosiden Herzwirksamkeit zu, doch gilt Peruvosid als das pharmakologisch wertvollste. Nach ALESHKINA et al. [Chem. Abstr. 58, 11 867 (1963)] sind die am Frosch gemessenen Aktivitäten der Glykoside folgende: Nerifolin 41 000, Peruvosid 31 000, Thevetin A 18 000, Thevetin B 6 000 Froscheinheiten/g. Die DLm (mg/kg) ist 1 für Nerifolin, 10 für Thevetin (per os); 1,2 bzw. 1 (i.v.). Nach ARORA et al. [Indian J. Exp. Biol. 5, 31 (1967); Chem. Abstr. 67, 20 362 (1967)] sind die therapeutischen, Arrhythmie erzeugenden und letalen Eigenschaften von Peruvosid ähnlich denen von Ouabaîn (s. u. Strophanthus). Geringe kumulative Eigenschaften und gute Absorption im Intestinaltrakt wurden festgestellt. Aus den Ergebnissen der pharmakologischen und nachfolgenden klinischen Prüf. geht hervor, daß dieses Glykosid enteral gut resorbiert wird (Resorptionsquote 50%), schnell wirkt und nur wenig kumuliert (Wirkungsdauer 1 bis 2 Tage), und somit die Hauptvorzüge von Strophanthin (schnell wirkend und leicht steuerbar) und Digoxin (ausreichende Resorption) vereinigt.

Auch die Samen von Thevetia gaumevi HEMSL. enthalten Acetylthevetin.

Thiabendazole

Thiabendazole USP XIX, BPC 73. Thiabendazol. Tiabendazolum.

$C_{10}H_7N_3S$ M.G. 201,25

Gehalt. Mindestens 98,0 und höchstens 101,0% $C_{10}H_7N_3S$, berechnet auf die wasserfreie Substanz (USP XIX und BPC 73).

Eigenschaften. Weißes oder fast weißes, geruchloses bis praktisch geruchloses Pulver, sehr schwer lösl. in W., lösl. in 150 T. A., in 300 T. Chlf., schwer lösl. in Ä., lösl. in verd. Mineralsäuren.

Erkennung. 1. 5 mg Substanz werden in 5 ml 0,1 N Salzsäure gelöst, mit 3 mg p-Phenylen-diamindihydrochlorid versetzt, umgeschüttelt, bis Lsg. eingetreten ist, dann mit 0,1 g Zink-staub versetzt, durchgemischt und 2 Min. lang stehen gelassen. Es entwickelt sich der Geruch nach Schwefelwasserstoff. Setzt man dann 10 ml Ammoniumeisen(III)-sulfatlsg. zu, so ent-steht eine tiefblaue oder blau-violette Fbg. (BPC 73 und USP XIX). 2. Die Substanz schmilzt bei etwa 300° (BPC 73; zwischen 296 und 303° USP XIX). 3. IR-Absorption: Das IR-Spek-trum, gemessen in einer Mineralöldispersion, darf nur die gleichen Banden zeigen, wie das Spektrum der entsprechend vermessenen USP-Standardsubstanz (USP XIV, ähnlich BPC 73). 4. UV-Absorption: Das UV-Spektrum der Lsg. 1 in 200000, bereitet mit verdünnter Salzsäure (1 in 100), darf nur die gleichen Maxima und Minima enthalten, wie das Spektrum der ent-sprechend vermessenen USP-Standardsubstanz. Die Extinktionen, berechnet auf die getrock-neten Substanzen beim Maximum von etwa 302 nm, dürfen höchstens um 3% differieren (USP XIX, ähnlich BPC 73).

Prüfung. 1. Wassergehalt: Höchstens 0,5% (USP XIX). 2. Verbrennungsrückstand: Höchstens 0,1% (USP XIX). 3. Selen: Höchstens 0,03%, bestimmt mit 200 mg Substanz (USP XIX). 4. Schwermetalle: Höchstens 0,001% (USP XIX). 5. Trocknungsverlust: Höch-stens 0,5%, wenn die Substanz bei 105° bis zur Gewichtskonstanz getrocknet wird (BPC 73).

Gehaltsbestimmung. USP XIX und BPC 73 lassen eine Titration in wasserfreiem Medium durchführen. Vorschrift der USP XIX: Etwa 160 mg Substanz werden genau gewogen, in 10 ml Eisessig gelöst, mit 50 ml Essigsäureanhydrid und 1 ml Quecksilber(II)-acetatlsg., sowie 2 Tr. Kristallviolettlsg. versetzt und mit 0,1 n Perchlorsäure bis zu einem blau bis blaugrünen Endpunkt titriert. Der Verbrauch an 0,1 n Perchlorsäure wird an Hand eines Blindversuches korrigiert. 1 ml 0,1 n Perchlorsäure entspr. 20,13 mg $C_{10}H_7N_3S$.

Anwendung. Als Anthelminticum (s. I, 970).

Thiacetarsamidum

Thiacetarsamidum natricum. Thiacetarsamid-Natrium. Thiacearsamide sodique.

$$C_{11}H_{10}NO_5AsNa_2S_2 \qquad\qquad M.G.\ 373{,}22$$

p-[Bis-(carboxymethyl-thio)-arsino]-benzamid, Dinatriumsalz.
Anwendung. Als Chemotherapeuticum.

Thiacetazone

Thiacetazone BPC 73. Thiacetazon. Thioacetazonum. Thioacetazone.

$$C_{10}H_{12}N_4OS \qquad\qquad M.G.\ 236{,}3$$

p-Formylacetanilid-thiosemicarbazon bzw. p-Acetamido-benzaldehyd-thiosemicarb-azon.

Gehalt. Mindestens 98,0 und höchstens 102,0% $C_{10}H_{12}N_4OS$, berechnet auf die getrock-nete Substanz.

Eigenschaften. Schwach gelbe Kristalle oder kristallines Pulver, geruchlos oder fast geruch-los, sehr wenig lösl. in W., lösl. bei 20° in 500 T. A. und in 100 T. Propylenglykol.

Erkennung. 1. 0,01 g Substanz werden mit 5 ml 1 N Salzsäure 3 Min. lang erhitzt, abgekühlt und mit W. auf 200 ml verdünnt. 5 ml dieser Lsg. werden mit 0,25 ml Natriumnitritlsg. versetzt, durchgeschüttelt und dann mit 0,5 ml β-Naphthollsg. versetzt. Dabei entsteht eine rote Fbg. 2. 0,01 g Substanz wird unter Erwärmen in 1 ml 6 N Natronlauge gelöst, mit 0,25 ml Bleiacetatlsg. versetzt und 1 Min. lang erhitzt. Es entsteht ein schwarzer Nd. 3. Die Identität wird d.chr. festgestellt; vgl. Prüf. auf p-Azetamidobenzalazin. 4. UV-Spektrum: Das Maximum der 0,000 3%igen Lsg. in abs. A. liegt bei 328 $\pm$ 3 nm. Die Extinktion beträgt 1,16. 5. Das IR-Spektrum der Substanz muß in der Lage der Peaks und in ihrer relativen Intensität mit dem Spektrum der Referenzsubstanz übereinstimmen.

Prüfung. 1. Blei: Höchstens 10 ppm. 2. p-Acetamidobenzalazin: Es wird eine d.chr. Untersuchung durchgeführt, die gleichzeitig der Identität der Substanz dient. Lösungen: a) Von der zu untersuchenden Substanz wird eine 0,4%ige Lsg. in M., notfalls unter Erwärmen hergestellt. b) 0,016 g p-Acetamidobenzalazin A.S. werden unter Erhitzen in 150 ml M. gelöst, abgekühlt und auf 200 ml mit M. aufgefüllt. 5 ml dieser Lsg. werden erneut mit M. auf 100 ml aufgefüllt. c) Es wird eine 0,4%ige Lsg. der Thiacetazone-A.S.-Referenzsubstanz in M., notfalls unter Erwärmen hergestellt. Mobile Phase: Äthylacetat.

Durchführung. Auf eine Kieselgel-GF$_{254}$-chromatographieplatte werden getrennt aufgetragen: 5 µl Lsg. a), 10 µl Lsg. b) und 5 µl c). Nach dem Entwickeln des Chromatogramms wird die Platte im Luftstrom getrocknet und mit 2 N Salpetersäure besprüht. Nach 2 Min. betrachtet man im UV-Licht von 366 nm. Der Hauptfleck der Lsg. a) muß im Rf-Wert und in der Fbg. dem Hauptfleck der Lsg. c) entsprechen (Identität).

Sofern die Lsg. a) einen weiteren Fleck erzeugt hat, darf er nach Lage und Intensität nicht vom Fleck der Lsg. b) abweichen (Grenzwert von p-Acetamidobenzalazin). 3. Thiosemicarbazid. Höchstens 0,1%, bestimmt nach der folgenden Methode: 2,0 g Substanz werden sehr fein verrieben und mit W. zu 50 ml Suspension aufgefüllt. Man schüttelt kräftig durch und läßt 1 Std. unter gelegentlichem Schütteln stehen. Dann wird filtriert, wobei die ersten ml des Filtrates verworfen werden. 25 ml des klaren Filtrates werden mit verd. Schwefelsäure angesäuert, mit 0,1 ml Ferroinsulfatlsg. versetzt und mit 0,1 n Ammonium-cer(IV)-sulfatlsg. bis zu einem blauen Endpunkt titriert, der 1 Min. lang bestehen bleibt. Bei dieser Titration dürfen nicht mehr als 0,8 ml verbraucht werden. 4. Trocknungsverlust: Höchstens 0,5%, wenn die Substanz bei 105° bis zur Gewichtskonstanz getrocknet wird. 6. Sulfatasche: Höchstens 0,2%.

Gehaltsbestimmung. Etwa 0,1 g Substanz werden genau gewogen, in 60 ml M. unter Erwärmen auf 60° gelöst, langsam mit 20 ml heißer, methanolischer Silbernitratlsg. versetzt, wobei die Lsg. auf 60° gehalten wird, bis ein sich zusammenballender Nd. entsteht und die überstehende Fl. klar wird. Dann kühlt man ab, filtriert durch einen Sinterglastiegel (British Standard Grade Nr. 4), wäscht den Rückstand mit M., bis die Waschfl. frei von Silbernitrat ist und trocknet bei 105° bis zur Gewichtskonstanz. 1 g des Rückstandes entspr. 0,460 6 g $C_{10}H_{12}N_4OS$.

Anwendung. Als Tuberculostaticum.

Aufbewahrung. Gut verschlossen, vor Licht und Luft geschützt.

Handelsformen. Conteben, Thioparamizone.

Thiadrinum

Thiadrinum thiocyanatum 2. AB — DDR. Thiadrinthiazyanat.

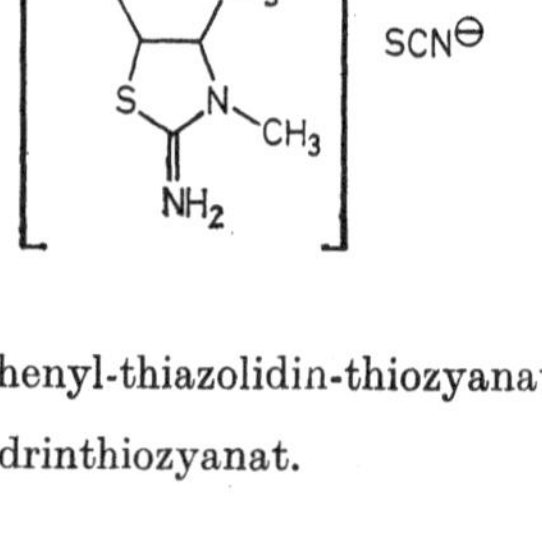

CH$_3$ · S · N · CH$_3$ · NH$_2$ · ⊕ · SCN⊖

$(C_{11}H_{14}N_2S)HSCN$ M.G. 265,4

DL-2-Imino-3,4-dimethyl-5-phenyl-thiazolidin-thiozyanat.

Gehalt. 97,8 bis 100,5% Thiadrinthiozyanat.

Eigenschaften. Farblose Kristalle oder weißes, kristallines oder mikrobielles Pulver von nicht wahrnehmbarem Geruch und bitterem Geschmack. Schwer lösl. in W., lösl. in Ä.

Prüflösung. 0,300 g gepulverte Substanz werden nach Zusatz von 30,0 ml W. 1 Min. geschüttelt. Die Mischung wird 5 Min. stehen gelassen und anschließend filtriert. Das Filtrat wird als Prüflsg. verwendet.

Erkennung. 1. Fp. = 187 bis 194°. 2. 0,50 g Substanz werden mit 2,0 ml W. versetzt. Die Mischung wird nach Zusatz von 5,0 ml 3 n Natronlauge und 2,0 ml Ä. geschüttelt. Die Ä.-Schicht wird abgetrennt. Nach dem Verdunsten des Ä. wird der Rückstand bei höchstens 30 Torr über Phosphorpentoxid 3 Std. lang getrocknet. Die entstandenen Kristalle schmelzen im Bereich von 76 bis 83°. 3. 1,0 ml Prüflsg. zeigt nach Zusatz von 4,0 ml W. und 1 Tr. Eisen-(III)-chloridlsg. (5,0 g/100,0 ml) eine rote Fbg.

Prüfung. 1. Farbe der Lsg.: 10,0 ml Prüflsg. müssen farblos sein. 2. Schwermetallionen: 1,000 g gepulverte Substanz wird mit 15,0 ml W. versetzt und 1 Min. lang geschüttelt. Die Mischung wird 5 Min. stehen gelassen und anschließend filtriert. 10,0 ml des Filtrates dürfen bei der „Prüfung auf Schwermetallionen" nach Methode I (I, 254) keine stärkere Fbg. und ggf. keine stärkere Trbg. als die Vgl.-Probe zeigen (höchstens 0,0015%, berechnet als Pb^{2+}). 3. Sulfationen: 10,0 ml Prüflsg. dürfen bei der „Prüf. auf Sulfationen" (I, 263) keine stärkere Trbg. als die Vgl.-Probe zeigen (höchstens 0,05% SO_4^{2-}). 4. Sulfatasche: Höchstens 0,20%.

Gehaltsbestimmung. 0,2000 g Substanz werden in einem Erlenmeyerkolben mit aufgesetztem Silikagelrohr in 10,0 ml wasserfreier Essigsäure unter Erwärmen gelöst. Nach dem Abkühlen auf 20° und Zusatz von 10,0 ml Quecksilber(II)-acetat-Lsg., sowie 3 Tr. Kristallviolettlsg. wird die Lsg. mit 0,1 n Perchlorsäure bis zum Farbumschlag nach Blau titriert (Feinbürette). 1 ml 0,1 n Perchlorsäure entspr. 26,54 mg Thiadrinthiozyanat.

Anwendung. Als Antiasthmaticum und Antitussivum.

Dosierung. Einzelmaximaldosis: Oral 0,075 g. Tagesmaximaldosis: Oral 0,15 g.

Aufbewahrung. Vorsichtig, vor Licht geschützt.

Handelsform. Die Substanz ist der Hauptwirkstoff von Priatan.

Thialbarbitalum

Thialbarbitalum Natricum. S. Natrium cyclohexenylallylthiobarbituricum II, 223.

Thiamazolum

Thiamazolum 2. AB — DDR. Thiamazole. Thiamazol. Methiamazole.

$C_4H_6N_2S$ M.G. 114,2

1-Methyl-3 H-imidazolinthion-(2).

Gehalt. 98,7 bis 100,8% Thiamazol, ber. auf die bei 105° getrocknete Substanz.

Eigenschaften. Weißes oder gelbstichiges, kristallines Pulver von schwach wahrnehmbarem Geruch und bitterem Geschmack. Leicht lösl. in W. und A.

Prüflösung: 0,100 g Substanz wird in W. zu 10,00 ml gelöst.

Erkennung. 1. Fp. = 143 bis 146°. 2. Es wird eine d.chr. Identitätsprüf. durchgeführt. Adsorptionsschicht: Kieselgel G. Aufzutragende Lsg.: 0,0500 g Substanz werden in 10,0 ml A. gelöst. 10,0 µl der Lsg. werden als Startfleck a aufgetragen. Aufzutragende Lsg. der Testsubstanz: 0,0100 g Aethanolamin wird in 10,0 ml A. gelöst. 10,0 µl der Lsg. werden als Startfleck b aufgetragen. Laufmittel: n-Butanol:Essigsäure:W. = 40:50:10. Nach dem Mischen wird die obere Schicht verwendet. Trocknung: Die Dünnschichtplatte wird bei 105° 10 Min.

9*

lang getrocknet. Detektion:Rg.:Triketohydrindenhydratlsg. Die Dünnschichtplatte wird nach dem Besprühen mit dem Rg. 5 Min. lang auf 105° erhitzt. Auswertung: Der Rf-Wert des roten Testsubstanzfleckes muß im Bereich von 0,20 bis 0,30 liegen. Das Chromatogramm zeigt über dem Startpunkt a einen roten Fleck mit einem Rx-Wert im Bereich von 2,3 bis 3,60.

Prüfung. 1. Unlösliche Verunreinigungen, Farbe der Lösung: 5,0 ml Prüflsg. müssen klar und farblos sein. 2. Organische Verunreinigungen: 0,50 g Substanz werden in der Mischung aus 5 Tr. Formaldehydlsg. und 5,0 ml konz. Schwefelsäure gelöst. Die Lsg. darf keine stärkere Fbg. als 5,0 ml Farb-VL Ge IV zeigen. 3. Sulfatasche: Höchstens 0,10%, bestimmt mit 1,000 g Substanz. 4. Trocknungsverlust: Höchstens 0,50%, bestimmt mit 0,4000 g Substanz, die bei 105° 60 Min. lang getrocknet wurde.

Gehaltsbestimmung. 0,100 g Substanz wird in 30,0 ml W. gelöst. Nach Zusatz von 5,00 m 0,1 n Kalilauge, 3 Tropfen Bromthymolblau-Lösung, sowie 20,00 ml 0,1 n Silbernitrat-Lsg. wird die Lösung mit 0,1 n Kalilauge bis zum Farbumschlag nach blaugrün titriert (Feinbürette). 1,0 ml 0,1 n Kalilauge entspr. 11,42 mg Thiamazol. Der Gehalt wird auf die bei 105° getrocknete Substanz berechnet.

Anwendung: Als Thyreostatikum.

Dosierung: Einzelmaximaldosis: Oral 0,03 g, Tagesmaximaldosis: oral 0,1 g.

Aufbewahrung: Vorsichtig, vor Licht geschützt.

Handelsformen: Favistan, Mercazole, Tapazole.

Thiambutosine

Thiambutosine BP 73, BPC 73. Thiambutosinum. Thiambutosin.

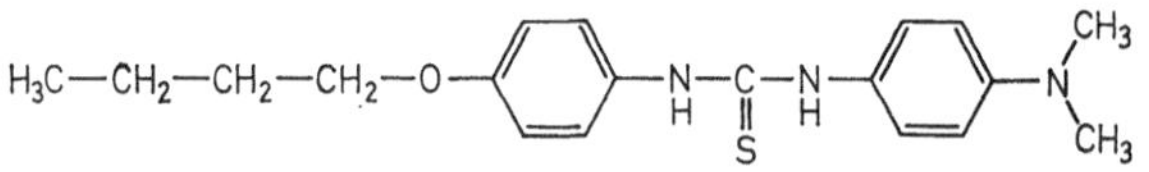

$$H_3C-CH_2-CH_2-CH_2-O-\text{C}_6\text{H}_4-NH-\underset{S}{C}-NH-\text{C}_6\text{H}_4-N(CH_3)_2$$

$C_{19}H_{25}N_3OS$ M.G. 343,5

1-(p-Butoxyphenyl)-3-(p-dimethylaminophenyl)-thioharnstoff.

Gehalt. Mindestens 99,0% und höchstens 101,0% $C_{19}H_{25}N_3OS$.

Eigenschaften: Weißes oder cremfarbenes, kristallines Pulver, geruchlos, von bitterem Geschmack. Fast unlöslich in W., löslich in 1,5 T. Chlf. und 300 T. Ä., löslich in Aceton. Fp. = 123—127°.

Erkennung: 1. UV-Absorption: Die Absorption im Bereich von 230—350 nm, gemessen an einer 2 cm dicken Schicht einer 0,0008%igen Lösung in A., zeigt ein Maximum bei 270 nm. Die Extinktion beträgt bei dieser Wellenlänge etwa 1,1. 2. Bei der chromatographischen Untersuchung auf Fremdstoffe muß der Punkt, der mit der Lösung (2) erhalten wird, mit dem Punkt übereinstimmen, der durch das Auftragen der Lösung (3) entsteht. 3. 0,1 g Substanz werden in 40,0 ml M. und mit 40,0 ml gesättigter Pikrolonsäure-Lösung versetzt. Der Schmelzpunkt des erhaltenen Niederschlages beträgt nach Waschen mit M. und Ä. sowie Trocknen, etwa 170°.

Prüfung: 1. Fremde Substanzen: Es wird eine dünnschichtchromatographische Untersuchung vorgenommen unter Verwendung von Silikagelplatten G/UV 254; als Lösungsmitte dient eine Mischung von 95 Vol.-T. Chlf. und 5 Vol.-T. Cyclohexan. Es werden getrennt¹ aufgetragen je 2 µl der folgenden 3 Lösungen in Chloroform: (1) 7,5% der zu untersuchenden Substanz. (2): 0,0225% der zu untersuchenden Substanz. (3): 0,0225% Thiambutosin-Standardsubstanz. Nach Entwickeln des Chromatogrammes entnimmt man die Platte der Kammer und trocknet sie im warmen Luftstrom etwa 5 Min. lang. Dann wird die Platte unter kurzwelligem UV-Licht betrachtet (254 nm).
Der Fleck, der außer dem Hauptfleck im Chromatogramm der Lösung (1) erhalten wird, darf nicht intensiver sein, als der Fleck, der mit der Lösung (2) entsteht. 2.: Blei: Höchstens 5 ppm. 3.: Sulfatasche: Höchstens 0,1%.

Gehaltsbestimmung: Es wird eine Titration in wasserfreiem Milieu durchgeführt, wozu etwa 0,7 g Substanz verwendet werden. Der Endpunkt wird potentiometrisch bestimmt. 1,0 ml 0,1 n Perchlorsäure entspricht 0,03435 g $C_{19}H_{25}N_3OS$.

Aufbewahrung: Gut verschlossen, vor Licht geschützt.

Anwendung: Zur Behandlung der Lepra.

Dosierung: 500 mg täglich; die Dosis kann nach 14 Tagen auf maximal 2 g pro Tag gesteigert werden.

Thiaminum

Thiaminum bromatum. S. II, 674.

Thiaminum hydrochloricum. S. Vitamin B_1 II, 669.

Thiamine Mononitrate. S. II, 673.

Thiaminpyrophosphat. S. Cocarboxylase II, 675.

Thiamphenicolum

Thiamphenicolum. Thiamphenicol.

$C_{12}H_{15}NO_5Cl_2S$ M.G. 356,22

D(+)-threo-N-(β-Hydroxy-α-hydroxymethyl-p-methylsulfonyl-phenyläthyl)-dichloracetamid.

D(+)-threo-2-Dichloracetamido-1-(p-methylsulfonylphenyl)-propan-1,3-diol.

Anwendung. Als Antibioticum mit dem Wirkungsspektrum des Chloramphenicols (s. I, 981).

Handelsformen. Clinfenicol, Dextrosulfenidol, Glitisol, Tiofeniclin, Tiofenicol, Urfamicin, Vicemycetin.

Thiamylal

Thiamylal Sodium for injection. S. II, 196 und 222.

Thiantholum

Thianthol.

Thianthol ist ein gebräuchlicher Freiname für 2,7-Dimethylthianthren.

$C_{14}H_{12}S_2$ M.G. 244,3

9,10-Dihydro-2,6-dimethyl-9,10-dithia-anthracen.

Anwendung. Als Antiscabiosum.

Handelsformen. Cutilen, Mitigal, Neosulfine, Piligal, Schwefelöl „Solco".

Thiantholum Jap. 72. Thianthol.

Bemerkung. Unter der Bezeichnung Thiantholum versteht die Jap. 72 ein Gemisch von 2,7-Dimethylthianthren (s. o.) und Thiantholdisulfid.

Gehalt. Mindestens 23,5% und höchstens 26,5% Schwefel.

Eigenschaften. Gelbliche, viskose Flüssigkeit von schwach angenehmem Geruch. Die Substanz ist gut löslich in Aceton, Äther, Benzol, Toluol und Benzin, wenig löslich in A., praktisch unlöslich in W. Bei Lagerung in der Kälte kann die Substanz kristallin erstarren, bei Erwärmung tritt wiederum Verflüssigung ein.
Spezifisches Gewicht: $D_{20} = 1,19$ bis $1,23$.

Erkennung. 0,1 g Substanz wird vorsichtig mit 5 ml Schwefelsäure versetzt. Es entsteht eine purpurblaue Färbung. Bei Zusatz von 5 bis 6 Tropfen Salpetersäure zu dieser Lsg. geht die blaue Färbung in eine gelblich-rote über, wobei Gasentwicklung auftritt.

Prüfung. 1. Saure oder alkalische Verunreinigungen: 10 g Substanz wird mit 20 ml W. geschüttelt und zur Trennung der Schichten stehengelassen. Die wäßrige Phase reagiert neutral. 2. Sulfationen: Zu 10 ml der wäßrigen Schicht, die unter 1. erhalten wurde, gibt man 2 bis 3 Tropfen Bariumchlorid-Lsg. Es darf keine Opaleszenz entstehen. 3. Verbrennungsrückstand: Höchstens 0,1%, wobei 1 g Substanz zur Prüfung eingesetzt wird.

Gehaltsbestimmung. Etwa 0,01 g Substanz werden genau gewogen und der Schöninger-Verbrennung unterworfen, wobei man eine Mischung von 5 ml verdünnter Natronlauge (1 auf 10) und 1,0 ml Wasserstoffperoxid-Lsg. als Absorptions-Lsg. verwendet.

Aufbewahrung. In dicht schließenden Gefäßen.

Anwendung. Als Antiscabiosum.

Thiaphosphorsäureester

Thiaphosphorsäure-[2-n-propyl-4-methyl-pyrimidyl-(6)]-diäthylester. S. O,O-Diäthyl-thiophosphorsäure-O-[2-n-propyl-4-methyl)-pyrimidyl-(6)]-ester IV, 512.

Thiazolgelb

Thiazolgelb. S. Titangelb I, 236.

Thiazolsulfonum

Thiazolsulfonum. S. Thiazolsulfone II, 531 und 565.

Thibexinol

Thibexinoli methylbromidum. Thibexinolmethylbromid.

$C_{18}H_{26}NOBrS_2$ M.G. 416,43

N-{4-[α-Hydroxy-α,α-bis-(2-thienyl)-methyl]-cyclohexyl}-N,N,N-trimethylammonium-bromid.

Anwendung. Als Antidiarrhoicum.

Handelsform. Entoquel (Whik, USA). Die Substanz ist nicht mehr im Handel!

Thiethylperazine

Thiethylperazine Malate NF XIV. Thiethylperazinmalat.

$C_{22}H_{29}N_3S_2 \cdot 2\,C_4H_6O_5$ M.G. 667,79

2-(Äthylthio)-10-[3-(4-methyl-piperazin-1-yl)-propyl]-phenothiazin-malat.

Gehalt. Mindestens 98,0 und höchstens 101,5% $C_{22}H_{29}N_3S_2 \cdot 2\,C_4H_6O_5$, berechnet auf die getrocknete Substanz.

Eigenschaften. Weißes bis schwach gelbliches, kristallines Pulver von höchstens schwach wahrnehmbarem Geruch, gut lösl. in W., lösl. in M.

Erkennung. 1. Zu 2 ml wss. Lsg. (1 in 5000) gibt man 2 Tr. Salpetersäure. Es entsteht eine blaue Fbg., die verschwindet und dann in violett übergeht. 2. IR-Absorption: Das IR-Spektrum der getrockneten Substanz, gemessen als Mineralöl-Suspension, muß bei gleichen Wellenlängen die gleichen Banden aufweisen, wie die entsprechend vermessene NF-Referenz-Standardsubstanz. 3. UV-Absorption: Das UV-Spektrum der Lsg. 1 in 100000 in W. zeigt die gleichen Maxima und Minima wie das entsprechend vermessene Spektrum der NF-Referenz-Standardsubstanz. Die Abweichung in den Extinktionen beim Maximum, das bei etwa 263 nm liegt, darf nicht mehr als 3,0% betragen.

Prüfung. 1. pH: Der pH-Wert der frisch bereiteten Lsg. (1 in 100) muß zwischen 2,8 und 3,8 liegen. 2. Trocknungsverlust. Höchstens 0,5%, wenn die Substanz 4 Std. bei 105° getrocknet wird. 3. Asche. Höchstens 0,1%, wenn die Substanz bei 900° eine Std. lang verascht wird 4. Selen. Höchstens 0,003%.

Gehaltsbestimmung. Etwa 275 mg Substanz werden genau gewogen, in einer Mischung von 40 ml Eisessig und 40 ml Acetanhydrid gelöst und mit 0,1 n Perchlorsäure bei potentiometrischer Endpunktbestimmung titriert. Der Verbrauch an Normallsg. wird an Hand eines Blindversuches korrigiert. 1 ml 0,1 n Perchlorsäure entspr. 33,39 mg $C_{22}H_{29}N_3S_2 \cdot 2\,C_4H_6O_5$.

Anwendung. Als Antiemeticum (s. auch II, 376).

Dosierung. Übliche Dosierung: i.m. 10 bis 30 mg tgl. Üblicher Dosierungsbereich: i.m. 10 bis 30 mg tgl.

Thiethylperazine Maleate NF XIV. Thiethylperazinmaleat.

$$C_{22}H_{29}N_3S_2 \cdot 2\,H_2C_4H_2O_4$$

$C_{22}H_{29}N_3S_2 \cdot 2\,C_4H_4O_4$ M.G. 631,76

2-(Äthylthio)-10-[3-(4-methyl-piperazin-1-yl)-propyl]-phenothiazin-maleat.

Gehalt. Mindestens 98,0 und höchstens 101,5% $C_{22}H_{29}N_3S_2 \cdot 2\,C_4H_4O_4$, berechnet auf die getrocknete Substanz.

Eigenschaften. Leicht gelbstichiges, voluminöses Pulver von bitterem Geschmack, geruchlos oder höchstens von schwach wahrnehmbarem Geruch, sehr schlecht lösl. in W., sehr wenig lösl. in M., praktisch unlösl. in Chlf. Fp. = 183° u. Zers.

Erkennung. 1. 2 ml der Lsg. (1 in 5000) werden mit 2 ml Salpetersäure versetzt. Es entsteht eine hellblaue Farbe, die zunächst verschwindet und dann in violett übergeht. 2. Etwa 200 mg Substanz werden in 5 ml W. suspendiert und mit 2 ml konz. Ammoniaklsg. versetzt. Man extrahiert 3mal mit je 10 ml Chlf. und verwirft den Chlf.-Extrakt. Die wss. Schicht wird mit etwa 10 ml verd. Schwefelsäure angesäuert und bei niedriger Temp. aufbewahrt. Man setzt 50 ml Ä. zu, mischt kräftig durch und verwirft die wss. Schicht. Nach Filtrieren der ätherischen Schicht durch eine mit getrocknetem, vorher mit Ä. befeuchtetem Natriumsulfat gefüllte Säule, wird auf einem Wasserbad zur Trockne eingedampft. Der erhaltene Maleinsäurerückstand muß zwischen 131 und 138° schmelzen. 3. IR-Absorption. Das IR-Spektrum der getrockneten Substanz, gemessen mit Hilfe eines Kaliumbromidpreßlings, muß die gleichen Banden aufweisen wie die entspr. vermessene NF-Referenz-Standardsubstanz. 4. UV-Absorption. Das UV-Spektrum der Lsg. 1 in 100000 in W. muß die gleichen Maxima und Minima zeigen wie die entsprechend vermessene NF-Referenz-Standardsubstanz. Beim Maximum, das bei etwa 263 nm liegt, dürfen die Extinktionen höchstens um 3,0% differieren, jeweils berechnet auf die getrocknete Substanz.

Prüfung. 1. pH-Wert: 100 mg Substanz werden in 100 ml W., notfalls unter Erwärmen gelöst. Der pH-Wert dieser Lsg. muß zwischen 2,8 und 3,8 liegen. 2. Trocknungsverlust: Höchstens 0,5%, wenn die Substanz 4 Std. lang bei 105° getrocknet wird. 3. Asche: Höchstens 0,1%. 4. Selen: Höchstens 0,003%.

Gehaltsbestimmung. Etwa 250 mg Substanz werden genau gewogen, in 30 ml Eisessig unter Erwärmen auf dem Wasserbad gelöst. Man setzt dann 1 Tr. Kristallviolettlsg. hinzu und titriert mit 0,1 n Perchlorsäure bis zu einem blaugrünen Endpunkt. Mit Hilfe eines Blindversuches wird der Verbrauch an Normallsg. korrigiert. 1 ml 0,1 n Perchlorsäure entspr. 31,59 mg $C_{22}H_{29}N_3S_2 \cdot 2\,C_4H_4O_4$.

Anwendung. Als Antiemeticum (s. auch II, 376).

Dosierung. Üblicher Dosierungsbereich: Oral oder rektal 10 bis 30 mg tgl.

Thimerosal

Thimerosal. S. Thiomersal I, 1248 und VII A 242.

Thioacetamid

Thioacetamid.

$$H_3C-C{\overset{\displaystyle \diagup NH_2}{\diagdown S}}$$

C_2H_5NS M.G. 75,14

Bemerkung. Die Substanz ist in versch. Arzneibüchern als Reagens beschrieben bzw. genannt (DAB 7 — BRD, Eu. P. I-69).

Gehalt. 99,0 bis 101,0% C_2H_5NS (DAB 7 — BRD).

Eigenschaften. Farblose Kristalle oder weißes krist. Pulver, leicht lösl. in W. und A. Die Substanz färbt sich an der Luft schwach gelb und riecht dann nach Schwefelwasserstoff. Fp. = 110—115°.

Prüfung. 1. Aussehen der Lösung: Die Lsg. von 0,25 g Substanz in 5,0 ml W. muß farblos und darf nicht stärker getrübt sein, als 5,0 ml der folgenden Vergleichslsg.: 0,250 mg Kaliumsulfat-Lsg. IV werden auf den Boden eines Reagensglases gebracht, mit 1,0 ml Bariumchlorid-Lsg. I versetzt. 1 Minute nach dem Umschütteln wird eine Mischung von 1,0 ml Kaliumsulfat-Lsg. III, 9,0 ml W. und 0,5 ml 3 n Salzsäure hinzugefügt und erneut umgeschüttelt. Diese Vergleichslsg. ist frisch herzustellen. 2. Schwermetallionen: Der Rückstand von 3. (Sulfatasche) wird mit 0,5 ml 3 n Schwefelsäure aufgenommen und die Lsg. zu 20,0 ml verdünnt. 12,0 ml dieser Lsg. werden auf Schwermetallionen, Methode a) (I, 254) geprüft. 3. Sulfatasche: Höchstens 0,1%. Einwaage 2,00 g.

Gehaltsbestimmung: 0,80 g Substanz, genau gewogen, werden zu 100,0 ml gelöst. 10,00 ml dieser Lsg. werden in einem 100-ml-Meßkolben nach Zusatz von 1,0 ml 3 n Schwefelsäure und 50,00 ml 0,1 n Silbernitrat-Lsg. 30 Minuten lang im Wasserbad erhitzt. Nach dem Abkühlen wird aufgefüllt und filtriert. Die ersten 20 ml des Filtrats werden verworfen. 50,00 ml des Filtrates werden nach Zusatz von 5,00 ml Ammonium(III)-sulfat-Lsg. mit 0,1 n Ammoniumthiocyanat-Lsg. zurücktitriert. 1,00 ml 0,1 n Silbernitrat-Lsg. entspr. 3,757 mg C_2H_5NS.

Anwendung: Anstelle von Schwefelwasserstoff als Reagens zur Prüfung auf Schwermetallionen.

Lösung: S. I, 766.

Thioacetamid-Reagens: S. I, 766.

Thioacetazonum

Thioacetazonum. S. Thiacetazone S. 129.

Thiocarbamidum

Thiocarbamidum. S. Thioharnstoff I, 236.

Thiocarbanilid

Thiocarbanilid. Sulfocarbanilid. N,N-Diphenylthioharnstoff.

$C_{13}H_{12}N_2S$ M.G. 228,31

Eigenschaften. Weiße, kristalline Blättchen, prakt. unlösl. in W. und Schwefelkohlenstoff, lösl. in A., Ä. und Alkalilaugen. $D^4 = 1,320$. Fp. $= 154-155°$.

Anwendung. Als Vulkanisationsbeschleuniger. Zur Herstellung von Schwefelfarben.

Thiocolchicoside

Thiocolchicoside CF 72. Thiocolchicosidum. Thiocolchicosid.

$C_{27}H_{33}NO_{10}S$ M.G. 563,6

2,1-Di-(demethoxy)-2-glucosyloxy-14-(methyl-thio)-colchicin.

Eigenschaften. Gelbes, kristallines Pulver, lösl. in W., wenig lösl. in A., praktisch unlösl. in Ä. und Aceton. Fp. $= 275°$, u. Zers. Spez. Drehung: Die spez. Drehung der Substanz ist stark temperaturabhängig. $[\alpha]_D^{23} = -550$ bis $-580°$; $[\alpha]_J^{23} = -590$ bis $-620°$ (c $= 0,5$; berechnet auf die getrocknete Substanz). Die Bestimmungen sollen bei $23° \pm 0,5°$ durchgeführt werden.

Erkennung. 1. Die 0,001%ige Lsg., gemessen in einer Schichtdicke von 1 cm, zeigt bei 375 nm eine Extinktion von etwa 0,33, berechnet auf die getrocknete Substanz.

Prüfung. 1. pH-Wert: 0,50 g Substanz werden in 100 ml W. gelöst. Der pH-Wert dieser Lsg. muß zwischen 6,0 und 7,5 liegen. 2. Wassergehalt: Höchstens 4,0%, bestimmt mit 0,50 g Substanz, die bei 100 bis 105° bis zur Gewichtskonstanz getrocknet wird. 3. Sulfatasche: Höchstens 0,2%, ausgeführt mit 1,0 g Substanz. 4. Akute Toxizität: Es wird eine Lsg. bereitet, die 1 mg Substanz pro ml enthält. Lösungsmittel ist isotonische Kochsalzlsg. 10 Mäusen von etwa 20 g Gewicht wird pro g Körpergewicht 0,01 ml dieser Lsg. i.v. injiziert. Innerhalb von 10 Tagen dürfen höchstens 5 Mäuse sterben. 5. Pyrogene: Nach der Methode der CF 75 wird auf die Abwesenheit von Pyrogenen geprüft. Dazu benutzt man eine Lsg. in steriler, pyrogenfreier Kochsalzlsg., die 4 mg Substanz pro ml enthält. Injiziert werden 0,5 ml pro kg Körpergewicht.

Aufbewahrung. Vorsichtig.

Anwendung. Als zentral wirksames Muskelrelaxans.

Handelsformen. Colcamyl. Coltramyl, Coltrax, Coltromyl, Liviane, Musco-Ril, Rehnus.

Thioctinsäure

Thioctinsäure. 6,8-Thioctinsäure. S. α-Ligronsäure V, 528 und II, 864.

Thiocyanatoessigsäure-terpinylester

Thiocyanatoessigsäure-terpinylester. S. Isobornyl-thiocyan-acetat V, 289.

Thiodiglycolum

Thiodiglycolum. Thiodiglycol.

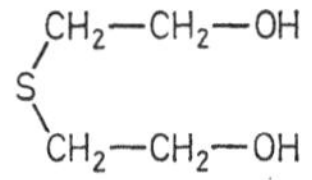

$$S \begin{cases} CH_2-CH_2-OH \\ CH_2-CH_2-OH \end{cases}$$

$C_4H_{10}O_2S$ M.G. 122,18

2,2'-Thiodiäthanol.

Bis-(2-hydroxyäthyl)-sulfid.

Anwendung. Als Zytostaticum.

Handelsform. Tedegyl.

Thiofuradenum

Thiofuradenum. Thiofuraden. Thiofurthilinum.

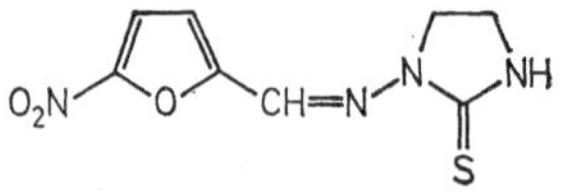

$$O_2N-\overset{}{\underset{O}{\bigcirc}}-CH=N-\overset{}{\underset{S}{\bigcirc}}NH$$

$C_8H_8N_4O_3S$ M.G. 240,24

1-(5-Nitro-furfuryliden-amino)-imidazolidin-2-thion.

Anwendung. Als Anthelminticum in der Tierheilkunde.

Handelsform. Thiofuradene.

Thiofuran

Thiofuran. S. Thiophen S. 144.

Thioglykolsäure

Thioglykolsäure. Acidum thioglycolicum. Acidum mercapto-aceticum. Mercaptoessig-säure. Äthanthiol-(2)-säure-(1).

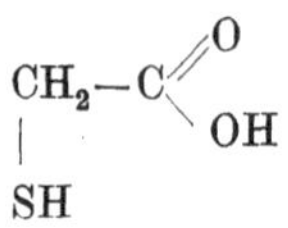

$$\underset{SH}{\overset{|}{CH_2}}-C\overset{\nearrow O}{\underset{\searrow OH}{}}$$

$C_2H_4O_2S$ M.G. 92,12

Bemerkung. Die Substanz ist in einigen Pharmakopöen als Reagens beschrieben oder aufgeführt (z. B. DAB 7 — BRD, Eu. P. I — 69).

Gehalt. Mindestens 79,0% $C_2H_4O_2S$ (DAB 7 — BRD).

Eigenschaften. Klare, farblose Fl. von charakteristisch-unangenehmen Geruch. Mischbar mit W., ein- und mehrwertigen aliphat. Alkoholen, Äthern, Ketonen, Estern, Halogenkohlenwasserstoffen und Benzol. Nicht mischbar mit aliphat. Kohlenwasserstoffen. Mischungen mit wasserfr. Alkoholen bilden beim Stehen Ester, mit Ketonen Mercaptale. Die Substanz bildet lineare und ringförmige Kondensationsprodukte. An der Luft tritt Dehydrierung zu Dithiodiessigsäure ein, die durch Schwermetalle katalysiert wird. $\varrho^{20°} = 1{,}265$ bis $1{,}275$. Fp. (wasserfrei) $= -16{,}5°$. $Kp._1 = 60°$. $Kp._{10} = 101{,}5°$. $Kp._{100} = 154°$ u. Zers.

Prüfung (nach DAB 7 — BRD). Prüflösung: 1,00 g Substanz wird zu 10,0 ml verdünnt. 1. Aussehen der Lösung: 5,0 ml Prüflsg. müssen klar und farblos sein. 2. Schwermetall-Ionen: Der Rückstand von 5. wird in 1,0 ml 3 n Salzsäure und 10 ml W. gelöst. Die Lsg. wird mit 3N-Natronlauge neutralisiert und zu 20,0 ml verdünnt. 12,0 ml dieser Lösung werden, wie in Bd. I, 254 beschrieben (a) geprüft. 3. Eisen-Ionen: 10,0 g Substanz werden nach dem Verdünnen zu 20,0 ml mit 0,50 g Natriumdisulfit und 0,50 ml 6 n Essigsäure versetzt. Nach Zugabe von 2,50 ml Dipyridyllsg. wird 15 Min. lang stehen gelassen. Die Probe darf nicht stärker gefärbt sein als eine in gleicher Weise behandelte Vergleichslsg., die 0,50 ml Ammoniumeisen(II)-sulfat-Lsg. II und 19,5 ml W. enthält. 4. Empfindlichkeitsprüfung mit Eisen(II)-Ionen: Die Mischung von 0,50 ml Ammonium-eisen(II)-sulfat-Lsg. II, 25,0 ml W. und 5,0 ml 6N-Ammoniaklsg. muß sich auf Zusatz von 1,00 Prüflsg. rosa färben. 5. Sulfatasche: Höchstens 0,1%. Einwaage 1,00 g.

Gehaltsbestimmung. 0,25 g Substanz, genau gewogen, werden mit 20 ml W. verdünnt und nach Zusatz von 0,10 ml Bromthymolblau-Lsg. mit 0,1 n Natronlauge titriert. Anschließend wird die Lsg. unter Zusatz von Stärkelsg. mit 0,1 n Jodlsg. titriert. 1 ml 0,1 n Jodlsg. entspricht 9,212 mg $C_2H_4O_2S$. Die Differenz zwischen dem Verbrauch an 0,1 n Natronlauge bei der 1. Titration und an 0,1 n Jodlsg. bei der 2. Titration darf, berechnet auf 1,00 g Substanz, höchstens 0,50 ml betragen.

Anwendung. Zur Prüfung auf Eisen-Ionen. Zur Erhöhung der Lsgm.-resistenz von natürl. und synth. Kautschuken. Zur Herstellung von Farbstoffen. Zur Abwandlung von Polymeren. Als Hilfsmittel in der Textil- und Hutindustrie. Als Haarpflegemittel. Als Reagens auf Al, Cu, Fe, Mo, Pd, U und Nitrite.

Aufbewahrung. Kühl, in eisenfreien Gefäßen.

Bemerkung. Durch chemische Reaktionen und Einwirkung von Bakterien kann sich beim Stehen Schwefelwasserstoff bilden, der in völlig verschlossenen Behältern zu einem Überdruck führt.

Ammoniumsalz.

$$HS-CH_2-COO^{\oplus}NH_4^{\ominus}$$

$C_2H_7NO_2S$ $\hspace{4cm}$ M.G. 109,15

Eigenschaften. Farblose, hygroskopische, schwach eigenartig riechende Kristalle. Leicht lösl. in W. Spuren von Eisensalzen färben die Lsg. rot. Die Substanz ist leicht oxydabel und gibt beim Stehen an der Luft Ammoniak ab. Sie zersetzt sich beim Erhitzen in Gegenwart von Säuren oder Säuredämpfen zu hochtoxischen Dämpfen.

Im Handel ist eine 50%ige, relativ stabile, wss. Lsg. $D_4^{20} =$ etwa 1,19; pH $= 5{,}5$ bis $6{,}5$. *Anwendung.* Zur Haarpflege, als Reagens.

Calciumsalz. Zur Haarentfernung. Die Substanz wird z. B. in Pastenform oder als Lösung angewandt, die bei pH 12 haarzerstörend wirken.

Natriumsalz. Zer Herstellung des Nährbodens nach BREWER.

Monoäthanolammoniumsalz. Für die Haarpflege (Kalt-Dauerwelle).

Thioglykolsäure-2-äthylhexylester. Thioglykolsäure-iso-octylester.

$$HS-CH_2-\underset{\underset{O}{\|}}{C}-O-CH_2-\underset{\underset{\underset{CH_3}{|}}{CH_2}}{CH}-CH_2-CH_2-CH_2-CH_3$$

$C_{10}H_{20}O_2S$ $\hspace{4cm}$ M.G. 204,34

Eigenschaften. Farblose, klare Fl. von intensivem, esterartigem Geruch. Mischbar mit Bzl., Aceton, Essigester, Phenol, Halogenkohlenwasserstoffen u. a. org. Lsgm., wenig lösl. in W., Petrolä., Paraffinöl und Fettalkoholen. Die Substanz besitzt starkes Quellungsvermögen für synth. und nat. Kautschuke, Polymerisate, Polykondensate.

Anwendung. Als Hilfsmittel (Polymerisationslenker) in der Kunststoffherstellung.

Aufbewahrung. Gut verschlossen.

Thioglykolsäure-aminonaphthalid. S. Thioglykolsäure-β-aminonaphthalid I, 235.

Thioguanine

Thioguanine USP XIX.

$C_5H_5N_5S \cdot xH_2O$ M.G. wasserf. 167,19

Gehalt. Die Substanz ist wasserfrei oder enthält $^1/_2$ Mol Kristallwasser. Mindestens 97,0 und höchstens 100,5% $C_5H_5N_5S$, berechnet auf die getrocknete Substanz.

Eigenschaften. Blaßgelbes, kristallines Pulver, geruchlos oder praktisch geruchlos, unlösl. in W., in A. und in Chlf., gut lösl. in verdünnten Alkalihydroxydlsg.

Erkennung. 1. IR-Absorption: Das IR-Spektrum der i. Vac. bei 105° 5 Std. lang getrockneten Substanz, gemessen an einem Kaliumbromidpreßling, darf nur die gleichen Banden aufweisen, wie das Spektrum der entsprechend vermessenen USP-Standardsubstanz. UV-Absorption: Das UV-Spektrum der Lsg. 1 in 200000 muß die gleichen Maxima und Minima aufweisen, wie das entsprechend vermessene Spektrum der USP-Standardsubstanz.

Prüfung. 1. Trocknungsverlust. Höchstens 6%, wenn die Substanz 5 Std. lang bei 105° i. Vac. getrocknet wird. 2. Stickstoffgehalt: Mindestens 40,6 und höchstens 43,1%, bestimmt nach der Kjeldahl-Methode, berechnet auf die getrocknete Substanz. 3. Phosphorhaltige Verunreinigungen: Ammoniummolybdatlsg.: 8,3 g Ammoniummolybdat werden in 40 ml W. gelöst, mit 33 ml verd. Schwefelsäure (2 in 7) versetzt und mit W. auf 100,0 ml aufgefüllt. Diese Lsg. ist etwa 2 Wochen lang haltbar. 50,0 mg, genau gewogen, werden in einem langen Rg.-Glas mit 1 ml verd. Schwefelsäure (2 in 7) versetzt und in einem sd. Wasserbad 5 Min. lang erhitzt. Dann setzt man vorsichtig und tropfenweise Salpetersäure zu, während das Erhitzen solange fortgeführt wird, bis die Lsg. farblos geworden ist. Darüber hinaus wird dann noch 1 Min. lang erhitzt. Nach dem Abkühlen wird mit W. auf etwa 10 ml aufgefüllt und die Lsg. in einen 25-ml-Meßkolben überführt, indem man das Rg.-Glas mit einigen ml W. nachspült. Dann versetzt man mit 0,75 ml Ammoniummolybdatlsg., 1,0 ml Aminonaphthosulfonsäurelsg. und verdünnt mit W. auf das Vol. Mit Hilfe eines geeigneten Spektralphotometers wird die Absorption dieser Lsg. in einer Schichtdicke von 1 cm bei einer Wellenlänge von etwa 620 nm gegen eine entsprechende Leerlsg. vermessen. Die Absorption darf nicht höher als die einer entsprechend bereiteten Vergleichslsg. sein, die man mit 1,5 ml einer Kaliumphosphatlsg. hergestellt hat, die 10 µg Phosphat pro ml enthielt. Grenzwert: 0,03% Phosphat. 4. Selen: Höchstens 0,003%. Zur Durchführung werden 200 mg Substanz benötigt. 5. Schwefel: 50 mg Substanz werden in 5 ml Natronlauge gelöst. Die Lsg. muß klar sein.

Gehaltsbestimmung. Etwa 100 mg Substanz, die 5 Std. lang bei 105° getrocknet ist, werden genau gewogen, in einen 100-ml-Meßkolben gegeben, in einer Mischung von 15 ml W. und 1,5 ml Natronlauge gelöst, mit W. zum Vol. verdünnt und durchgemischt. 10 ml dieser Lsg. werden in einen zweiten 100-ml-Meßkolben gegeben und mit verdünnter Salzsäure (1 in 100) auf das Vol. aufgefüllt. Schließlich überführt man 5 ml dieser erneut erhaltenen Lsg. in einen dritten 100-ml-Meßkolben und füllt mit verdünnter Salzsäure (1 in 100) zum Vol. auf. Diese Lsg. wird mit einer entsprechend bereiteten Lsg. der USP-Standardsubstanz vergleichend gemessen, wobei die Vergleichslsg. etwa 5 µg Substanz pro ml enthält. Die Messung geschieht in 1 cm Schichtdicke bei der Wellenlänge des Maximums von etwa 348 nm in einem geeigneten Spektrophotometer, wobei man verdünnte Salzsäure (1 in 100) als Blindlsg. verwendet. Die enthaltene Menge $C_5H_5N_5S$ in mg wird durch folgende Formel ermittelt:

$$20C(A_U/A_S),$$

wobei C die Konz. in μg pro ml der USP-Standardsubstanz bedeutet und A_U bzw. A_S die Absorptionen der Lsg. für Thioguanin und Standard darstellen.

Anwendung. Als antimetabolisches Zytostaticum.

Dosierung. Anfangsdosis 2 mg pro kg Körpergewicht, 1× pro Tag. Die Dosis kann nach 4 Wochen, sofern sich keine toxischen Erscheinungen zeigen, auf 3 mg pro kg Körpergewicht, 1× pro Tag erhöht werden.

Thioharnstoff

Thioharnstoff. S. I, 236.

Lsg. S. I, 767.

Thiohexallymalum

Thiohexallymalum. S. Natrium Cyclohexenylallylthiobarbituricum II, 223.

Thiohexamidum

Thiohexamidum. Thiohexamide. Thiohexamid.

$$H_3C-S-\langle\bigcirc\rangle-SO_2-\underset{H}{N}-\underset{\underset{O}{\|}}{C}-\underset{H}{N}-\langle\bigcirc\rangle$$

$C_{14}H_{20}N_2O_3S_2$ M.G. 328,45

1-Cyclohexyl-3-[p-(methylthio)-phenyl-sulfonyl]-harnstoff.

Anwendung. Als orales Antidiabeticum. (s. auch II, 92 ff.)

Thiomebumalum

Thiomebumalum. S. Natrium-isopentyl-äthyl-thiobarbituricum II, 196, 220.

Thiomerosal

Thiomerosal. S. Thiomersal I, 1248 und VII A, 242.

Thionalid

Thionalid. S. Thioglykolsäure-β-aminonaphthalid I, 235.

Thionin

Thionin-chlorid. Lauths Violett.

$C_{12}H_{10}N_3ClS \cdot H_2O$ M.G. 281,77
                                                                  wasserfrei 263,76

3,7-Diamino-phenothiazoniumchlorid.

Eigenschaften. Schwarzgrünes, metallisch glänzendes Pulver, mit blauvioletter Farbe schwer lösl. in W., mit braunroter Farbe schwer lösl. in A., mit violetter Farbe lösl. in heißem W., mit violetter Farbe wenig lösl. in konz. Salzsäure (Farbe schlägt auf Zusatz weiterer Salzsäure nach Blau um), mit grüner Farbe lösl. in konz. Schwefelsäure, die beim Verdünnen zunächst blau, dann violett wird.

Anwendung. In der Mikroskopie zum Färben von Ganglienzellen, Zellkernen, Knochenkörperchen, Knorpel, Schleim, Bakterien. Als Redoxindikator.

Thionylchlorid

Thionylchlorid. Thionylum chloratum.

$SOCl_2$ M.G. 118,98

Eigenschaften. Farblose, an der Luft rauchende, erstickend riechende, stark lichtbrechende, die Haut ätzende Fl. Mischbar mit Bzl., Chlf. und Tetrachlorkohlenstoff. In Berührung mit W. wird die Substanz zu Salzsäure und Schwefeldioxyd hydrolysiert. $D_4^{20} = 1,638$. Fp. $= -104,5°$. Kp. $= 79°$. $n_D^{20} = 1,517$.

Bemerkung. Die Substanz ist wegen ihrer ätzenden Wirkung auf Haut und Schleimhäute vorsichtig zu handhaben.

Anwendung. Als Chlorierungsmittel in der org. Synthese.

Aufbewahrung. Gut verschlossen, vor Feuchtigkeit geschützt.

Thiopentalum

Thiopentalum natricum. S. Natrium-isopentyl-äthyl-thiobarbituricum II, 196, 220.

Thiopentalum natricum ad iniectabile Helv. VI. Thiopentalum solubile ad iniectionem. Thiopental-Natrium zur Injektion. Thiopental sodique pour injections.

Zusammensetzung und Gehalt. Die Substanz ist eine Mischung von 100 T. Natriumsalz der 5-Äthyl-5-(1-methylbutyl-thiobarbitursäure ($C_{11}H_{17}N_2O_2SNa$, M.G. 264,3) und 6 T. antimikrobiell behandeltem wasserfreiem Natriumcarbonat (Na_2CO_3, M.G. 106) mit einem

Gehalt von mindestens 84,0 (84,0 bis 87,0)% Thiopental ($C_{11}H_{18}N_2O_2S$, M.G. 242,3) und mindestens 10,0 (10,00 bis 11,0)% Natrium (Na, A.G. 22,99), beide bezogen auf die getrocknete Substanz.

Eigenschaften. Gelblichweißes Pulver von knoblauchartigem Geruch und bitterem, sehr unangenehmen Geschmack. Leicht löslich in W., köslich in A., praktisch unlöslich in Ä. und Benzol.

Stammlösung: 0,75 g Substanz werden in ausgekochtem W. zu 15 ml gelöst. Diese Lösung muß klar sein.

Erkennung: 1. 1,0 mg der bei der Gehaltsbestimmung erhaltenen Substanz wird in 1,0 ml 0,1 N Natriumhydroxydlösung gelöst. Nach Zugabe von 1,0 mg Nitroprussidnatrium-Lösung, wird nach 15 Minuten mit 1,0 ml Salzsäure (7%) versetzt. Die Lösung färbt sich dabei rotviolett. 2. Der bei der Gehaltsbestimmung erhaltene Rückstand gibt die Identitätsreaktionen auf Barbiturate. 3. Fp. der bei der Gehaltsbestimmung erhaltenen Barbitursäure: 156—159°. 4. Die Stammlösung gibt die Identitätsreaktion auf Natrium. 5. Die Substanz gibt die Identitätsreaktion auf Carbonat.

Prüfung. 1. pH-Wert: Der pH-Wert der Stammlösung muß zwischen 10,6 und 11,0 liegen. 2. Chlorid: 10,0 ml Stammlösung, 30,0 ml W. und 10,0 ml Salpetersäure (12,0%) werden vermischt und dreimal mit je 25,0 ml Ä. ausgeschüttelt. Die abgetrennten Ätherschichten werden verworfen. 14,0 ml der wäßrigen Schicht müssen den Anforderungen der Grenzreaktion a I) auf Chlorid genügen. 3. Sulfat: Der Rest der wäßrigen Schicht von 1. wird mit dem gleichen Vol. W. verdünnt. 13,0 ml dieser Lsg. müssen der Anforderung der Grenzreaktion a II) genügen. 4. Trocknungsverlust: Höchstens 2,5%, wenn die Substanz 4 Stunden lang i. Vak. bei 100° getrocknet wird; die Bestimmung wird mit 0,5 g Substanz durchgeführt.

Gehaltsbestimmung Na: Etwa 0,6 g Substanz, genau gewogen, werden in 20 ml W. gelöst und unter Zusatz von 3 Tropfen Methylrotlösung mit 0,1 n Salzsäure bis zum Farbumschlag von gelb nach rot titriert. Dann wird vorsichtig 2 Minuten zum Sieden erhitzt und nach dem Erkalten die Titration beendet.

1,0 ml 0,1 n Salzsäure entspricht 2,299 mg Na.

Thiopental: Die austitrierte Lösung wird mit 5,0 ml 0,1 n Salzsäure versetzt und mit 25,0 ml, 25,0 ml, 20,0 ml, 15,0 ml und 10,0 ml Chloroform ausgeschüttelt. Die abgetrennten Chloroformauszüge werden jeweils mit denselben 5 ml Wasser gewaschen und vereinigt. Das Chloroform wird abdestilliert. Der Rückstand im Trockenschrank bei 105° getrocknet und gewogen.

Anwendung: Als Ultrakurznarcoticum.

Dosierung: Maximaldosis: Einzeldosis i.v. 1,0 g pro Narkose.

Aufbewahrung: Vorsichtig, in zugeschmolzenen Ampullen.

Herstellung und Abgabe von Lösungen: Die Substanz ist unmittelbar vor Gebrauch in der nötigen Menge Wasser für Injektionsflüssigkeiten unter Vermeidung mikrobieller Verunreinigungen zu lösen.

Veränderlichkeit: Die Substanz ist etwas hygroskopisch und etwas zusammenbackend. Lösungen zersetzen sich.

Unverträglichkeiten: Sauer reagierende Stoffe, Schwermetallsalze.

Thiopentalum natricum cum natrii carbonate PI. Ed. II.

Zusammensetzung und Gehalt. Die Substanz ist eine Mischung von 100 T. des Mono-Natriumsalzes der 5-Aethyl-5-(1-methylbutyl)-thiobarbitursäure ($C_{11}H_{17}N_2NaO_2S$, M.G. 264,32) und 6 T. wasserfreien Natriumcarbonats (Na_2CO_3, M.G. 105,99). Die Substanz enthält mindestens 84,0% und höchstens 87,0% $C_{11}H_{18}N_2O_2S$ und mindestens 10,0%, sowie höchstens 11,0% Na, beide berechnet auf die bei 70° 24 Std. lang getrocknete Substanz.

Eigenschaften. Gelblich-weißes Pulver, geruchlos, etwas alkalisch und bitter schmeckend, lösl. in W., weniger lösl. in A., praktisch unlösl. in Ä. und Bzl.

Erkennung. 1. 10 ml der 10%igen Lsg. werden mit 2 ml verd. Salzsäure versetzt. Es entsteht ein weißer Nd., der nach dem Waschen und Trocknen bei 158° schmilzt. 2. Etwa 0,02 g dieses Nd. werden in 5 ml A. gelöst und mit 1 Tr. Kobaltchloridlsg., sowie 1 Tr. verd. Ammoniaklsg. versetzt. Es entsteht eine violette Fbg. 3. Etwa 0,2 g Substanz werden in 5 ml Natronlauge gelöst und mit 2 ml Bleiacetatlsg. versetzt. Es entsteht ein weißer Nd., der beim Erhitzen der Lsg. dunkel wird. Nach dem Ansäuern entwickelt sich Schwefelwasserstoff, der am Geruch und am Schwarzfärben von angefeuchtetem Bleiacetatpapier erkannt werden kann. 4. Etwa 0,3 g Substanz werden in 3 ml 0,5 n Natronlauge gelöst, mit 2 ml W. und 3 g p-Nitrobenzylbromid in 10 ml A. versetzt, 30 Min. am Rückfluß erhitzt und abgekühlt. Den erhaltenen Nd. trennt man ab, wäscht ihn auf dem Filter mit W. und kristallisiert ihn aus 25 ml A. um. Nachdem die Substanz 30 Min. bei 105° getrocknet wurde, schmilzt sie bei 154°. 5. Die Substanz gibt die charakteristischen Rk. des Natriumions.

Prüfung. 1. Vollständigkeit der Lsg.: S. Amobarbital II, 193. 2. Neutrale und basische Verunreinigungen. S. Amobarbital II, 193. 3. Freies Thiopental. S. Amobarbital (freies Amobarbital), II, 193. 4. Trocknungsverlust. Höchstens 2,0%, wenn die Substanz 24 Std. lang bei 70° getrocknet **wird.**

Gehaltsbestimmung. Natrium. Etwa 0,6 g Substanz werden genau gewogen, in 20 ml W. gelöst, mit 1 Tr. Methylrotlsg. versetzt und mit 0,1 n Schwefelsäure bis zum Umschlag von Gelb nach Rosa titriert. Anschließend wird 1 bis 2 Min. lang erhitzt, wieder abgekühlt und, sofern notwendig, die Titration mit 0,1 n Schwefelsäure bis zum erneuten Umschlag nach Rosa weitergeführt. 1 ml 0,1 n Schwefelsäure entspr. 0,002 299 g Na.

Thiopental. Die bei der ersten Titration erhaltene Lsg. wird mit weiteren 5 ml 0,1 n Schwefelsäure versetzt und sukkzesive mit 25, 25, 20, 15, 15 und 10 ml Chlf. ausgeschüttelt. Die Chlf.-Extrakte werden mit den gleichen 5 ml W. gewaschen, vereint und eingedampft. Der Rückstand wird bei 70° getrocknet und gewogen.

Aufbewahrung. Unter Stickstoff, in versiegelten Gläsern oder in evakuierten, versiegelten Gläsern, vor Licht geschützt an einem kühlen Platz.

Anwendung. Siehe Thiopentalum und II, 220.

Thiopentone

Thiopentone Sodium. S. Natrium-isopentyl-äthyl-thiobarbituricum II, 196, 220.

Thiophen

Thiophen. Thiofuran.

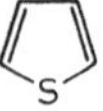

C$_4$H$_4$S   M.G. 84,14

Vorkommen. Die Substanz ist Bestandteil des Steinkohlenteers.

Eigenschaften. Farbl. Fl., prakt. unlösl. in W., leicht lösl. in A., Ä., Bzl., Chlf. u. a. gebräuchl. org. Lsgm. D$_4^{20}$ = 1,0644. Kp. = 84,1°. n$_D^{20}$ = 1,5287. Brennbar!

Anwendung. In der Synthese und als Lsgsm. bei der Herstellung von Kunststoffen.

Aufbewahrung. Gut verschlossen, feuersicher.

Thiophosphorsäureester

Thiophosphorsäure-[2-n-propyl-4-methyl-pyrimidyl-(6)]-diäthylester. S. IV, 512.

Thiopropazate

Thiopropazate hydrochloride BPC. S. II, 392.

Thioproperazinum

Thioproperazinum. Thioproperazine. Thioproperazin.

$C_{22}H_{30}N_4O_2S_2$ M.G. 446,62

N,N-Dimethyl-10-[3-(4-methyl-piperazin-1-yl)-propyl]-phenothiazin-2-sulfonamid.

Bemerkung. Vgl. II, 369.

Anwendung. Als Neurolepticum und Antiemeticum.

Handelsformen. Als Bis-methansulfonat: Majeptil, Mayeptil, Sulfenazin, Vontil.

Thioridazine

Thioridazine Hydrochloride. S. II, 370, 393 und 864.

Thiosemicarbacid

Thiosemicarbacid. S. Hydrazin-thiocarbonsäureamid V, 168.

Thiosinaminum

Thiosinaminum 2. AB — DDR, Erg.B. 6. Thiosinamin. Allylthioharnstoff.

$C_4H_8N_2S$ M.G. 116,2

Gehalt. Mindestens 98,0 und höchstens 101,0% Thiosinamin.

Eigenschaften. Farblose Kristalle, oder weißes, kristallines Pulver, schwach knoblauch-artig riechend, von bitterem Geschmack. Lösl. in W., wenig lösl. in A. Schmelzbereich: 70 bis 74° (2. AB — DDR).

Bemerkung. Zum Schmelzbereich vgl. I, 69 und II, 864.

Prüflösung: 1,000 g Substanz wird in kohlendioxydfreiem W. zu 50,0 ml gelöst.

Erkennung. 1. 5,0 ml Prüflsg. geben nach Zusatz von 5,0 ml Silbernitratlsg. (5,0 g/100,0 ml) einen weißlichen Nd., der in einen grauen oder dunkelgrauen und nach Zusatz von 3,0 ml 6 n Ammoniaklsg. in einen schwarzen übergeht. 2. 5,0 ml Prüflsg. geben nach Zusatz von 5,0 ml Quecksilber(II)-chloridlsg. (5,0 g/100,0 ml) einen weißen Nd. (2. AB — DDR).

Prüfung. 1. Unlösliche Verunreinigungen, Farbe der Lösung: 10,0 ml Prüflsg. müssen klar und farblos sein. 2. Alkalisch oder sauer reagierende Verunreinigungen: 10,0 ml Prüflsg. müssen nach Zusatz von 3 Tr. Bromthymolblau-I-Lsg. gelblich oder grünlich und nach darauf-folgendem Zusatz von 0,200 ml 0,01 n Kalilauge blau gefärbt sein. 3. Schwermetallionen:

10,0 ml Prüflsg. dürfen bei der „Prüf. auf Schwermetallionen" nach Methode I (I, 254) keine Fbg. und gegebenenfalls keine stärkere Trbg. als die Blindprobe zeigen. 4. Thiocyanationen: 10,0 ml Prüflsg. dürfen nach Zusatz von 10 Tr. 3 N Salzsäure und 2 Tr. Eisen(III)-chloridlsg. (5,0 g/100,0 ml) keine stärkere Fbg. als die nachstehend beschriebene Vergleichslsg. zeigen (höchstens 0,02% SCN$^-$). Vergleichsprobe: 0,1050 g Ammoniumthiocyanat werden in W. zu 500,0 ml gelöst. 5,00 ml der Lsg. werden mit W. zu 200,0 ml aufgefüllt. 10,0 ml dieser Lsg. werden mit 10 Tr. 3 n Salzsäure und 2 Tr. Eisen(III)-chloridlsg. (5,0 g/100,0 ml) versetzt. 5. Organische Verunreinigungen: 0,100 g Substanz wird in 5,0 ml konz. Schwefelsäure unter Schütteln gelöst. 5 Min. nach dem Schwefelsäurezusatz darf die Lsg. keine Fbg. zeigen. 6. Sulfatasche: Höchstens 0,10%.

Gehaltsbestimmung. 0,1000 g Substanz wird in einem Jodzahlkolben in 20,0 ml W. gelöst. Nach Zusatz von 5,0 ml 1 n Salzsäure und 5,0 ml Essigsäure wird die Lsg. langsam unter Schwenken mit 25,00 ml 0,1 n Jodlsg. versetzt. Die Lsg. wird in dem verschlossenen Gefäß unter Lichtschutz 30 Min. lang stehen gelassen. Danach wird der Überschuß an 0,1 n Jodlsg. mit 0,1 n Natriumthiosulfatlsg. titriert. Sobald die Lsg. nur noch schwach gelb gefärbt ist, werden 2,0 ml Stärkelsg. hinzugefügt. 1 ml 0,1 n Jodlsg. entspr. 5,809 mg Thiosinamin.

Anwendung. Als Mittel zur Erweichung von Narben, Verklebungen und Verwachsungen nach Verletzungen und Operationen, in Form einer 15%igen, sterilen Lsg. Technisch in der Fotographie.

Dosierung. Mittlere Einzelgabe: Als Einspritzung 0,1 g (1 ml 10%iger Lsg. in Glycerin) (Erg.B. 6).

Aufbewahrung. Vorsichtig, gut verschlossen.

Thiotepa

Thiotepa.

Bemerkung. Die Substanz ist bereits in II, 752 beschrieben. Inzwischen ist sie weiterhin in folgende Pharmakopöen aufgenommen: BP 73, Kap. 72, BPC 73, NF XIV.
Strukturformel s. II, 741.

Gehalt. BP 73: Mindestens 97,0 und höchstens 102,0% des theoretischen Wertes von $C_6H_{12}N_3OPS$, berechnet auf die getrocknete Substanz. Jap. 72: Mindestens 98,0% $C_6H_{12}N_3OPS$. NF XIV: Mindestens 97,0 und höchstens 102,0%, berechnet auf die wasserfreie Substanz.

Warnung. Die Substanz darf weder inhaliert noch auf Haut und Schleimhäute aufgebracht werden!

Eigenschaften. Feine, weiße, kristalline Flocken, von schwach eigenartigem Geruch, lösl. in 8 T. W., in 2 T. A. und in 2 T. Chloroform.

Erkennung. 1. S. II, 752. 2. Das Infrarotspektrum der Substanz muß die gleichen Banden aufweisen wie das in entsprechender Weise vermessene Spektrum der Standardsubstanz (BP 73, ähnlich NF XIV). 3. 5 ml der Lsg. (1 in 100) werden mit 1 ml Ammoniummolybdat-Lsg. versetzt und stehengelassen. Bei Raumtemperatur entwickelt sich allmählich, bei Erwärmen rasch eine dunkelblaue Färbung (Jap. 72). Nach BP 73 wird die Substanz erst verascht und dann auf Phosphat in ähnlicher Weise geprüft. 4. Fp. 52 bis 57° (BP 73, Jap. 72, NF XIV).

Prüfung. 1. Aussehen der Lsg.: 0,50 g Substanz werden in 25 ml W. gelöst. Die Lsg. muß klar sein (BP 73, ähnlich Jap. 72). 2. Schwermetalle: Höchstens 20 ppm (Jap. 72). 3. Arsen: Höchstens 10 ppm (Jap. 72). 4. Trocknungsverlust: Höchstens 2,0% (BP 73 und NF XIV); höchstens 0,2%, wenn 1 g Substanz im Vakuum über Silicagel 4 Stdn. lang getrocknet werden (Jap. 72). 5. Sulfatasche: Höchstens 0,1% (Jap. 72).

Gehaltsbestimmung. S. II, 752.

Anwendung, Dosierung, Aufbewahrung und *Handelsformen* s. II, 752.

Thiotetrabarbitalum

Thiotetrabarbitalum. Thiotetrabarbital. Thiotetramalum.

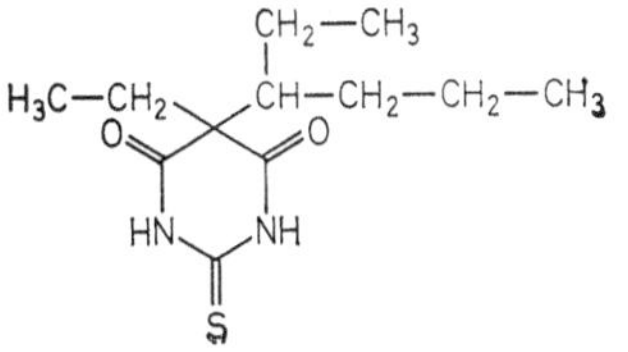

$$H_3C-CH_2 \quad \underset{O}{\overset{CH_2-CH_3}{CH-CH_2-CH_2-CH_3}}$$

$C_{12}H_{20}N_2O_2S$ M.G. 256,36

5-Äthyl-5-(1-äthyl-butyl)-2-thio-barbitursäure.

Anwendung. Als intravenöses Kurznarcoticum.

Thiothixene

Thiothixene NF XIV.

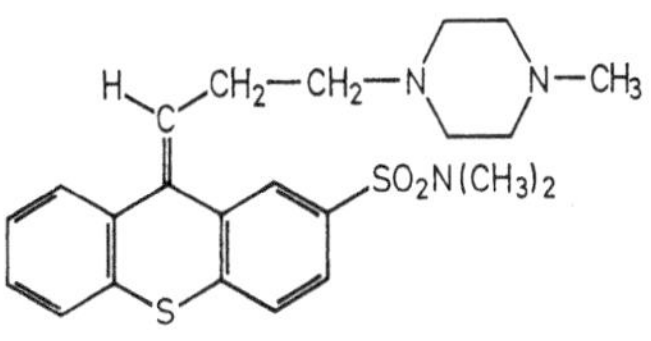

$C_{23}H_{29}N_3O_2S_2$ M.G. 443,62

N,N-Dimethyl-9-[3-(4-methyl-1-piperazinyl)-propyliden]-thioxanthen-2-sulfonamid.

Gehalt. Mindestens 96,0% und höchstens 101,5% $C_{23}H_{29}N_3O_2S_2$, berechnet auf die getrocknete Substanz.

Eigenschaften. Weiße bis gelbe, kristalline Substanz, die an der Luft allmählich zersetzt wird, praktisch unlösl. in W., sehr wenig lösl. in M. und Aceton, gut lösl. in Chlf. Fp. = 147 bis 152°.

Erkennung. 1. IR-Absorption: Das IR-Spektrum der Lsg. der getrockneten Substanz in Chlf. (1 in 20), bestimmt an einer 0,1 mm dicken Schicht, darf nur die gleichen Banden aufweisen wie das Spektrum der entsprechend vermessenen NF-Standardsubstanz. 2. UV-Absorption: Das UV-Spektrum der Lsg. 1 in 100000 in M. muß die gleichen Maxima und Minima aufweisen wie das Spektrum der entsprechend vermessenen NF-Standardsubstanz. Die Extinktionen bei den Maxima, die bei etwa 230 und 307 nm liegen, dürfen um höchstens 4,0% differieren; beide Werte sind auf die getrocknete Substanz bezogen.

Prüfung. 1. Trocknungsverlust: Höchstens 2,0%, wenn die Substanz 3 Std. lang bei 100° getrocknet wird. 2. Asche: Höchstens 0,2%. 3. Schwermetalle: Höchstens 0,0025%. 4. Selen: Höchstens 0,003%. 5. Grenzwert für (E)-Thiothixene = [(E)-N,N-Dimethyl-9'-[3-(4-methyl-1-piperazinyl)-propyliden]-thioxanthen-2-sulfonamid: pH 2,1-Puffer-Lsg. A: 22,5 g Aminoessigsäure und 17,5 g Natriumchlorid werden in 1000 ml W. gelöst. Lsg. B: Man mischt 6 Vol.-T. Lsg. A mit 4 Vol.-T. verd. Salzsäure (1 in 40). Unmittelbar vor Ausführung der Untersuchung werden 3 Vol.-T. Lsg. B mit 7 Vol.-T. Aceton vermischt. Mobile Phase: In einem Schütteltrichter mischt man 100 ml Bzl. mit 50 ml Chlf. Dann setzt man soviel Aethylenglykol zu und schüttelt durch, bis beide nicht mischbaren Schichten mit dieser Substanz gesättigt sind. Die untere Schicht wird verworfen und die obere, klare Schicht als Lösungsmittel verwandt. Durchführung: Stationäre Phase: 60 ml M. werden mit 100 ml Aethylenglykol vermischt. Standard-Lsg.: 37,5 mg NF-(E)-Thiothixene-Standardsubstanz werden in einem 25-ml-Meßkolben in einer Mischung gleicher Teile Chlf. und M. gelöst und zum Vol. aufgefüllt. 1,0 ml dieser Lsg. wird in einen 10-ml-Meßkolben überführt und mit dem gleichen Lösungsmittelgemisch aufgefüllt.

Test-Lsg.: 150 mg Substanz, genau gewogen, werden in einen 10-ml-Meßkolben gegeben und mit einem Gemisch gleicher Teile Chlf. und M. auf das Vol. aufgefüllt.

Vorbereitung des Chromatographiepapiers: Filtrierpapierstücke (Whatman Nr. 1 oder äquivalente Qualität) der Größe 17,5 × 55 cm werden mit der Puffer-Lsg. (s. o.!) imprägniert. Die Papierstücke werden dann bei 60° 30 Min. lang getrocknet. Dann zieht man 8 cm von einem Ende des Papierstreifens aus gerechnet und 2 cm vom Rand aus eine punktierte Startlinie durch, faltet den Papierstreifen in einem Abstand von etwa 6 cm vom gleichen Ende und zieht ihn durch einen Trog, der mit der stationären Phase gefüllt ist. Die anhaftende Fl. wird durch leichtes Pressen zwischen nicht fluoreszierendem Löschpapier entfernt.

Durchführung: Die Innenseiten einer zur absteigenden Chromatographie geeigneten Kammer werden mit Löschpapier ausgekleidet. Dann füllt man den Lösungsmitteltrog mit der mobilen Phase und gibt auch auf den Boden der Kammer eine ausreichende Menge der gleichen Phase, so daß das Papier, mit dem die Kammer ausgekleidet ist, in Berührung mit dieser Phase kommt. Zur Klimatisierung läßt man die Kammer 16 Std. lang verschlossen stehen. Auf die Startlinie werden 100 µl der Test-Lsg. in Form eines 7 cm langen Streifens und ebenso 100 µl der Standard-Lsg. in gleicher Breite aufgetragen, und zwar in der Weise, daß sich beide in der Mitte des Chromatographiestreifens 2,5 cm überlappen. Das so vorbereitete Papier wird dann in die Chromatographiekammer eingehängt und 18 Std. lang entwickelt. Nach dem Herausnehmen wird an der Luft 10 Min. lang getrocknet und dann mit einem Heißluftventilator bei etwa 60° 30 Min. lang weitergetrocknet. Das trockene Chromatogramm wird unter kurzwelligem UV-Licht betrachtet oder mit einem UV-Scanner ausgewertet. Die bandförmigen Flecke erscheinen dunkelblau auf hellblauem Untergrund. Danach wird der Papierstreifen unmittelbar mit Kaliumjodoplatinat-Lsg. angesprüht. Die Zonen erscheinen dann als purpurrote Bänder auf einem rosa Untergrund. Die Intensität des Bandes für die Test-Lsg. darf nicht stärker sein als die für die Standard-Lsg., entsprechend einem Geh. von höchstens 1% (E)-Thiothixene.

Gehaltsbestimmung.

pH-2,1-Puffer-Lsg., mobile Phase und stationäre Phase werden wie voranstehend verwendet.

Standard-Lsg.: Etwa 200 mg NF-Thiothixene-Standardsubstanz werden genau gewogen, in einem 10-ml-Meßkolben in einer Mischung gleicher Teile Chlf. und M. gelöst und auf das Vol. aufgefüllt. Test-Lsg.: Etwa 200 mg Substanz werden genau gewogen, in einem 10-ml-Meßkolben in einer Mischung gleicher Vol.T. Chlf. und M. gelöst und zum Vol. aufgefüllt.

Vorbereitung des Chromatographiepapiers: Es werden 7 Papierstreifen gleicher Abmessungen benötigt. Auf 6 Streifen wird eine 13 cm lange Startlinie gezogen, der siebte Streifen bleibt frei und wird so präpariert, wie es voranstehend unter Grenzwert von (E)-Thiothixene beschrieben ist.

Durchführung: Die Innenseite einer für absteigende Chromatographie geeigneten Kammer wird mit Löschpapier ausgekleidet. Der Entwicklungstrog wird mit der mobilen Phase gefüllt, ebenso wird auf den Boden der Kammer eine ausreichende Menge mobiler Phase gegeben, um das auskleidende Löschpapier ausreichend zu tränken. Man läßt die Kammer 16 Std. lang zur Klimatisierung verschlossen stehen. Dann werden 100 µl der Standard-Lsg. entlang der Startlinie als Streifen auf 3 verschiedene Chromatographiepapiere aufgetragen und in gleicher Weise 100 µl der Test-Lsg. auf 3 andere Chromatographiepapiere. Die so vorbereiteten 6 Papierstreifen und der als Blindversuch nicht beschickte Papierstreifen werden in die Kammer eingehängt und 18 Std. lang entwickelt. Nach dem Herausnehmen wird 10 Min. zunächst an der Luft getrocknet und dann mit Hilfe eines Heißluftventilators 30 Min. lang bei 60°. Die Chromatogramme werden unter kurzwelligem UV-Licht betrachtet oder unter einem UV-Scanner ausgewertet. Die in einem Abstand von etwa 19 cm von der Startlinie aus auftretenden, bandförmigen Flecke werden mit Hilfe eines Bleistiftes markiert und ausgeschnitten. Ebenso schneidet man die korrespondierenden Zonen aus dem Blindversuch-Chromatogramm aus. Die einzelnen Stücke werden dann in quadratische Stückchen von 1 cm Kantenlänge zerschnitten. Man überführt die quadratischen Stückchen eines jeden Chromatogrammes und des Blindversuch-Chromatogramms in verschiedene, mit Glasstopfen versehene 125-ml-Erlenmeyerkolben, setzt jeweils 100 ml verd. methanolische Salzsäure (1 in 1200) zu und schüttelt 60 Min. lang mechanisch. Unmittelbar danach wird jede Lsg. filtriert. Die ersten 10 ml eines jeden Filtrates werden verworfen. Möglichst gleichzeitig und gleichartig wird die Absorption der einzelnen Lsg. in einer Schichtdicke von 1 cm beim Maximum von etwa 307 nm mit Hilfe eines geeigneten Spektralphotometers ermittelt, wobei der Blindversuch die Vgl.-Lsg. liefert. Der Mittelwert der Absorptionen der Standard-Lsg. wird als A_S und der Mittelwert der Absorptionen der Test-Lsg. als A_U bezeichnet. Man berechnet die enthaltene Menge $C_{23}H_{29}N_3O_2S_2$ in mg nach folgender Formel:

$$10\,C(A_U/A_S),$$

wobei C die genaue Konz. in mg pro ml der Standard-Lsg. bedeutet.

Anwendung. Als Antipsychoticum.

Dosierung. Übliche Dosis: 20 bis 30 mg tgl., auf mehrere Einzelgaben verteilt. Üblicher Dosierungsbereich: 6 bis 60 mg tgl., auf mehrere Einzelgaben verteilt. Mit niedriger Dosis beginnen, dann nach Bedarf steigern.

Thiothixene Hydrochloride NF XIV.

Strukturformel s. Thiothixene.

$C_{23}H_{29}N_3O_2S_2 \cdot 2\,HCl \cdot 2\,H_2O$ M.G. 552,57

N,N-Dimethyl-9-[3-(4-Methyl-1-piperazinyl)-propyliden]-thioxanthen-2-sulfonamid-dihydrochlorid-dihydrat.

Gehalt. Mindestens 97,0 und höchstens 102,5% $C_{23}H_{29}N_3O_2S_2 \cdot 2\,HCl$, berechnet auf die wasserfreie Substanz.

Eigenschaften. Weißes oder fast weißes, kristallines Pulver von sehr schwach eigenartigem Geruch. Die Substanz wird bei Lichteinwirkung zersetzt. Lösl. in W., wenig lösl. in Chlf., praktisch unlösl. in Bzl., Aceton und Ae.

Erkennung. 1. IR-Absorption: Das IR-Spektrum, gemessen an einem Kaliumbromid-preßling, muß die gleichen Banden aufweisen wie das Spektrum der entsprechend vermessenen NF-Thiothixene-Hydrochlorid-Standardsubstanz.
NF-Thiothixene Hydrochloride-Standardsubstanz: Die Substanz darf vor der Verwendung nicht getrocknet werden.
2. UV-Absorption: Das UV-Spektrum einer Lsg. 1 in 100000 in verd. methanolischer Salz-säure (1 in 1200) muß die gleichen Maxima und Minima bei den gleichen Wellenlängen zeigen, wie das Spektrum der entsprechend vermessenen Thiothixene-Standardsubstanz. Die molare Absorption, berechnet auf die getrocknete Substanz, gemessen für die beiden Lsg. beim Maxi-mum von etwa 307 nm, darf höchstens um 3,0% differieren.
NF-Thiothixene-Standardsubstanz: Die Substanz wird i.Vac. bei 100° 3 Std. lang ge-trocknet.

Prüfung. 1. Wassergehalt: Der Gehalt muß zwischen 6,2 und 7,5% liegen. Er wird mit Hilfe der Karl-Fischer-Methode ermittelt. 2. Sulfatasche: Höchstens 0,2%. 3. Schwermetalle: Höchstens 0,0025%. 4. Selen: Höchstens 0,003%. 5. Chlorid: Etwa 600 mg Substanz, genau gewogen, werden in 100 ml W. gelöst, mit 150 ml A. versetzt und mit 0,1 n Silbernitrat-Lsg. titriert, wobei der Endpunkt potentiometrisch mit Hilfe eines Silber-Silberchlorid-Elektroden-systems ermittelt wird. 1 ml 0,1 n Silbernitrat-Lsg. entspr. 3,545 mg Cl. Der Gehalt muß zwischen 12,5 und 13,1% liegen. 6. Grenzwert für (E)-Thiothixen: Es wird eine papierchr. Untersuchung vorgenommen.
pH-2,1-Puffer-Lsg. A: 22,5 g Aminoessigsäure und 17,5 g Natriumchlorid werden in 1000 ml W. gelöst.
Lsg. B: 6 Vol.-T. der Lsg. A werden mit 4 Vol.-T. verd. Salzsäure (1 in 40) gemischt. Un-mittelbar vor Ausführung des Testes werden dann noch 3 Vol.-T. der Lsg. B mit 7 Vol.-T. Aceton gemischt.
Mobile Phase: In einem Schütteltrichter werden 100 ml Bzl. mit 50 ml Chlf. vermischt und mit soviel Aethylenglykol geschüttelt, daß die ursprüngliche Mischung an dieser Substanz gesättigt ist. Man verwirft die untere Schicht und verwendet die klare obere Schicht als mobile Phase.
Stationäre Phase: 60 ml M. werden mit Aethylenglykol auf 100 ml aufgefüllt.
Standard-Lsg.: 37,5 mg NF(E)-Thiothixene-Standardsubstanz werden in einem 25-ml-Meßkolben mit einer Mischung gleicher Teile Chlf. und M. gelöst und auf das Vol. aufgefüllt. 1,0 ml dieser Lsg. wird mit dem gleichen Lsgm.gemisch auf 10,0 ml mit Hilfe eines Meß-kolbens verdünnt.
Test-Lsg.: 190 mg Substanz, genau gewogen, werden in einem 10-ml-Meßkolben in einer Mischung von 25 Vol.-T. Chlf. und 25 Vol.-T. M. sowie 1 Vol.-T. Diaethylamin gelöst und auf das Vol. aufgefüllt.
Vorbereitung des Chromatographiepapiers: Streifen von $17,5 \times 55$ cm Whatman-Nr. 1-Papier werden mit der oben beschriebenen pH-2,1-Puffer-Lsg. getränkt. Die Streifen werden dann bei 60° 3 Std. lang getrocknet. Man zieht dann eine 13 cm lange Startlinie in einer Ent-fernung von 8 cm vom einen Ende des Papierstreifens, wobei an der Seite je 2 cm Abstand gehalten wird. 6 cm vom gleichen Ende entfernt wird der Papierstreifen gefaltet, um ihn in einen Entwicklungstrog einhängen zu können. Unmittelbar vor dem Auftragen der Substanzen wird der Streifen mit der stationären Phase getränkt. Ein Überschuß an stationärer Phase wird durch leichtes Pressen zwischen nicht fluoreszierendem Filterpapier entfernt.

Durchführung: Die Innenseite einer geeigneten Chromatographiekammer zur Durchführung einer absteigenden Papierchromatographie wird mit Filtrierpapier ausgekleidet. Auf den Boden der Chromatographiekammer wird eine ausreichende Menge an mobiler Phase gegeben, so daß das auskleidende Filtrierpapier mit ihr in Berührung kommt. Außerdem wird der Entwicklungstrog mit mobiler Phase gefüllt. Die so vorbereitete Kammer läßt man 16 Std. zur Klimatisierung stehen. Auf die Startlinie des Papierstreifens werden dann 100 µl der Test-Lsg. auf einer Strecke von 7 cm Länge aufgetragen und außerdem 100 µl der Standard-Lsg. in gleicher Weise. Die beiden linienförmig aufgetragenen Substanz-Lsg. müssen sich in der Mitte des Papierstreifens auf einer Strecke von 2,5 cm überlappen. Der so vorbereitete Papierstreifen wird in die Entwicklungskammer eingehängt und etwa 18 Std. lang entwickelt. Dann nimmt man den Streifen aus der Kammer, trocknet 10 Min. lang an der Luft und hängt ihn dann 30 Min. lang in einen auf 60° und mit einer Luftumwälzung versehenen Trockenschrank ein. Das getrocknete Chromatogramm wird unter kurzwelligem UV-Licht betrachtet oder mit einem entsprechenden UV-Scanner ausgewertet. Die Substanzstreifen erscheinen als dunkelblaue Bänder vor hellblauem Hintergrund. Beim Besprühen des Streifens mit Kaliumjodoplatinat-Lsg. erscheinen die Substanzstreifen als purpurfarbene Bänder vor rosa Hintergrund. Die Intensität des Bandes für die Testsubstanz darf nicht stärker sein als die des Bandes für die Standardsubstanz. Die Abweichung darf höchstens 1% betragen.

Gehaltsbestimmung. Es wird eine UV-spektrophotometrische Bestimmung nach Durchführung einer papierchromatographischen Trennung vorgenommen.

pH-2,1-Puffer-Lsg., mobile Phase und stationäre Phase entsprechen den Bedingungen, die voranstehend unter Grenzwert von (E)-Thiothixene beschrieben wurden.

Standard-Lsg.: Etwa 200 mg NF-Thiothixene-Standard-Substanz, genau gewogen, werden in einem 10-ml-Meßkolben in einem Gemisch von gleichen Teilen Chlf. und M. gelöst und zum Vol. aufgefüllt.

Test-Lsg.: Etwa 250 mg Substanz, genau gewogen, werden in einem 10-ml-Meßkolben in einer Mischung von 25 Vol.-T. Chlf., 25 Vol.-T. M. und 1 Vol. Diaethylamin gelöst und zum Vol. aufgefüllt.

Vorbereitung der Chromatographiestreifen: Es werden 7 gleichartige Chromatographiestreifen benötigt. 6 davon werden mit einer 13 cm langen Startlinie versehen, der 7. bleibt unmarkiert und wird dann als Blindstreifen verwendet. Die Markierung geschieht, wie voranstehend unter Grenzwert von (E)-Thiothixene beschrieben.

Durchführung: Die Innenseite einer für die absteigende Chromatographie geeigneten Kammer wird mit Filtrierpapier ausgekleidet. Der Lösungsmitteltrog wird mit der mobilen Phase gefüllt. Außerdem gibt man auf den Boden der Kammer soviel an mobiler Phase, daß das auskleidende Filtrierpapier in diese Phase taucht. Zur Klimatisierung läßt man die so vorbereitete Kammer 16 Std. lang stehen. Je 100 µl Standard-Lsg. werden auf 3 Papierstreifen entlang der Startlinie bandförmig aufgetragen. In gleicher Weise werden je 100 µl Test-Lsg. auf 3 weitere Papierstreifen aufgetragen. Diese 6 Streifen und den Blindstreifen hängt man in die Entwicklungskammer ein und läßt 18 Std. entwickeln. Dann werden die Streifen herausgenommen, 10 Min. an der Luft getrocknet und anschließend 30 Min. bei 60° in einem mit Luftumwälzung versehenen Trockenschrank weitergetrocknet. Die Chromatogramme werden dann unter kurzwelligem UV-Licht betrachtet oder mit Hilfe eines kurzwelligen UV-Scanners ausgewertet. Die im Abstand von etwa 19 cm von der Startlinie erscheinenden Substanzstreifen werden mit Bleistift markiert. Jedes markierte Band und eine entsprechende Zone auf dem Blindstreifen werden ausgeschnitten und in Stückchen von etwa 1 cm² zerschnitten. Die quadratischen Stückchen eines jeden Chromatogramms und des Blindchromatogramms werden je für sich in einen 125-ml-Jodzahlkolben gegeben und mit 100,0 ml verd. methanolischer Salzsäure (1 in 1 200) versetzt. Man schüttelt 60 Min. lang mechanisch. Unmittelbar danach wird jede Lsg. für sich filtriert, wobei die ersten 10 ml jedes Filtrates verworfen werden. Dann wird in gleicher Weise jede Lsg. in einer Küvette von 1 cm Durchmesser beim Maximum von 307 nm mit Hilfe eines geeigneten Spektrophotometers gegen die Blind-Lsg. vermessen. Der auf diese Weise erhaltene Mittelwert der Standard-Lsg. wird als A_S und der Mittelwert für die Test-Lsg. mit A_U bezeichnet. Die in der Probe enthaltene Menge $C_{23}H_{29}N_3O_2S_2 \cdot 2\,HCl$ in mg wird mit Hilfe folgender Formel errechnet:

$$(516{,}54/443{,}62)\,(10C)\,(A_U/A_S),$$

wobei C die exakte Konzentration in mg pro ml Standard-Lsg. und 516,54 bzw. 443,62 die Molekulargewichte des wasserfreien Thiothixenhydrochlorids und des wasserfreien Thiothixens bedeuten.

Anwendung. Als Antipsychoticum.

Dosierung. Übliche Dosis oral: 20 bis 60 mg tgl. auf mehrere Einzelgaben verteilt; i.m. 16 bis 30 mg tgl. auf mehrere Einzelgaben verteilt. Mit niedriger Dosis beginnen, dann nach Bedarf steigern.

Thiphenum

Thiphenum Ross. 9. Thiphen. Tifen.

Strukturformel. Siehe Tifenaminum II, 448.

Bemerkung. Tiphenum ist die Bezeichnung für Tifenaminum-Hydrochlorid.

$C_{20}H_{25}NOS \cdot HCl$ M.G. 363,93

Gehalt. Mindestens 98,0% $C_{20}H_{25}NOS \cdot HCl$.

Eigenschaften. Weißes, kristallines, schwach eigenartig riechendes Pulver. Lösl. in W., gut lösl. in Chlf. und A., wenig lösl. in Aceton, sehr wenig lösl. in Ä. Fp. = 123 bis 130°.

Erkennung. 1. 0,05 g Substanz werden in 1 ml W., notfalls unter Erwärmen gelöst. Nach dem Abkühlen versetzt man mit 5 ml Eisen(III)-chloridlsg. und schüttelt kräftig durch. Nach 2 bis 3 Min. entsteht allmählich ein Nd., der aus glänzenden, nadelförmigen Kristallen besteht. 2. 0,1 g Substanz werden unter Erwärmen in 1 ml W. gelöst. Nach dem Abkühlen versetzt man mit 1 ml konz. Salpetersäure. Es entsteht eine weiße Trbg. Anschließend erhitzt man 1 bis 2 Min., kühlt auf Raumtemp. und filtriert durch ein doppeltes Filter. Nach Zusatz von 0,5 ml verd. Salzsäure und 3 ml Bariumchloridlsg. entsteht eine weiße Fällung. 3. 0,05 g Substanz werden in 5 ml W. gelöst, mit 1 ml verd. Salpetersäure versetzt, 5 Min. kräftig durchgeschüttelt und filtriert. Dann setzt man 0,5 ml Silbernitratlsg. hinzu. Es entsteht eine weiße Fällung, die nach Abtrennung und Waschen mit W. in Ammoniakfl. quantitativ lösl. ist.

Prüfung. 1. Saure und alkalische Verunreinigungen: 0,2 g Substanz werden in 10 ml frisch ausgekochtem und wieder erkaltetem W. gelöst und mit 1 Tr. Methylrotlsg. versetzt. Die Farbe der Lsg. muß sich ändern, wenn 0,1 ml 0,05 n Natronlauge oder die gleiche Menge 0,05 n Salzsäure zugesetzt werden. 2. Sulfat: Höchstens 0,025%. 3. Sulfatasche: Höchstens 0,1%. 4. Schwermetalle: Höchstens 0,001%.

Gehaltsbestimmung. Etwa 0,4 g Substanz, genau gewogen, werden in einem 100-ml-Kolben in 10 ml A. gelöst, mit 30 ml 0,5 N alkoholischer Kalilauge versetzt und 1 Std. lang auf dem Wasserbad zum Rückfluß erhitzt. Anschließend wird der Rückflußkühler mit 10 bis 15 ml W. gewaschen. Der enthaltene A. wird abdestilliert. Die erkaltete Lsg. gibt man in einen Scheidetrichter, wäscht den Kolben mit 2 × 5 ml W. nach, setzt 10 ml verd. Salzsäure zu und extrahiert die Diphenylessigsäure sukzessive mit 20, 15 und 10 ml Ä., wobei man jeweils 5 Min. lang durchschüttelt. Die vereinigten Ä.-Extrakte werden in einen zweiten Scheidetrichter gegeben und solange mit Portionen von je 10 ml W. gewaschen, bis die Waschfl. keine positive Chloridreaktion mehr zeigt. Die gewaschenen Ä.-Extrakte werden in einen 100-ml-Rundkolben überführt und auf einem Wasserbad zur Trockne eingedampft. Den Rückstand löst man in 15 ml A., der gegen Phenolphthalein neutral reagiert, versetzt mit 0,5 ml Phenolphthaleinlsg. und titriert mit 0,1 n Natronlauge bis zum Umschlag nach Rosa. 1 ml 0,1 n Natronlauge entspr. 0,036 40 g Tiphen.

Aufbewahrung. Vorsichtig, in gut schließenden Gefäßen, vor Licht geschützt.

Anwendung. Als Spasmolyticum.

Dosierung. Einzelmaximaldosis: 0,1 g; Tagesmaximaldosis 0,3 g.

Handelsform. Vgl. Tifenaminum II, 488.

Thiramum

Thiramum. S. Tetramethyl-thiuram-disulfid II, 427.

Thonzylaminum

Thonzylaminum. S. Thonzylamine Hydrochloride I, 1187.

Thorin

Thorin.

$C_{16}H_{11}N_2O_{10}AsN_2S_2$ M.G. 576,30

2-(2-Hydroxy-3,6-disulfo-1-naphthyl-azo)-phenylarsonsäure. Dinatriumsalz.

Eigenschaften. Braunrotes Pulver, lösl. in W.

Anwendung. Als Indikator bei der Mikro-Sulfat-Titration mit $Ba(ClO_4)_2$. Scharfer Umschlag von gelb nach rot. Als Rg. für Nachw. und Best. von Li, Th, U und Sulfaten.

Aufbewahrung. Gut verschlossen.

Thorium

Thorium.

Th   A.G. 232,00

Vorkommen. Nur in geringen Mengen, meist zusammen mit seltenen Erden. Enthalten in den Mineralien Thorit ($ThSiO_4$), Thorianit ($ThUO_2$) und im Monazitsand.

Eigenschaften. Radioaktiv. Silberweißes, glänzendes, schweres, duktiles, hämmerbares Metall. Die Substanz ist an der Luft sehr beständig und verbrennt erst im Sauerstoffstrom mit intensiv heller Flamme zu Thoriumdioxyd. Unlösl. in W. und Alkalilaugen, kaum lösl. in verd. Säuren, lösl. in rauchender Salzsäure und Königswasser. D = 11,6. Fp. = 1 845°, Kp. = 4 500°

Anwendung. Als Katalysator in der Synthese. In Mischung mit Uran zur Gewinnung von Atomenergie. Als gasabsorbierendes Mittel in der Hochvakuumtechnik. Zur Herstellung thorierter Metallfäden für Heizdrähte, Verstärker- und Senderöhren.

Thorium chloratum. Thoriumtetrachlorid. Thorium(IV)-chlorid.

$ThCl_4$ M.G. 373,83

Eigenschaften. Weiße, hygroskopische Kristalle, sehr leicht lösl. in W., lösl. in A. D = 4,59. Fp. = 770°. Kp. = 921° u. Zers. Die Substanz kommt auch in Form verschiedener Hydrate vor (mit 2, 4, 8 oder 11 Mol Kristallwasser).

Anwendung. Zur Herstellung von reinstem Thoriummetall.

Aufbewahrung. Gut verschlossen, vor Feuchtigkeit geschützt.

Thorium nitricum. Thorium(IV)-nitrat.

$Th(NO_3)_4 \cdot 6 H_2O$ M.G. 588,13

                    wasserfr. 480,03

Eigenschaften. Weißes, kristallines, hygroskopisches Pulver. Leicht lösl. in W. und A. Die Substanz ist sehr schwach radioaktiv und zersetzt sich bei etwa 500°. Die wässrige Lsg. reagiert sauer; durch Hydrolyse scheidet sich allmählich ein basisches Salz ab. Es sind Hydrate mit 2, 4, 5 und 12 Mol Kristallwasser bekannt.

Anwendung. Als Reagenz zum Nachweis von Hexacyanoferraten (II und III) neben Thiocyanaten und zur volumetr. Best. des Fluoridions. Früher auch zum Imprägnieren von Gasglühstrümpfen.

Aufbewahrung. Gut verschlossen, vor Feuchtigkeit geschützt.

Thorium oxydatum. Thorium oxydatum anhydricum. Thoriumdioxyd.

ThO_2 M.G. 264,00

Eigenschaften. Weißes, kristallines, schweres Pulver, praktisch unlösl. in W., Alkalilaugen und verd. Säuren. Die Substanz kann durch heiße, konz. Schwefelsäure oder durch Schmelzen mit Natriumhydrogensulfat aufgeschlossen werden. D = 9,7. Fp. = 3050°. Kp. = 4400°.

Anwendung. Medizinisch: Früher in 25%iger Suspension zur Hepato-Lienographie und Cystographie i.v. verabreicht. Heute ist die Substanz wegen Depotbildung und damit verbundenen Strahlenschäden (u. a. auch Tumorbildung) nicht mehr in Gebrauch.

Technisch: Zur Herstellung feuerfester Tiegel. Als Hydrierungskatalysator.

Thorium sulfuricum. Thorium(IV)-sulfat.

$Th(SO_4)_2 \cdot 4\,H_2O$ M.G. 496,27

wasserfr. 424,17

Eigenschaften. Weißes, kristallines, luftbeständiges Pulver. Wenig lösl. in W., lösl. in wss. Ammoniumacetatlsg. Die Substanz geht beim Erhitzen auf 100° in das Dihydrat über und wird beim Glühen wasserfrei. Bei starkem Glühen (über 800°) tritt Zersetzung unter SO_3-Entwicklung ein. Es sind Hydrate mit 4, 6, 8 und 9 Mol Kristallwasser bekannt.

Threoninum

L-**Threoninum** Jap. 72, Part. II. L-Threonine. L-Threonin.

$$H_3C-CH-CH-COOH$$
$$\quad\quad |\quad\ |$$
$$\quad\quad OH\ \ NH_2$$

$C_4H_9NO_3$ M.G. 119,12

Gehalt. Mindestens 98,5% $C_4H_9NO_3$, berechnet auf die getrocknete Substanz.

Eigenschaften. Farblose Kristalle oder weißes, kristallines Pulver, geruchlos, von schwach süßlichem Geschmack. Lösl. in W., praktisch unlösl. in A. Der pH-Wert der 1%igen wss. Lsg. liegt bei 6.

Erkennung. 1. 0,5 g Substanz werden in 5 ml W. unter Erwärmen gelöst und mit 0,5 g Kaliumperjodat erhitzt. Die sich entwickelnden Dämpfe färben angefeuchtetes Lackmuspapier blau. 2. 5 ml der Lsg. (1 in 1 000) werden mit 1 ml Ninhydrinlsg. 3 Min. lang erhitzt, mit 20 ml W. versetzt und 15 Min. lang stehengelassen. Es entwickelt sich eine blaue bis purpurne Farbe. 3. *Optische Drehung.* $[\alpha]_D^{20} = -26,0$ bis $-29,0°$ (bezogen auf die getrocknete Substanz; 3 g, gelöst in 50 ml W., Schichtdicke 200 mm).

Prüfung. 1. Aussehen und Farbe der Lösung: 1,0 g Substanz werden in 20 ml W. gelöst. Die Lsg. muß farblos und klar sein. 2. Chlorid: Höchstens 0,021%. Es wird der Chloridgrenztest nach Jap. 72 durchgeführt, wozu 0,5 g Substanz benötigt werden. 3. Sulfat: Höchstens 0,028%. 4. Ammonium: In einem Rundkolben werden 0,10 g Substanz in 70 ml W. gelöst, mit 1 g Manesiumoxyd versetzt und mit Hilfe eines geeigneten Destillierapparates destilliert. Als Vorlage dient ein Nessler-Rg.-Glas, das mit 2 ml 0,1 N Salzsäure beschickt ist. Man destilliert 40 ml über, wobei der Vorstoß in die Lsg. der Vorlage eintaucht. Das Destillat wird mit 5 ml Natronlauge versetzt, mit W. zu 50 ml aufgefüllt und dann noch mit 0,5 ml Nessler's Rg. versetzt. Die dabei auftretende Farbe der Lsg. darf nicht intensiver sein als die der folgenden Kontrollsg.: Zu 2,0 ml Standardammoniumlsg. in einem Nessler-Rg.-Glas gibt man 5 ml Natronlauge, verdünnt mit W. auf 50 ml und setzt 0,5 ml Nessler's Rg. zu. 5. Schwermetalle: Höchstens 20 ppm. 6. Arsen: Höchstens 2 ppm. 7. Allothreonin und andere Aminosäuren: 0,10 g Substanz werden in W. zu 50 ml gelöst. Diese Lsg. wird als Probelsg. bezeichnet und papierchr. untersucht. Man trägt 5 µl der Lsg. auf ein geeignetes Papier, entwickelt das Chromatogramm mit einer Mischung von n-Butanol:Methyläthylketon:konz. Ammoniaklsg.:W. = 5:3:1:1. Die Laufstrecke soll etwa 30 cm betragen. Nach dem Trocknen des Papiers an der Luft wird es mit Ninhydrinlsg. in Aceton (1 in 50) besprüht und danach 10 Min. bei 90° getrocknet. Es entsteht ein purpurroter Fleck. 8. Trocknungsverlust: Höchstens 0,30%, wenn 1 g Substanz 3 Std. lang bei 105° getrocknet wird. 9. Verbrennungsrückstand: Höchstens 0,10%, ausgeführt mit 1 g Substanz.

Gehaltsbestimmung. Etwa 0,25 g der vorher sorgfältig getrockneten Substanz werden genau gewogen, in 50 ml W. gelöst, mit 5 ml Formalinlsg. versetzt und mit 0,1 n Natronlauge gegen Phenolphthalein als Indikator titriert. An Hand eines Blindversuches wird der Verbrauch an Normallsg. notfalls korrigiert. 1 ml 0,1 n Natronlauge entspr. 11,912 mg $C_4H_9NO_3$.

Aufbewahrung. In gut schließenden Gefäßen, vor Licht geschützt.

Anwendung. Bei Eiweißmangelerscheinungen und Unterernährung.

Dosierung. 1 g tgl.

Bemerkung. Vgl. III, 16.

Thrombinum

Thrombinum Jap. 72. Thrombin USP XIX.

Bemerkung. Vgl. Human Thrombin VII A, 624 und Thrombinum purum VII A, 627.

Gewinnung und Eigenschaften. Nach USP XIX ist Thrombin ein steriles Protein, das aus Rinder-Prothrombin durch Einwirkung von Thromboplastin in Gegenwart von Calciumionen gewonnen wird. Es vermag ohne Zusatz anderer Substanzen, Vollblut oder Lsgn. von Fibrinogen zur Gerinnung zu bringen. Thrombin darf geeignete Konservierungsmittel enthalten. Seine Herstellung und Vertreibung unterliegt der staatlichen Kontrolle.

Nach Jap. 72 wird Thrombin aus Prothrombin, das aus dem Blut von Menschen oder Rindern erhalten wurde, durch Zusatz von Thromboplastin, in Gegenwart von Calciumionen gewonnen, sterilisiert und gefriergetrocknet. Es enthält 80 bis 150% der deklarierten Thrombineinheiten. 1 mg der Substanz muß mindestens 10 Thrombineinheiten enthalten.

Beschreibung. Weiße bis schwach gelbliche oder schwach graue amorphe Substanz. Die 500 Thrombineinheiten entsprechende Menge Substanz muß sich in 1,0 ml isotonischer Kochsalz-Lsg. klar lösen oder darf innerhalb einer Min. höchstens eine schwache Trübung aufweisen (Jap. 72).

Prüfung. 1. Trocknungsverlust: Höchstens 3%, wenn 0,05 g im Vakuum über Phosphorpentoxyd 4 Std. lang getrocknet werden (Jap. 72). 2. Sterilität: Thrombin muß den Anforderungen des Sterilitätstests nach Jap. 72 entsprechen.

Gehaltsbestimmung nach Jap. 72: Fibrinogen-Lsg. Etwa 0,03 g Fibrinogen werden genau gewogen und in 3 ml isotonischer Kochsalz-Lsg. gelöst. Zu dieser Lsg. wird eine Substanzmenge von etwa 3 Thrombineinheiten gegeben. Nach kräftigem Umschütteln läßt man die Lsg. bis zur beendeten Gerinnung stehen. Der erhaltene Niederschlag wird solange mit W. gewaschen, bis das Waschwasser auf Zusatz von Silbernitrat-Lsg. nicht mehr getrübt wird. Der Niederschlag wird 3 Std. lang bei 105° getrocknet und dann gewogen. Man berechnet den prozentualen Gehalt des Niederschlages bezogen auf die Fibrinogen-Lsg. Der Fibrinogenniederschlag wird dann in isotonischer Kochsalz-Lsg. wieder aufgelöst, so daß etwa 0,20% Niederschlag enthalten sind. Die Lsg. wird notfalls unter Verwendung von 0,05 m Dinatriumhydrogenphosphatpuffer-Lsg. auf einen pH-Wert zwischen 7,0 und 7,4 eingestellt und mit der entsprechenden Menge isotonischer Kochsalz-Lsg. auf einen Gehalt von 0,10% gebracht.

Durchführung: Etwa 0,01 g Thrombinstandardsubstanz werden genau gewogen und mit Hilfe isotonischer Kochsalz-Lsg. so verdünnt, daß man 4 verschiedene Lsgn. erhält, die 4,0 bzw. 5,0 bzw. 6,2 bzw. 7,5 Thrombineinheiten pro ml enthalten. Die 4 bereiteten Standard-Lsgn. sowie die Fibrinogen-Lsg. werden auf eine Temperatur gebracht, die zwischen 20 und 30° ($\pm 1°$) liegen muß. Sodann pipettiert man von jeder Standard-Lsg. exakt 0,10 ml in ein kleines Reagenzglas der Abmessungen 10 mm × 100 mm und fügt zu jeder Standard-Lsg. exakt 0,90 ml Fibrinogen-Lsg., wobei die Gerinnungszeit ab Zusatz der Fibrinogen-Lsg. mit Hilfe einer Stoppuhr gemessen wird. Während der Einwirkung der Fibrinogen-Lsg. wird fortlaufend geschüttelt. Die Gerinnungszeit wird bei der ersten Erkennung eines Niederschlages gestoppt. Für jede der 4 Standard-Lsg. wird ein Mittelwert anhand von 5 Bestimmungen ermittelt. Beträgt die Abweichung zwischen Maximum und Minimum innerhalb dieser 5 Bestimmungen mehr als 10%, so ist der ganze Versuch zu verwerfen und die gesamte Prozedur zu wiederholen. Die Konzentration der Standard-Lsg. muß so gewählt werden, daß die Gerinnungszeit zwischen 14 und 60 Sek. liegt. Die nachfolgende Gehaltsbestimmung muß bei der gleichen Arbeitstemperatur durchgeführt werden. Nun wird die gesamte Thrombinmenge, die in einer Einzelpackung enthalten ist, genau gewogen und in isotonischer Kochsalz-Lsg. in der Weise gelöst, daß eine Lsg. entsteht, die voraussichtlich 5 Thrombineinheiten pro ml Lsg. enthält. 0,10 ml dieser Lsg. werden wie oben beschrieben in 5 verschiedenen Versuchen zur Bestimmung der Gerinnungszeit eingesetzt. Sodann berechnet man den Mittelwert. Durch Eintragen der Mittelwerte der 4 Standard-Lsg. in ein Koordinatensystem, wobei die Thrombineinheiten als Abszisse und die Gerinnungszeiten als Ordinate angesetzt werden, erhält man eine Eichgerade. Durch Vergleich des aus der Versuchs-Lsg. erhaltenen Mittelwertes mit der Eichkurve erhält man die Anzahl Thrombineinheiten in der untersuchten Probe.

Die Gesamtanzahl Thrombinmengen pro Einzelpackung erhält man mit Hilfe folgender Formel:

$$U \times 10 \times V.$$

U = Anzahl der Thrombineinheiten in der untersuchten Probe.
V = Anzahl ml des Gesamtvolumens der Lsg., die durch Auflösung des Thrombininhaltes einer Einzelpackung erhalten wurde.
Aus dem erhaltenen Ergebnis berechnet man die Thrombineinheiten pro mg Substanz.

Aufbewahrung. In hermetisch verschlossenen Gefäßen, bei einer 10° nicht übersteigenden Temperatur (Jap. 72). Aufbewahrung bei einer Temperatur zwischen 2 und 8°. Die Substanz muß in nicht geöffneten Originalgefäßen des Herstellers abgegeben werden (USP XVIII).

Verfallszeit. Die Substanz darf bis höchstens 3 Jahre nach Herstellungsdatum angewandt werden (USP XIX und Jap. 72).

Abgabemengen. Es ist üblich, Substanzmengen mit folgenden Thrombineinheiten abzugeben: 100, 5000 und 10 000 Einheiten (USP XIX).

Anwendung. Als äußerliches Hämostaticum. Nicht zu injizieren!

Thuja

Thuja occidentalis L. (Th. odorata Marsh., Th. obtusa Moench, Cupressus arbor vitae Targ.). Cupressaceae — Thujoideae. Arbor vitae. Gemeiner (atlantischer, amerikanischer) Lebensbaum. Sumpfzeder. Zaun-, Hecken-Thuja. (False) white cedar. Tree of life. Thuja du Canada. Cèdre americaine.

Heimisch im östlichen Nordamerika.

Thuja occidentalis ist ein bis 20 m hoch werdender Baum von pyramidalem Wuchs, wird aber sehr häufig in Strauchform, besonders als Heckenstrauch gezogen. Die Pflanze besitzt flache, horizontal abstehende, vielfach verzweigte Äste und fast waagrecht ausgebreitete Zweige. Blätter an jungen Bäumen schmal linealisch, an älteren breit, dreieckig, anliegend, dachziegelig, auf der Unterseite nicht oder wenig vertieft, heller, ohne weißliche Spaltöffnungslinien; die Flächen-(Mittel-)blätter der Ober- und Unterseite mit einer charakteristischen Harzdrüse auf dem Rücken. Diese Drüse fehlt den Kantenblättern. Die beblätterten Zweige sind auf der Oberseite dunkelgrün, auf der Unterseite bedeutend heller. Die Blüten sind einhäusig, und zwar sind die männlichen Blüten bräunlichgelb, an kurzen Zweigen terminal, kugelig und klein, die weiblichen Blütenstände sind ebenfalls terminal, aber gelbgrün. Zapfen mit derb lederigen bis holzigen Schuppen, aufwärts gebogen, braungelb; Samen geflügelt.

Summitates Thujae. Ramuli, Herba, Frondes, Folia Thujae. Herba Arboris vitae. Lebensbaum-, Thuja-, Weihrauchblätter. American cedar leaves. Herbe d'arbre de vie.
Summitates Thujae Erg.B. 6.

Die getrockneten, jüngeren Zweige.
Die Schnittdroge ist gekennzeichnet durch die kleinen Zweigstückchen mit den schuppenförmigen Blättern.

Mikroskopisches Bild. Die Epidermis trägt reichlich rundliche, typische Koniferen-Spaltöffnungen an der Unterseite der Flächenblätter in zwei breiten, randständigen, an der Spitze vereinigten Feldern; an der Blattoberseite finden sich nur wenige Spaltöffnungen in zwei getrennten Gruppen. Die Epidermiszellen sind in den spaltöffnungsfreien Zonen axial gestreckt, zeigen starke, perlschnurartige Tüpfelung und teilweise verholzte Seiten- und Innenwandungen. Kutikularkristalle sind in großer Zahl vorhanden. Die Zellen in der Umgebung der Spaltöffnungen sind fast ohne Tüpfelung. Unterhalb der Epidermis findet sich ein einschichtiges, englumiges Faserhypoderm mit feinen Tüpfelkanälen, darunter oberseits eine deutliche und eine weniger deutliche Lage von Palisadenzellen, dann Schwammgewebe. Der Querschnitt des kurzen, ovalen Ölganges ist fast kreisrund und zeigt dünnwandige, verholzte Epithelzellen. Die tracheidalen Transfusionszellen sind ohne Innenmembran- und Wallrandauswüchse.

Die grüne Pulverdroge ist gekennzeichnet durch Epidermisfetzen mit krustenartigem Wachsüberzug und rundlichen, typischen Koniferenspaltöffnungen mit fast kreisförmigem Kutikularwall, durch längliche Epidermiszellen mit stark perlschnurartiger Tüpfelung und teilweise verholzten Seiten und Innenwandungen, durch zahlreiche Kutikularkristalle und durch verholzte, faserige Hypodermzellen und einzelne bis 40 µm große, fast kugelige Pollenkörner.

Lebensbaumspitzen riechen und schmecken stark würzig, an Kampfer erinnernd.

Verfälschungen. Thuja orientalis L.

Inhaltsstoffe. Äth. Öl mit 56,7% α-Thujon, (+)-α-Pinen, (−)-Borneol, (−)-Fenchen, Terpineol, Sabinen, Camphen, veresterter Essig- und Valeriansäure und einem Sesquiterpenalkohol Occidol, Fp. 96 bis 97° [HIROSE et al.: Chem. Abstr. *54*, (1960)]; β-Sitosterin, 10-Nonacosanol; Quercitrin (Quercetin-3-rhamnosid), Fp. 182 bis 184° (früher Thujin genannt), in den rotbraunen, winterlichen Blättern Rhodoxanthin $C_{40}H_{50}O_2$, Fp. 219°, Pinit (Inosit-3-methyläther), Fp. 186 bis 188°, 5,9% Gerbstoff, Estolidwachs (kettenförmige Moleküle mit je einer endständigen Hydroxyl- und Carboxylgruppe), das aus viel Junipersäure (16-Oxypalmitinsäure, Fp. 94°) und wenig Sabinasäure (12-Oxylaurinsäure, Fp. 84°) und Thapsiasäure (eine C_{16}-Dicarbonsäure, Fp. 124 bis 126°) besteht; nach älteren Angaben ferner Pinipikrin, ein glykosidischer Bitterstoff, $C_{32}H_{36}O_{11}$, Gerbsäure (Pinitannsäure), Chinovigesäure; Fett, Kohlenwasserstoff $C_{26}H_{56}$, Ölsäure, Harzsäure, Harz $C_{48}H_{23}O_{11}$, Vit. C, Schleim. Nach LAMER et al. [Diss. Pharm. Pharmacol. *20*, 623 (1968)] Myricetin-3-glykosid, Fp. 199 bis 201°, Myricetin-3-rhamnosid, Fp. 184 bis 186°, Kämpferol-3-rhamnosid, Fp. 166 bis 167°, 5,7,3′,4′,5′-Pentahydroxyflavon-3′-β-glykosid, Fp. 284 bis 285°, sowie 3 weitere Verbindungen dieses Aglucons mit den Fp. 205 bis 208°, 223 bis 225° und 240 bis 242°, und (+)-Catechin, Fp. 147 bis 150°. Nach KINDL et al. [Monatsh. Chem. *97*, 1783 (1966)] Myo-Inosit, Sequoyit, D-chiro-Inosit und L-Leukanthelmit (L-5-Cyclohexen-1,2,3,4-tetrol).

Prüfung. Max. Aschegeh. 8% Erg.B. 6.

Aufbewahrung. Vorsichtig. Giftdroge!

Wirkung. Der Hauptbestandteil Thujon wirkt örtlich ähnlich heftig reizend wie Oleum Sabinae, führt resorptiv bei tödlicher Vergiftungsgefahr zu Abort. Ein Mißbrauch ist weit gefährlicher als z. B. bei Summitates Sabinae, da hier schwere, meist tödliche Stoffwechselstörungen infolge degenerativer Veränderungen an den parenchymatösen Organen, vor allem an der Leber, auftreten. Weitere Vergiftungserscheinungen nach Resorption: heftige, langanhaltende, klonisch-tonische Krämpfe, Starrezustände der oberen Gliedmaßen, Blutungen der Magenschleimhaut und im Herzmuskel, sowie Nierenschädigung. Behandlung der Vergiftung ähnlich der von Knollenblätterpilz.

Nach KHURANA [Planta med. (Stuttg.) *20*, 142 (1971)] wirken homöopathische Zubereitungen gegen tierische und pflanzliche Viren. GILBERT et al. [Chem. Abstr. *75*, 128 263 (1971)] fanden eine Schutzwirkung gegen Schistosomasis.

Anwendung. Früher als Einreibung bei Rheuma und Gicht (50%ige Salbe). Als sprühbares Präparat zur Behandlung von Schleimhauterkrankungen. Innerlich als Diaphoreticum, Expectorans, Diureticum, Anthelminthicum und Emmenagogum. In der Homöopathie innerlich bei akuten und chronischen Formen der Gicht und des Rheumatismus, bei Trigeminusneuralgie, Pruritis, Blepharitis, Conjunctivitis, Otitis media, Rhinitis, chronischer Angina, Pharyngitis, Tracheitis, bei Pertussis, Nieren- und Blasenleiden, bei Gonorrhö (∅), außerdem u. a. be-Denk- und Gedächtnisschwäche, Melancholie, bei Hautaffektionen, äußerlich (Tinktur) bei Warzen und Condylomen angewendet. Liefert äth. Öl.

Thuja HAB 34.

Frische, zu Beginn der Blüte gesammelte Zweige mit den Blättern.

Arzneiform. Essenz nach § 3.

Arzneigehalt. 1/3.

Die Vorschläge für das Neue Deutsche HAB, Heft 8, S. 494, beschreiben einige Reaktionen und die Chromatographie der Tinktur, sowie eine Bestimmung des äth. Öles: Mindestgeh. 0,2% der Tinktur.

Thuja occidentalis HPUS 64. Tree of life.

Die frischen Blätter und Zweige.

Arzneiform: a) Urtinktur: Arzneigehalt 1/10. Thuja, feuchte Masse mit 100 g Trockensubstanz und 135 ml W. = 235 g, A. USP (94,9 Vol.-%) 885 ml zur Bereitung von 1000 ml der Tinktur.

b) Dilutionen: D 2 (2×) und höher mit A. HPUS (88 Vol.-%).

c) Medikationen: D 2 (2×) und höher.

Ferner werden verwendet:

1. Das äth. Öl des Holzes (weißes Zedernöl) mit den Tropolonen α-β- und γ-Thujaplicin (3-, 4- und 5-Isopropyltropolon) $C_{10}H_{12}O_2$, Fp. 34° bzw. 52 bis 53° und 79 bis 80°. Im Holz ferner α- und β-Eudesmol, Occidiol, ein Sesquiterpendiol [RUDLOFF et al.: Chem. Abstr. *60*, 6883 (1964)] und Occidenol $C_{15}H_{24}O_2$, Fp. 42 bis 44° [TOMITA et al.: Tetrahedron L. *1970*, S. 235].

2. Das äth. Öl der Zapfen.

3. Die Rinde — Cortex Thujae — in der Volksheilkunde.

Thuja orientalis L. [Biota orientalis (L.) ENDL.]. Morgenländischer Lebensbaum.

Heimisch in Asien (Persien bis Japan).

Äste und Zweige aufrecht, in senkrechter Ebene verzweigt. Blätter auf beiden Zweigseiten gleichgefärbt, lebhaft grün mit länglichen Öldrüsen. Zapfen sechsfach gehörnt, mit zuerst fleischigen, später trockenen Schuppen, aufrecht, anfangs hechtgrau überlaufen, zuletzt rötlich-schwarzbraun. Samen ungeflügelt.

Im Pulver finden sich zerstreute Stomata, deren Spalten regellos verlaufen, in Flächensicht erscheinen sie länglich oval, besitzen keinen Wall. Transfusionszellen mit wurmförmiggekrümmten Auswüchsen.

Inhaltsstoffe. In den Zweigspitzen 0,12% äth. Öl mit (+)-α-Pinen, in den Wurzeln äth Öl mit 17% (−)-Borneol, 9% Bornylacetat, 5,9% α-Thujon und Campher und 51% eines Sesquiterpenkohlenwasserstoffes Kp. 250 bis 253°; im äth. Öl des Holzes 40% Sesquiterpen kohlenwasserstoffe (Cuparene), 50% Alkohole (Cedrol $C_{15}H_{26}O$, Widdrol, Cuparenole), 4% Monoterpensäuren und 4% Ketone (Miltitzer Berichte 1963/64); Estolidwachs mit 81% Säuren (vor allem Junipersäure und wenig Sabinasäure) und 7% unverseifbaren Anteilen (Pentatriacontan und Hexadecan-1,16-diol). Im Holz ferner Aromadendrin (Dihydrokämpferol) $C_{15}H_{12}O_6$, Taxifolin $C_{15}H_{12}O_7$ (Dihydroquercetin), Thujopsen (Widdren), 0,1% Cuparen, Thujasäure, β- und γ-Thujaplicin; Thujopsadien, Dehydro-α-curcumen, β-Isobiotol, Curcumenäther, α,β-Cedren, Chamigren, α-,γ-Cuprenen, α-Curcumen, 6% Cuparen, α,β-Biotol, α,β-Cuparenon, Mayuron, α,β,γ-Cuparenol, α-Isocuparenol; TOMITA et al. [Chem. Abstr. *71*, 50249, 50250 (1969); *73*, 106318 (1970)]. Das Öl der Samen enthält 5,3% Palmitin-, 7,3% Stearin-, 81,3% C_{18} (davon 44% Linolsäure)- und 6,1% C_{20}-Säuren; im Unverseifbaren β-Sitosterin [ZAHID et al.: Chem. Abstr. *63*, 18491 (1965)]. Nach PELTER et al. [Phytochem. *9*, 1897 (1970)] die Biflavonoide Amentoflavon, Fp. 250 bis 253°, und Hinokiflavon, Fp. 345 bis 346°, nach NATARAJAN et al. [chem. Abstr. *73*, 32305db (1970)] ferner Quercetin und Myricetin.

Anwendung. In China als Stypticum empfohlen.

Ähnlich Thuja occidentalis.

Thuja plicata D. DON (Th. gigantea NUTT., Th. lobbii HORT.). Riesenlebensbaum. Westamerikanischer Lebensbaum. Washington-Zeder. Western red cedar.

Heimisch im westlichen Nordamerika.

Beim Zerreiben geben die Blätter einen angenehmen, stark aromatischen Geruch, keinen strengen, harzähnlichen wie andere Thuja- und Chamaecyparisarten. Blätter unterseits mit weißlichen Spaltöffnungslinien.

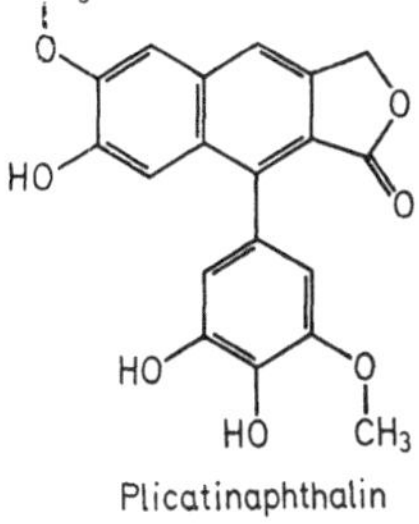

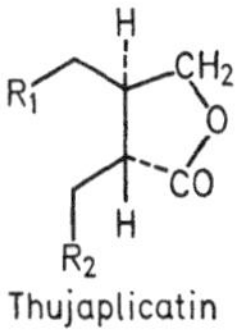

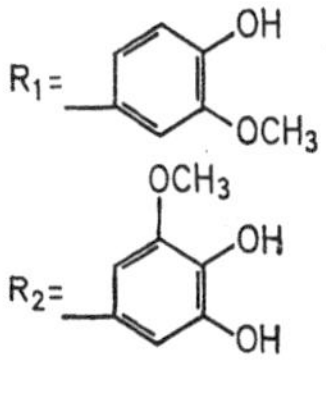

Inhaltsstoffe. Das äth. Öl der Blätter enthält Thujon, Thujylalkohol $C_{10}H_{18}O$, Borneolester und Fenchon, das des Holzes α-, β-, γ-Thujaplicin, β-Thujaplicinol, β-Dolabrin (4-Isopropylidentropolon), Thujasäure $C_{10}H_{12}O_2$, Fp. 88 bis 89°, und Thujasäuremethylester; Arabinose, Gerbstoff.

Im Holz die Lignane Plicatsäure $C_{20}H_{22}O_{10}$, Thujaplicatin, dessen Methyläther, Hydroxy- und Dihydroxythujaplicatinmethyläther, Plicatin, Dihydroxythujaplicatin, Plicatinaphtalin, Plicatinaphthol; Mc. LEAN et al. [Chem. Abstr. *70*, 47153 (1969)]. Nach HIROSE et al. [Chem. Abstr. *67*, 108 774 (1967)] Nezukon (4-Isopropyltropon). In der Rinde die Norditerpenalkohole Isopimarinol $\Delta^{8(14),15}$-4α- und $\Delta^{8(14),15}$-4β-Hydroxy-18-norisopimeradien [QUON et al.: Chem. Abstr. *72*, 12901 (1970)] und 19-Norisopimar-8(14),15-dien-3-on. In den Blättern Amentoflavon und Hinokiflavon [RAHMAN et al.: Chem. Abstr. *78*, 94890 (1973)]; nach MANNERS et al. [Chem. Abstr. *76*, 43961 (1972)] Dilignolglykoside wie 3-[4-(1-C4-Hydroxy-3-methoxyphenyl)-1,3-dihydroxyisopropoxy]-2-hydroxyphenyl-propyl-α-L-rhamnosid.

Wirkung. Thujaplicin unterdrückt in einer Konzentration von 0,001% das Wachstum von Kleinpilzen. Nach EVANS et al. [Chem. Abstr. *81*, 115435 (1974)] setzt ein Extrakt des Blütenstaubs (5 bis 100 mg/ml) in vitro aus Lungengewebe Histamin frei.

Anwendung. Zur Gewinnung des äth. Öls der Blätter und das dauerhafte Holz.

Thujopsis

Thujopsis dolabrata (L. f.) SIEB. et ZUCC. (Thuja dolabrata L. f.). Cupressaceae — Thujoideae. Hiba-Baum. Hiba tree.

Heimisch in Japan.

Inhaltsstoffe. In Holz und Blättern äth. Öl (Hibaöl) mit Carvacrol, α- und β-Tropolon, β-Dolabrin, (—)-Citronellsäure, Thujen, Terpineol-(4), Thujopsen, α- und β-Thujaplicin, Undecen-(10)-säure-(1), Sabinen und Sabinol, ferner nach ITO et al. [Tetrahedron L. *42*, 3777 (1965)] Elemenal $C_{15}H_{22}O$, Fp. 180°, γ-Cuparenol $C_{15}H_{22}O$, Kp. 110°, ein Keton $C_{14}H_{20}O$, Fp. 70°, α- und β-Costal (nicht trennbar) $C_{15}H_{22}O$, Sesquibenihiol, Sesquibenihidiol, Selinadiol, Cuparen, Widdrol und Elemol. KITAHARA und YOSHIKOSHI isolierten aus dem äth. Öl der Blätter Dolabradien $C_{20}H_{32}$, Kp. 169° [Tetrahedron L. *26*, 1755 (1964)] und Hibaen $C_{20}H_{32}$, Fp. 29,5 bis 30° [ibid. *26*, 1771 (1964)]. In den Blättern Quercetin und Taxifolin. Ferner Sciadopitysin und Sosetsuflavon. Nach YANAGAWA et al. [Nippon Mokuzai Gakkaishi *13*, 160 (1967)] 2-Cuprenen und 4-Cuprenen, Cedrol, Cuparenal $C_{15}H_{20}O$, Asunal $C_{15}H_{22}O$, Asunol und γ-Thujaplicin im Hartholz. Nach TADA et al. [ref. Chem. Abstr. *70*, 65185 (1969)] β-Sitosterol, Hinokinin, Fp. 62°, Sugiol, Fp. 281 bis 285°, und drei Säuren mit den Fp. 75 bis 76°, 113 bis 115°, 157 bis 158°. Nach KITA DANI [Chem. Pharm. Bull. *18*, 402 (1970)] ar-Abietatrien in den Blättern.

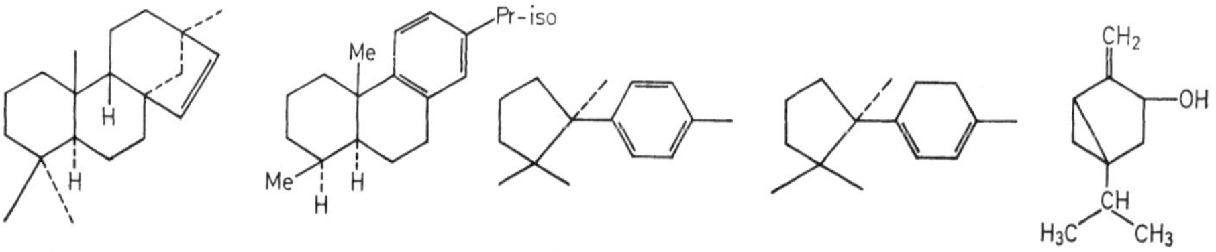

Hibaen ar-Abietatrien Cuparen Cuprenen Sabinol

Wirkung. α- und β-Thujaplicin sowie einige andere Bestandteile des äth. Öles besitzen antibiotische Wirksamkeit.

Thulium

Thulium.

Tm A.G. 168,94

Vorkommen. Das zu den Seltenen Erden gehörende metallische Element kommt meist in Gesellschaft mit den anderen Seltenen Erden vor. Es ist enthalten (zu etwa 0,25%) im Gadolinit und im Euxenit-Polykras-Mineral.

Eigenschaften. Silberweißes, leicht verformbares Metall, praktisch unlösl. in W. $D_4^{20} = 9{,}35$; F. = 1550 bis 1650°.

Anwendung. Als radioaktiviertes Metall in besonderen Fällen zu orientierenden medizinischen und technischen Durchleuchtungsaufnahmen.

Thuliumchlorid.

$TmCl_3 \cdot 7 H_2O$ M.G. 401,42

Eigenschaften. Hellgelbe, zerfließliche Kristalle, lösl. in W. und A. Fp. des wasserfr. Salzes: 820°.

Aufbewahrung. Gut verschlossen, vor Feuchtigkeit geschützt.

Thuliumoxyd.

Tm_2O_3 M.G. 385,88

Eigenschaften. Hellgelbes bis grünlichgelbes Pulver, praktisch unlösl. in W., langsam lösl. in konz. Salzsäure. D = 8,77.

Anwendung. Mit der radioaktivierten Substanz ist es möglich, ohne aufwendige elektrotechnische Einrichtungen Röntgenaufnahmen z. B. von Knochen und Zähnen herzustellen.

Thymidin

Thymidin. Thymin-D(−)-2-desoxyribosid. Thymosin.

$C_{10}H_{14}N_2O_5$ M.G. 242,23

Bemerkung. Thymidin gehört zu den sog. Nucleosiden. Es ist ein Baustein von Desoxyribonucleinsäuren, die je eine „Base" und daran N-glykosidisch gebunden den Zucker Desoxyribose enthalten.

Vgl. auch Nucleosid- und nucleotidhaltige Organextrakte II, 324 ff.

Vorkommen. U. a. In Leberextrakten.

Eigenschaften. Nadelförmige Kristalle, lösl. in W., M., heißem A., Aceton, Pyridin, Eisessig und Essigester, wenig lösl. in heißem Chlf., praktisch unlösl. in A., Fp. = 186°, unter Bildung eines Sublimats, das aus Thymin besteht. $[\alpha]_D^{25} = +30{,}6°$ (c = 1, in 1 N NaOH).

Thymin

Thymin. 5-Methyluracil.

Bemerkung. Thymin ist als „Base" nur in Desoxyribonucleinsäuren enthalten.

$C_5H_6N_2O_2$ M.G. 126,11

5-Methyl-2,4-dihydroxypyrimidin. 5-Methyl-2,4-dioxo-tetrahydropyrimidin.

Eigenschaften. Farblose, bitter schmeckende Nadeln, schwer lösl. in W. und A., wenig lösl. in Ä., lösl. in Alkalilaugen unter Salzbildung. Fp. = 326° u. Zers.; sublimierbar.

Aufbewahrung. Gut verschlossen, vor Licht geschützt.

Anwendung. Bei perniciöser Anämie.

Thymolum

Thymolum. S. I, 1220, II, 864 und VII A, 949.

Thymolblau. S. I, 317.

Thymol-indophenol.

$C_{16}H_{17}NO_2$ M.G. 255,32

Benzochinon-(1,4)-mono[4-hydroxy-2-methyl-5-isopropyl-anil].

Eigenschaften. Dunkelrotes Pulver, lösl. in A.

Anwendung. Als Redoxindikator. $E_{O^1/_2}$ bei pH 7 = +0,18 Volt. r_H = 17,5 (blau) bis 20 (farblos). Verwendet wird eine 0,02%ige Lsg. in A. 60%.

Thymolum iodatum Helv. VI. Thymolum bijodatum Erg.B. 6. Jodthymol. Iodothymol. Iodotimolo. Dijoddithymol.

Zusammensetzung und Gehalt. Nach Helv. VI ist die Substanz ein Gemisch verschiedener Jodverbindungen des Dithymols, hauptsächlich Dijoddithymol, mit einem Gehalt von mindestens 43% Jod (I, A.G. 126,9), bezogen auf die getrocknete Substanz.

Dijododithymol (nach Erg.B. 6):

$C_{20}H_{24}O_2J_2$ M.G. 550,2

Eigenschaften. Rotbraunes, geschmackfreies, schwach aromatisch riechendes Pulver, praktisch unlösl. in W. und Glycerin, wenig lösl. in A., lösl. in Ä., Chlf., fetten Ölen und fl. Paraffin.

Stammlösung. 2,5 g Substanz und 50 ml W. werden 1 Min. lang kräftig geschüttelt; dann wird filtriert. Das Filtrat, das farblos sein muß, dient als Stammlsg.

Erkennung. 1. Nachweis von Jod: 0,1 g Substanz und 5 Tr. 95%ige Schwefelsäure werden in einer Porzellanschale über kleiner Flamme erhitzt, wobei unter Zers. violette Dämpfe entweichen (Helv. VI, ähnlich Erg.B. 6).

Prüfung. 1. Reaktion: Die Stammlsg. muß einen pH-Wert zwischen 6,0 und 7,4 aufweisen (Helv. VI). 2. Alkalische Verunreinigungen: Wird 1 g Substanz in 20 ml W. geschüttelt, so darf das Filtrat Lackmuspapier nicht bläuen (Erg.B. 6). 3. Halogenide: 4 ml Stammlsg. müssen den Anforderungen der Grenzreaktion a I auf Chlorid (nach Helv. VI) genügen. 4. Freies Jod:

10 ml Stammlsg. dürfen sich auf Zusatz von 5 Tr. Stärkelsg. nicht blau färben (Helv. VI, ähnlich Erg.B. 6). 5. Jodwasserstoffsäure, Salzsäure: Wird 1 g Substanz mit 20 ml W. geschüttelt, so darf das Filtrat nach Ansäuern mit Salpetersäure durch Silbernitratlsg. höchstens getrübt werden. 6. Phenole: Die Lsg. der Substanz in Isopropanol darf durch Eisen(III)-chloridlsg. nicht verändert werden (Erg.B. 6). 7. Trocknungsverlust: Höchstens 2,0%, bestimmt mit 0,5 g bei 4std. Trocknen i. Vac. (Helv. VI). 8. Verbrennungsrückstand: Höchstens 1,5%, bestimmt mit 0,5 g Substanz (Helv. VI).

Gehaltsbestimmung. (Nach Helv. VI): Etwa 0,10 g Substanz werden genau gewogen, in einem kleinen Nickeltiegel mit wenig Natriumcarbonat-Monohydrat gemischt, worauf der Tiegel bis zum Rand mit Natriumcarbonat-Monohydrat aufgefüllt wird. Dann wird 20 Min. geglüht. Nach dem Erkalten wird der Tiegel in einem Becherglas portionsweise mit Salzsäure bis zum Nachlassen der Kohlendioxid-Entwicklung und bis zur stark sauren Rk. übergossen und dann mit W. in das Becherglas abgespült. Hierauf wird bis zur vollständigen Lsg. mit W. verdünnt. Nach Zufügen von 10 ml Kaliumcyanidlsg. wird mit 0,1 n Kaliumjodatlsg. titriert. Färbt sich die anfangs braune Lsg. gelb, so wird nach Zusatz von 2 ml Stärkelsg. bis zum Verschwinden der Blaufbg. weitertitriert. 1 ml 0,1 n KJO_3 entspr. 4,230 mg J.

Aufbewahrung. Vorsichtig, in gut verschlossenen Behältern unter Lichtschutz.

Dosierung. Mittlerer Gehalt als Wundsalbe: 10%; als Wundpulver: 50% (Erg B. 6).

Anwendung. Als Antisepticum für die Behandlung von Wunden, Geschwüren u. a., wie Jodoform.

Thymolphthalein. S. I, 317.

Thymolsulphonphthalein. S. Thymolblau I, 317.

Thymus

Thymus vulgaris L. (Th. odoratus TOURN., Th. niger TAB., Thymum durius DOD.). Lamiaceae — Stachyoideae — Saturejeae. Gartenthymian. Echter Thymian. Gemeiner Thymian. Römischer (welscher) Quendel. Römischer (welscher) Thymian. Hühnerkohl. Kuttelkraut. Common thyme. Garden thyme. Thym. Pote. Farigoule. Frigoule. Timo. Erbuccia. Pepolino. Serpollino.

Heimisch in Mittel- und Südeuropa, bes. in Südfrankreich (Gebirge, Riviera), Italien, den Balkanländern und im Kaukasusgebiet. In Mitteleuropa wird die Pflanze kultiviert, in Südeuropa, bes. in den Macchien und Felsenheiden, kommt sie auch wildwachsend vor. In Ostafrika, Pakistan, Indien und Nordamerika wird Thymian zur Ölgewinnung kultiviert. Vor allem in sonnigen Lagen auf kalkhaltigem, leichtem Lehmboden oder sandigem Boden.

HEGI beschreibt zwei Formen, nämlich f. capitatus WILLK. et LANG (Blätter 4 bis 5 mm lang, 1 bis 2 mm breit) und f. verticillatus WILLK. et LANG (Blätter 5 bis 8 mm lang, 3 bis 4 mm breit). Zwischen beiden Formen gibt es alle Übergänge.

Ein- oder mehrjähriger grüner Halbstrauch (Abb. 5). Bildet im ersten Vegetationsjahr einen aufrechten Stengel, an dessen unteren Teil sich später dekussiert stehende Nebenachsen bilden, und eine 20 cm lange Pfahlwurzel. Im zweiten und in den folgenden Vegetationsjahren entwickelt sie sich zu einem dichten, kugeligen Busch von 40 bis 45 cm Höhe. Die Pfahlwurzel stirbt im ersten oder zweiten Vegetationsjahr ab. — Äste stark verholzt, aufrecht, aufsteigend, vierkantig, oberwärts ringsum gleichmäßig kurz behaart. — Laubblätter sehr kurz gestielt oder sitzend, 4 bis 8 mm lang, bis 3 mm breit, lineal- bis elliptisch-lanzettlich, mit ganzem, meist nach unten eingerolltem Rand; ihre Spreite ist oberseits kahl, mehr oder weniger grün, unterseits graufilzig, mit deutlich hervortretendem Mittelnerv. Auf den Blättern, bes. unterseits, ebenso auf den Kelchen und dem Stengel sind die Drüsenschuppen als kleine, gelblichbraune Pünktchen mit der Lupe deutlich zu erkennen. — Blüten entweder weiblich oder zwittrig, einzeln oder in kleineren Gruppen vereinigt, meist kurz gestielt, etwa 3 bis 6 mm lang. Kelch grün oder rötlich, bisweilen violett überlaufen mit einer schwachnervigen, kurz steifhaarigen Röhre, die sich in eine dreizipfelige, meist zurückgebogene Oberlippe mit einem dreieckigen Mittelzahn und 2 schmaleren Seitenzähnen und eine längere, aus

2 pfriemlichen, bewimperten Zähnen bestehende Unterlippe fortsetzt. Der Kelchschlund ist nach dem Abblühen durch einen Kranz langer, steifer Haare verschlossen. Krone lila bis rosa gefärbt, häufig braun werdend. — Früchte hell- bis dunkelbraun, abgeflacht-eiförmig und bis 1 mm groß.

Geruch sehr gewürzig, eigenartig; Geschmack gewürzig, kampferartig.

Herba Thymi (vulgaris). Folium Thymi. Thymian. Gartenthymian. Echter Thymian. Gemeiner Thymian. Thymianblatt. Römischer (welscher) Quendel. Thyme. Common Thyme. Garden Thyme. Rubbed Thyme. Herb of Thyme. Thym. Herbe de Thym. Plante fleurie de thym. Timo. Tomilho. Yerba de Tomillo. Timian. Tijmkruid.

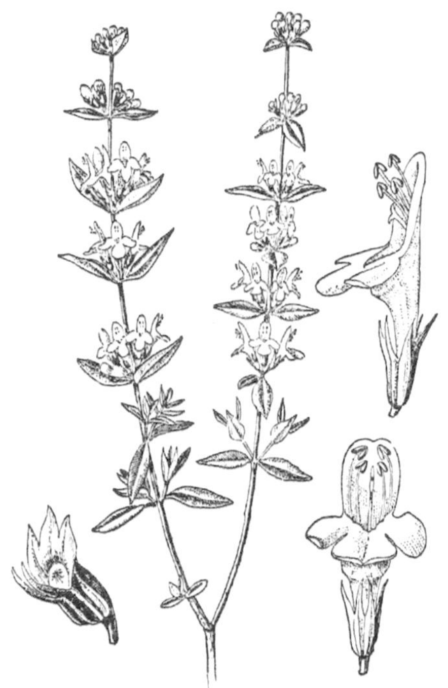

Abb. 5. Thymus vulgaris. Blühender Zweig, Knospe und Blüten (DUNZINGER).

Herba Thymi Nord. 63, Pol. III, CsL 2. Herba Thymi vulgaris Ross. 9. Folia Thymi DAB 7 — DDR II. Folium Thymi ÖAB 9, Helv. VI. Thymi Herba Ned. 6, Belg. IV. Thymi vulgaris herba Hung. VI. Thymi folium Jug. III. Thymian DAB 7 — BRD. Thyme NF X, BPC 49. Thym CF 65. Timo Ital. VIII. Tomilho Brasil. 1. Außerdem offizinell in Fenn. 37 und Egypt. P. 53 und der Bulgarischen Pharmakopö II.

Als Droge fordern: DAB 7 — BRD, DAB 7 — DDR, CsL 2, Pol. III, BPC 49 und Fenn 37: Die getrockneten Laubblätter und Blüten. — NF X: Die getrockneten Blätter und blühenden Spitzen. — ÖAB 9, Helv. VI und Jug. III; die getrockneten Laubblätter. — Ross. 9: Das zur Blütezeit gesammelte, getrocknete und gedroschene Kraut. — Belg. IV: Das blühende Kraut. — Ital. VIII, Brasil. 1: Die blühenden Spitzen. — Ned. 6: Die blühenden Zweigspitzen; bei Gebrauch sind die Stengel zu entfernen. — CF 65: Die blühenden Zweige, frisch und getrocknet. — Nord. 63: Die getrockneten Blätter, blatttragenden Stengel oder Blüten.

Der 2. Nachtrag des DAB 7 — BRD läßt neben Th. vulgaris oder ausschließlich Thymus zygis L. zu (s. dort).

Gewinnung. Die in Deutschland verwendete Droge stammt meist aus dem Inlandanbau. Es wird dazu von verschiedenen möglichen Anbausorten der deutsche Thymian (Winterthymian) verwendet, der witterungsbeständig ist. Im ersten Vegetationsjahr kann die Droge von Mitte August bis Anfang September geschnitten werden, im zweiten erfolgt zweimaliger Schnitt: in der Blütezeit Juni/Juli und im September. Bei gut gewarteter Pflanze kann auch im 3. Vegetationsjahr noch zweimaliger Schnitt erfolgen. 3 T. frisches Pflanzenmaterial ergeben 1 T. Droge.

Nach MÜNCHOW et al. [Pharmazie *19*, 655 (1964)] vermindert sich im ersten Vegetationsjahr der Ölgeh. der Pflanzen ständig, und nur zu Beginn der Blüte erfolgt ein kurzer Anstieg. Ähnlich verhält sich der Thymolgeh. des äth. Öls. In mehrjährigen Pflanzen ist während der Vegetationsperiode eine Zunahme des äth. Öls zu beobachten, und zu Beginn der Blüte wird mit 2% Öl (berechnet auf die Trockensubstanz) der höchste Wert erreicht. Der Thymolgeh. im äth. Öl steigt gleichzeitig von 40 auf 60% an, wobei das Maximum mit etwa 60% Thymol am Ende der Blüte zu verzeichnen ist. Nach WEISS et al. [Pharm. Acta Helv. *45*, 169 (1970)] steigt der Ölgeh. von Mai bis Oktober. Der höchste Ölgeh. wurde am frühen Nachmittag, der niedrigste um Mitternacht festgestellt. Während und kurz nach der Blüte wird ein relativ hoher Carvacrolgeh. festgestellt.

Eine Einteilung in verschiedene Rassen kann nicht vorgenommen werden, da jedes Individuum bezügl. der Ölzusammensetzung ganz individuell auf entwicklungs- und umweltbedingte Faktoren reagiert [SCHRATZ und HÖPSTER: Planta med. (Stuttg.) *19*, 160 (1971)].

Beschreibung. Mikroskopisches Bild. Die Epidermiszellen der Laubblätter besitzen eine etwas verdickte Außenwand; sie sind in der Aufsicht oberseits wellig-buchtig und mit glatter, nur über den Nerven gestreifter Kutikula versehen. Der Querschnitt läßt gewöhnlich 2 Lagen Palisadenzellen erkennen. Das interzellularenreiche Schwammparenchym besteht aus mehreren Lagen unregelmäßiger Zellen. Es finden sich folgende Haartypen: Oberseits zahlreiche, einzellige, stumpfe, kegelförmige Deckhaare mit derber Wand und warziger Kutikula (Eckzahnhaare); unterseits, bes. häufig auf den Nerven, zwei-, seltener dreizellige, derbwandige Haare, deren obere, meist spitze Zelle knieförmig abgewinkelt ist und gewöhnlich eine warzige Kutikula besitzt; die untere Zelle hat eine glatte Kutikula (Kniehaare). Weniger zahlreich kommen oberseits und am Rande vierzellige, derbwandige, bis 700 µm lange, an der Basis etwa 70 µm breite Deckhaare mit warzig-gestreifter Kutikula vor (Gliederhaare); gelegentlich finden sich in den Haarzellen bes. in der Nähe der Wände, winzige Nadeln aus Calciumoxalat. Beiderseits finden sich mehr oder weniger zahlreiche, zwischen mehreren rosettenartig angeordneten Epidermiszellen tief eingesenkte Drüsenhaare mit häufig 12 Drüsenzellen und blasig abgehobener Kutikula über dem meist gelbbraunen Exkret (Labiatendrüsenschuppen). Kurze Drüsenhaare mit einzelligem Stiel und einzelligem, birnenförmigem Köpfchen sind relativ selten. Die Epidermiszellen des Kelches sind beiderseits meist gestreckt, wellig und bisweilen derbwandig; auf der Außenseite finden sich meist zahlreiche Labiatendrüsenschuppen, Drüsen- und Kniehaare sowie Spaltöffnungen. Die Haare des Kelchschlundes sind bis 1000 µm lang; daneben kommen ein- bis vierzellige, bis 500 µm lange, gerade, an den Zähnen der Unterlippe breite, häufig abgebrochene, derbwandige, von warziger Kutikula bedeckte Gliederhaare vor; ihre einzelnen Zellen enthalten wiederum kleine Calciumoxalatnadeln. Die Epidermiszellen der Blütenkrone sind langgestreckt oder isodiametrisch, teilweise papillös. Auf der Außenseite finden sich neben Labiatendrüsenschuppen zahlreiche ein- bis vierzellige, dünnwandige kollabierte Gliederhaare mit längswarziger Kutikula. Das Staubblatt hat ein Endothezium mit zarten, bogen- oder sternförmigen Wandverdickungen. Die gelben, etwa 35 µm großen, rundlichen Pollenkörner besitzen eine feinpunktierte Exine mit 6 schlitzförmigen Keimporen. Die Epidermiszellen des Stengels sind langgestreckt, derb- und geradwandig, getüpfelt und mit zahlreichen Kniehaaren, wenigen Labiatendrüsenschuppen und Drüsenhaaren besetzt.

Pulverdroge (Abb. 6). Grünlich bis bräunlichgrün. Blattfragmente mit diacytischen Spaltöffnungen, Eckzahnhaaren der Oberseite und Kniehaaren der Unterseite sowie zahlreichen Labiatendrüsenschuppen; Bruchstücke des Kelches mit verschieden langen Glieder- und Kniehaaren; Fragmente der Blütenkrone mit teilweise papillösen Epidermiszellen, Gliederhaaren und Labiatendrüsenschuppen; nicht sehr zahlreiche, mit 6 schlitzförmigen Keimporen versehene Pollenkörner.

Verfälschungen. Herba Thymi vulgaris kann vor allem durch Thymus serpyllum und seinem Formenkreis verunreinigt oder ersetzt sein (s. auch unter Thymus zygis L.). — Thymus citriodorus (PERS.) SCHREB. (Th. pulegioides x Th. vulgaris). Zitronenthymian, heimisch in Südfrankreich und Italien (Calabrien). Liefert einen wesentlichen Teil der Droge Herba Thymi; enthält jedoch ein äth. Öl mit etwa 13,5% Citral und nur Spuren von Phenolen. — Corydothymus capitatus (L.) RCHB. [Th. capitatus (L.) HOFFGG. et LINK., Thymus creticus BOT.]. Heimisch in Mittelmeerländern, bes. in Spanien, ferner Süditalien, Tunesien, Syrien, Kleinasien, liefert das weiße Thymian-Öl, „calidad bosto" und Herba Thymi cretici. Im äth. Öl, zu 1,5% in der Droge enthalten, sind 60 bis 70% Phenole, hauptsächlich jedoch Carvacrol.

Inhaltsstoffe. Äth. Öl, Oleum Thymi, in deutscher Ware etwa 0,4 bis 3,4% (durchschnittlich etwa 2,16%), in französischer Ware etwa 1,75 bis 5,4% (durchschnittlich etwa 3,6%). Der Geh. ist abhängig von der Sorte, Provenienz und den Wachstumsbedingungen.

11*

Im äth. Öl als Hauptbestandteile 30,7 bis 70,9% Thymol, 2,5 bis 14,6% Carvacrol, p-Cymol und im Frühjahr γ-Terpinen; als Nebenbestandteile 0 bis 2,5% Thymolmethyläther, 0,7 bis 4,7% (−)-α-Pinen, 1 bis 4,3% Borneol, 0,4 bis 1,6% Bornylacetat, 4,5 bis 6,5% (−)-Linalool (der Geh. hängt stark vom Standort der Pflanze ab, nicht von der Jahreszeit) und dessen Ester, Menthen, 2 bis 13,5% Cineol, 0 bis 2,2% Geraniol, 0 bis 0,1% Geranylacetat. In der Droge ferner bis über 10% Gerbstoffe, die Saponine Thymensäure, Fp. 198°, und Thymussaponin, Fp. 232°, die bei der Hydrolyse Zucker und Triterpensäure liefern, freie Triterpensäuren, 1,88% Ursol-, 0,63% Oleanol-, Kaffee- und Chlorogensäure, Harz, n-Triacontan, Pentosane, Flavonglykoside und die Flavone Luteolin, Luteolin-7-glucosid und Luteolin-7-diglucosid, ferner Bitterstoff, chemisch noch nicht bestimmte, basische, anscheinend labile, spasmolytisch wirksame Substanzen. In den Samen Planteose (Zucker), im fetten Öl 3% gesättigte Säuren, 18% Öl-, 13% Linol- und 55 bis 62% Linolensäure. n-Triacontan ist das Hauptlipid des Blattes. In der ganzen Pflanze 4,24 mg Lithium pro kg Trockengewicht. SMITH et al. [Lipids *4*, 9 (1969)] isolierten aus dem Samenöl α-Hydroxylinolensäure und Norlinolensäure (all-cis-8,11,14-Heptadecatriensäure).

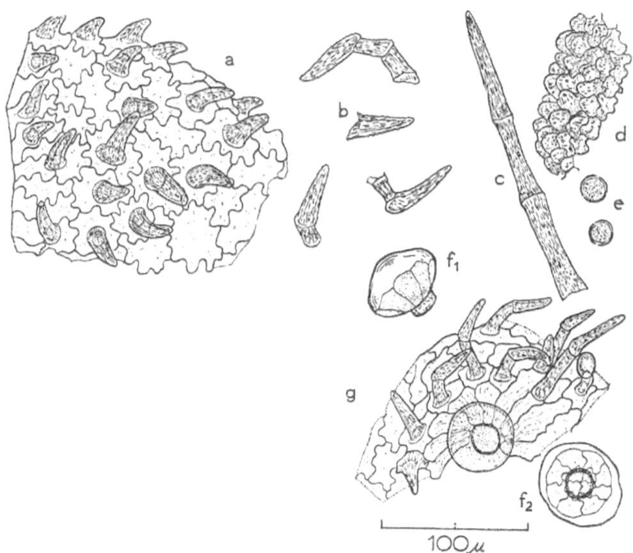

Abb. 6. Pulver von Herba Thymi. *a* Epidermisfetzen mit Kegelhaaren. *b* abgerissene Kniehaare. *c* mehrzelliges, langes Haar. *d* papillöse Epidermis eines Blütenblattes. *e* Pollen. f_1 Drüsenschuppe von der Seite, f_2 dsgl. in Aufsicht. *g* Epidermisstück mit Kniehaaren, Drüsenschuppe und kleinem Drüsenhaar (nach W.-ST.).

Prüfung. Identität. Nachweis von Phenolen, Helv. VI: Einige mg pulverisierte Droge werden vorsichtig mikrosublimiert. Das meist tröpfchenförmige Sublimat färbt sich mit Diazobenzolsulfonsäure + Natriumhydroxid 7% orange.

Chr. Identitätsprüf. nach DAB 7 − BRD, 2. Nachtr. auf Kieselgel GF$_{254}$.

Untersuchungslsg.: 100 mg gepulverte Droge werden 10 Min. lang mit Chlf. geschüttelt; das Filtrat dient als Untersuchungslsg.

Vergleichslsg.: 5,0 mg Thymol werden in 20,0 ml Chlf. gelöst.

Zur Chr. werden 15 µl Untersuchungslsg. und 15 µl Vergleichslsg. bandförmig (15 mm zu 3 mm) aufgetragen.

Entwicklung und Nachweis: Es wird mit einer Mischung von 75 Vol.-T. Chlf. und 25 Vol.-T. Bzl. bei Kammersättigung über eine Laufstrecke von 10 cm entwickelt. Nach dem Entfernen des Fließmittels werden im UV-Licht (254 nm) Zonen der Fluoreszenzminderung gekennzeichnet und die Schicht anschließend mit etwa 10 ml Echtblausalz-Lsg. besprüht.

Auswertung: Im UV-Licht (254 nm) ist im mittleren Rf-Wert-Bereich des Chr. der Untersuchungslsg. eine fluoreszenzmindernde Zone erkennbar, die etwa in der Höhe der fluoreszenzmindernden Zone im Chr. der Vergleichslsg. liegt. Im Tageslicht färben sich diese Zonen schon beim Aufsprühen der Reagenzlsg. rotbraun. Die Zone im Chromatogramm der Untersuchungslsg. soll in Lage, Farbintensität und Größe mit der Zone im Chr. der Vergleichslsg. übereinstimmen. Andere gleichgroße und gleichfarbig reagierende Zonen dürfen nicht vorhanden sein.

Analog Ital. VIII, Hung. VI.

Reinheit. Blätter, die am Grund lange Haare tragen und die schwach behaart sind, dürfen nicht vorkommen (Quendel); Helv. VI, ähnlich andere Pharmakopöen.

Mindestgeh. an äth. Öl 1,5% Helv. VI, ÖAB 9, Hung. VI, Pol. III, NF X; 4% Jug. III; 1,2% DAB 7 — BRD, Ital. VIII; 1,0% Ned. 6, Nord. 63, Ross. 9; 0,8% CsL 2. — Pulverisierte Droge: 1,2 Vol./Gew.-% Helv. VI. — Geh. an wasserdampfflüchtigen Phenolen, berechnet als Thymol und auf die bei 105° getrocknete Substanz, 0,4 bis 0,60% DAB 7 — DDR II; 0,5% DAB 7 — BRD, 2. Nachtr. — Wss. Extraktgeh. mind. 16% Hung. VI. — Max. Aschegeh. 10% ÖAB 9, Ned. 6, Pol. III; 12% Ital. VI, Nord. 63, Hung. VI, Jug. III, CsL 2, Ross. 9; 14% Brasil. 1. Säureunlösl. Asche max. 3% Hung. VI; 4% NF X, Ned. 6; 5% CsL 2, Jug. III; 7% Ross. 9. — Sulfatasche max. 12% Helv. VI, Ital. VIII; 16% DAB 7 — BRD, 2. Nachtr. — Max. Feuchtigkeitsgeh. 10% DAB 7 — BRD, 2. Nachtr., Pol. III; 12% Hung. VI, Ital. VIII; 13% Ross. 9, CsL 2. — Fremde org. Beimengungen max. 1% Ross. 9; 2% NF X, CsL 2, Hung. VI. — Mineralische Beimengungen max. 2% Ross. 9. — Andere oberirdische Teile max. 3%, unschädliche Beimengungen max. 1% DAB 7 — DDR II; — Stengel: Max. 10% DAB 7 — BRD, 2. Nachtr.; keine, die dicker als 1,5 mm im Durchmesser sind, Ned. 6, Ital. VIII; 3% DAB 7 — DDR, ÖAB 9, NF X; 5% CsL 2. — Andere Teile der Pflanze max. 2% Ital. VIII. — Verfärbte Bestandteile max. 5% DAB 7 — DDR II.

Gehaltsbestimmungen. Neben dem Geh. an äth. Öl wird in verschiedenen Pharmacopöen auch der Geh. an wasserdampfflüchtigen Phenolen zur Gehaltsbestimmung herangezogen. — ISECKE [Arzneimittel-Forsch. *3*, 630 (1953)] entwickelte eine Apparatur, in der das äth. Öl schon den Wasserdämpfen und dem W. durch Pentandämpfe und Pentan vollständig entzogen wird, da der hohe Anteil an wasserlösl. Phenolen zum größten Teil im W. des Destillationsgutes verbleibt und so der Bestimmung entgeht. Nach dem Abdestillieren des Pentans wird das äth. Öl gewogen. — SIEWERS [Dtsch. Apoth. Ztg. *93*, 624 (1953)] bestimmt den Thymolgeh. in der Droge und in Zubereitungen jodometrisch: 10 g Droge werden mit Wasserdampf destilliert und 100 g Destillat mit einer genau abgemessenen Menge 0,1 n Natronlauge stark alkalisiert. Die Mischung wird durch Eintauchen in W. von 60° während 5 Min. erwärmt und sogleich mit 10 bis 15 ml 0,1 n Jodlsg. mehr versetzt als man Lauge genommen hat. Nach dem Erkalten säuert man mit verd. Salzsäure an und titriert das überschüssige Jod mit 0,1 n Natriumthiosulfatlsg. zurück, indem gegen Ende der Titration Stärkelsg. zugesetzt wird. 1 ml 0,1 n Jodlsg. entspricht 0,00369 g Thymol. — DAB 7 — DDR läßt nach folgender Methode auf wasserdampfflüchtige Phenole prüfen: 10,00 g Substanz werden in einem 1000 ml Rundkolben mit 300 ml W. versetzt. Der Rundkolben wird mit einem zweimal rechtwinklig gebogenen Destillationsrohr und dieses mit einem senkrecht absteigenden Kühler verbunden. Die Länge des Kühlmantels soll 20 bis 22 cm betragen. Als Vorlage dient ein 200 ml Meßzylinder. Die Mischung wird im Sieden gehalten, bis 120 ml Destillat übergegangen sind. Das Destillat wird mit A. zu 200,0 ml aufgefüllt, 5,00 ml der Mischung werden in einem Scheidetrichter mit 45,0 ml W., 10 Tr. 6 n Ammoniaklsg. und 1,00 ml 4-Aminoantipyrinlsg. (2,00 g/100,0 ml) und nach dem Schütteln mit 4,00 ml frisch bereiteter Kaliumhexacyanoferrat(III)-Lsg. (2,00 g/100,0 ml) versetzt. Die Mischung wird sofort dreimal mit je 25,0 ml und danach mit 10,0 ml Chlf. ausgeschüttelt. Die vereinigten Chlf.-Auszüge werden durch Watte in einen 100 ml Meßkolben filtriert und unter Waschen der Watte mit Chlf. zu 100,00 ml aufgefüllt. Die Extinktion dieser Lsg. wird in einer Schichtdicke von 1 cm bei der Wellenlänge von 455 nm ± 2 nm im Maximum gegen Chlf. gemessen. Vergleichslsg.: 0,1000 g Thymol wird in A. zu 100,00 ml gelöst. 25,00 ml Lsg. werden nach Zusatz von 15,00 ml A. mit W. zu 100,00 ml aufgefüllt. 3,00 ml dieser Lsg. werden nach Zusatz von 2,00 ml A. (50 Vol.-%) wie vorstehend angegeben, behandelt. Berechnung: % wasserdampfflüchtige Phenole, berechnet als Thymol und auf die bei 105° getrocknete Substanz

$$= \frac{E_1 \cdot 300}{E_\mathrm{w} \cdot (100 - a) \cdot E_2}$$

E_1 = Extinktion der Lsg.; E_2 = Extinktion der Vergleichslsg.; a = Trocknungsverlust in Masseprozent; E_w = Einwaage der Substanz in g.

Analog DAB 7 — BRD, 2. Nachtr.

HEGNAUER und FLÜCK [Pharm. Acta Helv. *23*, 246 (1948)] schlagen folgende Methode vor: 0,1 bis 0,3 g grob zerkleinerte Droge, genau gewogen, werden in ein 50 ml Rundkölbchen gegeben und mit 25 ml W. versetzt. Das Kölbchen wird mit einem absteigenden Kühler verbunden und, nachdem die Droge gleichmäßig benetzt ist, innerhalb 50 bis 60 Min. 20 ml abdestilliert. Nun werden in einen Meßkolben von 50 ml mit Hilfe eines Meßzylinders 5 ml Sulfanilsäurereagens (5 g fein gepulverte Sulfanilsäure + 950 ml W. ohne Erwärmen lösen + 50 ml 25%ige Salzsäure), 5 ml 0,5%ige Natriumnitritlsg. und 5 ml 4%ige Natronlauge gemessen und durch Umschwenken des Kölbchens gut gemischt. Man fügt die 20 ml Destillat zu und ergänzt unter Nachwaschen des Auffanggefäßes mit W. bis zur Marke. Das Kölbchen wird durch Umschwenken gut durchgemischt und vor dem Ablesen mindestens $^1/_2$ Std. stehengelassen. Nachher ändert sich die Farbintensität lange Zeit nicht mehr. Zur Aufnahme der Eichkurve dient eine wss. Thymollsg. Gearbeitet wird mit dem PULFRICH-Photometer, unter Vorschalten von Filter S 53 und Verwendung der 10 mm Küvette. Unter diesen Arbeitsbedingungen können 0,3 bis 2,5 mg Thymol in 20 ml Destillat gut gemessen werden. Wird die anwesende Thymolmenge kleiner oder größer, so gelangt man in Extinktionsbereiche, bei denen die Ablesefehler sich im Resultat zu stark auswirken. — GABEL [Dtsch. Apoth. Ztg. *102*, 293 (1962)] schlagen eine dem DAB 7 — DDR ähnliche photometrische Methode vor, die auf der Diazoreaktion [BOGS und MEINHARD: Arch. Pharm. Ber. dt. pharm. Ges. *288*, 60, 134 (1955); MEINHARD: Pharmazie *12*, 413 (1957)], der Reaktion nach Folin und Ciocalteu [de KEUNING: Pharm. Weekbl. *87*, 353 (1952)], der Emerson-Rk. [PFEIFER und MANNS: Pharmazie *12*, 401 (1957)] und der Rk. mit p-Dimethylaminobenzaldehyd [FIBRANZ et al.: J. Amer. pharm. Assoc. Sci. Ed. *47*, 133 (1958)] beruhen. Auch hier werden mit 4-Aminoantipyrin in alkalischem, dehydrierendem Milieu gefärbte Kondensationsprodukte gebildet, die einerseits photometrisch gemessen und andererseits auf Kieselgel-Dünnschicht zuletzt getrennt werden. — KALINOWSKA [Acta polon. pharmac. *17*, 153 (1960)] schlägt eine Mikrobestimmung vor, die durch Bromierung gefärbte Produkte ergibt, die sich kolorimetrisch bestimmen lassen. — KARAWYA und WAHBA beschreiben ein kolorimetrisches Verfahren, wobei die Intensität der Rotfbg. von Thymol, nach Ansäuern mit Schwefelsäure unter Einwirkung von kaliumhydroxydhaltigem Amylalkohol (1:10) gemessen wird. Die Methode ist spezifisch und eignet sich für Thymolmengen von 115 bis 1400 µg/ml. GRIMS und SENJKOVIĆ [Acta pharmac. jugosl. *17*, 3 (1967)] beschreiben eine den übrigen Bestimmungsmethoden offenbar überlegene und genauere quantitative Methode: Mit Hilfe der Gaschromatographie werden hier Thymol und Carvacrol und daneben auch die übrigen Begleitstoffe wie α- und β-Pinen, Cineol, Limonen, Dipenten, p-Cymol (Fehlergrenze $\pm 7\%$) sowie Borneol, Linalool und Bornylacetat (Fehlergrenze $\pm 12\%$) bestimmt. — Über weitere g.chr. Untersuchungen berichten MESSERSCHMIDT [Planta med. *13*, 56 (1965)] sowie RUNTI und BRUNI [Boll. chimic. farmac. *99*, 435 (1960)]. — D.Chr.: Dieses Verfahren zählt zu den halbquantitativen Methoden der Gehaltsbestimmung, womit das Vorhandensein geforderter Inhaltsstoffe nachgewiesen wird und, im Vergleich mit bekannten Konzentrationen, ein halbquantitativer Nachweis gebracht wird. Adsorbens: Kieselgel (mit oder ohne Stärke) und Aluminiumoxid (Aktivitätsstufe III). Laufmittel für Kieselgel-Dünnschichtplatten: a) Bzl. [GABEL et al.: Dtsch. Apoth. Ztg. *102*, 293 (1962); von SCHANTZ: Farmaseutt. Aikakauslehti *71*, 52 (1962)]. b) Bzl.—Chlf. (50:50) [WELLENDORF: Sansk Tidskr. Farm. *37*, 145 (1963)]. c) n-Hexan—Diäthyläther (60:40) zweidimens. [MESSERSCHMIDT: Planta med. (Stuttg.) *13*, 56 (1965)]. d) Bzl.—Äthylacetat (95:5) (Kieselgel + Stärke) [NIGAM et al.: Perfum. Essent. oil Rec. *53*, 529 (1962)]. e) Bzl.—Äthylacetat (90:10) [SCHRATZ: Pharmazie *20*, 710 (1965)]. — Laufmittel für Aluminiumoxidschichten (Aktivitätsstufe III) laut RANDERATH (Dünnschicht-Chromatographie 1965): Bzl., Ae.—Bzl. 8 + 2 oder 95 + 5.

Aufbewahrung. Vor Licht geschützt in gut schließenden Behältern, an einem kühlen und trockenen Ort. — Höchstens 18 Monate. Plv. höchstens 24 Std. DAB 7 — DDR II.

Wirkung. Sie beruht v. a. auf dem Geh. an äth. Öl in der Droge: Expektorierend, d. h. als Sekretomotoricum und leicht spasmolytisch. Thymianöl wird z. T. durch die Lungen ausgeschieden.

Thymol wirkt 1. bactericid und fungicid (Phenolkoeffizient 20 bis 30) [s. dazu I, 1220]; 2. vermicid (s. I, 947), bes. beim Befall mit Necator americanus, schwächer bei Ancylostoma duodenale. Die Thymolwrkg. auf Würmer erstreckt sich in erster Linie auf die Wurmmuskulatur, die bereits durch sehr niedrige Thymolkonzentrationen in einen Erregungszustand versetzt, durch wenig höhere rasch gelähmt werden. Auf das Nervensystem der Würmer wirkt Thymol anscheinend nur schwach ein, doch findet sich auch hier eine erregende Wrkg., die von einer Lähmung gefolgt wird. Thymol ist ein starkes, bes. gegen Wundbakterien wirksames Desinfizienz: die gewöhnlichen Eitererreger werden bereits in einer Lösung 1:3000 in ihrer Entwicklung gehemmt. Infolge seiner viel geringeren Löslichkeit in W. (etwa 1:1100) und Resorbierbarkeit ist es weniger giftig als Phenol und Kresol. Die unverletzte Haut wird kaum beeinflußt, auf den Schleimhäuten bewirkt es keine tiefere Ätzung, sondern nur eine oberflächliche Abstoßung der Epithelien.

Vergiftungen. Ernste Vergiftungen durch die Pflanze kommen nicht in Frage. Nach Einnahme größerer Mengen des äth. Öles treten starke Reizerscheinungen im Magendarmkanal (Erbrechen, Gastroenteritis), dagegen kaum resorptive Vergiftungserscheinungen auf. Sehr große Mengen von Thymianöl können zu ernsten Vergiftungen führen, die hauptsächlich dem Thymol bzw. dem Carvacrol zukommen dürften und neben den oben beschriebenen Vergiftungserscheinungen schließlich zu zentraler Lähmung führen können. Reines Thymol hat in hohen Dosen beim Menschen schwere Vergiftungen hervorgerufen und bei anämischen Menschen schon mit 6,0 g zum Tode geführt; auch sonst sind stark geschwächte Menschen ebs. gefährdet, so daß bei ihnen und speziell bei anämischen Menschen interne Thymoltherapie ganz vermieden werden sollte. Zu dem Bild einer schweren Thymolvergiftung gehören ernste Stoffwechselstörungen, vor allem als Folge einer schweren Leberschädigung (fette Degeneration) sowie Albuminurie und Haemoglobinurie.

Bei langdauernder Thymolzufuhr, u. a. auch durch thymolhaltige Mundwässer, kann eine Thyreotoxikose auftreten.

Anwendung. Innerlich bes. als Expektorans bei trockenem Husten, bei akuter Bronchitis und Laryngitis, bei Reizhusten auf nervöser Grundlage, speziell auch bei Pertussis, wobei die sekretomotorische, sekretolytische, spasmolytische und die vielleicht auch antiseptische Wrkg. des Thymians ausgenutzt wird; ferner als Stomachicum, bei Anorexie, Dyspepsie, auch bei chronischer Gastritis; als Spasmolyticum und Carminativum, als Antidiarrhoicum (bes. bei Kindern), als Diureticum und Harndesinfiziens. Äußerlich zu Umschlägen, Bädern, als Mundspül- und Gurgelmittel. Das äth. Öl bes. äußerlich als Hautreizmittel in Salben und anderen Einreibemitteln (z. B. Linimenten), in höherer Konzentration (Salbe) auch als juckreizstillendes Mittel (Thymolwrkg.!) bei Pruritus. Vielfach als Gewürz und zur Herstellung von Likören (Alpenkräuterlikör, Benediktiner, Karthäuser und Stonsdorfer).

Dosierung. Einzeldosis 0,5 bis 2 g, Tagesdosis 2,5 bis 5 g. Für Umschläge 5%iger Infus.

Thymus vulgaris HAB 34. Gartenthymian.

Frische blühende Pflanze.

Arzneiform. Zur Essenz nach § 3.

Arzneigehalt. 1/3.
Bestandteil von Spec. pectorales ÖAB 9 und Helv. V (s. bei Althaea).

Antitussin nannte die Fa. Verweij u. Co. in Tiel (Holland) einen dem Taeschnerschen Pertussin ähnlichen Thymiansirup, der gegen Keuchhusten empfohlen wurde.

Bromothymin bestand aus Sirupus Thymi comp. 200 g, Bromoform 0,5 und Ammonium bromatum, Kalium bromatum und Natrium bromatum je 5 g.

Contratussin, ein Keuchhustenmittel, war ein Fluidextrakt aus Thymus vulgaris mit etwas Natriumbromid.

Eucathymin, ein Keuchhustenmittel, enthielt die wirksamen Bestandteile von Thymus vulgaris und Eucalyptus globulus.

Eupherin enthielt in 5 g guajakolsulfonsaures Natrium 0,4, glycerinphosphorsaures Natrium 50% 0,4, Thymianfluidextrakt 0,6, Cinnamylsäure 0,0075, Arsen 0,0025, aromat. Sirup 3,6.

Menthymin, ein Keuchhustenmittel, enthielt Extr. Thymi fluid. 12%, Extr. Menthae pip. fluid. 4%, Menthol und Thymol je 0,015%, Bals. tolut. 0,005%.

Serthymin nach Dr. ROTH war ein mit 20% Zucker vermischter Auszug von Thymusarten.

Sirupus kalii guathymini LEPEHNE war ein wohlschmeckendes Thymianpräparat, das etwas Kalium sulfoguajacolicum enthielt.

Solvin war ein Extr. Thymi saccharat.

Thiovinal bestand angeblich aus Extr. Thymi 20 g, Guajacol 6 g, Aqua 40 g, Sirup 34 g.

Thymobromal war ein Sirup gegen Keuchhusten, der durch Mazeration von Herba Thymi, Folia Castaneae vescae und Radix Senegae hergestellt wurde und etwas Bromoform enthielt.

Tuscon-Salbenpflaster gegen Keuchhusten enthielt neben einer weichen Salbengrundlage 10% eines Extraktes aus 1 T. Eucalyptusblättern, 6 T. Kamillen, 2 T. Thymian und 1 T. Belladonna.

Tussifungin, Sirupus Thymi tolutanus, bestand aus 15 T. Thymianfluidextrakt und 85 T. Tolubalsamsirup.

Thymipin ist ein aus Herba Thymi und Herba Pinguicolae nach dem GOLAZschen Verfahren bereitetes Dialysat gegen Keuchhusten.

Zubereitungen aus Thymian (bzw. Quendel) finden sich als Bestandteile der meisten flüssigen Antitussiva-Spezialitäten, die auf pflanzlicher Basis beruhen.

Kultur. Anbau. Der Thymian hat eine Tausendkornmasse von über 0,2 g, eine geringe Keimkraft und eine langsame Jugendentwicklung. Bei ungünstigen Witterungsverhältnissen verunkrauten deshalb die neuangesäten Pflanzenbestände sehr leicht. Thymian wird aus diesem Grunde in der Regel nach Hackfrüchten angebaut. Nach KÄSTNER [Pharmazie *23*, 504 (1968)] kann festgestellt werden, daß mit der Vorverlegung der Aussaat von Thymus vulgaris L. eine Steigerung des Ertrages an Kraut, Blättern und Öl sowie eine erhöhte Blütenbildung verbunden ist. Der Geh. des Erntegutes an äth. Öl ist bei dem zuerst ausgesäten Thymian allgemein höher als bei dem der Spätsaaten. Der prozentuale Blattanteil des Thymians dagegen ist bei zeitiger Aussaat niedriger als bei späterer. Nach KÄSTNER [Pharmazie *24*, 226, 274, 350 (1969)] läßt sich über die Abhängigkeit der Erntemenge und der Qualität des Thymians im zweijährigen Anbau von Erntezeit und Schnitthöhe im Herbst des Aussaatjahres folgendes

Resumée ziehen: Im Herbst zeitig geschnittene und mit hohen Stoppeln belassene Pflanzen überstanden den Winter ohne Schaden und entwickelten im zweiten Anbaujahr einen kräftigen Habitus. Thymian, der im Herbst bei einer Schnitthöhe von 1 bis 2 cm zu einem späten Termin (im September) geschnitten wurde, starb zum größten Teil im Winter ab oder entwickelte sich im Frühjahr nur sehr zögernd. Diese Pflanzen, die den Winter dennoch überstanden hatten und sich im Frühjahr nur zögernd entwickelten, brachten zum ersten Schnitt auch nur einen geringen Ertrag. Bis zum zweiten Schnitt im Herbst des zweiten Anbaujahres jedoch bildeten sie noch recht ausgeglichene Bestände.

Bei Untersuchungen über den Gehalt an äth. Öl in Abhängigkeit von der Blütenbildung wurde der höchste Ölgehalt des Thymians zu Beginn der Vollblüte ermittelt. Es mußte jedoch bei den Erntezeiten- und Schnitthöhenversuchen festgestellt werden, daß zwischen den zu verschiedenen Terminen zu einem blütenbiologisch einheitlichen Entwicklungsstadium — zu Beginn der Vollblüte — geerntetem Thymian sehr große Differenzen in der Höhe des Gehaltes an äth. Öl auftraten.

Es kann daraus geschlußfolgert werden, daß beim Thymian nicht nur die blütenbiologische Entwicklung der Pflanzen für das Ansteigen des äth. Öles bis zum Maximalwert entscheidend ist, sondern daß auch noch andere Faktoren hierauf einen Einfluß ausüben. Eine besondere Bedeutung scheint der Temperatur, Luftfeuchtigkeit, Strahlungsintensität, Sonnenscheindauer, Luftbewegung sowie den Niederschlägen zuzukommen. So konnte ermittelt werden, daß die im Juni/Juli geerntete Rohdroge einen niedrigeren Gehalt an äth. Öl hatte als diejenige, die im August/September eingebracht wurde. Die Werte betrugen im Juni/Juli 1,5 bis 1,7% und im August/September 2,0 bis 2,2%.

Auch der prozentuale Blattanteil im Erntegut war von der Schnitthöhe und Erntezeit abhängig. Die Schwankungen im Herbst des Aussaatjahres bewegten sich zwischen 50 und 70%. Im zweiten Anbaujahr bestanden ebenfalls noch Unterschiede im Blattanteil des Erntegutes. Eine späte Ernte mit tiefem Schnitt im Aussaatjahr brachte im ersten Jahr eine Rohdroge mit geringem Blattanteil und im zweiten Anbaujahr eine solche mit einem hohen Anteil Blättern. Bei zeitiger Ernte im Aussaatjahr hatte das Erntegut im Herbst des ersten Jahres einen hohen Blattanteil und im zweiten einen niedrigeren.

Das Eintrocknungsverhältnis schwankt im Untersuchungszeitraum von 2,5 bis 4,5 zu 1 (frisches Kraut zu trockenem Kraut bei 88% der Trockensubstanz). Das Verhältnis war im Sommer größer als im Herbst und im Herbst wiederum bei einjährigen Pflanzen größer als bei mehrjährigen. Feuchte und nasse Klimaverhältnisse vermochten das Eintrocknungsverhältnis gegenüber einer trockenen, windigen und sonnenscheinreichen Witterung sehr zu vergrößern.

Aus den Erntezeiten- und Schnitthöhenversuchen geht, wie nicht anders zu erwarten war, hervor, daß die Erträge bei im Herbst zuerst und hoch geschnittenem Thymian am niedrigsten sind und mit Verzögerung der Ernte und Verkleinerung der Stoppelhöhe anstiegen. In der Zeit von August bis September verdreifacht sich der Ertrag bei einer Schnitthöhe von 1 bis 2 cm und erreicht Maximalwerte von 43 dt/ha (1962/63) und 36 dt/ha (1963/64). Durch späte Ernte und eine niedrige Stoppelhöhe wurden jedoch dem Thymian die Reservestoffe entzogen, so daß eine verlustlose Überwinterung der Pflanzen nicht möglich war. Solche im Herbst schwach entwickelten Thymianpflanzen vermochten den Winter zum großen Teil nicht zu überstehen. Es wurden Überwinterungsverluste bei spätem Schnitt und niedriger Stoppelhöhe von 75 bis 80% ermittelt, so daß diese Bestände für eine Nutzung im zweiten Anbaujahr ausscheiden mußten.

Eine Schnitthöhe von 1 bis 2 cm ist abzulehnen, vor allem dann, wenn die Pflanzen durch zeitige Aussaat lange Internodien besitzen und im Herbst spät geschnitten werden.

Thymianpflanzen, denen hohe Stoppeln belassen werden, sterben nicht ab und reproduzieren sich wesentlich schneller als tief abgeschnittene.

Die Ernte des Thymians im Aussaatjahr sollte bei einer Schnitthöhe von 5 cm bis zum 15. 8. erfolgen.

Die Kraut-, Blatt- und Ölerträge des Thymians im zweiten Anbaujahr sind von der Erntezeit und der Schnitthöhe im Herbst des Aussaatjahres sowie von der Überwinterung der Pflanzen abhängig.

Schädlinge und Schmarotzer. Auf Thymian, häufiger allerdings auf Quendel finden sich: Orobanche alba und die (die Sproßspitzen zu stark behaarten, kugeligen, bis 8 mm großen Gallen anschwellen lassende) Milbe Cuscuta epithymus, Eriophyes thomasi NALEPA, seltener die kleinen Hexenbesen von E. minor NAL. Ähnliche, aber schwächer behaarte Knospengallen wie erstere erzeugen die Gallmücken Wachtliella thymicola (KIEFF.) RÜBS. (1 bis 2 cm groß) und Janetiella thymi KIEFF. (nur bis 4 mm groß), andere Gallen, auch Rüsselkäfer und Bohrfliegen (Trypeta serpylli KIRCHNER). Von Pilzen treten Puccinia menthae PERS. auf Th. vulgaris, P. caulincola SCHNEIDER (= P. schneideri SCHROET.), Peronospora lamii A. BR., Synchytrium aureum SCHROET. u. a. auf Th. serpyllum auf; die Stengel befallen u. a. Lophiostoma-Arten. Weitere Schädlinge sind die Blattlaus Aphis serpylli KOCH und verschiedene Raupen.

Thymus serpyllum L. Sammelart. Quendel. Wilder Thymian. Feldthymian. Sandthymian.
Feldpoley. Feldkümmel. Rainkümmel. Gundling. Marienbettstroh. Wurst-, Gandel-, Kuttel-,
Kudelkraut. Mother of Thyme. Wild Thyme. Greeping Thyme. Shepherd's Thyme. Serpolet.
Piolet. Piliolet. Pignolet. Pelevoné. Pénevonet. Pepolino. Sermollino selvatico. Erba pevarina.

Heimisch in Europa (bes. Mittelmeergebiet), Asien, Nordafrika, Äthiopien und Nord
amerika in vielen Unterarten. Auf trockenen, voll belichteten bis nur schwach beschatteten,
sauren bis stark alkalischen Böden vom Meeresspiegel bis zur Schneegrenze allgemein verbreitet und in den verschiedensten Heiden, in trockenen bis mäßig feuchten Wiesen fast überall gemein, meidet jedoch stauende Nässe, Salzböden und Waldesschatten.

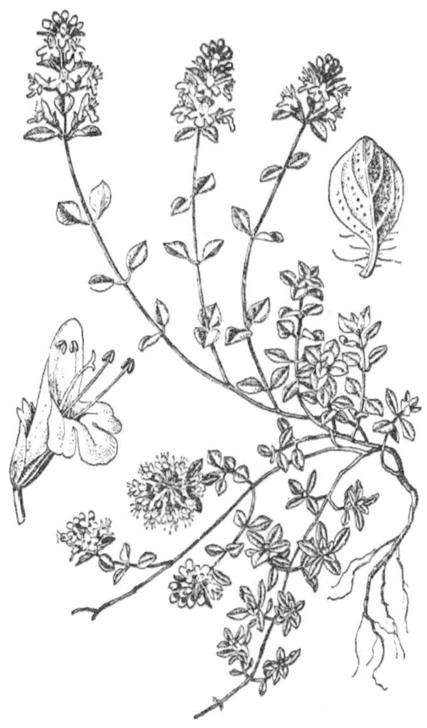

Abb. 7. Thymus serpyllum. Blühende Pflanze, Blüte und Blatt (DUNZINGER).

Halbstrauch (Abb. 7) mit nur schwach verholzten Achsen, mit oder ohne Ausläufer.
Stengel aufrecht, aufsteigend oder liegend, 10 bis 50 cm lang, stielrund oder vierkantig, verschieden behaart; rundum, nur an den Kanten oder abwechselnd zweizeilig, sehr selten auch
auf beide Weise behaart. Laubblätter 5 bis 15 mm lang, von sehr verschiedener Form, lineal,
elliptisch-eiförmig bis rundlich, ganzrandig; Spreiten meist in einen scheinbaren bis echten
Blattstiel verschmälert oder zusammengezogen; Seitennerven auf der Blattunterseite vortretend, von charakteristischem Verlauf. Blütenstand kugelig-kopfig bis sehr verlängert, oft
unterbrochen, mit von einander abgerückten Scheinwirteln. Kelch röhrig-glockig, mit 10 er-
habenen Nerven; die drei Zähne der Oberlippe kurz, die beiden unteren pfriemlich, länger,
meist alle bewimpert. Krone 3 bis 6 mm lang, mit kurzer Röhre, hell- bis tief-purpurn, selten
weiß. Nüßchen 0,6 bis 0,7 mm lang, ellipsoidisch.
Geruch stark, charakteristisch und angenehm aromatisch.
Th. serphyllum im hier angenommenen weitesten Sinn umfaßt eine sehr große Zahl von
morphologisch wie ökologisch sehr verschiedenen Formen, über deren Bewertung und Anordnung heute noch keine Einigkeit besteht. Viele Arten sind extrem polytypisch, so daß bei
enger Umgrenzung die Artenzahl des Genus ohne weiteres verzehnfacht werden kann. Dem-
entsprechend sind Nomenklatur und Systematik verwirrt. Arbeiten, die nach Zusammen-
hängen zwischen Chemismus und Systematik im Genus suchten, stammen von FERNANDES
COSTA [Boletin Escola Farm. Univ. Coimbra 5, 96 ff. (1945)] und HEGNAUER (1948). GRANGER
et al. [La France et ses Parfums 6, 225 (1963); Compt. Rend. 258, 5539 (1964)] zeigten, daß

innerhalb der Art recht verschiedene Öltypen vorkommen; 80 aus selbst gesammeltem Material bereitete Öle wurden gaschromatographisch untersucht und dabei 6 verschiedene Öltypen entdeckt. Neben jahreszeitlich bedingten Schwankungen sollen ebenfalls Unterschiede im Chemismus der äth. Öle zwischen örtlich getrennten Populationen der Art vorkommen. Auf Grund von cytologischen Arbeiten an europäischem Material [VAARAMA: Archivum Soc. Zool. Botan. Fennicae „Vanamo" 2, 55 (1947); JALAS: Acta Botan. Fenn. 39, 1 (1947); Chromosome studies in Thymus, Hereditas 34, 415 (1948); PIGOTT: New Phytologist 53, 470 (1954)] ist heute üblich, im mitteleuropäischen Raum 3, allerdings noch immer sehr polytypische Arten zu unterscheiden: Thymus drucei RONN. emend. JALLAS; Thymus pulegioides L.; Thymus serpyllum L. emend MILL. RONNINGER [Die deutsche Heilpflanze 10, 33 (1944)] unterteilt die ursprüngliche LINNEsche Art Thymus serpyllum in 21 Species (s. auch HEGI). MACHULE [Mitt. d. Thür. Bot. Ges. 1, 13 (1957)] untergliedert diese weiter in 183 niedere Taxa. Insgesamt führt er etwa 460 benannte Taxa nur für den mitteleuropäischen Raum auf.

Als Subspecies der Sammelart Thymus serpyllum L. werden angesehen: Thymus pulegioides L., Thymus marschallianus WILLD., Thymus oenipontanus H. BRAUN, Thymus serpyllum L. emend. MILL., Thymus polytrichus KERNER, Thymus froelichianus OPIZ, Thymus austriacus BERNH., Thymus glabrescens WILLD., Thymus sudeticus OPIZ, Thymus angustifolius (PERS.) VOLLM., Thymus praecox OPIZ, Thymus brachyphyllus OPIZ, Thymus auctus L., Th. decipiens H. BRAUN, Thymus hesperites LYKA, Thymus rigidus WIMM. et GRAB, Thymus clirorum LYKA, Thymus trachsellianus OPIZ, Thymus alpestris TAUSCH, Thymus pfaffianus LYKA, Thymus effusus HOST, Thymus carniolicus BORB., Thymus dalmaticus RCHB., Thymus chamaedrys FRIES, Thymus montanus WALDST. et KIT. und Thymus parviflorus OPIZ.

Eine Klärung der bisher nur angenommenen Bastardierbarkeit der einzelnen Taxa und eine Auskunft über das morphologische Erscheinungsbild der Hybriden und deren Nachkommen kann nur die kontrollierte Kreuzung bringen. Über eine erste Serie solcher künstlich hergestellter Bastarde in morphologisch-anatomischer Hinsicht berichten SCHRATZ und CROMM [Planta med. (Stuttg.) 16, 295 (1968)]. — Über die Befunde über die Zusammensetzung des äth. Öls dieser Bastarde s. SCHRATZ und CROMM [Scientia Pharm. 36, 110 (1968)]. Im folgenden werden einige wichtigere Subspecies morphologisch beschrieben:

Thymus pulegioides L. (Th. ovatus MILL.).

Sehr lockere, gewöhnlich dichtbuschige Art, die nicht lange kriecht. Bei manchen Formen sind die blühenden Äste bis kurz vor den Blütenstand liegend, dann erst aufsteigend. Blühende Äste scharf vierkantig, 2 Seiten der Äste konkav und etwas schmaler, nur an den Kanten mit zurückgekrümmten Haaren besetzt. — Blätter eiförmig, elliptisch-eiförmig, länglich oder lanzettlich, gestielt, in der Regel dünn und kahl. Nerven an der Unterseite meist dünn, selten kräftig vorspringend. — Kelch 2,5 bis 4 mm lang, obere Kelchzähne lang- oder kurzgewimpert, selten kahl. Infloreszenz köpfchenförmig oder verlängert.

Thymus marschallianus WILLD., Steppenthymian.

Unter günstigen Verhältnissen liegende, verholzte Stengel treibend, denen die blühenden Äste reihenweise entspringen. Bei Verkürzung dieser liegenden Stengel entsteht ein buschiges Wachstum. — Sterile Blattsprosse aufrecht. Blühende Äste stets aufrecht oder aufsteigend. — Blätter lineal-lanzettlich oder elliptisch, ungestielt, an der Basis gewimpert, auch die untersten. Zur Blütezeit oft vertrocknete Blätter, schmal, sitzend. Nerven nicht vorspringend. — Infloreszenz ährig, seltener köpfchenförmig. Kelche 3,25 bis 3,5 mm lang, ringsum abstehend behaart. Obere Kelchzähne lang gewimpert. Zahlreiche Öltypen sind bekannt.

Thymus glabrescens WILLD. Kahlblättriger Thymian.

Pflanze mit langkriechendem Stengel, der gewöhnlich mit einem Blütenstand abschließt. Dem liegenden Stengel entspringen reihenweise blühende Äste. Sterile Triebe kurz, seitlich der Knoten der vorjährigen Stengel entspringend. — Blätter der blühenden Äste meist oberhalb der Mitte am breitesten, mit dünnen, selten kräftigen Nerven, vorne gewöhnlich stumpf, 9 bis 21 mm lang, 2,75 bis 5 mm breit, gestielt, an der Basis gewimpert, die untersten Blätter klein, spatelig, ebenfalls deutlich gestielt. — Infloreszenz meist ein Köpfchen, bei einigen Formen verlängert. Kelch 2,5 bis 5 mm lang, rundum langhaarig.

Herba Serpylli. Herba Thymi serpylli. Quendel. Feldthymian. Wilder Thymian. Wild Thyme. Herbe de thym. Herba der serpolet. Serpillo. Serpão. Yerba de serpol.

Herba Serpylli DAB 6, Helv. VI, Pol. III, CsL 2, Rom. VIII. Serpylli herba Hung. VI. Thymi serpylli herba Ned. 6. Serpolet CF 73.

Die getrockneten beblätterten, blühenden Zweige von Th. serpyllum sensu latiore, Helv. VI; von Th. serpyllum L. ssp. chamaedrys Fries, Ned. 6.

Mikroskopisches Bild. Der Querschnitt zeigt eine 15 μm hohe Epidermis mit starker Kutikula. Das Palisadenparenchym ist zweireihig, aus zylindrischen, 15 μm breiten Zellen bestehend. Die Palisaden der ersten Reihe sind 56 μm, die der zweiten Reihe 33 bis 42 μm lang. Ein Flächenpräparat der Blattoberseite zeigt rundlich-polygonale, etwas längsgestreckte Epidermiszellen mit gekrümmten Begrenzungsflächen. Zellen 42 bis 55 μm lang und 15 μm breit. Spaltöffnungen vom Labiatentypus finden sich 114 auf den Quadratmillimeter in gleichmäßiger Verteilung. Schließzellen 22 μm lang, und 14 μm breit, Spalt 16 μm breit. Deckhaare fehlen. Wimperhaare finden sich nur in der Nähe des Blattrandes; sie sind mehrzellige, bis 0,3 mm lange, kutinisierte Gliederhaare. Selten finden sich einzellige Haare. „Labiatendrüsen" sind tief eingebettet, messen 79 μm und finden sich 10 bis 15 auf dem Quadratmillimeter. Die untere Epidermis zeigt welligbuchtige Epidermiszellen mit zarten Kutikularstreifen und feinen Poren. Untere Epidermiszellen 30 bis 42 μm lang. Spaltöffnungen 150 bis 210 auf den Quadratmillimeter, vom Labiatentypus. Die Begrenzungsfläche der Nebenzellen schneidet das der Basis zu gelegene Ende der Spaltöffnungen. Schließzellen 22 μm lang und 11 μm breit. Spaltöffnungen 16 μm lang. Deck- und Wimperhaare sind wie bei der Blattoberseite, die Labiatendrüsen sind jedoch nicht so tief eingebettet und messen 78 μm. Es finden sich 6 bis 10 auf den Quadratmillimeter. Die Nebenzellen sind in die Blattrichtung gestreckt. Am Schnittpunkt von sechs Epidermiszellen findet sich eine kurze Stielzelle mit einzelligem, 14 μm dickem, kugeligem Köpfchen. 20 solcher Drüsenköpfchen finden sich auf dem Quadratmillimeter.

Inhaltsstoffe. Mit der bekannten morphologischen Polytypie der Sammelart Thymus serpyllum geht eine ebenso starke Variabilität in der Zusammensetzung des äth. Öles einher. Der Grund dafür dürfte in einer in der Natur häufig vorkommenden Bastardierung der einzelnen Formen untereinander, Aufspaltung der Bastarde, weiteren Kreuzungen und Rückkreuzungen liegen. Das äth. Öl von 461 Individuen der Sammelart Thymus serpyllum wurde d.chr. untersucht, wobei eine Vielzahl verschiedener Komponenten festgestellt werden konnte [Schratz et al.: Sci. Pharm. *36*, 13—21; 110—120 (1968)]. Die vorliegenden Ergebnisse lassen erkennen, daß keine Zusammenhänge zwischen den auf der Grundlage der Morphologie aufgestellten Taxa und den chemischen Befunden bestehen.

Enthalten sind 0,15 bis 0,60% äth. Öl, nach Smodlaka und Sekulic [Acta Pharm. Jugoslavica *7*, 87 (1957)] von Standorten Südserbiens im Mittel bis 1,91%. Nach Berger im äth. Öl vorwiegend Cymol ($C_{10}H_{14}$), geringe Mengen Thymol und Carvacrol, etwa 1% Phenol, Kohlenwasserstoffe mit α-Pinen, Sesquiterpen (Zingiberen) und Undecansäure. Weitere Komponenten: Linalool, Geraniol, Terpineol, Nerolidol, Borneol, Citral, Eucalyptol, Linalyl-, Geranyl-, Terpinyl-, Bornyl-, Nerylacetat, ferner 4 Alkohole, 1 Aldehyd, 1 Phenol, Ester höherer Fettsäuren; ferner 5,0 bis 7,5% Gerbstoffe, der Bitterstoff Serpyllin, die Flavonglykoside Luteolin-7-glucosid, ein Heterosid von Scutellarein und Apigenin, ferner 0,91% Ursol-, 0,48% Oleanol- und 0,62% Kaffeesäure. Im Nektar 22 mg/100 g, im Honig, mit 80% des Gesamtgewichtes, 888 mg/100 g Ascorbinsäure.

Prüfung. Identität nach Helv. VI mittels D.Chr. Auf einer Kieselgel-G-Schicht werden auf 2 Startpunkten a und b aufgetragen:

a: 1 μl folgender Lsg.: 0,2 ml des mit wasserfreiem Natriumsulfat getrockneten und filtrierten Öles werden in einem Meßkolben in A. 94% zu 2,0 ml gelöst.

b: 2 μl folgender Lsg.: 0,100 g Thymol als Bezugssubstanz wird in einem Meßkolben in A. 94% zu 10,0 ml gelöst.

Die Frontlinie wird 150 mm von der Startlinie entfernt durchgezogen. Laufmittel: Bzl. Die Chr. werden an der Luft trocknen gelassen, und es wird noch einmal in der gleichen Richtung chromatographiert. Die im Trockenschrank 110° ca. 1 Min. getrockneten Chr. werden mit Anisaldehyd besprüht und nochmals 10 Min. im Trockenschrank 110° erhitzt.

Chr. a: Es erscheinen folgende Flecke: Bei Rf ca. 0,51 ein hellroter Fleck, entsprechend dem Fleck auf Chromatogramm b (Thymol) und bei Rf ca. 0,46 ein lilafarbiger Fleck (Carvacrol). Mindestens einer dieser beiden Flecke muß groß und kräftig sein. Bei Rf ca. 0,31 darf höchstens ein kleiner, purpur- bis schwarzvioletter Fleck sichtbar werden (Citral).

Ähnlich läßt CF 73 prüfen: Laufmittel: Methylenchlorid, Isopropyläther 95:5 (30 Min.); Sprühmittel: Vanillin-Schwefelsäure.

Reinheit. Mindestgeh. an äth. Öl 0,5% Ned. 6; 0,4% Pol. III, Hung. VI; 0,25% CF 73; 0,2% Helv. VI, CsL 2, Rom. VIII. — Wss. Extraktgeh. mind. 17% Hung. VI. — Max. Aschegeh. 10% Hung. VI, CsL 2, Rom. VIII, Pol. III; 11% Ned. 6. — Säureunlösl. Asche max. 3% Hung. VI. — Sulfatasche max. 9% Helv. VI; 10% CF 73. — Max. Feuchtigkeitsgeh. 11% Pol. III; 12% Hung. VI; 13% Rom. VIII. — Fremde org. Beimengungen max. 2% Rom. VIII, Hung. VI; 3% CsL 2. — Stengelteile max. 5% Rom. VIII; verholzte Stengelteile max. 4%, Hung. VI. Stengelteile, dicker als 1 mm, max. 3% Ned. 6. — Fremde mineralische Beimengungen max. 1% Rom. VIII.

Drogen, die zitronenähnlich riechen und bei der Identitätsprüf. auf Chr. a bei R_f ca. 0,31 einen kräftigen, purpur- bis schwarzvioletten Fleck aufweisen, dürfen nicht vorhanden sein (Drogen citralreicher Formen von Thymus pulegioides) Helv. VI. — Blätter von Thymus vulgaris dürfen nicht vorhanden sein; Helv. VI.

Gehaltsbestimmung. S. Thymus vulgaris.

Aufbewahrung. Vor Licht geschützt, in gut schließenden Behältern.

Wirkung. Die allgemeine Wrkg. des in der Droge enthaltenen äth. Öls wird durch p-Cymol, Thymol und Carvacrol bestimmt (s. Thymus vulgaris Wirkung!). Durch den Bitterstoff Serpyllin wird auch der Quendel zu einem Aromaticum amarum. Wieweit die Flavone an der Gesamtwrkg. des Quendels beteiligt sind, steht bisher noch nicht fest.

Vergiftungen wurden bisher nicht beobachtet und sind auch kaum zu befürchten.

Anwendung. In der Volksmedizin gegen hartnäckigen Husten, Blutarmut, übermäßige Gallebildung, Wassersucht, Blasen- und Nierenerkrankungen. Ferner als Stomachicum, Expectorans, Carminativum, Tonicum und Aromaticum, zu Kräuterkuren und Bädern, gegen Rheuma und Neuralgien; alkoholische Auszüge zu Einreibungen gegen Rheuma, Verstauchungen, Quetschungen und Juckreiz. Tinkturen gegen Diarrhö und Magenkrämpfe sowie Herzbeschwerden. Ein Dekokt in Milch als Diaphoreticum. In Amerika gegen Spasmen bei Keuchhusten, Asthma und Erkrankungen des Respirationstraktes, ferner als Antisepticum und zum Inhalieren. Früher wurde die Pflanze auch als Abortivum gebraucht. Als bitteres Gewürz.

Dosierung. Einzeldosis 0,5 bis 1,0 g. Tagesdosis 2,5 bis 5 g. Hung. VI. 2 Teelöffel Kraut als heißer Aufguß.

Serpyllum HAB 34.

Frisches, blühendes Kraut.

Arzneiform. Zur Essenz nach § 3.

Arzneigehalt. 1/3.

Thymus serpyllum HPUS 64. Wild Thyme.

Die frische Pflanze.

Arzneiform. Urtinktur. Arzneigehalt 1/10. Thymus, feuchte Masse mit 100 g Trockensubstanz und 300 ml W. = 400 g, A. USP (94,9 Vol.-%) 730 ml zur Bereitung von 1000 ml der Tinktur. — Dilutionen: D 2 (2×) enthält 1 T. Tinktur, 2 T. dest. W., 7 T. A.; D 3 (3×) und höher mit A. HPUS (88%). — Medikationen: D 3 (3×) und höher.

Bestandteil von Species aromaticae Helv. VI (s. bei Lavandula) und Species pectorales Helv. VI (s. bei Verbascum). Bestandteil von Alcoolatum vulnerarium CF 1908.

Drosithym Bürger (Ysatfabrik GmbH, 3388 Bad Harzburg).

In 100 g: Preßsaft aus frischen Hb. Droserae rotund. u. Thymi serp. āā 42,5 g.

Tussiculin, ein Hustenmittel, soll die äth. Öle von Thymus serpyllum und Persica vulgaris (?) sowie Cajeputöl und die wirksamen Stoffe von Alcanna tinctoria enthalten haben. Quendel ist Bestandteil zahlreicher Antitussiva.

Bemerkung. RRIQUET unterteilt das Genus in 2 Sektionen: Sektion Pseudothymbra: Als mengenmäßig überwiegende Ölbestandteile sind Carvacrol (Thymus broussonetii BOISS., Marokko), Thymol und Borneol (Thymus pallidus COSSON) und Cineol (Thymus cephalotus L., Spanien) bekannt. — Sektion Serpyllum: Wird in 5 Subsektionen unterteilt. Im westmediterranen Teil der Subsektion Bracteatae wurden phenolarme (etwa 5%) Öle mit hohem Geh. an freien Alkoholen (30 bis 40%; Borneol) und daneben Estern (Thymus villosus L.) oder Cineol (Thymus capitellatus HOFFMGG. et LINK) gefunden. Die in Italien und im Balkan wachsende Art (Thymus striatus VAHL) liefert ein zitronengelbes Öl mit etwa 30% Thymol und p-Cymol als Hauptbestandteile. Aus der Subsektion Piperella: Thymus piperella L. liefert Öl mit etwa 40% Phenolen (Thymol und Carvacrol) und Thymus caespititius BROT. enthält im Öl 60% freie Alkohole (u. a. α-Terpineol) und nur 3 bis 4% Phenole.

Thymus hirtus WILLD. Tomillo limonero.

Heimisch in Spanien.

Gehört zur Sektion Serphyllum, Subsektion Vulgares.

Inhaltsstoff. Äth. Öl mit hohem Geh. an Limonen, Citral und Alkoholen.

Liefert das „Thyme lemon oil", ein braunes Öl, das nach Zitronen riecht und dem Öl von Thymus hiemalis sehr ähnlich ist.

Thymus zygis L. Spanischer Thymian.

Weißblühender, in Spanien und Portugal heimischer Thymian. Gehört zur Sektion Serpyllum, Subsektion Vulgaris.

Thymus zygis besitzt auf beiden Blattseiten sehr zahlreiche derbwandige Deckhaare mit feinwarziger bis glatter Kutikula, stets mit Calciumoxalatkriställchen im Zellumen; unterseits zwei- bis dreizellige, aufrechte oder gekrümmte Haare, zuweilen mit leicht gewundener Endzelle, niemals Kniehaare; oberseits stumpf-kegelförmige Eckzahnhaare verschiedener Länge wie bei Thymus vulgaris, doch viel zahlreicher als dort und stets Kristallsand führend; am Blattrand spärlich vier- bis sechszellige, sehr lange, an der Basis etwa 60 bis 90 µm breite, dickwandige Gliederhaare mit Oxalatnädelchen im unteren Teil jeder Zelle; etwas häufiger Abbruchstellen dieser Haare.

Inhaltsstoffe. 0,7 bis 1,38% äth. Öl, rotes Öl, auch „calidad rojo" genannt, mit 35 bis 60% Phenolen, hauptsächlich Thymol, Carvacrol und Cineol.

Bemerkung. Im DAB 7 — BRD, 2. Nachtrag offizinell.

Herba Thymi spanischer Herkunft stammt zum überwiegenden Teil von Thymus zygis. Gaschromatographische Untersuchungen zeigten, daß die Droge beider Arten praktisch die gleiche Zusammensetzung besitzt; sie unterscheiden sich nur im Geh. an Thymolmethyläther [MESSERSCHMIDT: Planta med. (Stuttg.) *12*, 501 (1964); *13*, 56 (1965)].

Thymus herba-barona LOISEL.

Heimisch in Sardinien.

Inhaltsstoff. 0,84 bis 1,15% goldgelbes, äth. Öl mit etwa 44 bis 54% Phenolen, vor allem Carvacrol (94,5 bis 99,5%!) [FALCHI: Boll. Chim. Pharm. *105*, 873 (1966)].

Thymus hiemalis.

Heimisch in Spanien.

Inhaltsstoff. Äth. Öl mit hohem Geh. an Citral.

Anwendung. Liefert das sog. spanische Verbenen-Öl. Das echte Verbenen-Öl stammt von Lippia citriodora (LAM.) KUNTH.

Thymus mastichina L. Waldmajoran. Amberkraut. Mejorena silvestre.

Heimisch im Mittelmeergebiet und Spanien, vielfach auch angebaut.

Inhaltsstoff. Äth. Öl mit etwa 64 bis 67% Cineol. Es riecht kampferähnlich und erinnert an Thymian.

Anwendung. Liefert Herba Mastichinae gallorum und äth. Öl, das zuerst hellgelb ist und später nachdunkelt.

Thymus odoratissimus MB.

Heimisch in Südrußland und Vorderasien.

Inhaltsstoff. Äth. Öl mit etwa 8% Phenolen.

Thymus satureioides COSS. et BALANSA.

Heimisch in Spanien und Marokko.

Anwendung. Früher lieferte die Pflanze Herba Thymi, deren Geschmack aber zu streng war. Heute als Gewürz.

Bemerkung. Vergleiche der diagnostischen mikroskopischen Charakteristika von Thymus chamaedrys FRIES und Th. herba-barona LOISEL, von Th. striatus VAHL, Th. carnosus BOISS, und Th. villosus L., von Th. hirsutus BIEB. und Th. heterotrichus GRISEB., von Th. pectinatus und Th. zygis L. geben HASSAN et al. [Amer. J. Pharm. *130*, 239 (1958)]. Dieselben Autoren [Amer. J. Pharm. *130*, 245 bis 254 (1958)] geben einen histologischen Schlüssel zur Identifizierung verschiedener Thymusarten sowie histologische Kennzeichen in Tabellenform.

Thyroglobulin

Thyroglobulin NF XIV.

Bemerkung. Vgl. Thyreoglobulin II, 70.

Zusammensetzung und Gehalt. Die Substanz wird nach Abtrennung von Fett- und Bindegewebe aus den Schilddrüsen von Hausschweinen gewonnen. Sie enthält mindestens 0,7% organisch gebundenes Jod.

Erkennung. 1. Etwa 500 mg Substanz werden mit 5 ml verd. A. gemischt, mit 2 Tr. Salzsäure und 2 Tr. Natriumnitritlsg. (1 in 10) versetzt und erneut durchmischt. Anschließend wird 2 Min. lang auf einem Dampfbad erhitzt, abgekühlt und mit Ammoniaklsg. alkalisch gemacht. Man schüttelt 30 Sek. lang durch. Das dabei entstehende Präzipitat muß einheitlich lachsfarben sein.

Prüfung. 1. Trocknungsverlust: Höchstens 5,0%, wenn die Substanz 3 Std. lang bei 105° getrocknet wird. 2. Asche: Höchstens 4,0%. 3. Mit A. extrahierbare Verunreinigungen: Etwa 2,5 g Substanz, getrocknet und durch ein Sieb Nr. 20 gegeben, werden genau gewogen, in eine Extraktionshülse gefüllt, die einen Wattebausch enthält, mit einem zweiten Wattebausch bedeckt und mit der Hülse in einen Extraktor überführt. Anschließend extrahiert man 6 Std. lang mit A. Der alkoholische Extrakt wird in ein tariertes Gefäß gegeben, eingedampft und 1 Std. lang bei 100° getrocknet. Der so erhaltene Rückstand darf höchstens 2% des Gewichtes der eingesetzten Substanzmenge betragen. 4. Anorganische Jodide: 1 g Substanz wird in einem Rg.-Glas mit 10 ml gesätt. Zinksulfatlsg. übergossen. Man schüttelt 5 Min. lang durch und filtriert durch ein Sinterglasfilter. 5 ml des Filtrates werden mit 500 µl Stärkelsg., 4 Tr. Natriumnitritlsg. (1 in 10) und 4 Tr. verd. Schwefelsäure versetzt. Nach jedem Zusatz wird kräftig durchgeschüttelt. Es darf keine blaue Farbe entstehen. 5. Salmonellen: Der NF-XIV-Test auf Salmonellen muß negativ ausfallen.

Gehaltsbestimmung. Etwa 300 mg Substanz werden genau gewogen, in einen Porzellantiegel gegeben und sorgfältig mit 7 g wasserfreiem Natriumcarbonat vermischt. Der Tiegel wird einige Male leicht aufgestoßen, um die Mischung zu komprimieren. Dann fügt man erneut 10 g wasserfreies Natriumcarbonat hinzu und wiederholt die Prozedur. Es wird in einem vorerhitzten Muffelofen 25 Min. lang bei 675 bis 700° verascht. Nach dem Abkühlen gibt man 20 ml W. in den Tiegel, erhitzt vorsichtig und dekantiert durch ein Filter in einen Erlenmeyerkolben. Die Extraktion wird mit einer zweiten Portion von 20 ml W. durch Erhitzen wiederholt. Anschließend wäscht man solange mit heißem W., bis die vereinten Filtrate und Waschwässer zusammen etwa 200 ml betragen. Nach Zusatz von Methylorangelsg. wird mit verd. Phosphorsäure (1 in 2) angesäuert und mit 7 ml frisch bereiteter Bromlsg. versetzt. Die Lsg. wird solange erhitzt, bis Jodstärkepapier von den entweichenden Dämpfen nicht mehr gebläut wird. Das Vol. der Lsg. wird durch W.-Zusatz auf etwa 200 ml gehalten. Dann wäscht man die Wände des Kolbens mit einigen ml W. nach, wobei noch etwa 5 Min. lang zum Sieden erhitzt wird. Nach dem Abkühlen gibt man 5 ml Phenollsg. (1 in 20) zu, wäscht die Wände des Kolbens erneut und läßt 5 Min. lang stehen. Dann versetzt man mit 10 ml verd. Phosphorsäure (1 in 2), sowie 5 ml Kaliumjodidlsg. und titriert unmittelbar mit 0,01 n Natriumthiosulfatlsg., wobei gegen Ende der Titration 3 ml Stärkelsg. zugesetzt werden. Der ermittelte Verbrauch wird an Hand eines Blindversuches korrigiert. 1 ml 0,01 n Natriumthiosulfatlsg. entspr. 211,5 µg Jod.

Anwendung. s. II, 70.

Thyroidea

Thyroidea, Thyreoidin, Thyroid. S. Thyroid II, 71 und Thyreoidea II, 309.

Thyronin

DL-Thyronin. O-(4-Hydroxyphenyl)-DL-tyrosin.

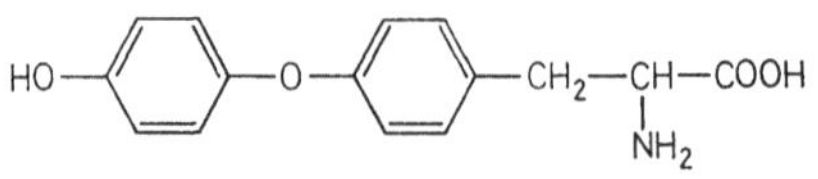

$$HO-\!\!\bigcirc\!\!-O-\!\!\bigcirc\!\!-CH_2-CH-COOH$$
$$\qquad\qquad\qquad\qquad\qquad\quad |$$
$$\qquad\qquad\qquad\qquad\qquad NH_2$$

$C_{15}H_{15}NO_4$ M.G. 273,30

α-Amino-β-[4-(4-hydroxy-phenoxy)-phenyl]-propionsäure, inaktiv.

Eigenschaften. Farbl., nadelf. oder prismatische Kristalle, sehr schwer lösl. in W., praktisch unlösl. in A. und Ä. Fp. = etwa 253 bis 254° u. Zers. Die mineralsauren Salze sind schwer lösl. in W., lösl. in A.

Hydrochlorid: $C_{15}H_{15}NO_4 \cdot HCl$. Farbl., tafelförmige Kristalle, schwer lösl. in W. Fp. = 237 bis 239° und Zers.

Thyroxinum

Thyroxinum. S. II, 73 und 41, 56, 309, 865.

Thyroxinum natricum. S. Thyroxine Sodium II, 74 und 865.

Tiabendazolum

Tiabenzazolum. S. Thiabendazole S. 128.

Tiametoninum

Tiametonii iodidum. Tiametoniumjodid.

$C_{12}H_{30}N_2J_2S$ M.G. 488,24

3,3,9,9-Tetramethyl-6-thia-3,9-diazonia-undecan-dijodid.

Anwendung. Als Ganglioplegicum.

Tiamiprinum

Tiamiprinum. Tiamiprine. Tiamiprin. Aminoazathioprin.

$C_9H_8N_6O_2S$ M.G. 292,28

2-Amino-6-(1-methyl-4-nitroimidazol-5-yl-thio)-purin.

Anwendung. Als antimetabolisches Zytostaticum bei Leukaemien.

Handelsform. Guameran (Burroughs Wellcome, USA).

Tiamizidum

Tiamizidum. Tiamizide. Tiamizid. Diapamide.

$C_9H_{11}N_2O_3ClS$ M.G. 262,72

4-Chlor-N-methyl-3-(methylsulfamoyl)-benzamid.

Anwendung. Als Salidiureticum und Antihypertonicum.

Handelsform. Vectren.

Tiapirinolum

Tiapirinolum. Tiapirinole. Tiapirinol.

$C_{12}H_{16}N_2O_4S$ M.G. 284,32

2-(3-Hydroxy-5-hydroxymethyl-2-methyl-4-pyridyl)-perhydro-1,3-thiazin-4-carbon-
säure.

Anwendung. Mit gleichen Indikationen wie Vitamin B_6 (s. II, 685).

Handelsform. Actoxal.

Tiazesimum

Tiazesimum. Tiazesime. Tiazesim. Tiazenone.

$C_{19}H_{22}N_2OS$ M.G. 326,44

5-(2-Dimethylaminoäthyl)-2,3-dihydro-2-phenyl-1,5-benzothiazepin-4(5H)-on.

Anwendung. Als Antidepressivum.

Handelsform. Altinil.

Tibolonum

Tibolonum. Tibolone. Tibolon.

$C_{21}H_{28}O_2$ M.G. 312,44

17β-Hydroxy-7α-methyl-19-nor-17α-pregn-5(10)-en-20-in-3-on.

Anwendung. Als Anabolicum.

Handelsform. Org OD 14.

Tibrofanum

Tibrofanum. Tibrofane. Tibrofan.

$C_{11}H_6NOBr_3S$ M.G. 439,95

4,4',5-Tribrom-2-thiophen-carboxanilid.

Anwendung. Als Germicid und als Antisepticum.

Ticlatonum

Ticlatonum. Ticlatone. Ticlaton.

C_7H_4NOClS M.G. 185,63

6-Chlor-1,2-benzisothiazolin-3-on.

Anwendung. Als Antimycoticum.

Handelsform. Landromil (Wander, Schweiz).

Tiemonium

Tiemonii iodidum. S. Tiemoniumjodid II, 491, 517.

Tifenaminum

Tifenaminum. Tifenamine. Tifenamin.

$C_{20}H_{25}NOS$　　　　　　　　　　　　　　　M.G. 327,47

S-(2-Diäthylaminoäthyl)-diphenylthioacetat;　Diphenylthiolessigsäure-β-diäthylamino-äthylester.

Anwendung. Als Spasmolyticum (s. II, 488).

Handelsform. Als Hydrochlorid: Trocinate (Poythress, USA).

Bemerkung. Vgl. Thiphenum Ross. 9. S. 151

Tifencillinum

Tifencillinum. Tifencilline. Tifencillin.

$C_{16}H_{18}N_2O_4S_2$　　　　　　　　　　　　　M.G. 366,45

3,3-Dimethyl-7-oxo-6-(phenylthioacetamido)-4-thia-1-azabicyclo-[3.2.0]-heptan-2-carbonsäure.

Anwendung. Als Antibioticum (s. a. I, 983 ff.).

Handelsform. Als Kaliumsalz: Potassium thiphencillin (Lilly, USA).

Tiforminum

Tiforminum. Tiformine. Tiformin. Tyformin.

$C_5H_{12}N_4O$　　　　　　　　　　　　　　　M.G. 144,18

4-Guanidinobutyramid.

Anwendung. Als orales Antidiabeticum. Auf Lactacidose achten! (s. auch II, 95).

Handelsform. Als Hydrochlorid: Augmentin (Horlicks, Kanada).

Tigestolum

Tigestolum. Tigestole. Tigestol.

$C_{20}H_{28}O$ M.G. 284,42

19-Nor-17α-pregn-5(10)-en-20-in-17β-ol; 17a-Äthinyl-5(10)-östren-17β-ol.

Anwendung. Zur Gestagen-Therapie.

Tigloidinum

Tigloidinum. Tigloidine. Tigloidin.

$C_{13}H_{21}NO_2$ M.G. 223,31

Tiglinsäure-pseudotropinester; O-Tigloyl-pseudotropin.

Anwendung. Als Antiparkinsonmittel (s. auch II, 484 ff.)

Handelsform. Als Hydrobromid: Tiglyssin (Duncan, England).

Tigonin

Tigonin.

Bemerkung. Die Substanz ist ein Steroidsaponin verschiedener Digitalisarten.

R = 2 Mol D-Glucose, 2 Mol D-Galactose und 1 Mol Xylose.

$C_{56}H_{92}O_{27}$ M.G. 1197,36

12*

Eigenschaften. Amorphe, hygroskopische Flocken, lösl. in W. Die Substanz wird im Unterschied zu Digitonin aus wss. Lsg. durch A. nicht gefällt. Fp. = 260°, u. Zers.; nach Trocknen über P_2O_5 bei 118 bis 120°

Aufbewahrung. Gut verschlossen, vor Feuchtigkeit geschützt.

Tiletaminum

Tiletaminum. Tiletamine. Tiletamin.

$C_{12}H_{17}NOS$ M.G. 223,32

2-(Äthylamino)-2-(2-thienyl)-cyclohexanon.

Anwendung. Als Anticonvulsivum und als Narcoticum.

Tilia

Tilia cordata MILL. (T. ulmifolia SCOP., T. parvifolia EHRH., T. microphylla VENT., T. silvestris DESF., T. europaea L. γ ulmifolia L.). Tiliaceae — Tilioideae — Tilieae. Winter-Linde. Stein-, Spät- oder Wald-Linde. Bast-small-leaved lime. Tillan. Tilleul. Tiglio maremmano, selvatico, riccio.

Heimisch in Europa bis 65° nördl. Breite. In Nordamerika in Kultur. Auf frischen bis ziemlich trockenen, tiefgründigen oder dünnkrumigen Böden über Fels und Grobschutt.

Bis über 25 m hoher Baum, selten bis nur 5 m hoher Strauch, mit kräftiger, mehrfach verzweigter Pfahlwurzel und weitgreifenden Seitenwurzeln. Stamm (bei Freistand) kurz und dick, mit vielen, tief unten entspringenden, kräftigen, eine flache, dichte Krone bildenden Ästen oder (im geschlossenen Bestand) astrein, mit hochangesetzten, starken, eine mehr kugelige Krone bildenden Ästen. Borke anfangs dünn, glatt und braun, später längsgefurcht und schwärzlich. Junge Triebe anfangs ganz fein behaart, olivgrün bis rötlich, mit zerstreuten Lentizellen. Knospen stumpflich zugespitzt, verhältnismäßig klein, deutlich abstehend, olivgrün bis purpurn, von den Schuppen oft nur zwei sichtbar, die unterste bis über die Mitte der Knospe reichend, die zweite kapuzenförmig. Laubblätter mit 0,6 bis 4,5 cm langen, kahlen Stielen, rundlich, asymmetrisch, am Grund mehr oder weniger seicht herzförmig, vorn in eine kurze, aufgesetzte Spitze ausgezogen, 1,8 bis 10,5 cm lang, am Rande scharf gesägt, oberseits dunkelgrün, auf den Nerven drüsenhaarig (Drüsenhaare mit einzelligem Stiel und eiförmigen, durch waag- und senkrechte Scheidewände gefächertem Köpfchen), sonst kahl, unterseits bläulichgrün und mit undeutlich oder nicht hervortretenden, nicht durchweg parallel verlaufenden Nerven 3. Ordnung, in den Nervenwinkeln mit rostfarbenen Haarbüscheln (Deckhaare lang, oft handförmig gedreht, einzeln oder in Gruppen zu 2 bis 4), auf den Nerven spärlich drüsig. Blütenstände vorgestreckt, drei- bis sechsblütig, am Grunde mit einem kleinen, schuppenförmigen, freien und einem großen, lineal-länglichen, zungenförmigen, stumpfen, ganzrandigen, häutigen, netzaderigen, bleich grünlichgelben Deckblatt, mit einer Gipfelblüte abschließend und mit 3 linealen, tiefer stehenden Hochblättern; das unterste steril, die beiden oberen in ihren Achseln dichasialwickelige Teilblütenstände tragend und mit deren Achse etwa bis zur Mitte verwachsen. Kelchblätter 5, eiförmig, spitz, etwa 3 mm lang, reichlich, besonders am Rand und gegen die Spitze zu samtig kurzhaarig, graugrün. Kronblätter 5, schmalverkehrt-eilänglich, 3 bis 8 mm lang, gelblichweiß, kahl, mehr oder weniger aufgerichtet. Staubblätter bis 30, vielfach z. T. staminodial, in 5 Bündeln, frei, bis 9 mm lang, so lang wie die Kronblätter. Fruchtknoten aus 5 Fruchtblättern gebildet, gefächert, Griffel nur am Grunde behaart, mit fünfkerbiger Narbe, kürzer als die Staubblätter. Fruchtstand sehr lang, das große Hochblatt tragend. Frucht einsamig, fast kugelig, kurz und schief zugespitzt, 5 bis 8 mm lang, sehr wenig kantig, dünnschalig, zerbrechlich. Samen kleiner als die von T. platyphyllos, kugelig-eiförmig, etwa 4,5 mm lang, etwas glänzend, fast glatt, stets ohne Längsriefen, rotbraun, Keimblätter handförmig gelappt; Lappen kurz, stumpf, die beiden untersten häufig geteilt.

Tilia platyphyllos Scop. (T. europaea L., T. officinarum Crantz, T. grandifolia Ehrh.).
Sommer-Linde. Früh- oder Gras-Linde. Large leaved lime. Female lime. Tilleul à grandes
feuilles, tilleul femelle. Tiglio nostrale, tiglio d'estate.
Heimisch in Europa.

Meist bis 40 m hoher Baum, seltener mehrere Meter hoher Strauch mit kräftiger Pfahl-
und langen Seitenwurzeln und breit gerundeter, lockerer Krone. Stamm ähnlich wie bei T.
cordata, aber Borke gröber, rissig und schwärzlich. Junge Zweige anfangs behaart, später
kahl oder mit spärlichen Sternhaaren besetzt, olivgrün bis braunrot, glänzend. Knospen
ziemlich groß und spitz, breit bis rundlich-eiförmig, die unterste Schuppe meist höchstens
$^1/_2$ so lang wie die Knospe; fast hinter jeder Knospe eine Narbe. Laubblätter mit 2 bis 4,5 cm
langen, reichlich behaarten Stielen, rundlich, asymmetrisch, am Grunde seicht herzförmig,
vorn mit kurz aufgesetzter Spitze, an Stocklohden bis 17,5 cm lang und 19,5 cm breit, am
Rand scharf gesägt, oberseits dunkelgrün, auf den Nerven oder auch auf der ganzen Fläche
einfach und drüsig behaart bis kahl, in den Nervenwinkeln weißlich bebartet; Nerven 3. Ordnung deutlich hervortretend und untereinander parallel verlaufend. Blüten in drei- bis neunblütigen, aus den Blattachseln neuer Triebe entspringenden Blütenständen. Kelchblätter 5
bis 6 mm lang, länglich eiförmig, am Rand und gegen die Spitze zu reichlich behaart.
Kronblätter etwa 8 mm lang, verkehrt eilänglich, aus schmalem Grund allmählich verbreitert, gelblich-weiß, zur Blütezeit flach ausgebreitet, Staubblätter 30 bis 40, nie mit
Staminodien. Griffel mit 5 aufrechten Lappen, Frucht kugelig, vier- bis fünfrippig, verholzt,
hart, samtig behaart. Samen eiförmig, mehr oder weniger matt, feinkörnig rauh, dunkel
graubraun; Schale dicker als bei T. cordata, auf der Rückenseite mit 1 bis 3 Längsriefen, bei
der Keimung längs dieser aufplatzend. Keimblätter mit handförmig-, lang- und spitzgelappten
Keimblättern; Endlappen häufig geteilt.

Flores Tiliae. Lindenblüten. Lime tree flowers. Fleurs de Tilleul. Fiore de tiglio. Flor de
tilia. Flor de tilo.
Flores Tiliae DAB 7 — DDR II, Ross. 9, Rom. VIII. Tiliae flores Ital. VII. Flos Tiliae
ÖAB 9, Helv. VI, CsL 2. Tiliae flos Belg. V, Ned. 6, Jug. III, Hisp. IX, Hung. VI. Tilia
BPC 49, Brasil. 1. Inflorescentia Tilia Pol. III. Lindenblüten DAB 7 — BRD. Tilleul CF 73.
Tilo Chil. III.
Ferner offizinell in Portug. 35 u. Mex. P. 30.

Die zur Blütezeit gesammelten und getrockneten Blütenstände der oben genannten zwei
Arten; nach DAB 7 — DDR, Hisp. IX auch andere Arten; Ned. 6 und Belg. V lassen Tilia
vulgaris Hayne (T. europaea L. zu = T. cordata x T. platyphyllos; Holländische Linde),
Hung. VI Tilia rubra Dc., T. grandifolia Ehrh., T. obliqua Host. und T. caucasica Rupr.,
Rom. VIII T. tomentosa Moench und Mex. P. T. mexicana Benth.
Die Ernte der trockenen Blüten erfolgt zur Zeit der Vollblüte, die Trocknung erfolgt im
Schatten in dünner Schicht. Die Droge riecht nur mehr schwach und schmeckt schleimig und
süß.

Mikroskopisches Bild: Ganzdroge: Die Epidermiszellen des Hochblattes sind oberseits
geradwandig bis schwachwellig, unterseits mehr oder weniger wellig-buchtig, mit um die
Spaltöffnungen radiär-strahlig verlaufender, gestreifter Kutikula; die Epidermiszellen enthalten meist Kristallnadeln oder Schollen, die sich in 3-n-Kalilauge mit gelber Farbe lösen.
Die nur unterseits vorhandenen, anomocytischen Spaltöffnungen sind etwa 30 µm lang und
22 µm breit. Der Querschnitt läßt ein interzellularenreiches Mesophyll erkennen, dessen
oberste 1 oder 2 Lagen bisweilen undeutlich palisadenartig gestreckt sind. Nur spärlich
finden sich folgende Haartypen: Am Rand 2- bis mehrstrahlige, dünnwandige, mit getüpfelter
Basis in die Epidermis eingesenkte Deckhaare mit bisweilen stark verbogenen Schenkeln
(Büschelhaare); oberseits auf den Nerven Drüsenhaare mit vielzelligem Köpfchen, unterseits
auf den Nerven außerdem mehr oder weniger zahlreiche, bis 400 µm lange, spitze, derbwandige,
ein- oder zweizellige Deckhaare. Die Leitbündel sind von getüpfelten Sklerenchymfasern
umgeben.
Die Epidermiszellen des Kelchblattes sind beiderseits isodiametrisch bis langgestreckt,
geradwandig bis schwach-wellig; Spaltöffnungen finden sich nur auf der Außenseite; die
Kutikula ist um die Spaltöffnungen und die Haarbasen mehr oder weniger deutlich radiär-
strahlig gestreift. Es kommen folgende Haartypen vor: Besonders am Rand und an der
Spitze, weniger auf der Außenseite, dickwandige, mit getüpfelter Basis in die Epidermis
eingesenkte, stark verbogene Büschelhaare von verschiedener Größe; auf der Innenseite bis
1000 µm lange, ein- oder zweistrahlige, meist dünnwandige, spitze, einzellige, häufig gebogene
Deckhaare, die am Grunde des Kelchblattes zu einem dichten Ring angeordnet sind. Am Grunde
und am Rande des Kelchblattes sitzen zahlreiche Drüsenhaare. Unter der Epidermis der

Innenseite findet sich eine dichte Lage isodiametrischer Zellen mit je einer, 17 bis 25 μm großen Calciumoxalatdruse. Besonders in Nähe der Nerven sind zahlreiche Schleimzellen zu erkennen.

Die Epidermiszellen des Kronblattes sind beiderseits langgestreckt bis isodiametrisch, meist geradwandig, auf der Innenseite etwas vorgewölbt und hier von radiärstrahliger, sonst deutlich wellig-längsgestreifter Kutikula bedeckt. Die Mesophyllzellen enthalten kleine Calciumoxalatdrusen. Schleimzellen finden sich besonders an der Kronblattspitze.

Das Filament des Staubblattes besitzt eine Epidermis aus axial gestreckten, rechteckigen, schwach welligen, etwas vorgewölbten Zellen mit zart längsgestreifter Kutikula. Das Endothezium ist mit dichten, bügelförmigen Wandverdickungen versehen. Die gelblichen Pollen sind etwa 30 bis 40 μm groß, rundlich bis schwach dreieckig und besitzen 3 spaltenförmige Keimporen in der feinpunktiert erscheinenden Exine.

Der Fruchtknoten ist dicht besetzt mit vielstrahligen und einfachen Deckhaaren. Er enthält zahlreiche Calciumoxalatdrusen im Parenchym und mehr oder weniger große Schleimzellen. Der nur an der Basis mit den gleichen Haartypen besetzte Griffel läßt eine Epidermis aus axial gestreckten Zellen mit sehr zarter Kutikularstreifung erkennen; im Innern befinden sich zahlreiche Calciumoxalatdrusen und große Schleimzellen.

Die Blütenstandsachsen zeigen axial gestreckte Epidermiszellen mit glatter Kutikula, ein teilweise kollenchymatisch verdicktes Parenchym mit Calciumoxalatdrusen und großen Schleimzellen, einen aus Sklerenchymfasern bestehenden Perizykel mit drusenführenden Zellreihen, schraubenförmig verdickte Gefäße als Holzteil, meist dickwandige, getüpfelte Markstrahlenzellen mit etwa 22 μm großen Calciumoxalatdrusen und große, rundliche, dickwandige, getüpfelte Zellen des Markes.

Pulverdroge: Fragmente des Hochblattes mit Kristallnadeln oder Schollen enthaltender Epidermis und dem interzellularenreichen Mesophyll; Bruchstücke der Kelchblätter mit häufig von stark verbogenen Büschelhaaren besetzter Innenseite, mit um die Haarbasen und die Spaltöffnungen der Außenseite radiärstrahlig gestreifter Kutikula; Fragmente der Kronblätter mit auf der Innenseite schwach vorgewölbten Epidermiszellen mit radiärstrahlig gestreifter Kutikula; dicht mit bügelförmigen Wandverdickungen versehene Endotheziumbruchstücke; 30 bis 40 μm große, gelbliche Pollen mit 3 spaltenförmigen Keimporen; Bruchstücke des Fruchtknotens mit der dicht von Büschelhaaren besetzten Epidermis; Teile der Blütenstandsachse mit drusenführenden Zellreihen, mit mehr oder weniger stark verdickten, getüpfelten Sklerenchymfasern, mit Gefäßen mit schraubenförmig verdickten Wänden sowie derbwandigen, getüpfelten Markzellen; große Schleimzellen und zahlreiche Calciumoxalatdrusen aus allen Teilen des Blütenstandes.

Verwechslungen:
1. Die Blütenstände von Tilia tomentosa MOENCH (T. alba AIT., T. argentea DESF.), Silberlinde, falls sie nicht ausdrücklich zugelassen sind: Das Deckblatt ist vorne am breitesten und meist sternartig behaart, die Trugdolde wenigblütig, Blüten außer den 5 Kronblättern noch mit 5 blumenblattartigen Staminodien. Geruch unangenehm.
2. T. americana L. (T. glabra VENT., T. nigra BORKH.) und T. pubescens AIT., Amerika, sowie die Bastarde, die diese mit unseren Arten bilden. Der wss. Aufguß besitzt einen unangenehmen Geruch und Geschmack.
3. T. euchlora KOCH, Krimlinde, die ebenfalls eine Doppelblüte und spärlich behaarte Hochblätter aufweist.

Inhaltsstoffe: Schleim (besonders in den Bracteen), Gerbstoffe; nach HÖRHAMMER et al. [Naturwissenschaften *46*, 358 (1959)] (auch in T. tomentosa) Quercetin-3-gluco-7-rhamnosid, Fp. 186 bis 189°, Kämpferol-3-gluco-7-rhamnosid, Fp. 234 bis 236°, Quercetin-rhamnoxylosid, Kämpferol-3,7-dirhamnosid (Kämpferitrin, Lespedin) Fp. 186 bis 188°, Isoquercitrin, Astragalin, Quercitrin, Afzelin, Kämpferol-3-(p-cumaroylglucosid) (Tilirosid) $C_{30}H_{26}O_{13}$, Fp. 247 bis 256°, nach SCHMERSAHL [Naturwissenschaften *51*, 361 (1964)] p-Cumar-, Chlorogen- und Kaffeesäure; äth. Öl, das nach BERNASCONI et al. [Pharm. Acta Helv. *43*, 677 (1968)] folgende Bestandteile enthält:
a) Octadecan, Nonadecan, Eicosan, Heneicosan, Docosan, Tricosan, Tetracosan, Pentacosan, Hexacosan, Heptacosan, Octacosan, Nonadecan, Triacontan, Hentriacontan
b) Geraniol und Geranylacetat
c) 2-Phenyläthanol, 2-Phenyläthylbenzoat und 2-Phenyläthylphenylacetat
d) cis-trans-Farnesol und cis-trans-Farnesylacetat
e) Eugenol
f) Linalool
In Spuren sind weitere Riechstoffe vorhanden: Wahrscheinlich α-Pinen, Limonen, Citronellal, Linalylacetat, Terpineol, Citronellol, Citral, Nerol, Nerolidol, Vanillin. In den Blüten die freien Aminosäuren Cystein, Cystin und Phenylalanin, in allen Geweben Serin, Alanin, Leucin und Isoleucin [CRISTEA et al.: Chem. Abstr. *70*, 93 929 (1969)]. Nach älteren Angaben ein Saponin, Hesperidin, Zucker, Tocopherol, Gummi.

Bemerkung. Der Geschmack verschiedener Blütenarten hängt nach Luckner et al. [Pharm. Zentralh. *104*, 641 (1965)] vom Verhältnis von Gerbstoff- und Schleimgeh. ab. Sehr schleimhaltige, aber gerbstoffarme Droge. Schmeckt fade. Statt gutschmeckender Stammpflanzen schreibt deshalb das DAB 7 — DDR einen Mindestgeh. an Gerbstoff und eine maximale Viscosität des Drogeninfuses vor.

Der Duft wird vor allem von Farnesol, Geraniol, 2-Phenyläthanol und seinen Estern und durch Eugenol hervorgerufen. Die gut riechenden und offizinellen Tilia-Arten (staminodien- und sternhaarfreie Formen) zeigen einen niederen Gehalt an 2-Phenyläthanol, seinen Estern und einen hohen Anteil von Tricosan.

Prüfung. Identität. Die Chromatographie erfolgt nach Steinegger et al. [Sci. Pharm. *31*, 298 (1963)] auf Kieselgel G mit dem Laufmittel Toluol—Methylacetat—Ameisensäure (100%)—W. 30:50:14:6 (Vol.). Sprühmittel: Aluminiumchlorid in M.; nach Erhitzen auf 110° wird im UV-Licht betrachtet. Anhand der Flavonoidflecken können Tilia cordata, platyphyllos und euchlora von Tilia tomentosa und T. americana unterschieden werden.

Reinheit. Quellungsfaktor mind. 20 Helv. VI; 12 DAB 7 — BRD. — Gerbstoffgeh. mind. 1,75% (ber. als Pyrogallol und auf die bei 105° getrocknete Substanz); Viscosität max. 3,3 cST. DAB 7 — DDR II. — Wss. Extrakt geh.mind. 18% Hung. VI. — Max. Aschegeh. 7% DAB 7 — BRD, ÖAB 9; 8% Hisp. IX, Chil. III, Jug. III, Ned. 6, Belg. V, CsL 2, Hung. VI, Fenn. 37; 10% Pol. III. — Sulfatasche max. 9% Helv. VI. — Säureunlösl. Asche max. 1% Hung. VI. — Feuchtigkeitsgeh. max. 13% Hung. VI, Ross. 9, CsL 2; 11% Pol. III; 12% Jug. III. — Organ. Beimengungen max. 0,3% Ross. 9, anorgan. Beimengungen max. 0,1% Ross. 9. — Fremde Beimengungen max. 1% ÖAB 9, Jug. III. — Andere Pflanzenteile max. 2% Belg. V; 5% Jug. III. — Zerbrochene Stücke unter 3 mm max. 3% Ross. 9; 7% Jug. III. — Blätter, spät gesammelte Blütenstände, die ganz oder hauptsächlich Früchte enthalten max. 3%, abgebrochene, einzelne Blüten oder Blütenstände ohne Hochblatt max. 15%, Hochblätter, die rostige Stellen aufweisen max. 2% Ross. 9. — Gelbe oder braune Hochblätter oder geschwärzte Blüten max. 4% Ross. 9; 7% Jug. III. Unschädl. Beimengungen max. 2 %DAB 7 — DDR II. — Von Rußtaupilzen befallene Droge darf nicht vorhanden sein; verfärbte Bestandteile max. 2% DAB 7 — BRD; max. 5% DAB 7 — DDR II.

Wertbestimmung. 1,000 g gepulverte Substanz wird in einem 200-ml-Erlenmeyerkolben mit Normschliff mit 100,0 ml W. versetzt. Die Mischung wird unter Rückflußkühlung 60 Min. im Sieden gehalten, anschließend auf 20° abgekühlt und bei 1800 bis 2300 g 10 Min. zentrifugiert. Die überstehende Fl. wird durch einen Glasfiltertiegel 11 G 3 gesaugt.

Die Viskosität dieses Auszuges wird unter Verwendung eines Kapillar-Viskosimeters bestimmt.

Berechnung:

Viskosität, berechnet auf einen Auszug, der in 100 ml 1 g bei 105 °C getrocknete Substanz enthält

$$= \frac{a \cdot 100}{Ew \cdot (100 - b)}$$

a = Viskosität des Auszuges in Zentistokes
b = Trocknungsverlust in Masseprozent
Ew = Einwaage der Substanz in Gramm.

Der Geh. an Gerbstoffen wird mit 1 g Substanz bestimmt, s. Bd. I, 446, ebenso die Bestimmung der Quellungszahl.

Aufbewahrung. In gut verschlossenen Behältern, unter Lichtschutz. Nicht über 2 Jahre Helv. VI, max. 1 Jahr Ned. 6. Max. 3 Jahre DAB 7 — DDR II.

Anwendung. Als Diaphoreticum bei fieberhaften Erkrankungen, auch bei Rheuma, Nephritis und Ischias, in geringem Umfang als Diureticum, Stomachicum, Antispasmodicum, Sedativum. Bei Katarrhen der Atmungsorgane. Zur Steigerung der Gallensekretion. In der Homöopathie bei Muskelschwäche der Augen, bei Blutungen, Prolapsus uteri, Metritis, Leukorrhö, Incontentia urinae, Urticaria und Rheuma. Zusatz zu Mund- und Gurgelwässern, zu Bädern. Das äth. Öl in der Kosmetik.

Tilia europaea HAB 34.

Die frischen Blüten von T. cordata und T. platyphyllos.

Arzneiform. Essenz nach § 3.

Arzneigehalt. 1/3.

Species diaphoreticae. Sp. sudorificae. Schweißtreibender Tee. Espèces sudorifiques. Specie sudorifiche. — Helv. VI.

Flos sambuci	30 g
Flos tiliae	40 g
Folium iaborandi	10 g
Folium menthae	20 g
Einzeldosis	5 g als Aufguß.

Folia Tiliae. Lindenblätter.

Die getrockneten Blätter von Tilia cordata und T. platyphyllos.

Inhaltsstoffe. Linarin (Acacetin-7-rutinosid), nach älteren Angaben Tiliacin (ein Glykosid), Zucker, Stärke, Lipoide, Phytosterin, Harzsäuren, Gerbstoffe und Phlobaphene, ein gelber Xanthophyllfarbstoff und Vitamin C; nach MACRANJAC et al. [Acta pharm. jug. *5*, 63 (1955)] β-Amyrin.

Anwendung. Als Tee-Ersatz. Früher als Diureticum und zur Blutstillung.

Cortex Tiliae. Lindenrinde.

Inhaltsstoffe: Taraxerol $C_{30}H_{50}O$, Fp. 279 bis 282°, nach älteren Angaben Tiliadin $C_{21}H_{32}O_2$ (Harz-Alkohol), Vanillin und Schleim.

Wirkung. Der Extrakt verschiedener Lindenrinden wirkt spasmolytisch und setzt die Peristaltik des Darmes herab; gute Resultate wurden erzielt bei Leberstörungen und Kopfweh [LAFON: Chem. Abstr. *25*, 103725f (1970)]. GORKA [Diss. Pharm. Pharmacol. *18*, 561 (1966)] stellte an Kaninchen eine hypocholeretische Wrkg. fest.

Anwendung. In Rußland als Volksheilmittel (Wundheilmittel). Nach FIEGEL [Arznei-mittelforsch. *13*, 222 (1963)] der Lindenrindenextrakt bei Erkrankungen der Leber und Gallenblase, bei Dyskinesien der abführenden Gallenwege, bei Cholecystectomie, gastro-cardialem Symptomenkomplex und bei Gallensteinen.

Lignum Tiliae. Lindenholz.

Das Holz der Winterlinde ist sehr leicht, das spezifische Frischgew. beträgt 0,8, das Trockengew. 0,45. Der Splint ist trocken, rötlichweiß, das Holz hell, grobfaserig, weich und elastisch.

Inhaltsstoffe. Squalen, geradkettige Kohlenhydrate von C_{15-35} und geringe Mengen ver-zweigtkettige; Fettsäureester von Sterinen und Triglyceride (vor allem Linol-, Palmitin-, Öl- und Linolensäure), β-Sitosterin, Stigmasterin und Stigmastanol und Saccharose [LINGREN et al.: Phytochemistry 7, 669 (1968)].

Anwendung. Zur Darstellung von Carbo ligni Tiliae, die aber weitgehend durch Fichten- oder Buchenholzkohle ersetzt wird; sie hat eine stark adsorbierende Wrkg. Das Holz für Gebrauchsgegenstände und für die Holzschnitzerei. Das stärkehaltige Holzmehl kann zu Futterzwecken verwendet werden.

Fructus Tiliae. Lindenfrüchte.

Inhaltsstoffe: 58% fettes Öl, Phytosterin, Gerbstoffe, Zucker, Asparagin-, Glutaminsäure, Serin, Glycin, Alanin, Tyrosin, Valin und Leucin [CRISTEA et al.: Chem. Abstr. *68*, 46988 k (1968)].

Anwendung. Das Öl ähnelt dem besten Olivenöl und kann statt dessen verwendet werden.

Tiliacora

Tiliacora racemosa COLEBR. [Tiliacora acuminata (LAM.) MIERS]. Menispermaceae — Triclisiae.

Heimisch in Ostindien (Java).

Eine kräftige Liane. Blätter einfach, mit federförmiger Nervatur. Männliche Blütenstände in falschen Trauben, wenigblütig, achselständig oder aus alten Stengeln oder an achselstän-digen, einzelnen, manchmal einblütigen Trugdolden. Männliche Blüten mit 6 bis 12 Kelchblättern, glatt, die äußeren deckblattartig, die inneren viel größer, Blumenblätter 3 bis 6; weibliche Blütenstände etwas einfacher, manchmal als Ähren; Blüten mit 6 bis 30 Carpellen. Steinfrucht verkehrt eiförmig.

Inhaltsstoffe. In der Wurzelrinde die Alkaloide Tiliacorin (Ia) $C_{37}H_{38}N_2O_6$, Fp. 271 bis 272°, Tiliacorinin (Ib), Nortiliacorinin A u. B [ANJANEYULU et al.: Tetrahedron (Lond.) *25*, 3091 (1969)]; Tiliacoridin $C_{39}H_{40}N_2O_8$, Fp. 153 bis 156°. Tiliarin $C_{36}H_{36}N_2O_6$, Fp. 303 bis 307°; nach PALIT und KHARE [Phytochem. *8*, 1559 (1969)] Mosin $C_{36}H_{36}N_2O_7$, Fp. > 340°, Tiliacin $C_{19}H_{24}N^{\oplus}O_3$, Fp. 211 bis 214° (Jodid), Corin $C_{19}H_{24}N^{\oplus}O_3$, Fp. 156 bis 159° (Jodid), Mohinin $C_{20}H_{24}N^{\oplus}O_4$, Fp. 242 bis 244° (Jodid); sowie [Curr. Sci. *36*, 43 (1967)] ein Alkaloid $C_{17}H_{14}NO_5$, Fp. 283° (Jodid); laut BOIT ein Alkaloid A, Fp. 249 bis 250°, und B, Fp. 275°.

Wirkung. Corinjodid zeigt Blutdruckabfall und einen neuromusculären Block an der quergestreiften Muskulatur, ähnlich wie (+)-Tubocurarin.

Tiliacora funifera ENGL. ex DIELS (T. warneckei).

Heimisch in West-Afrika.

Inhaltsstoffe. In der Wurzelrinde das Alkaloid Funiferin $C_{31}H_{24}O_2$ (OH) $(OCH_3)_3$ $(NCH_3)_2$, Tiliacorin, Isotiliarin (Nortiliacorin-A), Fp. 276°, Pseudotiliarin, Fp. 252° (= Nortiliacorinin-A) [TACKIE et al.: Planta med. (Stuttg.) *16*, 158 (1968); Phytochemistry *12*, 203 (1973); Lloydia *36*, 66 (1973)].

Anwendung. Bei Gastritis, Hernien und Menstruationsbeschwerden. Zu Tauen.

Tilidinum

Tilidinum. Tilidine. Tilidin. Tilidate.

$C_{17}H_{23}NO_2 \cdot HCl \cdot {}^1/_2 H_2O$ M.G. 318,85

DL-trans-2-Dimethylamino-1-phenyl-cyclohex-3-en-trans-1-carbonsäureäthylester-hydrochlorid-semihydrat.

Eigenschaften. Weißes, kristallines Pulver von bitterem Geschmack, leicht lösl. in W., A., M., lösl. in Chlf., wenig lösl. in Bzl., schwer lösl. in Ae. und Petrolae. Fp. = 125 bis 132° bzw. 146 bis 150° (verschiedene Kristallformen).

Erkennung. 1. UV-Spektrum: Die wss. Lsg. der Substanz zeigt bei 257 nm ein Maximum· $\varepsilon = 215$. 2. Dünnschichtchromatographie: Schicht: Kieselgel. Mobile Phase: Benzol:Aceton = 9:1. Es wird mit Kammersättigung gearbeitet. Vor der Entwicklung läßt man die Platte eine Viertelstd. lang in einer Kammer stehen, die mit NH_3-Dämpfen beschickt ist. Nachweis: a) UV-Löschung (254 nm); b) Joddampf; c) Dragendorff's Rg. modifiziert nach MUNIER. hRf-Wert: etwa 55. Probe-Lsg.: 100 mg Substanz pro ml A. Auftragsmenge 1 µl. Nachweisgrenze: a) 10 µg; b) + c) < 1 µg. 3. Gaschromatographie: Säule: 2 m Glas, innerer Durchmesser 2 mm; 1% LAC-4-R auf Chromosorb G-AW + 6% KOH. Temperatur: Säule: 125° isotherm. Einspritzblock: maximal 140°. FID-Detektor: 200°; 35 ml H_2/Min., 350 ml Luft/ Min. Trägergas: 40 ml N_2 pro Min. R_t: ca. 6 Min. Probe-Lsg.: ca. 20 mg Tilidin-Base in 4 ml n-Hexan. Einspritzmenge: 1 µl.

Gehaltsbestimmung. Die Substanz ist in Eisessig unter Zusatz von Quecksilber(II)-acetat-Lsg. mit 0,1 n Perchlorsäure und potentiometrischer Endpunktsbestimmung titrierbar.

Anwendung. Als starkes Analgeticum. Vorsichtig verschreiben!

Handelsform. Valoron N.

Tillandsia

Tillandsia usneoides L. Bromeliaceae — Tillandsioideae.

Ein im Süden der Vereinigten Staaten und in Südamerika sehr verbreiteter Epiphyt, der an trockenen Stellen, wie Telefonstangen und abgestorbenen Zweigen, lebt.

Lousiana Moos. Spanisches Moos. Spanish Moss.

Der wurzellose Epiphyt.
Inhaltsstoffe. 46,8% Cellulose, Galaktan, 15,7% Pentosane (viel Araban, wenig Xylan), geringe Mengen Gerbstoff, ein Sterin, Wachs, eine nicht kristallisierbare Substanz (Flavonolglykosid?), β-Sitosterin, Friedelin, Cycloartenol, Cycloartenon, 4 Triterpene, Spuren von Cycloarten-Derivaten sowie 5,5% Asche mit ziemlich viel Kieselsäure.

Anwendung. Da Spanisches Moos sehr viel mehr Wasser aufnehmen kann als Watte (6—10mal sein Eigengewicht), versuchte man, sterilisiertes Spanisches Moos als Verbandmaterial zu verwenden. Das aus der Pflanze gewonnene Wachs ist ein geeignetes Ersatzprodukt für Carnaubawachs. In der Volksheilkunde als Emolliens bei entzündlichen Schwellungen. Die 6 Wochen lang geröstete Pflanze (black moss) als Polstermaterial.

Anwendung. Bei Schlangenbissen und Skorpionstichen.

Tillmanns Reagens

Tillmanns Reagens. S. 2,6-Dichlorphenol-indophenolnatrium, IV, 538; ferner I, 368 und II, 723.

Tinidazolum

Tinidazolum. Tinidazole. Tinidazol.

$$CH_2-CH_2-SO_2-CH_2-CH_3$$

O_2N ... N ... CH_3 ... N (Imidazol-Ring)

$C_8H_{13}N_3O_4S$ M.G. 247,27

1-[2-(Äthyl-sulfonyl)-äthyl]-2-methyl-5-nitro-imidazol.

Anwendung. Als Trichomonacid (Antiprotozoicum).

Tinospora

Tinospora cordifolia (WILLD.) MIERS [Cocculus cordifolius (WILLD.) Dc.]. Menispermaceae — Tinosporeae.

Heimisch in Burma, Ostindien, auf den Andamanen und auf Ceylon.

Die unbehaarte Kletterpflanze besitzt einen fleischigen, korkartigen Stengel; von den
Ästen hängen dünne, fleischige Wurzeln herab, deren Rinde warzig verdickt, glänzend oder
mit weißlichem Schmelz überzogen ist. Die hautdünnen Blätter sind 5 bis 10 cm breit und
herzförmig, der Blattstiel 2,5 bis 7 cm lang. Der traubige Blütenstand ist blattachselständig,
endständig, die Hochblätter pfriemlich. Die männlichen Blüten wachsen traubig in den Blattachseln kleiner Hochblätter, die Kelchblätter sind gelb, die Staubblätter frei. Die weiblichen
Blüten sind den männlichen ähnlich, wachsen einzeln, haben grüne Kelchblätter, der Fruchtknoten ist erbsenförmig. Die roten Steinfrüchte haben die Größe einer Erbse oder einer kleinen
Kirsche.

Tinospora Ind. P. C. 53.

Die Droge besteht aus den getrockneten Stengeln mit unbeschädigter Rinde und wird in
der heißen Jahreszeit gesammelt.

Helle, zylindrische, 15 bis 20 cm lange und 2 bis 3 cm dicke Stengelstücke. Ihre Rinde ist
hellbraun, längsgestreift, hat Lentizellen, ist papierdünn und leicht abzutrennen. Die trockenen
Stengel brechen leicht in längliche, keilförmige Stücke. Sie sind leicht, der Bruch ist kurz und
glatt.

Pulver: Viele große Gefäße, deren Tüpfel oft schon mit bloßem Auge erkennbar sind,
Holzparenchym, Tracheiden und Holzfasern, voneinander entfernte Markstrahlen mit Stärke,
elliptische Korkzellen mit braunem Pigment, keine Steinzellen.

Inhaltsstoffe. Pikroretin, ein Alkaloid Tinosporin, ein columbinartiges Diterpen $C_{21}H_{24}O_7$,
Fp. 174 bis 178° (Pikr.), die Bitterstoffe Cordifolid $C_{22}H_{26}O_7$, Fp. 176 bis 177°, Tinosporid
$C_{23}H_{26}O_8$, Fp. 236 bis 238°, Tinosporon $C_{23}H_{26}O_9$, Tinosporol $C_{40}H_{78}O_2$ und Tinosporinsäure
$C_8H_{10}O_8$; δ-Sitosterin. Nach VALEQUE et al. [Chem. Abstr. *77*, 137377, 58798 (1972)] Tino-
sporidin, Cordifol, Heptacosanol, β-Sitosterin und Cordifolon. Nach Ind. P. C. in der frischen
Rinde Gilloin, ein Diterpenglucosid, $C_{23}H_{32}O_{10} \cdot 5H_2O$; Giloinin, ein bitterer, nicht gluco-
sidischer Bestandteil $C_{17}H_{18}O_5$; Gilosterol $C_{28}H_{48}O$; Berberin und eine wachsartige Substanz.

Prüfung nach Ind. P. C. 53: Versetzt man eine wss. Abkochung mit Jodlsg., so entsteht
eine tiefblaue Fbg. (Stärke). — Fremde organische Substanz max. 2%.

Wirkung. Der wss. und alkoholische Extrakt reduziert den Nüchternblutzucker und ver-
hindert deutlich die durch Adrenalin induzierte Hyperglykämie; die Wrkg. ist jedoch nicht
proportional der Dosis, was einen indirekten Einfluß auf den Kohlenhydratstoffwechsel ver-
muten läßt.

Anwendung. Unter der Bezeichnung „Gulancha" in Indien als Bitter- und Fiebermittel
sowie als Tonicum, Antiperiodicum und Aphrodisiacum. Die Stärke der Wurzel und Stengel
ist der Arrowroot-Stärke in Aussehen und Wirkung ähnlich. Sie dient als Diäteticum bei
chronischer Diarrhö und hartnäckiger, chronischer Dysenterie sowie als Nahrungsmittel.

Dosierung. Als Infus (1:20) 25 bis 60 ml, als Tinktur (1:5) 2 bis 4 ml.

Tinospora tuberculata (LAM). BEUMÉE (T. crispa MIERS, T. rumphii BOERLAGE, Cocculus
crispa Dc.).

Heimisch in Südasien, besonders in Indien, Indonesien und auf den Philippinen.

Die lianenartige Pflanze besitzt warzenartige Verdickungen auf der Stengelrinde.

Inhaltsstoffe. In der ganzen Pflanze Bitterstoffe. Im Stengel 0,6 bis 0,95% eines bitteren
Glucosids Pikroretin, Methylpentose, Pikroretosid, in der Wurzel Columbin, Pikroretin, im
Blatt γ-Sitosterin; Palmatin; in getrockneten Blättern 10,5% neutraler Schleim, der nach
Hydrolyse 4,2% Rhamnose, 10,9% Arabinose und 78,6% Galaktose liefert.

Anwendung. Bei Malaria und anderen Fieberkrankheiten; bei Gicht, Rheuma, Gelbsucht'
Diabetes, als bitteres Tonicum, bei Geisteskrankheiten sowie äußerlich zur Wundbehandlung.
In der Eingeborenenmedizin ist die Droge sehr geschätzt, was aus den volkstümlichen
Namen hervorgeht: das, was das Leben zurückbringt.

Tiocarlidum

Tiocarlidum. Tiocarlide. Tiocarlid. Thiocarlide.

$C_{23}H_{32}N_2O_2S$ M.G. 400,56

Anwendung. Als Tuberculostaticum und Leprostaticum.

Handelsformen. DAT Wander (Dr. Wander, BRD); Isoxyl (Continental Pharma, Belgien); Sarbamyl (Saarstickstoff-Fatol, BRD); Amixyl; Datanil; Disoxyl.

Tioguaninum

Tioguaninum. S. Thioguanine S. 140.

Tiomestronum

Tiomestronum. Tiomestrone. Tiomestron.

$C_{24}H_{34}O_4S_2$ M.G. 450,64

17β-Hydroxy-1α,7α-dimercapto-17α-methyl-4-androsten-3-on-1α,7α-diacetat; 1α,7α-Bis-(acetylthio)-17β-hydroxy-17α-methyl-4-androsten-3-on.

Anwendung. Als Anabolicum.

Handelsformen. Emdabol (Merck, BRD); Emdabolin; Protabol.

Tiosalanum

Tiosalanum. Tiosalane. Tiosalan.

$C_{13}H_8NOBr_3S$ M.G. 465,99

3,4',5-Tribrom-2-mercapto-benzanilid.

Anwendung. Als Germicid und als Antisepticum.

Tiotixenum

Tiotixenum. Tiotixene. Tiotixen. Thiothixene.

$C_{23}H_{29}O_2N_3S_2$ M.G. 443,62

N,N-Dimethyl-9-[3-(4-methyl-piperazin-1-yl)-propyliden]-thioxanthen-2-sulfonamid.

Anwendung. Als Neurolepticum (s. auch II, 370, 395).

Handelsformen. Navane, Navan(a), Navaron, Orbinamon.

Tioxolonum

Tioxolonum. Tioxolone. Tioxolon. Thioxolone.

$C_7H_4O_3S$ M.G. 168,16

6-Hydroxy-1,3-benzoxathiol-2-on.

Anwendung. Als Antiseborrhoicum.

Handelsformen. Acnosan „Una“, Camyna, Gelocnine, Stepin, Thidoxol.

Tipepidinum

Tipepidinum. Tipepidine. Tipepidin.

$C_{17}H_{17}NS$ M.G. 296,41

1-Methyl-3-[di-(2-thienyl)-methylen]-piperidin.

Anwendung. Als Antitussivum in Kombination mit einem Expectorans.

Handelsformen. Antupex, Asvelik, Asverin.

Tiphenum

Tiphenum. S. Thiphenum, S. 151.

Tipindolum

Tipindolum. Tipindole. Tipindol.

$C_{16}H_{20}N_2O_2S$ M.G. 304,40

(2-Dimethylaminoäthyl)-3,4-dihydro-1 H-thiopyrano-[4,3-b]-indol-8-carboxylat.

Anwendung. Als Serotonin-Antagonist.

Tiprenololum

Tiprenololum. Tiprenolole. Tiprenolol.

$C_{13}H_{21}NO_2S$ M.G. 255,32

1-(Isopropylamino)-3-(o-methylthiophenoxy)-propan-2-ol.

Anwendung. Als adrenergischer β-Rezeptorenblocker und Coronardilatator.

Titanium

Titanium. Titan.

Ti   A.G. 47,90

Vorkommen. Das metallische Element kommt in der Natur nur in geringen Mengen, jedoch weit verbreitet vor. Die wichtigsten Ti-haltigen Mineralien sind Titaneisen (Ilmenit), $FeTiO_3$ und Titandioxyd, TiO_2.

Eigenschaften. Weißes, silberglänzendes, duktiles, in der Kälte sprödes, bei Rotglut schmiedbares Metall. Von großer mechanischer Festigkeit. Den elektrischen Strom gut leitend. Praktisch unlösl. in W., Salpetersäure und Königswasser. Königswasser greift die Substanz erst bei erhöhter Temp. nach einigen Std. an. Lösl. in Flußsäure, in heißer konz. Salzsäure und in verd. Schwefelsäure. Die Substanz ist außerordentlich korrosionsbeständig gegen chloridhaltige Lsg. wie Seewasser oder Bleichlaugen. Sie ist beständig gegen Phosphor- und Chromsäure sowie gegen organische Verbb. mit Ausnahme von sied. 50%iger Ameisensäure und heißen Lösungen von Oxal- und Trichloressigsäure. Beim Erhitzen über Rotglut verbrennt die Substanz im Sauerstoffstrom zu Titandioxyd. Unter Bildung entspr. Halogenide reagiert die Substanz unter Feuererscheinung mit Fluor bei schwachem Erwärmen, mit Chlor bei 325° und mit Brom bei Raumtemp. Mit Jod setzt sie sich oberhalb 360° ohne Aufglühen um. D = 4,54. Fp. = etwa 1727°. Kp. = etwa 3262°.

Anwendung. Zu verschiedenen Legierungen, zur Herstellung von Titandioxyd und als Getterstoff. Zusatz zu Stahl verleiht diesem eine größere Zugfestigkeit. Zusatz zu Aluminium erhöht die Korrosionsbeständigkeit gegen organische Säuren und Salzlösungen. Zusatz zu Kupfer liefert die Titanbronze.

Titan(III)-chlorid. Titanium trichloratum. Titantrichlorid.

$TiCl_3$ M.G. 154,27

Eigenschaften. Schwarze, im durchfallenden Licht violette, rhomboedrische Kristalle, die an feuchter Luft unter HCl-Entwicklung TiO_2 bilden. Leicht lösl. in W. und A., wobei violett bis grün gefärbte Lsg. entstehen; praktisch unlösl. in Äther, Benzol, Chloroform, Tetrachlorkohlenstoff. D = etwa 2,68. Die Substanz sublimiert bei 0,001 mm und etwa 432° unzersetzt· Beim Erhitzen an der Luft tritt Zerfall in das flüchtige $TiCl_4$ und das feste TiO_2 ein. Die Substanz ist auch als grünes bzw. violettes Hexahydrat bekannt.

Anwendung. Als Reduktionsmittel in der Analyse. Zum Entfärben von Baumwollgeweben, Azofarbstoffen usw., meist mit Zinkchlorid, in wäßriger Lösung.

Aufbewahrung. Gut verschlossen, vor Licht und Feuchtigkeit geschützt.

Titan(IV)-chlorid. Titanium chloratum. Titantetrachlorid.

$TiCl_4$ M.G. 189,73

Eigenschaften. Farblose, hygroskopische, stark rauchende Fl., lösl. in A. Die Substanz wird in Berührung mit W. über verschiedene basische Chloride zu wasserhaltigem Titandioxyd hydrolysiert. Die Substanz bildet Additionsverbindungen mit versch. org. Verbindungen, mit Ammoniak, Schwefelwasserstoff, Phosphortrichlorid und Cyanwasserstoff.

Anwendung. Zur Herstellung von $TiCl_3$ und TiO_2. Zusammen mit Weinsäure als Beize für Textilien. Zusammen mit Farbholzextrakten zum Färben von Leder. Zur Herstellung von irisierenden Gläsern und Perlen.

Toxikologie. Das Einatmen von $TiCl_4$-Dämpfen erzeugt Lungenschäden!

Aufbewahrung. Gut verschlossen, vor Feuchtigkeit geschützt.

Titandioxyd. Titan(IV)-oxid. Anhydricum acidi titanici. Titansäureanhydrid.

TiO_2 M.G. 79,90

Vorkommen. Die Substanz kommt in der Natur in 3 Formen vor: Rutil (tetragonal, D = 4,26), Anatas (tetragonal, D = 3,94) und Brochit (rhombisch, D = 4,15).

Eigenschaften. Weiße Kristalle, bei Raumtemp. äußerst beständig, unlösl. in W., den meisten Mineralsäuren, org. Säuren und verd. Alkalilaugen, lösl. in heißer konz. Schwefelsäure und Fluorwasserstoffsäure. Die Substanz kann mit Kaliumhydrogensulfat aufgeschlossen werden. D = etwa 4,12. Fp. = etwa 1850°. Kp. = < 3000°.

Anwendung. Medizinisch: Zur Herstellung von Pudern, Cremes und Pasten.
Technisch: Als Katalysator. Als Weißpigment (Titanweiß) in Farben, Lacken, Kautschukwaren, Schuhcreme etc. Als Zusatz zu Email und Glasuren. In der Textilindustrie zusammen mit Oxalsäure als Beize.

Titanium dioxydatum 2. AB — DDR. Titanii dioxidum DAC. Titanium Dioxide USP XIX, BPC 73. Titanium oxide. Titan(IV)-oxid. Oxyde de titane.

TiO_2 M.G. 79,90

Gewinnung. Titandioxyd wird meist durch schwefelsauren Aufschluß von Ilmenit ($FeTiO_3$) mit nachfolgender Trennung vom Eisen durch Hydrolyse des entstandenen Titanylsulfates und Glühen gewonnen. Die großtechnische Herstellung erfolgt auch durch oxydative bzw. hydrolytische Umsetzung von Titantetrachlorid (DAC).

Gehalt. DAC und BPC 73: Mindestens 98% TiO_2. USP XIX: Mindestens 99,0 und höchstens 100,5% TiO_2, berechnet auf die getrocknete Substanz.

Eigenschaften. Weißes oder schwach gelbliches amorphes Pulver von nicht wahrnehmbarem Geruch und Geschmack, fast unlöslich in W., verdünnten Säuren und Alkalien sowie organischen Lösungsmitteln, teilweise löslich in heißer konzentrierter Schwefelsäure, löslich in Fluorwasserstoff und Kaliumdisulfatschmelze.

Füllvolumen. 200 bis 300 ml für 100 g Substanz, bestimmt nach DAB 7 mit 50 g der frisch gesiebten Substanz.

Erkennung. 1. 0,50 g Substanz werden in einem Porzellantiegel nach Zusatz von 5,0 g Kaliumhydrogensulfat erhitzt, bis eine klare Schmelze entstanden ist. Nach dem Erkalten wird der Rückstand in 20,0 ml heißer 3 N Schwefelsäure suspendiert. Die Suspension wird nach dem Abkühlen auf 10° filtriert. 3,0 ml des Filtrates geben nach Zusatz von 7,0 ml 3 N Ammoniak-Lsg. einen weißen gallertigen Niederschlag (2. AB – DDR, ähnlich BPC 73, DAC). 2. 5,0 ml des Filtrates von 1. zeigen nach Zusatz von 3 Tropfen verdünnter Wasserstoffperoxyd-Lsg. eine gelbe oder gelb-orange Färbung, die nach Zusatz von 10 Tropfen verdünnter Wasserstoffperoxyd-Lsg. in eine orange-rote oder rote übergeht (2. AB – DDR, ähnlich DAC, BPC 73 und USP XIX). 3. 5,0 ml Prüf-Lsg. I färben sich nach Zusatz von einigen Zinkgranalien bei längerem Stehen violett (DAC, ähnlich BPC 73). Prüf-Lsg. I: 0,40 g Substanz werden mit 4,0 g Kaliumcarbonat innig verrieben und in einem Platintiegel 40 Min. lang bei etwa 950° zum Schmelzen erhitzt. Nach dem Erkalten wird der Tiegelinhalt in einem Becherglas mit 30,0 ml Salzsäure bzw. 6 n Salzsäure unter leichtem Erwärmen in Lsg. gebracht und nach dem Abkühlen auf 20° mit W. zu 100,0 ml verdünnt (DAC).

Prüfung. 1. Alkalisch oder sauer reagierende Verunreinigungen: 5,0 g Substanz werden mit 50 ml W. und 0,20 g Natriumchlorid 3 Min. lang geschüttelt. Das Filtrat muß sich bei Zusatz von 0,20 ml Bromthymolblau-Lsg. gelb bis grün, bei weiterem Zusatz von 0,25 ml 0,1 n Natronlauge blau färben (DAC, ähnlich BPC 73). 2. Wasserlösliche Verunreinigungen: 2,00 g Substanz werden mit 50,0 ml W. versetzt. Die Mischung wird unter Verwendung eines Magnetrührers 60 Min. gerührt und anschließend filtriert. Die ersten 5,0 ml Filtrat werden verworfen. 25,0 ml des klaren Filtrates werden zur Bestimmung des Verdampfungsrückstandes eingesetzt. Der Rückstand wird bei 105° 3 Std. lang getrocknet. Es dürfen höchstens 0,0040 g Rückstand verbleiben (2. AB – DDR, ähnlich USP XIX, wobei 4,0 g Substanz eingesetzt werden, die höchstens 5 mg Rückstand ergeben, entsprechend 0,25%). 3. Arsen: Höchstens 5 ppm (DAC); höchstens 0,001% (2. AB – DDR); höchstens 5 ppm (BPC 73); höchstens 0,0008% (USP XIX). 4. Gesamtantimon: Höchstens 100 ppm (DAC und BPC 73). 5. Säurelösliches Antimon: Höchstens 2 ppm (DAC und BPC 73). 6. Eisenionen: Höchstens 50 ppm (DAC); höchstens 0,01% (2. AB – DDR und BPC 73). 7. Schwermetallionen: Höchstens 27 ppm, berechnet als Pb^{2+} (DAC); höchstens 0,004%, berechnet als Pb^{2+} (2. AB – DDR). 8. Bleiionen: Höchstens 0,002% (USP XIX). 9. Säurelösliches Blei: Höchstens 10 ppm (BPC 73). 10. Zinkionen: Höchstens 50 ppm (DAC). 11. Bariumionen: Der Bariumnachweis in den entsprechenden Prüf-Lsg. nach DAC und BPC 73 muß negativ verlaufen. 12. Sulfationen: Höchstens 200 ppm. 13. Säureunlösliche Verunreinigungen: Höchstens 0,5% (DAC und USP XIX). 14. Glühverlust: Höchstens 0,5%, wenn die Substanz bei etwa 800° bis zum konstanten Gewicht geglüht wird (DAC, USP XIX). 15. Glührückstand: Mindestens 98,0% (2. AB – DDR). 16. Trocknungsverlust: Höchstens 0,40% (2. AB – DDR); höchstens 0,5%, wenn die Substanz 3 Std. lang bei 105° getrocknet wird (USP XIX).

Gehaltsbestimmung. Nach DAC und BPC 73 werden komplexometrische Gehaltsbestimmungen nach entsprechendem Aufschluß durchgeführt. USP XIX enthält eine permanganometrische Bestimmung.

Vorschrift des DAC: 40,00 ml Prüf-Lsg. I (s. o., wobei die Substanzmenge genau eingewogen wurde) werden mit 0,5 ml konz. Wasserstoffperoxyd-Lsg. und 25,00 ml 0,1 m Natrium-ÄDTA-Lsg. versetzt. Nach Zusatz von 50 mg Xylenolorangeverreibung bringt man die Lsg. mit verdünntem Ammoniak bzw. 6 n Ammoniak-Lsg. auf pH 5,2 bis 5,6 (Farbumschlag der Lsg. von Gelb nach Rot), gibt 15,0 ml Acetat-Puffer-Lsg. C I, pH 5,1 (Kodex R 1) zu und verdünnt auf 150 ml. Nach nochmaligem Zusatz von 50 mg Xylenolorangeverreibung wird die nunmehr wieder gelb gefärbte Lsg. mit 0,1 m Zinksulfat-Lsg. bis zum Farbumschlag nach Rot titriert. 1 ml 0,1 m Natrium ÄDTA-Lsg. entspricht 7,99 mg TiO_2.

Vorschrift der USP XIX: Etwa 300 mg Substanz werden genau gewogen, in ein 250-ml-Becherglas gegeben und mit 20 ml Schwefelsäure sowie 7 bis 8 g Ammoniumsulfat versetzt. Man mischt die Substanzen und erhitzt auf einer heißen Platte, bis Dämpfe von Schwefeltrioxyd entstehen. Das Erhitzen wird dann solange auf starker Flamme fortgesetzt, bis vollkommene Lsg. eingetreten ist; u. U. bleibt evtl. enthaltenes Siliciumdioxyd ungelöst. Nach dem Abkühlen wird vorsichtig mit 100 ml W. verdünnt, umgerührt und wiederum vorsichtig unter ständigem Rühren zum Sieden erhitzt. Nach Absetzenlassen von ungelöster Substanz wird filtriert. Der ungelöste Rückstand wird auf ein Filter gegeben und mit kalter verdünnter Schwefelsäure ausgewaschen. Die vereinigten Filtrate werden mit W. zu 200 ml aufgefüllt und vorsichtig mit 10 ml konz. Ammoniak-Lsg. versetzt. Zur Durchführung der Gehaltsbestimmung muß nun eine Zink-Amalgamsäule in einem Chromatographierohr bestimmter Maße (25-cm-Jones-Reductor) bereitet werden. Auf den Boden der Säule gibt man einen Glaswollebausch und füllt den verengten Teil der Säule mit Zinkamalgam, das auf folgende Weise bereitet wird: Zinkgranalien bestimmter Größe (20 bis 30 mesh) werden in eine Quecksilberchlorid-Lsg. (1 in 50) eingetragen, wobei etwa 100 ml der Lsg. pro 100 g Zink anzuwenden sind. Nach etwa 10 Min. wird die Lsg. vom Zink dekantiert und das Zink durch erneutes Dekantieren gewaschen. Nach Einfüllen des Zinkamalgams in die Säule wird mit Portionen von 100 ml verdünnter Schwefelsäure solange gewaschen bis 100 ml der Waschflüssigkeit einen Tropfen zugesetzter 0,1 n Kaliumpermagnat-Lsg. nicht mehr entfärben. 50 ml Eisen(III)-ammoniumsulfat-Lsg. werden in eine 500-ml-Waschflasche gegeben und mit 0,1 n Kaliumpermanganat-Lsg. solange versetzt bis nur noch eine schwache rosa Färbung für die Dauer von 5 Min. bestehen bleibt. Sodann wird der Jones-Reductor auf die Waschflasche gesetzt. Man gibt anschließend 50 ml verdünnte Schwefelsäure durch den Reductor mit einer Durchflußgeschwindigkeit von 30 ml pro Min. Mit gleicher Geschwindigkeit wird anschließend die oben beschriebene Titan-Lsg. durchgegeben und schließlich noch je 100 ml verdünnte Schwefelsäure sowie W. Während der gesamten Operationen muß die Amalgamschicht jeweils von Flüssigkeit bedeckt bleiben. Nach vorsichtigem Beenden des Absaugens wird der Reductor abgenommen, der in die Waschflasche ragende Teil sowie die Innenwand der Waschflasche mit W. abgewaschen und sofort mit 0,1 n Kaliumpermanganat-Lsg. titriert. Das erhaltene Ergebnis wird anhand eines Blindversuches mit 200 ml verdünnter Schwefelsäure korrigiert. 1 ml 0,1 n Permagnat-Lsg. entspricht 7,990 mg TiO_2.

Unverträglichkeiten. In Schüttelmixturen mit Sulfisoxazol können große Kristallgebilde entstehen (DAC).

Verwendung. Die Substanz wird ähnlich wie Zinkoxyd als Bestandteil von Lotiones, Salben, Hautcremes und Pudern verwandt. Außerdem zur Bereitung von Lichtschutzmitteln (Sonnencremes und kosmetischen Artikeln wie Hautcremes, Pudern, Lippenstiften, Schminken, Wangenrouges u. ä.). Zum Färben von Dragees, Gelatinekapseln usw. Technisch als Zusatz zu Emaille und Glasuren, als hervorragendes Weißpigment in Malerfarben, Lacken, Kautschuk, Schuhcreme. In der Textilindustrie zusammen mit Oxalsäure als Beize. Als Katalysator.

Titanii dioxidum dispersum DAC. Hochdisperses Titandioxid. Titanium dioxydatum dispersum. Titanium dioxide highly dispersed. Oxyde de titane fin dispersé.

TiO_2 M.G. 79,90

Gewinnung. Hochdisperses Titandioxid wird durch Hydrolyse von Titantetrachlorid in der Knallgasflamme gewonnen.

Gehalt. Mindestens 97% TiO_2, bezogen auf die bei 105° getrocknete Substanz.

Eigenschaften. Weißes, sehr feines und lockeres Pulver, das bei Primärteilchengrößen von 15 bis 40 nm eine spezifische Oberfläche von 50 m²/g besitzt. Die Substanz ist geruch- und geschmacklos. Löslichkeit: Unlöslich in W., verdünnten Säuren und Alkalien, organischen Lösungsmitteln, teilweise löslich in heißer konz. Schwefelsäure, löslich in Kaliumdisulfatschmelze. Stampfvolumen: Mindestens 700 ml für 100 g Substanz, bestimmt nach DAC, mit 10 g der frisch gesiebten Substanz.

Erkennung. 1. 2,0 ml Prüf-Lsg. I geben mit 1,0 ml verdünntem Ammoniak bzw. 6 n Ammoniak-Lsg. einen weißen, gallertigen Niederschlag. Prüf-Lsg. I: 0,30 g Substanz (genau gewogen, falls die Lsg. zur Gehaltsbestimmung Verwendung findet) werden mit 3,0 g Kaliumcarbonat innig verrieben und in einem Platintiegel 40 Min. lang bei etwa 950° zum Schmelzen erhitzt. Nach dem Erkalten wird der Tiegelinhalt in einem Becherglas mit 15,0 ml Salpetersäure bzw. konz. Salpetersäure und 10,0 ml W. unter leichtem Erwärmen in Lsg. gebracht und nach dem Abkühlen auf 20° mit W. zu 100,0 ml verdünnt. 2. 5,0 ml Prüf-Lsg. I färben sich nach Zugabe von 1 bis 2 Zinkgranalien bei längerem Stehen rotviolett. 3. 2,0 ml Prüf-Lsg. I geben bei Zusatz von 0,2 ml verdünnter Wasserstoffperoxyd-Lsg. eine gelbe bis orange-rote Färbung.

Prüfung. 1. Alkalisch oder sauer reagierende Verunreinigungen: 5,0 g Substanz werden mit 50 ml W. und 0,20 g Natriumchlorid 3 Min. lang geschüttelt. Das Filtrat muß sich bei Zusatz von 0,20 ml Bromthymolblau-Lsg. gelb bis grün und bei weiterem Zusatz von 0,25 ml 0,1 n Natronlauge blau färben. 2. Arsen: Höchstens 2 ppm. 3. Schwermetalle: Höchstens 27 ppm, berechnet als Pb^{2+}. 4. Eisenionen: Höchstens 100 ppm. 5. Chloridionen: Höchstens 0,3 ppm. 6. Säurelösliche Verunreinigungen: 100,0 ml Prüf-Lsg. III werden eingedampft. Der bis zur Gewichtskonstanz geglühte Rückstand darf nicht mehr als 50 mg betragen. Prüf-Lsg. III: 20,0 g Substanz werden mit 37,5 ml verdünnter Salzsäure bzw. 25,0 ml 3 n Salzsäure und 110 bzw. 125 ml W. auf dem Wasserbad unter häufigem Umschütteln 30 Min. lang erhitzt. Nach dem Erkalten filtriert man durch ein gehärtetes Filter, wäscht den Rückstand mit Salzsäure 1%ig und ergänzt das Filtrat auf 200,0 ml. 7. Glühverlust: Höchstens 2,0%, bezogen auf die bei 105° getrocknete Substanz.

Gehaltsbestimmung. 40,00 ml Prüf-Lsg. I werden mit 0,5 ml konz. Wasserstoffperoxyd-Lsg. und 20,00 ml 0,1 m Natrium-ÄDTA-Lsg. versetzt. Nach Zusatz von 50 mg Xylenol-orangeverreibung bringt man die Lsg. mit verdünntem Ammoniak bzw. 6 n Ammoniak-Lsg. auf pH 5,2 bis 5,6 (Farbumschlag der Lsg. von Gelb nach Rot), gibt 15,0 ml Acetat-Puffer-Lsg. C I, pH 5,1 (Kodex R 1) zu und verdünnt auf 150 ml. Nach nochmaligem Zusatz von 50 mg Xylenolorange-Verreibung wird die nunmehr wieder gelb gefärbte Lsg. mit 0,1 m Zinksulfat-Lsg. bis zum Farbumschlag nach Rot titriert. 1 ml 0,1 m Natrium-ÄDTA-Lsg. entspricht 7,99 mg TiO_2.

Unverträglichkeiten. In Schüttelmixturen mit Sulfisoxazol können große Kristallgebilde entstehen.

Verwendung. Zur Stabilisierung von Zinkoxyd- und Titandioxydschüttelmixturen, zum Aufziehen von löslichen Farbstoffen.

Titan-Kaliumfluorid. Kalium-Titanfluorid. Kalium-Titanium fluoratum. Kaliumhexafluoro-titanat.

$K_2[TiF_6]$ M.G. 240,10

Eigenschaften. Weiße Blättchen, wenig lösl. in kaltem W., leicht lösl. in heißem W. Die Löslichkeit wird durch HF-Zusatz wesentlich erhöht. Beim Erhitzen an der Luft tritt geringfügige Zersetzung ein. $D^{15} = 3,012$. Fp. = etwa 780°. Die Substanz kommt auch als Monohydrat vor, das sein Kristallw. leicht abgibt.

Anwendung. Als Ausgangsstoff zur Gewinnung reiner Titansäure und des Titans.

Titan-Kaliumoxalat. Titanium-Kalium oxalicum. Kalium-Titanium oxalatum. Kalium-Titanoxalat.

$$K_2TiO(C_2O_4)_2 \cdot 2\,H_2O$$

$C_4K_2O_9Ti \cdot 2\,H_2O$ M.G. 354,17

Eigenschaften. Farblose, nadelförmige Kristalle oder krist. Pulver. Sehr leicht lösl. in W., praktisch unlösl. in A.

Anwendung. Als Beize beim Färben von Baumwolle und Leder.

Titan(III)-sulfat.

$Ti_2(SO_4)_3$ M.G. 384,00

Eigenschaften. Grünes, krist. Pulver, prakt. unlösl. in W. und A., lösl. mit purpurroter Farbe in verd. Säuren. Beim Erhitzen an der Luft zersetzt sich die Substanz unter Bildung von TiO_2.

Anwendung. In der Textilindustrie.

Titansulfat, basisch. Titanium sulfuricum basicum. Titanylsulfat. Titan(IV)-oxysulfat.

$TiOSO_4$ M.G. 159,97

Eigenschaften. Weißes, krist., hygroskopisches Pulver, lösl. in kaltem W. und in verd. Schwefelsäure. Beim Erwärmen mit W. tritt Hydrolyse ein. Bei trockenem Erhitzen an der Luft auf 580° entsteht $2\,TiO_2 \cdot SO_3$, bei höheren Temp. TiO_2. Die Substanz bildet auch ein Mono- und ein Dihydrat.

Anwendung. Als Reag. auf Wasserstoffperoxyd und als Beize in der Färberei.

Aufbewahrung. Gut verschlossen, vor Feuchtigkeit geschützt.

Titangelb

Titangelb. S. I, 236.

Titangelb A. S. Titangelb, I, 236.

Titriplex

Titriplex I. S. Nitrilotriessigsäure, VIA, 222; vgl. I. 324.

Titriplex II. Vgl. I, 325.

Titriplex III. S. Natrium-ÄDTA, VIA, 61. Vgl. I, 325.

Tixadilum

Tixadilum. Tixadile. Tixadil.

$C_{21}H_{25}NS$ M.G. 359,51

N-(α-Methyl-phenäthyl)-2-(9-thioxanthenyl)-äthylamin.

Anwendung. Als Coronardilatator und Sedativum.

Tocamphylum

Tocamphylum. Tocamphyle. Tocamphyl.

$C_{19}H_{20}O_4$ M.G. 318,40

D-Camphersäure-mono-(α,p-dimethylbenzyl)-ester.

Anwendung. Als Cholereticum.

Handelsformen. Als Diäthanolaminsalz: Bilagen, Biliphorin, Gallogen, Hepasynthyl, Hepatoxane, Licarben, Lymethol, Syncuma, Syntabil, Synthobilin.

13*

Tocofersolanum

Tocofersolanum. Tocofersolane. Tocofersolan.

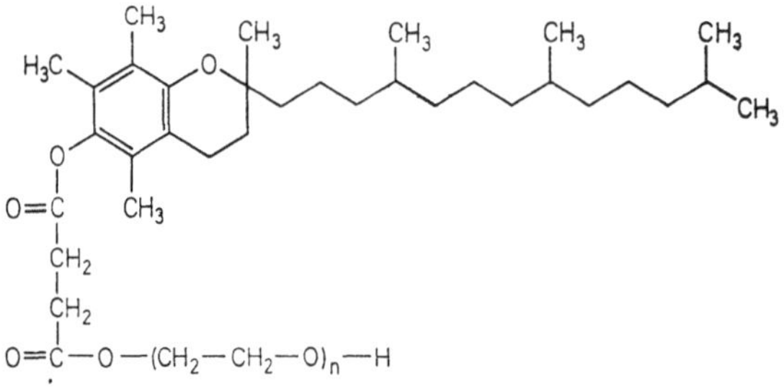

Anwendung. Als wasserlösl. Vitamin E.

Bemerkung. Vgl. Tocopherolacetat II, 652, 653.

Tocol

DL-Tocol.

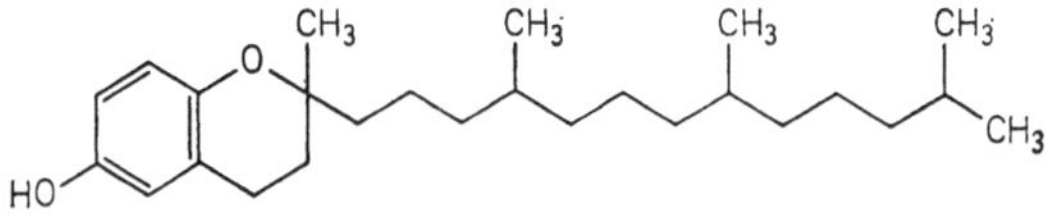

$C_{26}H_{44}O_2$ M.G. 388,61

2-Methyl-2-phythyl-6-hydroxy-chroman, 6-Hydroxy-2-methyl-2-phythyl-chroman.

Eigenschaften. Farbloses, viskoses Öl, lösl. in Ä., A., Mischungen von M. und A. und wasserfr. Pyridin-Acetanhydrid-Mischungen. $Kp._{0,001} = 165-175°$. $E_{1cm}^{1\%} = 71$, bei 294 nm in abs. A.

Bemerkung. Die Substanz ist der Grundkörper der Tocopherole.

Tocopherol

Tocopherol. S. Vitamin E, II, 648.

α-**Tocopherolacetat.** S. II, 652.

α-**Tocopherolsuccinat.** S. Dextroferyli succinas II, 654.

Tocopheroli Calcii Succinas Jap. 72. Tocopheroli Calcium Succinate. Vitamin E Calcium Succinate.

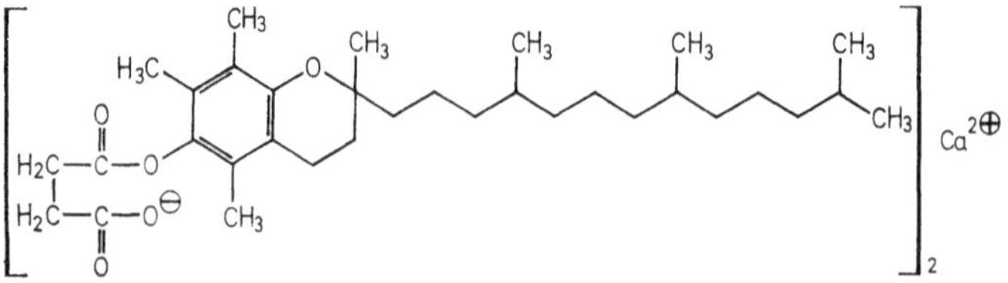

$C_{66}H_{106}O_{10}Ca$ M.G. 1099,65

Gehalt. Mindestens 96,0% $C_{66}H_{106}O_{10}Ca$, berechnet auf die getrocknete Substanz.

Eigenschaften. Weißes bis gelblich-weißes, geruchloses Pulver, gut lösl. in Ae., Chlf. und Bzl., praktisch unlösl. in W., A. und Aceton, lösl. in Eisessig. Die Substanz ist optisch inaktiv.

Erkennung. 1. 0,05 g Substanz werden in 1 ml Eisessig gelöst, mit 9 ml A. versetzt und gemischt. Zu dieser Lsg. gibt man 2 ml rauchende Salpetersäure und erhitzt 15 Min. lang auf 75°. Es entsteht eine orange Fbg. 2. 5 g Substanz werden in 30 ml Chlf. gelöst, mit 10 ml Salzsäure versetzt und 10 Min. lang geschüttelt. Dann trennt man die wss. Schicht ab und neutralisiert mit Ammoniak-Lsg. Die wss. Lsg. muß positive Calziumnachweise ergeben. 3. UV-Absorption: $E_{1cm}^{1\%}$ (286 nm) = 36,0 bis 40,0 (0,01 g, Chlf., 100 ml).

Prüfung. 1. Aussehen und Farbe der Lsg.: 0,1 g Substanz werden in 10 ml Chlf. gelöst. Die Lsg. muß klar sein und darf keine stärkere Fbg. aufweisen als die folgende Kontroll-Lsg. Kontroll-Lsg.: 0,5 ml Eisenchlorid — Colorometric-Stock-Lsg. werden mit 0,5 n Salzsäure zu 100 ml aufgefüllt. 2. Alkalische Verunreinigungen: Zu 0,20 g Substanz gibt man 10 ml Ae., 2 ml W., 1 Tr. Phenolphthalein-Lsg. und 0,10 ml 0,1 n Salzsäure und schüttelt durch. Die wss. Schicht darf dabei nicht rosa gefärbt werden. 3. Chloride: 0,10 g Substanz werden in 4 ml Eisessig gelöst, mit 20 ml W. und 50 ml Ae. versetzt und kräftig durchgeschüttelt. Die wss. Phase wird abgetrennt und aufbewahrt. Zu der ätherischen Schicht gibt man 10 ml W., schüttelt durch und vereint die wss. Phase mit der vorhergehend erhaltenen wss. Phase. Dazu gibt man 6 ml verd. Salpetersäure und füllt mit W. auf genau 50 ml auf. Die so erhaltene Lsg. wird als Test-Lsg. bei der Grenzwertbestimmung von Chlorid eingesetzt. Auf die gleiche Art und Weise wird eine Kontroll-Lsg. bereitet, die anstelle der Substanz 0,60 ml 0,01 n Salzsäure enthält. Grenzkonzentration an Chlorid: Höchstens 0,212%. 4. Schwermetalle: Höchstens 20 ppm. 5. Arsen: Höchstens 4 ppm. 6. Freies α-Tocopherol: 1 g Substanz wird genau gewogen, in einen Scheidetrichter gegeben, mit 4 ml Eisessig versetzt und durch Schütteln gelöst. Zu dieser Lsg. gibt man 50 ml W. und 50 ml Ae., schüttelt durch und verwirft die wss. Schicht. Die ätherische Schicht wird 2mal mit je 30 ml W. gewaschen, möglichst sorgfältig von der wss. Schicht abgetrennt und in einen Rundkolben überführt. Der Scheidetrichter wird dann noch 2mal mit je 10 ml Ae. gewaschen. Diese Waschfl. gibt man ebenfalls in den Rundkolben. Der so erhaltene ätherische Extrakt wird auf dem Wasserbad bei 45° auf etwa 10 ml eingeengt. Dann gibt man 10 ml A. zu und dampft weiter ein. Das Eindampfen geschieht zweckmäßigerweise jeweils in einem Rotationsverdampfer. Der erhaltene Rückstand wird in 100 ml einer Lsg. von Schwefelsäure in A. (3 in 200) gelöst und wie unter „Tocopherol, Jap. 72" beschrieben weiter behandelt. Die Menge an freiem α-Tocopherol ($C_{29}H_{50}O_2$; M.G. 430,72) darf höchstens 0,5% betragen. 1 ml 0,01 n Cer-Ammoniumsulfat-Lsg. entspr. 2,153 6 mg $C_{29}H_{50}O_2$. Methode der Best. von freiem α-Tocopherol nach Jap. 72: Die in 100 ml äthanolischer Schwefelsäure (3 in 200) gelöste Substanz wird mit 20 ml W. verdünnt und mit 0,01 n Cerammoniumsulfat-Lsg. unter Schütteln gegen 2 Tr. Diphenylamin-Lsg. als Indikator titriert. Die Titrationsgeschwindigkeit soll dabei 25 Tr. pro 10 Sek. betragen. Man titriert bis zu einem blaupurpurnen Endpunkt, der 10 Sek. lang bestehen bleibt. Anhand eines Blindversuches wird der erhaltene Verbrauch an 0,01 n Cerammoniumsulfat-Lsg. korrigiert. Während der Durchführung der Titration und aller Vorbereitungen muß die Substanz vor Einstrahlung direkten Lichtes geschützt werden. Man arbeitet nach Möglichkeit im Dunkeln. 7. Trocknungsverlust: Höchstens 2,0%, wobei 1 g Substanz i.Vac. über Phosphorpentoxyd 24 Std. lang getrocknet wird.

Gehaltsbestimmung. Etwa 0,25 g der sorgfältig getrockneten Substanz werden genau gewogen, in einen lichtgeschützten Rundkolben überführt und in 2,5 ml Eisessig gelöst. Man versetzt mit 50 ml A. und erwärmt 1 Min. auf dem Wasserbad zum Rückfluß. Dann gibt man 4 g Kaliumhydroxydplätzchen zu, schüttelt bis zur Lösung um und verseift 30 Min. lang unter Erhitzen. Unmittelbar danach wird mit 8 ml Salzsäure vorsichtig versetzt und sofort auf Raumtemp. herabgekühlt. Dann versetzt man mit 80 ml W., führt den Kolbeninhalt in einen Schütteltrichter über und wäscht den Kolben mit 20 ml W., sowie 100 ml Ae. nach. Beide Waschfl. werden ebenfalls in den Schütteltrichter gegeben. Man schüttelt kräftig durch, läßt die beiden Phasen sich trennen und überführt die wss. Phase in einen zweiten Schütteltrichter. Die wss. Schicht wird dann 2mal mit je 50 ml Ae. extrahiert. Diese ätherischen Extrakte gibt man zurück in den ersten Schütteltrichter. Die gesamten ätherischen Extrakte werden mit 50 ml W. gewaschen und dann wieder in einen Rundkolben gegeben. Man wäscht den Schütteltrichter mit 20 ml Ae. nach und gibt diese Waschfl. ebenfalls in den Rundkolben. Die ätherische Lsg. wird dann auf dem Wasserbad bei 45° mit Hilfe eines Rotationsverdampfers auf etwa 10 ml eingedampft. Dann gibt man 10 ml A. zu und dampft bis zur Trockne weiter ein. Unmittelbar danach wird der Rückstand in einer Lsg. von Schwefelsäure in A. (3 in 200) gelöst und auf exakt 200 ml mit dieser Fl. aufgefüllt. Die so erhaltene Lsg. wird als Probe-Lsg. bezeichnet. 50 ml Probe-Lsg. werden genau abgemessen, mit 50 ml Schwefelsäure

in A. (3 in 200) und 20 ml W. versetzt und unter Lichtschutz der unter „Tocopherol, Jap. 72"
beschriebenen Gehaltsbestimmung unterworfen. 1 ml 0,01 n Cerammoniumsulfat-Lsg. entspr.
2,7491 mg $C_{66}H_{106}O_{10}Ca$.

Gehaltsbestimmungsmethode der Jap. 72 für Tocopherol: S. o. unter Prüf.: 6. Freies
α-Tocopherol.

Aufbewahrung. In gut schließenden Gefäßen, vor Licht geschützt.

Dosierung. Tgl. 20 bis 100 mg.

Anwendung. S. α-Tocopherolacetat II, 652.

Tocoyena

Tocoyena longiflora AUBL. Rubiaceae.
Heimisch in Brasilien.

Inhaltsstoffe. In der Wurzel 1,3 bis 1,66% Emetin und etwa 0,6 bis 0,7% Cephaelin.

Anwendung. Die Wurzel, Radix Tocoyena, als Emeticum.
Giftdroge!

Toddalia

Toddalia asiatica (L.) LAM. [Scopolia aculeata SM., Paullinia asiatica L., Toddalia aculeata
(SM). PERS.]. Rutaceae — Toddalisideae. Wild Orange tree.

Heimisch in Indien (Nilgiris-Gebirge, im subtrop. Himalaya, in den Khasia-Bergen),
außerdem in Ceylon, Südasien (von den Philippinen bis China), in Ostafrika, auf Madagaskar,
den Komoren und Maskarenen.

Ein Kletterstrauch mit abwechselnd stehenden, dreiteiligen Laubblättern, eingeschlech-
tigen, fünfgliederigen Blüten und kugeligen, orangefarbenen Steinfrüchten. Die Zweige
haben gekrümmte, später durch Korknachschub zu Höckern auswachsende Stacheln.

Inhaltsstoffe. In der Stammrinde die Cumarine Aculeatin $C_{16}H_{18}O_5$, Fp. 113°, Aculeatin-
hydrat (Toddalolacton) Fp. 150° [5,7-Dimethoxy-6-(2,3-dihydroxyisopentenyl)-cumarin]:
Pimpinellin, Fp. 118°, Isopimpinellin, Fp. 150° [DESAI et al.: Chem. Abstr. *67*, 64176c
(1967)]. In den Blättern 0,08% äth. Öl mit Linalool und einer instabilen, campherähnlichen
Substanz, Fp. 96,5 bis 97°, ein glykosidisches Alkaloid Toddalin (s. u.).

Radix Lopezianae indicae. Lopezwurzel. Lopez root.
Die Wurzelrinde.

Inhaltsstoffe: Chelerythrin (Toddalin) $C_{21}H_{19}NO_5$, Fp. 282 bis 283°, Dihydrocholerythrin
(Toddalinin) $C_{21}H_{19}NO_2$, Fp. 166 bis 167°, Berberin, Skimmianin, Fp. 178 bis 179°, 7,8-Di-
methoxy-2,3-methylendioxybenzophenanthridin, Fp. 220 bis 221° [GOVINDACHARI et al.:
Chem. Abstr. *68*, 3037g (1968)]; 7% Harz, 3% trocknendes Öl und 0,8% Dimin.

Wirkung. Das Harz wirkt in größeren Dosen abortiv und kann Paralysis und den Tod
herbeiführen. Toddalin ist ein neuromuskuläres Gift und setzt die Herzleistung herab.

Anwendung. In Indien als Aromaticum, Tonicum, Stimulans, Antipyreticum; als schwacher
Infus bei Konstitutionsschwäche. In der afrikanischen Volksmedizin. Zur Gewinnung eines
gelben Farbstoffs.

Töpfer's Reagens

Töpfers Reagens. S. Dimethylgelb. 4-Dimethylamino-azobenzol I, 314 und II, 804.

Tofenacinum

Tofenacinum. Tofenacine. Tofenacin. Demethylorfenadrin.

$C_{17}H_{21}NO$ M.G. 255,35

N-Methyl-2-(o-methyl-α-phenylbenzyloxy)-äthylamin; β-Methylaminoäthyl-(o-methyl-benzhydryl)-äther.

Verwendung. Als Antiparkinsonmittel, Psychotonicum und Spasmolyticum.

Tolazamide

Tolazamide USP XIX. Tolazamidum. Tolazamid.

$C_{14}H_{21}N_3O_3S$ M.G. 311,40

1-(Perhydro-azepin-1-yl)-3-p-tolyl-sulfonyl-harnstoff; N^1,N^1-Hexamethylen-N^4-(p-tolyl-sulfonyl)-semicarbazid.

Gehalt. Mindestens 98,0 und höchstens 101,0% $C_{14}H_{21}N_3O_3S$, berechnet auf die getrocknete Substanz.

Eigenschaften. Weißes oder fast weißes, kristallines Pulver, geruchlos oder von höchstens schwach eigenartigem Geruch, sehr wenig lösl. in W., gut lösl. in Chlf., lösl. in Aceton, wenig lösl. in A.

Erkennung. 1. IR-Absorption: Das mit Hilfe eines Kaliumbromidpreßlings vermessene IR-Spektrum der 3 Std. i.Vac. bei 60° getrockneten Substanz darf nur die gleichen Banden aufweisen wie das Spektrum der entsprechend vermessenen USP-Standard-Substanz. 2. UV-Absorption: Das UV-Spektrum der Lsg. 1 in 5000 in A. zeigt die gleichen Maxima und Minima wie das Spektrum der entsprechend vermessenen USP-Standardsubstanz. Beide Lsg. werden gleichartig vermessen und beide sind auf die getrocknete Substanz berechnet. Die Extinktionen beim Maximum von etwa 262 nm dürfen nicht mehr als um 2,5% differieren. 3. Schmelz-bereich: Zwischen 161 und 169° unter Zers.

Prüfung. 1. Trocknungsverlust: Höchstens 0,5%, wenn die Substanz i.Vac. bei einem Druck von höchstens 5 mm Quecksilber 3 Std. lang bei 60° getrocknet wird. 2. Sulfatasche: Höchstens 0,2%. 3. Selen: Höchstens 0,003%; zur Durchführung werden 200 mg Substanz eingesetzt. 4. Schwermetalle: Höchstens 0,002%.

Gehaltsbestimmung. Etwa 500 mg Substanz werden genau gewogen, in 20 ml Methyl-äthyl-keton, notfalls unter leichtem Erwärmen gelöst und in einen 250-ml-Erlenmeyerkolben gegeben. Man kühlt auf Raumtemp., versetzt mit 30 ml A. und 3 Tr. Phenolphthalein-Lsg. und titriert mit 0,1 N Natronlauge. Der Verbrauch an Normal-Lsg. wird mit Hilfe eines Blind-versuches notfalls korrigiert. 1 ml 0,1 N Natronlauge entspr. 31,14 mg $C_{14}H_{21}N_3O_3S$.

Anwendung. Als orales Antidiabetikum (s. auch II, 93).

Handelsformen. Diabewas (Wassermann, Italien; Unipharma, Schweiz). Norglycin (Upjohn, BRD). Tolinase (Upjohn, USA).

Tolazolinum

Tolazoline Hydrochloride. S. Benzimidazolinum hydrochloricum, III, 410 und Tolazolin-hydrochlorid II, 865.

Tolboxanum

Tolboxanum. Tolboxane. Tolboxan.

$C_{14}H_{21}BO_2$ M.G. 232,12

5-Methyl-5-propyl-2-(p-tolyl)-1,3,2-dioxaboran;   p-Toluolboronsäure-(cycl.-2-methyl-2-propyltrimethylen)-ester.

Anwendung. Als Tranquillizer.

Handelsformen. Claronil, Clarphoril.

Tolbutamidum

Tolbutamide. S. II, 94, 96 und 865.

Tolbutamide Sodium USP XIX.
Strukturformel vgl. Tolbutamide II, 96.

$C_{12}H_{17}Na_2O_3NaS$ M.G. 292,33

Mononatriumsalz des 1-Butyl-3-(p-tolylsulfonyl)-harnstoffs.

Gehalt. Mindestens 97,0 und höchstens 101,0% $C_{12}H_{17}Na_2O_3NaS$, berechnet auf die getrocknete Substanz.

Eigenschaften. Weißes oder fast weißes, kristallines Pulver, praktisch geruchlos, von leicht bitterem Geschmack (gut lösl. in W., lösl. in A. und Chlf., sehr wenig lösl. in Ae.

Erkennung. 1. IR-Absorption: Das IR-Spektrum der unter 2. (s. nachfolgender Test) erhaltenen Substanz, gemessen an einer Mineralöl-Dispersion, darf nur die gleichen Banden aufweisen wie die analog vermessene USP-Tolbutamid-Standardsubstanz. 2. Etwa 500 mg Substanz werden in einen Scheidetrichter gegeben, in 50 ml W. gelöst, mit 50 ml verd. Schwefelsäure versetzt und mit 25 ml Chlf. extrahiert. Der Chlf.extrakt wird durch ein Papierfilter filtriert und auf einem Dampfbad zur Trockne eingedampft. Den Rückstand trocknet man 2 Std. lang bei 105°. Er muß dann zwischen 126 und 132° schmelzen. 3. 200 mg Substanz werden verascht. Die erhaltene Asche muß positive Natriumnachweise geben.

Prüfung. 1. pH-Wert: Der pH-Wert der wss. Lsg. (1 in 20) muß zwischen 8,5 und 9,8 liegen. 2. Trocknungsverlust: Höchstens 1%, wenn die Substanz 4 Std. lang bei 105° getrocknet wird. 3. Selen: Höchstens 0,003%; zur Prüf. werden 200 mg Substanz eingesetzt. 4. Schwermetalle: Höchstens 0,002%.

Gehaltsbestimmung. Etwa 250 mg Substanz werden genau gewogen, in 50 ml W. gelöst, in einen Scheidetrichter gegeben, mit 5 ml verd. Schwefelsäure versetzt und 5mal mit je 25 ml Chlf. extrahiert. Die vereinigten Chlf.-Extrakte werden durch einen mit Chlf. benetzten Wattebausch in einen 250-ml-Meßkolben filtriert und mit Chlf. auf das Vol. aufgefüllt. 25,0 ml dieser Lsg. gibt man in einen 100-ml-Meßkolben und verdünnt mit Chlf. auf das Vol. Mit Hilfe der USP-Tolbutamid-Referenz-Standardsubstanz wird durch Lösen in Chlf. und schrittweises Verdünnen eine Lsg. hergestellt, die etwa 250 µg Substanz pro ml enthält. Von beiden Lsg. wird auf die gleiche Weise in einer Schichtdicke von 1 cm bei der Wellenlänge des Maximums von etwa 263 nm mit Hilfe eines geeigneten Spektrophotometers und mit Chlf. als Vgl.-Lsg. die Absorption festgestellt. Die Berechnung der in der Probe enthaltenen mg $C_{12}H_{17}Na_2O_3NaS$ wird anhand folgender Formel durchgeführt:

$$1,081 C(A_U/A_S).$$

Dabei bedeutet 1,081 das Verhältnis des Molekulargewichtes von Tolbutamid-Natrium und Tolbutamid und C die Konz. in µg pro ml der USP-Tolbutamid-Standardsubstanz in der Standard-Lsg.; A_U bzw. A_S sind die Absorptionen der Test-Lsg. und der Standard-Lsg.

Anwendung. S. Tolbutamide. Injektionslösung als Diagnosticum zur Früherkennung des Diabetes mellitus, eines Inselzelladenoms und Glucose-Toleranzstörungen.

Toldimfosum

Toldimfosum. Toldimfose. Toldimfos.

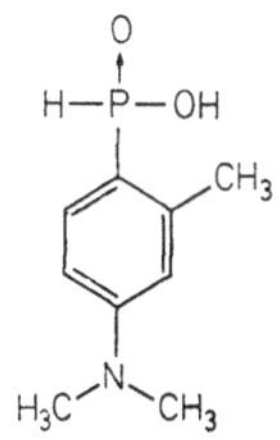

$C_9H_{14}NO_2P$ M.G. 199,18

4-Dimethylamino-2-methyl-phenyl-phosphinsäure.

Anwendung. Als Tonicum und Roborans.

Handelsformen. Elfosan. Endofosfan. Fosfoton. Fostimil. Foston. Novofortan. Novo-fosfan. Klinifos. Phosodyl. Strifos. Tonofarma. Tonofosfan. Tonophosphan. Tophosychal (als Na-Salz!).

Tolhydrazinum

o-Tolhydrazin. S. 2-Hydrazino-1-methylbenzol V, 168.

m-Tolhydrazin. S. 3-Hydrazino-1-methylbenzol V, 168.

p-Tolhydrazin. S. 4-Hydrazino-1-methylbenzol V, 168.

Tolidin

o-Tolidin. S. I, 236.

Tolidin-disazo-bis-8-amino-1-naphthol-3,6-disulfonsäure, Natriumsalz.
S. Trypanblau S. 312.

o-Tolidin-disazo-bis-1-naphthylamin-4-sulfonsäure, Natriumsalz. S. Benzopurpurin 4 B: I, 225.

o-Tolidin-hydrochlorid. o-Tolidin hydrochloricum. 3,3'-Dimethyl-benzidin-hydrochlorid.

Bemerkung. Unter den angegeb. Bezeichnungen wird entweder das Mono- oder das Dihydrochlorid verstanden.

Monohydrochlorid:

$C_{14}H_{16}N_2 \cdot HCl$ M.G. 248,76

Eigenschaften. Weißes, kristallines Pulver, schwer lösl. in W., lösl. in verd. Salzsäure und Eisessig. Die Substanz zersetzt sich $> 300°$.

Dihydrochlorid:

$C_{14}H_{16}N_2 \cdot 2\,HCl$ M.G. 285,22

Eigenschaften. Weißes, körniges Pulver, lösl. in W., verd. Salzsäure und Eisessig, praktisch unlösl. in A. und anderen org. Lsgm. Die Substanz zersetzt sich $> 340°$.

Aufbewahrung. Gut verschlossen, vor Licht geschützt.

Anwendung. Das Dihydrochlorid wird in salzsaurer Lsg. zum Nachw. von freiem Chlor benutzt. S. auch o-Tolidin.

Tolmetinum

Tolmetinum. Tolmetine. Tolmetin.

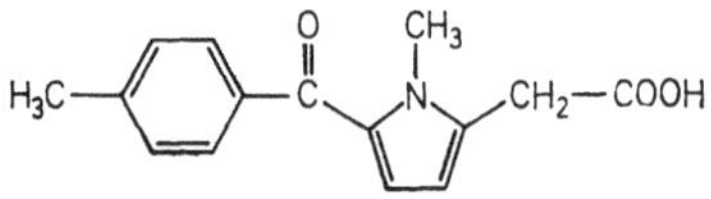

$C_{15}H_{15}NO_3$ M.G. 255,26

1-Methyl-5-(p-toluyl)-pyrrol-2-essigsäure.

Anwendung. Als Antiphlogisticum und Antirheumaticum.

Handelsform. Tolectin.

Tolnaftatum

Tolnaftate BP 73, USP XIX, BPC 73. Tolnaftatum. Tolnaftat.

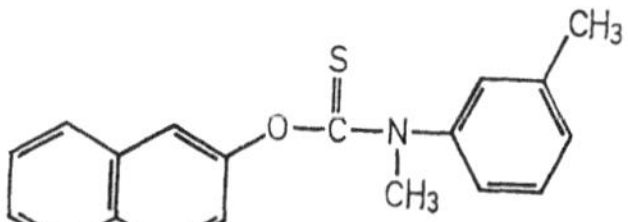

$C_{19}H_{17}NOS$ M.G. 307,4

O-2-Naphthyl-N-methyl-m-tolylthiocarbamat.

Eigenschaften. Weißes oder cremefarbenes, feines, geruchloses Pulver bzw. höchstens sehr schwach riechend, praktisch unlösl. in W., lösl. in 4000 T. A., in 3 T. Chlf., in 55 T. Ae. und in 9 T. Aceton.

Gehalt. Mindestens 98,0 und höchstens 102,0% $C_{19}H_{17}NOS$, berechnet auf die getrocknete Substanz.

Erkennung. 1. IR-Absorption: Das IR-Spektrum, gemessen an einem Kaliumbromid-preßling, muß die gleichen Banden aufweisen wie das Spektrum der entsprechend vermessenen USP-Standardsubstanz (USP XIX, ähnlich BP 73). 2. UV-Absorption: Das UV-Spektrum einer 0,01%igen Lsg. in M., gemessen im Bereich von 230 bis 350 nm, zeigt nur ein Maximum in der Nähe von 257 nm (BP 73, ähnlich USP XIX). 3. Es wird eine dünnschichtchr. Charakterisierung durchgeführt: 10 mg Substanz und 10 mg USP-Tolnaftate-Standardsubstanz werden je in 10 ml einer Mischung aus gleichen Vol.-T. Bzl. und A. gelöst. Auf eine Dünnschichtplatte, die mit einer 0,25 mm dicken Schicht von Kieselgel bestrichen ist, werden je 10 µl der beiden Lsg. punktförmig aufgetragen. Nachdem die Flecke eingetrocknet sind, entwickelt man das Chromatogramm mit Hilfe von Toluol als mobile Phase und zwar so lange, bis die Lösungsmittelfront etwa $^3/_4$ der Plattenlänge erreicht hat. Die Platte wird dann aus der Chromatographiekammer herausgenommen und an der Luft getrocknet. Man besprüht mit einer Lsg. von Jod in Tetrachlorkohlenstoff (1 in 100) und läßt erneut trocknen. Der Rf-Wert des Hauptfleckes der zu untersuchenden Substanz muß mit dem Rf-Wert des Hauptfleckes der Standardsubstanz übereinstimmen (USP XIX, ähnlich BP 73). 4. Schmelzbereich: Zwischen 110 und 113° (USP XIX); zwischen 109 und 112° (BP 73).

Prüfung. 1. Trocknungsverlust: Höchstens 0,5%, wenn die Substanz 3 Std. lang bei 65° i.Vac. getrocknet wird (USP XIX); höchstens 0,5%, wenn die Substanz bei 60° und einem 5 mm Hg nicht überschreitenden Druck 3 Std. lang getrocknet wird (BP 73). 2. Sulfatasche: Höchstens 0,1% (USP XIX und BP 73). 3. Schwermetalle: Höchstens 0,002% (USP XIX). 4. Lichtabsorption: Die Extinktion einer 1 cm dicken Schicht der 0,001%igen Lsg. in M. beim Maximum, das bei 257 nm liegt, muß zwischen 0,69 und 0,73 betragen (BP 73).

Gehaltsbestimmung. Die USP XIX läßt eine spektrophotometrische Bestimmung durchführen, in BP 73 ist keine Gehaltsbestimmung aufgeführt.

Etwa 50 mg Substanz, genau gewogen, werden in M. gelöst und schrittweise mit M. verdünnt, so daß eine Konzentration von etwa 10 µg Substanz pro ml erreicht wird. Entsprechend wird auch die USP-Standardsubstanz in M. gelöst und behandelt, so daß hierbei eine Lsg. von genau bekanntem Geh. resultiert, die auch etwa 10 µg pro ml Substanz enthält. Beide Lsg. werden in einer 1 cm dicken Küvette bei der Wellenlänge des Maximums von etwa 257 nm mit Hilfe eines geeigneten Spektrophotometers vermessen, wobei M. als Vgl.-Lsg. dient. Der Geh. in mg an $C_{19}H_{17}NOS$ in der Einwaage an Untersuchungssubstanz wird nach folgender Formel berechnet:

$$5C(A_U/A_S),$$

wobei C die Konzentration in µg pro ml der USP-Standardsubstanz in der Standard-Lsg. bedeutet; A_U und A_S sind die Absorptionen der Test- und der Standard-Lsg.

Anwendung. Örtlich zur Behandlung von Pilzinfektionen.

Aufbewahrung. In dicht schließenden Gefäßen.

Handelsformen. Dermoxin, Fucosan, Napthhiomate-T, Pitrex, Sporiline, Tinactin, Tinaderm, Tolsanil und Tonoftal.

Toloconium

Toloconii methylsulfas. Toloconiummethylsulfat. Toloconiummesilat. Tolociniummethylsulfat.

$C_{23}H_{43}NO_4S$ M.G. 469,62

N,N,N-Trimethyl-α-(p-tolyl)-dodecyl-ammonium-methylsulfat.

Anwendung. Als Antisepticum.

Handelsformen. Amoseptic. Desogen-flüssig.

Tolonium

Tolonii chloridum. S. Tolonium Chloride I, 1167 und Toluidinblau II, 20.

Toloxychlorinolum

Toloxychlorinolum. Toloxychlorinole. Toloxychlorinol. Toloxichloralum.

$C_{14}H_{16}O_5Cl_6$ M.G. 476,99

1,1'-[3-(o-Tolyloxy)-propylendioxy]-bis-(2,2,2-trichloräthanol); 1,1,1,8,8,8-Hexachlor-5-(o-tolyl-oxy-methyl)-3,6-dioxa-octan-2,7-diol.

Anwendung. Als Sedativum.

Handelsformen. Myavan. Toloxychlorinal.

Toloxy-propandiol

3-(o-Toloxy)-1,2-propandiol. Glycerin-α-o-tolyläther.

$C_{10}H_{14}O_3$ M.G. 182,21

1,2-Dihydroxy-3-(2-methylphenoxy)-propan.

Bemerkung: Vgl. II, 357.

Eigenschaften. Farb- und geruchlose, bitter schmeckende Kristalle, die auf der Zunge eine vorübergehende Unempfindlichkeit hervorrufen. Wenig lösl. in W., leicht lösl. in A., Ä., Chlf. und Propylenglykol. Durch Urethanzusatz wird die Löslichkeit in W. vergrößert. Wssg. Lsg. können durch Erhitzen im Autoklaven sterilisiert werden. Der pH-Wert der ges. wssg. Lsg. beträgt etwa 6. Fp. = 70—72°. $E_{1cm}^{0,005\%} = 0,395$, bei 270 μm, gemessen in W.

Anwendung. Als zentrales Muskelrelaxans; bei Parkinsonismus, Hemi-, Para- und Diplegie, Multipler Sklerose, Tetanus, Alkoholismus. Bei Rheumatismus zusammen mit Salicylaten.
Veterinärmed.: Bei Tetanus der Pferde.

Handelsformen. Anxine, Artroplegina, Atensin, Avosyl, Curaresin, Curasil, Curarythan, Curythan, Daserd, Daserol, Décontractyl, Dioloxol, Findolor, Glykresin, Glyotol, Kinavosyl, Lissophon, Mefonesina, Mefenesin, Menesin, Mephrate, Methedan, Mephelor, Mephenesin, Mepherol, Mephesin, Mephin, Mephson, Mervaldin, Miafesin, Mianesin, Miolisina, Myanesin, Myanol, Myastenin, Myocuran, Myodetensin, Myolax, Myolysin, Myopan, Myoserol, Myoten, Myoxane, Myoxyl, Noctynol, Oranixon, Ortol, Prolax, Proloxin, Relacant, Relaxar, Relaxil, Relaxyl, Renarcol, Sansdolar, Sinan, Spartoloxin, Spasmolyn, Srilalyin, Temian, Thoxidil, Tolansin, Tolax, Tolcil, Tolhart, Tolofren, Tolosate, Toloxyn, Tolserol, Tolseron, Tolsil, Tolulexin, Tolydrin, Tolyuol, Tolyspaz, Xeral.

Tolpentamidum

Tolpentamidum. Tolpentamide. Tolpentamid.

$C_{13}H_{18}N_2O_3S$ M.G. 282,35

N-Cyclopentyl-N'-p-tolylsulfonylharnstoff.

Anwendung. Als orales Antidiabeticum. (s. auch II, 92 ff.)

Tolproninum

Tolproninum. Tolpronine. Tolpronin.

$C_{15}H_{21}NO_2$ M.G. 247,33

1-(1,2,3,6-Tetrahydro-1-pyridyl)-3-(o-tolyloxy)-propan-2-ol; 3,6-Dihydro-α-(o-tolyloxymethyl)-1(2 H)-pyridinäthanol.

Anwendung. Als Analgeticum.

Handelsform. Proponesin (Brit. Drug Houses, England).

Tolpropaminum

Tolpropaminum. Tolpropamine. Tolpropamin.

$C_{18}H_{23}N$ M.G. 253,37

N,N-Dimethyl-3-phenyl-3-(p-tolyl)-propylamin; 1-Phenyl-1-(p-tolyl)-3-dimethylaminopropan.

Anwendung. Als Antihistaminicum und Antiallergicum.

Handelsformen. Als Hydrochlorid: Pragman, Pratalgin, Tylagel.

Tolpyrramidum

Tolpyrramidum. Tolpyrramide. Tolpyrramid.

$C_{12}H_{16}N_2O_3S$ M.G. 268,32

N-p-Tolylsulfonyl-1-pyrrolidincarboxamid.

Anwendung. Als orales Antidiabeticum (s. auch II, 92 ff.).

Handelsform. Tolpyrramide (Bourroughs Wellcome, USA).

Tolquinzolum

Tolquinzolum. Tolquinzole. Tolquinzol.

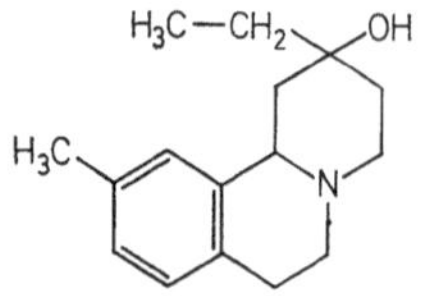

$C_{16}H_{23}NO$ M.G. 245,35

2-Äthyl-1,3,4,6,7,11b-hexahydro-10-methyl-2H-benzo[α]chinolizin-2-ol.

Anwendung. Als Antidepressivum.

Toluidin

o-Toluidin. 2-Aminotoluol. 2-Methylanilin. o-Tolylamin.

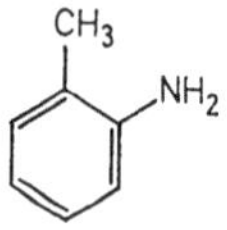

C_7H_9N M.G. 107,15

2-Amino-1-methyl-benzol.

Eigenschaften. Farblose, eigenartig riechende Flüssigkeit, die sich an Luft und Licht allmählich rotbraun färbt. Wenig lösl. in W., leicht lösl. in A., Ä. und verd. Säuren. $D_{20}^{20} = 1,005$. Fp. $= -27,7°$ (stabile Form). $Kp._{754} = 200,6°$. $n_D^{20} = 1,5688$.

Aufbewahrung. Gut verschlossen, vor Licht und Luft geschützt.

Anwendung. Zur Farbstoffsynthese. Als Rg. zum Nachw. von Blut in Faeces, Harn und Magenflüssigkeit.

m-Toluidin. 3-Aminotoluol. 3-Methylanilin. m-Tolylamin.

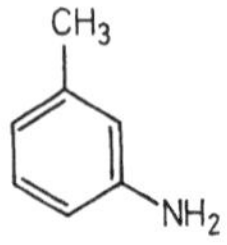

C_7H_9N M.G. 107,15

3-Amino-1-methyl-benzol.

Eigenschaften. Farblose, eigenartig riechende, lichtempfindliche Flüssigkeit, schwer lösl. in W., lösl. in A., Ä. und verd. Säuren. $D_4^{30} = 0,9809$. Ep. $=$ etwa $-31°$. Kp. $= 203,4°$. $n_D^{30} = 1,5638$.

Aufbewahrung. Gut verschlossen, vor Licht geschützt.

Anwendung. Als Ausgangsmaterial für org. Synthesen, insbesondere Farbstoffe.

p-Toluidin. 4-Aminotoluol. 4-Methylanilin. p-Tolylamin.

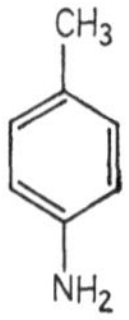

C_7H_9N M.G. 107,15

4-Amino-1-methyl-benzol.

Eigenschaften. Weiße, glänzende Nadeln von leinartigem Geruch und brennendem Geschmack. Schwer lösl. in W., sehr leicht lösl. in A., leicht lösl. in Ä., Aceton, Schwefelkohlenstoff, Ölen und verd. Säuren. $D_4^6 = 0,9538$. Fp. $= 43,5$ (vgl. II, 865!). Kp. $= 200,5°$. $n_D^{45} = 1,5534$.

Aufbewahrung. Gut verschlossen, vor Licht geschützt.

Anwendung. Zur Synthese org. Verb., bes. Farbstoffe. Als Rg. auf Pentosen, Salpetersäure, Nitrite, Lignin und Phloroglucin.

Toluidinblau

Toluidinblau O. S. Tolonium Chloride I, 1167.

Tolunitril

o-Tolunitril. o-Toluylsäurenitril.

C_8H_7N M.G. 117,14

2-Cyano-1-methyl-benzol.

Eigenschaften. Farblose Flüssigkeit, prakt. unlösl. in W., leicht lösl. in A., Ä. und Bzl. $D_4^{25} = 0,9941$. Fp. $= -13°$. Kp. $= 204°$. $n_D^{23} = 1,5272$.

Aufbewahrung. Gut verschlossen.

Anwendung. In der Synthese org. Verbindungen.

m-Tolunitril. m-Toluylsäurenitril.

C_8H_7N M.G. 117,14

3-Cyano-1-methyl-benzol.

Eigenschaften. Farblose Flüssigkeit, sehr schwer lösl. in W., leicht lösl. in A. und Ä. $D_4^{25} = 0,986$. Fp. $= -23°$. Kp. $= 214°$.

Aufbewahrung. Gut verschlossen.

Anwendung. Zur Synthese org. Verbindungen.

p-Tolunitril. p-Toluylsäurenitril.

C_8H_7N M.G. 117,14

4-Cyano-1-methyl-benzol.

Eigenschaften. Farblose Nadeln, praktisch unlösl. in W., leicht lösl. in A. und Ä. $D = 0,9805$. Fp. $= 29,5°$. Kp. $= 217°$.

Aufbewahrung. Gut verschlossen.

Anwendung. Zur Synthese org. Verbindungen. Als Inhibitor in Motorenölen.

Toluolum

Toluolum. S. Toluol III, 404.

Toluol-(2-azo-3)-toluol-(6-azo-1)-naphthol-(2). S. Scharlach Biebrich, fettlöslich, II, 7.

Toluol-3,4-dithiol. S. I, 237.

p-Toluolsulfochlorid. Toluolum sulfochloratum. p-Toluolsulfonyl-chlorid.

$$H_3C—\!\!\bigcirc\!\!—SO_2Cl$$

$C_7H_7O_2ClS$ M.G. 190,65.

Eigenschaften. Farblose, trikline Kristalle, praktisch unlösl. in W., leicht lösl. in A., Ä. und Bzl. Fp. = 69°. Kp.$_{10}$ = 134,5°

Anwendung. Zur Synthese org. Verbindungen, u. a. für Farbstoffe und Saccharin. Als Härter für säurehärtende Lacke. In Säurekitten.

p-Toluolsulfon-chloramid-Natrium. S. Chloramin T, I, 1230.

p-Toluolsulfonsäure. Acidum p-toluolsulfonicum. Toluol-sulfonsäure-(4).

$$H_3C—\!\!\bigcirc\!\!—SO_3H \cdot H_2O$$

$C_7H_8O_3S \cdot H_2O$

1-Methyl-benzolsulfonsäure-(4).

M.G. 190,22
wasserfr. 172,21

Eigenschaften. Weiße, monoklin-prismatische Kristalle, leicht lösl. in W. und A., schwer lösl. in Bzl. und Toluol. Die Substanz ist auch als Tetrahydrat bekannt. Sie wird beim Trocknen i. Vac (> 56°) kristallw. frei und bildet eine hellviolette, hygroskopische Kristallmasse. Fp. = 106°. Kp. = 140°.

Aufbewahrung. Gut verschlossen; die wasserfr. Säure vor Feuchtigkeit geschützt.

Anwendung. Als Zwischenprodukt bei der Synthese von Farbstoffen. Zur Vitamin-A-Synthese. In der Chromatographie als Zusatz zur mobilen Phase.

p-Toluolsulfonsäurehydrazid. p-Toluol-sulfonyl-hydrazin.

$$H_3C—\!\!\bigcirc\!\!—SO_2—\underset{H}{N}—NH_2$$

$C_7H_{10}N_2O_2S$ M.G. 186,24

Eigenschaften. Feine, weiße Nädelchen, leicht lösl. in W., A., M., Eisessig, Essigester, Pyridin, Säuren und Alkalilaugen, schwer lösl. in Bzl. und Petrol-Ä. Fp. = 112° u. Zers.
Anwendung. Als Reagens.

Toluylenblau. 5-Amino-1-imino-2-methyl-2,5-cyclohexadien-4-(4′-dimethylamino-anil). 5-Amino-2-methyl-p-chinonimid-(1)-(4-dimethylamino-anil)-(4). 5-Amino-toluchinonimid-(1)-(4-dimethylamino-anil)-(4).

$C_{15}H_{18}N_4 \cdot HCl \cdot H_2O$ M.G. 308,83

Eigenschaften. Kupferbraunes, glänzendes, kristallines Pulver, mit kornblumenblauer Farbe leicht lösl. in W., A. und Eisessig.

Anwendung. In 0,05%iger, äthanolischer (60%) Lsg. als Redoxindikator. $E_{O^1/_2}$ bei pH 7 = +0,11 Volt; r_H = 16 (azurblau) bis 18 (farblos).

o-Toluylendiamin. 1,2,3-Toluylen-diamin. 2,3-Diaminotoluol. 3-Methyl-phenylendi-amin-(1,2).

$C_7H_{10}N_2$ M.G. 122,12

2,3-Diamino-1-methyl-benzol.

Eigenschaften. Farblose Kristalle, lösl. in sd. W., leicht lösl. in den meisten org. Lsgm Fp. = 63—64°. Kp. = 255°.

Dichlorid. Farblose, blättchenförmige Kristalle, leicht lösl. in W., lösl. in konz. Salzsäure.

Aufbewahrung. Gut verschlossen, vor Licht geschützt.

m-Toluylendiamin. 1,2,4-Toluylendiamin. 2,4-Diamino-toluol. asym. m-Toluylen-diamin. 4-Methyl-phenylendiamin-(1,3).

$C_7H_{10}N_2$ M.G. 122,17

2,4-Diamino-1-methyl-benzol.

Eigenschaften. Farblose, sich bald beige färbende Kristalle von aromatischem Geruch, leicht lösl. in sd. W. und A., lösl. in Ä., Chlf., Bzl. Die wssg. Lsg. färbt sich an der Luft dunkel. Fp. = 99°. Kp. = 284°.

Dihydrochlorid. Farblose Nadeln, leicht lösl. in W.

Sulfat. $C_7H_{10}N_2 \cdot N_2SO_4 \cdot H_2O$: Farblose, prismatische Kristalle, bei 130° kristallwasserfrei werdend. Die wasserfreie Substanz bildet ein grauweißes, kristallines Pulver, lösl. in W.

Aufbewahrung. Gut verschlossen, vor Licht geschützt.

Anwendung. Zur Synthese von Farbstoffen. Zum Färben von Pelzen, Haaren und Federn. In der mikroskopischen Technik. Als Entwickler für diazotierbare Farbstoffe und Farbstoffkomponenten bei Acridin-, Schwefel- und Azofarbstoffen.

p-Toluylendiamin. 1,2,5-Toluylendiamin. 2,5-Diaminotoluol. 2-Methyl-phenylendi-amin-(1,4).

$C_7H_{10}N_2$ M.G. 122,17

2,5-Diamino-1-methyl-benzol.

Eigenschaften. Farblose, sich bald grau färbende, tafelförmige Kristalle, leicht lösl. in W., A., Ä. und heißem Bzl., schwer lösl. in kaltem Bzl. Fp. = 64°. Kp. = 274°.

14 Hagers Handbuch, Bd. VI C

Dihydrochlorid. Blättchenförmige Kristalle, leicht lösl. in W.

Sulfat. $C_7H_{10}N_2 \cdot H_2SO_4$: grauweißes Pulver, schwer lösl. in W.

Aufbewahrung. Gut verschlossen, vor Licht geschützt.

Anwendung. Zum Färben von Haaren und Pelzen.

Toluylenrot. S. Neutralrot VI A, 183.

α-Toluylsäure. S. Phenylessigsäure VI A, 608.

m-Toluylsäure-diäthylamid. S. 3-Toluylsäure-diäthylamid II, 472.

Tolycainum

Tolycainum. Tolycaine. Tolycain.

(Strukturformel: 2-(Diäthylamino-acetylamino)-3-methyl-benzoesäuremethylester)

$C_{16}H_{22}N_2O_3$ M.G. 278,34

2-(Diäthylamino-acetylamino)-3-methyl-benzoesäuremethylester; 6-(Carbomethoxy)-diäthylamino-acet-o-toluidid.

Anwendung. Als Lokalanästheticum, bes. in der Zahnheilkunde.

Handelsformen. Bajkain, Baycain, Bluecain.

4-o-Tolylazo-o-diacetyl-toluidid. S. Diacetylamino-azotoluol IV, 504.

Tolylhydrazin

o-Tolylhydrazin. S. 2-Hydrazino-1-methylbenzol V, 168.

m-Tolylhydrazin. S. 3-Hydrazino-1-methylbenzol V, 168.

p-Tolylhydrazin. S. 4-Hydrazino-1-methylbenzol V, 168.

Tolyl-hydroxyphenyl-aminomethyl-imidazolin

2-(N′-p-Tolyl-N′-m-hydroxybenzylaminomethyl)-imidazolin-hydrochlorid. S. Phentolamine Hydrochloride VI A, 598.

2-(N′-p-Tolyl-N′-m-hydroxyphenylaminomethyl)-imidazolin-methylsulfonat. S. Phentolamine Mesylate VI A, 599.

Tolyl-sulfonyl-harnstoff

N¹-p-Tolyl-sulfonyl-N²-n-butylharnstoff. S. Tolbutamide, II, 96.

Tolyl-sulfonyl-methylnitrosamid

p-Tolyl-sulfonyl-methylnitrosamid.

$C_8H_{10}N_2O_3S$ M.G. 214,24

Eigenschaften. Hellgelbe, geruchlose Krist., praktisch unlösl. in W., lösl. in A., Ae., Aceton, Methylenchlorid, Chloroform, Bzl., Tetrachlorkohlenstoff und Petrolae. Fp. = 62°.

Aufbewahrung. Gut verschlossen, vor Licht geschützt.

Anwendung. Zur gefahrlosen Darst. von Diazomethan.

Tomatin

Tomatin. S. Lycopersicin V, 598.

Ton

Ton, weißer. S. Bolus alba II, 1261, und VII B, 271 ff.

Ton, roter. S. Bolus rubra II, 1262.

Tonerde

Tonerde. S. Aluminium oxydatum II, 1260.

Tonerde, essigsaure, basische. S. Aluminium subaceticum II, 1251.

Tonerdehydrat. S. Aluminium hydroxylatum II, 1256.

Tonerde, kieselsaure. S. Aluminii silicas II, 1265.

Tonerde, phosphorsaure. S. Aluminium phosphoricum II, 1264.

Tonerde, schwefelsaure. S. Aluminium sulfuricum II, 1266.

Tonzonium

Tonzonii bromidum. Tonzoniumbromid. Thonzonium bromide.

$C_{32}H_{55}N_4OBr$ M.G. 591,70

14*

N-Hexadecyl-N-{2-[-(p-methoxybenzyl)-2-pyrimidinyl-amino]-äthyl}-dimethyl-ammonium-bromid.

Anwendung. Als Antisepticum und Detergens. (s. auch I, 1233).

Handelsform. Thonzide (Warner-Chilcott, USA).

Toona

Toona ciliata M. Roem. (Cedrela toona Roxb.). Meliaceae — Cedreloideae — Cedreleae.
Heimisch im indomalayischen Gebiet bis Neuguinea und Nordaustralien, außerdem in Indien.

Baum mit wechselständigen, nebenblattlosen, gefiederten Blättern. Kapselfrüchte mit geflügelten Samen.

Inhaltsstoffe. Im Holz 0,4% Cedrelon $C_{26}H_{30}O_5$, Leucocyanidin, etwa 0,44% äth. Öl mit 13% (−)-Cadinol $C_{15}H_{26}O$ und 35% Copaen $C_{15}H_{24}$, Geranyl-geraniol (frei und verestert mit Fettsäuren), Farnesen, Alloaromadendren, δ-Cadinen, Calamenen, Calacoren, Cadalen, δ-Cadinol, Ledol, T-Muurolol, Epicubenol und Cubenol.

Geranylgeraniol

In den Blüten Phlobaphene, Quercetin und Crocetin $C_{20}H_{24}O_4$, Fp. 275 bis 276°.

Anwendung. Die Blüten in Indien als Emmenagogum, außerdem zum Gelb- und Rotfärben. Die Rinde ist eßbar; als Adstringens, Tonicum, in Neusüdwales als Fiebermittel, äußerlich bei Geschwüren verwendet. Das Holz wird als wertvolles Mahagoni gehandelt.

Toona febrifuga (Bl.) M. Roem. (Cedrela febrifuga Bl., C. surena Reinw.).
Heimisch im indo-malayischen Gebiet.

Anwendung. Die Rinde, Cortex cedrelae febrifugae, als Febrifugum, gegen Durchfall, Ruhr und äußerlich gegen Geschwüre. Die Pflanze liefert Gummi.

Bemerkungen. Laut Wehmer sind Toona ciliata und T. febrifuga unter dem Namen Cedrela toona zusammengeworfen. Die Angabe „Gummilieferant" bezieht sich vielleicht auf beide, vielleicht auch nur auf eine der beiden Arten. — Toona serrata liefert das Indische Mahagoni.

Toquizinum

Toquizinum. Toquizine. Toquizin.

$C_{23}H_{29}N_5O$ M.G. 391,50

N-(4-Äthyl-4,6,6a,7,8,9,10,10a-octahydro-7-methyl-indolo[4,3-f,g]chinolin-9-yl)-3,5-dimethyl-pyrazol-1-carboxamid.

Anwendung. Als Ulcustherapeuticum.

Handelsform. Toquizine (Lillyl, USA).

Torilis

Torilis anthriscus (L.) Gmelin. Apiaceae — Apioideae — Scandiceae. Gemeiner Kletten-
kerbel. Heckenkerbel. Schafkerbel. Wald-Borstendolde. Haftdolde. Hedge parsley. Lady's
needle-work. Hemlock-chevril. Hogweed. Grattan. Lappola petrosella.

Heimisch in Europa (mit Ausnahme des hohen Nordens und einiger südeuropäischer
Inseln), im Kaukasus, in Nord- und Ostasien sowie in Nordafrika; eingebürgert in Nordamerika, Süd-Asien und auf Java. Häufig in Gebüschen, Hecken, lichten Wäldern, Weinbergen, auf Waldschlägen und Dorfangern, an Zäunen, Straßenrändern, Mauern, auf Schutt
und in Dünentälern.

Pflanze überwinternd-einjährig bis zweijährig. — Wurzel spindelförmig, gelbbraun, nicht-
oder wenig-ästig, am Halse nicht-schopfig. — Stengel 30 bis 130 cm hoch, aufrecht, feingerillt,
oft rotbraun überlaufen, von rückwärts-angedrückten, steifen Haaren rauh, meist hin- und
hergebogen, vom Grunde an ästig, Äste meist verlängert, rutenförmig, aufrecht abstehend. —
Laubblätter schlaff, trübgrün, später oft schmutzig-violett, wie die Blattstiele, die Dolden
und die Döldchenstrahlen von vorwärts gerichteten steifen Haaren rauh, am Rande kurz- und
angedrückt-steifwimprig, im Umriß länglich-eiförmig, zwei- bis dreifach fiederschnittig. Abschnitte letzter Ordnung eiförmig-länglich bis länglich-lanzettlich, am Grunde fiederspaltig-
eingeschnitten, nach oben nur gesägt. Oberste Stengelblätter weniger gegliedert, oft nur drei-
schnittig, die Laubblattscheiden schmal und etwas hautrandig. — Dolden etwa 2,5 bis 4 cm
im Durchmesser, lang und schlankgestielt, etwas gewölbt und fünf- bis zwölfstrahlig. Hüllblätter meist 5 oder mehr, linealisch-pfriemlich, den Doldenstrahlen angedrückt, anliegend-
borstig und hautrandig. Hüllchenblätter zahlreich, pfriemlich, angedrückt, etwa so lang wie
die Döldchen, borstig-behaart. — Blüten klein, teils zwitterig, teils männlich. Kronblätter
weiß oder rosa, außen grünlich und im Mittelfeld angedrückt behaart, breit-verkehrt-eiförmig,
mit schmaler, tiefer Ausrandung und mit eingeschlagenen, stumpfen oder ausgerandeten
Läppchen. — Frucht eiförmig, 2 bis 3 mm hoch, grau oder schwärzlich grün. Die Nebenrippen
haben Stacheln, etwa so lang wie der Durchmesser einer Teilfrucht, zuletzt oft purpurn
überlaufen. Griffel länger als das zuletzt kegelförmige Griffelpolster, glatt und kahl, zur
Blütezeit aufrecht, später zurückgeschlagen.

Inhaltsstoffe. In den Früchten, Fructus Torilis, äth. Öl, Torili-Öl mit 65% Petroselinsäure
$C_{18}H_{34}O_2$, Fp. 31 bis 34° und Carotol.

Anwendung. Die Früchte als Vermifugum gegen Ascariden. Sie sind relativ untoxisch für
höhere Lebewesen, dagegen sehr toxisch für Lumbricus, Blutegel und Ascariden.

Torilis arvensis (Huds.) Link.

Anwendung. Es kann daraus in etwa 10%iger Ausbeute Mannit gewonnen werden, das als
Zuckeraustauschstoff Verwendung findet.

Torreya

Torreya nucifera (L.) Sieb. et Zucc. (Taxus nucifera L.). Taxaceae — Torreyeae. Japanische Nußeibe. Kaya.
Heimisch in Japan.

Männliche Blüten einzeln, weiblicher Blütensproß mit 1 Paar Schuppenblättern, weibliche
Blüten mit 2 Paaren kleiner Schuppenblätter. Arillus den Samen ganz einhüllend, mit der
Samenschale verwachsen, mit Harzlücken. Blätter mit aromatischem Geruch.

Inhaltsstoffe. In den Blättern äth. Öl mit 60% Limonen, 20% α-Pinen, Camphen und
σ-Cadinol $C_{15}H_{26}O$ (früher Torreyol genannt), ferner nach Sakai et al. [Chem. Abstr. *60*,
1534 (1964)] Myrcen, Terpinolen, Δ^3-Caren, γ-Terpinen, Citronellol, Terpinol-(4), α-Terpineol,
Methylsalicylat, Phenyläthylacetat, 13,6% δ-Cadinen, 2% γ-Cadinen, β-Elemen, (+)-Cadine-
nol, Nerolidol, Spuren von Linalool und Geraniol. In den Blättern Sequoit, Kayaflavon
(7″,4′,4‴-Trimethylamentoflavon, ein Biflavon, das aus 2 Mol Apigenin gebildet wird),
0,5% Estolidwachs, Taxifolin, Shikimisäure und nach Fukusaima et al. [Chem. Abstr. *70*,
6512 (1969); *75*, 154974 (1971)] 6-Hydroxydehydroabietinol und -al (mit östrogener Wrkg.)
und Hinokiol. Nach Sayama et al. [Chem. Abstr. *75*, 141009 (1971)] die Labdanditerpene
Rayadiol und Terreferol. In den Samen Stärke und 40% fettes Öl mit 70% Linol-, 20% Öl-

und 10% Palmitin- und Stearinsäure, sowie nach KOYAMA et al. [Chem. Abstr. *68*, 113998 (1968)] Eicosatriensäure. Nach SAKAI et al. [Tetrahedron L. *1963*, S. 1171] enthält das äth. Öl des Holzes Dendrolasin, O-Methoxyzimtaldehyd, Fp. 45 bis 46°, Nuciferal $C_{15}H_{20}O$ (2-Methyl-6-[p-tolyl]-hepten-2-al), Kp. 107,5 bis 108,5°, Torreyal $C_{15}H_{20}O_2$ (2,6-Dimethyl-9-[furyl-3]-nonadien-2,6-al), Kp. 124 bis 126°, Nuciferol $C_{15}H_{22}O$, Kp. 131 bis 132°, Torreyol $C_{15}H_{22}O$, Kp. 117 bis 119°, und Neotorreyol.

Anwendung. Die Frucht als Laxans, Expectorans und Anthelminthicum. Das kalt gepreßte Öl als Speiseöl, heiß gepreßtes als Brennöl und in der Farben- und Lackindustrie. Die Samen in China auch als Vermifugum.

Torreya californica TORR. (T. myristica HOOK.).

Heimisch in Kalifornien.

Inhaltsstoff. In den Nadeln Sequoyit und β-Glucoside.

Anwendung. Die saftigen Früchte wie Muskatnuß.

Tosylchloramid

Tosylchloramidum Natrium.

S. Chloramin T, I, 1230.

Tosylchloramid — Natrium crudum. 2. AB — DDR. Rohes Tosylchloramid-Natrium Tosylchloramidum Natrium.

$$\left[H_3C-\underset{}{\bigcirc}-SO_2-N-Cl \right]^{\ominus} Na^{\oplus} \cdot 3H_2O$$

$C_7H_7NO_2ClNaS \cdot 3H_2O$ M.G. 281,7

Natriumsalz des N-Chlor-4-methyl-benzol-sulfamids.

Gehalt. 95,5 bis 104,0% des theoretischen Wertes.

Eigenschaften. Weißes oder bräunlich-gelbes, kristallines Pulver, nach Chlor riechend, leicht löslich in W., mäßig löslich in A.

Erkennung. 1. 0,30 g Substanz werden in einem Porzellantiegel 20 Min. lang geglüht. Der mit konz. Salzsäure befeuchtete Rückstand färbt beim Erhitzen am Platindraht die nicht leuchtende Flamme kräftig und anhaltend gelb. 2. 2,0 ml Prüf-Lsg. zeigen nach Zusatz von 1,0 ml frisch bereiterer Kaliumjodid-Lsg. (10,0 g/100,0 ml) eine rot-braune Färbung. Prüf-Lsg.: 500 mg Substanz werden in W. zu 10,0 ml gelöst. 3. Der Rest des mit konz. Salzsäure befeuchteten Rückstands von 1. wird in 3,0 ml W. gelöst. Die ggf. filtrierte Lsg. gibt nach Zusatz von 10 Tropfen Bariumchlorid-Lsg. (5,0 g/100,0 ml) einen weißen, kristallinen Niederschlag.

Prüfung. 1. Unlösliche Verunreinigungen, Farbe der Lsg.: 2,00 ml Prüf-Lsg. dürfen nach Zusatz von 8,0 ml W. nicht stärker gefärbt sein als die unter Prüfung auf Sulfationen angegebene Vergleichsprobe (Vgl. I, 243). 2. 1,0 ml Prüf-Lsg. darf nach Zusatz von 4,0 ml W. nicht stärker gefärbt sein als 5,0 ml Farbvergleichs-Lsg. Gr 4 (2. AB — DDR). 3. Natrium-chlorid: 1,000 g Substanz wird nach Zusatz von 15,0 ml wasserfreiem A. 5 Min. lang geschüttelt. Die Mischung wird durch einen bei 105° bis zur Massekonstanz getrockneten Glasfiltertiegel G 4 filtriert. Der Rückstand wird zweimal mit je 5,0 ml wasserfreiem A. gewaschen und bei 105° 2 Std. lang getrocknet. Die Substanz darf höchstens 3,0% Rückstand hinterlassen.

Gehaltsbestimmung. 0,3000 g Substanz werden in 25,0 ml W. gelöst. Die Lsg. wird mit 1,00 g Kaliumjodid und 5,0 ml 3 n Salzsäure versetzt. Das ausgeschiedene Jod wird mit 0,1 n Natriumthiosulfat-Lsg. titriert. Sobald die Lsg. nur noch schwach gelb gefärbt ist, werden 2,0 ml Stärke-Lsg. hinzugefügt. 1 ml 0,1 n Natriumthiosulfat-Lsg. entspricht 18,04 mg Tosylchloramid-Natrium.

Anwendung. Als Desinfektionsmittel.

Toxicodendrum

Toxicodendrum globosum (Gaertn.) Pax. et Hoffm. [T. capense Thunb., Hyaenanche globosa (Gaertn.) Lamb. et Vahl]. Euphorbiaceae — Phyllanthoideae — Phyllantheae.

Milchröhrenlose Pflanze, heimisch in Südafrika (Kapland) in den Bergen nahe Rhynsdorp, die als Giftberge bekannt sind.

Fructus Hyaenanche.

Inhaltsstoffe. In den sehr bitteren Samen und Früchten Hyaenanchin (Mellitoxin) $C_{15}H_{18}O_7$, Fp. 234° (Zers.), Isohyaenanchin, Tutin, Capenicin und ein Methyläther des Isohyaenanchins.

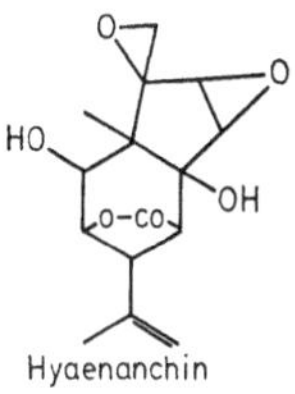

Hyaenanchin

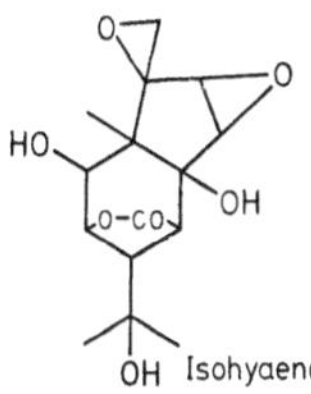

Isohyaenanchin

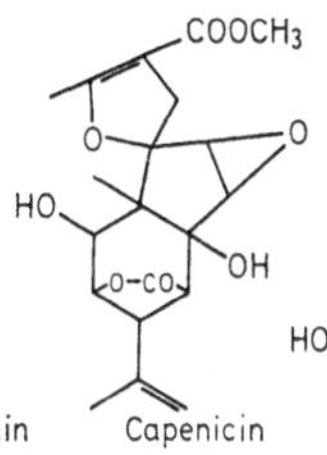

Capenicin

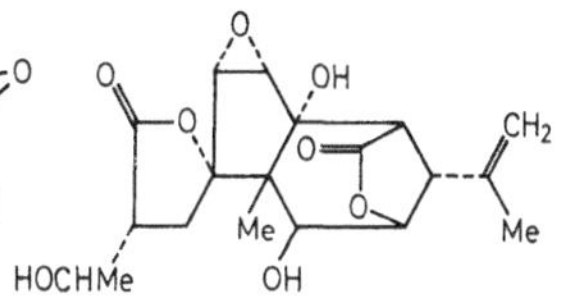

Pretoxin

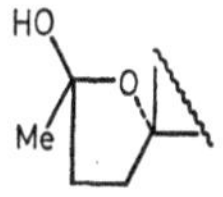

Lambicin

Nach Jommi [Corsi Semin. Chim. *11*, 44 (1968)] Ienancin (I), Isoienancin (II), sowie die Sesquiterpene B (III), Ca (IV), C (V), D, E und F.

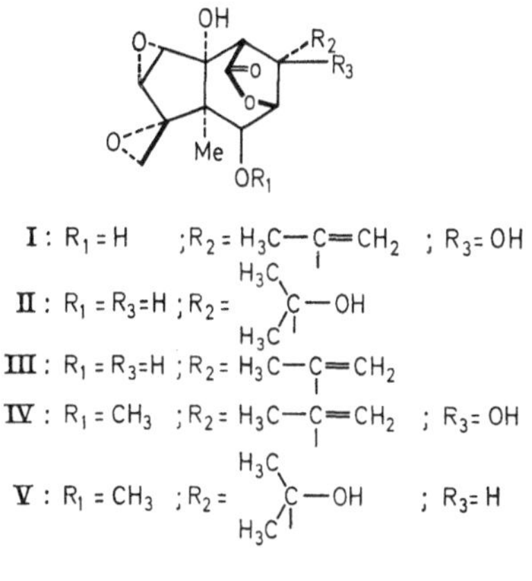

Nach Corballa et al. [Tetrahedron L. *1966*, S. 4819; Tetrahedron (Lond.) *25*, 4835 (1969)] Isocapenicin-2-O-methyläther $C_{21}H_{26}O_8$, Pretoxin und Lambicin.

In Stengeln und Blättern Gerbstoff und ein dunkelgrünes Wachs mit einem Alkohol, Phytosterol und einem gelben Farbstoff als Bestandteile.

Wirkung. Hyaenanchin ist das giftige Prinzip der Samen und erinnert in den chemischen und pharmakologischen Eigenschaften stark an Pikrotoxin und in der Wrkg. auch an Strychnin, nur ist es sehr viel schwächer ($^1/_4$ so stark). Isohyaenanchin ist nicht toxisch. Eine Dosis von 10 mg des getrockneten Epikarps der unreifen Frucht, einem Kaninchen oral appliziert, bewirkt sofortige Beschleunigung der Pulsfrequenz, Atemnot, unvollständige Lähmung, klonische Krämpfe, gefolgt von tetanischen Krämpfen, gleich denen, die von Strychnin hervorgerufen werden; dazwischen tritt Muskel-Tremor auf. Obduktion nach Exitus zeigte ausgesprochenes Emphysem und Blutungen in den Lungen, Blutfülle und degenerative Veränderungen in der Leber und Niere. DL der reinen Wirkstoffe für Katzen 3 mg, für Kaninchen 15 mg und für Pferde 60 mg.

Anwendung. Als Tonicum. In Afrika werden Kadaver mit den Samen der Pflanze behandelt, um Hyänen, Schakale und ähnliche kleine Raubtiere zu töten. Von den Buschmännern zur Herstellung von Pfeilgiften.

Bemerkung. Toxicodendrum ist nicht zu verwechseln mit Toxicodendron-Arten (Anacardiaeae — Anacardieae — Rhoideae), die infolge ihres toxicodendrol-haltigen Harzsaftes stärkste Hautentzündungen hervorrufen können. Siehe auch unter Rhus-Arten.

Tozalinonum

Tozalinonum. Tozalinon. Thozalinone.

$C_{11}H_{12}N_2O_2$ M.G. 204,22

2-Dimethylamino-5-phenyl-2-oxazolin-4-on.

Anwendung. Als Psychoanalepticum.

Handelsform. Stismen (Lederle, USA).

Trachylobium

Trachylobium verrucosum (GAERTN.) OLIV. (Tr. gaertnerianum HAYNE, Hymenea verrucosa LAM.). Fabaceae.
Heimisch in Ostafrika.

Inhaltsstoffe: Nach HUGEL et al. [Chem. Abstr. *64*, 15929, 15930, 15932 (1966); *66*, 85877 (1967); *59*, 15236 (1963)] im Extrakt der Hülsen (ohne Samen) Diterpene mit einem Trachyloban-, Labdan- und Kaurangrundgerüst; 4,5-Epoxycaryophyllen, Fp. 62 bis 63°, (−)-16α-Hydroxykauran, Fp. 210°, Trachylobanol, Fp. 129 bis 130°, β-Sitosterin, Trachyloban-, Kauren- und Isokaurensäure, Sanzibarsäure, Fp. 202 bis 205°, sowie 7 bicarbocyclische Diterpene mit einem (−)-Labdan-Gerüst und Caryophyllenoxyd, Enantio-labda-8(20),13-dien-15-säure, Enantio-labd-8(20)-en-15,18-dicarbonsäure, Enenatio-labd-8(20)-en-15-säure und (−)-13-Epimanool; Cyclokauran, Kauren und Isokauren.

Anwendung. Liefert ostafrikanisches Copal (s. d.).

Trachylobium hornemannianum HAYNE.
Heimisch in Ostafrika.

Inhaltsstoffe. Schleim, ein Harz Trachylol; im Fruchtkern 46% eines halbtrocknenden, fetten Öles von unangenehmem Geruch.

Anwendung. Liefert Sansibar-Copal.

Trachypogon

Trachypogon spicatus O. Ktze. Poaceae.
Heimisch in China, Süd- und Ostafrika.

Inhaltsstoffe. In der Wurzel eine antibiotisch wirkende Substanz. Nach Reilly [Nature *215,* 667 (1967)] in den Blättern Anhäufung von Kupfer.

Anwendung. In China als Tee-Ersatz.

Trachypogon plumosus.
Heimisch in Südafrika.

Inhaltsstoff. In der Wurzel ebenfalls ein Antibioticum mit penicillinähnlicher Wirkung.

Trachyspermum

Trachyspermum ammi (L.) Sprague [Carum copticum (L.) Benth. et Hook. f. ex C. B. Clarke, Trachyspermum copticum (L.) Link., Ptychotis coptica Dc., Ammi copticum L., Ptychotis ajowan Dc., Carum ajowan Baill.]. Apiaceae — Apioideae — Apieae.

Heimisch von Ägypten bis Ostindien, stellenweise auch kultiviert, besonders in Indien, von Pandschab bis Bengalen und südlich von Dekhan, später auch auf den Seychellen und auf dem Berge Montserrat. Hauptausfuhrhafen: Bombay. Im Handel unterscheidet man eine hochwertige „Kurnol"- und eine minderwertigere „Indore"-Ware.

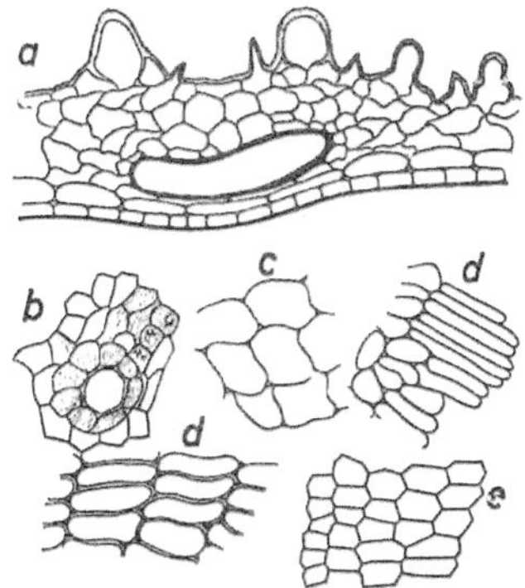

Abb. 8. Ajowanfrucht, mikroskopische Vergrößerung 500fach.
a Fruchtwand-Querschnitt mit Exkretgang und papillenförmigen Haaren, *b* Flächenbruchstück der äußeren Epidermis, *c* Flächenbruchstück der Mesocarps, *d* Querzellen, *e* innere Epidermis.
[Deutsche Apotheker Ztg. 108, 1620 (1968)]

Fructus Ajowan. Semen Ajowan. Semina Adjowaên. Semina Adjowan. Semen Ammeos veri. Semen Ammeos cretici. Ammium alexandrinum. Ajowanfrüchte. Ajouan. Kretischer Kümmel. True Bishops seed. Ammi officinal.
Trachyspermum Ind. P. C. 53.
Die getrockneten reifen Früchte.

Die Früchte erinnern ihrer Form nach an die der Petersilie, sind aber etwas kleiner, hellbräunlichgrau und leicht zu erkennen an zahlreichen stumpfen Papillenbildungen der Oberhaut, die leicht abreibbar, aber an den Ripp n doch an verschiedenen Stellen immer erhalten sind und mit der Lupe erkannt werden kön en. Die Abbruchstellen der Papillen rufen eine feine helle Sprenkelung auf dem braunen Untergrund der Tälchen hervor. Der Geruch, selbst alter Ware, ist gewürzhaft, thymolartig, der Geschmack ist brennend und scharf. Die 1 bis

2 mm langen Früchte sind etwa 1 mm breit und besitzen 5 stumpfe Rippen. Die beiden Merikarpien sind größtenteils beisammengeblieben, nicht zerfallen und oben mit einem kegeligen Griffelrest versehen, während an der Basis ein mehr oder minder langes Stielchen sichtbar ist.

Mikroskopisches Bild. Die Oberhaut ist mit Spaltöffnungen versehen, außerdem findet sich eine charakteristische Kutikularstreifung. Ebenso sind die etwas gekrümmten, papillösen Haarbildungen der Rippen bemerkenswert. Das Lumen der im Querschnitt schmal elliptischen Ölbehälter erreicht über 200 µm Weite. Im öligen, etwas derbwandigen Endosperm finden sich winzige, nur wenige Mikron messende Aleuronkörner.

Verwechslungen. Mit den Früchten von Cuminum cyminum, Ammodies verticillata und Ammi majus.

Inhaltsstoffe. 3% bis 6% äth. Öl mit 45 bis 55% Thymol und p-Cymen, Carvacrol, α- und β-Pinen, Dipenten, γ-Terpinen, Camphen, Myrcen; 23 bis 31% fettes Öl sowie 15 bis 17% Eiweiß.

Prüfung. Fremde org. Beimengungen max. 2% Ind. P. C. 53.

Wirkung. Das äth. Öl und das Gesamtöl, die gegenüber Mäusen nahezu untoxisch sind, scheinen Parasympaticomimetica zu sein, ferner bewirken sie eine deutliche Senkung des Blutdrucks [MUKHERJEE et al.: Chem. Abstr. *67*, 98841 (1967)]. — Die aus dem fetten Öl hergestellte Seife schäumt gut und ist ein gutes Detergens [NARAJANA et al.: Chem. Abstr. *68*, 4219 (1968)].

Anwendung. Die nach Thymian schmeckenden, scharf gewürzhaften Früchte werden in Ostindien von den Eingeborenen und den dortigen Europäern allgemein als Gewürz zu Speisen, ähnlich dem Kümmel als Carminativum, Stimulans, Tonicum, Aromaticum sowie als Expectorans und Antispasmodicum bei Diarrhö, atonischer Dyspepsie und Kolik gebraucht. Zur Gewinnung des äth. Öles (Oleum Ajowani), aus dem durch Kühlen das Thymol kristallin gewonnen wird.

Dosierung. Nach EP 58 0,6 bis 2 ml eines Fluidextraktes 1:1.

Bemerkung. Man unterscheidet in Indien zwei Sorten: Der großfrüchtige „Ajowan" wird zur Bereitung von Kuchen, als Bestandteil des Curry-Gewürzes, eines Kaumittels, und in der Eingeborenenmedizin gebraucht. Die kleinfrüchtige Art (Indore) wird zur Öl- und Thymolgewinnung verwendet. Die Früchte dienen auch als vorzügliches Mastfutter.

Trachyspermum roxburghianum (DC.) SPRAGUE, CRAIB (Carum roxburghianum BENTH. et HOOK. f.).

Heimisch in Indien.

Inhaltsstoffe. In den Früchten äth. Öl mit Limonen, α-Terpinen, Dipenten, Linalool, Terpineol, Piperiton, Thymol.

Anwendung. Die Früchte als Carminativum und Stomachicum.

Tradescantia

Tradescantia diuretica MART. (T. elongata G. F. MEY, nach HPUS 64 auch Commelina, Tradescantia commelina, Trapoeraba). Commelinaceae. Spiderwort.

Heimisch in Südamerika (Brasilien).

Herba Tradescantiae.

Trapoenaba Brasil. 1.

Anwendung. Das Kraut und die ganze Pflanze in Brasilien in Form Galenischer Präparate. In der Homöopathie.

Tradescantia diuretica HAB 34.

Frische Pflanze.

Arzneiform. Essenz nach § 3.

Arzneigehalt. 1/3.

Tradescantia diuretica HPUS 64. Spiderwort.

Die frischen Blätter.

Arzneiform. Urtinktur: Arzneigehalt 1/10. Tradescantia, feuchte Masse mit 100 g Trockensubstanz und 300 ml W. = 400 g, dest. W. 200 ml, A. USP (94,9 Vol.-%) 537 ml zur Bereitung von 1000 ml Tinktur.
Dilutionen: D 2 (2×) enthält 1 T. Tinktur, 4 T. dest. W., 5 T. A.; D 3 (3×) und höher mit A. HPUS (88 Vol.-%).
Medikationen: D 3 (3×) und höher.

Tradescantia hirsuta H. B. K. Trapoer ava.

Heimisch in Mittelamerika, Kolumbien und Brasilien.

Inhaltsstoff. Schleim.

Anwendung. Bei Leucorrhö und Gonorrhö, die Wurzel zu Bädern bei Rheuma, Harnverhaltung.

Tragopogon

Tragopogon pratensis L. Asteraceae — Cichorioideae — Cichorieae. Wiesenbocksbart.

Yellow goats beard. Meadow salsify. Bud's beard. Joseph's flower. Noontide. Salsifis des prés. Ratabout. Barbe de bouc. Barba di beuo (di prete). Taponzolo selvatico. Salsefrica. Salsifi. Salsifino. Trapopogono.

Heimisch in Europa, Kaukasien, Westpersien, Sibirien und in Indien. Auf feuchten Wiesen und an Wegrändern.

Zwei- oder mehrjährige, 30 bis 70 cm hohe Pflanze mit walzlich-spindelförmiger, brauner, stark milchender Pfahlwurzel; am Wurzelhals mit spärlichen, nicht zerfaserten Laubblattresten besetzt. Stengel aufrecht, einfach oder in wenige, einköpfige Äste geteilt, kahl oder in der Jugend schwach wollig-flockig, bläulichgrün. Laubblätter kahl, aus bauchig verbreitertem, halbstengelumfassendem Grunde verlängert lineal-lanzettlich, spitz. Kopfstiele an der Spitze nur schwach verdickt, von der am Grunde abgerundeten Hülle deutlich abgesetzt. Hülle etwa 2,5 bis 3 cm lang, auch zur Fruchtreife nur wenig verlängert, aus 8 lanzettlichen, spitzen, über dem Grunde eingedrückten Hüllblättern bestehend. Blüten schwefel- bis dunkelgoldgelb. Früchte 16 bis 22 mm lang, schuppig bestachelt, in einen gleich langen oder etwas längeren Schnabel verschmälert.

Inhaltsstoffe. Im Kraut Gerbstoff. In den Blüten α-Carotinepoxid, Violaxanthin, Xanthophyllepoxid und Flavochrom. Im Milchsaft Taraxasterol (α-Lactucerol) $C_{30}H_{50}O$, Fp. 220 bis 222°, β-Lactucerol $C_{30}H_{50}O$, Fp. 168 bis 180°, und geringe Mengen von Mannit. Nach KROSCHEWSKY et al. [Phytochemistry *8*, 1495 (1969)] Orientin, Isoorientin, Isovitexin, Vicenin-2 (ein Apigenin-6,8-di-C-glykosid), Luteolin, Quercitrin, Swertiajaponin (7-O-Methylluteolin-6-C-monoglucosid), Luteolin-7-O-β-D-glucosid, Apigenin, Lucenin-2 (ein Luteolin-6,8-di-C-glykosid) und wenig Swertisin (Genkwanin-6-C-monoglucosid).

Wirkung. Das Verzehren der Knospen und oberen Blätter soll Vergiftungen mit Kopfschmerzen, Schwindel und Sehstörungen verursacht haben.

Anwendung. Liefert Radix Tragopogonis.

Tragopogon porrifolius L. Haferwurzel. Lauchblättriger Bocksbart. Purple goats beard. Purple salsify. Oyster plant. Vegetable oyster. Salsifis à fenilles de poircau. Barbo di becco.

Heimisch im Mittelmeergebiet, in Südafrika kultiviert und in Australien.

Ein- bis zweijährige, 60 bis 120 cm hohe Pflanze mit spindelförmiger Wurzel. Stengel aufrecht, meist ästig. Laubblätter aus breitem, fast scheidig stengelumfassendem Grunde lineal-lanzettlich, lang zugespitzt, steif aufrecht. Kopfstiele lang, an der Spitze stark keulig verdickt und hohl. Köpfe groß, nur am Vormittag geöffnet. Hülle meist achtblätterig, 3 bis 5 cm lang. Blüten purpurn, kürzer als die Hülle. Frucht etwa 4 mm lang, in den langen Schnabel allmählich verschmälert, schwach zehnrippig und mit weißlichen Schuppen besetzt. Pappus etwa halb so lang wie die Frucht, bräunlichweiß.

Inhaltsstoffe. Im Öl der Samen etwa 3% 9,10-Epoxystearinsäure und etwa 4% Hydroxydiensäuren (ein Gemisch der 9-Hydroxyoctadeca-10,12-diensäure und der 13-Hydroxyoctadeca-9,11-diensäure). Ferner 1% Gummi. KROSCHEWSKY et al. (l. c.) fanden Orientin, Isoorientin, Isovitexin, Vicenin-2, Luteolin, Quercitrin, Vicenin-1 (ein Apigenin-6,8-di-C-glykosid), Lucenin 1 (ein Luteolin-6,8-di-C-glykosid) und Vitexin.

Anwendung. Die Wurzel als Aperitiv und Expektorans. Früher auch als Gemüse und geröstet als Kaffeesurrogat.

Tramadolum

Tramadolum. Tramadole. Tramadol.

$C_{16}H_{25}NO_2$ M.G. 263,37

(±)-trans-2-(Dimethylaminomethyl)-1-(m-methoxyphenyl)-cyclohexanol.

Anwendung. Als Analgeticum.

Handelsformen. Als Hydrochlorid: Tramadol (Grünenthal, BRD). U-26 225 A (Upjohn USA).

Tramazolinum

Tramazolinum.

$C_{13}H_{18}ClN_3$ M.G. 251,76

2-(5,6,7,8-Tetrahydro-1-naphthyl-amino)-2-imidazolin-hydrochlorid.

Anwendung. Als lokaler Vasokonstriktor, vor allem bei Schnupfen.

Handelsformen. Bicison, Rhinogutt, Rhinospray, Tobispray, Tomaspray.

Transclomifenum

Transclomifenum. Transclomifen. Transclomiphene.

$C_{26}H_{28}NOCl$ M.G. 405,94

N,N-Diäthyl-N-{2-[p-(2-chlor-trans-1,2-diphenyl-vinyl)-phenoxy]-äthyl}-amin.

Anwendung. Als Ovulationsauslöser.

Tranylcyprominum

Tranylcypromine Sulphate BP 73, BPC 73. Tranylcypromine Sulfate NF XIV.

Bemerkung. Die Herstellung der Substanz und wenige Angaben über Eigenschaften sind bereits in II, 409 beschrieben.

Strukturformel. S. II, 409.

Gehalt. BP 73: Mindestens 98,0 und höchstens 102,0% $(C_9H_{11}N)_2 \cdot H_2SO_4$ (berechnet auf die getrocknete Substanz). NF XIV: Mindestens 98,0% und höchstens 101,0% $(C_9H_{11}N)_2$ $\cdot H_2SO_4$, berechnet auf die 2 Std. lang bei 60° im Vakuum getrocknete Substanz.

Eigenschaften. Weißes oder fast weißes kristallines Pulver, geruchlos oder von einem schwach nach Zimtaldehyd erinnernden Geruch und von bitterem Geschmack, löslich in 20 T. W., sehr wenig löslich in Ä., unlöslich in Chloroform.

Erkennung. 1. Das Infrarotspektrum der Substanz darf nur Banden bei den gleichen Wellenlängen aufweisen wie das Spektrum der in entsprechender Weise vermessenen BP-Standardsubstanz (BP 73, ähnlich NF XIV). 2. Das UV-Spektrum im Bereich von 230 bis 350 nm, vermessen an einer 0,025%igen Lsg. in 0,2 N Schwefelsäure und einer Schichtdicke von 2 cm, zeigt 3 Maxima, bei 258, bei 264 und bei 271 nm. Die Extinktion bei 258 nm beträgt etwa 0,72, die bei 264 nm etwa 0,81 und die bei 271 nm etwa 0,58 (BP 73, ähnlich NF XIV). 3. 5 mg Substanz werden in 0,5 ml A. suspendiert und mit 5 mg Ninhydrin versetzt. Es entsteht eine purpurne Färbung innerhalb 15 Min. (BP 73, ähnlich NF XIV): 4. Die Substanz gibt einen positiven Sulfatnachweis (BP 73 und NF XIV).

Prüfung. 1. Trocknungsverlust: Höchstens 0,5%, wenn die Substanz 2 Std. lang bei 60° im Vakuum getrocknet wird. (NF XIV); höchstens 0,5%, wenn die Substanz bei 105° bis zur Gewichtskonstanz getrocknet wird (BP 73). 2. Cinnamylamin: Es wird eine dünnschichtchromatographische Untersuchung nach BP 73 durchgeführt. Als stationäre Phase wird Silicagel G und als mobile Phase Methylalkohol verwandt. Die Laufstrecke der mobilen Phase soll etwa 7,5 cm betragen. Auf die Chromatographieplatte trägt man nebeneinander folgende Lsg. auf: Lösung I: 10 mg der Untersuchungssubstanz werden in 1 ml 0,1 N-Schwefelsäure gelöst und mit 1 ml Natronlauge versetzt. Dann wird mit 1 ml Äther geschüttelt und nach Trennung der Phasen die Ätherschicht als Lsg. verwandt. Lösung II: In gleicher Weise werden 60 µg Cinnamylaminsulfat zur entsprechenden Lsg. verarbeitet. Nach Entwicklung der Chromatographieplatte wird an der Luft trocken gelassen und mit einer 1%igen Lsg. von Ninhydrin in n-Butylalkohol besprüht. Sodann erhitzt man 5 Min. lang bei 105°. Der Hauptfleck, der mit Lsg. II erreicht wird, muß intensiver sein als alle Flecke, die evtl. mit der Lsg. I auf dem Chromatogramm erscheinen (BP 73). 3. Cis-2-Phenylcyclopropylamin-sulfat: Nach BP 73 wird eine gaschromatographische Untersuchung, nach NF XIV eine papierchromatographische Untersuchung durchgeführt. Vorschrift der BP 73: Es wird eine gaschromatographische Untersuchung nach Arbeitsvorschrift der BP 73 durchgeführt. Notwendig sind folgende Lsg.: Lösung I: 2 mg 4-Bromanilin-hydrochlorid (als interner Standard verwandt) werden in 5 ml W. gelöst und mit 1 ml Natronlauge versetzt. Diese Lsg. extrahiert man mit 5 ml Ä. Zu dem Ätherextrakt gibt man 1 ml Trifluoressigsäurenhydrid und läßt die erhaltene Lsg. 10 Min. lang stehen. Sodann fügt man 5 ml W. hinzu, schüttelt durch, verwirft die wäßrige Schicht und verwendet die ätherische Schicht als Lsg. I. Lösung II: 0,20 g der zu untersuchenden Substanz werden in 2 ml W. gelöst und wie unter Lsg. I beschrieben behandelt. Lösung III: 0,20 g der zu untersuchenden Substanz und 2 mg des internen Standards werden zusammen in 5 ml W. gelöst und wie unter Lsg. I beschrieben behandelt.

Zur Durchführung der Gaschromatographie benötigt man eine Säule von 2,75 m Länge und 0,5 cm innerem Durchmesser. Diese Säule ist beschickt mit Ziegelmehl (0 bis 100 mesh), das mit einer 10%igen Lsg. von Polyphenyläther getränkt ist. Die Säule wird bei 220° gehalten. Als Trägergas verwendet man Stickstoff und als Detektor einen Flammenionisationsdetektor. In dem mit Lsg. III erhaltenen Chromatogramm ist der Peak für den internen Standard größer als jeder andere Peak, ausgenommen der Peak, der durch die Untersuchungssubstanz selbst hervorgerufen wird. 4. Sulfatasche: Höchstens 0,1% (BP 73).

Gehaltsbestimmung. Nach BP 73 wird eine spektrophotometrische, nach NF XIV eine titrimetrische Gehaltsbestimmung durchgeführt. Vorschrift der BP 73: 0,1 g Substanz werden in der benötigten Menge 0,2 n Schwefelsäure gelöst und zu 100 ml aufgefüllt. 50 ml dieser Lsg. wird viermal mit jeweils 25 ml Chloroform durchgeschüttelt. Die wäßrige Schicht wird in ein Becherglas gegeben. Der Schütteltrichter wird zweimal mit je 5 ml

0,2 n Schwefelsäure nachgewaschen und die Waschflüssigkeit in das gleiche Becherglas gegeben. Die vereinten Chloroformphasen werden erneut mit 25 ml 0,2 n Schwefelsäure durchgeschüttelt und der so erhaltene wäßrige Extrakt zu 100 ml mit 0,2 n Schwefelsäure aufgefüllt. Die Extinktion dieser Lsg. in einer Schichtdicke von 1 cm wird bei den Maxima von etwa 271 und 282 nm gemessen. Der Gehalt der Substanz wird aus der spezifischen Extinktion errechnet, wobei man die Differenz zwischen beiden Extinktionen zugrunde legt und als spezifische Extinktion ($E_{1cm}^{1\%}$) den Wert 10,7 einsetzt. Vorschrift nach NF XIV: Etwa 1 g der sorgfältig getrockneten Substanz werden genau gewogen, in einem 250-ml-Becherglas mit 75 ml Eisessig versetzt und nach Eintreten der Lsg. mit 0,1 n Perchlorsäure titriert, wobei der Endpunkt potentiometrisch bestimmt wird. Anhand eines Blindversuches wird der erhaltene Wert notfalls korrigiert. 1 ml 0,1 n Perchlorsäure entspricht 18,22 gm $(C_9H_{11}N)_2 \cdot H_2SO_4$.

Aufbewahrung. In gut schließenden Gefäßen.

Dosierung. Als Anfangsdosis täglich eine Menge, die 20 mg Tranylcypraminbase entspricht.

Anwendung. Als Antidepressivum (nach Art eines Monoaminoxydasehemmers) (s. auch II, 409).

Handelsformen. Parnate (Smith, Kline & French, USA), Tylciprine (Terraplix, Frankreich).

Trapa

Trapa natans L. (T. quadrispinosa ROXB.). Trapaceae. Wassernuß. Wasserkastanie. Stachel-Hornnuß. Cornue. Cornuelle. Tribolo aquatico.

Heimisch in Europa; zerstreut in Mittel- und Südasien, Mittelafrika. Eingebürgert in Nordamerika und Australien. In Humusschlammseen, Altwässern und Teichen. Teilweise auch angebaut.

Einjährige, wurzelnde Wasserpflanze. Primärwurzel schwach, früh durch Adventivwurzeln an Hypokotyl und Stengel ersetzt. Stengel oft mehrere unverzweigt, etwa $1/_2$ bis 2 m lang, schlaff, stielrund, unten dünn, mit etwa 5 bis 10 cm langen Gliedern, oben bis über 1 cm dick und kurzgliederig, im unteren Teil lineale, sitzende, ganzrandige, mit Ausnahme der untersten wechselständige, früh absterbende Tauchblätter und beiderseits am Grund dieser entspringende, gegen- bis quirlständige, vierzeilig gefiederte Adventivwurzeln treibend; am gestauchten Sproßgipfel etwa 30 bis 50 mosaikbildende Schwimmblätter. Äußere Blattstiele etwa 7 bis 17 cm lang, die inneren rasch kürzer, die meisten in der Mitte mit einer Luftkammer führenden Auftreibung, wie die Blattunterseite, Blütenstiele und Kelche mehr oder weniger dicht mit oft gebräunten, langen Gliederhaaren besetzt, später oft verkahlend. Nebenblätter klein, oft scheinbar mehrteilig, hinfällig. Blattspreite rautenförmig, etwa $1^1/_2$ bis $4^1/_2$ cm lang und ungefähr ebenso breit bis etwas breiter, am Vorderrand mit bespitzten Zähnen, fiedernervig, lederig fleischig, oberseits kahl, glänzend dunkelgrün oder durch Anthocyan mehr oder weniger gerötet, unterseits durch die oft dichten, bei manchen Formen aber auch sehr schwach entwickelten Gliederhaare bräunlich oder braunfleckig, an den Nerven oft zottig. Blütenstiele einzeln in den Achseln der Schwimmblätter, zottig behaart, kurz, postfloral sich streckend, verdickend und abwärts krümmend. Kelchblätter 4, schmal dreieckig, gekielt, mindestens am Kiel außen zottig, postfloral verkahlend und zu starren Dornen auswachsend, nach Abwitterung der äußeren Gewebe meist mit stechender Spitze und Widerhaken versehen. Kronblätter verkehrt eiförmig, etwa 8 mm lang, wenig länger als die Kelchblätter, weiß, abfallend. Staubblätter mit ihnen alternierend. Diskus wellig faltig, den halbunterständigen Fruchtknoten umgebend. Griffel walzlich, mit kopfiger Narbe, abfallend.

Fructus aquaticae. Nuces aquaticae.

Steinfrucht etwa 2 bis 3 cm hoch und $2^1/_2$ bis 4 cm breit, mit glatter, hellbrauner, meist schon im Jahr der Reife abwitternder und den gerippten, bald schwarzbraun werdenden Steinkern freigebender Hülle; von den 4 Kelchdornen die seitlichen schräg aufwärts gerichtet, die medianen dagegen abwärts, diese zuweilen gespalten, stumpf oder ganz verkümmert. Samen mit dünner, brauner Haut, zum größten Teil aus dem Hohlraum des durch Verkümmerung des einen Fachs die einfächerige Frucht ganz ausfüllenden Speicherkeimblattes bestehend, von ähnlichem Geschmack wie der der Edelkastanie.

Die reifen Früchte sinken auf den Grund, wo ihre Hülle rasch verwest, wobei die Widerhaken an den Hörnern freigelegt werden und als Anker dienen. Die leeren geschwärzten Nüsse steigen wieder empor.

Inhaltsstoffe. 37% Wasser, 8 bis 10% Rohprotein, 1,3% Rohfaser, 49% stickstofffreie Extraktstoffe (Stärke 52%, Dextrose 3,2% u. a.), 0,7% Fett. In den Fruchtschalen 10% Gerbstoff.

Anwendung. Früher zu Umschlägen. Gegen Durchfall und als Kaffee-Ersatz. Die Samen werden abgebrüht und gebacken, geröstet oder frisch als Nahrungsmittel verwendet. Zu Rosenkränzen.

Trapidilum

Trapidilum 2. AB — DDR. Trapidil.

$C_{10}H_{15}N_5$ M.G. 205,3

5-Methyl-7-diäthylamino-s-triazolo[1,5:a]-pyrimidin.

Gehalt. 99,0 bis 101,0% des theoretischen Wertes, berechnet auf die über Phosphorpentoxyd getrocknete Substanz.

Eigenschaften. Weißes oder gelblich-weißes, kristallines oder mikrokristallines Pulver von höchstens schwach wahrnehmbarem Geruch und bitterem Geschmack. Sehr leicht löslich in W., leicht löslich in Alkohol.

Erkennung. 1. 0,0500 g Substanz werden in W. zu 100,0 ml gelöst. 1,00 ml dieser Lsg. wird mit 0,1 N-Salzsäure zu 100,0 ml aufgefüllt. Die Lsg. zeigt bei 221 $\pm$ 2 nm und 301 $\pm$ 2 nm je ein Absorptionsmaximum. 2. Der Schmelzbereich der Substanz liegt zwischen 98 und 103°. 3. Dünnschichtchromatographische Untersuchung nach 2. AB — DDR. Adsorptionsschicht: Kieselgel G. Aufzutragende Lsg.: 0,100 g Substanz wird in 50,0 ml Chloroform gelöst. 10,0 µl der Lsg. werden als Startfleck a aufgetragen. Aufzutragende Lsg. der Testsubstanz: 0,100 g Trapidil-Vergleichs-substanz wird in 50,0 ml Chloroform gelöst. 10 µl dieser Lsg. werden als Startfleck b aufgetragen. Laufmittel: Chloroform-Methanol (95 + 5). Trocknung: Die Dünnschichtplatte wird an der Luft aufbewahrt bis das Laufmittel verdunstet ist. Detektion: Reagenz I: 4,0 ml 0,1 n Silbernitrat-Lsg. und 16,0 ml 6 n Ammoniak-Lsg. werden gemischt. Reagens II: 0,1 n Natriumchlorid-Lsg. Die Dünnschichtplatte wird nacheinander mit Reagenz I und II besprüht, im UV-Licht der Wellenlängen von 254 oder 366 nm 3 Min. aufbewahrt, und anschließend im Tageslicht betrachtet. Auswertung: Der R_f-Wert des weißen oder gelb-braunen Testsubstanzfleckes muß im Bereich von 0,25 bis 0,50 liegen. Das Chromatogramm zeigt über dem Startpunkt a einen weißen oder gelbbraunen Fleck mit dem R_f-Wert des Fleckes der Testsubstanz. Das Chromatogramm ist für die Prüfung auf 3-Amino-1,2,4-triazol aufzubewahren.

Prüfung. 1. Unlösliche Verunreinigungen, Farbe der Lsg.: 10,0 ml Prüf-Lsg. müssen klar und dürfen nicht stärker gefärbt sein als 5,0 ml Farbvergleichs-Lsg. Ge 1 oder Gr 1 (2. AB — DDR). Prüf-Lsg.: 0,400 g Substanz werden in kohlendioxydfreiem W. zu 40,0 ml gelöst. 2. Reaktion der Lsg.: Die Prüf-Lsg. muß einen pH-Wert im Bereich von 6,0 bis 8,0 aufweisen. 3. Ammoniumionen: Auf einem Hohlschliffobjektträger wird ein beiderseits plangeschliffener Glasring von 10 mm Höhe und 17 mm innerem Durchmesser aufgesetzt, wobei die Ansatzfläche des Ringes mit Vaseline einzufetten ist. In diesen Ring werden 0,05 g Substanz eingebracht und mit 10 Tropfen **3 n** Natronlauge gut durchfeuchtet. Der Ring wird mit einem zweiten Hohlschliffobjektträger, in dessen Vertiefung rotes Lackmuspapier mit einem Tropfen W. befestigt ist, verschlossen. Innerhalb 15 Min. darf das Lackmuspapier nicht blau gefärbt werden. 4. Chloridionen: 10 ml Prüf-Lsg. dürfen bei der „Prüfung auf Chlorid" (I, 257) keine stärkere Trübung als die Vergleichsprobe zeigen (höchstens 0,01% Cl^-). 5. 3-Amino-1,2,4-triazol: Das Chromatogramm der o. a. dritten Erkennungsreaktion darf über dem Startpunkt a keinen anderen als den genannten weißen oder gelb-braunen Fleck zeigen. 6. Sulfatasche: Höchstens 0,10%, wozu 1,0 g Substanz eingesetzt werden. 4. Trocknungsverlust: Höchstens 0,50%; hierzu werden 0,400 g Substanz 8 Std. lang über Phosphorpentoxyd getrocknet.

Gehaltsbestimmung. 0,1800 g Substanz werden in 10,0 ml wasserfreier Essigsäure gelöst. Die Lsg. wird nach Zusatz von 3 Tropfen Orazetblau-B-Lsg. mit 0,1 n Perchlorsäure bis zum Farbumschlag nach Rosa titriert (Feinbürette). 1 ml 0,1 n Perchlorsäure entspricht 20,53 mg Trapidil. Der Gehalt ist auf die über Phosphorpentoxyd getrocknete Substanz zu berechnen.

Aufbewahrung. In gut schließenden Gefäßen.

Dosierung. Einzelmaximaldosis oral 0,2 g, i.v. 0,1 g. Tagesmaximaldosis oral 0,6 g, i.v. 0,3 g.

Anwendung. Als Koronardilatator.

Handelsformen. Rocornal, Trapymin.

Traubensäure

Traubensäure. Acidum uvicum. Razemische Weinsäure. Inaktive, spaltbare Weinsäure. Paraweinsäure. Vogesensäure.

Bemerkung. Unter Traubensäure versteht man das Razemat aus D- und L-Weinsäure. Vgl. II, 1054.

Strukturformel: S. II, 1054.

$C_4H_6O_6$ M.G. 150,09

Eigenschaften. Farblose, trikline Kristalle, leicht löslich in W., wenig löslich in Alkohol, schwer löslich in Äther. $D_4^7 = 1,687$. Die Substanz wird beim Erhitzen auf 100° kristallwasserfrei. Eigenschaften der wasserfreien Säure: Weiße Kristalle, leicht löslich in W., wenig löslich in Alkohol und Äther. $D_4^{20} = 1,697$. Fp. = 204°.

Traubenzucker

Traubenzucker. S. Glucose VII B, 532; ferner I, 569, 575, 576; II, 814; VII A, 700.

Trazodonum

Trazodonum. Trazodone. Trazodon.

$C_{19}H_{22}N_5OCl$ M.G. 371,86

2-{3-[4-(m-Chlor-phenyl)-piperazin-1-yl]-propyl}-s-triazolo[4,3-a]pyridin-3(2H)-on.

Anwendung. Als Antidepressivum, Anxiolyticum, zur Narkose-Praemedikation.

Handelsformen. Als Hydrochlorid: AF 1161 (Angelini, Italien), Thombran (Thomae, Biberach).

Trehalose

D(+)-Trehalose. α,α-Trehalose. Mykose. Pilzzucker. Natürliche Trehalose.

$C_{12}H_{22}O_{11} \cdot 2\,H_2O$ M.G. 378,33

wasserfr. 342,30

1-[α-D-Glucosido]-α-D-glucopyranosid.

Vorkommen. In Speise- und Giftpilzen, im Mutterharn, reichlich in Preßhefe.

Eigenschaften. Weißes, körniges Pulver von süßlichem Geschmack, leicht lösl. in W. und heißem A., praktisch unlösl. in Ae. Die Substanz reduziert Fehlingsche Lsg. nicht. Sie ist durch Hefe vergärbar. Fp. = 97°. $[\alpha]_D^{20} = + 178,3°$. (c = 7, in W.). Die Substanz wird bei 130° wasserfrei. Fp. der wssfr. Substanz: = 203°.

Anwendung. Zur Bereitung von Nährböden in der Bakteriologie.

Trengestonum

Trengestonum. Trengestone. Trengeston.

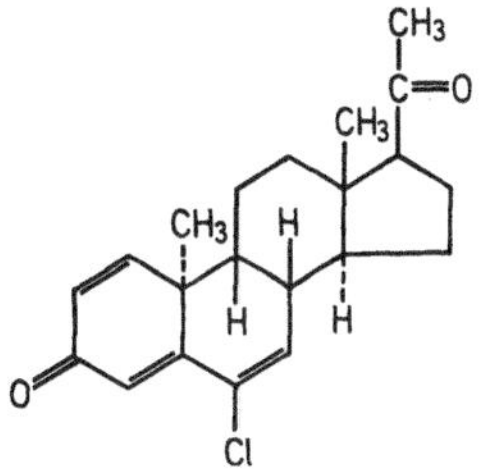

$C_{21}H_{25}ClO_2$ M.G. 344,86

6-Chlor-9β.10α-pregna-1,4,6-trien-3,20-dion.

Anwendung. Zur Gestagen-Therapie (s. a. II, 175 ff.).

Handelsform. Retroid.

Tretaminum

Tretaminum. S. Triethylene melamine NF XIV, s. S. 260.

Trethinium

Trethinium tosylate. Trethinii tosylas. Trethiniumtosylat.

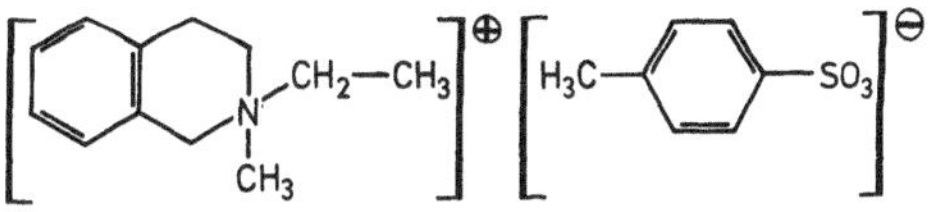

$C_{19}H_{25}NO_3S$ M.G. 379,52

2-Äthyl-2-methyl-1,2,3,4-tetrahydroisochinolinium-p-toluolsulfonat.

Anwendung. Als Antihypertonicum.

Tretinoin

Tretinoin USP XIX. Vitamin-A-säure. Retinoesäure. Retinoic acid. All trans retinoic acid.

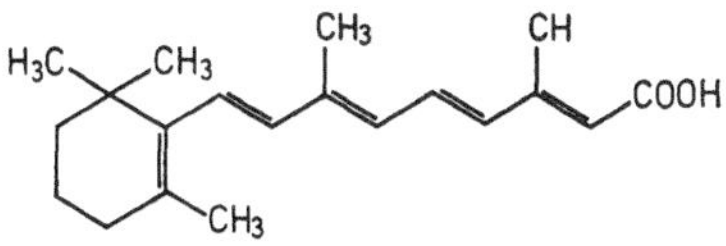

$C_{20}H_{28}O_2$ M.G. 300,44

Bemerkung: Vgl. VI B, 68.

Gehalt. Mindestens 97,0 und höchstens 103,0% $C_{20}H_{28}O_2$, berechnet auf die getrocknete Substanz.

Eigenschaften. Gelbes bis hell orangefarbenes, kristallines Pulver, unlöslich in W., sehr wenig löslich in A. und Chloroform.

Erkennung. 1. Das IR-Spektrum der Substanz, vermessen mit Hilfe einer Mineralöldispersion, muß die gleichen Banden aufweisen wie das Spektrum der entsprechend vermessenen USP-Standardsubstanz. 2. Das UV-Spektrum einer Lösung 1 in 250 000, bereitet mit angesäuertem Isopropanol, muß die gleichen Maxima und Minima aufweisen wie das Spektrum der entsprechend vermessenen USP-Standardsubstanz. Die Differenz der Absorptionen, gemessen beim Maximum von 352 nm, darf zwischen den beiden Spektren höchstens 3% betragen. Als Lösungsmittel verwendet man 1 ml 0,01 n Salzsäure, die mit Isopropanol zu 1000 ml verdünnt wird.

Prüfung. 1. Trocknungsverlust: Die Substanz darf höchstens 0,5% ihres Gewichtes verlieren, wenn sie 3 Stunden lang bei 105° getrocknet wird. — 2. Verbrennungsrückstand 0,1%. — 3. Schwermetalle: Höchstens 0,002%.

Gehaltsbestimmung. Etwa 250 mg Substanz werden genau gewogen, in 50 ml Dimethylformamid gelöst, mit 3 Tropfen einer 1%igen Lösung von Thymolblau in Dimethylformamid versetzt und mit 0,1 n Natriummethoxidlösung bis zu einem grünlichen Endpunkt titriert. Man korrigiert den Verbrauch anhand eines Blindversuches. 1 ml 0,1 n Natriummethoxid-Lsg. entspricht 30,04 mg $C_{20}H_{28}O_2$.

Anwendung. Als Keratolyticum.

Dosierung. Eine 0,05%ige Lösung wird zur örtlichen Behandlung der Haut einmal pro Tag angewandt.

Tretoquinolum

Tretoquinolum. Tretoquinole. Tretoquinol.

$C_{19}H_{23}NO_5$ M.G. 313,38

1,2,3,4-Tetrahydro-1-(3,4,5-trimethoxybenzyl)-isochinolin-6,7-diol.

Anwendung. Als Antiasthmaticum.

Handelsform. Inolin (Tanaba Seiyaku, Japan).

Trevoa

Trevoa trinervis MIERS (Trevoa trinervia HOOK.). Rhamnaceae. Trevu.
Heimisch in Chile.

Ein grüngelblicher, stark verzweigter Dornstrauch mit gegenständigen, ovalen bis elliptischen, kleinen, häutigen Blättern und zahlreichen kleinen gelblichen Blüten.

Inhaltsstoffe. Die Triterpene Trevoagenin A und B [GONZALES et al.: Anal. Chim. *69*, 817 (1973)].

Anwendung. Ein Dekokt der Rinde als Wundheilmittel, besonders gegen Schlag- und Brandwunden.

Triacetinum

Triacetinum DAC. Triacetin. Triacétine. Triacetina. Glycerintriacetat.

$$CH_2-O-\overset{\overset{\displaystyle O}{\|}}{C}-CH_3$$
$$CH_2-O-\overset{\overset{\displaystyle O}{\|}}{C}-CH_3$$
$$CH_2-O-\overset{\overset{\displaystyle O}{\|}}{C}-CH_3$$

$C_9H_{14}O_6$ M.G. 218,2

Glyceroltriacetat; 1,2,3-Propantrioltriacetat.

Gehalt. Mindestens 97% $C_9H_{14}O_6$.

Eigenschaften. Klare, farblose oder blaß strohgelbe, niedrigviscose, ölige Flüssigkeit von schwach fettartigem Geruch und bitterem Geschmack. Mischbar mit A., Ä., Chloroform, Benzol, mit etwa 15 Teilen W.; löslich in Schwefelkohlenstoff, leicht löslich in Tetrachlorkohlenstoff. $d_{20}^{20} = 1{,}156$ bis $1{,}162$. $d_{25}^{25} = 1{,}151$ bis $1{,}158$. Siedetemperatur: 257 bis 260°. $n_D^{20} = 1{,}429$ bis $1{,}433$. Lichtabsorption: Das IR-Spektrum der Substanz in kapillarer Schicht oder von Lösungen in Schwefelkohlenstoff bzw. in Tetrachlorkohlenstoff muß alle wesentlichen Absorptionsbanden aufweisen, die in dem Spektrum einer in gleicher Weise behandelten Vergleichssubstanz auftreten. Verseifungszahl: 748 bis 775, ermittelt nach Ziff. 64 des DAB 7. Zur Durchführung wird eine Einwaage von 0,50 g benötigt.

Erkennung. 1. 0,10 ml Substanz werden mit 0,20 g Kaliumhydrogensulfat erhitzt; unter Dunkelfärbung entwickeln sich stechend riechende Dämpfe von Acrolein und Essigsäure. — 2. Beim Erhitzen von 0,10 ml Substanz mit 0,50 ml A., 0,25 ml W. und 0,25 ml Schwefelsäure entwickelt sich unter Gelbfärbung der Lösung der Geruch nach Äthylacetat.

Prüfung. 1. Aussehen: 10,0 ml Substanz müssen klar und dürfen nicht stärker gefärbt sein als die Farbvergleichs-Lsg. G 6 (Eu.P. I-69-Farbvergleich, Methode II). — 2. Säurezahl: Höchstens 0,2; ausgeführt nach Ziff. 62 des DAB 7. — 3. Fremde Ester: 5,0 ml Substanz dürfen beim Erhitzen zum Sieden einen schwachen Geruch von Essigsäure, aber keinen Geruch von Äthylacetat oder anderen flüchtigen Estern entwickeln. — 4. Reduzierende Verunreinigungen: Die Mischung von 1,0 ml Substanz und 1,0 ml verdünnter Ammoniak-Lsg. darf beim Erwärmen im Wasserbad innerhalb 5 Minuten nicht gelb gefärbt werden. Bei Zusatz von 0,15 ml Silbernitrat-Lsg. darf bei Lichtausschluß innerhalb 5 Minuten keine Färbung und keine braunschwarze Fällung auftreten. — 5. Verhalten gegen Schwefelsäure: 0,5 ml Substanz werden in 6,0 ml Schwefelsäure gelöst. Nach 5 Minuten darf die Mischung nicht stärker gefärbt sein als 5,0 ml der Farbvergleichs-Lsg. BG 4 aus Eu.P. I-69-Farbvergleich. — 6. Wassergehalt: Höchstens 0,2%. Die Einwaage beträgt 5,00 g.

Gehaltsbestimmung. 1,00 g Substanz, genau gewogen, wird mit 50,00 ml 0,5 n äthanolischer Kaliumhydroxyd-Lsg. im Wasserbad 45 Min. lang unter Rückfluß erhitzt. Nach dem Erkalten versetzt man mit 2,0 ml Phenolphthalein-Lsg. und titriert mit 0,5 n Salzsäure bis zum Verschwinden der Rotfärbung zurück. Unter den gleichen Bedingungen wird ein Blindversuch durchgeführt. Aus der Differenz zwischen dem Verbrauch an 0,5 n Salzsäure im Blind- und Hauptversuch wird der Gehalt berechnet. 1 ml 0,5 n Salzsäure entspricht 36,37 mg $C_9H_{14}O_6$. Der gefundene Gehalt muß zwischen 97 und 100,5% liegen.

Aufbewahrung. Dicht verschlossen, in dem Verbrauch angemessenen, möglichst vollständig gefüllte Gefäßen.

Anwendung. Als Fungistaticum bei oberflächlichen Pilzinfektionen der Haut, der Haare und der Nägel.

Dosierung. Es werden folgende Normkonzentrationen vorgeschlagen: 25% in Salben und Cremes, 33% in Pudern, 15% in Aerosolen.

Handelsformen. Enzactin, (Ayerst, USA), Fungacetin (Harvey, USA), Vanay (Ayerst, USA).

15*

Triacetyldiphenolisatin

Triacetyl-diphenol-isatin.

$C_{26}H_{21}NO_6$ M.G. 443,47

1-Acetyl-2-oxo-3,3-bis-(4'-acetoxyphenyl)-indolin.

Eigenschaften. Weißes, feines, lockeres, geruch- und geschmackloses Pulver, lösl. in Chlf., schwer lösl. in A., praktisch unlösl. in W. Fp. = 205°.

Anwendung. Als Laxans.

Dosierung. 5—20 mg per os. (nur wenige Tage).

Handelsformen. Isatex, Laxagen, Laxagetten, Lavanin, Laxa-Tabletten, Unilax.

Triacetyloleandomycinum

Triacetyloleandomycinum Jap. 72. Triacetyloleandomycin.

$C_{41}H_{57}NO_{15}$ M.G. 813,96

Acetylderivat des Oleandomycins.

Eigenschaften. Weißes Pulver, gut lösl. in M., A., Aceton, Chlf., schlecht lösl. in Ä., sehr schlecht lösl. in W.

Anwendung. S. Oleandomycin VI A, 309.

Dosierung. Einzeldosis: 0,2 g. Tagesdosis: 0,8 bis 1,2 g.

Handelsform. Oleandocyn (Pfizer, BRD).

Triaethanolaminum

Triaethanolaminum ÖAB 9, Helv. VI, Jap. 72, DAC, Ned. 6. Triethanolamine USP XIX, BPC 73. Triäthanolamin. Triéthanolamine CF 72.

$$HO-CH_2-CH_2-N \begin{matrix} CH_2-CH_2-OH \\ \\ CH_2-CH_2-OH \end{matrix}$$

$C_6H_{15}NO_3$ M.G. 149,19

Tri-(2-hydroxyäthyl)-amin.

Zusammensetzung. Die Substanz ist ein Gemisch von Äthanolaminen und besteht hauptsächlich aus Triäthanolamin neben wechselnden Mengen Diaethanolamin (bis zu 5%) und Monoäthanolamin (bis zu 2%). (DAC, ÖAB 9).

Gehalt. ÖAB 9: 100,0 bis 107,5% des theoretischen Wertes an $C_6H_{15}NO_3$.

DAC: Mindestens 98% Gesamtamine, berechnet als $C_6H_{15}NO_3$ auf die wasserfreie Substanz.

Helvetica VI: Mindestens 100,0 (100,0 bis 107,5)%, berechnet als Triäthanolamin.

Jap. 72: Mindestens 99,0 und höchstens 105,0% $C_6H_{15}NO_3$.

CF 72: Mindestens 98,0 und höchstens 101,0% $C_6H_{15}NO_3$.

Eigenschaften. Klare, farblose oder schwach gelbliche, viscose Flüssigkeit, die sehr schwach ammoniakalisch riecht, sich an der Luft dunkel färbt und begierig Kohlendioxyd aufnimmt. Verdünnte Lösungen der Substanz schmecken laugenartig. Mit W., niederen ein- und mehrwertigen Alkoholen mischbar, leicht löslich in Aceton, Methylenchlorid und Chloroform, schwer löslich in Ä., Benzol, flüssigem Paraffin oder fetten Ölen.

Erkennung. 1. Eine Mischung von 1 Tropfen Substanz und 5 ml W. färbt sich auf Zusatz von 1 Tropfen Phenolphthalein-Lsg. rot (ÖAB 9). 2. Die Prüf-Lsg. I färbt rotes Lackmuspapier blau (DAC). Prüf-Lsg. I: 12,5 g Substanz werden mit W. auf 25,0 ml verdünnt. Prüflsg. II (DAC): 10,0 ml Prüflsg. I werden mit 20,0 ml W. und 15,0 ml verd. Salpetersäure bzw. 10,0 ml 3 n Salpetersäure verd., mit Säure auf pH 4 bis 5 eingestellt und mit W. auf 50,0 ml gebracht. 3. Versetzt man eine Mischung von 1 ml Substanz und 2 ml W. mit 1 ml Kupfersulfat-Lsg., so entsteht eine tiefblaue Lsg., die sich auf Zusatz von verdünnter Natronlauge auch beim Erhitzen nicht verändert (ÖAB 9, ähnlich DAC, Helv. VI u. a.). 4. Versetzt man eine Mischung von 1 ml Substanz und 1 ml W. mit konzentrierter Salzsäure bis zur sauren Reaktion, so entsteht beim Abkühlen ein weißer, kristalliner Niederschlag von Triäthanolaminhydrochlorid, der abfiltriert, mit A. gewaschen und getrocknet wird. Schmelzintervall im Kapillarröhrchen: 177 bis 182° (ÖAB 9). 5. 2,00 ml Prüf-Lsg. I werden durch 0,20 ml Kobalt-(II)-chlorid-Lsg. violett gefärbt (DAC, ähnlich Jap. 72). 6. 1 ml der Mischung von 1 Tropfen Substanz mit 5 ml W. wird mit 10 Tropfen Quecksilber(II)-chlorid-Lsg. 1 bis 2 Min. lang gekocht. Der nach dem Erkalten abfiltrierte weiße Niederschlag besteht, bei 500facher Vergrößerung betrachtet, hauptsächlich aus farblosen, charakteristischen Kristallen (quadratischen Platten oder, wenn unvollständig ausgebildet, 4strahligen Sternen) (Helv. VI).

Kennzahlen. Dichte: $d_{20}^{20} = 1,122$ bis $1,129$ (DAC); $\varrho = 1,120$ bis $1,128$ (ÖAB 9); $\varrho_{20} = 1,120$ bis $1,128$ (Helv. VI). Brechungsindex: $n_D = 1,482$ bis $1,486$ (ÖAB 9). $n_D^{20} = 1,483$ bis $1,486$ (DAC).

Prüfung. 1. Aussehen der Lösung: Eine Mischung von 1 Vol.-T. Substanz und 19 Vol.-T. W. muß klar und farblos sein (ÖAB 9, ähnlich DAC). 2. Reaktion: Der pH-Wert einer Lösung von 1 Tropfen Substanz in 10 ml W. muß zwischen 9,3 und 13,0 liegen. Die Bestimmung wird potentiometrisch durchgeführt (Helv. VI). Nach DAC muß der pH-Wert zwischen 10 und 13 liegen, wozu ein Vol.-T. Prüf-Lsg. I und 2 Vol.-T. W. verwandt werden. 3. Schwermetallionen: 20 ppm, berechnet als Pb^{2+}. Dazu werden 12,0 ml Prüf-Lsg. II nach der Grenzprüfung des Eu.P. I-69 für Schwermetalle geprüft. Zur Herstellung der Vgl.-Lsg. für die Grenzprüfung wird die Blei-Standard-Lsg. (2 ppm Pb) verwendet (DAC). 4. Eisenionen: 10 ppm; 10,0 ml Prüf-Lsg. II werden nach der Grenzprüfung B des Eu.P. I-69 für Eisen geprüft (DAC). 5. Chloridionen: 100 ppm; 5,00 ml Prüf-Lsg. II werden auf 15,0 ml verdünnt und nach der Grenzprüfung des Eu.P. I-69 für Chlorid geprüft. (DAC, ähnlich

ÖAB 9 und Helv. VI). 6. Sulfationen: 100 ppm; 15,0 ml Prüf-Lsg. II werden auf der Grenzprüfung des Eu.P. I-69 für Sulfat geprüft (DAC). 7. Mineralöle, fette Öle, Glycerin, Zuckersirup: Je 1,0 ml Substanz müssen sich mit 1,0 ml W. bzw. 1,0 ml Chloroform klar mischen (DAC, ähnlich Helv. VI). 8. Wassergehalt: Höchstens 2%, bestimmt durch Halbmikrobestimmungen nach Karl Fischer. Einwaage 2,00 g (DAC). 9. Sulfatasche: Höchstens 0,05%, ausgeführt nach Eu.P. I-69 (DAC, ähnlich ÖAB 9 und Helv. VI).

Gehaltsbestimmung. Die meisten Pharmakopöen lassen eine alkalimetrische Titration durchführen. Vorschrift nach DAC: 3,0 g Substanz, genau gewogen, werden mit 25 ml W. verdünnt und nach Zusatz von 0,10 ml Methylrot-Mischindikator-Lsg. mit 1 n Salzsäure bis zum Farbumschlag nach rot-violett titriert. 1 ml 1 n Salzsäure entspricht 149, 2 mg $C_6H_{15}NO_3$.

Aufbewahrung. Dicht verschlossen, vor Licht geschützt, in Gefäßen, die aus alkaliwiderstandsfähigem Glas bestehen.

Unverträglichkeiten. Schwermetallsalze (Färbungen, gefärbte Fällungen).

Anwendung. In Verbindung mit Fettsäuren als anionenaktiver Emulgator bei der Bereitung von Salben, Linimenten und ähnlichen Arzneiformen.

Bemerkung. Zubereitungen mit einem Gehalt von mehr als 10% Triäthanolaminseife können Hautreizungen verursachen (DAC).

Triaethylaminum

Triaethylaminum. Triäthylamin.

$C_6H_{15}N$ M.G. 101,19

Eigenschaften. Farblose, ammoniakalisch riechende Flk., mischbar mit W. < 19°, lösl. in A. und Ä. D_4^{20} = 0,728. Fp. = —114,8°. Kp. = 89,5°. n_D^{20} = 1,4003. Fl. P. = 0°.

Aufbewahrung. Gut verschlossen, feuersicher.

Anwendung. Zur Synthese quartärer Ammoniumverbindungen. Als Lösungs- und Extraktionsmittel.

Triaethylenglycolum

Triaethylenglycolum 2. AB — DDR. Triäthylenglykol.

$$HO-CH_2-CH_2-O-CH_2-CH_2-O-CH_2-CH_2-OH$$

$C_6H_{14}O_4$ M.G. 150,2

1,2-Bis-(β-hydroxyäthoxy)-äthan.

Eigenschaften. Klare, farblose, sirupiöse Flüssigkeit von nicht wahrnehmbarem Geruch und sehr schwach süßem Geschmack. Die Substanz ist hygroskopisch, mit W. und A. mischbar. Hydroxidzahl: 700 bis 760. Zur Titration wird äthanolische 1 N Kalilauge verwendet.

Erkennung. 1. Brechungsindex: 1,455 bis 1,457. 2. 4 Tropfen Substanz werden nach Zusatz von 2,0 ml konz. Schwefelsäure im Wasserbad 60 Sek. erhitzt und anschließend auf 20° abgekühlt. Die Mischung zeigt nach Zusatz von 2 Tropfen Guajakoll-Lsg. und 5,0 ml W. eien rote Färbung.

Prüfung. 1. Unlösliche Verunreinigungen, Farbe: 1,00 ml Substanz werden mit 4,0 ml kohlendioxydfreiem W. versetzt. Die Lsg. muß klar und farblos sein. 2. Alkalisch oder sauer reagierende Verunreinigungen: Die Lsg. von 1. muß nach Zusatz von 1 Tropfen Bromthymolblau-Lsg. und 0,50 ml 0,01 n Salzsäure gelb und nach darauffolgendem Zusatz von 1,00 ml 0,01 n Kalilauge blau gefärbt sein. 3. Chloridionen, organisch gebundenes

Chlor: 5,00 ml Substanz werden in einem 50-ml-Rundkolben mit der Lsg. von 5,0 g Kaliumhydroxyd in 13,0 ml W. versetzt und unter Rückflußkühlung 120 Min. im Sieden gehalten. Nach dem Erkalten wird die Lsg. mit W. auf 50,0 ml aufgefüllt und ggf. filtriert. 2,00 ml dieser Lsg. werden nach Zusatz von 2,00 ml 5 n Salpetersäure sowie 6,0 ml W. zu 3 Tropfen 0,1 n Silbernitrat-Lsg. gegeben und geschüttelt. Die Lsg. darf keine stärkere Trübung als die nachstehend beschriebene Vgl.-Probe zeigen (höchstens 0,004%, berechnet als Cl⁻). Vgl.-Probe: 0,200 g Kaliumhydroxyd werden in 8,0 ml W. gelöst. Die Lsg. wird nach Zusatz von 2,00 ml 5 n Salpetersäure sowie 0,100 ml konz. Chlorid-VL-Lsg. zu 3 Tropfen 0,1 n Silbernitrat-Lsg. gegeben und geschüttelt. 4. Aldehyde 1,00 ml Substanz wird mit 8,0 ml W. sowie 1,00 ml Fuchsin-schwefelige-Säure-Lsg. versetzt und im verschlossenen Reagensglas 60 Min. stehengelassen. Danach darf die Mischung keine stärkere Färbung zeigen als 10,0 ml der Mischung aus 2,50 ml 0,01 n Kaliumpermanganat-Lsg. und 79,5 ml W.

Aufbewahrung. Höchstens 10 Jahre.

Anwendung. Als pharmazeutisch-technologischer Hilfsstoff.

Triäthylenmelamin

Triäthylenmelamin. S. Triethylene melamine, S. 260.

Triäthylformiat

Triäthylformiat. S. Aethylium orthoformicicum II, 1138.

Triamcinolonum

Triamcinolonum Helv. VI, Jap. 72. Triamcinolone BPC 73.

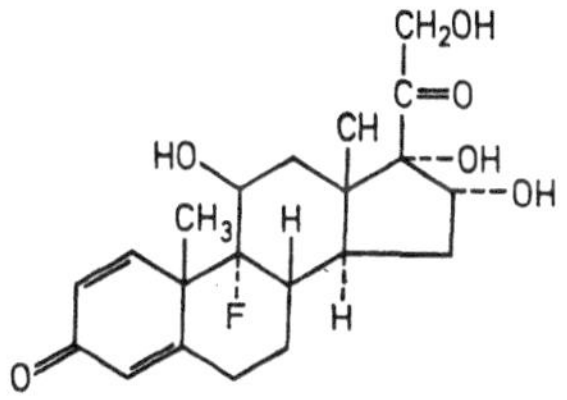

$C_{21}H_{27}O_6F$ M.G. 394,4

9α-Fluor-$11\beta,16\alpha,21$-tetrahydroxy-3,20-dioxo-pregnan-1,4-dien.

Bemerkung: Vgl. II, 132.

Gehalt. Mindestens 96,0 und höchstens 104,0% $C_{21}H_{27}O_6F$ und mindestens 4,25 bzw. höchstens 5,40% Fluor, beides bezogen auf die getrocknete Substanz (Helv. VI). Mindestens 96,0 und höchstens 104,0% $C_{21}H_{27}O_6F$ bzw. mindestens 4,4 und höchstens 5,3% Fluor, beides bezogen auf die getrocknete Substanz. (Jap. 72).

Eigenschaften. Farblose, verfilzte Kristalle oder weißes kristallines Pulver, geruchlos. Löslich in etwa 500 T. W. und 200 T. A., sehr schwer löslich in Ä. und Chloroform. Fp.: Etwa 264° u. Zers. Optische Drehung: $[\alpha]_D^{20} = +64,0°$ bis $+75,0°$, bestimmt mit etwa 0,1 g getrocknete Substanz, genau gewogen, gelöst zu 10,0 ml in Dimethylformamid, 1-dm-Rohr (Helv. VI): nach Jap. 72: $[\alpha]_D^{20} = +65°$ bis $+71°$, gemessen in Dimethylformamid, 10 ml, 100 mm).

Erkennung. 1. 2 mg Substanz werden in 2 ml A. gelöst, mit 2 mg Blautetrazolium und 4 ml Natriumhydroxyd-Lsg. 7% versetzt und geschüttelt. Es entsteht eine violette Färbung, die sofort in Tiefblau übergeht (Helv. VI). 2. 1 mg Substanz wird in 6 ml A. gelöst, mit 5 ml 2,6-Di-tert.-butyl-p-cresol-Lsg. sowie 5 ml Natronlauge versetzt und auf einem

Wasserbad 30 Min. lang zum Rückfluß erhitzt. Es entsteht eine purpurrote Färbung (Jap. 72). 3. 5 ml W. und 1 ml Fehlingsche Lsg. werden zu 0,01 g Substanz gegeben und erhitzt. Es entsteht ein roter Niederschlag (Jap. 72). 4. Extinktion: 0,1 mg Substanz werden in 10 ml Schwefelsäure 95% gelöst. Diese Lösung wird, wenn nötig, entweder mit Schwefelsäure 95% verdünnt oder durch Zusatz von einigen Kristallen Substanz konzentriert, so daß die Extinktion bei etwa 260 nm 0,5 bis 0,7 beträgt. Die Absorptionskurve dieser Lsg. zwischen 220 und 430 nm zeigt 3 Maxima bei etwa 260, etwa 310 und etwa 390 nm (Helv. VI, ähnlich BP 73). 5. IR-Spektrum. Das Infrarotspektrum der Substanz muß die gleichen Maxima und Minima aufweisen wie das Spektrum der entsprechend vermessenen Standardsubstanz. (BPC 73); das Spektrum enthält Maxima bei 1185 cm^{-1}, 1134 cm^{-1}, 1068 cm^{-1} und 955 cm^{-1} (Jap. 72).

Dünnschichtchromatographie. Imprägnierung: Eine Platte mit einer trockenen Kieselgur-G-Schicht wird in eine Chromatographiekammer gestellt, die mit soviel einer Mischung von 1 Vol.-T. einer Lösung von 0,4% Blautetrazolium in Formamid und 9 Vol.-T. Aceton beschickt ist, daß die Platte 5 mm eintaucht. Wenn das Imprägnierungsmittel mindestens 150 mm über den unteren Plattenrand gestiegen ist, wird die Platte etwa 5 Min. an der Luft trocknen gelassen. Die Platte muß innerhalb 2 Std. verwendet werden. Chromatographie: Auf 2 Startpunkte a und b werden aufgetragen: a: 4 µl einer 0,1%igen Lsg. in 1 Vol.-T. Chloroform + 1 Vol.-T. Methanol; b: 3 µl einer 0,01%igen Lsg. von 1 Vol.-T. Chloroform + 1 Vol.-T. Methanol. Die Frontlinie wird 100 ml von der Startlinie entfernt durchgezogen. Als Laufmittel dient eine Mischung von 25 Vol.-T. Methyläthylketon, 23 Vol.-T. Toluol und 2 Vol.-T. Formamid. Die im Trockenschrank bei 100° 10 Min. getrockneten Chromatogramme werden mit äthanolischem 0,5 N Kaliumhydroxyd besprüht und anschließend nochmals 5 Min. im Trockenschrank auf 100° erhitzt. Chromatogramm a: Bei R_f von etwa 0,2 erscheint ein intensiv blauer bis blauvioletter, meistens halbmondförmiger Fleck (Triamcinolon). Weitere Flecke dürfen sichtbar sein, aber nicht intensiver sein als der Fleck bei R_f ca. 0,2 auf Chromatogramm b.

Prüfung. 1. Schwermetalle: Höchstens 30 ppm (Jap. 72). 2. Selen: S. Prednisolone-acetate, VI A, 860. 3. Fremde Steroide: S. Dünnschichtchromatographie (Helv. VI, ähnlich Jap. 72). 4. Trocknungsverlust: Höchstens 2,0% (wenn 0,5 g Substanz über Phosphorpentoxyd bei 60° eine Std. lang unter Vakuum getrocknet werden (Jap. 72, ähnlich Helv. VI). 5. Verbrennungsrückstand: Höchstens 0,3% (Jap. 72); hierzu werden 0,5 g Substanz in einem Platintiegel verascht (ähnlich BPC 73).

Gehaltsbestimmung. Nach Helv. VI und Jap. 72 wird der Gehalt spektrophotometrisch ermittelt. Vorschrift der Helv. VI: Etwa 10 mg getrocknete Substanz, genau gewogen, werden in einem Meßkolben in A. 94% zu 100,0 ml gelöst. 5,00 ml dieser Lsg. werden in einen Meßkolben mit A. 94% auf 50,0 ml aufgefüllt. Dann wird von dieser Verdünnung die Extinktion bei 239 nm gemessen, bei einer Schichtdicke von 1 cm. Der Gehalt wird nach folgender Formel berechnet:

$$\text{Prozent } C_{21}H_{27}O_6F = \frac{E \cdot 2531}{p}$$

Dabei bedeuten: E = Extinktion, p = Einwaage in mg.
Zur Bestimmung des Fluorgehaltes wird eine Verbrennung nach Schöninger vorgenommen.

Aufbewahrung. Vor Licht geschützt, in gut schließenden Gefäßen.

Anwendung. Bei entzündlichen und rheumatischen Erkrankungen (s. auch II, 97 ff, 132)

Handelsformen. Adcortyl, Aristocort, Aristoderm, Delphicort, Kenacort, Kenalog, Ledercort, Solodelf, Volon, Volonimat.

Triamcinolone Acetonide BP 73, USP XIX, BPC 73. Triamcinoloni Acetonidum Jap. 72.

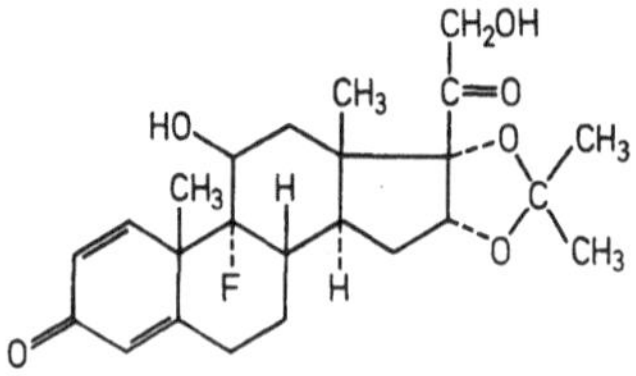

$C_{24}H_{31}FO_6$ M.G. 434,5

9α-Fluor-11β,21-dihydroxy-16α,17α-isopropylidendioxypregna-1,4-dien-3,20-dion.
Bemerkung: Vgl. II, 132.

Gehalt. BP 73: Mindestens 97,0 und höchstens 103,0% $C_{24}H_{31}FO_6$, berechnet auf die getrocknete Substanz. USP XIX: Mindestens 97,0 und höchstens 102,0% $C_{24}H_{31}FO_6$, berechnet auf die getrocknete Substanz. Jap. 72: Mindestens 96,0 und höchstens 104,0% $C_{24}H_{31}FO_6$ bzw. mindestens 4,0 und höchstens 4,8% Fluor, beides berechnet auf die getrocknete Substanz.

Eigenschaften. Weißes oder fast weißes bis cremefarbenes, kristallines Pulver, geruchlos oder von höchstens schwach wahrnehmbarem Geruch. Praktisch unlöslich in W., löslich in wasserfreiem A. Chloroform, Methanol und Aceton. Fp. = etwa 290° (und Zers.) (Jap. 72).

Erkennung. 2 mg Substanz werden in 50 ml A. gelöst und mit 5 ml 2,6-Di-tert-butyl-p-cresol-Lsg. sowie 5 ml Natronlauge versetzt und auf dem Wasserbad 20 Min. lang unter Rückfluß gekocht. Es entwickelt sich eine grüne Färbung (Jap. 72). 2. Zu 5 ml W. und 1 ml Fehlingscher Lsg. gibt man 0,01 g Substanz und erhitzt. Es entsteht eine rote Fällung (Jap. 72). 3. Das IR-Spektrum der aus M. umkristallisierten Substanz, gemessen mit Hilfe eines Kaliumbromidpreßlings muß praktisch identisch sein mit dem Spektrum der entsprechend vermessenen USP-Standardsubstanz (USP XIX, ähnlich BP 73 und Jap. 72). 4. Das UV-Spektrum der Lsg. 1 in 50 000 in M. zeigt die gleichen Maxima und Minima wie das Spektrum der entsprechend vermessenen USP-Standardsubstanz. 5. Optische Drehung: $[\alpha]_D^{20} = +100$ bis $+107°$ (0,1 g getrocknete Substanz, 10 ml Dioxan, 100-mm-Rohr). (Jap. 72). BP 73: $+101$ bis $+107°$.

Prüfung. 1. Fluor: Nach BP 73 wird eine Schöninger-Verbrennung durchgeführt. Der gefundene Gehalt an Fluor muß zwischen 4,0 und 4,75% liegen. Zum Einsatz gelangen 7 mg Substanz. 2. Schwermetalle: Höchstens 30 ppm (Jap. 72); höchstens 0,0025% (USP XIX). 3. Fremde Steroide: 10 mg Substanz werden in 5 ml Aceton gelöst. Diese Lsg. dient als Probe-Lsg. zur Dünnschichtchromatographie. Aufgetragen werden 5 µl auf eine Silicagelchromatographieplatte. Man entwickelt das Chromatogramm mit einer Mischung von Aceton und Chloroform im Verhältnis 4:1. Laufstrecke ist 10 cm. Die entwickelte Platte wird an der Luft getrocknet und dann mit der folgenden Test-Lsg. besprüht, wobei ein purpurroter Fleck entsteht. Test-Lsg.: 0,1 g Tetrazoliumblau werden in M. zu 10 ml gelöst. Diese Lsg. ist stets frisch zu bereiten. Außerdem werden 8 g Natriumhydroxyd in M. zu 100 ml gelöst. Man mischt 10 ml der ersten Lsg. mit 90 ml der methanolischen Lauge und besprüht. (Jap. 72). Nach BP 73 wird die allgemeine Untersuchung auf fremde Steroide des Arzneibuches zugrunde gelegt. 4. Trocknungsverlust: Höchstens 1,5%, wenn die Substanz 4 Std. lang im Vakuum auf 60° erhitzt wird (USP XIX). Höchstens 1,5%, wenn die Substanz bei 60° und einem Druck, der 5 mm Hg nicht übersteigt, 3 Std. lang erhitzt wird (BP 73). Höchstens 2,0%, wenn die Substanz 3 Std. lang auf 60° über Phosphorpentoxyd im Vakuum erhitzt wird (Jap. 72). 5. Sulfatasche: Höchstens 0,2% (Jap. 72 und BP 73).

Gehaltsbestimmung. Nach BP 73 und Jap. 72 wird eine spektrophotometrische Bestimmung des Triamcinolone Acetonides durchgeführt. Jap. 72 läßt außerdem den Fluorgehalt mit Hilfe der Schöninger-Methode bestimmen. Nach USP XIX wird der spektraphotometrischen Bestimmung eine sehr aufwendige dünnschichtchromatographische Trennung vorangestellt.
Vorschrift der Jap. 72: 1. Triamcinolone Acetonide: Etwa 0,01 g der sorgfältig getrockneten Substanz wird genau gewogen, in wasserfreiem A., gelöst und auf genau 100 ml aufgefüllt. 5,00 ml dieser Lsg. wird mit wasserfreiem A. zu exakt 50 ml aufgefüllt. Man bestimmt dann die Absorption (A) dieser Lsg. bei 240 nm. Der Gehalt an Triamcinolone Acetonide ergibt sich aus folgender Formel:

$$C_{24}H_{31}FO_6 = \frac{A}{384} \cdot 10\,000$$

2. Fluor: Etwa 7 mg der sorgfältig getrockneten Substanz werden genau gewogen und nach Schöninger verbrannt, wobei man eine Mischung von 0,5 ml 0,01 n Natronlauge und 20 ml W. als Absorptionsflüssigkeit verwendet.

Aufbewahrung. Vor Licht geschützt, in dicht schließenden Gefäßen.

Anwendung. Als entzündungshemmendes Glucocorticoid, 0,025—0,1% äußerlich bei verschiedenen Hautaffektionen. (s. auch II, 132)

Triamcinolone Diacetate NF XIV.

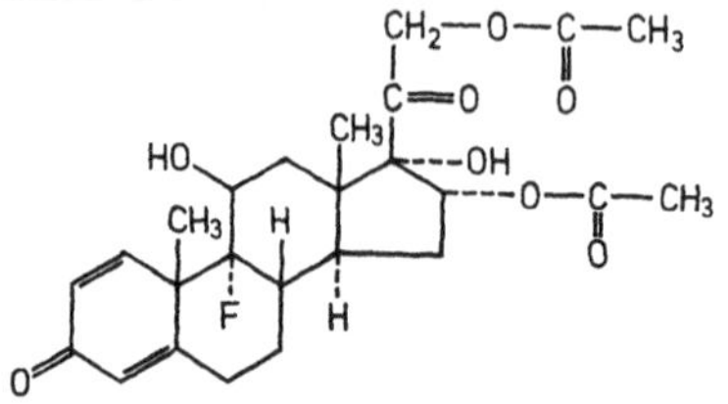

$C_{25}H_{31}FO_8$ M.G. 478,51

16,21-Bis-(acetyloxy)-9-fluor-11,17-dihydroxy-($11\beta,16\alpha$)-pregna-1,4-dien-3,20-dion.

Gehalt. Mindestens 79,0 und höchstens 103,0% $C_{25}H_{31}FO_8$, berechnet auf die getrocknete Substanz.

Eigenschaften. Feines, weißes oder fast weißes, kristallines Pulver von höchstens schwach wahrnehmbarem Geruch, praktisch unlöslich in W., sehr wenig löslich in Ä., wenig löslich in A. und M., löslich in Chloroform.

Erkennung. 1. Das IR-Spektrum der sorgfältig getrockneten Substanz, gemessen mit Hilfe eines Kaliumbromidpreßlings, muß die gleichen Banden aufweisen wie das Spektrum der entsprechend vermessenen NF-Standardsubstanz. 2. Das UV-Spektrum der sorgfältig getrockneten Substanz, gemessen an einer Lsg. 1 in 50000, in wasserfreiem A., muß die gleichen Maxima und Minima aufweisen wie das Spektrum der entsprechend vermessenen NF-Standardsubstanz. Die maximalen Absorptionen bei etwa 238 nm in beiden Spektren dürfen, berechnet auf die getrocknete Substanz, höchstens um 3,0% differieren.

Prüfung. 1. Trocknungsverlust: Höchstens 6,0%, wenn die Substanz im Vakuum bei 60° 4 Std. lang erhitzt wird. 2. Sulfatasche: Höchstens 0,5%. 3. Schwermetalle: Höchstens 0,0025%. 4. Fremde Steroide und andere Verunreinigungen: Es wird die allgemeine Prüfung nach NF XIV auf Steroide zugrunde gelegt, wobei die NF-Standardsubstanz als Vergleich dient. Die Einwaage an Triamcinolone Diacetate, das vorher sorgfältig getrocknet sein muß, beträgt etwa 80 mg, genau gewogen. Die Substanz wird in einer Mischung gleicher Vol.-T., A. und Chloroform zu 10,0 ml gelöst. Die dünnschichtchromatographische Trennung wird auf Silicagelplatten durchgeführt, die 15 Min. bei Raumtemperatur und 1 Std. lang bei 105° getrocknet wurden. Als Lösungsmittel verwendet man ein Gemisch von Benzol und Isopropanol im Verhältnis 4:1. Mit Hilfe eines geeigneten Spektrophotometers wird die Absorption der einzelnen Flecke bei 238 nm bestimmt. Die prozentualen Verunreinigungen auf dem Chromatogrammen werden mit Hilfe folgender Formel ermittelt:

$$100 - [100(10C/W)\,(A_U/A_S)]$$

Dabei bedeutet C die exakte Konzentration in mg pro ml an Standardsubstanz, W ist die Einwaage in mg an zu untersuchender Substanz. Die Verunreinigungen dürfen jeweils höchstens 3,0% betragen.

Gehaltsbestimmung. Es wird eine spektraphotometrische Bestimmung nach der allgemeinen Vorschrift zur Steroidbestimmung nach NF XIV durchgeführt. Als Vergleichssubstanz dient die NF-Standardsubstanz. Die Einwaage beträgt etwa 100 mg, genau gewogen; sie wird mit A. zu genau 200,0 ml aufgefüllt. 5,0 ml dieser Lsg. werden in einen 250-ml-Meßkolben überführt und mit A. auf das Volumen aufgefüllt. 20,0 ml dieser nun erhaltenen Lsg. werden in einen 50-ml-Jodzahlkolben gegeben. Entsprechend wird mit der USP-Standardsubstanz verfahren. Man mißt dann die Absorptionen bei 525 nm mit Hilfe eines geeigneten Spektraphotometers. Der Gehalt wird mit Hilfe folgender Formel errechnet:

$$10C(A_U/A_S),$$

worin C die exakte Konzentration in µg pro ml an Standardsubstanz bedeutet, A_S und A_U sind die Absorptionen der Standard- und der Untersuchungs-Lsg.

Anwendung. Als Glucocorticoid (s. o. und II, 97 ff., 132).

Dosierung. Oral: Als Initialdosis 8 bis 16 mg tgl.; zur Erhaltung 4 mg tgl. i.m.: 50 mg wöchentlich. Üblicher Dosierungsbereich: Oral: 4 bis 30 mg tgl.

Triamcinolone Hexacetonide USP XIX.

$C_{30}H_{41}FO_7$ M.G. 532,65

21-(3,3-Dimethyl-oxobutoxy)-9-fluor-11-hydroxy-16,17-[(1-methyl-äthyliden)-bis-(oxy)]-11β,16α-pregna-1,4-dien-3,20-dion.

Gehalt. Mindestens 97,0% und höchstens 102,0% $C_{30}H_{41}FO_7$, berechnet auf die getrocknete Substanz.

Eigenschaften. Weißes bis cremefarbenes Pulver, praktisch unlöslich in W., löslich in Chloroform, wenig löslich in M.

Erkennung. 1. Das IR-Spektrum, gemessen an einem Kaliumbromidpreßling, muß die gleichen Banden aufweisen wie das Spektrum der entsprechend vermessenen USP-Standardsubstanz.

Prüfung. 1. Trocknungsverlust: Höchstens 2%, wenn die Substanz 4 Std. lang im Vakuum auf 60° erhitzt wird. 2. Schwermetalle: Höchstens 0,002%.

Gehaltsbestimmung. Es wird eine Hochdruck-Flüssigkeits-Chromatographie durchgeführt, wie sie in der USP XIX beschrieben ist. Als mobile Phase benötigt man eine geeignete Mischung von Isopropanol in Dichlormethan (bis zu etwa 5%), so daß die Retentionszeit der Substanz zwischen 2,5 und 3,0 Min. liegt. Als Standard-Lsg. werden etwa 10 mg USP-Standardsubstanz 4 Std. lang im Vakuum bei 60° getrocknet, genau gewogen, und in einem 100-ml-Meßkolben mit 50 ml der mobilen Phase geschüttelt. Nachdem völlige Lsg. eingetreten ist, wird auf das Volumen aufgefüllt. Die Versuchs-Lsg. wird mit Hilfe von etwa 10 mg Substanz in analoger Weise hergestellt, wobei das Trocknen entfällt. Zur chromatographischen Untersuchung werden gleiche Volumina, die zwischen 4 und 20 µl liegen, unter den üblichen Bedingungen injiziert. Das Gerät ist so einzustellen, daß der durch die Standard-Lsg. hervorgerufene Peak etwa die Hälfte der vollen Skalenbreite ausmacht. Der Hochdruckflüssigkeitschromatograph ist bestückt mit einer 2-mm-(ID)-60- bis 100-cm-Säule, die mit sphärischem Kieselgel gefüllt ist. Der Apparat muß mit einem UV-Detektor ausgestattet sein, der bei 254 nm maximal anspricht. Es werden die Peakhöhen bei identischen Retentionszeiten für die Probe-Lsg. und die Standard-Lsg. notiert. Den Gehalt in mg an $C_{30}H_{41}FO_7$ in der Probe-Lsg. wird durch folgende Formel errechnet:

$$100\ C(H_U/H_S),$$

wobei C die Konzentration in mg pro ml an Standardsubstanz in der Standard-Lsg. und H_U bzw. H_S die Peakhöhen für die Probe- und Standard-Lsg. bedeuten.

Anwendung. Als entzündungshemmendes Glucocorticoid (s. auch II, 97 ff., 132).

Triamino-methyl-triphenyl-carbinol

4,4′,4″-Triamino-3-methyl-triphenyl-carbinol. S. Fuchsinum IV, 1061.

Triamino-triphenyl-carbinol

p,p′,p″-Triaminotriphenyl-carbinol-hydrochlorid. Parafuchsin. Pararosanilinhydrochlorid. Para Magenta.

$C_{19}H_{18}N_3Cl \cdot 4\,H_2O$ M.G. 395,90

Eigenschaften. Metallisch grün glänzende Kristalle, schwer löslich in kaltem W., leichter löslich in heißem W., leicht löslich in Alkohol. Die wäßrigen und alkoholischen Lösungen sind tief rot gefärbt. In Salzsäure und konz. Schwefelsäure löst sich die Substanz mit gelber Farbe.

Anwendung. In der Färberei heute kaum noch verwendet. Zur Herstellung von Schiffs Reagens.

Bemerkung. Vgl. Pararosaniline pamoate VIA, 461.

Triammoniumphosphat

Triammoniumphosphat. Ammonium phosphoricum tribasicum. Ammoniumphosphat, tertiär.

$(NH_4)_3PO_4 \cdot 3\,H_2O$ M.G. 203,15

Eigenschaften. Weißes, nach Ammoniak riechendes, kristallines Pulver. Leicht lösl. in W.
Aufbewahrung. Gut verschlossen.

Triampyzinum

Triampyzinum. Triampyzine. Triampyzin.

$C_9H_{15}N_3$ M.G. 165,23
2-Dimethylamino-3,5,6-trimethylpyrazin.

Anwendung. Als Therapeuticum mit sekretionshemmender Wirkung im Magen.

Triamterenum

Triamterenum 2. AB — DDR, Jap. 72. Triamterene BP 73, USP XIX, BPC 73. Triamteren.

$C_{12}H_{11}N_7$ M.G. 253,3
2,4,7-Triamino-6-phenyl-pteridin.

Gehalt. 2. AB — DDR: 98,5 bis 100,5% $C_{12}H_{11}N_7$, berechnet auf die bei 105° getrocknete Substanz. BP 73: Mindestens 98,5 und höchstens 101,0% $C_{12}H_{11}N_7$, berechnet auf die getrocknete Substanz. USP XIX: Mindestens 98,0 und höchstens 102,0% $C_{12}H_{11}N_7$, berechnet auf die getrocknete Substanz. Jap. 72: Mindestens 98,5% $C_{12}H_{11}N_7$, berechnet auf die getrocknete Substanz.

Eigenschaften. Gelbes Pulver von nicht wahrnehmbarem Geruch und zunächst nicht wahrnehmbarem, dann aber schwach bitterem Geschmack, fast unlöslich in W. und A., wenig löslich in Chloroform, löslich in Aceton.

Erkennung. 1. Lichtabsorption: 5,00 ml Prüf-Lsg. werden mit A. zu 100,00 ml aufgefüllt. Die Extinktion im Minimum liegt zwischen 0,045 und 0,070 bei 314 $\pm$ 2 nm. Die Extinktion im Maximum liegt zwischen 0,365 und 0,400 bei 369 $\pm$ 2 nm. Prüf-Lsg.: 0,0250 g Substanz werden in A. zu 250,0 ml gelöst (2. AB — DDR). Nach BP 73 wird die 0,0005%ige Lsg. in 10%iger Essigsäure in einer Schichtdicke von 2 cm und innerhalb des Bereiches von 230 bis 375 nm vermessen. Das Spektrum zeigt nur ein Maximum bei 360 nm. Die Extinktion beträgt hier etwa 0,84. 2. 5,0 ml Prüf-Lsg. zeigen im UV-Licht der Wellenlänge 366 nm eine hellblaue Fluoreszenz (2. AB — DDR, ähnlich USP XIX). 3. Zu 0,01 g Substanz fügt man 10 ml W., erhitzt, kühlt ab und filtriert. Das Filtrat zeigt eine purpurfarbene Fluoreszenz. Zu 2 ml des Filtrates gibt man 0,5 ml Salzsäure, wobei die Fluoreszenz verschwindet (Jap. 72). 4. Mit dem Filtrat von 3. wird die Prüfung auf aromatische primäre Amine durchgeführt (Jap. 72).

Prüfung. 1. Eisenion: Der Glührückstand der Substanz wird nach Zusatz von 2,00 ml 3 n Salzsäure im Wasserbad 3 Min. lang erhitzt. Die Lsg. wird unter Waschen des Tiegels mit 30,0 ml W. in einen 100-ml-Meßkolben übergeführt, mit 3 n Ammoniak-Lsg. auf einen pH-Wert im Bereich von 6 bis 7 eingestellt, nach dem Erkalten mit W. zu 100,00 ml aufgefüllt und ggf. filtriert. 10,0 ml der Lsg. dürfen bei der „Prüfung auf Eisenionen" (I, S. 259) keine stärkere Färbung als die Vgl.-Probe zeigen (höchstens 0,01% Fe) (2. AB — DDR). 2. Calciumion: 1,7 ml der Lsg. von 1. dürfen nach Zusatz von 8,3 ml W. bei der „Prüfung auf Calciumion" (I, S. 255) keine stärkere Trübung als die Vergleichs-Lsg. aufzeigen (höchstens 0,3% Ca^{2+}) (2. AB — DDR). 3. Chloridion: 0,05 g Substanz werden mit 9,0 ml W. versetzt. Die Mischung wird 2 Min. lang geschüttelt und filtriert. Das unter Waschen des Rückstandes mit W. 10,0 ml aufgefüllte Filtrat darf bei der „Prüfung auf Chloridion" (I, S. 257) keine stärkere Trübung als die nachstehend beschriebene Vergleichsprobe zeigen (höchstens 0,02% Cl^-). Vgl.-Probe: 0,0020 g Substanz werden mit 10,0 ml Chlorid-VL versetzt. Die Mischung wird 2 Min. geschüttelt und filtriert. Das Filtrat wird unter Waschen des Rückstandes mit W. zu 10,0 ml aufgefüllt und, wie unter „Prüfung auf Chloridionen" angegeben, behandelt (2. AB — DDR). 4. Benzylzyanid: 0,200 g Substanz werden mit 15,0 ml Ä. versetzt. Die Mischung wird 3 Min. lang geschüttelt und filtriert. Der Rückstand wird mit 10,0 ml Ä. gewaschen. Die beiden Filtrate werden in einem Wasserbad von 40 bis 50° eingedampft. Dieser Rückstand wird mit 1,0 ml A. gelöst und die Lsg. mit 5,00 ml der Mischung aus 15 ml Pikrinsäure-Lsg. und 5,0 ml 1 n Natronlauge versetzt. Nach dem Zusatz von 5,0 ml W. wird die Lsg. geschüttelt und anschließend 5 Min. lang stehengelassen. Danach darf die Lsg. keine stärkere orange Färbung als die nachstehend beschriebene Vergleichsprobe zeigen (höchstens 0,03% Benzylzyanid). Vgl.-Probe: 0,100 g Benzylzyanid wird in A. zu 100,00 ml gelöst. 5,00 ml der Lsg. werden mit A. zu 100,00 ml aufgefüllt. 1,20 ml dieser Lsg. werden mit 5,00 ml der Mischung aus 15,0 ml Pikrinsäure-Lsg. und 5,0 ml 1 n Natronlauge versetzt. Nach Zusatz von 5,0 ml W. wird die Lsg. geschüttelt und anschließend 5 Min. lang stehengelassen. (2. AB — DDR). 5. Schwermetalle: Höchstens 20 ppm (Jap. 72). 6. Glührückstand: 1,00 g Substanz werden verascht; es darf höchstens 0,35% Rückstand hinterbleiben (2. AB — DDR). Nach BP 73 wird eine Sulfatasche von 0,2 toleriert, Nach Jap. 61 sind es 0,1%. 6. Trocknungsverlust: Höchstens 0,5% (Jap. 72). Höchstens 1%, wenn die Substanz 2 Std. lang im Vakuum bei 105° getrocknet wird (USP XIX). Höchstens 0,5%, wenn 0,400 g Substanz, wie unter „Bestimmung des Trocknungsverlustes" angegeben, behandelt werden und bei 105° getrocknet werden (2. AB — DDR).

Gehaltsbestimmung. Die zitierten Pharmakopöen lassen jeweils eine Titration in wasserfreiem Milieu durchführen.
Vorschrift nach 2. AB — DDR: 0,2000 g Substanz werden in einem Erlenmeyerkolben mit aufgesetztem Silicagelrohr in 100,0 ml wasserfreier Essigsäure unter Erhitzen zum Sieden gelöst. Die Lsg. wird unverzüglich auf 20° abgekühlt und nach Zusatz von 2 Tropfen Kristallviolett-Lsg. mit 0,1 n Perchlorsäure bis zum Farbumschlag nach rein Blau titriert (Feinbürette). 1 ml 0,1 n Perchlorsäure entspricht 25,33 mg Triamteren. Der Gehalt wird auf die bei 105° getrocknete Substanz berechnet.

Aufbewahrung. Vorsichtig, höchstens 10 Jahre, in gut schließenden Gefäßen.

Anwendung. Als Natriureticum ohne Kaliumverlust.

Dosierung. Einzelmaximaldosis: Oral 0,1 g. Tagesmaximaldosis: Oral 0,25 g (2. AB — DDR).

Handelsformen. Dyrenium (Smith, Kline & French, USA), Dytac (Smith, Kline & French, England), Jatropur (Röhm & Haas, BRD), Teridin (Scharper, Italien), Triamterene (Smith, Kline & French, USA).

Trianthema

Trianthema monogyna L. (Trianthema portulacastrum L.). Aizoaceae — Aizooideae. Pathavi.

Heimisch in Indien, auf Ceylon, in Westindien und Südamerika, auf Sand- und Salzböden.

Ein zartes, etwas fleischiges Kraut mit stark verzweigtem, oft abgewickeltem, glattem oder flaumig behaartem Stengel. Blätter eiförmig, Blüten einzeln in einer becherförmigen Verbreiterung des Blütenstiels. Kelchblätter eiförmig, spitz. In der Blüte 10 bis 20 Staubblätter, ein verkürzter Fruchtknoten mit einem Griffel. Die kleine Kapsel fast verborgen in dem aus dem Blütenstiel gebildeten Becher, an ihrem etwas konkaven Deckel 2 abspreizende Zähne mit mindestens einem Samen, im unteren Teil 3 bis 5 Samen. Diese sind schwarz, matt, nierenförmig, stachelig.

Trianthema Ind. P. 55. Punarnava Ind. P. C. 53.

Nach Ind. P. 55 die frische oder getrocknete Pflanze, nach Ind. P. C. 53 die Blätter der weißblühenden Art. Ind. P. C. 53 läßt als zweite Stammpflanze noch Boerhaavia diffusa L. (B. repens L.), Nyctaginaceae, zu (s. d.).

Bemerkung. Bei Punarnava Ind. P. 66 ist als Stammpflanze nur Boerhaavia diffusa L. zugelassen.

Beschreibung. Die etwas fleischigen, schräg gegenständigen Blätter sind ungleich groß. Das im Paar oben stehende, größere Blatt ist 18 bis 27 mm lang, 18 bis 31 mm breit, das untere 9 bis 12 mm lang und 6 bis 18 mm breit, breit eiförmig und an der Spitze oft zugespitzt mit keilförmigem Blattgrund, unbehaart. Die 6 bis 12 mm langen Blattstiele sind am Grunde stark verbreitert, häutig und sind vor allem bei den kleineren Blättern als dreieckige Taschen ausgebildet.

Mikroskopisches Bild. Die Epidermiszellen der isobilateralen Blätter auf beiden Seiten fünf- bis sechseckig mit leicht gewellten Zellwänden. Spaltöffnungen auf beiden Seiten in etwa gleicher Anzahl. Am Blattrand eine Reihe kurzer konischer Papillen. Haare fehlen. Das Schwammparenchym unter der Epidermis; Palisadenzellen mit Plastiden stehen rund um die Zentralzellen, welche die Blattnerven umgeben. Zahlreiche Cystolithen, Raphiden fehlen.

Inhaltsstoffe. 0,07% Trianthemin (Alkaloid) $C_{32}H_{46}N_2O_6$, Fp. 125 bis 127°, nach Ind. P. C. 53 Punarnavin zu 0,01% (bezogen auf die getrocknete Droge) und Saponin.

Prüfung. Fremde organische Beimengungen max. 2%, Ind. P. C. 53.

Wirkung. Diuretisch. Blätter und Stengel sollen beim Vieh Diarrhö und Lähmungen hervorrufen.

Anwendung. In der indischen Heilkunde als Diureticum (meist in Form des Fluidextraktes), bei Oedemen und Wassersucht, Herzkrankheiten, Anämie und als Tonicum.

Trianthema pentandrum L.

Heimisch in Südasien.

Anwendung. Das Kraut bei Kopfschmerzen, äußerlich bei Ausschlägen.

Triaziquonum

Triaziquonum. Triaziquone. Triaziquon.

$C_{12}H_{13}N_3O_2$ M.G. 231,25

2,3,5-Tris-(1-aziridinyl)-1,4-benzochinon.

Bemerkung: Vgl. II, 754.

Anwendung. Als Zytostaticum.

Handelsformen. Oncoredox. Trenimon.

Tribenosidum

Tribenosidum. Tribenoside. Tibenosid.

1-O-Äthyl-3,5,6-tri-O-benzyl-D-glucofuranosid.

$C_{29}H_{31}O_6$ M.G. 478,56

Anwendung. Bei venösen Zirkulationsstörungen und varikösen Beschwerden.

Dosierung: 0,4 g 2 mal tägl.

Handelsform. Glyvenol (Ciba).

Tribenzylamin

Tribenzylamin.

$C_{21}H_{21}N$ M.G. 287,39

Eigenschaften. Farblose, monoklin-prismatische Kristalle, sehr wenig lösl. in W., leicht lösl. in heißem A. und Ä., lösl. in Methylenchlorid und Chlf. Fp. = 92 bis 93°. Kp. $\sim$ 380° u. Zers.

Anwendung. Zur Trennung von Niob und Tantal.

Tribrommethan

Tribrommethan. S. Bromoformium II, 1202.

Tribromoethanolum

Tribromoethanolum PI.Ed. II. Tribromaethanolum Nord. 63. Tribromäthylalkohol. Tribromäthanol. Tribromoethanol.

$$\begin{array}{l} Br\!\diagdown \\ Br\!-\!C\!-\!CH_2OH \\ Br\!\diagup \end{array}$$

$C_2H_3OBr_3$ M.G. 282,77

2,2,2-Tribrom-äthanol.

Gehalt. PI.Ed. II: 99,0% $C_2H_3OBr_3$. Nord. 63: 99,5% $C_2H_3OB_3$.

Eigenschaften. Weißes, kristallines Pulver von schwach aromatischem Geruch und Geschmack. Die Substanz zersetzt sich durch Luft- und Lichteinwirkung. Wenig löslich in W., löslich in A., Ä. und Benzol, leicht löslich in Chloroform, sehr leicht löslich in tert. Amylalkohol. Fp. = 78 bis 82°; 79 bis 82° (PI.Ed. II), 78 bis 81° (Nord. 63). In wäßriger Lsg. zerfällt die Substanz leicht unter Bildung von Dibromacetaldehyd und Bromwasserstoff. Die Substanz ist mit Wasserdämpfen flüchtig.

Erkennung. 1. 10 ml der 2%igen wäßrigen Lsg. werden mit 1 ml Natronlauge 10 Min. lang erhitzt und mit 2 ml verdünnter Salpetersäure angesäuert. Diese Lsg. gibt die charakteristischen Bromidreaktionen (PI.Ed. II). 2. 0,10 g Substanz werden zusammen mit 0,10 g Dinitrobenzoylchlorid in 3 ml Pyridin gelöst. Nach Zusatz von 10 ml W. kristallisiert Tribromethyl-3,5-dinitrobenzoat aus, das mit W. gewaschen und bei 105° getrocknet wird. Der Schmelzpunkt der so erhaltenen Substanz liegt zwischen 164 und 168° (Nord. 63).

Prüfung. 1. Saure und alkalische Verunreinigungen: Zu 10 ml der 2%igen Substanz-Lsg., die bei 35° zubereitet wurde, werden sofort 5 Tropfen Methylrot-Lsg. gegeben, wobei sich eine orangene Färbung einstellen muß (pH-Wert nicht unter 5) (PI.Ed. II, ähnlich Nord.63). 2. Halogenionen: Zu 10 ml der 2%igen Lsg., die bei 35° bereitet und rasch abgekühlt wurde, gibt man einige Tropfen Silbernitrat-Lsg. Eine Opaleszenz darf nicht sofort auftreten (PI.Ed. II, ähnlich Nord. 63). 3. Aldehyde: Zu 5 ml der 2%igen bei 35° bereiteten Lsg. gibt man 1 ml Phenylhydrazin-acetat. Dabei darf sich kein Niederschlag innerhalb von 30 Min. bilden (PI.Ed. II, ähnlich Nord. 63). 4. Verbrennungsrückstand: Höchstens 0,1% (PI.Ed. II und Nord. 63).

Gehaltsbestimmung. Beide Pharmakopöen enthalten argentometrische Bestimmungen. Vorschrift nach PI.Ed. II: Etwa 0,3 g Substanz werden genau gewogen, in 10 ml Natronlauge gelöst und mit 10 ml W. versetzt. Man erhitzt 2 Std. lang unter Rückfluß, kühlt ab, versetzt mit 20 ml verdünnter Salpetersäure und fügt 50 ml 0,1 n Silbernitrat-Lsg. hinzu. Die Rücktitration erfolgt mit 0,1 n Ammoniumthiocyanat-Lsg. unter Verwendung von Eisen(III)-ammoniumsulfat-Lsg. als Indikator. 1 ml 0,1 n-Silbernitrat-Lsg. entspricht 94,26 mg $C_2H_3OBr_3$.

Aufbewahrung. Gut verschlossen, vor Licht und Luft geschützt.

Dosierung. Rektal 60 mg pro kg Körpergewicht.

Anwendung. Als Hypnoticum und Sedativum. Die Substanz wurde früher rektal als Basisnarcoticum sowie zur Behandlung von Krampfzuständen, besonders bei Tetanus, verwandt.
Veterinärmedizinisch: Als rektales Narcoticum, besonders bei Hunden und Katzen.

Tribromphenol

Tribromphenol. 2,4,6-Tribromphenol. Phenolum tribromatum. Bromol.

$C_6H_3Br_3O$ M.G. 330,83

Eigenschaften. Farblose, prismatische Kristalle, praktisch unlösl. in W., leicht lösl. in A., Aceton und Ä., lösl. in Chlf. und Glycerin. D = 2,55. Fp. = 96°. Kp. = 244°. Die Substanz ist sublimierbar.

Aufbewahrung. Gut verschlossen, vor Licht geschützt.

Anwendung. Früher innerlich als Darmantisepticum und äußerlich zur Wundbehandlung.

Tribromsalanum

Tribromsalanum. Tribromsalane. Tribromsalan.

$C_{13}H_8O_2Br_3N$ M.G. 449,95

3,4′,5-Tribrom-salicylanilid

Anwendung. Als Germicid.

Handelsformen. Diaphene, Temasept IV, Trisanyl, Tuasol 100.

Tribulus

Tribulus terrestris L. Zygophyllaceae. Gewöhnlicher Burzeldorn. Puncture vine. Caltrop.

Heimisch im Mittelmeergebiet, Zentralasien und im tropischen Afrika, auf selenhaltigen Böden.

Ein liegendes, behaartes Kraut mit 0,33 bis 0,66 m langen Zweigen. Blätter gegenständig, 5 bis 7,5 cm lang, oft in ungleichen Paaren. Fiederblättchen in 4 bis 7 Paaren, länglich, mit schrägem Blattgrund, stachelspitzig, 0,8 bis 1,2 cm lang. Blüten einzeln in den Achseln oder gegenüber den Blättern stehend, blaßgelb, 0,8 bis 1,5 cm im Durchmesser, auf 1 bis 1,2 cm langen Blütenstielen.

Inhaltsstoffe. Nach Ansäuern die Sapogenine Diosgenin, Gitogenin und Chlorogenin [GHEORGHIU et al.: Chem. Abstr. *71*, 36365 (1969)]. HSU et al. [Chem. Abstr. *70*, 65211 (1969)] fanden im Blatt 3 und in der Wurzel 2 Saponine. Nach BHUTANI et al. [Phytochem. *8*, 299 (1969)] die Sapogenine Ruscogenin, 25-D-Spirosta-3,5-dien, die Flavonoide Kämpferol, -3-glucosid, -3-rutinosid und -3-β-D(6″p-cumaroyl)glucosid (= Tribulosid) $C_{30}H_{26}O_{13}$, Fp. 224 bis 226°, Rutin, Astragalin, im jungen Blatt Vitamin C, Nitrate, 0,4% Oxalat, Gerbstoffe; BORKOWSKI et al. [Chem. Abstr. *55*, 25159 (1961)] wiesen chromatographisch Alkaloide nach, darunter vermutlich Harman (Kraut) und Harmin (Samen). Nach TOMOWA et al. [Planta med. (Stuttg.) *25*, 231 (1974)] ferner Desoxydiosgenin, Gracillin (Diosgenindigluco-rhamnosid), Dioscin (Diosgenin-dirhamnoglucosid), Terrestrosid F (Tigogenin-3-digluco-rhamnosid).

Die Chromatographie der Harmanalkaloide erfolgt auf Silicagel mit 12% Gips mit dem Laufmittel Butanol, Methyläthylketon und Chlf.—M. 4:1.

Wirkung. Die Pflanze ruft beim Vieh hepatogene Photosensibilität hervor.

Anwendung. Sie kann als Ausgangsmaterial von zur Hormonsynthese geeigneten Sapo-geninen dienen. In Westafrika das Blatt als Nahrungsmittel, als Tonicum, Adstringens, Galactagogum, Diureticum und bei Entzündungen der Schleimhäute.

Fructus Tribuli. Calthrop. Caltrap.
Tribulus fructus Ind. P. C. 53.

Frucht kugelig, aus 5 meist behaarten, oft stacheligen, verholzten Teilen bestehend, von denen jede 2 sehr scharfe steife und 2 kürzere Stacheln besitzt. In jedem Abteil etliche Samen, durch Querwände abgeteilt.

Inhaltsstoffe. Spuren eines Alkaloids, ein fettes Öl mit 57% Linol-, 27% Öl- und 16% Palmitin- und Stearinsäure, geringe Mengen äth. Öl, Harz, Nitrate.

Prüfung. Fremde org. Bestandteile max. 2%.

Anwendung. Als Diureticum, Tonicum, Aphrodisiacum, bei Miktionsstörungen, Nieren-steinen.

Tribulus lanuginosus L. Wolliger Burzeldorn.
Heimisch in Vorderindien, Belutschistan.

Die ganze Frucht besteht aus 5 Teilfrüchten, die auf der Außenseite warzig sind und jede 2 starke Dornen trägt, die sich mit den Dornen der daneben befindlichen Teilfrucht am äußeren Ende kreuzen. Jede Teilfrucht mit 3 bis 5 einsamigen, übereinanderliegenden Fächern. Die Samen ohne Nährgewebe. Die Fruchtwand setzt sich vorwiegend aus sehr stark verdickten Steinzellen zusammen.

Anwendung. Die Früchte (Fructus Tribuli lanuginosi, Erdstachelnuß, Nerinjifrucht) als Diureticum, Laxans und Febrifugum, bei Geschlechtsleiden.

Tribulus alatus DEL. (T. longipetalis VIV.).
Heimisch in Indien und Afrika.

Ein ausdauerndes Kraut mit niederliegendem Stengel, ausgebreiteten Zweigen, die etwa 1 m² bedecken, mit gegenständigen, paarig gefiederten, zottig behaarten Blättern mit be-wimpertem Rand. Blüten zitronengelb, in Trugdolden, Frucht behaart, eng geflügelt, die Flügel mit einigen dreieckigen, stacheligen Zähnen. Sie zerfällt in 4 oder 5 nicht aufspringende, pyramidenförmige, zwei- bis dreisamige Stücke. Samen gelblich braun, spindelförmig. Ge-schmack des Krautes salzig, bitter, der Frucht unangenehm, ölig und bitter.

Inhaltsstoffe. In der Frucht 3 bis 5% eines nicht trocknenden fetten Öles mit Stearin-, Palmitin-, Myristin-, Arachin-, Behen- und Laurinsäure, sowie 27% Öl-, 57% Linol- und Kinolensäure [SABER et al.: Bull. Fac. Pharm. Cairo *5*, 147 (1966)]. Im frischen Saft anorgan. Nitrite, Glucoside, Alkaloide, Saponine [MAHRAN und SABER: Bull. Fac. Pharm. Cairo *7*, 173 (1968)].

Anwendung. Wie Tr. terrestris.
Die Pflanze ruft ebenfalls Photosensibilität hervor.

Tributylphosphat

Tributylphosphat. Phosphorsäure-tri-n-butylester.

$$H_3C-CH_2-CH_2-CH_2-O$$
$$H_3C-CH_2-CH_2-CH_2-O-P=O$$
$$H_3C-CH_2-CH_2-CH_2-O$$

$C_{12}H_{27}O_4P$ M.G. 266,32

Eigenschaften. Farb- und geruchlose Fl., schwer lösl. in W., mischbar mit den gebräuchl. org. Lsgm. $D_4^{25} = 0{,}9729$. Fp. $= < -80°$. $Kp._{27} = 177$ bis $178°$. $n_D^{25} = 1{,}4215$.

Anwendung. Als Weichmacher, Lsgm. und Antischaummittel.

Tributyrin

Tributyrin. Glycerintributtersäureester.

$$
\begin{array}{l}
CH_2\!-\!O\!-\!\underset{\displaystyle O}{\overset{\displaystyle \|}{C}}\!-\!CH_2\!-\!CH_2\!-\!CH_3 \\[2ex]
CH\!-\!O\!-\!\underset{\displaystyle O}{\overset{\displaystyle \|}{C}}\!-\!CH_2\!-\!CH_2\!-\!CH_3 \\[2ex]
CH_2\!-\!O\!-\!\underset{\displaystyle O}{\overset{\displaystyle \|}{C}}\!-\!CH_2\!-\!CH_2\!-\!CH_3
\end{array}
$$

$C_{15}H_{26}O_6$ M.G. 302,36

Eigenschaften. Klare, farblose, ölige Fl., von bitterem Geschmack, praktisch unlösl. in W., sehr leicht lösl. in A. und Ä. $D_4^{20} = 1{,}035$. Kp. $= 315°$. $n_D^{20} = 1{,}4359$.

Anwendung. Als Reag. auf Frauenmilch (Davidsohn's Reagens).

Trichilia

Trichilia emetica VAHL. (T. umbrifera SWYNNERTON u. BAK., T. roka CHIOV., Mafureia oleifera BERTOL.). Meliaceae — Melisideae — Trichileae.

Heimisch im tropischen Afrika (Sambesien, Moçambique, Madagaskar, Réunion) und Saudiarabien.

Ein immergrüner Baum von 8 bis 20 m Höhe, mit großer, schirmförmiger Krone; Rinde dunkelgrau bis braun, rauh oder glatt, die Blätter dunkelgrün, glänzend, unpaarig gefiedert, Rhachis bis 28 cm lang, Blättchen 15×5 cm, elliptisch, Spitze fast immer abgerundet, Oberfläche olivgrün, Unterseite dicht mit kurzen, gewellten Haaren bedeckt. Blüten schwach grün bis gelb, duftend in blattachselständigen Trugdolden. Frucht eine Kapsel, 1,8 bis 2,5 cm, rundlich, mit langem (bis 1 cm) Stiel, Oberfläche quer gefurcht, rötlichgelb filzig, an 3 Nähten aufspringend. Samen schwarz, fast ganz vom roten Samenmantel bedeckt.

Inhaltsstoffe: In den Kernen 64%, den Samen 60% Fett mit 55% Öl-, 45% Palmitin- und 1% Linolensäure; in der Rinde 11 bis 27% Gerbstoffe.

Wirkung. Die Samen wirken emetisch und abführend.

Anwendung. Ein Infus der Rinde oder Blätter bei Lumbago, Hämorrhoiden, bei Magenbeschwerden, Dysenterie, als Purgans. Das Samenfett (Mafuratalg) in der Kosmetik, in der Seifen- und Kerzenindustrie, bei Rheuma. Ein Speiseöl wird vom Fruchtfleisch gewonnen. Das Holz als Ersatz für Mahagoni.

Trichilia subcordata GÜRKE.

Heimisch im Küstengebiet von Ostafrika.

Inhaltsstoffe. In den Samen Fett mit Palmitin-, Stearin- und Ölsäure.

Anwendung. Liefert das Mafureirafett für Seifen- und Kerzenfabrikation.

Trichilia catigua A. JUSS.

Heimisch in Brasilien, Paraguay.

Trichilia hieronymi GRISEB.

Heimisch in Paraguay, Argentinien.

Anwendung: Die Rinde beider Arten als Gerbmaterial.

16*

Trichloracetaldehyd

Trichloracetaldehyd.

C_2HOCl_3 M.G. 147,40

2,2,2-Trichlor-äthanal-(1).

Eigenschaften. Farblose, ätzende, stechend riechende Fl., mischbar mit W., und A. unter Bildung von Chloralhydrat bzw. Chloralalkoholat. $D_4^{20} = 1,512$. Fp. $= -57,5°$ Kp. $= 98°$. $n_D^{20} = 1,4557$.

Anwendung. Zur Herstellung von Chloralhydrat, Chloralalkoholat, Chloralformamid, Chloralose, Trichlorisopropanol; früher zur Synthese von DDT.

Aufbewahrung. Gut verschlossen.

Trichloracetaldehyd-monohydrat. S. Chloralum hydratum II, 233.

Trichloracetonitril

Trichloracetonitril.

C_2Cl_3N M.G. 144,40

Eigenschaften. Farblose, stechend riechende Fl., praktisch unlösl. in W., lösl. in A., Ä. und KW. Fp. $= -42°$. Kp. $= 85°$. $D_4^{25} = 1,44$. Giftig!

Aufbewahrung. Gut verschlossen.

Anwendung. Als Insektizid in Form von Räuchermitteln in Silos und Gewächshäusern.

Trichloräthan

1,1,1-Trichloräthan. Methylchloroform.

$C_2H_3Cl_3$ M.G. 133,42

Eigenschaften. Farblose Fl., praktisch unlösl. in W., lösl. in Aceton, Bzl., M., A., Tetrachlorkohlenstoff und Ä. $D_4^{20} = 1,3492$. Kp. $= 74,1°$. $n_D^{20} = 1,4384$.

1,1,2-Trichloräthan. Vinyltrichlorid.

$C_2H_3Cl_3$ M.G. 133,42

Eigenschaften. Farblose, angenehm riechende Fl., schwer lösl. in W., mischbar mit A., Ä. und den meisten org. Lsgm. $D_4^{20} = 1,4416$. Kp. $= 113,7°$. $n_D^{20} = 1,4710$.

Anwendung. Als Lsgm. für Celluloseacetat, Öle, Fette, Wachse, Gummi und Kautschuk.

Trichloraethylenum

Trichloraethylenum ÖAB 9, Ned. 6. Trichloroethylenum Jap. 72, PI.Ed. II. Trichloroethylene BP 73, BPC 73, NF XIV. Trichloraethylenium ad narcosin Nord. 63. Trichloräthylen. Trichloräthen.

$$Cl_2C=CHCl$$

C_2HCl_3 M.G. 131,40

1,1,2-Trichloräthen.

Bemerkung: Vgl. II, 1200.

Bemerkung. Die Substanz kann zur Stabilisierung bis zu 0,01% Thymol enthalten (ÖAB 9, PI.Ed. II, BP 73). Zwischen 0,008 und 0,012% Thymol (NF XIV); eine kleine Menge Thymol (Jap. 72). Nach Ned. 6 kann die Substanz bis zu 1,0% Äthanol als Stabilisierungsmittel enthalten. Nach PI.Ed. II, BP 73 und NF XIV kann die Substanz eine geringe Menge eines geeigneten blauen Farbstoffs enthalten; nach PI.Ed. II 0,001%.

Eigenschaften: Klare, farblose, nicht brennbare, flüchtige Flüssigkeit von charakteristischem Geruch und süßlich-brennendem Geschmack. Praktisch unlöslich in W., in jedem Verhältnis mischbar mit A., Ä., Chloroform, Petroläther, fetten Ölen und den meisten organischen Lösungsmitteln. Siedeintervall: 85 bis 87° (ÖAB 9); 86 bis 88° (NF XIV, BP 73, PI.Ed. II). Dichte: ϱ = 1,463 bis 1,469 (ÖAB 9); 1,458 bis 1,463 (NF XIV); 1,460 bis 1,466 (BP 73). Brechungsindex: n_D^{20} = 1,477 bis 1,479 (ÖAB 9).

Erkennung. 1. Läßt man 5 ml Substanz in einem Mischzylinder mit 5 ml Bromwasser unter häufigem Umschütteln im hellen Tageslicht stehen, so tritt im Verlauf von 1 bis 2 Std. Entfärbung ein und in der Trichloraethylenschicht entsteht eine weißliche Trübung (ÖAB 9, ähnlich BP 73, Ned. 6, PI.Ed. II u. a.). Diese Reaktion kann auch benutzt werden, um die Substanz von Chloroform und Tetrachlorkohlenstoff zu unterscheiden.

Prüfung. 1. Wasserfreie Säure, Phosgen: In 2 gleich dimensionierte, 50 ml fassende Mischzylinder bringt man je 10 ml W. und je 2 Tropfen Phenolphthalein-Lsg. und fügt hierauf tropfenweise 0,01 n Natronlauge hinzu, bis in beiden Mischzylindern nach kräftigem Umschütteln eine rosa Färbung von gleicher Intensität bestehen bleibt. In einen der beiden Mischzylinder bringt man sodann 20 ml Substanz und fügt nach kräftigem Umschütteln tropfenweise 0,01 n Natronlauge hinzu, bis eine rosa Färbung von der ursprünglichen Intensität wieder erreicht ist und 15 Min. bestehen bleibt. Es dürfen hierzu nicht mehr als 0,20 ml 0,01 n Natronlauge verbraucht werden (ÖAB 9, ähnlich NF XIV, Jap. 72, BP 73 u. a.). 2. Chlorid: In einer Mischung von 6 ml der bei der vorhergehenden Prüfung erhaltenen wäßrigen Lsg. und 4 ml A. darf Chlorid nicht nachweisbar sein (ÖAB 9, ähnlich Jap. 72, BP 73, PI.Ed. II und NF XIV). 3. Chlor: Schüttelt man 5 ml Substanz mit einer Lsg. von 0,1 g Kaliumjodid in 2 ml W., die man mit 1 Tropfen konz. Essigsäure und 10 Tropfen Stärke-Lsg. versetzt hat, so darf weder die wäßrige Schicht noch die Trichloraethylenschicht gefärbt werden (ÖAB 9, ähnlich Jap. 72, BP 73). 4. Acetylen: Versetzt man in einem Mischzylinder 5 ml Substanz mit 1 ml einer Mischung von 0,7 ml Kupferacetat-Lsg., 0,5 ml konz. Ammoniak und 4 ml W., fügt hierauf 5 ml A. und 0,1 g Hydroxylaminhydrochlorid hinzu, schüttelt um und läßt 15 Min. lang im Dunkeln stehen, so darf sich die Mischung nicht orange-rot färben (ÖAB 9, ähnlich BP 73, Jap. 72); nach PI.Ed. II und NF XIV werden zum Nachweis des Azetylens 5 ml Substanz mit 1 ml verdünnter Ammoniak-Lsg. und 1 ml Silbernitrat-Lsg. geschüttelt, wobei beide Schichten keine Trübung innerhalb 10 Min. aufweisen dürfen. 5. Thymolgehalt: 1,0 ml Substanz wird mit 8 ml Methylalkohol gelöst; die Lsg. versetzt man mit 1 ml Sulfanilsäure-Lsg. und 0,5 ml Natriumnitrit-Lsg., schüttelt kräftig durch und füllt hierauf 0,5 ml verdünnter Natronlauge hinzu. Nach 5 Min. darf die Lsg. nicht stärker gefärbt sein als eine Mischung von 1 ml Kaliumdichromat-Lsg. und 10 ml W. (ÖAB 9). BP 73 und PI.Ed. II enthalten identische visuell-kolorimetrische Thymolbestimmungen, während in NF XIV ebenfalls eine kolorimetrische, doch wesentlich umständlichere Bestimmung beschrieben ist.

Vorschrift nach PI.Ed. II: In einen trockenen 25-ml-Zylinder mit Glasstopfen gibt man 0,5 ml Substanz. In einen zweiten Zylinder gleicher Art gibt man 0,5 ml der folgenden Lsg.: 10,0 ml einer 0,175%igen Lsg. von Thymol in Tetrachlorkohlenstoff werden mit Tetrachlorkohlenstoff zu 100 ml aufgefüllt. In einen dritten Zylinder gleicher Art gibt man 0,5 ml der folgenden Lsg.: 10,0 ml einer 0,175%igen Lsg. von Thymol in Tetrachlorkohlenstoff, werden mit Tetrachlorkohlenstoff zu 150 ml aufgefüllt. In jeden der drei Zylinder fügt man nun 5 ml Tetrachlorkohlenstoff und 5,0 ml Titandioxyd-Lsg. zu, schüttelt 20 Sek. lang kräftig durch und läßt solange stehen, bis sich die Schichten getrennt haben. Die Intensität der gelb-braunen Färbung der unteren Schicht im ersten Zylinder muß zwischen den Färbungen der unteren Schichten in den beiden anderen Zylindern liegen (0,008 bis 0,012% Thymol). 6. Verdampfungsrückstand: Höchstens 0,1% (ÖAB 9); nach PI.Ed. II werden 50 ml Substanz im Vakuum bei einer Temperatur von 105° bis zur Gewichtskonstanz getrocknet. Es dürfen höchstens 0,001 g Rückstand hinterbleiben und sofern dieser farbig ist, nicht mehr als 0,0015 g (ähnlich BP 73 und NF XIV).

Aufbewahrung. In dicht schließenden Gefäßen, vor Licht geschützt, an einem kühlen Ort.

Anwendung. Als Inhalationsanalgetikum bei kurz dauernden **chirurgischen** Eingriffen. Zur Bekämpfung der Wehenschmerzen bei der Geburt, ferner bei **Trigeminusneuralgie** und **Migräne**. Zur Entfernung von fetten Salben und Pflastern. Veterinärmedizinisch: Als Inhalationsanalgetikum für Hunde. Technisch: Zur Reinigung von Kleidungsstücken und Pelzen, als Lösungs- und Extraktionsmittel für fette Öle, Wachse, Harze, Kautschuk. Anstelle von Xylol in der mikroskopischen Technik.

Warnung. 1. Wiederholter Gebrauch der Substanz kann zu Leberschäden führen. 2. Die Substanz darf in geschlossenen Systemen nicht in Berührung mit alkalischen Lsg. kommen, da die Gefahr besteht, daß sich Phosgen oder andere toxische Umsetzungsprodukte bilden.

Trichlorbutanolum

Trichlorbutanolum ÖAB 9. Trichlor-tertiär-butylalkohol. Alcohol trichlorbutylicus. Chlorobutanol. Acetonchloroform. Chlorbutol. Chlorobutanolum.

$C_4H_7OCl_3 \cdot {}^1\!/_2 H_2O$ M.G. 186,48

1,1-Dimethyl-2,2,2-trichloräthanol.
1,1,1-Trichlor-2-methyl-propanol-(2).

Bemerkung: Vgl. II, 1172.

Gehalt. Mindestens 97,5 und höchstens 101,5% des theoretischen Wertes.

Eigenschaften. Farblose Kristalle oder weißes, kristallines Pulver von kampferähnlichem Geruch und Geschmack, schwer löslich in W., leicht löslich in A., in Aceton, Ä., Chloroform, Glycerin, flüssigem Paraffin und Olivenöl. Die Substanz sublimiert leicht und ist mit Wasserdämpfen flüchtig. Schmelzintervall in Kapillarröhren, ohne vorheriges Trocknen im Exsikkator: 76 bis 79°. Schmelzintervall unter dem Mikroskop: 98 bis 100°. Eutektische Temperatur der Mischung mit Benzil: 35°. Lichtbrechungsvermögen dieser Schmelze: $n_D = 1,4339$, bei 126°.

Erkennung. 1. Erwärmt man etwa 50 mg Substanz mit 3 ml verdünnter Natronlauge und einigen Tropfen Jod-Lsg., so entsteht ein gelber Niederschlag, und es tritt ein intensiver Geruch nach Jodoform auf. 2. Erwärmt man einige mg Substanz mit 1 Tropfen Anilin und 1 ml verdünnter Natronlauge, so tritt der charakteristische, widerliche Isonitrilgeruch auf.

Prüfung. 1. Aussehen der Lsg.: Eine Lsg. von 1 Teil Substanz in 2 Vol.-T. A. muß klar und farblos sein. 2. Freie Säure: 1 ml der alkoholischen Lsg. (1 + 2) wird mit 19 ml W. versetzt und nach kräftigem Umschütteln filtriert. 5 ml des Filtrates müssen sich auf Zusatz von 2 Tropfen Bromthymolblau-Lsg. gelb oder grün und bei darauffolgendem Zusatz von 1 Tropfen 0,01 n Natronlauge blau färben. 3. Chlorid: In einer Mischung von 1 ml der alkoholischen Lsg. (1 + 2) und 10 ml A. darf Chlorid nicht nachweisbar sein. Bei der Prüfung ist keine Salpetersäure zuzusetzen. 4. Schwermetalle: In dem für die Prüfung auf freie Säure bereiteten Filtrat dürfen Schwermetalle in unzulässiger Menge nicht nachweisbar sein. 5. Verdampfungsrückstand: Höchstens 0,1%.

Gehaltsbestimmung. 0,1200 g Substanz werden in einem 100 ml fassenden Meßkolben in 20 ml A. gelöst. Nach Zusatz von 10 ml verdünnter Natronlauge erwärmt man 5 Min. lang im Wasserbad, fügt nach dem Abkühlen 20 ml verdünnte Salpetersäure und 25,00 ml 0,1 N Silbernitrat-Lsg. hinzu und füllt mit W. bis zur Marke auf. Man schüttelt kräftig um, bis sich der Niederschlag zusammengeballt hat, filtriert durch ein trockenes Filter und verwirft die ersten 20 ml des Filtrates. In 50,00 ml des Filtrates wird nach Zusatz von 5 ml Eisen(III)-ammoniumsulfat-Lsg. das überschüssige Silbernitrat mit 0,1 n Ammonium-thiocyanat-Lsg. zurücktitriert (Mikrobürette). Für die angegebene Einwaage muß sich ein Verbrauch an 0,1 n Silbernitrat-Lsg. von 18,83 bis 19,60 ml ergeben, entsprechend 97,5 bis 101,5% des theoretischen Wertes. 1 ml 0,1 n Silbernitrat-Lsg. entspricht 6,216 mg $C_4H_7OCl_3 \cdot {}^1/_2H_2O$. 1 g Trichlor-tertiär-butylalkohol entspricht 160,9 ml 0,1 n Silbernitrat-Lsg.

Aufbewahrung. Vor Licht geschützt in dicht schließenden Gefäßen.

Dosierung. Gebräuchliche Einzeldosis 0,3 bis 1,0 g. Einzelmaximaldosis 1,2 g. Tages-maximaldosis 3,0 g.

Anwendung. Als Hypnoticum, Sedativum, Antispasmodicum, Antisepticum und lokales Anaestheticum. Innerlich wird die Substanz gebraucht bei Magenschmerzen, Erbrechen, See- und Eisenbahnkrankheit. Äußerlich als 10%iges Streupulver oder Salbe bei schmerzhaften Wunden und Verbrennungen.

Bei Rhinitis, Bronchitis und Halsschmerzen zur Inhalation.

Als Analgeticum bei der Zahnbehandlung.

Veterinärmedizinisch: Als Hypnoticum bei Hunden; äußerlich als anaesthesierendes und antiseptisches Mittel in Form von Streupulvern oder Salben.

Technisch: Als Konservierungsmittel für Injektions-Lsg. und als Insektizid. (s. auch II, 1173 u. VII B, 289 ff.).

Trichlorbutyraldehyd

Trichlorbutyraldehyd-hydrat. Butyrchloralhydrat. Butylchloralhydrat.

$C_4H_7O_2Cl_3$ M.G. 193,47

2,2,3-Trichlor-butan-diol-(1,1).

Eigenschaften. Weiße, dünne Blättchen von bitterem, brennendem Geschmack und eigenartig süßlichem Geruch, lösl. in W., A., Ä., Bzl., Glycerin und heißem Chlf. Fp. = 78°.

Anwendung. Früher bei Trigeminusneuralgie, tabischen Schmerzen, stenokardischen Anfällen und Krampfhusten.

Trichloressigsäure

Trichloressigsäure DAB 7 — BRD. Acidum trichloraceticum. Trichloracetic Acid BP 73, BPC 73, USP XIX.

$C_2HO_2Cl_3$ M.G. 163,4

Bemerkung: Vgl. II, 865, 907.

Gehalt. DAB 7 — BRD und BP 73: Mindestens 98,0% $C_2HO_2Cl_3$; USP XIX: Mindestens 99,0% und höchstens 100,5% $C_2HO_2Cl_3$, berechnet auf die getrocknete Substanz.

Eigenschaften. Farblose Kristalle oder kristalline Stücke, leicht zerfließlich, ätzend, von schwach stechendem Geruch, sehr leicht löslich in W., leicht lösl. in A., Äther und Chloroform. Schmelztemperatur: 55 bis 61°. Die Bestimmung erfolgt im Schmelzpunktsröhrchen mit der 24 Std. lang getrockneten Substanz (DAB 7 — BRD, BP 73).

Erkennung. 1. 5,0 ml Prüf-Lsg. geben beim Erhitzen mit 2,0 ml 3 n Kalilauge den Geruch von Chloroform; auf Zusatz von 0,05 ml Anilin entsteht der Geruch von Phenylisonitril. Prüf-Lsg.: 2,00 g Substanz werden zu 20,0 ml gelöst (DAB 7 — BRD, ähnlich USP XIX). 2. Wenn die Substanz mit Natronlauge erhitzt wird, tritt Zersetzung unter Freisetzung von Chloroform ein. Die erhaltene wäßrige Lsg. gibt einen positiven Carbonatnachweis (BP 73).

Prüfung. 1. Aussehen der Lsg.: 5,0 ml Prüf-Lsg. müssen klar und farblos sein (DAB 7 — BRD). 2. Chloridionen: 4,00 ml Prüf-Lsg. werden nach I, 257 geprüft (DAB 7 — BRD, ähnlich USP XIX und BP 73). 3. Nitrationen: Zu einer Lsg. von 1,0 g Substanz in 10 ml W. gibt man 0,5 ml Indigocarmin-Lsg. und 10 ml stickstofffreie Schwefelsäure und erhitzt bis zum Kochen, wobei die Lsg. blau bleiben muß (BP 73). 5. Trocknungsverlust: Höchstens 1%, wenn die Substanz 18 Std. lang über Silicagel getrocknet wird (USP XIX). 6. Sulfatasche: Höchstens 0,1% (DAB 7 — BRD und BP 73); höchstens 0,05% (USP XIX).

Gehaltsbestimmung. Die zitierten Pharmakopöen enthalten jeweils eine acidimetrische Titration.

Vorschrift nach DAB 7 — BRD: 0,40 g Substanz, genau gewogen, werden in 20 ml W. gelöst und nach Zusatz von 0,10 ml Phenolphthalein-Lsg. mit 0,1 n Natronlauge bis zur bleibenden Rosafärbung titriert. 1 ml 0,1 n Natronlauge entspricht 16,36 mg $C_2HO_2Cl_3$.

Aufbewahrung. Über Blaugel.

Warnung. Die Substanz wirkt stark ätzend auf Haut und Schleimhäute.

Anwendung. Äußerlich in Substanz oder in Form konz. Lsg. als Ätzmittel zur Entfernung von Warzen und Hornhautverdickungen. Auch bei Hyperhidrosis.

Veterinärmedizinisch: Als Ätzmittel. In 1%iger Lsg. bei Schleimhautkatarrhen.

Technisch: Als Entkalkungs- und Fixierungsmittel in der mikroskopischen Technik, als Eiweißfällungsmittel bei der Blutuntersuchung und in der toxikologischen Analyse. (s. auch II, 446, 907).

Trichlormethan

Trichlormethan. S. Chloroformium II, 1194.

Trichlormethiazide

Trichlormethiazide NF XIV. Trichlormethiazidum. Trichlormethiazid.

$C_8H_8N_3O_4S_2Cl_3$ M.G. 380,65

6-Chlor-3-dichlormethyl-3,4-dihydro-7-sulfamoyl-2H-1,2,4-benzothiadiazin-1,1-dioxid.

Gehalt. Mindestens 97,5 und höchstens 102,5% $C_8H_8Cl_3N_3O_4S_2$, berechnet auf die 3 Std. bei 105° getrocknete Substanz.

Eigenschaften. Weißes oder fast weißes, kristallines Pulver, geruchlos oder von höchstens schwach charakteristischem Geruch. Fp. = 274° unter Zers., leicht löslich in Aceton, löslich in Methanol, sehr wenig löslich in Äther, W. und Chloroform, etwas löslich in Äthanol.

Erkennung. 1. Es wird eine dünnschichtchromatographische Untersuchung mit Hilfe der Standardsubstanz durchgeführt. Mobile Phase: Äthylacetat. Beschichtung: 250 µm dicke Schicht von Silicagel. Lösungsmittel für Substanz und Vergleichssubstanz: Mischung gleicher Teile von Benzol und Äthanol, die 1 mg Trichlormethiazid pro ml enthält. Laufstrecke: Etwa $^3/_4$ der üblichen Plattenlänge. Detektion: Betrachten unter kurzwelligem UV-Licht. 2. IR-Spektrum: Das Infrarotspektrum, gemessen an einer Mineralöldispersion, darf nur die gleichen Banden aufweisen wie das Spektrum der entsprechend vermessenen Standardsubstanz. 3. UV-Spektrum: Das UV-Spektrum der methanolischen Lsg. 1 in 100 000 muß die gleichen Maxima und Minima aufweisen wie das Spektrum der entsprechend vermessenen Standardsubstanz. Die Absorptionen beim Maximum des Spektrums, das bei etwa 267 nm liegt, dürfen um höchstens 3,0% differieren.

Prüfung. 1. Trocknungsverlust: Höchstens 0,5%, wenn die Substanz 3 Std. lang bei 105° getrocknet wird. 2. Verbrennungsrückstand: Höchstens 0,1%. 3. Schwermetalle: Höchstens 0,002%. 4. Selen: Höchstens 0,003%. 5. Diazotierbare Verunreinigungen: Höchstens 2,5%. Etwa 1 g der getrockneten Substanz werden genau gewogen, in 100 ml Dimethylformamid gelöst, mit 5 Tropfen Phenolrot-Lsg. versetzt und unmittelbar danach mit 0,1 N Tetrabutylammonium-hydroxyd-Lsg. titriert, wobei das Titrationsgefäß gegen Einwirkung des Kohlendioxyds der Luft entsprechend abgesichert ist. Der erhaltene Wert wird anhand eines Blindversuchs korrigiert. 1 ml 0,1 N Tetrabutylammoniumhydroxyd entspricht 38,07 mg $C_8H_8Cl_3N_3O_4S_2$.

Aufbewahrung. In gut schließenden Gefäßen.

Dosierung. Üblicher Dosierungsbereich: Anfangsdosis 2 bis 4 mg 2mal tgl., dann 2 bis 4 mg 1mal tgl.

Anwendung. Als Salidiureticum und Antihypertonicum.

Handelsformen. Datril, Diurazida, Diuroral, Esmarin, Eurinol, Fluidran, Flurese, Flutra, Gangesol, Hidropresse, Iperdiuren, Metahydrin, Pluvex, Salurin „Robins", Tridiuril, Tridurex, Triflumen, Vetsid.

Trichlormethinum

Trichlormethinum. Trichlormethine. Trichlormethin. Trimustine. Trichlortriäthylamin. Stickstoff-Lost.

$$N \Big\langle \begin{array}{l} CH_2-CH_2-Cl \\ CH_2-CH_2-Cl \\ CH_2-CH_2-Cl \end{array}$$

$C_6H_{12}NCl_3$ M.G. 204,54

Tris-(2-chloräthyl)-amin.

Bemerkung: Vgl. II, 749.

Eigenschaften. Farbloses, leicht bewegliches Öl, das sich nach kurzer Zeit braun färbt. Prakt. unlösl. in W., wenig lösl. in A., leicht lösl. in Ä. und Hexan. Kp.$_{722}$ = 219° und Zers.

Achtung. Starkes Hautgift. Die Dämpfe reizen Augen und Lungen.

Anwendung. Als Zytostaticum (Alkylans s. auch II, 738).

Nebenwirkungen. Nausea, Erbrechen, Blutungen, Diarrhoen, Leukopenie, Anämie.

Handelsformen. Lekamin, Sinalost, Trillekamin, Trimitan.

Trichlortriäthylamin-hydrochlorid. Stickstoff-Lost.

$$C_6H_{12}NCl_3 \cdot HCl$$

$C_6H_{13}NCl_4$ M.G. 241,00

Eigenschaften. Weißes, hygroskopisches Pulver, leicht lösl. in W., lösl. in A. Fp. = etwa 131°.

Anwendung: s. o.

Aufbewahrung. Gut verschlossen, vor Licht und Feuchtigkeit geschützt.

Trichlormethylthio-tetrahydrophthalimid

N-Trichlormethylthio-tetrahydrophthalimid.

$C_9H_8O_2Cl_3NS$ M.G. 300,61

Eigenschaften. Weiße Kristalle, praktisch unlösl. in W. und KW, leicht lösl. in A., Dioxan, Chlf., lösl. in Eisessig und Benzol. Die Substanz riecht nach Perchlormethylmercaptan und ist alkaliinstabil. D = 1,74. Fp. = 177°.

Anwendung. Als Fungioid; gegen Schorf und Perznospora.

Aufbewahrung. Gut verschlossen.

Handelsformen. Captan. Orthocid 50, Orthaxid.

Trichlornitromethan

Trichlornitromethan. Chlorpikrin. Nitrochloroform.

CO_2NCl_3 M.G. 164,39

Eigenschaften. Farblose, stechend riechende Fl., deren Dämpfe auf die Augen und Nasenschleimhäute stark reizend wirken. Schwer lösl. in W., lösl. in A., Ä., Bzl., Amylalkohol und Schwefelkohlenstoff. D_4^{20} = 1,651. Fp. = −64°. Kp. = 112°. n_D^{20} = 1,4595. Die Substanz zersetzt sich am Licht unter allmählicher Gelb- bis Rotbraun-Färbung. Auch beim Kochen tritt allmählich Zers. ein. Giftig!

Aufbewahrung. Gut verschlossen, vor Licht geschützt.

Anwendung. Als Insektizid und als chemischer Kampfstoff (,,Klop").

Trichlorofluoromethane

Trichlorofluoromethane BPC 73. Fluorotrichloromethane.

CCl_3F M.G. 137,4

Eigenschaften. Die Substanz ist bei Raumtemperatur flüssig, kommt aber infolge ihres niedrigen Siedepunktes wie verflüssigte Gase in entsprechenden Druckflaschen in den Handel. 1 mg Substanz wiegt etwa 1,61 g bei −35° und etwa 1,50 g bei 15°. Die Substanz ist nicht mischbar mit W., mischt sich jedoch mit absolutem Alkohol. Sie ist farblos, nicht brennbar und weist einen schwach eigenartigen, ätherischen Geruch auf. Kp. = 23,7°.

Erkennung. 1. Bestimmung des Siedepunkts (23,7°). 2. Siedebereich: Bei der Bestimmung des Siedebereiches nach BPC 73 muß die Hauptfraktion innerhalb eines Temperaturunterschiedes von 0,3° übergehen.

Prüfung. 1. Höher siedende Verunreinigungen: Höchstens 0,01%, bestimmt nach folgender Methode: Die bei der Bestimmung des Siedebereiches verbleibenden 15 ml der Probe werden in ein Wasserbad von etwa 54° gebracht und 30 Min. erhitzt. Anschließend mißt man das Volumen des verbliebenen Rückstandes. 2. Freie Säure: Höchstens 0,0002%, berechnet als HCl, bestimmt nach folgender Methode: 200 ml W., das gegen Bromkresolpurpur neutralisiert wurde, werden in eine Gaswaschflasche gegeben, die mit einem Glassinterverteiler ausgestattet ist. Durch die Flüssigkeit werden 200 g der zu untersuchenden Probe durchgeleitet. Die Flüssigkeit wird anschließend mit 0,02 n Natronlauge gegen Bromkresolpurpur titriert. 1 ml 0,02 n Natronlauge entspricht 0,00729 g HCl. 3. Chlorid: 5 ml Substanz werden mit 5 ml Methanol gemischt und mit 0,2 ml einer gesättigten Lsg. von Silbernitrat in Methanol versetzt. Es darf keine Opaleszenz auftreten. 4. Wasser: Höchstens 0,0010%, bestimmt nach der Karl-Fischer-Methode.

Aufbewahrung. In geeigneten Metallgefäßen an einem kühlen Platz.

Verwendung. Als Treibgas für Aerosole und Verdampferflüssigkeit für Kühlaggregate (s. auch II, 1207 u. VII A, 344 ff.).

Trichloro-oxogold(III)-säure

Trichloro-oxogold(III)-säure. Gold(III)-chlorid. S. Aurum chloratum neutrale III, 338

Trichlorphenol

2,4,6-Trichlorphenol.

$C_6H_3OCl_3$ M.G. 197,46

Bemerkung: Vgl. I, 1224.

Eigenschaften. Weiße, phenolartig riechende Kristalle, sehr schwer lösl. in kaltem W., leicht lösl. in A., Ä., Chlf., Schwefelkohlenstoff, Petroläther und Glycerin. $D_4^{25} = 1,490$. Fp. = 69,5°. Kp. = 246. Die Substanz ist mit Wasesrdampf flüchtig.

Aufbewahrung. Gut verschlossen.

Anwendung. Äußerlich als Antisepticum und Desinficiens. Zum Konservieren von Textilien, Leder und Holz.

Handelsform. Omal.

Trichlorphenoxyessigsäure

2,4,5-Trichlorphenoxyessigsäure.

$C_8H_5O_3Cl_3$ M.G. 255,49

Bemerknng: Vgl. II, 445.

Eigenschaften. Farblose Kristalle, praktisch unlösl. in W., lösl. in A., wenig lösl. in Bzl. und wss. Alkalilaugen. Fp. = 153°.

Anwendung. Als Pflanzenwuchsstoff mit herbiziden Eigenschaften.

2,4,5-Trichlorphenoxyessigsäure-isopropylester.

$C_{11}H_{11}O_3Cl_3$ M.G. 297,57

Eigenschaften. Farblose Kristalle, praktisch unlösl. in W., lösl. in fetten Ölen und Xylol. D^{20} = 1,243 bis 1,260. Fp. = 46°. Kp. = 157°.

Anwendung. Als systemisches Herbizid (s. auch II, 439 ff.)

2,4,5-Trichlorphenoxyessigsäure-methylester.

$C_9H_7O_3Cl_3$ M.G. 269,52

Eigenschaften. Farblose Kristalle, praktisch unlösl. in W., lösl. in Petroläther, leicht lösl. in Xylol.

Anwendung. Als systemisches Herbizid (s. auch II, 439 ff.).

Trichlorphenoxypropionsäure

α-(2,4,5-Trichlor-phenoxy)-propionsäure.

$C_9H_7O_3Cl_3$ M.G. 269,52

Eigenschaften. Farblose Kristalle, schwer lösl. in W. und fetten Ölen, lösl. in M., Bzl., Tetrachlorkohlenstoff, Ä. und Aceton. Fp. = 181°.

Anwendung. Als selektives Herbizid (s. auch II, 439 ff.).

Handelsformen. Silvex.

Als wasserlösliches Triäthanolammoniumsalz: Silvexamine.

Trichlortriäthylamin

Trichlortriäthylamin-hydrochlorid. S. Trichlormethinum, S. 249.

Trichomycinum

Trichomycinum Jap. 72. Trichomycine. Trichomycin. Hachimycinum. Hachimycin.

Bemerkung. Trichomycin ist ein Antibiotikum, gewonnen aus Kulturen von Streptomyces Hachijoensis (Streptomycetaceae) oder gleiche, auf anderem Wege hergestellte Verbindung.

Eigenschaften. Gelbes bis gelb-braunes Pulver, geruchlos oder leicht charakteristisch riechend, gut löslich in Pyridin, wenig löslich in Eisessig und praktisch unlöslich in W., Methanol, Äthanol und Aceton. Die Substanz löst sich in Natronlauge.

Dosierung. Tgl. 50 000 bis 200 000 Einheiten.

Anwendung. Antibioticum gegen Pilz- und Protozoeninfektionen.

Handelsformen. Trichomycine, Trichonat (Grünenthal, BRD).

Trichosanthes

Trichosanthes japonica (MIQ.) REGEL. (T. cucumerina THUNB. non L. nec. MIQ.). Cucurbitaceae — Cucurbiteae. Chinesischer Kürbis. Bitter Gourd. Snake Gourd. Patol. Patole du Malabar. Zuccetta anese.

Heimisch in Ceylon, Bengalen, Nordindien, Australien und Japan.

Inhaltsstoff. In den Blättern 0,65 bis 0,80% Luteolin-7-glucosid.
Wirkung. Trichosanthes cucumerina soll Erbrechen hervorrufen, besonders der Saft der Blätter.

Anwendung. Die fruchtende Pflanze gegen Wechselfieber, als Herztonicum, Antipyreticum, Laxans, Diureticum, Stomachicum, als umstimmendes und kühlendes Mittel, nützlich bei Beulen. Ein Dekokt aus Blättern und Stengeln gegen Gallen- und Hautkrankheiten, als Emmenagogum. Die Samen als Wurmmittel, gegen Fieber und auch bei Magenverstimmung. Die bittere Frucht als Laxans. Nach HARTWELL [Lloydia *32*, 71 (1969)] in Indien die Frucht gegen Tumoren.

Radix Trichosanthis. Trichosanthes root.
Trichosanthis Radix Jap. 62.

Die von der Korkschicht befreite Wurzel von Tr. japonica REGEL oder Tr. bracteata VOIGT.
Unregelmäßig, 5—10 cm lang, 3—5 cm Durchmesser, außen hellgelblich-weiß, hart, fest, pulverig. Unregelmäßig verstreute Gefäße erscheinen an den Seiten als gelblichbraune Linien, Bruch hellgelblichweiß und etwa faserig. Unter der Lupe im Querschnitt breite Markstrahlen und gelbbraune Flecken oder kleine Öffnungen, durch die Gefäße entstanden.
Geruchlos, Geschmack schwach bitter.

Mikroskopisches Bild. Im Seitenschnitt ein großes Mark; sekundäres Xylem kreisförmig um das Mark; die meisten Gefäße nahe dem Kambium mit großem Durchmesser. Siebröhren beiderseits des primären Xylems; Gefäße von Xylem, Parenchymzellen und Holzfasern umgeben; sämtliche Parenchymzellen mit Stärkekörnern gefüllt.

Prüfung. Max. Aschegehalt 3% Jap. 62.

Anwendung. Als Tonicum; der Saft als Laxans.

Dosierung. 3 bis 5 g täglich (Dekokt), Jap. 62.

Trichosanthes ladam MIQ. (Hodgsonia macro-carpa BL. COGN.)
Heimisch in Ostindien, auf Sumatra (Padang).

Inhaltsstoff. In den bitteren Samenkernen ca. 70% butterartiges Fett.

Anwendung. Das gelbe, fast geruchlose Fett, Kadamöl, Kadamfett in der Heilkunde der Eingeborenen.

Trichosanthes anguina L. (Cucumis anguinus L.). Schlangenhaargurke. Snake Gourd.
Heimisch in Indien, China, Südasien, auch kultiviert.

Fruchtknoten schmal-spindelförmig, Frucht sehr lang (bis 1 m), orangefarben bis rot.

Fructus Trichosanthes anguinae. Schlangenhaargurke.

Inhaltsstoffe. Im Kern des Samen (Embryo) Eiweiß und fettes Öl, das durch konjugierte Triensäuren gekennzeichnet ist. Die Öle, die hierher gehören, haben trocknende Eigenschaften. Die Fettsäuren sind in ihnen in der Regel in folgendem Verhältnis vertreten:

Palmitinsäure	} 10—30%	
Stearinsäure		
Ölsäure	} 20—60%	der Totalfettsäuren
Linolsäure		der Glyceride
α-Elaeostearinsäure	} 10—55%	
oder Trichosansäure		

α-Elaeostearinsäure und Trichosansäure sind zwei geometrische Isomere der Octadeca-9,11,13-triensäure:

α-Elaeostearinsäure: cis, trans, trans
Trichosansäure: cis, cis, trans

Anwendung. Als Purgans und Anthelminticum. Nach dem Kochen und Beseitigen des bitteren Wassers eßbar. Samen als kühlendes Mittel. Nach HARTWELL [Lloydia, *32*, 71 (1969)] gegen Lebertumoren.

Trichosanthes cucumeroides MAXIM. (T. cucumervia MIQ. non THUNB.).
Heimisch in Japan.

Inhaltsstoffe. In den Blättern 0,8% Kämpferitrin. In den Samen nach MURAKAMI et al. [Yakugaku Zasshi *88*, 488 (1968); ref. Chem. Abstr. *69*, 4323 (1968)]. γ-Guanidinobutter- und α-Diaminopropionsäure neben anderen freien Aminosäuren. Im Samenöl der Konjugentypus (s. bei Fr. T. anguinae). Nach MATSUNA et al. [Yakugaku Zasshi *90*, 248 (1970); ref. Chem. Abstr. *72*, 78 (1970)] in der Fruchtschale β-Carotin und Lycopin, im Fruchtfleisch β-Carotin; auch γ-Carotin kommt vor.

Trichosanthes amara L.
Westindien.

Inhaltsstoff. In den Samen ein fettes Öl, welches Starrkrampf erzeugen soll.

Anwendung. Frucht als Laxans wie Koloquinten. Auch zum Vergiften von Ratten etc.

Trichosanthes kirilowii MAXIM.
China.

Anwendung. Die Samen, Semen Trichosanthes kirilowii in der chinesischen Volksheilkunde als Adstringens, Tonicum und Nahrungsmittel gebraucht. Nach HARTWELL [Lloydia, *32*, 71 (1969)] in China gegen Mammakarzinom.

Bemerkung. Trichosanthes cordata ROXB., T. dioica ROXB., T. nervifolia u. a. werden ebenfalls arzneilich verwendet.

Triclacetamolum

Triclacetamolum. Triclacetamol.

$$\text{Cl}_3\text{C}-\overset{\text{O}}{\underset{}{\text{C}}}-\underset{\text{H}}{\text{N}}-\text{C}_6\text{H}_4-\text{OH}$$

$C_8H_6Cl_3NO_2$ M.G. 254,51

2,2,2-Trichlor-N-(4-hydroxyphenyl)-acetamid.

Anwendung. Als Antiphlogisticum, Uricosuricum und Analgeticum.
Handelsform. Aigonyl.

Triclazatum

Triclazatum. Triclazate. Triclazat.

$C_{20}H_{23}NO_3$ M.G. 325,39

Benzilsäure-(1-methyl-pyrrolidin-3-yl-methyl)-ester.

Anwendung. Als Anticholinergicum (s. auch II. 484 ff.).

Handelsform. Tricylatate.

Triclobisonium

Triclobisonii chloridum. Triclobisoniumchlorid.

$C_{36}H_{74}N_2Cl_2$ M.G. 605,88

3,4,4,11,11,12-Hexamethyl-1,14-bis-(2,2,6-trimethyl-cyclohexyl)-4,11-diazonia-tetra-decan-dichlorid.

Bemerkung: Vgl. I, 1242.

Anwendung. Als Microbizid gegen Hautinfektionen.

Handelsform. Triburon (Hoffmann La Roche, USA).

Triclocarbanum

Triclocarbanum. Triclocarbane. Triclocarban.

$C_{13}H_9ON_2Cl_3$ M.G. 315,59

3,4,4'-Trichlorcarbanilid.

Anwendung. Als Bacteriostaticum, Hautantisepticum und Germizid.

Handelsformen. Cusiter, Cutisan, Genoface, Nobacter, Procutene, Septivon, Solubacter, Triclocarbon.

Triclodazolum

Triclodazolum. Triclodazole. Triclodazol.

$C_{17}H_{15}O_2N_2Cl_3$ M.G. 385,77

5,5-Diphenyl-3-(2,2,2-trichlor-1-hydroxy-äthyl)-imidazolidin-4-on.

Anwendung. Als Tranquillizer.

Triclofenolum

Triclofenolum piperazinum. Triclofenol piperazine. Triclofenol-Piperazin.

Salzartige Verbindung von 1 Mol Piperidin mit 2 Mol 2,4,5-Trichlorphenol.

Anwendung. Als Anthelminthicum.

Handelsform. Ranestol (Parke-Davis, USA).

Triclofos

Triclofos Sodium BP 73, BPC 73. Triclofosum. Sodium Triclofos.

$C_2H_3O_4Cl_3NaP$ M.G. 251,4

Natriumsalz des Phosphorsäure-mono-(2,2,2-trichloräthyl)-esters.

Gehalt. Mindestens 97,0 und höchstens 102,0% $C_2H_3O_4Cl_3NaP$, berechnet auf die getrocknete Substanz, bzw. mindestens 41,3 und höchstens 43,2% Cl.

Eigenschaften. Weißes oder fast weißes Pulver, geruchlos, von salzartigem Geschmack, hygroskopisch. Löslich in 2 T. W. und in 250 T. A., fast unlöslich in Äther.

Erkennung. 1. 50 mg Substanz werden mit 1 ml Schwefelsäure (50%ig) und 1 ml einer 5%igen Lsg. von Kaliumpermanganat im Wasserbad 5 Min. lang erwärmt. Dann setzt man 7 ml W. zu und entfärbt die Lsg. mit 1 ml einer 5%igen Oxalsäure-Lsg. Zu 1 ml dieser Lsg. gibt man 1 ml Pyridin und 1 ml Natronlauge und erhitzt im Wasserbad 1 Min. lang, wobei ständig umgerührt wird. Dabei muß sich die Pyridinschicht rosa färben. 2. 0,1 g Substanz werden in 5 ml W. gelöst und mit 2 ml Silbernitrat-Lsg. versetzt. Es entsteht ein weißer Niederschlag, der in verdünnter Ammoniak-Lsg. bzw. in verdünnter Salpetersäure löslich ist. 3. Die Substanz gibt die charakteristischen Natriumreaktionen. 4. 0,1 g Substanz wird mit 1 g wasserfreiem Natriumcarbonat vermischt und 10 Min. lang auf Rotglut erhitzt. Den Rückstand extrahiert man mit W. und filtriert. Das Filtrat gibt die charakteristischen Chlorid- und Phosphatreaktionen.

Prüfung. 1. Aussehen der Lsg. und saure Verunreinigungen: Eine 2%ige Lsg. der Substanz muß klar sein und einen pH-Wert aufweisen, der zwischen 3,0 und 4,5 liegt. 2. Bleiionen: Höchstens 10 ppm. 3. Chlorid: 0,2 g Substanz werden für die Grenzreaktionen nach BP 73 auf Chlorid eingesetzt. 4. Phosphat: Höchstens 1,0%, berechnet als PO_4^{3-}, bestimmt nach der folgenden Methode: 25 mg Substanz werden in 10 ml W. gelöst, mit 4 ml verdünnter Schwefelsäure und 1 ml Ammoniummolybdat-Lsg. sowie 2 ml Methyl-aminophenol/Sulfit-Lsg. versetzt und 15 Min. lang stehengelassen. Dann füllt man mit W. auf 25 ml auf, läßt weitere 15 Min. stehen und mißt die Extinktion dieser Lsg. in einer 4 cm dicken Schicht bei 730 nm. Der Gehalt an Phosphat wird mit Hilfe einer Eichkurve berechnet. Zur Herstellung der Eichkurve benutzt man eine Lsg. von 0,001 43% Kaliumdihydrogenphosphat in W. und verfährt nach der oben beschriebenen Weise. 5. Trocknungsverlust: Höchstens 5,0%, wenn die Substanz 3 Std. lang bei 100° und einem 5 mm Quecksilbersäule nicht übersteigenden Druck getrocknet wird.

Gehaltsbestimmung. 1. Cl-Gehalt: 0,25 g Substanz werden mit 1 g wasserfreiem Natriumcarbonat in einem Nickeltiegel von etwa 3 cm Durchmesser vermischt. Der Tiegel wird dann vollständig mit wasserfreiem Carbonat gefüllt und in einen zweiten Nickeltiegel von etwa 4 cm Durchmesser gestellt. Der kleinere Tiegel wird dann mit wasserfreiem Natriumcarbonat bedeckt. Die Carbonatschichten werden leicht angepreßt. Man benötigt insgesamt etwa 25 g wasserfreies Natriumcarbonat. Anschließend wird 30 Min. lang auf Rotglut erhitzt, abgekühlt und die Tiegel in ein 400-ml-Becherglas gesetzt. Man fügt 150 ml W. zu und erhitzt 10 Min. lang. Anschließend wird durch einen Wattebausch in ein 600-ml-Becherglas filtriert, der Rückstand wird mit heißem W. gewaschen, und zwar so lange, bis etwa insgesamt 400 ml Filtrat erhalten wurden. Man kühlt ab und versetzt vorsichtig mit Salpetersäure, bis die Lsg. gegen Lackmuspapier neutral reagiert, und fügt dann noch einen Überschuß von 3 ml Salpetersäure hinzu. Sodann wird mit 50 ml 0,1 n Silbernitrat-Lsg. versetzt. Nachdem der entstandene Niederschlag komplett abgesetzt ist, filtriert man, mischt den Niederschlag mit W. und titriert die vereinten Filtrate und Waschwässer mit 0,1 n Ammoniumthiocyanat-Lsg. gegen Eisen(III)-ammoniumsulfat-Lsg. als Indikator. 1 ml 0,1 n Silbernitrat-Lsg. entspricht 0,003 545 g Cl. 2. Trichloräthylphosphat: Es wird eine der Gehaltsbestimmung von Cyclophosphamide entsprechende Gehaltsbestimmung durchgeführt. 1 ml 0,5 n Natronlauge entspricht 0,004 835 g $C_2H_3O_4Cl_3NaP$.

Aufbewahrung. In dicht schließenden Gefäßen.

Dosierung. 0,5 bis 2 g als Einzeldosis.

Anwendung. Als Hypnoticum.

Handelsform. Hipnogal.

Triclofyllinum

Triclofyllinum. Triclofylline. Triclofyllin.

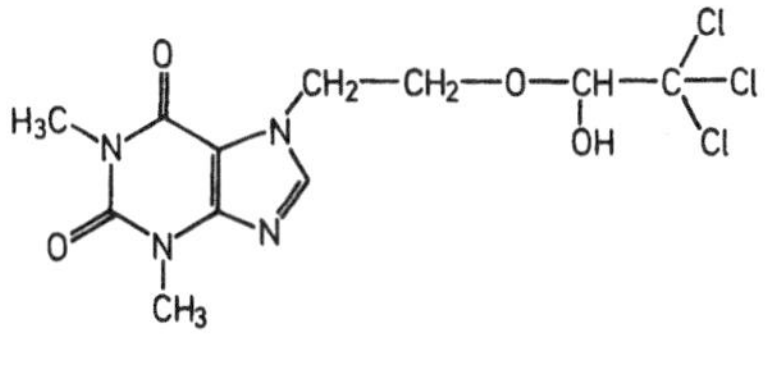

$C_{11}H_{13}O_4N_4Cl_3$ M.G. 371,62

7-[2-(2,2,2-Trichlor-1-hydroxy-äthoxy)-äthyl]-theophyllin.

Anwendung. Als Antiasthmaticum.

Tricresolum

Tricresolum Ross. 9. Trikresolum Nord. 63. Tricresol. Trikresol. Cresolum. Cresol.

Bemerkung: Vgl. I, 1218.

Bemerkung. Es handelt sich um eine Mischung von ortho-, meta- und para-Cresol.

Gehalt. Nach Nord. 63 muß die Substanz mindestens 50% meta-Cresol und insgesamt mindestens 85% phenolische Substanzen enthalten.

Eigenschaften. Farblose oder hellgelbe Flüssigkeit, von charakteristischem Geruch und neutraler Reaktion, löslich in A., Äther, bis 2,5% löslich in W. Die Substanz wird beim Stehen an der Luft dunkler.

Erkennung. 1. 2 ml Substanz werden mit 10 ml W. geschüttelt. Nach Phasentrennung wird zu 5 ml der wäßrigen Schicht 1 Tropfen Eisen(III)-chlorid-Lsg. gegeben. Es entsteht eine blaue Färbung (Ross. 9). 2. Zu 5 ml der oben erhaltenen wäßrigen Schicht gibt man einige Tropfen Bromwasser. Es entsteht eine Trübung (Ross. 9). 3. Das Absorptionsmaximum der Lsg. in 0,1 n Salzsäure liegt bei 271 nm. Die spezifische Extinktion ($E_{1cm}^{1\%}$) beträgt etwa 140 (Nord. 63). 4. Kp.: 190 bis 202° (Ross. 9); 195 bis 205° (Nord. 63). 5. Spezifisches Gewicht: 1,042 bis 1,049 (Ross. 9); 1,030 bis 1,045 (Nord. 63).

Prüfung. 1. Saure oder alkalische Verunreinigungen: 20 ml Substanz werden mit 20 ml gesättigter Natriumchlorid-Lsg. geschüttelt. Nach Phasentrennung wird die wäßrige Schicht abgetrennt und mit 2 Tropfen Methylorange-Lsg. versetzt. Bei Zusatz von höchstens 0,05 ml 0,1 n Natronlauge muß sich die Lsg. gelb färben (Ross. 9, ähnlich Nord. 63). 2. Höher kondensierte, aromatische Kohlenwasserstoffe: 5 ml Substanz werden in 25 ml Natronlauge gelöst und in einem 100-ml-Meßzylinder mit eingeschliffenem Glasstopfen beobachtet. Die Lsg. muß transparent sein. Eine sehr leichte Opaleszenz ist zulässig (Ross. 9). 3. Nicht-phenolische bzw. alkalische Bestandteile: Zu der voranstehend beschriebenen Lsg. gibt man 25 ml Salzsäure, 5 g Kochsalz und 25 ml gesättigte Kochsalz-Lsg. und mischt gut durch. Das Volumen der Tricresol-Schicht darf dabei nicht weniger als 4,5 ml betragen (Ross. 9). 4. Chlorid: Höchstens 0,1 mg pro Gramm Substanz (Nord. 63). 5. Schwermetalle: Schwermetalle dürfen in unzulässiger Menge nicht vorhanden sein (Nord. 63). 6. Verdampfungsrückstand: Höchstens 0,1%, wenn die Substanz bei 105° getrocknet wird (Nord. 63). 7. Verbrennungsrückstand: Höchstens 0,1%, wozu 5 ml Substanz verascht werden (Ross. 9).

Aufbewahrung. In gut schließenden Gefäßen, vor Licht geschützt.

Unverträglichkeiten. Oxydierende Stoffe, Eisen(III)-Salze.

Anwendung. Als Desinfektionsmittel (s. auch I, 1218).

Tricyclamolum

Tricyclamoli chloridum. Tricyclamol chloride. Tricyclamolchlorid.

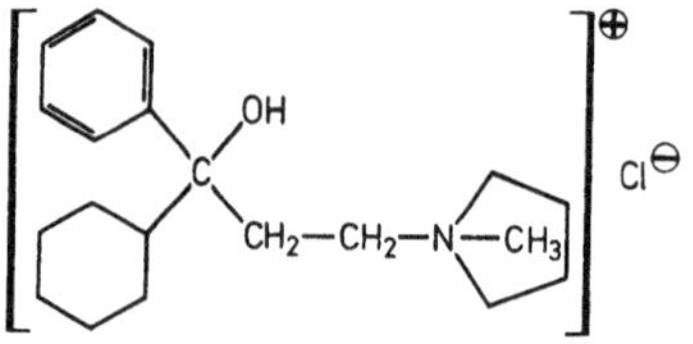

$C_{20}H_{32}ONCl$ M.G. 337,92

1-(3-Cyclohexyl-3-hydroxy-3-phenylpropyl)-1-methyl-pyrrolidinium-chlorid.

Anwendung. Als Anticholinergicum (s. auch II, 484 ff.).

Handelsformen. Aconil, Elorine, Lergine, Vagosin.

Tridihexethyl

Tridihexethyl Chloride NF XIV.

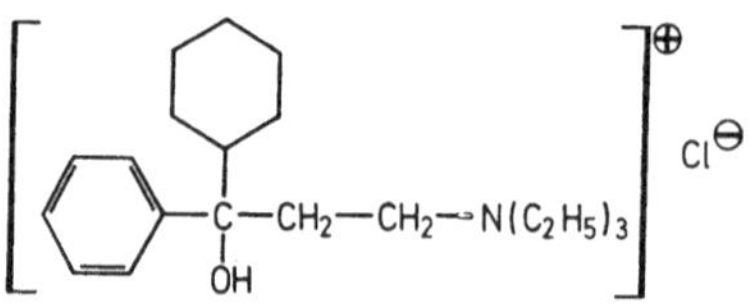

$C_{21}H_{36}ONCl$ M.G. 353,97

(3-Cyclohexyl-3-hydroxy-3-phenylpropyl)-triäthyl-ammonium-chlorid.

Bemerkung: Vgl. II, 490, 512.

Gehalt. Mindestens 98,0% und höchstens 100,5% $C_{21}H_{36}ONCl$, berechnet auf die 2 Stdn. lang bei 105° getrocknete Substanz.

Eigenschaften. Weißes, geruchloses, kristallines Pulver, gut lösl. in W., Methanol und Chloroform, praktisch unlösl. in Äther und Aceton.

Erkennung. 1. 25 mg Substanz werden in 10 ml W. gelöst. Zu 5 ml dieser Lsg. gibt man 2 ml pH-5,3-Phosphatpuffer, 1 ml Bromcresolpurpur-Lsg. und 5 ml Chloroform. Man mischt durch und läßt zur Trennung der Schichten stehen. Die Chloroform-Schicht muß danach eine gelbe Farbe aufweisen. pH-5,3-Phosphatpuffer: 38,0 g Dinatriumhydrogen-phosphat und 2,0 g wasserfreies Natriumdihydrogenphosphat werden in W. gelöst und auf 1000 ml verdünnt. Bromkresolpurpur-Lsg.: 400 mg Bromkresolpurpur werden in 30 ml W. gelöst, mit 6,4 ml Natronlauge (1 in 250) versetzt und zu 500 ml verdünnt. 2. Die ver-bliebenen 5 ml nach Prüfung 1 werden zum Chloridnachweis eingesetzt, der positiv aus-fallen muß. 3. Etwa 200 mg Substanz werden in 10 ml W. gelöst und unter Umrühren mit 50 ml Natriumtetraphenylborat versetzt. Man läßt die Mischung 30 Min. lang stehen und sammelt den entstandenen Niederschlag in einem Glasfiltertiegel, wäscht 3mal mit je 5 ml W. aus und saugt 30 Min. lang Luft durch den Filtertiegel. Der Niederschlag wird dann in 5 ml Aceton gelöst, die Lsg. filtriert und unter Umrühren in 50 ml W. eingegossen. Diese Mischung läßt man 30 Min. stehen, sammelt erneut den Niederschlag auf einem Glasfilter-tiegel, wäscht ihn 3mal mit je 5 ml W., trocknet ihn im Vakuum-Exsikkator über Silicagel 18 Stdn. lang. Das entstandene Tetraphenylborat schmilzt zwischen 163 und 167°, unter leichter Zersetzung. 4. Schmelzpunkt: 196 bis 202°. 5. Das Infrarot-Spektrum der getrock-neten Substanz, gemessen mit Hilfe eines Kaliumbromitpreßlings, darf nur die gleichen Banden aufweisen wie das Spektru m der entsprechend vermessenen Standardsubstanz.

Prüfung. 1. Trocknungsverlust: Höchstens 0,5 g, wenn die Substanz 2 Stdn. lang bei 105° getrocknet wird. 2. Verbrennungsrückstand: Höchstens 0,1%. 3. Sulfat: Höchstens 0,04%. 4. Schwermetalle: Höchstens 0,002%.

Gehaltsbestimmung. 1. Chlorid: Etwa 500 mg der getrockneten Substanz werden genau gewogen, in 200 ml W. gelöst und mit 10 ml Salpetersäure sowie 25,0 ml 0,1 n Silbernitrat-Lsg. versetzt und durchgemischt. Man gibt dann 5 ml Nitrobenzol und 5 ml Eisen(III)-ammoniumsulfat-Lsg. zu und titriert den Überschuß von Silbernitrat mit 0,1 n Ammonium-thiocyanat-Lsg. 1 ml 0,1 n Silbernitrat entspricht 3,545 mg Cl. Der gefundene Gehalt muß zwischen 9,81 und 10,06% liegen. 2. Trihexethyl-ammoniumionen: Etwa 600 mg der getrockneten Substanz werden genau gewogen, in 100 ml Chloroform gelöst, mit 5 ml Quecksilber(II)-acetat-Lsg. und einigen Kristallen Thymolblau versetzt und mit 0,1 n Perchlorsäure in Dioxan bis zu einem rosa Endpunkt titriert. Man macht einen Blind-versuch zur Korrektur des Verbrauches. 1 ml 0,1 n Perchlorsäure entspricht 35,40 mg $C_{21}H_{36}ONCl$.

Aufbewahrung. Gut verschlossen, vor Licht geschützt.

Dosierung. Übliche Dosis oral 25 mg. 3mal tgl. und 50 mg vor dem Schlafen. Parenteral 10 bis 20 mg alle 6 Stdn. Üblicher Dosierungsbereich: 25 bis 75 mg, ein- bis viermal tgl.

Anwendung. Als Anticholinergicum. (s. auch II, 484 ff., 490, 512).

Tridihexethyli iodidum. Tridihexethyljodid.

$C_{21}H_{36}ONI$ M.G. 445,43

Strukturformel: Vgl. Tridihexethyl Chloride, f. 258.

Eigenschaften. Weißes, geruchloses, bitter schmeckendes, kristallines Pulver, leicht lösl. in A. und Chloroform, wenig lösl. in W., sehr schwer lösl. in Äther. Fp. 179 bis 184°.

Anwendung. Als Anticholinergicum, bei peptischen Ulcera, Hyperacidität, Pyloruspas-mus und Diarrhöen.

Handelsform. Claviton, Pathilon.

Bemerkung. Bezeichnung der Base: Propethonum.

Trientalis

Trientalis europaea L. (T. alsinaeflora GILIB., T. borealis REF., Lysimachia trientalis KLATT.). Primulaceae — Primulalae — Lysimachieae. Europäischer Siebenstern. Chockweed wintergreen.

Heimisch im nördlichen und gemäßigten Eurasien, in Sibirien, Japan und im nordwestlichen Nordamerika, auf Mooren und in Fichten- und Föhrenwäldern.

Ausdauernd, mit zerstreuten Köpfchenhaaren. Unterirdische Ausläufer aus schuppenförmigen Nierenblättern des beblätterten Sprosses hervorgehend, lang (bis 75 cm), zart, fädlich, weiß, am Ende knollenförmig angeschwollen und wurzelnd. Neuer beblätterter Sproß aus der Knolle hervorgehend, aufrecht, 8 bis 25 cm hoch, einfach. Untere Stengelblätter wenig zahlreich (0 bis 3), sehr klein, eiförmig, obere Laubblätter 5 bis 12, größer, einander rosettig genähert, verkehrt-eilanzettlich oder lanzettlich, 1,5 bis 5 cm lang und 0,7 bis 2,5 cm breit, in den kurzen Blattstiel verschmälert, stumpflich oder spitzlich, fein gekerbt-gezähnt oder ganzrandig. Blüten 1 bis 2, auf 4 cm langem, fadenförmigem, aufgerichtetem Blütenstiel. Kelch 5 bis 6 mm lang, bis zum Grunde geteilt, mit linealen, scharf zugespitzten Zipfeln. Krone weiß, 4 bis 8 mm lang (12 bis 15 mm im Durchmesser), mit elliptischen, zugespitzten oder bespitzten Lappen. Staubblätter so lang wie der Kelch. Griffel kaum kürzer als der Kelch. Kapsel kugelig, 4 mm lang, etwas fleischig, bläulich, kürzer als der Kelch, eintrocknend und bis zum Grunde in 5 bald abfallende Klappen aufspringend.

Inhaltsstoffe. Im Rhizom, Rhizoma Trientalidis, Siebensternwurzel, Saponine; in den Samen Amyloid.

Anwendung. Das Rhizom früher als Emeticum und Wundmittel.

Triethylene melamine

Triethylene melamine NF XIV. Tretaminum. Tretamine. Tretamin. Triäthylen-melamin.

$C_9H_{12}N_6$

M.G. 204,23

2,4,6-Tri-(aziridin-1-yl)-1,3,5-triazin.

Bemerkung: Vgl. II, 742, 753.

Gehalt. Mindestens 98,0 und höchstens 100,5% $C_9H_{12}N_6$, berechnet auf die wasserfreie Substanz.

Eigenschaften. Weißes, kristallines Pulver, geruchlos oder schwach aminartig riechend. Die Substanz schmilzt bei etwa 160° und polymerisiert in diesem Zustand heftig. Löslich in W., Methanol, Alkohol, Aceton, Dioxan, Methylenchlorid, Chloroform, Benzol und Tetrachlorkohlenstoff. Durch Einwirken von Säuren tritt Zersetzung ein.

Warnung. Die Substanz darf weder inhaliert werden, noch darf sie auf die Haut aufgetragen werden.

Erkennung. 1. IR-Spektrum: Das IR-Spektrum der getrockneten Substanz, gemessen an einem Kaliumbromidpreßling, darf nur die gleichen Banden aufweisen wie das Spektrum der entsprechend vermessenen Standardsubstanz. 2. UV-Spektrum: Das UV-Spektrum der Lsg. 1:200000 in verdünnter Salzsäure (1 in 120) muß die gleichen Maxima und Minima aufweisen wie das Spektrum der entsprechend vermessenen Standardsubstanz. Die Absorptionen beim Maximum, das bei etwa 222 nm zu erwarten ist, dürfen um höchstens 2,0% differieren.

Prüfung. 1. Wassergehalt: Höchstens 0,3%. 2. Schwermetalle: Höchstens 0,05%.

Gehaltsbestimmung. Etwa 200 mg Substanz werden genau gewogen, in 50,0 ml Natrium-thiosulfat-Lsg. (1 in 5) gelöst. Zu der in einem Jodzahlkolben befindlichen Lsg. gibt man 1 Tropfen Methylorange-Lsg. und titriert unmittelbar danach mit 0,1 n Salzsäure bis zu einem schwach rosa Endpunkt, der mindestens 10 Sek. lang bestehen bleibt. Man verschließt den Jodzahlkolben und läßt für 30 Min. stehen, setzt dann 4 Tropfen Phenol-phthalein-Lsg. zu und titriert mit 0,1 n Natronlauge bis zum schwach rosa Endpunkt. Anhand eines Blindversuches mit 50,0 ml Natriumthiosulfat-Lsg. (1 in 5) wird ein Blindwert bestimmt. Aus der Differenz an ml verbrauchter Normal-Lsg. wird der Gehalt berechnet. 1 ml entspricht 6,808 mg $C_9H_{12}N_6$.

Anwendung. Als Zytostaticum (Alkylans, s. auch II, 742, 753).

Handelsformen. TEM (außer Handel!), Triameline.

Triflocinum

Triflocinum. Triflocine. Triflocin.

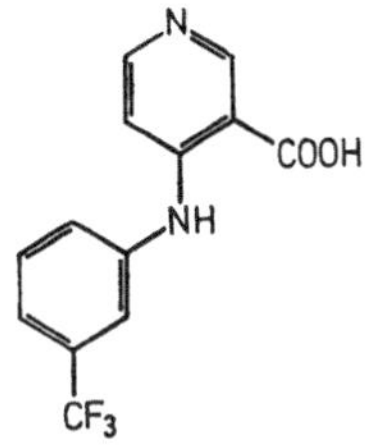

$C_{13}H_9O_2N_2F_3$ M.G. 282,22

4-(3-Triflurmethyl-anilino)-nicotinsäure.

Anwendung. Als Salidiureticum.

Triflumidatum

Triflumidatum. Triflumidate. Triflumidat.

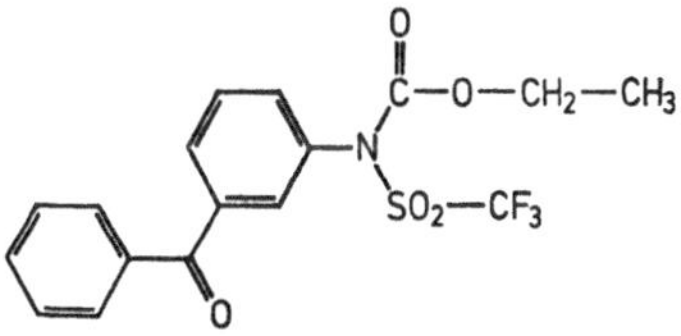

$C_{17}H_{14}O_5NF_3S$ M.G. 401,29

3-Benzoyl-N-(trifluormethylsulfonyl)-carbanilsäureäthylester.

Anwendung. Als Antiphlogisticum.

Trifluoperazine

Trifluoperazine Hydrochloride BP 73, BPC 73, NF XIV. Trifluoperazinum. Trifluoper-azin.

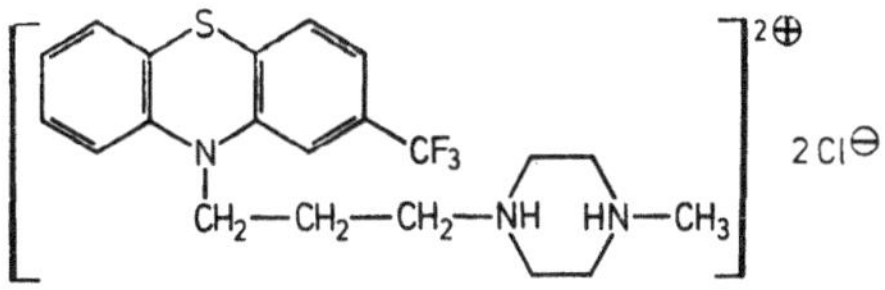

$C_{21}H_{24}N_3F_3S \cdot 2\,HCl$

$C_{21}H_{26}N_3Cl_2F_3S$ M.G. 480,42

2-(Trifluormethyl)-10-[3-(1-methyl-piperazin-4-yl)-propyl]-phenothiazin.

Gehalt. 99,0 bis 101,0% $C_{21}H_{26}N_3Cl_2F_3S$, berechnet auf die getrocknete Substanz (BP 73 und BPC 73). Nach NF XIV: Mindestens 98,0 und höchstens 101,0% $C_{21}H_{26}N_3Cl_2F_3S$, berechnet auf die 4 Std. bei 60° im Vakuum getrocknete Substanz.

Eigenschaften. Weißes oder blaßgelbes kristallines Pulver, praktisch geruchlos, von bitterem Geschmack, lösl. in 2 T. W., wenig lösl. in Alkohol und Isopropanol, unlösl. in Äther. Fp. etwa 242° u. Zers.

Erkennung. 1. Infrarotspektrum: Das IR-Spektrum der Substanz muß die gleichen Banden aufweisen wie das in entsprechender Weise ermittelte Spektrum der Standardsubstanz (BP 73 und NF XIV). 2. UV-Spektrum: Das UV-Spektrum im Bereich von 230 bis 350 nm, gemessen an einer 0,0008%igen Lsg. in 0,01 n Salzsäure und einer Schichtdicke von 2 cm, zeigt bei 256 nm ein Maximum und ein weniger ausgeprägtes bei 305 nm. Die Extinktion bei 256 nm liegt bei etwa 1,0 (BP 73, ähnlich NF XIV). 3. Es wird eine dünnschichtchromatographische, vergleichende Untersuchung mit Hilfe der Standardsubstanz durchgeführt. Die Bedingungen sind unter Chlorpromazine-hydrochloride BP 73 beschrieben (BP 73). 4. 5 mg Substanz werden in 2 ml Schwefelsäure gelöst und 5 Min. stehen gelassen. Es entsteht eine orange Färbung (BP 73). 5. Die Substanz gibt einen positiven Chloridnachweis (BP 73 und NF XIV). 6. Zu 2 ml der Lsg. (1 in 100) gibt man 1 Tropfen Eisen(III)-chlorid-Lsg. Es entsteht eine bernsteinartige Färbung (NF XIV).

Prüfung. 1. Saure und alkalische Verunreinigungen: Der pH-Wert der 5%igen Lsg. muß zwischen 1,7 und 2,6 liegen (BP 73 und NF XIV). 2. Fremde Verunreinigung: S. dünnschichtchromatographische Untersuchung. (BP 73). 3. Trocknungsverlust: Höchstens 1,0%, wenn die Substanz bei 60° und einem 5 mm Quecksilbersäule nicht übersteigenden Druck bis zur Gewichtskonstanz getrocknet wird (BP 73); höchstens 1,5%, wenn die Substanz 4 Stdn. lang im Vakuum bei 60° getrocknet wird (NF XIV). 4. Sulfatasche: Höchstens 0,1% (BP 73 und NF XIV).

Gehaltsbestimmung. BP 73 und NF XIV lassen eine acidimetrische Titration in wasserfreiem Milieu durchführen. Vorschrift nach NF XIV: Etwa 500 mg der sorgfältig getrockneten Substanz werden genau gewogen, in 50 ml Eisessig gelöst und mit einigen Tropfen Kristallviolett-Lsg. versetzt. Nach Zusatz von 15 ml Quecksilber(II)-acetat-Lsg. titriert man mit 0,1 n Perchlorsäure bis zu einem blaugrünen Endpunkt. Man führt einen Blindversuch zur Korrektur des Verbrauches durch. 1 ml 0,1 n Perchlorsäure entspricht 24,02 mg $C_{21}H_{26}N_3Cl_2F_3S$.

Aufbewahrung. Vor Licht geschützt in gut schließenden Gefäßen.

Dosierung. Üblicher Dosierungsbereich: Oral, nicht stationär: 1 bis 2 mg 2mal tgl. Bei stationärer Behandlung 2 bis 5 mg tgl.; als Initialdosis, die fortlaufend gesteigert werden kann, bis zu einem Optimum von 15 bis 20 mg tgl. I.m. 1 bis 2 mg alle 4 bis 6 Stdn. (NF XIV).

Anwendung. Als Antipsychoticum und Antiemeticum. Dosierung als Antiemeticum: 1 bis 6 mg tgl. (s. auch II, 376 ff.)

Handelsformen. Jatroneural-mite, -retard (Röhm & Haas, BRD), Aquil, Diprazine, Equizine, Fluazine, Iphizine, Vespezine.

Trifluor-chlor-brom-äthan

1,1,1-Trifluor-2-chlor-2-brom-äthan. 2-Brom-2-chlor-1,1,1-trifluor-äthan.

S. Halothanum V, 8.

Trifluperidolum

Trifluperidolum. Trifluperidol.

$C_{22}H_{23}O_2NF_4$ M.G. 409,41

1-(4-Fluorphenyl)-4-{4-hydroxy-4-[3-trifluormethyl)-phenyl]-1-piperidinyl}-1-butanon.

Bemerkung: Vgl. II, 397

Anwendung. Als Neurolepticum.

Handelsformen. Psicoperidol, Psychoperidol, Ramidosan, Trifludol, Trifluperidol, Triperidol, Trisedil, Trisedyl.

Triflupromazine

Triflupromazine NF XIV. Triflupromazinum. Triflupromazin. Fluopromazine.

$C_{18}H_{19}F_3N_2S$ M.G. 352,42

2-Trifluormethyl-10-(3-dimethylamino-propyl)-phenothiazin.

Gehalt. Mindestens 97,0 und höchstens 103,0% $C_{18}H_{19}F_3N_2S$.

Eigenschaften. Viskose, leicht bernsteinfarbene, ölige Flüssigkeit, die bei längerem Stehen kristallin erstarren kann. Praktisch unlösl. in W., lösl. in den gebräuchlichen organischen Lösungsmitteln.

Erkennung. 1. Die Substanz gibt den charakteristischen Nachweis stickstoffhaltiger Verbindungen nach NF XIV (IR-spektroskopische Identifizierung). 2. UV-Spektrum: Das UV-Spektrum der Lsg. 1 in 150000 in verdünnter Schwefelsäure (1 in 72) darf nur die gleichen Maxima und Minima aufweisen wie das Spektrum der in entsprechender Weise vermessenen Standardsubstanz. Die maximalen Absorptionen bei etwa 255 nm dürfen um höchstens 3,0% differieren.

Prüfung. 1. Verbrennungsrückstand: Höchstens 0,2%.

Gehaltsbestimmung. Etwa 800 mg Substanz werden genau gewogen, in 100 ml Eisessig gelöst, mit einigen Tropfen Kristallviolett-Lsg. versetzt und mit 0,1 n Perchlorsäure bis zum blauen Endpunkt titriert. Anhand eines Blindversuches wird der Verbrauch an Titrationsflüssigkeit korrigiert. 1 ml 0,1 n Perchlorsäure entspricht 35,25 ml $C_{18}H_{19}F_3N_2S$.

Dosierung. Üblicher Dosierungsbereich 30 bis 150 mg, berechnet als Hydrochlorid.

Anwendung. Als Neurolepticum, Antipsychoticum, Antiemeticum (s. auch II, 376 ff.).

Triflupromazine Hydrochloride NF XIV. Triflupromazinum hydrochloricum. Triflupromazin-hydrochlorid. Strukturformel s. Triflupromazine.

$C_{18}H_{19}F_3N_2S \cdot HCl$

$C_{18}H_{20}ClF_3N_2S$ M.G. 388,88

Gehalt. Mindestens 97,0 und höchstens 103,0% $C_{18}H_{20}ClF_3N_2S$, berechnet auf die getrocknete Substanz.

Eigenschaften. Weißes bis schwach bräunliches, kristallines Pulver von leicht charakteristischem Geruch. Fp. 170 bis 178°. Lösl. in W., Alkohol und Aceton, unlösl. in Äther.

Erkennung. 1. Dünnschichtchromatographische, vergleichende Untersuchung mit Hilfe der Standardsubstanz. Lösungsmittel für die Substanz: Methanol. Absorptionsschicht: Silicagel. Schichtdicke: 250 µm. Mobile Phase: n-Propanol:Wasser:konz. Ammoniak-Lsg. = 88:11:1. Laufstrecke: Etwa 3/4 der Plattenlänge. Detektion: Besprühen mit verdünnter methanolischer Schwefelsäure (4 in 10) und 15minütiges Erhitzen im Trockenschrank. 2. IR-Spektrum: Das IR-Spektrum, gemessen als Kaliumbromidpreßling, muß die gleichen Banden aufweisen wie das Spektrum der entsprechend vermessenen Standardsubstanz. UV-Spektrum: Das UV-Spektrum der Lsg. 1 in 100000 in 0,5 n Schwefelsäure muß die gleichen Maxima und Minima aufweisen wie das Spektrum der entsprechend vermessenen Standardsubstanz. Beim Maximum, das bei etwa 250 nm liegt, dürfen die maximalen Absorptionen höchstens 3,0% differieren.

Prüfung. 1. Trocknungsverlust: Höchstens 0,5%, wenn die Substanz 2 Stdn. lang bei 100° getrocknet wird. 2. Verbrennungsrückstand: Höchstens 0,1%.

Gehaltsbestimmung. Etwa 800 mg Substanz werden genau gewogen, in 100 ml Eisessig gelöst, mit 10 ml Quecksilber(II)-acetat-Lsg. sowie 1 Tropfen Kristallviolett-Lsg. versetzt und mit 0,1 n Perchlorsäure bis zu einem blauen Endpunkt titriert. Anhand eines Blindversuches wird der Verbrauch korrigiert. 1 ml 0,1 n Perchlorsäure entspricht 38,89 mg $C_{18}H_{20}ClF_3N_2S$.

Dosierung. Üblicher Dosierungsbereich: oral 30 bis 150 mg tgl.; i.m. 5 bis 10 mg, alle 4 Stdn. wiederholbar, sofern notwendig; i.v. 1 bis 3 mg, ebenfalls alle 4 Stdn. wiederholbar.

Anwendung. S. Triflupromazine.

Trifolium

Trifolium arvense L. Fabaceae — Faboideae — Trifolieae. Ackerklee. Hasenklee. Feld-, Katzenklee. Hasenpfötchen. Grauer Klee. Lämmerschwanz. Hare's foot trefoil. Pied de lievre. Chaton. Mignonet. Piè de lepre.

Heimisch in Europa, Nord- und Westasien, Nordafrika, Abessinien, auf den Kanaren. Auf trockenen, leichten, kalkarmen Böden.

Einjährig bis überwinternd einjährig, mit oft ziemlich kräftiger Pfahlwurzel. Stengel aufrecht oder aufsteigend, meist 5 bis 30 cm lang, einfach und gerade oder mehr oder weniger sparrig verzweigt und dann meist hin- und hergebogen, zäh, kurzzottig behaart und gleich den Laubblättern oft rot überlaufen. Laubblätter alle stengelständig, die unteren bald verdorrend; Blattstiele der unteren höchstens so lang wie die Blättchen, die der oberen viel kürzer, oft in der ganzen Länge mit den Nebenblättern verwachsen; Blättchen aus keilförmigem Grund lineallänglich, meist 1 bis 2 cm lang und 2 bis 4 mm breit, am Ende gezähnelt oder fast ganzrandig, mit sehr schwachen Seitennerven, meist beiderseits weichseidig behaart. Untere Nebenblätter lanzettlichpfriemlich, obere aus eiförmigem Grund pfriemlich, häutig, meist mehr oder weniger rot. Blütenstände oft zahlreich, achselständig oder die obersten an Stengeln und Zweigen scheinbar endständig, mit kurzen, nur wenige cm langen Stielen, unbehüllt, eiförmig bis zuletzt walzlich, reich- und dichtblütig, 1 bis 2 cm lang und etwa 1 cm breit. Blüten sitzend und ohne Vorblätter. Kelch dicht mit weichen, abstehenden, schwach gezähnelten, weißlichen Haaren besetzt, mit röhrigglockiger, weißlich-grüner, zehnnerviger Röhre, offenem, nur vereinzelte Haare tragendem Schlund und borstenförmigen, gerade vorgestreckten, auch zuletzt nur wenig spreizenden, die Krone überragenden, nervenlosen, federartig bewimperten, meist rötlichvioletten bis indischroten Zähnen. Kronblätter sehr klein, meist ganz von den Kelchhaaren verdeckt, anfangs weißlich, später rosa, alle verbunden, bleibend; Fahne schmal, stumpf. Griffel abwärts gebogen. Hülse breiteiförmig, häutig, ganz vom Kelch umschlossen, ein- bis zweisamig, kaum aufspringend. Same kugeligeiförmig, gelb.

Inhaltsstoffe. Während der Blütezeit etwa 5% Gerbstoff; nach GILL [Chem. Abstr. *60*, 20 453 (1964); *61*, 6042 (1964), *63*, 433 (1965)] Isoquercitrin, Quercetin, Astragalin (Kämpferol-3-glucosid), Kaffeesäure; der Geh. an Flavonoiden betrug 0,76% in den Blättern, 0,61% in den Blüten und 0,17% in den Stengeln. Nach älteren Angaben äth. Öl und Harz.

Wirkung. Ein Dekokt hemmt das Wachstum von Bact. enteritidis; diese Eigenschaft kann zur quantitativen Bestimmung verwendet werden.

Anwendung. Früher als Herba und Flores Trifolii arvensis (Herba et flores Lagopi) bei Magenschwäche, Durchfall, Ruhr, Bronchitis, Fluor albus, Blasenleiden, auch gegen Gallenkrankheiten beim Vieh. Als Futterpflanze ist der Hasenklee unbrauchbar, da die Stengel hart sind und bitter schmecken. In der Homöopathie.

Trifolium arvense HAB 34.

Im Juli gesammelte, frische Pflanze.

Arzneiform. Essenz nach § 3.

Arzneigehalt. 1/3.

Trifolium pratense L. (T. purpureum GILIB. non LOISEL nach HPUS auch T. campestre, T. minimum, T. plumosum, T. procumbens). Rot-, Wiesen-, Mattenklee. Red, purple, brood clover. Trèfle rouge, pourpre, des prés. Trifoglio rosso.

Heimisch in Europa, Westasien, Algerien. In Nord- und Südamerika und auf Neuseeland eingebürgert. In Fett- und Frischwiesen auf nährstoffreichen, nicht zu kalkarmen Böden.

Ausdauernd (viele Kulturformen nur zwei- bis dreijährig), mit kräftiger, bis über 60 m langer Pfahlwurzel, starken Seitenwurzeln und kurzem Erdstock ohne Ausläufer. Hauptachse gestaucht, niederliegend oder schräg aufsteigend, mit grundständiger Laubblattrosette endend. Stengel aus den Achseln der unteren Rosettenblätter entspringend, mit meist 3 bis 5 Internodien, einfach oder mit kurzen Zweigen, aufrecht, nur am Grund aufsteigend, meist 20 bis 50 cm hoch, oft etwas zusammengedrückt, mehr oder weniger gerillt bis kantig, oft mehr oder weniger rot überlaufen, mehr oder weniger dicht anliegend oder abstehend behaart. Haare der ganzen Pflanze weißlich, gezähnelt, auf kleinen Knötchen aufsitzend. Untere Laubblätter lang (15 bis 20 cm), obere kürzer gestielt bis fast sitzend. Blättchen sehr kurz gestielt, meist $1^1/_2$ bis 3 cm lang und etwa halb so breit, verkehrt-eiförmig bis breit elliptisch, seltener länglich lanzettlich, beiderseits abgerundet oder am Ende kurz bespitzt oder leicht ausgerandet, nahezu ganzrandig, mit nicht vortretenden, mehr oder weniger parallelen, nur z. T. verästelten Seitennerven, beiderseits oder nur unterseits anliegend weich behaart, am Rande mehr oder weniger gewimpert, oberseits frischgrün, oft mit hellgrünen oder rotbraunen Flecken und Querbinden, unterseits bläulichgrün. Nebenblätter etwa so lang oder kürzer wie die Blättchen, eiförmig lanzettlich, weit mit dem Blattstiel verwachsen, mit dreieckigen, scharfen Spitzen, mehr oder weniger häutig, mit grünen oder roten, netzig verbundenen Adern, außen mehr oder weniger behaart. Blütenköpfe zu 1 bis 4 pro Stengel, die obersten scheinbar endständig, einander oft paarweise genähert, kugelig bis eiförmig, meist von den Nebenblättern verkleinerter Laubblätter umhüllt, seltener länger gestielt, etwa 2 cm breit, meist dreißig- bis neunzigblütig. Blüten ungestielt, ohne Tragblätter, 1,3 bis 1,8 cm lang, stets aufrecht. Kelch röhrig-glockig, zehnnervig, weißlichgrün oder rötlich angelaufen, mit außen kurz behaarter, innen mit Ausnahme der schwachen Schlundfalte kahler Röhre und pfriemlichen, spärlich behaarten, gerade vorgestreckten Zähnen; der unterste Zahn deutlich länger als die Röhre und die oberen Zähne. Kronblätter hellkarmin- bis fleischrot, seltener gelblichweiß oder reinweiß, mit den Nägeln unter sich und mit den 9 unteren Staubfäden zu einer 8 bis 10 mm langen, nektarführenden Röhe verwachsen. Fahne länger als Flügel und Schiffchen, mit geraden Seitenrändern, ausgerandet; Flügel mit dünnen, leicht drehbaren Nägeln, die Geschlechtssäule von oben mit blasigen Öhrchen umfassend, oberwärts spreizend, stumpf. Fruchtknoten sitzend, mit 2 Samenanlagen. Hülse eiförmig, dünnhäutig, einsamig, aus 2 scharf abgegrenzten Hälften gebildet, die obere glatt, glänzend, die untere runzelig, leicht zerreißend. Same länglich-eiförmig, wenig abgeflacht, mit stark vorragendem Würzelchen, glatt, gelb bis bräunlich oder violettlich.

Inhaltsstoffe. Orobol-4'-methyläther, in der Blüte Pratoletin (3,5,6,4'-Tetrahydroxyflavon) $C_{15}H_{10}O_6$, Fp. 285°, Kaffeesäure, Salicylsäure, p-Cumarsäure, Pipecolinsäure und äth. Öl mit Furfurol, ferner n-Heptacosan, Trifolin (Kämpferol-3-galaktosid), Fp. 235°, Isotrifolin, Isorhamnetin-glykosid; in der ganzen Pflanze α-Ketoglutarsäure, Oxalessigsäure, Brenztraubensäure, Genistein $C_{15}H_{10}O_5$, Fp. 290 bis 293°, Biochanin A, $C_{16}H_{12}O_5$, Fp. 212 bis 216° (als 7-Glucosid und -7-glucosid-5-malonat), Formononetin, nach BATESMITH et al. [Chem. Ind. (London) *1953*, S. 1127] identisch mit Pratol (7-Hydroxy-4'-methoxyisoflavon) $C_{16}H_{12}O_4$, Fp. 257 bis 265°, und Ononin, Fp. 210 bis 214° (Formonetin-7-glucosid); nach TAMURA et al. [Chem. Abstr. *71*, 67908 (1969)] 7-β-D-Glucosyl-5,7-dihydroxy-4'-methoxyisoflavon, Fp. 207 bis 209°, und dessen 5-Malonat, Trifolirhizin, Daidzein und dessen 7-Glucosid. Nach älteren Angaben Cumöstrol, ein Phytosteringlucosid Trifolianol, Pratensol $C_{17}H_9O_2(OH)_3$, Fp. 210°, und Harz. In den roten Blüten Cyanidin, Malvidin, Päonidin und Delphinidin, in hellroten nur Cyanidin und Malvidin. In den Blättern Maltose [bei Nacht, BAILEY: Nature *199*, 2191 (1963)] und folgende Lipoide [WEENINK: Biochem. J. *93*, 606 (1964)]: 23% Galaktolipid, Phospholipid, Phosphatidylcholin 37%, -glycerol, -äthanolamin 14%, -inositol, sowie trans-3-Hexadecensäure und nach HJARDE et al. [Chem. Abstr. *59*, 6718 (1963)] Tocopherol und α- und β-Carotin; Vit. C, Homoserin, Asparagin. In den Wurzelknöllchen Poly-β-hydroxybuttersäure [SCHLEGEL: Chem. Abstr. *60*, 852 (1964)]. Im Samen Myricetin [FOTTRELL et al.: Chem. Abstr. *65*, 1037 (1966)], in den Keimlingen Guanosin, Allantoinsäure, Allantoin, Cholin. Nach BURACZEWSKA et al. [Chem. Abstr. *61*, 15039 (1964)] die Aminosäuren Asparaginsäure, Serin, Glutaminsäure, Isoleucin, Tyrosin, Lysin, Histidin und Arginin. Der Geruch der Kleeblüten beruht nach HONKANEN et al. [Chem. Abstr. *72*, 120243 (1970)] vor allem auf aromatischen Bestandteilen wie Methylsalicylat, Benzylalkohol, Benzylformiat, -acetat, 2-Phenyläthanol, 2-Phenyläthylformiat und -acetat, Methylanthranilat, Methyl-N-methyl-anthranilat, Eugenol, -methyläther und Indol.

Wirkung. Rotklee vom Herbst oder 2. Schnitt bewirkt beim Vieh Geifern, Rückgang der Milchproduktion, Diarrhö, Abmagerung, sowie Photosensibilität mit Sehstörungen und Dermatitis, die Trifoliose genannt wird.

Anwendung. Die Blüte (Flores Trifolii rubri) als Sedativum bei Keuchhusten; das Kraut, die Blüten und der Same als Expectorans, Diureticum bei Gicht, äußerlich bei Entzündungen, Verbrennungen und Geschwüren. In der Homöopathie. Als wichtige Futterpflanze.

Trifolium pratense HPUS 64. Red clover.

Die frischen Blütenköpfchen.

Arzneiform. a) Urtinktur: Arzneigeh. 1/10. Trifolium pratense, feuchte Masse mit 100 g Trockensubstanz und 300 ml W. = 400 g, A. USP (94,9 Vol.-%) 730 ml zur Bereitung von 1000 ml Tinktur. b) Dilutionen: D 2 (2×) enthält 1 T. Tinktur, 2 T. dest. W., 7 T. A., D 3 (3×) und höher mit A. HPUS (88 Vol.-%). c) Medikationen: D 3 (3×) und höher.

Anbau. Unter den Kleearten kommt dem Rotklee für die Futterproduktion eine überragende Bedeutung zu. Nach der Ausdauer sind zu unterscheiden: der Ackerklee mit zweijähriger Dauer und der Mattenklee mit mehrjähriger Nutzungsdauer. Die bessere Ausdauer des letzteren wurde durch Auslese und Einkreuzung von wildem Wiesenklee in Ackerklee erreicht. Auf tiefgründigem, eher schwerem und feuchtem Boden erreicht oder übertrifft der Rotklee im Ertrag sogar die Luzerne. Er stellt jedoch höhere Ansprüche als viele andere Futterpflanzen. Von April bis Juni ist er gegen trockene Kälte sehr empfindlich. In schneelosen Wintern „friert er aus", bes. auf flachgründigen Böden. Dagegen hilft Überdecken der Felder mit Stallmist oder Kartoffelkraut im Herbst und tüchtiges Walzen. Gegen Bewässern ist der sogenannte „Mattenklee" weniger empfindlich als der „Ackerklee". Zu sicherem Gedeihen ist gut zubereiteter kräftiger Boden erforderlich, der längere Zeit keinen Klee getragen hat. Am besten ist bindiger, kalkhaltiger Boden, bes. humoser Mergelboden und frischer, kräftiger Lehm- und Tonboden. Da der Wurzeltiefgang selten über 60 cm (bis 63 cm) beträgt, ist die Beschaffenheit des Untergrundes weniger wichtig als bei Luzerne und Esparsette. Auch schwerste Tonböden und lehmige Sandböden können noch „kleefähig" sein, nicht aber arme Sandböden, hitzige Kalkböden, eisenreiche und saure Böden. Besonders empfindlich ist der Rotklee gegen stauende Nässe. Stickstoffdüngung lohnt er nicht, hat sogar unter den dadurch begünstigten Gräsern und Fabaceen zu leiden. Ohne selbst Stallmist zu verlangen, fördert er dessen Erzeugung. Gut sind dagegen Kali- und Phosphatdünger wie Thomasmehl oder Kainit. Gipsen ist nur im Winter vorzunehmen, Stallmistdüngung höchstens im Herbst, Jauchedüngung nie. HILTNER und GENTNER schreiben dem Gips eine spezifische Wrkg. gegen den Kleekrebs (Sclerotiana trifoliorum) und gegen die Kleemüdigkeit zu. Zur Samengewinnung eignen sich Felder auf trockenem Boden besser als auf feuchtem. Der 2. Schnitt gibt mehr Samen als der erste, da zu dessen Blütezeit die Hummeln noch spärlich sind. Wenn die Köpfchen braun bis schwarz und die Samen hart und gelblich-violett geworden sind, werden die Samenpflanzen gemäht, getrocknet und der Same abgekämmt, oder es wird gedroschen. Pro ha sät man im Mittel 23 kg einer 88%igen Saat. Lücken sind durch Nachsaat mit T. pratense oder T. incarnatum auszufüllen. Man kann den Klee in jeden Fruchtwechsel einschieben. Als Überfrucht eignet sich sowohl Winter- wie Sommergetreide. Meist wird der Klee im März oder April in Gerste oder Hafer gesät und bestockt sich dann im Sommer. Bei günstiger Witterung kann er noch im selben Jahr geschnitten (Stoppelklee) oder doch beweidet werden. Im nächsten Sommer erfolgt der Hauptschnitt. Meist wird der „Ackerklee" im Herbst nach dem Hauptschnitt eingepflügt. Er ist durch seine stickstoffsammelnde Tätigkeit eine ausgezeichnete Vorfrucht für Getreide und Hackfrüchte usw. In Mischungen hemmen Lolium italicum und Arhenatherum die Entwicklung des Klees. Als Grünfutter wird der Klee am besten vor der Ende Mai einsetzenden Blüte geschnitten. Ganz jung enthält er am meisten Eiweiß (bis 22% des Heues, nach der Blüte nur etwa 10%) und weniger Holzfaser (ca. 25%, später bis 50%). Auch sind die Nährstoffe im jungen Klee verdaulicher. Unter den Schädlingen steht an erster Stelle die Kleeseide, Cuscuta epithymum var. trifolii. Den besten Schutz bietet die mechanische Reinigung des Saatguts, da die Kleeseidesamen meist kleiner sind als die des Rot-Klees. Ferner Cuscuta arvensis DEYRICH (Schweinsseide) mit gleich großen Samen und Orobancho minor SM. Von parasitischen Pilzen treten besonders häufig auf: der Mehltau Erysibe martii LEV. (namentlich auf amerikanischem, viel weniger auf deutschem Rotklee), die Blattfleckenkrankheiten Pseudopeziza trifolii FUCKEL und Macrosporium sarciniforme CAV. (bes. auf italienischem Rotklee) und der Kleerost Uromyces trifolii HEDW. f. Großen Schaden können ferner anrichten: die rote Milbenspinne (Tetranychus telearius L.), verschiedene Rüsselkäfer und Schmetterlingsraupen.

Trifolium repens L. (T. nigrescens SCHUR. non VIV.). Weißklee. Holländischer Klee.

Kriechklee. White, dutch clover oder trefoil. Trefoil. Trèfle blanc, rampant. Trainelle. Trifolet. Trifoglio bianco.

Heimisch in Europa, Nord- und Westasien und Nordafrika.

Ausdauernd, mit kräftiger Pfahlwurzel und mehr oder weniger ästigem Erdstock. Hauptstengel niederliegend, 5 bis 30 cm lang, an den Knoten wurzelnd, nur die Spitze mehr oder weniger aufsteigend, oft mehr oder weniger violett. Sprosse kahl, seltener die oberen Stengelteile mehr oder weniger kurz behaart. Blattstiele sehr lang, alle scheinbar grundständig. Blättchen alle gleichartig, aus kurz keilförmigem Grund breit verkehrt eiförmig bis breit elliptisch, meist 1 bis 2 cm lang und nur wenig schmäler, gestutzt oder schwach ausgerandet, fast ringsherum fein gezähnelt, mit schwachen, mehrfach gegabelten Seitennerven, meist lebhaft grün, oft mit hellerer Querbinde. Nebenblätter ziemlich groß, häutig, zu einer tütenförmigen Stipularscheide verwachsend, meist weißlich und mit rotvioletten oder grünen Nerven, ziemlich plötzlich in grannenförmige Spitzen verschmälert. Blütenstandstiele so lang oder meist länger als die Blattstiele, dicker, aber ziemlich schlaff, gerieft. Blütenköpfe mehr oder weniger kugelig, locker, meist vierzig- bis achtzigblütig, etwa 2 cm breit. Blütenstiele länger als die Hochblätter, die äußeren etwa so lang wie der Kelch, die inneren länger, 4 bis 5 mm lang. Blüten etwa 6 bis 12 mm lang, mit schwachem Honigduft, postfloral sich herabschlagend. Kelch glockig, weißhäutig, mit 10 grünlichen Nerven, schwach zweilippig; Kelchzähne lanzettlich, zugespitzt, meist grün, die oberen fast so lang wie die Kelchröhre, die unteren um etwa $^1/_3$ kürzer. Kronblätter weiß, öfters etwas grünlich oder mehr oder weniger rosa, namentlich beim Welken, postfloral hellbraun, trockenhäutig; Fahne elliptisch, spitz, gefaltet; Flügel nur etwa $^3/_5$ so lang wie die Fahne, spreizend, mit dem Schiffchen und der Staubfadenröhre verwachsen. Griffel etwas länger als die halbe Frucht, bleibend. Hülse lineal, abgeflacht, dünnschalig, zwischen den 3 bis 4 Samen eingeschnürt. Samen eiförmig bis rundlich nierenförmig, schwefel- bis orangegelb, später bräunlich.

Inhaltsstoffe. Quercetin, Qu.-3-glucosid, Isoquercetin, Sojasapogenol A, $C_{30}H_{50}O_4$, Fp. 321°, Sojasapogenol B, $C_{30}H_{50}O_3$, Fp. 259 bis 260°, Sojasapogenol C, $C_{30}H_{48}O_2$, Fp. 239 bis 240°, die Blausäureglykoside Linamarin $C_{10}H_{17}NO_6$, Fp. 141 bis 142°, und Lotaustralin $C_{11}H_{19}NO_6$, Fp. 139°, Pipecolinsäure; im Blattwachs Octacosanol-(1), Triacontanol-(1) und Melissinsäure (Triacontansäure); 7,4'-Dihydroxyflavon, Fp. 315 bis 316°, 3',4',7-Trihydroxyflavon $C_{15}H_{10}O_5$, Fp. 318 bis 322°, Trifoliin, Pratoletin, Bicoumol (7,7'-Dihydroxy-6,8'-bicumarinyl) $C_{18}H_{10}O_6$ und Umbelliferon (7-Hydroxycumarin) [SPENCER et al.: J. Agr. Food Chem. *15*, 536 (1967)], Trifoliol, Fp. 332° (Zers.) [LIVINGSTONE et al.: Tetrahedron *20*, 1963 (1964)], 1-Octen-3-ol [HONKANEN et al.: Chem. Abstr. *59*, 5489 (1963)], Cumöstrol, Daphnoretin, Formononetin und dessen -7-glucosid [LIVINGSTONE et al.: J. Agr. Food Chem. *13*, 151 (1965)]. In kranken Pflanzen fanden WONG et al. [Phytochemistry *10*, 466 (1971)] Cumöstrol; 12-O-Methylcumöstrol, Trifoliol und 7,10,12-Trihydroxycumestan (Repensol). In den Samen Galaktomannan, bestehend aus Galaktose und Mannose im Verhältnis 1:1,3, Quercetin, Myricetin und -3-galaktosid. In den Blüten Delphinidin, in Blättern und Stolonen Cyanidin [BREWBAKER: Chem. Abstr. *59*, 1971 (1963)]. Ferner äth. Öl, Salicylsäure, Vitamin A, Xanthin; Guanin, Adenin, Hypoxanthin; in den Blüten Gerbstoff; im Blattfett hauptsächlich die Fettsäuren $C_{16:0}$ und $C_{18:2}$ sowie β-Sitosterin.

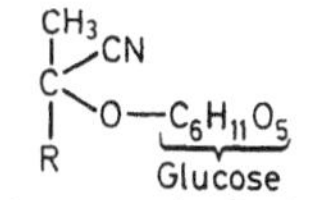

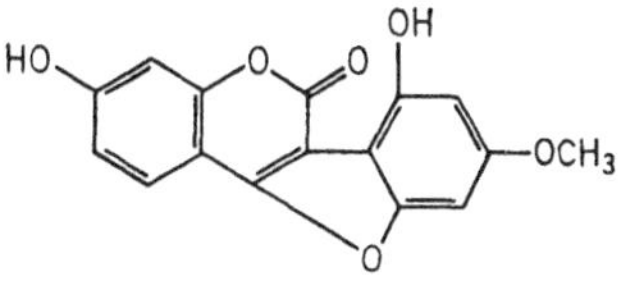

Anwendung. Die Blüten (Flores Trifolii albi mit denen von T. montanum L.) als Hausmittel bei Gicht, Rheuma. In der Homöopathie bei Drüsenschwellungen. Die jungen Pflanzen auch als Gemüse verwendbar. Als Viehfutter.

Trifolium repens HAB 34.

Die frische Pflanze.

Arzneiform. Essenz nach § 3.

Arzneigehalt. 1/3.

Trifolium repens HPUS 64. White clover.

Die frischen Blütenköpfchen.

Arzneiform: a) Urtinktur: Arzneigehalt 1/10. Trifolium repens, feuchte Masse mit 100 g Trockensubstanz und 300 ml W. = 400 g, A. USP (94,9 Vol.-%) 730 ml zur Bereitung von

1000 ml Tinktur. b) Dilutionen: D 2 (2×) enthält 1 T. Tinktur, 2 T. dest. W., 7 T. A.; D 3 (3×) und höher mit A. HPUS (88 Vol.-%). c) Medikationen: D 3 (3×) und höher.

Anbau. Der Weißklee mit seinen vielen Formen erweist sich sehr anpassungsfähig an Klima und Boden, er bleibt aber unter günstigen Bedingungen im Ertrag hinter dem Rotklee zurück. Trotzdem der Weißklee guten Besatz mit Wurzelknöllchen aufweist, zeigt er nicht besonders hohe Stickstoffbindung, er erweist sich sogar dankbar für mäßige Güllen-, Stallmist- und Stickstoffdüngung. Die bekannte, ausgesprochene Schnitt- und Weidefestigkeit verdankt der Weißklee den grünen Rhizomen und den bodennahen Blättern. Im Frühjahr gesät, liefert er erst im 2. Jahr den Hauptertrag und geht dann zurück; doch kann er bis 4, ausnahmsweise bis 7 Jahre genutzt werden. Die höchsten Erträge gibt er bei mehrmaligem Schnitt, weil dadurch die lichtraubenden höheren Kräuter beseitigt werden.

Bemerkung. Nach PULSS [Tierärztliche Umschau 412 (1967)] führt der langfristige Verzehr subletaler Mengen von blausäurehaltigen Futtermitteln zu pathologischen Schäden: starke Inanspruchnahme der schwefelhaltigen Aminosäuren des Futtereiweißes zur Entgiftung des Cyanids zu Rhodanid. Dieses führt zu Schilddrüseninsuffizienz (Fruchtbarkeitsstörung, verstärkter Fettansatz, verminderte Vit.-A-Bildung) und Verarmung an Spurenelementen.

Weitere Kleearten, die als Futterklee dienen, sind:

Trifolium hybridum L., Bastardklee, Schwedenklee. Heimisch in Europa und im Mittelmeergebiet.

Trifolium alexandrinum L. Vor allem in Ägypten und im Mittelmeergebiet angebaut. Ein stattlicher, gelblichweiß blühender Klee. Er ist sehr raschwüchsig und bringt bei reichlich Feuchtigkeit hohe Erträge, ist aber frostempfindlich.

Trifolium incarnatum L. (T. spicatum PERRET). Inkarnatklee. Blutklee. Crimson clover. Férouche. Erba rossa. Heimisch in Südeuropa und Algerien. Einjährig bis zweijährig. Stengel 10 bis 50 cm hoch, bei Frühjahrssaat rasch verholzend. Blütenstand lang gestielt, anfangs länglich eiförmig, nickend, dann zylindrisch, 5 cm lang und steif.

Trifolium subterraneum L., bodenfrüchtiger Klee, ruft durch seinen hohen Geh. an Isoflavonen (bis über 5% der Trockensubstanz) Fertilitätsstörungen hervor. Durch ungenügende Düngung mit Phosphat steigt der Isoflavongeh. an. Die östrogene Aktivität beruht vor allem auf dem Geh. an Formononetin, Genistein, Biochanin A und Daidzein und ist am höchsten bei rascher Trocknung [DAVIES et al.: Chem. Abstr. *64*, 11548 (1966)].

Trigonella

Trigonella foenum graecum L. (Foenugraecum officinale ALEF., Foenum-graecum sativum MEDIK., Folliculigera graveolens PASQUALE, Telis Foenum-Graecum O. KTZE.). Fabaceae — Faboideae — Trifolieae. Bockshornklee. Kuhhornklee. Griechisch(es)-Heu. Fenugreek. Genugrec. Greek hay. Fieno-greco.

Heimisch im ganzen Mittelmeergebiet von der Iberischen Halbinsel bis zur Ukraine und Vorderasien, Vorderindien und China, südlich bis Abessinien. Kultiviert hauptsächlich in Südeuropa (Frankreich), Nordafrika (Marokko, Tunesien, Ägypten, Äthiopien), Syrien, Persien, Pakistan, Indien und China. Zuweilen ruderal oder adventiv.

Einjähriges, 10 bis 50 cm hohes Kraut (Abb. 9) mit langer, senkrechter Pfahlwurzel und sehr starkem, lang haftendem Geruch. Stengel kräftig, stielrund, aufrecht oder niederliegend und verzweigt. Laubblätter in Gestalt und Größe an die von Medicago sativa erinnernd und mit $^1/_2$ bis über 2 cm langem Stiel und 1 bis 3 cm langen, verkehrt-eiförmigen bis länglich-lanzettlichen, dreieckig-gestutzten bis abgerundeten, meist nur im oberen Drittel gezähnelten Blättchen; das mittlere lang gestielt, die seitlichen fast sitzend. Nebenblätter ziemlich groß, häutig, dreieckig bis eiförmig, spitz, oft weichhaarig. Blüten 0,8 bis 1,8 cm lang, einzeln oder zu 2 in den Blattachseln, fast ungestielt. Kelchröhre häutig, meist länger als die lanzettlichen Zähne. Krone meist blaßgelb, seltener dunkler oder violettlich, etwa doppelt so lang wie der Kelch; Flügel halb so lang wie die Fahne; Schiffchen sehr stumpf, rundlich, kaum länger als der Kelch. Staubfäden oberwärts etwas verbreitert. Hülse 2,5 bis gegen 10 cm lang und 0,5 bis 1 cm breit, aufrecht abstehend, lineal, gerade oder gekrümmt, mit 2 bis 3 cm langem Schnabel, anliegend behaart. Samen zu 4 bis 20, flachgedrückt, durch eine tiefe Furche in ungleiche Hälften geteilt, sonst ei- bis würfelförmig, gelbbraun oder braunrot, getrocknet sehr hart.

Semen Foenugraeci. Semen Foeni graeci. Semen Faeni graeci. Foenum graecum. Semen Trigonellae. Bockshorn(klee)samen. Hornkleesamen. Griechische Heusamen. Kuhhornkleesamen. Helba. Foenugrec. Fenugrec. Foenugreek. Fenugreek. Greek hay seed. Semence de fenugrec. Fienogreco. Sementes de fenogrego. Semillas de alholvas. Semeno řeckého sena. Semeno senovky gréckej. Semeno piskavice řeckého sena. Nasienie kozieradki.

Semen Foenugraeci (DAB 6, Helv. VI, ÖAB 9, CsL 2, Pol. III. Fenugreek B.P.C. 49. Foenum-graecum Ind. P. C. 53).

Der reife, getrocknete Same.

Die Samen sind hart, abgeflacht prismatisch, von der Breitseite betrachtet gerundet rechteckig bis gerundet rhombisch, durch eine über die Breitseite laufende, schräge Spalte in zwei ungleiche Teile geteilt, 3 bis 5 mm lang, 2 bis 3 mm breit und 1,5 bis 2 mm dick, rötlich- bis

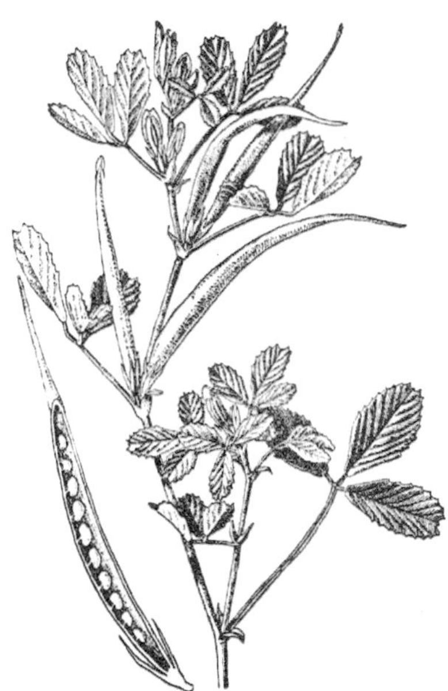

Abb. 9. Trigonella foenum graecum, fruchtende Pflanze und geöffnete Hülse (DUNZINGER).

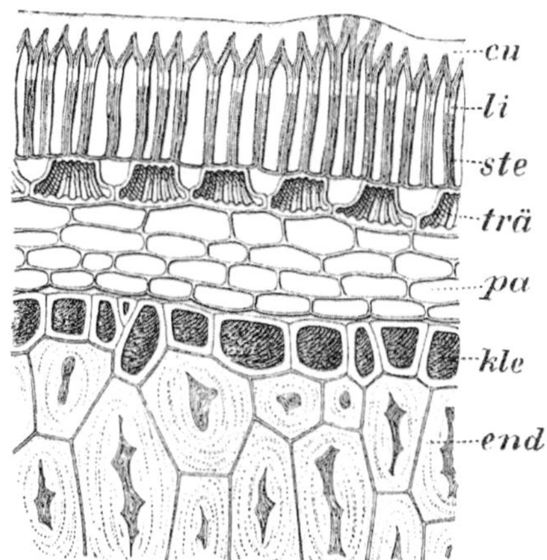

Abb. 10. Semen Foenugraeci. Querschnitt durch die Randpartie des reifen Samens. *cu* Cuticula, darunter die Palisadenzellen *ste*, welche in der oberen Hälfte eine helle Linie, Lichtlinie *li*, zeigen, *trä* Trägerzellenschicht, *pa* Parenchymgewebe, *kle* Kleber oder Ölzellenschicht, *end* Endosperm (GILG).

gelblichbraun. Im Querschnitt im größeren Teil 2 gelbliche Cotyledonen und im kleineren Teil die rundliche, gelbliche Radicula. Beim Einlegen in Wasser quillt das Endosperm stark auf und sprengt die Samenschale.

Geruch charakteristisch aromatisch, Geschmack des ganzen Samens schwach-salzig, des zerkleinerten bitter und schwach schleimig.

Mikroskopisches Bild (Abb. 10). Im Querschnitt besteht die Epidermis der Testa aus radial gestreckten, ungleich hohen Zellen, deren Seiten- und Außenwände, besonders in den äußeren Teilen derb und deren Lumen flaschenartig sind. Sie zeigen in der äußeren Hälfte eine quer über alle Zellen laufende Lichtlinie. Darauf folgen eine Lage von säulenfußartigen, nach außen sich verjüngenden Zellen mit herablaufenden Verdickungsleisten sowie 2 bis 4 Lagen leicht tangential gestreckter Zellen. Das Endosperm weist außen eine Lage mehr oder weniger quadratischer Zellen mit Aleuronkörnern und darunter mehrere Lagen von mehr oder weniger radial gestreckten Zellen mit sehr stark verdickter Schleimmembran auf. Der Embryo besteht aus zartwandigen Zellen mit Ölplasma, Aleuronkörnern und gelegentlich auch mit wenigen, ca. 5 µm großen Stärkekörnern.

Pulverdroge. Im strohgelben Pulver besonders Fragmente der Testa, die in Flächenansicht die Verbände der kleinen, polygonalen, eng- bis weitlumigen Epidermiszellen und die polygonalen Trägerzellen mit radial angeordneten Verdickungsleisten aufweist. Kennzeichnend sind ferner Fragmente der Testa im Querschnitt mit den flaschenartigen Epidermiszellen mit Lichtlinien und den säulenfußartigen Trägerzellen mit längs verlaufenden Verdickungsleisten sowie Fragmente des Embryos mit meist gestreckten Zellen, in denen Ölplasma, Aleuronkörner und gelegentlich spärliche kleine Stärkekörner vorkommen.

Inhaltsstoffe. 20 bis 30% Schleimstoffe im Endosperm (Mannogalaktane), die bei der Hydrolyse D-Galaktose und über 50% D-Mannose liefern.

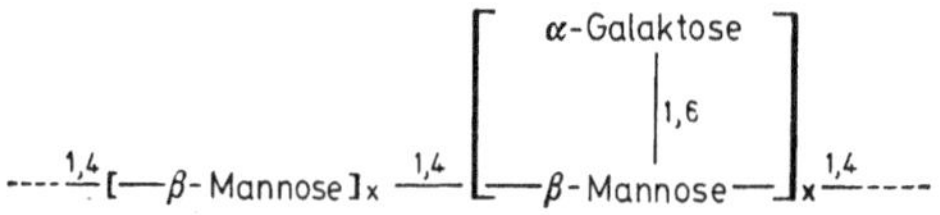

$$----\overset{1,4}{-}[-\beta\text{-Mannose}]_x \xrightarrow{1,4} \left[\begin{array}{c} \alpha\text{-Galaktose} \\ \Big|\, 1,6 \\ -\beta\text{-Mannose}- \end{array} \right]_x \overset{1,4}{-}----$$

Ferner Stachyose. Im Embryo 20 bis 28% Proteine (mit 25% Globulin, 20% Albuminen und 55% Nucleoproteid), 4-Hydroxyisoleucin, 6 bis 10% fettes Öl mit Triglyceriden der Linolen-, Palmitin-, Linol- und Ölsäure und Lecithin. Etwa 0,015% äth. Öl mit typischem Bockshornkleegeruch; 0,36% Trigonellin (Coffearin, N-Methylbetain der Nicotinsäure) $C_7H_7NO_2$, Fp. 218°; 3,5 mg/100 g Nicotinsäureamid und 0,05% Cholin; die Sapogenine Diosgenin (bis 0,8%), Gitogenin (0,01%), Tigogenin (in Spuren) und Dioscin (ein Glykosid des Diosgenins mit Glucose und Rhamnose); 25-D-Spirosta-3,5-dien; BRAIN, FAZLI und HARDMAN [Phytochemistry 7, 1815 (1968); 10, 2497 (1971); Chem. Abstr. 70, 9369 (1969)] fanden ferner Yamogenin, Neogitogenin und 25α-Spirostan. Nach GHOSAL et al. [Phytochemistry 13, 2247 (1974)] sechs C_{27}-Sapogeninpeptidester (darunter Fönugreekin). Ferner Rutin, nach ADAMSKA et al. [Planta med. (Stuttg.) 20, 224 (1971)] Vitexin und -7-glucosid, Orientin (oder Isorientin-)-arabinosid; nach H. WAGNER et al. [Phytochemistry 12, 2548 (1973)] Vicenin-1- und -2, Saponaretin und Homoorientin, nach SESHADRI et al. [Chem. Abstr. 77, 2767 (1972)] 6,8-Di-C-β-D-glucosylacacetin und dessen Monoacetat. Bitterstoff, harzartige Substanzen (etwa 17%), Phytosterine (1,5%), Phytin (?), Lignin 28%, Gerbstoffe (in der Samenschale), ein antirachitisch wirkendes Prinzip mit Sterinnatur, Enzyme (Diastase, Mannase), Fe (7 mg/100 g), Mg 2,5 mg/100 g, Vitamin A. In der unverseifbaren Fraktion ein Galaktose-ähnlicher Wirkstoff. Im Blatt Vitamin C.

Prüfung. Identität. Das Plv. ist unter dem Mikroskop nach Zusatz von $FeCl_3$ an den rötlich gefärbten Keimblättern oder mit Kalilauge an den gelben Keimblättern zu erkennen (Trigonellin-Reaktion). Der Schleim wird durch Kupferoxydammoniak mit intensiv blauer Farbe gelöst.

Reinheit. Quellungsfaktor mind. 6 Helv. VI, ÖAB 9. — In kaltem W. lösl. Extraktstoffe mind. 30% Ind. P. C. 53. — Max. Aschegeh. 5% DAB 6, ÖAB 9, CsL 2, Pol. III; 6% Ind. P. C. 53. — Sulfatasche max. 5% Helv. VI. — Säureunlösl. Asche max. 2% Ind. P. C. 53. — Max. Feuchtigkeitsgeh. 11% Pol. III. — Fremde org. Beimengungen max. 2% ÖAB 9, Ind. P. C. 53; 3% CsL 2.

Fasern und sonstige verholzte Zellformen, chlorophyllhaltige Zellen, Gefäße, Kristalle und über 10 µm große Stärkekörner dürfen nicht, kleinere Stärkekörner nur in geringer Menge enthalten sein. DAB 6.

Wertbestimmung. Best. des Quellungsfaktors s. Bd. I, 455; Helv. VI verwendet die Methode nach FLUECK und AELLIG.

Nach Vos-Simon Thomas [Planta med. (Stuttg.) *7*, 222 (1959)] kann die quant. Best. des Trigonellins nach der Methode von Tompkins und Schmidt (1942 und 1943) polarographisch durchgeführt werden. Extrakte aus älteren Pflanzen enthalten störende Begleitstoffe, die s.chr. abgetrennt werden, während Extrakte von Saatgut und Keimpflanzen direkt verwendet werden können. Dawidar et al. [Fresen Z. Anal. Chem. *259*, 283 (1972)] trennen die Hauptsapogenine d.chr. auf silbernitrathaltigem Kieselgel oder Aluminium mit Hexan—Äthylacetat 5:1 und bestimmen photometrisch mit Phosphormolybdänsäure.

Aufbewahrung. Vor Licht geschützt, in gut schließenden Behältnissen, Helv. VI, ÖAB 9, Pol. III. Nach Helv. VI sind die Samen nur in gepulvertem Zustand zu verwenden.

Wirkung. Der Droge wird eine Antipellagrawirkung zugeschrieben (evtl. über Trigonellin, da der Geh. an Nicotinsäureamid zu gering ist). Ferner wird über eine blutzuckersenkende Wrkg. von oral zugeführten Präparaten berichtet. — Die der Droge zugeschriebenen galaktagogen Eigenschaften sollen durch einen im Unverseifbaren des fetten Öls enthaltenen, in W. und A. unlösl. Laktationsfaktor bedingt sein. — Es wurde eine deutliche Besserung des Allgemeinbefindens, Zunahme des Körpergewichts, bessere Eiweißausnutzung, Beschränkung der Phosphorausscheidung und mäßiges Ansteigen der Erythrocytenzahl beobachtet. — Nach Abdo und Al-Kafawi [Planta med. *17*, 14 (1969)] wirken Samenextrakte anregend auf den Uterus und Darm beim Meerschweinchen und beschleunigen den Herzschlag.

Anwendung. Äußerlich in Form von hyperämisierenden Kataplasmen bei Furunkeln, Karbunkeln, Geschwüren, Ulcus cruris, Drüsenschwellungen, entzündlichen Verhärtungen, Ekzemen und eitrigen Wunden. Zu Gurgelungen bei Angina und Halsentzündungen. Innerlich (eßlöffelweise mehrmals täglich eingenommen) als Roborans; bei Skrofulose, tuberkulösen Knochenerkrankungen der Kinder, Osteomyelitis u. a., und in der Rekonvaleszenz, wegen seines Geh. an Bitterstoffen, Eiweiß, Fett und Kohlenhydraten, verstärkt durch die resorptionsfördernde Wrkg. der Saponine. Der unangenehme Geruch läßt sich durch Ol. Citri oder Ol. Menthae verdecken.

In der Volksheilkunde als schmerz- und hustenlinderndes Mittel, bei Katarrhen der oberen Luftwege, bei Milz- und Magenbeschwerden. In Indien als Aromaticum, Carminativum, Tonicum und Aphrosidiacum, als Infus bei Pocken zur Kühlung. Bei der einheimischen Bevölkerung Ägyptens bei Pellagra und in der nordafrikanischen Medizin als Anthelminticum und Purgans; ein Infus der gerösteten Samen bei Dysenterie. In Ägypten und in asiatischen Ländern dienen die gerösteten Samen als Nahrungsmittel und Gewürz (zu Curry). Das Plv. in der Veterinärmedizin als Aromaticum, zu Kataplasmen, Salben und Pflastern und als Zusatz (in der Konzentration von 1%) zu Freßpulvern.

Ferner als Insektizid. Der Schleim in der Textilindustrie als Appreturmittel.

In der Homöopathie.

Foenum graecum HAB 34.

Reife Samen.

Arzneiform. Tinktur nach § 4 mit 90%igem Weingeist.

Arzneigehalt. 1/10.

Bemerkung. Das Beimpfen der Felder beim Anbau mit Rhizobium meliloti ergibt größere Pflanzen mit einem höheren Ertrag an Samen, mit mehr Eiweiß und einem höheren Keim/ Schale Index [Hardman et al.: Planta med. (Stuttg.) *27*, 53 (1975)].

Trigonella corniculata L. (T. elatior Sibth.).

Heimisch im Mittelmeergebiet und in Asien, kultiviert bes. im Norden Indiens.

Inhaltsstoffe. Atal und Sood [J. Pharm. Pharmacol *16*, 627 (1964)] isolierten aus den Samen Triacontan, Fp. 64 bis 65°, 22,23-Dihydrostigmasterin, Fp. 237°, Cholin und Betain. Varshney und Sood [J. Indian chem. Soc. *46*, 391 (1969); Planta med. (Stuttg.) *26*, 27 1974)] fanden in den Samen Yuccagenin (70% der Gesamtgenine), Diosgenin, 6,8-Di-C-β-D-glucopyranosyl-acacetin und sein Monoacetat und Äthyl-α-D-galaktopyranosid. In den Blättern Cumarine, Äsculetin und Scopoletin.

Anwendung. In der indischen Medizin die Samen gegen Rückenschmerzen und Erkrankungen im Wochenbett. Die bitteren Früchte, die adstringierend und blutstillend wirken, gegen Schwellungen und Quetschungen. Die Samen und Blätter (in Punjab und Kaschmir als Kasuri Methi im Handel) als Gewürz und Gemüse.

Trigonella coerulea (Moench) Ser. [Trigonella caerulea (L.) Ser., Melilotus cae (oe)-ruleus (L.) Desr., Trifolium melicotus caerulea L., T. caeruleum Willd., Trifoliastrum caeruleum Moench, Grammocarpus caeruleus Schur, Teliosma caerulea Alef., Folliculigera

caerulea PASQUALE, Telis caerulea O. KTZE., Trigonella melilotus caerulea ASCHERS. et GRAEB.]. Schabzigerklee. Sieben(ge)zeit. Siebenstundenkraut. Blauer (blaublühender) Steinklee. Bisamklee. Zigerkraut. Sweet trefoil. Baumier. Trefle musque. Trefle bleu. Faux bannel du Perou. Lotier odorant. Melilot d'Allemagne. Balsamo Melilotto azzurre. Loto domestico.

Heimisch im östlichen Mittelmeergebiet, in Mitteleuropa (selten) nur kultiviert und verwildert; auf Kulturland, an Wegrändern und dürren Hängen.

Einjähriges Kraut mit schiefer Pfahlwurzel und aufrechten oder niederliegenden Stengeln, kahl oder oberwärts spärlich abstehend behaart, im Aussehen an die Melilotus-Arten, im Geruch an T. Foenum Graecum erinnernd. Laubblätter lang gestielt. Blättchen bis 3 cm lang, weitläufig, stachelspitzig gesägt. Nebenblätter lanzettlich-pfeilförmig, gezähnt. Blüten in kurzen, 9 bis 12 mm breiten, an langen, aufrechten Stielen in den Achseln der oberen Laubblätter stehenden Trauben. Kelch 3 bis 4 mm lang, 5nervig, mit borstlichen Zipfeln. Kronblätter etwa um die Hälfte länger als der Kelch, blau, selten weiß; Fahne länglich-eiförmig, 5 bis 8 mm lang; Flügel lineal, 3 bis 5 mm lang; Schiffchen 2 bis 4 mm lang. Hülse fast stielrund, eiförmig, bis 6 mm lang, den Kelch überragend, mit schiefstehendem, kurzem, dünnem Schnabel, blaßgelb, zerstreut angedrückt kurzhaarig. Samen einzeln oder zu 2, rundlich-nierenförmig, gelblich bis dunkelbraun.

Inhaltsstoffe. Im Kraut Trigonellin. Nach PIPA [Chem. Abstr. *65*, 12560 (1966)] in den vegetativen Organen Albumine (4 bis 7% des Gesamt-N) und Globuline (1 bis 2%).

Anwendung. Das Kraut [Herba Meliloti coerulei, Herba Trifolii (Loti) odorati, Herba aegyptica] als Verfälschung von Herba Meliloti, s. bei Melilotus. In der Volksmedizin früher als Wundmittel, gegen Gicht, Wassersucht, Tumoren und Leberzirrhose (in Indien) und bei Augenleiden. Als Gewürz, bes. als Zusatz zu Kräuterkäse. Ferner als Mottenschutzmittel.

Trigonellin

Trigonellin. Coffearin. N-Methylnicotinsäure-betain.

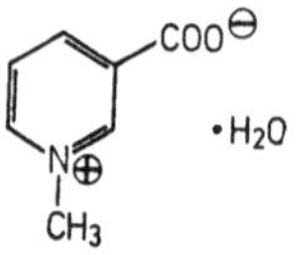

$C_7H_7O_2N \cdot H_2O$ M.G. 155,26
                                                                               wasserfrei 137,14

Vorkommen. In den Samen des Bockshorn (Trigonella foenum graecum L.) und in vielen anderen Samen (Hafer, Hanf, Strophanthus). S. auch II, 980.

Eigenschaften. Farblose, prismatische Kristalle, leicht lösl. in W., lösl. in A., praktisch unlösl. in Ä. und Chlf. Fp. = 130°; wasserfrei = 218° u. Zers.

Hydrochlorid. Nadelförmige Kristalle, leicht lösl. in W., wenig lösl. in A., praktisch unlösl. in Ä. und Bzl. Fp. = 257 bis 258°.

Trihexyphenidylum

Trihexyphenidylum hydrochloricum 2. AB — DDR. Trihexyphenidyl hydrochloride USP XIX. Trihexyphenidyli Hydrochloridum PI.Ed. II, Jap. 72. Trihexyphenidylii Chloridum DAC. Trihexyphenidylhydrochlorid. Benzhexol hydrochloride.

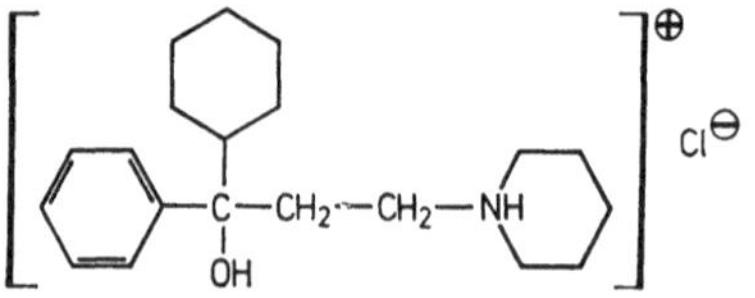

$C_{20}H_{32}ONCl$ M.G. 337,9

Bemerkung: Vgl. II, 490, 511.

Gehalt. 2. AB — DDR: 99,0 bis 100,5% Trihexyphenidyl hydrochlorid, berechnet auf die bei 105° getrocknete Substanz. DAC: Mindestens 98% $C_{20}H_{32}ONCl$, berechnet auf die bei 105° getrocknete Substanz. USP XIX: Mindestens 98,0 und höchstens 100,5% $C_{20}H_{32}ClNO$, berechnet auf die getrocknete Substanz. Pl.Ed. II: Mindestens 98,0 und höchstens 101,0% $C_{20}H_{32}ClNO$, berechnet auf die bei 105° bis zur Gewichtskonstanz getrocknete Substanz. Jap. 72: Mindestens 98,5% $C_{20}H_{32}ClNO$.

Eigenschaften. Weißes, kristallines oder mikrokristallines Pulver von nicht wahrnehmbarem Geruch und bitterem Geschmack, der von einem Kribbeln und Empfindungslosigkeit der Zunge begleitet ist. Schwer lösl. in W., mäßig lösl. in Alkohol, Chloroform, Methanol. Schmelztemperatur 247 bis 253° u. Zers. (DAC und USP XIX).

Erkennung. 1. 5,0 ml Prüf-Lsg. werden nach Zusatz von 5 Tropfen 6 N Ammoniak-Lsg. zum Sieden erhitzt. Die Mischung wird auf 20° abgekühlt und der entstandene Niederschlag auf einem Filterpapier der Sorte h gesammelt. Die aus 1 bis 2 ml siedendem Methanol umkristallisierten und bei 80° 30 Min. lang getrockneten Kristalle schmelzen im Bereich von 113 bis 117° (2. AB — DDR, ähnlich Pl.Ed. II und Jap. 72). 2. 50 mg Substanz werden mit 2,0 ml konz. Schwefelsäure versetzt. Die Lsg. zeigt im UV-Licht der Wellenlänge von 366 nm eine hellgrüne Fluoreszenz (2. AB — DDR). 3. Das Filtrat von 1. gibt nach Zusatz von 10 Tropfen 5 N Salpetersäure und 1,0 ml 0,1 n Silbernitrat-Lsg. einen weißen Niederschlag, der sich auf Zusatz von 3,0 ml 6 n Ammoniak-Lsg. löst (2. AB — DDR, ähnlich DAC, Jap. 72, USP XIX). 4. Etwa 1 mg Substanz werden in 100 ml W. durch Erwärmen gelöst. 5 ml dieser Lsg. werden mit 1 ml Pikrinsäure-Lsg. in Chloroform (1 in 50) versetzt und kräftig durchgeschüttelt. Es entsteht ein gelber Niederschlag (Jap. 72, ähnlich Pl.Ed. II). 5. Dünnschichtchromatographie. Sorptionsmittel: Kieselgel GF_{254}. Plattengröße: 200 mm × 200 mm. Schichtdicke: 0,25 mm. Aktivierung: 12 Stdn. lang trocknen lassen an der Luft, dann 30 Min. lang im Trockenschrank bei 110° erwärmen. Untersuchungs-Lsg. I: 5%ige Lsg.: 100,0 mg Substanz werden mit 2,00 ml Chloroform gelöst. Untersuchungs-Lsg. II: 0,5%ige Lsg.: 1,00 ml Untersuchungs-Lsg. I wird mit Chloroform auf 10,0 ml verdünnt. Untersuchungs-Lsg. III: 0,05%ige Lsg.: 1,00 ml Untersuchungs-Lsg. II wird mit Chloroform auf 10,0 ml verdünnt. Vergleichs-Lsg. (0,5%ig): 10,0 mg Substanz, dessen Identität bekannt ist, werden in 2,0 ml Chloroform gelöst. Aufzutragende Mengen: Die Dünnschichtplatte wird in 4 Bahnen geteilt. Auf jeder Bahn werden jeweils 10 µl der obigen Lsgn. als möglichst kleine Flecke in folgender Reihenfolge aufgetragen:

Bahn 1 = Untersuchungs-Lsg. I
Bahn 2 = Untersuchungs-Lsg. III
Bahn 3 = Untersuchungs-Lsg. II
Bahn 4 = Vergleichs-Lsg.

Fließmittel: Methanol:Ammoniak-Lsg., konz. = 200:3. Entwicklung: In gesättigter Kammer, über eine Laufstrecke von 10 bis 15 cm. Trocknung: Im warmen Luftstrom bis Verschwinden des Lösungsmittelgeruches. Sichtbarmachung: Im kurzwelligen UV-Licht und durch Besprühen mit Dragendorffs Sprühreagenz C I. Dieses Chromatogramm wird sowohl zur Identifizierung als auch zur Reinheitsprüfung nach DAC verwandt.

Prüfung. 1. Unlösliche Verunreinigungen, Farbe der Lsg.: 10,0 ml Prüf-Lsg. müssen klar und farblos sein. Prüf-Lsg.: 0,500 g Substanz werden in 45,0 ml kohlendioxydfreiem W. unter Erhitzen gelöst. Die auf 20° abgekühlte Lsg. wird mit kohlendioxydfreiem W. zu 50,0 ml verdünnt (2. AB — DDR, ähnlich DAC). 2. Reaktion der Lsg.: Die Prüf-Lsg. muß einen pH-Wert im Bereich von 4,5 bis 6,0 zeigen (2. AB — DDR); pH-Wert 5 bis 6 (DAC). 3. Schwermetallionen: 10,0 ml Prüf-Lsg. dürfen bei der „Prüfung auf Schwermetallionen" nach Methode II (s. I, 254) keine Färbung und ggf. keine stärkere Trübung als die Blindprobe zeigen (2. AB — DDR); 20 ppm, berechnet als Pb^{2+} (DAC). 4. Piperidinopropiophenon: 0,10 g Substanz werden unter Erwärmen in einer Mischung von 10,0 ml 0,1 n Schwefelsäure in 50,0 ml W. gelöst. Nach dem Erkalten wird mit W. auf 100,0 ml verdünnt. Die Extinktion der Lsg. darf in der Schichtdicke von 1,000 cm bei 247 nm höchstens 0,5 betragen (DAC). 5. Zersetzungsprodukte und fremde Stoffe: Höchstens 1%, berechnet als Trihexyphenidyliumchlorid: Im Dünnschichtchromatogramm (s. Erkennung) dürfen nach dem Besprühen mit Dragendorffs Sprühreagens C I auf der Bahn 1 neben dem Hauptfleck bis zu 2 Nebenflecke auftreten, deren Intensitäten nicht stärker sind als die Intensität des Fleckes auf der Bahn 2. 6. Sulfatasche: Höchstens 0,1% (2. AB — DDR, USP XIX u. a.). 7. Trocknungsverlust: Höchstens 1,0%, wenn die Substanz bei 105° 2 Stdn. lang getrocknet wird (2. AB — DDR, USP XIX); höchstens 2,0%, wenn die Substanz bei 105° bis zur Gewichtskonstanz getrocknet wird (Pl.Ed. II); höchstens 0,5%, wenn die Substanz 3 Stdn. lang bei 105° getrocknet wird (DAC).

Gehaltsbestimmung. Nach 2. AB — DDR und PI.Ed. II werden Titrationen im wasserfreien Milieu durchgeführt, wobei Essigsäure als Lösungsmittel verwendet wird. Nach USP XIX und Jap. 72 werden ebenfalls wasserfreie Titrationen durchgeführt, wobei als Lösungsmittel jedoch Chloroform verwendet wird und die Perchlorsäure-Lsg. Dioxan als Lösungsmittel enthält. Nach DAC wird eine acidimetrische Titration in Äthanol/Chloroform durchgeführt.

Vorschrift nach 2. AB — DDR: 0,2800 g Substanz werden in einem Erlenmeyerkolben mit aufgesetztem Silicagelrohr in 20,0 ml wasserfreier Essigsäure unter Erwärmen gelöst. Nach dem Abkühlen auf 20° wird die Lsg. mit 15,0 ml Quecksilber(II)-acetat-Lsg. sowie 3 Tropfen Kristallviolett-Lsg. versetzt und mit 0,1 n Perchlorsäure bis zum Farbumschlag nach Blau titriert (Feinbürette). 1 ml 0,1 n Perchlorsäure entspricht 33,79 mg Trihexylphenidylhydrochlorid.

Vorschrift nach USP XIX: Etwa 500 mg der getrockneten Substanz werden genau gewogen, in 100 mg Chloroform gelöst, mit 5 ml Quecksilber(II)-acetat-Lsg. und 5 Tropfen Thymolblau-Lsg. in Dimethylformamid (1 in 100) versetzt und mit 0,1 n Perchlorsäure in Dioxan titriert. Anhand eines Blindversuches wird der Verbrauch korrigiert. 1 ml 0,1 n Perchlorsäure entspricht 33,79 mg $C_{20}H_{32}ClNO$.

Vorschrift nach DAC: Etwa 0,400 g Substanz, genau gewogen, werden in einer Mischung von 25,0 ml Äthanol, 5,0 ml Chloroform und 3,0 ml Phenolphthalein-Lsg., die vorher mit 0,1 n Natronlauge neutralisiert ist, gelöst. Unter kräftigem Umschütteln wird mit 0,1 n Natronlauge bis zur Rosafärbung titriert. 1 ml 0,1 n Natronlauge entspricht 33,79 mg $C_{20}H_{32}ClNO$.

Aufbewahrung. Dicht verschlossen, vor Licht geschützt.

Dosierung. Einzelmaximaldosis oral 0,005 g (2. AB — DDR). Tagesmaximaldosis oral 0,02 g (2. AB — DDR). Üblicher Dosierungsbereich: Beginnend mit tgl. 1 mg, tgl. steigernd um 1 mg, bis zu 6 bis 10 mg (DAC). Größte Tagesgabe 20 mg, auf 3- bis 4malige Einnahme verteilt (DAC).

Unverträglichkeiten: Alkalisch reagierende Stoffe (Ausfällungen).

Verwendung. Als Parasympathicolyticum, zur Behandlung des Parkinson-Syndroms (s. auch II, 490).

Handelsform. Artane, Artane-retard (Lederle, BRD).

Trihydroxy-anthracen

1,2,10-Trihydroxy-anthracen. Anthrarobin.
S. Anthrarobin Ph. Helv. V; II, 22.

Trihydroxy-benzoesäure

3,4,5-Trihydroxy-benzoesäure. Gallussäure. Acidum gallicum. Pyrogallol-carbonsäure-(5)

$C_7H_6O_5 \cdot H_2O$

M.G. 188,14

wasserfrei 170,13

Bemerkung: Vgl. II, 953.

Gewinnung. Aus Gerbsäure durch Kochen mit verd. Mineralsäure und Auswaschen.

Eigenschaften. Schwach gelbliches, krist. Pulver, wenig lösl. in kaltem W., leicht lösl. in sd. W. und A., wenig lösl. in Ä., praktisch unlösl. in Chlf., Bzl. und Petroläther. D = 1,694.

Fp. etwa 220° u. Zers. Die Substanz verliert bei 120° das Kristallw. Fp. der wasserfr. Säure: etwa 245 bis 251° u. Zers.

Aufbewahrung. Gut verschlossen, vor Licht geschützt.

Anwendung. Veterinärmedizinisch: Bei Diarrhoe, Nephritis und Cystitis. Äußerlich als Streupulver und in Lsg. als Antihidroticum.

Technisch: Zur Herstellung von Pyrogallol, Farbstoffen und Eisengallustinten. In der Photographie und Lichtpauserei. Analytisch zum Nachweis von Formaldehyd. In der mikroskopischen Technik, als Reduktionsmittel von Gold- und Silbersalzen.

Trihydroxy-benzol

1,2,3-Trihydroxy-benzol. Pyrogallol.
S. Pyrogallolum VI A, 993.

1,3,5-Trihydroxy-benzol. Phloroglucin.
S. Phloroglucinum VI A, 619.

Trihydroxy-phenyl-fluoron

2,6,7-Trihydroxy-9-phenyl-fluoron. 9-Phenyl-2,6,7-trihydroxy-3-fluoron. 2,3,7-Trihydroxy-9-phenyl-6-fluoron. Phenylfluoron.

$C_{19}H_{12}O_5$ M.G. 320,29

Eigenschaften. Orangerotes, mikrokrist. Pulver, schwer lösl. in A., Säurezusatz erhöht die Löslichkeit, wobei die Farbe der Lsg. nach Gelb umschlägt.

Anwendung. Als Reagens auf Ge, Mo, Sb, Sn, Ta, Zr.

Trihydroxypropan

1,2,3-Trihydroxypropan. α,β,γ-Trihydroxy-propan.
S. Glycerinum IV, 1147.

Trihydroxy-purin

2,6,8-Trihydroxy-purin.
S. Harnsäure V, 16.

Trihydroxy-triphenylmethan-carbonsäure-(2)-lacton

4′,4″,α-Trihydroxy-triphenylmethancarbonsäure-(2)-Lacton.
S. Phenolphthalein I, 71, 157, 312, 316, 375, II, 843, 1004, 1005.

18*

Trijodmethan

Trijodmethan.
S. Jodoformium V, 320.

Trijod-phenoxy-buttersäure

α-(2,4,6-Trijod-phenoxy)-buttersäure.
S. Phenobutiodilum VI A, 5880.

Trijod-thyronin

3,5,3′-Trijod-thyronin. Liothyronin.

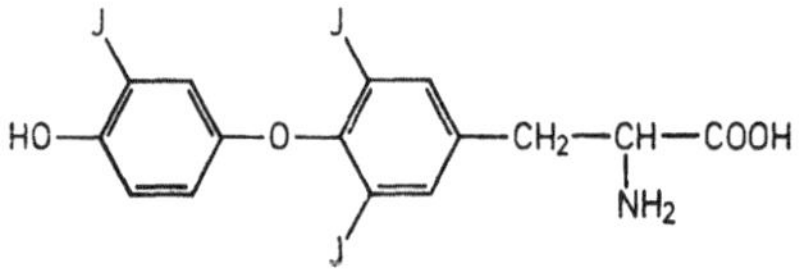

$C_{15}H_{12}O_4NI_3$ M.G. 651,01

Eigenschaften. Weißes Kristallpulver, wenig lösl. in W., leicht lösl. in Alkalilaugen. Die Substanz ist siedebeständig. Fp. = 236 bis 237° und Zers. $[\alpha]_D = +21°$ (c = 5, in einer Mischung aus 1 T. n Salzsäure und 2 T. A.

Anwendung. Bei Coma myxoedematosum, Schilddrüsenunterfunktion, Myxödem, Kretinismus und durch Hypothyreoidismus bedingter Adipositas meist in Kombination mit Thyroxin. S. auch II, 68 ff.

Bemerkung. Kommt in der Schilddrüse und im Blut neben Thyroxin vor. Wird im Gewebe durch eine Dejodase aus Thyroxin gebildet und ist wahrscheinlich die Wirkform.

Triketocholansäure

3,7,12-Triketocholansäure. Dehydrocholsäure. Acidum dehydrocholicum.

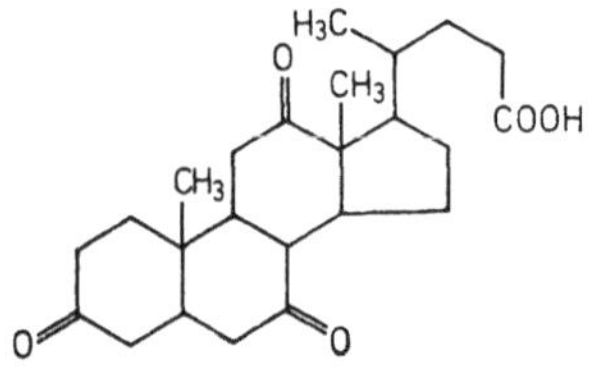

$C_{24}H_{34}O_5$ M.G. 402,54

Eigenschaften. Weißes, geruchloses Pulver von bitterem Geschmack, sehr schwer lösl. in W., schwer lösl. in A., M., Bzl., Ä., Chlf., lösl. in Dioxan und Alkalilaugen. Fp. = 240° u. Zers. $[\alpha]_D^{25} = +32°$ (c = 2, in Dioxan).

Anwendung. Bei Cholecystitis, unkomplizierter Cholelithiasis, gestörter Fettverdauung, Völlegefühl nach Mahlzeiten. Zur Leberfunktionsprüfung.

Triketohydrindenhydrat

Triketohydrindenhydrat. 2,2-Dihydroxy-dioxo-hydrinden. Ninhydrin.
S. Dihydroxy-dioxo-hydrinden IV, 627 und VI A, 215.

Trilisa

Trilisa odoratissima (WILLD.) CASS [Liatris odoratissima (WALT.) WILLD.]. Asteraceae — Asteroideae — Eupatorieae. Deer's tongue. Vanillaplant. Hound's tongue.
Heimisch in den USA von Virginia bis Florida und Louisiana.

Folia Liatris odoratissimae (odoratae). Liatrisblätter. Hirschzungenblätter. Vanilla(plant) leaves. Deer's tongue leaves.

Die Blätter sind schmal-spatelförmig, bis 25 cm lang, die oberen stengelumfassend. Die monofacial gebauten Blätter tragen auf beiden Seiten Spaltöffnungen, Palisadenparenchym und im Mesophyll Ölzellen. Auf beiden Epidermen Drüsenhaare.

Inhaltsstoffe. In den Blättern ätherisches Öl, Cumarin, Wachs, Fett, Harz, Zucker und Pflanzenschleim.

Anwendung. Als Stimulans und Tonicum. Die Blätter in der Tabakindustrie, besonders zum Aromatisieren des Schnupftabaks. Das Kraut in Amerika wegen seines Cumaringehaltes in der Parfümerieindustrie, als Ersatz für Tonkabohnen und als Mottenschutzmittel.
Die Wurzel als Diureticum und in der Homöopathie.

Liatris odoratissima HAB 34
Frische Wurzel.

Arzneiform. Essenz nach § 3.

Arzneigehalt. 1/3.

Trillium

Trillium erectum L. [Trillium pendulum WILLD., T. atropurpureum TORREY, T. erectum var. atropurpureum PURSH, T. foetidum SALISB., T. rhomboideum (var. atropurpureum) MICHX.]. Liliaceae — Asparagoideae — Parideae. Amerikanische Drillingswurzel oder Waldlilie. Frauenblume. Ill-scented wake robin. Bett-root. (American) Birth-root; (American) Beth-root. Ground lily. Indians hamrock. Wakerobin. Purple trillium. Ill-scented trillium. Birthwort. Bathwort. Bathflower. Red wake-robin. Red benjamin. Bumble-bee root. Daffy-down-dilly. Dishdoth. Indian balm. Nosebleed. Squaw flower and root. Wood lily. True love. Orange blossom. Lamb's quarters. Rattle-snake root. Threeleaved nightshade. Trillie americain.

Heimisch von Kanada bis Georgia und Lousiana und westlich bis Missouri; auch in anderen westlichen Staaten und in den Bergen von Nord- und Süd-Karolina, in Ostasien bis zum Himalaya, auf sehr schattigen Waldböden zwischen Felsen.

Eine bis 5 cm hohe, reizvolle Lilie, leicht erkennbar an ihrem gedrungenen, einfachen Stengel mit einem Quirl von 3 breiteiförmigen Blättern an der Spitze und blattachselständiger großer, endständigen Blüte. Blüte spät im Frühjahr erscheinend, aus 3 laubblattartigen Kelch- und 3 größeren einförmigen, gewöhnlich bräunlich-purpurnen doch häufiger weißen, rötlichen oder grünlichen Blumenblättern, 6 Staubblättern, deren Antheren länger als die Filamente sind und einem dreifächerigen Fruchtknoten bestehend. Die Frucht ist eine dreifächerige, sechsfach gebuchtete rote Beere. Die Rhizome sind kurz und knollig.

Rhizoma Trillii erecti. Radix Trilli. Trillium. Beth Root. Birth root. Indian. Balm.
Trillium NF. VII.
Der getrocknete Wurzelstock mit Wurzeln von Tr. erectum L. und anderen Tr.-Arten.
Der bis 10 cm lange, 1—4 cm dicke, knotige, breit geringelte Wurzelstock erscheint durch das allmähliche Absterben der ältesten Teile wie abgebissen. Die Unterseite führt zahlreiche, dicht stehende, fadenförmige Wurzeln. Außen hellbraun, innen gelblich, mehlig-fleischig. Der Geschmack ist anfänglich süßlich, zusammenziehend, später bitter, scharf; brechenerregend.
Inhaltsstoffe. Die Saponine Trillin (Diosgeninmonoglucosid) $C_{35}H_{52}O_8$, Fp. 275 bis 280° (Zers.), und Trillarin (Diosgenindiglucosid) $C_{39}H_{62}O_{13}$, 1,05% Diosgenin (Dioscoreasapogenin,

Nitogenin) $C_{27}H_{42}O_3$, Fp. 205 bis 208°, Kryptogenin, Chlorogenin $C_{27}H_{44}O_4$, Fp. 271 bis 276°, und Nologenin $C_{27}H_{44}O_5$, Fp. 265 bis 270°.

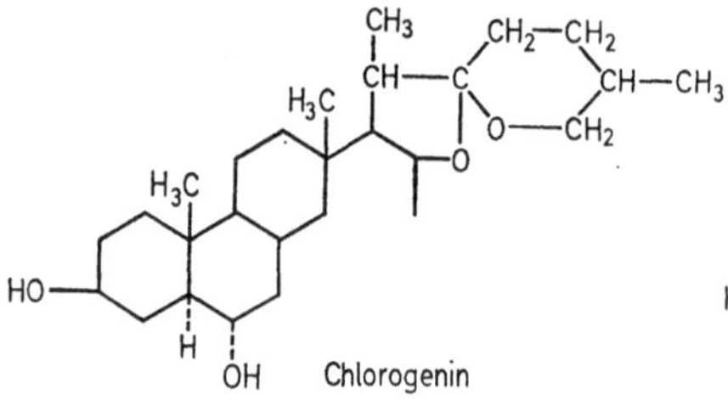

Ferner Gerbstoff und nach älteren Angaben Harz und geringe Mengen einer alkaloidähnlichen Substanz.

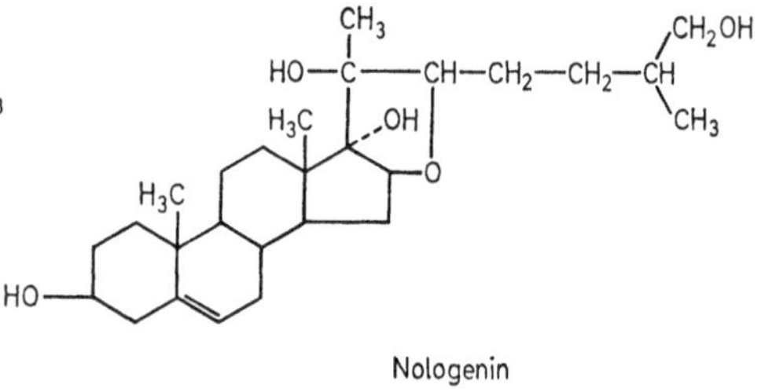

Prüfung. Nach NF VI. Fremde Pflanzenteile max. 2%. — Säureunlösl. Asche max. 2%.

Wirkung. Die Droge besitzt ein örtlich stark reizendes Prinzip, das u. a. Brechen erzeugt. Das scharf schmeckende Rhizom wehen- und menstruationsfördernd. Der wäßrige Extrakt scheint digitalisartig zu wirken.

Anwendung. Als Haemostypticum, Adstringens, Expectorans, Antisepticum, Emeticum, Tonicum und als umstimmendes Mittel; auch als Spasmolyticum. Bei Skrofeln und Drüsenschwellungen. In der Homöopathie bei Blutungen aller Art, Menorrhagie, Metrorrhagie, Epistaxis, Haematemesis, Haematurie, Haemorrhoidalblutungen, parenchymatösen Blutungen Nach HARTWELL [Lloydia *33*, 98 (1969)] gegen Tumoren.

Dosierung. 2 bis 4 g.

Trillium pendulum HAB 34.

Frischer Wurzelstock von T. erectum L.

Arzneiform. Essenz nach § 3.

Arzneigehalt. 1/3.

Vorschl. f. d. neue HAB [9, 540 (1964)] sehen neben der Bestimmung des haemolytischen Index (Tinktur mindestens 1:600) eine papierchromatographische Prüfung nach der aufsteigenden Methode vor. Ferner Prüfung auf Saponine und Anthronreaktion.

Trillium cernuum L. Nodding wake-robin. Beth-root. Nodding beth-root oder trillium. Birth-root. Drooping trillium.

In den Vereinigten Staaten, in Nordkarolina in feuchten Hochlandwäldern der Gebirge.

Inhaltsstoffe. Kryptogenin und andere Sapogenine.

Wirkung. Die Wurzel soll giftig sein.

Anwendung. Wurzel und Beere gegen Epilepsie. Wurzel als Adstringens, Tonicum, Antisepticum, Emmenagogum, Expectorans, Emeticum, Diaphoreticum und als umstimmendes Mittel. Nach HARTWELL [Lloydia *33*, 98 (1969)] gegen Tumoren.

Trillium HPUS 64. Wake Robin.

Die frische Wurzel von T. cernuum und T. erectum (pendulum).

Arzneiform. a) Urtinktur: Arzneigehalt 1/10. Trillium, feuchte Masse mit 100 g Trockensubstanz und 300 ml W. = 400 g, A. USP (94,9 Vol.-%) 370 ml zur Bereitung von 1000 ml der Tinktur.

b) Dilutionen: D 2 (2×) enthält 1 T. Tinktur, 2 T. dest. W., 7 T. A.; D 3 (3×) und höher mit A. HPUS (88 Vol.-%).

c) Medikationen: D 3 (3×) und höher.

Bemerkung. Trillium grandiflorum SALISB. (MICHX.), T. sessile L. und T. undulatum WILLD. (T. erythrocarpum MICHX.) werden ebenfalls ähnlich medizinisch gebraucht.

Trimebutinum

Trimebutinum. Trimebutine. Trimebutin.

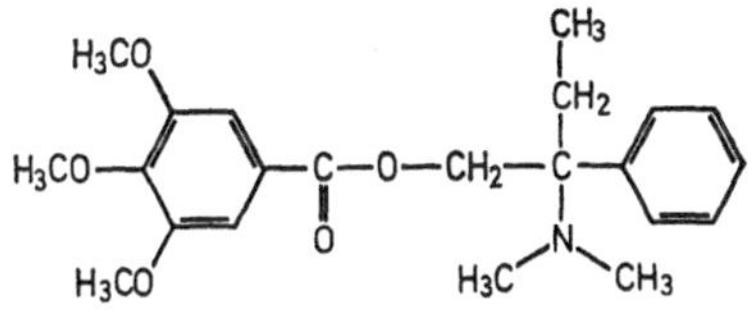

$C_{22}H_{29}O_5N$ M.G. 387,46

3,4,5-Trimethoxybenzoesäure-2-dimethylamino-2-phenyl-butylester.

Anwendung. Als Spasmolyticum (s. auch II, 484 ff.).

Handelsformen. Als Maleat: Debridat, Dromostrat, Miopropan, Pilobutin.

Trimecainum

Trimecainum. Trimecaine. Trimecain.

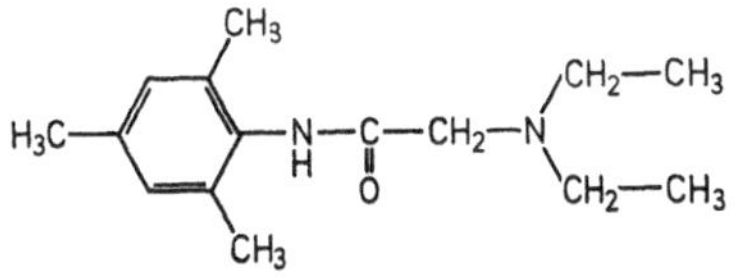

$C_{15}H_{24}ON_2$ M.G. 248,36

2-(Diäthylamino)-N-(2,4,6-trimethylphenyl)-acetamid.

Anwendung. Als Localanästheticum (s. auch II, 276).

Handelsformen. Als Hydrochlorid: Justecaina, Mesdicain, Mésidicaine, Mesocain, Mesokain.

Trimedoximum

Trimedoximum bromatum. Trimedoximbromid. Trimedoximi bromidum.

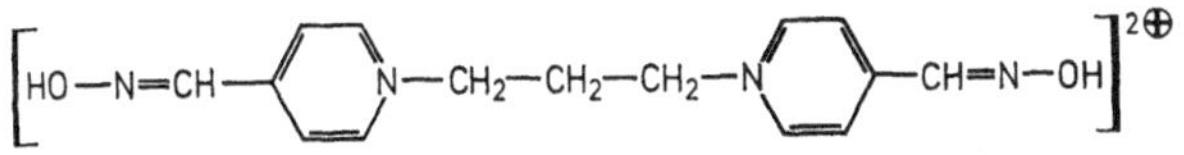

$C_{15}H_{18}O_2N_4Br_2$ M.G. 446,16

1,1'-Trimethylen-bis-[(4-hydroxyimino-methyl)-pyridinium]-bromid.

Anwendung. Als Cholinesterasereaktivator; als Antidot bei Vergiftungen mit Alkylphosphaten.

Handelsformen. Dipiroxim. Dipyroxim.

Trimeperidinum

Trimeperidinum. Trimeperidine. Trimeperidin.

$C_{17}H_{25}O_2N$ M.G. 275,48

Bemerkung: Vgl. I,794, 796.

Propionsäure-(1,2,5-trimethyl-4-phenyl-4-piperidyl)-ester.

Anwendung. Als starkes Analgeticum. (Betäubungsmittel).

Handelsform. Als Hydrochlorid: Promedol.

Trimeprazine

Trimeprazine Tartrate USP XIX, BPC 73. Alimemazinum. Alimemazine. Alimemazin.

$(C_{18}H_{22}N_2S)_2 \cdot C_4H_6O_6$

$C_{40}H_{50}O_6N_4S_2$ M.G. 746,98

10-(3-Dimethylamino-2-methyl-propyl)-phenothiazin-tartrat.

Bemerkung: Vgl. II, 386.

Gehalt. 98,0 bis 101,0% $C_{40}H_{50}O_6N_4S_2$, berechnet auf die getrocknete Substanz (USP XIX); mindestens 99,0 und höchstens 101,0%, berechnet auf die getrocknete Substanz (BPC 73).

Eigenschaften. Weißes oder schwach cremefarbenes Pulver, geruchlos oder fast geruchlos. Die Substanz färbt sich bei Lichteinwirkung allmählich dunkel. Gut lösl. in W. und Chloroform, lösl. in Alkohol, sehr wenig lösl. in Äther und Benzol.

Erkennung. 1. Infrarotspektrum: Das IR-Spektrum, gemessen in einer Mineralöldispersion, bestimmt mit der 4 Stdn. bei 60° im Vakuum getrockneten Substanz, muß die gleichen Banden aufweisen wie das Spektrum der in entsprechender Weise vermessenen USP-Standardsubstanz. 2. UV-Spektrum: Das UV-Spektrum der Lsg. 1 in 150000, in verdünnter Salzsäure (1 in 100), muß die gleichen Maxima und Minima aufweisen wie das Spektrum der in entsprechender Weise vermessenen USP-Standardsubstanz. Die maximalen Absorptionen bei etwa 251 nm dürfen um höchstens 2% differieren. 3. 0,5 g Substanz werden in 10 ml W. gelöst und mit 1 ml Salpetersäure versetzt. Es entsteht eine rote Färbung und ein weißer Niederschlag, der sich rasch wieder auflöst. Beim Erwärmen wird die rote Färbung plötzlich dunkelgrün (BPC 73). 4. 0,5 g Substanz werden in 5 ml W. gelöst, mit 1,5 ml Natronlauge versetzt und 2mal mit je 10 ml Äther ausgeschüttelt. Die wäßrige Schicht wird aufgehoben. Die vereinten ätherischen Extrakte werden mit Natriumsulfat getrocknet. Nach Filtrieren wird der Äther solange abgedampft bis eine kristallisierende Lsg. entsteht. Der Rückstand schmilzt nach 16stündigem Trocknen über Phosphorpentoxyd im Vakuum bei 67° (BPC 73). 5. 2 ml der voranstehend beschriebenen wäßrigen Lsg. werden durch Zusatz von Essigsäure gegen Lackmus sauer gestellt und mit 1 ml Ammonium-vanadat-Lsg. versetzt. Dabei entsteht eine orange-rote Färbung (BPC 73). 6. Es wird eine dünnschichtchromatographische Identifizierung mit Hilfe der Standardsubstanz durchgeführt (USP XIX, ähnlich BPC 73).

Prüfung. 1. Saure und alkalische Verunreinigungen: Die 2%ige, mit kohlendioxydfreiem W. bereitete Lsg. muß einen pH-Wert aufweisen, der zwischen 5,0 und 6,5 liegt (BPC 73). 2. Trocknungsverlust: Höchstens 0,5%, wenn die Substanz 4 Stdn. bei 60° im Vakuum getrocknet wird (USP XIX); höchstens 1,0%, wenn die Substanz bei 100° im Vakuum bis zur Gewichtskonstanz getrocknet wird (BPC 73). 3. Sulfatasche: Höchstens 0,1% (BPC 73).

Gehaltsbestimmung. Beide Pharmakopöen enthalten wasserfreie Titrationen. Vorschrift nach USP XIX: Etwa 1 g der sorgfältig getrockneten Substanz werden genau gewogen, in einer Mischung von 50 ml Chloroform und 50 ml Eisessig gelöst, mit 3 Tropfen Kristallviolett-Lsg. versetzt und mit 0,1 n Perchlorsäure bis zu einem blauen Endpunkt titriert. Anhand eines Blindversuches wird der Verbrauch korrigiert. 1 ml 0,1 n Perchlorsäure entspricht 37,35 mg $C_{40}H_{50}O_6N_4S_2$.

Aufbewahrung. In dicht schließenden Gefäßen, vor Licht geschützt.

Dosierung. Üblicher Dosierungsbereich für Erwachsene: Beginnend mit 10 bis 40 mg; für Kinder: Beginnend mit 7,5 bis 25 mg, jeweils in 3 bis 4 Gaben pro Tag.

Anwendung. Als Antihistaminicum, Psychosedativum und Antipruriginosum (s. auch II, 376, 386)

Handelsformen. Repeltin, Repeltin-forte; Themaril; Theralene.

Trimetamidum

Trimetamidum. Trimetamide. Trimetamid. Trimethamide.

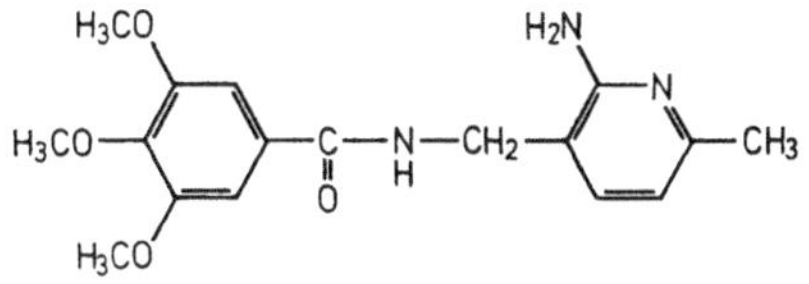

$C_{17}H_{21}O_4N_3$ M.G. 331,36

N-(2-Amino-6-methyl-3-pyridyl-methyl)-3,4,5-trimethoxy-benzamid.

Anwendung. Als Hypotensivum.

Trimetazidinum

Trimetazidinum. Trimetazidine. Trimetazidin.

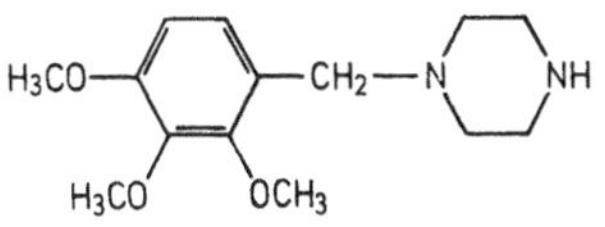

$C_{14}H_{22}O_3N_2$ M.G. 266,33

1-(2,3,4-Trimethoxy-benzyl)-piperazin.

Anwendung. Als Coronarvasodilatans.

Handelsformen. Als Dihydrochlorid: Cartona, Hiwell, Lubomail, Sainosine, Trimeperad, Trisedine, Vassarin, Vastarel, Vastazin, Yosimilon.

Trimethadionum

Trimethadionum Jap. 72, Ned. 6, Pl.Ed. II. Trimethadione USP XIX. Triméthadione CF 72. Trimethinum Ross 9. Troxidone BP 73, BPC 73.
S. Trimethadione USP XVII I, 1175. Strukturformel S. I, 1169.

Trimethaphanum

Trimethaphan Camsylate USP XIX. Trimetaphani Camsylas Pl.Ed. II. Trimethaphani Camphorsulfonas. Trimethaphan-camphersulfonat.

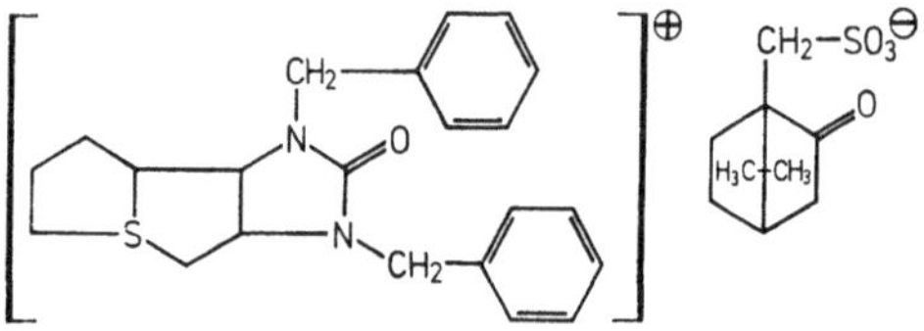

$C_{32}H_{40}N_2O_5S_2$　　　　　　　　　　　　　　　　　　　　M.G. 596,80

(+)-Camphersulfonat des 1,3-Dibenzyl-dekahydro-2-oxoimidazol[4,5-c]thieno-[1,2-a]-thioliums.

Bemerkung: Vgl. II, 866.

Gehalt. USP XIX: Mindestens 99,0 und höchstens 101,5% $C_{32}H_{40}N_2O_5S_2$, berechnet auf die getrocknete Substanz. Pl.Ed. II: Mindestens 99,0 und höchstens 101,0% $C_{32}H_{40}N_2O_5S_2$, berechnet auf die im Vakuum bei 70° bis zur Gewichtskonstanz getrocknete Substanz.

Eigenschaften. Weiße Kristalle oder weißes, kristallines Pulver, geruchlos oder von schwach eigenartigem Geruch und bitterem Geschmack. Lösl. in 5 T. W., in 2 T. A., lösl. in Chloroform, wenig lösl. in Äther und Aceton.

Erkennung. 1. Infrarotspektrum: Das IR-Spektrum der chloroformischen Lsg. (1 in 20) darf nur die gleichen Banden aufweisen wie das Spektrum der in entsprechender Weise vermessenen USP-Standardsubstanz (USP XIX). 2. UV-Spektrum: Das UV-Spektrum der Lsg. 1 in 2000 muß die gleichen Maxima und Minima aufweisen wie das Spektrum der in entsprechender Weise vermessenen USP-Standardsubstanz. Die relativen Absorptionen, berechnet auf die getrocknete Substanz, beim Maximum von etwa 257 nm, dürfen um höchstens 3% differieren (USP XIX, ähnlich Pl.Ed. II). 3. Etwa 150 g Substanz werden in 3 ml W. gelöst, mit 10 ml kalter gesättigter Pikrinsäure-Lsg. versetzt, gemischt und bis zur Kristallisation eines Pikrates gekühlt. Das entstandene Pikrat wird abfiltriert, mehrmals mit je 10 ml Äther gewaschen und bei 80° getrocknet. Das so erhaltene Pikrat schmilzt zwischen 138 und 140°; Vorsicht! Pikrate können explodieren (USP XIX). 4. Fp. 230 bis 235°, u. Zers. (USP XIX). 5. Der bei der Gehaltsbestimmung erhaltene Rückstand schmilzt bei 139° (Pl.Ed. II). 6. Spezifische Drehung: Zwischen +20 und +23°, bestimmt mit der Lsg. von 400 mg in 10 ml W. (USP XIX); +20 bis +22°, bestimmt mit der 4%igen Lsg. (Pl.Ed. II).

Prüfung. 1. Trocknungsverlust: Höchstens 0,1%, wenn die Substanz 4 Stdn. lang bei 80° im Vakuum über Phosphorpentoxyd getrocknet wird (USP XIX, ähnlich Pl.Ed. II). 2. Sulfatasche: Höchstens 0,1% (USP XIX und Pl.Ed. II). 3. Selen: Höchstens 0,003% (USP XIX).

Gehaltsbestimmung. Nach USP XIX werden etwa 1 g Substanz genau gewogen, in 100 ml Eisessig gelöst und mit 0,1 n Perchlorsäure bis zu einem potentiometrisch ermittelten Endpunkt titriert. Anhand eines Blindversuches wird der Verbrauch an Normal-Lsg. korrigiert. 1 ml 0,1 n Perchlorsäure entspricht 59,68 mg $C_{32}H_{40}N_2O_5S_2$. Nach Pl.Ed. II werden etwa 0,15 g Substanz genau gewogen, in 3 ml W. gelöst, mit 10 ml Pikrinsäure-Lsg. versetzt und über Nacht bei einer Temperatur zwischen 2 und 10° stehengelassen. Nach dem Abfiltrieren wäscht man den Niederschlag 5mal mit je 10 ml Äther und trocknet ihn bis zur Gewichtskonstanz bei 80°. 1 g Rückstand entspricht 1,005 g $C_{32}H_{40}N_2O_5S_2$.

Aufbewahrung. In gut schließenden Gefäßen an einem kühlen Platz.

Anwendung. Als Antihypertensivum und als Ganglienblocker.

Handelsform. Arfonad (Hoffman-La Roche).

Trimethidinium

Trimethidinium methosulphate. Trimethidinii methosulfas. Trimethidiniummethyl-sulfat.

$C_{17}H_{36}N_2 \cdot C_2H_6O_8S_2$

$C_{19}H_{42}O_8N_2S_2$ M.G. 490,66

(+)-3-(3-Trimethylammonio-propyl)-1,3,8,8-tetramethyl-3-azonia-bicyclo-[3,2,1]octan-bis-methylsulfat.

Anwendung. Als Ganglienblocker zur Blutdrucksenkung.

Handelsformen. Camphonium, Kamphonium, Camphidonium (a. H.!), Ostensin.

Trimethobenzamide

Trimethobenzamide Hydrochloride NF XIV. Trimethobenzamidum hydrochloricum. Trimethobenzamid-hydrochlorid.

$C_{21}H_{29}N_2O_5Cl$ M.G. 424,92

N-[4-(2-Dimethylamino-äthoxy)-benzyl]-3,4-trimethoxybenzamid.

Gehalt. Mindestens 98,5 und höchstens 100,5% $C_{21}H_{29}N_2O_5Cl$, berechnet auf die bei 105° 4 Std. lang getrocknete Substanz.

Eigenschaften. Farblose Kristalle oder weißes, kristallines Pulver von schwach phenolischem Geruch, leicht lösl. in W. und warmem A., unlösl. in Äther und Benzol.

Erkennung. 1. Zu 3 Tropfen der Lsg. 1 in 10 gibt man 2 ml Schwefelsäure. Die zunächst entstandene hellrote Farbe geht beim Erwärmen auf dem Wasserbad in eine tiefrote Färbung über. Gießt man anschließend die gekühlte Lsg. in 5 ml W. ein, so wechselt die Farbe in Hellgelb über und die Lsg. zeigt eine blaugrüne Fluoreszenz unter dem UV-Licht. 2. Die Substanz gibt einen positiven Chloridnachweis. 3. Fp. zwischen 186 und 190° 4. Infrarotspektrum: Das Infrarotspektrum der Substanz, gemessen mit Hilfe eines Kaliumbromidpreßlings, ermittelt an der getrockneten Substanz, muß die gleichen Banden aufweisen wie das entsprechend vermessene Spektrum der NF-Standardsubstanz. 5. UV-Spektrum: Das UV-Spektrum der Lsg. 1 in 50000 in verdünnter Salzsäure (1 in 120) muß die gleichen Maxima und Minima aufweisen wie das UV-Spektrum der entsprechend vermessenen NF-Standardsubstanz. Beim Maximum der Absorption, das bei etwa 258 nm liegt, dürfen die maximalen Absorptionen um höchstens 3,0% differieren.

Prüfung. 1. Trocknungsverlust: Höchstens 0,5%, wenn die Substanz 4 Stdn. lang bei 105° getrocknet wird. 2. Verbrennungsrückstand: Höchstens 0,1%. 3. Schwermetalle: Höchstens 0,002%.

Gehaltsbestimmung. Etwa 1,3 g der sorgfältig getrockneten Substanz werden genau gewogen, in 80 ml Eisessig gelöst und mit 15 ml Quecksilber(II)-acetat-Lsg. versetzt. Man titriert mit 0,1 n Perchlorsäure, wobei der Endpunkt potentiometrisch mit Hilfe einer Kalomel-Glas-Elektrode bestimmt wird. Anhand eines Blindversuches wird der Verbrauch an Normal-Lsg. korrigiert. 1 ml 0,1 n Perchlorsäure entspricht 42,49 mg $C_{21}H_{29}N_2O_5Cl$.

Dosierung. Üblicher Dosierungsbereich: oral und i.m. 100 bis 250 mg 4mal tgl.; rektal 200 mg, 3- bis 4mal tgl.

Anwendung. Als Antiemeticum.

Handelsform. Tigan (Hoffmann-La Roche, USA).

Trimethoprimum

Trimethoprim BP 73, BPC 73. Trimethoprimum. Trimethoprime.

$C_{14}H_{18}N_4O_3$ M.G. 290,3

2,4-Diamino-5-(3,4,5-trimethoxy-benzyl)-primidin.

Gehalt. Mindestens 98,5 und höchstens 101,0% $C_{14}H_{18}N_4O_3$, berechnet auf die getrocknete Substanz.

Eigenschaften. Weißes Pulver, geruchlos, von sehr bitterem Geschmack, sehr wenig lösl. in W., lösl. in 300 T. A., in 55 T. Chloroform und in 80 T. Methanol; praktisch unlösl. in Äther.

Erkennung. 1. Infrarotspektrum: Das IR-Spektrum der Substanz darf nur die gleichen Banden aufweisen wie das Spektrum der in entsprechender Weise vermessenen BP-Standsubstanz. 2. UV-Spektrum: Das UV-Spektrum im Bereich von 230 bis 350 nm, gemessen in einer Schichtdicke von 2 cm an einer 0,002%igen Lsg. in 0,1 n Natronlauge, zeigt nur ein Maximum bei 287 nm. Die Extinktion bei dieser Wellenlänge beträgt etwa 0,98. 3. Fp. etwa 200°.

Prüfung. 1. Alkalische oder saure Verunreinigungen: 0,2 g Substanz werden mit 20 ml kohlendioxydfreiem W. 1 Min. lang geschüttelt und filtriert. Der pH-Wert des Filtrates muß zwischen 7,5 und 8,5 liegen. 2. Verwandte Verbindungen: Es wird eine dünnschichtchromatographische Untersuchung durchgeführt. Absorptionsschicht: Kieselgel G/UV_{254}. Mobile Phase: Chloroform:Methanol:Ammoniak-Lsg. = 90:8:2. Aufzutragende Lsg.: Lsg. 1: 50 µl der 1%igen Lsg. in Chloroform. Lsg. 2: 2 µl der 0,05%igen Lsg. in Chloroform. Nach dem Entwickeln wird die Chromatographieplatte an der Luft getrocknet und unter UV-Licht von 254 nm Wellenlänge betrachtet. Sofern im Chromatogramm der Lsg. 1 andere Flecke als der Hauptfleck sichtbar werden, dürfen sie nicht intensiver sein als der Fleck des Chromatogramms der Lsg. 2. 3. Trocknungsverlust: Höchstens 1%, wenn die Substanz bei 100° und einer 5 mm Quecksilbersäule nicht unter übersteigendem Druck getrocknet wird. 4. Sulfatasche: Höchstens 0,1%.

Gehaltsbestimmung. Es wird eine Titration in wasserfreiem Milieu durchgeführt, wobei etwa 0,4 g Substanz, genau gewogen, eingesetzt werden und der Endpunkt potentiometrisch bestimmt wird. 1 ml 0,1 n Perchlorsäure entspricht 0,02903 g $C_{14}H_{18}N_4O_3$.

Anwendung. Als Chemotherapeuticum in Kombination mit dem Sulfonamid Sulfamethoxazol.

Handelsformen. Syraprim (Burroughs Wellcome, USA). In Kombination mit Sulfamethoxazol: Bactrim, Septrin, Drylin, Eusaprim.

Trimethoxy-phenyläthylamin

3,4,5-Trimethoxy-β-phenyläthylamin.

S. Mescalinum V, 795.

Trimethyl-äthylen

Trimethyl-äthylen. 2-Methylbuten-(2). Amylen. β-Isoamylen.
S. Isoamylen V, 286.

Trimethylamin

Trimethylamin. Trimethylaminum.

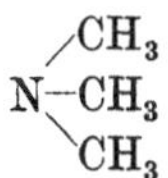

C_3H_9N M.G. 59,11

Eigenschaften. Bei Raumtemp. gasförmig, von durchdringendem, fischartigem, ammoniakalischem Geruch. Die Substanz läßt sich leicht zu einer farblosen, leicht beweglichen Fl. komprimieren. Leicht lösl. in W. und A., mit alkalischer Reaktion; lösl. in Ä., Bzl., Toluol, Xylol, Äthylbenzol und Chlf. $D_4^{20} = 0,6709$. Fp. $= -124°$. Kp. $= 3$ bis $4°$. Brennbar.

Die Substanz ist als 33%ige wäßrige Lsg. im Handel: Farbl., alkalisch reagierende, flüchtige Fl. von fischartigem, ammoniakalischem Geruch; mit W. und A. mischbar.

Anwendung. Zur Herstellung quartärer Ammoniumverbindungen, als Denaturierungsmittel, als Zusatz zu Flotationschemikalien, als Warnungsmittel in Gasleitungen.

Aufbewahrung. Gut verschlossen und feuersicher.

Trimethylammoniumpropyl-methyl-camphidinium

N-(Trimethylammoniumpropyl)-N′-methylcamphidinium-di-methylsulfat. Trimethidinium-methosulfat.

S. Trimethidinium methosulphate, S. 283.

Trimethylenbromid

Trimethylenbromid. n-Propylenbromid. 1,3-Dibrompropan.

$$Br-CH_2-CH_2-CH_2-Br$$

$C_3H_6Br_2$ M.G. 201,91

Eigenschaften. Farblose Fl., wenig lösl. in W., leicht lösl. in Ä., A., Chlf. $D_4^{20} = 1,982$. Fp. $= -36°$. Kp. $= 167$. $n_D^{20} = 1,5233$.

Anwendung. Zur Herstellung von Cyclopropan.

Trimethyl-essigsäure

Trimethyl-essigsäure. Pivalinsäure. 2-Methyl-propan-carbonsäure-(2). α,α-Dimethyl-propionsäure.

$$\begin{array}{c} CH_3 \\ | \\ H_3C-C-COOH \\ | \\ CH_3 \end{array}$$

$C_5H_{10}O_2$ M.G. 102,13

Eigenschaften. Farblose Nadeln, wenig lösl. in W., leicht lösl. in A. und Ä. $D^{50} = 0,905$. Fp. $= 35,5°$. $Kp._{124} = 110$ bis $112°$. $n_D^{36,5} = 1,3931$.

Aufbewahrung. Kühl.

Anwendung. In der org. Synthese.

Trimethyl-hydrazinocarbinylmethylammoniumchlorid

Trimethyl-hydrazinocarbonylmethyl-ammoniumchlorid. Trimethylammonium-acet-hydrazid-chlorid. Girard-Reagens T.

S. Betainhydrazidchlorid III, 24.

Trimethyl-oxazolidin-dion

3,5,5-Trimethyl-oxazolidin-2,4-dion.

S. Trimethadione I, 1175 und 1169.

Trimethyl-phenothiazinyl-propyl-ammonium-methylsulfat

Trimethyl-1-(10′-phenothiazinyl)-propyl-(2)-ammonium-methylsulfat. N-(2′-Trimethyl-ammonium-2′-methyl)-äthyl-phenothiazin-methylsulfat. Thiazinaminum.

S. Thiazinaminum Methylsulfat I, 1191, und 1181.

Trimetozinum

Trimetozinum. Trimetozine. Trimetozin.

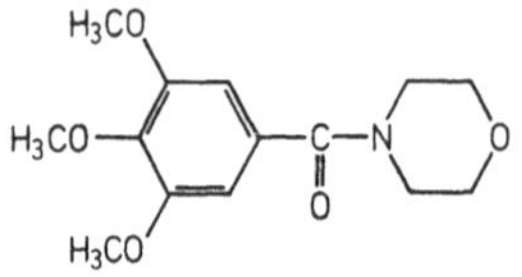

$C_{14}H_{19}O_5N$ M.G. 281,30

4-(3,4,5-Trimethoxy-benzoyl)-morpholin.

Anwendung. Als Neurosedativum.

Handelsformen. Kedanon, Metozin, Opalene, Placinum, Sedoxazin, Trimoline, Tri-oxazin, Trizina.

Trimipraminum

Trimipramini Maleas Eu.P. III-75. Trimipramine Maleate BP 73, BPC 73. Trimipramin-maleat.

$C_{24}H_{30}O_4N_2$ M.G. 410,5

5-(3-Dimethylamino-2-methyl-propyl)-10,11-dihydro-5H-[b,f]azepin-hydrogen-maleat.

Gehalt. Eu.P. III-75: Mindestens 98,0 und höchstens 101,0% des theoretischen Wertes $C_{24}H_{30}O_4N_2$, berechnet auf die getrocknete Substanz. BP 73: Mindestens 99,0 und höchstens 101,0% des theoretischen Wertes $C_{24}H_{30}O_4N_2$, berechnet auf die getrocknete Substanz.

Eigenschaften. Weißes, kristallines Pulver, geruchlos oder fast geruchlos, mit einem bitteren Geschmack, dem eine Taubheit der Zunge folgt, sehr wenig lösl. in W., wenig lösl. in A., gut lösl. in Chloroform, praktisch unlösl. in Äther.

Erkennung. 1. Fp. 140 bis 144° (Eu.P. III-75); 141 bis 145° (BP 73). 2. Etwa 5 mg der Substanz werden in 2 ml Salpetersäure gelöst. Es entsteht eine intensive Blaufärbung, die beim Stehen in Grün übergeht (Eu.P. III-75 und BP 73). 3. Zu 0,1 g Substanz gibt man 2 ml A., erhitzt bis zum Sieden und versetzt mit 1 ml gesättigter Pikrinsäure-Lsg. in A. Durch Kratzen mit einem Glasstab an der Gefäßwand wird die Kristallisation eingeleitet. Man läßt dann 15 Min. lang stehen, filtriert das erhaltene Kristallisat ab, wäscht mit A. und trocknet bei 100 bis 105°. Das auf diese Weise erhaltene Pikrat schmilzt bei etwa 131° (Eu.P. III-75, ähnlich BP 73). 4. 0,1 g Substanz werden mit 3 ml W. und 1 ml Natronlauge verrieben und 3mal mit je 5 ml Äther extrahiert. Zur wäßrigen Lsg. gibt man 2 ml Brom-Lsg., erwärmt 10 Min. lang im Wasserbad, kocht dann kurz auf und läßt erkalten. Zu 0,1 ml dieser Lsg. gibt man eine Lsg. von 10 mg Resorcin in 3 ml Schwefelsäure, erwärmt 2 Min. auf dem Wasserbad und kühlt ab. Es muß eine tiefblaue Färbung entstehen (Eu.P. III-75, ähnlich BP 73). 5. Die 0,002%ige Lsg. der Substanz in 0,1 n Salzsäure zeigt im Bereich von 230 bis 350 nm ein Maximum bei etwa 250 nm. Die Extinktion beim Maximum, gemessen in 1 cm Schichtdicke, liegt bei 0,42 (Eu.P. III-75); Extinktion zwischen 0,41 und 0,45 (BP 73).

Prüfung. 1. Aussehen der Lsg.: 1,0 g Substanz wird in Chloroform gelöst und zu 10 ml verdünnt. Die Lsg. darf nicht stärker gefärbt sein als die Vergleichs-Lsg. BY, Index 5 nach Eu.P. I-69. 2. Fremde Substanzen: Beide Pharmakopöen lassen eine dünnschicht-chromatographische Untersuchung durchführen. Vorschrift nach Eu.P. III-75: Verwendete Platten: Silicagelplatten nach Eu.P. Test-Lsg.: 2,5%ige Lsg. der Substanz in einer Mischung von 10 V.-T. konz. Ammoniak-Lsg. und 90 V.-T. Methanol. Vergleichs-Lsg. 1: 0,0125%ige Lsg. von Trimipramin-hydrochlorid in einer Mischung von 10 V.-T. konz. Ammoniak und 90 V.-T. Methanol. Vergleichs-Lsg. 2: 0,0125%ige Lsg. von Iminodibenzyl in Methanol. Durchführung: Je 5 µl der Test-Lsg. und der beiden Vergleichs-Lsg. werden auf die Platte aufgetragen und mit einer Mischung von 95 V.-T. Toluol und 5 V.-T. Methanol über eine Strecke von 15 cm entwickelt. Man läßt die Platte 15 Min. an der Luft trocknen und besprüht sie dann mit einer 0,5%igen Lsg. von Kaliumdichromat in einer Mischung von 1 V.-T. Schwefelsäure und 4 V.-T. W. Sofern im Chromatogramm der Test-Lsg. ein dem Trimipramin entsprechender Fleck auftritt, darf er nicht intensiver gefärbt sein als der Trimipraminfleck der Vergleichs-Lsg. 1. Sofern weitere Flecke im Chromatogramm der Test-Lsg. erscheinen, dürfen sie nicht intensiver gefärbt sein als der Iminodibenzylfleck der Test-Lsg. 2. Insgesamt dürfen außer dem Hauptfleck, der dem Trimipramin entspricht, höchstens 3 weitere Nebenflecke auftreten. 3. Trocknungsverlust: Höchstens 0,5%, wenn 2,00 g Substanz bei 100 bis 105° getrocknet werden (Eu.P. III-75 und BP 73). 4. Sulfatasche: Höchstens 0,1%, bestimmt mit 1,0 g Substanz (Eu.P. III-75, BP 73).

Gehaltsbestimmung. Beide Pharmakopöen enthalten eine Titration im wasserfreien Milieu. Vorschrift nach Eu.P. III-75: Etwa 1 g Substanz, genau gewogen, wird in 50 ml Dioxan gelöst und mit 0,1 n Perchlorsäure, unter Verwendung von Kristallviolett-Lsg. als Indikator, titriert. 1 ml 0,1 n Perchlorsäure entspricht 41,05 mg $C_{24}H_{30}O_4N_2$.

Aufbewahrung. Gut verschlossen, vor Licht geschützt.

Dosierung. Auf die Base berechnet 25 bis 125 mg tgl., auf mehrere Einzeldosen verteilt (s. auch II, 398).

Anwendung. Als Antidepressivum.

Handelsformen. Stangyl (Specia, BRD), Surmontil (als Methansulfonat, Specia, Frankreich).

Trimoxaminum

Trimoxaminum. Trimoxamine. Trimoxamin.

$C_{15}H_{23}O_3N$ M.G. 265,34

α-Allyl-3,4,5-trimethoxy-phenyläthylmethyl-amin.

Anwendung. Als Antihypertonicum.

Trinitroglycerin

Trinitroglycerin. Nitroglycerin.

S. Glycerintrinitrat IV, 1153.

Trinitro-methyl-tert.butyl-benzol

2,4,6-Trinitro-1-methyl-3-tert.butylbenzol. 2,4,6-Trinitro-3-tert.butyl-toluol. Künstlicher Moschus. Nitro-Moschus.

$C_{11}H_{13}O_6N_3$ M.G. 283,24

Eigenschaften. Gelblichweiße, stark nach Moschus riechende Kristalle, praktisch unlösl. in W., leicht lösl. in A., Ä., Chlf., Bzl., Petroläther und Benzoesäurebenzylester, sehr leicht lösl. in Zimtsäurebenzylester. Fp. = 96 bis 97°.

Aufbewahrung. Gut verschlossen.

Anwendung. In der Parfümerie.

Trinitro-phenol

2,4,6-Trinitro-phenol. Pikrinsäure.

S. Acidum picronitricum II, 1007 u. Pikrinsäure II, 1189.
Lösungen: S. I, 754.

Triolein

Triolein. Olein. Ölsäure-glycerid. Glycerin-triolein.

$$CH_2\!-\!O\!-\!\overset{\displaystyle O}{\overset{\|}{C}}\!-\!C_{17}H_{33}$$

$$CH\!-\!O\!-\!\overset{\displaystyle O}{\overset{\|}{C}}\!-\!C_{17}H_{33}$$

$$CH_2\!-\!O\!-\!\overset{\displaystyle O}{\overset{\|}{C}}\!-\!C_{17}H_{33}$$

$C_{57}H_{104}O_6$ M.G. 885,41

Eigenschaften. Farblose, ölige, geschmack- und geruchlose Fl., praktisch unlösl. in W., schwer lösl. in A., leicht lösl. in A., Chlf., Tetrachlorkohlenstoff, lösl. in abs. A. $D_4^{20} = 0,915$. Ep. $= -6°$. $Kp._{18} = 237°$. $n_D^{60} = 1,4561$. Esterzahl: 190. Jodzahl: 86.

Triosteum

Triosteum perfoliatum L. (T. majus MICH., nach HPUS 64 auch Triosteum floribus verticillatis sessilibus, T. foliis connatis). Caprifoliaceae — Viburneae.

Fieberwurzel. Wilde Ipecacuanha. Tinkerskraut. Breitblättriger Dreistein. Bastard (false, wild) Ipecac. Cinque. Dr. Tinker's weed. Dog grass (wild). Fever root oder wort.

Horse-gentian oder (ginseng), Wild coffee, Witch grass. — Trioste.

Heimisch im östlichen Nordamerika.

Radix Triostei perfoliati. Fieberwurzel.

Der Wurzelstock ist zylindrisch, 10 bis 20 cm lang, 1 bis 2 cm dick, wenig verzweigt, mit vielen dünnen oder dicken, langen Wurzeln und zahlreichen, 1 cm dicken Stengelpolstern. Er ist sehr stark verbogen, knorrig gedreht, fleischig, außen dunkelgraubraun, innen gelblich. Die Wurzeln etwas heller. Geschmack bitter; wirkt brechenerregend.

Querschnitt. Ein heller, strahliger Holzkörper und ein ansehnliches Mark. In der Rinde eine zweite, innere Korkschicht, deren Zellen sehr groß, tonnenförmig werden. Das Parenchym der Rinde ist sehr stärkereich und enthält reichlich Calciumoxalatdrusen. Die Markstrahlen des Holzes wie die Gefäße sind durchweg verholzt, doch bleiben bei den Holzfasern die aus Cellulose bestehenden Verdickungsschichten mit Phloroglucinsalzsäure ungefärbt.

Inhaltsstoff. Ein Alkaloid Triostein (?), nicht mit Emetin identisch.

Anwendung. Wurzelstock mit Wurzel als Fiebermittel, Purgans, Emeticum und Antirheumaticum. Zur Verfälschung von Radix Senegae, siehe bei Polygala senega. In der Homöopathie. Das Blatt als Diaphoreticum, die harten Samen als Kaffeesurrogat.

Triosteum perfoliatum HAB 34. Wilde Ipecacuanha.

Frische Wurzel.

Arzneiform. Essenz nach § 3.

Arzneigehalt. 1/3.

Triosteum perfoliatum HPUS 64. Wild Ipecac.

Die frische Wurzel.

Arzneiform. Urtinktur: Arzneigehalt 1/10. Triosteum, feuchte Masse mit 100 g Trockensubstanz und 185 ml W. = 285 g, dest. W. 215 ml, A. USP (94,9 Vol.-%) 635 ml zur Bereitung von 1000 ml der Tinktur. —

Dilutionen: D 2 (2×) enthält 1 T. Tinktur, 3 T. dest. W., 6 T. A.; D 3 (3×) und höher mit A. HPUS (88 Vol.-%). —

Medikationen: D 3 (3×) und höher.

Trioxalenum

Trioxalen USP XIX. Trioxalenum. Trioxalene. Trioxysalen. Trioxisalenum.

$C_{14}H_{12}O_3$ M.G. 228,25

2,5,9-Trimethyl-7H-furo[3,2-g]benzopyran-7-on.

Gehalt. Mindestens 97,0 und höchstens 103,0% $C_{14}H_{12}O_3$, berechnet auf die getrocknete Substanz.

Eigenschaften. Weiße bis leicht graustichige Kristalle, geruchlos, Fp. etwa 230°, praktisch unlösl. in W., wenig lösl. in Chloroform und A.

Erkennung. 1. Infrarotspektrum: Das IR-Spektrum, gemessen an einer Mineralöldispersion, mit Hilfe der bei 105° 6 Stdn. lang getrockneten Substanz, darf nur die gleichen Banden aufweisen wie das Spektrum der in entsprechender Weise vermessenen USP-Standardsubstanz. 2. UV-Spektrum: Das UV-Spektrum der Lsg. 1 in 200 000 in Chloroform muß die gleichen Maxima und Minima aufweisen wie das Spektrum der entsprechend vermessenen USP-Standardsubstanz.

Prüfung. 1. Trocknungsverlust: Höchstens 0,5%, wenn die Substanz 6 Stdn. lang bei 105° getrocknet wird. 2. Verbrennungsrückstand: Höchstens 0,5%.

Gehaltsbestimmung. Etwa 50 mg Substanz werden genau gewogen, in einen 100-ml-Meßkolben in Chloroform gelöst und mit dem gleichen Lösungsmittel zum Volumen aufgefüllt. 1 ml dieser Lsg. wird in einem zweiten 100-ml-Meßkolben mit Chloroform bis zum Volumen aufgefüllt. Daneben löst man eine geeignete, exakt gewogene Menge USP-Standardsubstanz und verdünnt schrittweise mit Chloroform, bis man eine Lsg. erhält, die pro ml 5 µg Substanz beinhaltet. Nun wird mit Hilfe eines geeigneten Spektrophotometers in einer Schichtdicke von 1 cm, bei der Wellenlänge von 252 nm, die Absorption beider Lsg. gemessen, wobei man Chloroform als Blind-Lsg. verwendet. Den Gehalt an mg $C_{14}H_{12}O_3$ in der verwendeten Probesubstanz berechnet man nach folgender Formel:

$$10C(A_U/A_S).$$

C = Konzentration in µg pro ml der USP-Standardsubstanz-Lsg.
A_U und A_S = Absorptionen der Probe und Standard-Lsg.

Anwendung. Photochemotherapie gegen Vitiligo (Bemerkg.: Erhöht Lichtempfindlichkeit und Pigmentbildung).

Handelsformen. Levriscon, Trisoralen.

Triparanolum

Triparanolum. Triparanol.

$C_{27}H_{32}O_2NCl$ M.G. 437,99

2-(p-Chlorphenyl)-1-[p-(diäthylaminoäthoxy)-phenyl]-1-(p-tolyl)-äthan-1-ol.

Anwendung. Gegen Hyperlipidaemie.

Handelsformen. Acosterina, Biocolemin, Clotrox, Colvason, Drenaren, Merpanol, Metalene, Metasclene, Prevartin, Tramin, Trianel, Trikosterol, Triparin, Valip.

Tripelennaminum

Tripelennamine Citrate USP XIX. Tripelennamin-citrat.

$C_{16}H_{21}N_3 \cdot C_6H_8O_7$

$C_{22}H_{29}O_7N_3$ M.G. 447,49

Bemerkung: Vgl. I, 1148.

Gehalt. Mindestens 98,0 und höchstens 100,5% $C_{22}H_{29}O_7N_3$, berechnet auf die getrocknete Substanz.

Eigenschaften. Weißes, kristallines Pulver. Die Lsg. reagieren gegen Lackmus sauer. Fp. etwa 107°. Gut lösl. in W. und Alkohol, sehr wenig lösl. in Äther, praktisch unlösl. in Benzol und Chloroform.

Erkennung. Etwa 4 mg Substanz werden in 2 ml W. gelöst, mit 5 ml einer Kalium-hydrogenphthalat-Lsg. (1 in 50) sowie 1 ml Cyanogen-Bromid-Lsg. (1 in 25) versetzt. Beim Betrachten unter dem UV-Licht tritt eine blaue Fluoreszenz innerhalb von 30 Min. auf. 2. Die Substanz gibt bei der Identitätsreaktion: Organische Stickstoffbasen einen positiven Nachweis. 3. Etwa 500 mg Substanz werden in 5 ml W. gelöst. Die Lsg. wird mit Natronlauge alkalisch gestellt und die dabei ausfallende Base 3mal mit je 5 ml Chloroform ausgeschüttelt. Die wäßrige Phase gibt einen positiven Citratnachweis.

Prüfung. 1. Trocknungsverlust: Höchstens 0,5%, wenn die Substanz über Phosphorpentoxyd im Vakuum 24 Stdn. lang getrocknet wird. 2. Verbrennungsrückstand: Höchstens 0,1%.

Gehaltsbestimmung. Etwa 500 mg Substanz werden genau gewogen, in 20 ml Eisessig gelöst, mit 2 Tropfen Kristallviolett-Lsg. versetzt und mit 0,1 n Perchlorsäure titriert. Anhand eines Blindversuches wird der Verbrauch korrigiert. 1 ml 0,1 n Perchlorsäure entspricht 22,37 mg $C_{22}H_{29}O_7N_3$.

Anwendung. Als Antihistaminicum (s. auch I, 1185).

Tripelennamine Hydrochloride USP XIX. Tripelennamini Hydrochloridum PI.Ed. II, Ned. 6. Chlorhydrate de Tripélénamine CF 72.

Strukturformel. Vgl. Tripelennamine Citrate.

$C_{16}H_{21}N_3 \cdot HCl$

$C_{16}H_{22}N_3Cl$ M.G. 291,82

Gehalt. Mindestens 98,0 und höchstens 100,5% $C_{16}H_{22}N_3Cl$, berechnet auf die getrocknete Substanz (USP XIX). Mindestens 98,0 und höchstens 102,0% $C_{16}H_{22}N_3Cl$, berechnet auf die bei 105° bis zur Gewichtskonstanz getrocknete Substanz (PI.Ed. II). Mindestens 98,0%, berechnet auf die getrocknete Substanz (CF 72). Mindestens 99,0% (Ned. 6).

Eigenschaften. Weißes, kristallines Pulver, gut lösl. in A. und Chloroform, wenig lösl. in Aceton, praktisch unlösl. in Benzol, Äther und Äthylacetat.

19*

Erkennung. 1. Die Substanz gibt die Erkennungsreaktion 1., die unter Tripelennamin citrat beschrieben ist (USP XIX). 2. Die Substanz gibt einen positiven Nachweis bei der Identitätsreaktion auf organische Stickstoffbasen nach USP XIX. 3. Etwa 0,05 g Substanz werden mit 2 ml Schwefelsäure versetzt. Es entsteht eine gelbe Färbung, die allmählich in ein schmutziges Braun übergeht. Beim Verdünnen der Mischung mit dem gleichen Volumen W. ändert die Farbe nach Grau-Weiß mit einem grünen Schimmer (PI.Ed. II). 4. 0,1 g Substanz werden in 10 ml W. gelöst und mit 10 ml Pikrinsäure-Lsg. versetzt. Man läßt 2 Stdn. lang stehen. Die Schmelztemperatur des auf diese Weise erhaltenen Pikrates liegt nach Waschen und Trocknen bei etwa 190° u. Zers. (PI.Ed. II). 5. Die Substanz gibt einen positiven Chloridnachweis (PI.Ed. II, USP XIX u. a.). 6. Schmelzbereich: 188 bis 192° (USP XIX, PI.Ed. II).

Prüfung. 1. Trocknungsverlust: Höchstens 1%, wenn die Substanz 3 Stdn. lang bei 105° getrocknet wird (USP XIX und PI.Ed. II); höchstens 0,5% (CF 72). 2. Verbrennungs- rückstand: Höchstens 0,1% (PI.Ed. II, USP XIX). 3. pH-Wert der wäßrigen Lsg.: Die wäßrige Lsg. muß einen pH-Wert um 6,5 aufweisen (CF 72). 4. Schwermetalle: Höchstens 20 ppm (CF 72).

Gehaltsbestimmung. Nach USP XIX, PI.Ed. II und CF 72 werden Titrationen im wasserfreien Milieu durchgeführt. Ned. 6 läßt die Substanz in wäßrigem Milieu alkali- metrisch erfassen.

Vorschrift nach USP XIX: Etwa 300 mg Substanz werden genau gewogen, in einer Mischung von 10 ml Eisessig und 10 ml Quecksilber(II)-acetat-Lsg. gelöst, mit 2 Tropfen Kristallviolett-Lsg. versetzt und mit 0,1 n Perchlorsäure titriert. Anhand eines Blind- versuches wird der Verbrauch an Normal-Lsg. korrigiert. 1 ml 0,1 n Perchlorsäure ent- spricht 14,95 mg $C_{16}H_{22}N_3Cl$.

Aufbewahrung. In gut schließenden Gefäßen, vor Licht geschützt.

Anwendung. Als Antihistaminicum. (s. auch I, 1177 ff, 1184).

Handelsformen. Piristina. Pyribenzamin. Pyribenzamine (Ciba).

Triperidenum

Triperidenum hydrochloricum 2. AB — DDR. Triperidenhydrochlorid.

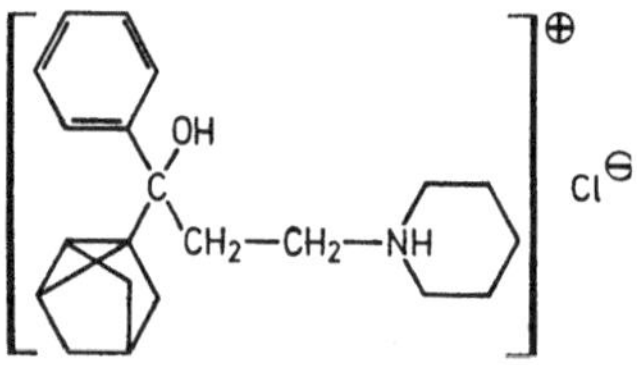

$C_{21}H_{30}NOCl$ M.G. 347,9

Stereoisomere des 1-Phenyl-3-piperidino-1-tricyclo[2.2.1.0²,⁶]-heptyl-(3)-propanol-(1)- hydrochlorids.

Gehalt. 99,0 bis 100,5%, berechnet auf die bei 105° getrocknete Substanz.

Eigenschaften. Weißes, kristallines oder mikrokristallines Pulver, von nicht wahrnehm- barem Geruch und bitterem Geschmack, schwer lösl. in W., mäßig lösl. in A.

Erkennung. 1. 5,0 ml Prüf-Lsg. werden nach Zusatz von 5 Tropfen 6 N Ammoniak-Lsg. unter wiederholtem Schütteln 2 Stdn. lang stehengelassen. Der entstandene Niederschlag wird auf einem Filter gesammelt. Die aus 1 bis 2 ml A. (70%) umkristallisierten und bei 70° 30 Min. lang getrockneten Kristalle schmelzen im Bereich von 97 bis 103°. 2. 0,0050 g Substanz werden mit 2,0 ml konz. Schwefelsäure versetzt. Die Lsg. zeigt eine orange Färbung und grüngelbe Fluoreszenz, die innerhalb 40 Min. in eine dunkelgrüne Färbung und gelblich-grüne Fluoreszenz übergeht. 3. Das klare Filtrat von 1. gibt nach Zusatz von 5 Tropfen 5 n Salpetersäure und 1,0 ml 0,1 n Silbernitrat-Lsg. einen weißen Niederschlag, der sich nach Zusatz von 3,0 ml 6 n Ammoniak-Lsg. löst.

Prüf-Lsg.: 0,500 g Substanz werden in 45,0 ml kohlendioxydfreiem W. unter Erwärmen gelöst. Die Lsg. wird nach dem Erkalten mit kohlendioxydfreiem W. zu 50,0 ml aufgefüllt.

Prüfung. 1. Farbe der Lsg.: 30,0 ml Prüf-Lsg. werden durch ein Filterpapier der Sorte h filtriert. 10 ml dieser Lsg. müssen farblos sein. 2. Reaktion der Lsg.: Die Prüf-Lsg. muß einen pH-Wert im Bereich von 4,6 bis 5,6 zeigen. 3. Schwermetallionen: 10 ml des klaren Filtrates nach 1. dürfen bei der „Prüfung auf Schwermetallionen" nach I, 254 keine Färbung und ggf. keine stärkere Trübung als die Blindprobe zeigen. 4. Sulfationen: 5,0 ml des klaren Filtrates von 1. dürfen nach Zusatz von 5,0 ml W. bei der „Prüfung auf Sulfationen" nach I., 263 keine Trübung zeigen. 5. Sulfatasche: Höchstens 0,20%. 6. Trocknungsverlust: 0,4000 g Substanz werden bei 105° getrocknet. Die Substanz darf höchstens 0,50% Masse verlieren.

Gehaltsbestimmung. 0,3000 g Substanz werden in einen Erlenmeyerkolben mit aufgesetztem Silicagelrohr in 20,0 ml wasserfreier Essigsäure unter Erwärmen gelöst. Nach dem Abkühlen auf 20° wird die Lsg. mit 15,0 ml Quecksilber(II)-acetat-Lsg. sowie 3 Tropfen Kristallviolett-Lsg. versetzt und mit 0,1 n Perchlorsäure bis zum Farbumschlag nach Blau titriert (Feinbürette). 1 ml 0,1 n Perchlorsäure entspricht 34,79 mg $C_{21}H_{30}NOCl$.

Aufbewahrung. Gut verschlossen.

Dosierung. Einzelmaximaldosis oral, i.m. und i.v. 0,01 g. Tagesmaximaldosis oral 0,03 g; i.m. und i.v. 0,02 g.

Anwendung. Als Parkinson-Therapeuticum (s. auch II, 484ff.).

Handelsform. Norakin.

Triphenyl-dichlorbenzyl-phosphonium-chlorid

Triphenyl-3,4-dichlorbenzyl-phosphonium-chlorid.

$C_{25}H_{20}PCl_3$ M.G. 457,79

Eigenschaften. Weißes Pulver, lösl. in W. und A., wenig lösl. in Ä.

Anwendung. Als Mottenschutzmittel, das substantiv auf Wolle aufzieht.

Handelsform. Eulan NK.

Triphenylmethan

Triphenylmethan. Tritan.

$C_{19}H_{16}$ M.G. 244,34

Eigenschaften. Weiße, rhombische Kristalle, praktisch unlösl. in W., leicht lösl. in Ä., Chlf., heißem A. und heißem Bzl. $D_4^{100} = 1,0134$. Fp. = 93°. Kp. = 360°. $n_D^{10} = 1,595$. Kristallisat mit 1 Mol Benzol: Farblose, rhomboedrische Kristalle, an der Luft verwitternd. Fp. = 78,2°

Anwendung. Als Stammsubstanz der Triphenylmethanfarbstoffe.

Triphenylphosphat

Triphenylphosphat. Phosphorsäure-triphenylester.

$C_{18}H_{15}O_4P$ M.G. 326,30

Eigenschaften. Farblose Kristalle, prakt. unlösl. in W., wenig lösl. in A., leicht lösl. in Ä., Aceton, Chlf. und Bzl. Fp. = 50°. $Kp._{11}$ = 245°.

Anwendung. Als Weichmacher für die Film-, Celluloid, Lack- und Kunststoffindustrie. Als Ersatz für Campher bei der Herstellung von Celluloid. Zur Herabsetzung der Brennbarkeit von Acetyl- und Nitrocellulose.

Triphenyl-tetrazolium-chlorid

2,3,5-Triphenyl-tetrazolium-chlorid. TTC.

$C_{19}H_{15}N_4Cl$ M.G. 334,82

Eigenschaften. Farblose, nadelförmige Kristalle, lösl. in W., A., Aceton, praktisch unlösl. in Ä. Die Substanz ist lichtempfindlich und zersetzt sich bei 243°.
Die Substanz ist auch mit 1 Mol Kristallalkohol und mit 1 Mol Kristallchloroform bekannt und im Handel.
Durch Reduktion entsteht rotes Formazan: Fp. = 172 bis 174°, prakt. unlösl. in W., lösl. in Chloroform.

Anwendung. Zur Prüfung der Keimfähigkeit von Samen. Keimfähige Samen reduzieren das farblose TTC zum roten Triphenylformazan. Als Schnelltest zur Sensibilitätsprüfung von Bakterien gegenüber Antibiotica. Zur Detektion von reduzierenden Zuckern und anderen Ketolen (z. B. Corticosteroide) auf Chromatogrammen. Als Redoxindikator, wobei die oxydierte Stufe farblos und wasserlösl., die reduzierte rot und lipoidlösl. ist.

Bemerkung. Die Substanz ist in Eu.P. I-69 als Reagens beschrieben.

Tripolidinum

Tripolidine Hydrochloride BP 73, BPC 73, NF XIV. Tripolidinum hydrochloricum. Tripolidin-hydrochlorid.

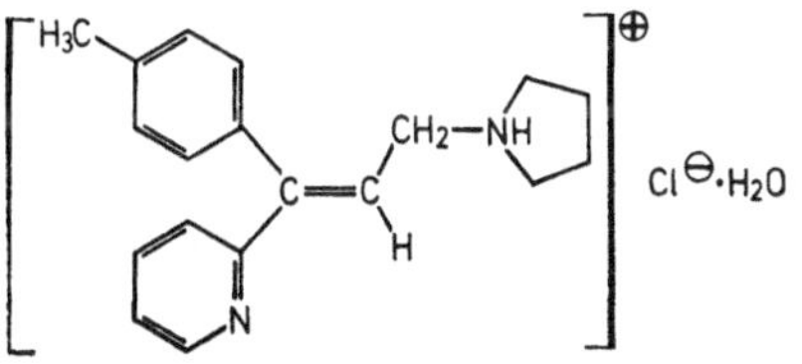

$C_{19}H_{23}N_2Cl \cdot H_2O$

M.G. 332,87

wasserfrei M.G. 314,86

trans-2-[3-(Pyrrolidin-1-yl)-1-(p-tolyl)-prop-1-en-yl)-pyridinhydrochlorid-monohydrat.

Bemerkung: Vgl. I, 1204.

Gehalt. BP 73: Mindestens 98,5 und höchstens 101,0% des theoretischen Wertes von $C_{19}H_{23}N_2Cl$, berechnet auf die wasserfreie Substanz. NF XIV: Mindestens 98,0 und höchstens 101,0% $C_{19}H_{23}N_2Cl$, berechnet auf die im Vakuum bei 60° bis zur Gewichtskonstanz getrocknete Substanz.

Eigenschaften. Weißes, kristallines Pulver, geruchlos und von bitterem Geschmack, löslich in 2 T. W., in 1,5 T. A. und in weniger als 1 T. Chloroform. Die Substanz ist praktisch unlöslich in Äther.

Erkennung. 1. Infrarotspektrum: Das IR-Spektrum der Substanz muß die gleichen Banden aufweisen wie das Spektrum der in der entsprechenden Weise vermessenen Tripolidin-hydrochlorid-Standardsubstanz (BP 73, ähnlich NF XIV). 2. UV-Spektrum: Das UV-Spektrum im Bereich von 240 bis 350 nm, gemessen in 2 cm Schichtdicke an einer 0,002%igen Lsg. in 0,1 n Schwefelsäure, zeigt nur ein Maximum bei 290 nm. Die Extinktion beim Maximum beträgt etwa 1,2 (BP 73); nach NF XIV wird mit dem Spektrum der Standardsubstanz verglichen. Die maximalen Absorptionen bei 290 nm dürfen um höchstens 3,0% differieren. 3. Die Lichtabsorption im Bereich von 220 bis 350 nm, gemessen in 2 cm Schichtdicke an einer 0,001%igen wäßrigen Lsg., zeigen Maxima bei 230 und 276 nm. Die Extinktion bei 230 nm beträgt etwa 0,94, die bei 276 nm etwa 0,46 (BP 73). 4. 0,1 g Substanz wird in 2 ml verdünnter Salzsäure gelöst und mit 0,5 ml Kalium-Quecksilber(II)-jodid-Lsg. versetzt. Es entsteht ein blaßgelber Niederschlag (BP 73 und NF XIV). 5. Fp. 118 bis 121° (BP 73); nach NF XIV schmilzt die Substanz bei 115°.

Prüfung. 1. Trocknungsverlust: Der Trocknungsverlust liegt zwischen 3,0 und 6,0%, wenn die Substanz im Vakuum bei 60° bis zur Gewichtskonstanz getrocknet wird (NF XIV); 4,5 bis 6,0% (BP 73). 3. Sulfatasche: Höchstens 0,1% (BP 73 und NF XIV). 3. Schwermetalle: Höchstens 0,002% (NF XIV).

Gehaltsbestimmung. Beide Pharmakopöen enthalten eine Titration in wasserfreiem Milieu. Vorschrift nach NF XIV: Etwa 400 mg der sorgfältig getrockneten Substanz werden genau gewogen, in 80 ml Eisessig, notfalls unter Erwärmen, gelöst, mit 15 ml Quecksilber(II)-acetat-Lsg. versetzt und mit 0,1 n Perchlorsäure titriert, wobei der Endpunkt potentiometrisch bestimmt wird. Mit Hilfe eines Blindversuches wird der Verbrauch an Normal-Lsg. korrigiert. 1 ml 0,1 n Perchlorsäure entspricht 15,74 mg $C_{19}H_{23}N_2Cl$.

Dosierung. 5 bis 7,5 mg tgl. auf mehrere Einzeldosen verteilt (BP 73).

Anwendung. Als Antihistaminicum (s. auch I, 1177 ff., 1204).

Handelsformen. Actidil (Burroughs Wellcome, U.S.A.), Actidilon (Wellcome, Frankreich), Pro-Actidil (Burroughs Wellcome, BRD).

Tripterygium

Tripterygium wilfordii HOOK. f. Celastraceae — Tripterygioideae. Thunder god wine. „Lei Kung teng".

Heimisch in China.

Kletternde Holzpflanze mit wenig auffälligen, zwittrigen und aktinomorphen Blüten. Früchte geflügelt.

Inhaltsstoffe. In den Wurzeln die Alkaloide Wilfordin $C_{43}H_{49}NO_{19}$, Fp. 175 bis 176° (44%), Wilforzin $C_{41}H_{47}NO_{17}$, Fp. 177 bis 178°; Wilforgin $C_{41}H_{47}NO_{19}$, Fp. 211° (13%), Wilfortrin $C_{41}H_{47}NO_{20}$, Fp. 238° (7%) und Wilforin $C_{43}H_{49}NO_{18}$, Fp. 169 bis 170° (25%), ferner Celastrol (Tripterin) $C_{29}H_{38}O_4$, ein orange-rotes Triterpen, dessen Methylester Pristimerin, sowie Dulcit. In den Alkaloiden liegen Ester eines Polyalkoholes $C_{15}H_{26}O_{10}$ mit 4 oder 5 Mol Essigsäure, 1 Mol Benzoesäure oder Furancarbonsäure-(3) und 1 Mol Wilfordin- bzw. Hydroxywilfordinsäure vor. Die Alkaloidfraktion wird auch Tripterygin genannt.

Nach KUPCHAN et al. [J. Chem. Soc. *9*, 329 (1974)] die Alkaloide Celacinnin, Celabenzin und Celafurin und [J. Amer. Chem. Soc. *94*, 7194 (1972)] die Diterpentriepoxide Triptolid und Tripdiolid.

Wirkung. Triptolid und Tripdiolid wirken antileukämisch, Wilfordin wirkt insektizid.

Wilforin — Wilforgin — Wilfordin — Wilfortrin

Wilfordinsäure — Hydroxywilfordinsäure

Wilfordin

Anwendung. Die pulverisierte Wurzel und auch die Rinde in China seit Jahrhunderten als Insektenvertilgungsmittel.

Tripterygium regelii SPRAG. et TAKEDA.

Inhaltsstoff. In der Rinde Pristimerin $C_{30}H_{40}O_4$.

Anwendung. Die Wurzel als Insektizid.

Tripterygium forrestii LORD.

China.

Inhaltsstoffe. Rotes Pigment und Alkaloidfraktion „Forrestin".

Anwendung. In China wie T. wilfordii verwendet.

Tris-diäthylaminoäthoxy-benzol

1,2,3-Tris-(2-diäthylaminoäthoxy)-benzol-triäthyljodid. Gallamin-triäthyljodid.

S. Gallaminum IV, 1096.

Tris-hydroxyäthyl-amin

Tris-(β-hydroxyäthyl)-amin. Triäthanolamin.

S. Triaethanolaminum ÖAB 9, S. 229.

Tris-(2-hydroxyäthyl)-trimethylammonium

Tris-[(2-hydroxyäthyl)-trimethylammonium]-citrat. Cholincitrat.

S. Choline Dihydrogen Citrate III, 887 und II, 794.

Tris-hydroxymethyl-aminomethan

Tris-(hydroxymethyl)-aminomethan. Tham. THAM. Trimethalol-aminomethan.

S. Tromethanolum, S. 301.

Tris-methoxyphenyl-chloräthylen

Tris-(p-methoxyphenyl)-chloräthylen. Tri-p-anisyl-chloräthylen. Chlortrianisen.

$C_{23}H_{21}O_3Cl$ M.G. 380,87

Eigenschaften. Weißes, geruchloses, krist. Pulver, sehr schwer lösl. in W., schwer lösl. in A., lösl. in Ä., leicht lösl. in Bzl., Aceton, Eisessig, Tetrachlorkohlenstoff und Chlf. Fp. = 114 bis 116°.

Anwendung. Früher als synthetisches Östrogen, bei Prostatacarcinom, zur Hemmung der Lactation.

Triticum

Triticum aestivum L. (T. hybernum L., T. sativum LAM., T. vulgare VILL., T. cereale SCHRANK). Poaceae — Pooideae — Triticeae. Saatweizen.

Heimisch in Europa, Asien, Nord- und Südamerika.

Einjährig (Sommer- oder Gratweizen) oder einjährig überwinternd (Winter- oder Schorweizen). Halm hohl mit dünner Wand, 70 bis 160 cm hoch. Stengelknoten behaart oder kahl. Blätter meist schwach behaart. Ähre dicht bis sehr locker, ziemlich regelmäßig vierseitig. Ährenspindel zäh, am Rande kurz bewimpert. Ährchen zwei- bis fünfblütig, davon 2 bis 4 fruchtbar, so breit wie lang, meist etwas zusammengedrückt. Hüllspelzen mit kurzem, stumpfem oder scharfem Zahn, eiförmig oder länglich, meist nur im oberen Teil scharf gekielt oder mehr oder weniger durchgekielt. Deckspelzen lang begrannt oder wehrlos. Deck- und Vorspelzen bei der Reife an der Ährenachse stehen bleibend, die Früchte herausfallend; letztere rundlich bis länglich oval, mehlig, nicht zusammengedrückt, auf der Vorderseite beiderseits der seichten Furche gewölbt, bei der Reife meist zwischen der Deck- und Vorspelze sichtbar.

Inhaltsstoffe. Im Samen 10 bis 15% Proteine (der größte Anteil in der Aleuronschicht und im Embryo) mit 3 bis 5% Albuminen, 6 bis 10% Globulinen, 40 bis 50% Prolamin und 30 bis 40% Glutenin, 2% Mineralstoffen, 70% Kohlenhydraten, 10% Lipiden mit Palmitin-, Öl-, Linol-, Linolensäure, wenig Caprin-, Laurin- und Myristinsäure und Sterinen [FABRIANI: Chem. Abstr. *58*, 8231 (1963)]. Im Mehl 10 bis 12% Rohprotein, 1 bis 1,9% Rohfett, in hoch ausgemahlenen Mehlen etwa 5,9 µg/100 g Tocopherol, Thiamin, Biotin, Niacin, Folsäure, Panthothensäure, Riboflavin, Pyridoxin, 10% Trockenkleber, 80% Stärke; mit steigendem Ausmahlungsgrad ändert sich auch die Zusammensetzung der Aminosäuren; Lysin, Arginin, Isoleucin und Threonin nehmen zu; ferner Lecithin und Lysolecithin; nach MYHRE [Chem. Abstr., *69*, 107003 (1968)] die Glykolipide 1-O-(6-O-Acyl-β-D-galaktopyranosyl)-2,3-di-O-acyl-D-glycerol und Phytosteryl-6-O-acyl-β-D-glucopyranosid. DE STEFANIS et al. [Chem. Abstr. *70*, 66905 (1969)] isolierten Mono- und Digalaktosyldiglyceride, Galaktolipide und Phospholipide. Im Keimling 7,5 bis 12% fettes Öl mit Palmitin-, Stearin-, etwas Lignocerinsäure; die Phosphatide bestehen zu 65% aus Kephalin und 13% Lecithin; Polyenkohlenwasserstoffe, α- und β-Tritisterine, γ-Dihydrositosterinferulasäureester, ein aliphatischer, ungesättigter Alkohol Tritiol, Vitamin E 270 mg/100 g Öl und Vitamine der B-Gruppe. Galaktoglucolipide, Methoxyhydrochinonglucosid $C_{13}H_{10}O_8$, Fp. 202°, Äthyl-β-D-fructofuranosid. In der Kleie fanden WALKER et al. [Cereal Chem. *46*, 85 (1969)] Saccharose, Raffinose, Neoketose, Stachyose, Fructosylraffinose und geringe Mengen Glycerin, Xylose, Arabinose, Glucose und Fructose. Im Schößling Orthoferulasäure und 8-Methoxycumarin [ELBASYOUNI et al.: Chem. Abstr. *61*, 2183 (1964)]. An phenolischen Säuren fanden sie p-Cumar-, Ferula-, Kaffee-, Sinapin-, p-Hydroxybenzol-, Vanillin- und Syringasäure. In jungen Pflanzen Scopolin, später Glykoside des Tricins (5,7,4'-Trihydroxy-3',5'-dimethoxyflavon) und Apigenins. SCHULTE et al. [Phytochem. *4*, 481 (1965)] isolierten die Polyacetylenverbindungen Tetradeca-2,12-dien-4,6,8,10-tetrayn, Tridec-1-en-3,5,7,9,11-pentayn und Tridec-1,11-dien-3,5,7,9-tetrayn. SODINI et al. [Phytochem. *9*, 1167 (1970)] fanden ein für Tr. aestivum spezifisches Albumin, das als Nachweis dienen kann. In den Weizenkeimen die Flavon-C-glykoside Schaftosid, Vicenin-1, Isochaftosid, Sinapoyl-Vicenin-1 und Sinapoyl-Isoschaftosid [GALLE: Diss. München 1974)]. SAKAI et al. [Chem. Abstr. *64*, 7979 (1966)] isolierten aus dem Stroh ein gegen Krebs wirksames Polysaccharid, das aus Xylose, Arabinose und Galaktose besteht.

Anwendung. Das Mehl als Nahrungsmittel. Zur Darstellung der Stärke (s. bei Amylum), des Malzes (s. d.) und des Weizenkeimöls, das bei Herz- und Kreislaufstörungen, Vitamin-E mangel, Schwächezuständen und Hautleiden eingenommen wird. Die Weizenkleie liefert ein Kraftfutter; das Stroh zum Füttern und als Streu.

Anbau. Winterweizen wird zwischen Mitte September und Mitte Oktober 2,5 bis 5 cm tief gesät und Ende Juli — Anfang August (in den Alpentälern bis September) geerntet. Der Ertrag schwankt zwischen 14 und 30 dz/ha Körner und 32 bis 60 dz/ha Stroh. Sommerweizen wird im April gesät und bringt 10 bis 23 dz/ha Körner und 13 bis 30 dz/ha Stroh. Das Korn ist kleiner, voller, kleberreicher und spezifisch schwerer als beim Winterweizen. In der Fruchtfolge wird Weizen nach Fabaceen (meist Klee), Winterraps und -rüben, weniger nach Kartoffeln und Getreide gebaut. Sommerweizen steht hautsächlich nach Hackfrucht (Zuckerrüben, Kartoffeln). Das Minimum der Keimung liegt bei etwa 3 bis 4 Grad. Winterweizen bestockt sich im Herbst nur wenig und tief unter der Oberfläche. Feuchtwarme Witterung bis zur Blüte, sonnige Blütezeit und wenig Feuchtigkeit während der Reife sagen dem Weizen am meisten zu. Winterweizen braucht 280 bis 350 Tage, Sommerweizen 125 bis 140 Tage von der Saat bis zur Ernte. Weizen ist eine Langtagpflanze. Das Blühen beginnt bei über 14° und dauert bis gegen Abend. Im allgemeinen Selbstbefruchtung, jedoch auch Fremdbefruchtung. Künstliche Fremdbefruchtung ist hochprozentig von Erfolg.

Nach kurzer, trockenheißer Reifezeit wird das Korn eiweißreicher, „glasig" (auf der Schnittfläche durchscheinend). Eine lange und feuchtwarme Reifezeit bedingt ein stärkereiches „mehliges" (auf der Schnittfläche weißes) Korn. Zu früher Schnitt bedingt hohen Eiweißgeh., aber schlechte Ausbildung des Korns (offen und runzelig); später Schnitt hohen Stärkegeh. und gute Kornausbildung. Dabei sind auch Boden und Düngung von Einfluß.

Krankheiten. Bei feuchter, kühler Witterung im Mai und Juni auf den Blättern Mehltau (Erysiphe graminis Lev.). Der Gelbrost (Puccinia glumarum var. Tritici Er. et Hen.) kann schon im Herbst und im Frühjahr in Gestalt kleiner gelber Pusteln auf den jungen Pflanzen auftreten. Im Mai—Juni bildet er orangegelbe Uredo-Pusteln in dichten Längsstreifen auf den Blättern. Großer Schaden entsteht, wenn die Spelzen und Fruchtknoten befallen werden. Die Ähren sehen dann orangegelb aus. Der Weizenbraunrost (Puccinia triticina Erikks.) tritt erst im Juli auf und bedeckt die Blattoberseite mit braunen regellos verstreuten Pusteln. In den Ähren treten Flugbrand (Ustilago tritici [Pers.] Jens) und Steinbrand (Tilletia tritici Wtr.) auf. Beim Flugbrand sind die Ährchen unförmig gestaltet und mit einer schwarzbraunen Sporenmasse erfüllt, die zur Zeit der Blüte frei wird (Blüteninfektion). Beim Steinbrand sind die Körner in den reifen Ähren mit Sporen gefüllt. Diese werden beim Drusch frei und gelangen auf gesunde Körner, deren Keimling bei der Keimung infiziert wird. Die Steinbrandbutten riechen nach Trimethylamin. Befall mit Steinbrand bewirkt eine starke Überverlängerung der Spindelglieder und Entwicklung aller Fruchtknoten zu Brandbutten.

Tritoqualinum

Tritoqualinum. Tritoqualine. Tritoqualin.

$C_{26}H_{32}O_8N_2$ M.G. 500,53

4,5,6-Triäthoxy-7-amino-3-[1,2,3,4-tetrahydro-8-methoxy-2-methyl-6,7-(methylendioxy)-isochinolyl-phthalid.

Anwendung. Als Antiallergicum.

Handelsformen. Hypohistamine, Hypostamine, Inhibostamin, Tritocaline.

Troclosenum

Troclosenum kalicum. Troclosen-Kalium. Potassium troclosene.

$C_3O_3N_3Cl_2K$ M.G. 236,06

Dichlorisocyanursaures Kalium. 1,3-Dichlor-hexahydro-1,2,5-triazin-2,4,6-trion-Kalium-Salz.

Anwendung. Als lokales Antisepticum.

Trofosfamidum

Trofosfamidum. Trofosfamid.

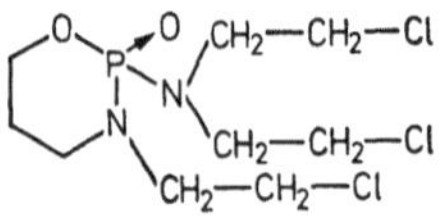

$$O-P(=O)-N(CH_2-CH_2-Cl)_2 \quad\text{(Ringsystem mit } N-CH_2-CH_2-Cl)$$

$C_9H_{18}O_2N_2Cl_3P$ M.G. 323,60

3-(2-Chloräthyl)-2-[bis-(2-chloräthyl)-amino]-perhydro-1,3,2-oxazophosphorin-2-oxid.

Anwendung. Als Zytostaticum, (Alkylans, s. auchI I, 738 ff.).

Handelsformen. Ixoton. Trilofosfamida. Trilophosphamide.

Trollius

Trollius europaeus L. (T. altissimus CRANTZ, T. globosus LAM., T. montanus SALISB., T. rotundiflorus STOKES). Ranunculaceae — Helleboroideae — Caltheae. Trollblume. Mountain globe flower. Boule d'or. Trolle d'Europe. Luparia. Paparia. Vulparia.

Heimisch in fast ganz Europa bis Westsibirien, dem Kaukasus und im arktischen Nordamerika. Zerstreut auf feuchten, moorigen Wiesen, auf Waldwiesen, in Mooren, an Waldrändern, unter Gebüschen, in Karfluren, bes. in der Bergregion bis zu 2800 m.

Ausdauerndes, 10 bis 60 m hohes, aufrechtes Kraut. Grundachse kurz, reichfaserig. Stengel meist unverzweigt mit einer einzigen aufrechten, endständigen Blüte (selten zwei- bis dreiblütig), kahl. Laubblätter handförmig geteilt, polygonal, oberseits dunkelgrün, unterseits heller, kahl mit mehr oder weniger tief lappig-gesägten Zipfeln; die grundständigen lang gestielt, die stengelständigen sitzend und meist dreizählig. Blüten bis 3 cm im Durchmesser, zitronengelb. Blütenhüllblätter etwa 10, gold- bis grüngelb, seltener grün, bis 2,7 cm lang, fast kreisrund, ganzrandig, kugelförmig zusammenneigend. Honigblätter 5 bis 10, sehr schmal, schwach keulenförmig, an der Spitze löffelartig verbreitert, so lang wie die Staubblätter, im unteren Teil gelenkförmig gebogen, mit freier Honigdrüse, hellgelb. Staubblätter und Fruchtknoten zahlreich, letztere lang gestreckt und völlig frei. Balgfrüchte etwa 12 mm lang, queraderig, durch den ca. 3 mm langen Griffelrost geschnäbelt, mehrsamig. Samen schwarz glänzend, 1,5 mm lang, eiförmig.

Inhaltsstoffe. Im Rhizom und den Wurzeln Magnoflorin $C_{20}H_{24}NO_4$, Fp. 248 bis 249°. Im Kraut wenig Protoanemonin $C_5H_4O_2$ und Anemonin (?). FRENCEL [Diss. Pharm. Pharmacol. *18*, 381 (1966)] isolierte Magnoflorin, Cholin und eine weitere basische Substanz.

Flores Trollii. Trollblumenblüten.

Inhaltsstoffe. Xanthophyll-epoxid und Neoxanthin (Trollixanthin) $C_{40}H_{56}O_4$, Fp. 155 bis 156°.

Anwendung. Früher als Antiskorbutmittel.

Trollius asiatius L.

Heimisch in Ostrußland bis ins arktische Asien, und Trollius chinensis BUNGE (T. ledebourii hort. noch RCHB.).

Heimisch in China und Nordostasien, in China als Kintien bezeichnet.

Inhaltsstoff. Saponin.

Anwendung. Ebenfalls gegen Skorbut.

Trolnitratum

Trolnitratum. Trolnitrat.

$$N \begin{cases} CH_2{-}CH_2{-}O{-}NO_2 \\ CH_2{-}CH_2{-}O{-}NO_2 \\ CH_2{-}CH_2{-}O{-}NO_2 \end{cases}$$

$C_6H_{12}O_9N_4$ M.G. 284,19

2,2′,2″-Nitrilo-tris-(äthylnitrat).

Anwendung. Als Coronarvasodilatans.

Handelsformen. Als Biphosphat: Amitolen, Angar, Angistrit, Bentonyl, Bitri, Deponitrat, Duronitrin, Etamin „Zeria", Kardin, Metamine, Metanitra, Nitralettae, Nitretamin, Nitro-Cardidril, Nitrocardiol, Nitroduran, Nitronium, Nitro-Tabletten, Ortin „Wild", Praenitrona, Prenitron, Sedalis, Thibetine, Trianate, Tricoryl, Trisustan, Trolmine, Vasomed.

Trometamolum

Trometamolum. Trometamol. Tromethamine.

S. Tromethamolum, s. u.

Tromethamolum

Tromethamolum 2. AB − DDR. Tromethamine NF XIV. Tromethamol. Tham. Tris-(hydroxymethyl)-amino-methan.

$$H_2N{-}C \begin{cases} CH_2{-}OH \\ CH_2{-}OH \\ CH_2{-}OH \end{cases}$$

$C_4H_{11}O_3N$ M.G. 121,1

2-Amino-2-hydroxymethyl-propandiol-(1,3).

Bemerkung. Vgl. VII A, 416.

Gehalt. 2. AB − DDR: 99,0 bis 100,5% $C_4H_{11}O_3N$, berechnet auf die bei 105° getrocknete Substanz. NF XIV: Mindestens 99,0 und höchstens 101,0% $C_4H_{11}O_3N$, berechnet auf die getrocknete Substanz.

Eigenschaften. Farblose Kristalle, oder weißes, kristallines Pulver, von nicht wahrnehmbarem Geruch und kühlendem, salzigem Geschmack, leicht löslich in W., wenig löslich in A., praktisch unlöslich in Chloroform, Benzol und Tetrachlorkohlenstoff.

Erkennung. 1. Fp. 170 bis 174° (2. AB − DDR); 168 bis 172° (NF XIV). 2. 0,100 g Substanz werden in der Lsg. von 0,300 g Pikrinsäure in 5,0 ml A. unter Erwärmen gelöst. Beim Erkalten dieser Lsg. und Reiben der Gefäßwand mit einem Glasstab entsteht ein gelber, kristalliner Niederschlag. Der Niederschlag wird auf einem Filter gesammelt. Die mit A. gewaschenen, aus A. umkristallisierten und an der Luft 30 Min. lang getrockneten Kristalle schmelzen im Bereich von 163 bis 168° (2. AB − DDR). 3. Zu 4,5 ml der gesättigten Lsg. von Salicylaldehyd gibt man 500 µl Eisessig und mischt. Bei Zusatz von 4,0 ml Substanz-Lsg. (1 in 5) entsteht nach dem Mischen eine gelbe Färbung (NF XIV). 4. Zu 500 µl einer Ammonium-cer(IV)-nitrat-Lsg. (4 in 10) in verdünnter Salpetersäure (1 in 8) gibt man 3 ml W. und 500 µl der Substanz-Lsg. (1 in 5) und mischt. Die Färbung der Lsg. wechselt von Hellgelb zu Orange (NF XIV). 5. Infrarotspektrum: Das IR-Spektrum, gemessen an einer Mineralöldispersion, anhand der getrockneten Substanz, muß die gleichen Banden aufweisen wie das Spektrum der entsprechend vermessenen NF-Standardsubstanz.

Prüfung. 1. Unlösliche Verunreinigungen, Farbe der Lsg.: 5,0 ml Prüf-Lsg. müssen klar und dürfen nicht stärker gefärbt sein als 5,0 ml Farbvergleichs-Lsg. B I (2. AB − DDR). Prüf-Lsg.: 2,500 g Substanz werden in W. zu 50,0 ml gelöst. 2. Reaktion der Lsg.: 3,00 ml Prüf-Lsg. werden mit W. zu 25,0 ml aufgefüllt. Die Lsg. muß einen pH-Wert im Bereich von 9,8 bis 10,4 zeigen (2. AB − DDR); nach NF XIV muß die Lsg. (1 in 20) einen pH-Wert zwischen 10,0 und 11,5 aufweisen. 3. Arsenionen: Höchstens 0,0001% As^{3+}/As^{5+} (2. AB − DDR). 4. Schwermetallionen: Höchstens 0,002%, berechnet als Pb^{2+}, ausgeführt nach Methode I der „Prüfung auf Schwermetalle", I, 254 (2. AB − DDR); nach NF XIV: Höchstens 0,001%. 5. Chloridionen: 4,00 ml Prüf-Lsg. dürfen nach Zusatz von 1,0 ml W. bei der „Prüfung auf Chlorid", I, 257, keine stärkere Trübung als die Vergleichsprobe zeigen; höchstens 0,005% (2. AB − DDR). 6. Trocknungsverlust: Höchstens 0,50%, wenn die Substanz 3 Std. lang bei 105° getrocknet wird (2. AB − DDR); höchstens 1,0%, wenn die Substanz 3 Std. lang bei 105° getrocknet wird (NF XIV). 7. Sulfatasche: Höchstens 0,1% (2. AB − DDR und NF XIV).

Gehaltsbestimmung. Beide Pharmakopöen enthalten eine acidimetrische Bestimmung in wäßrigem Milieu.

Vorschrift nach 2. AB − DDR: 0,2000 g Substanz werden in 30,0 ml W. gelöst. Die Lsg. wird nach Zusatz von 5 Tropfen Methylrot-Lsg. mit 0,1 n Salzsäure bis zur Rotfärbung titriert. 1 ml 0,1 n Salzsäure entspricht 0,11 mg $C_4H_{11}O_3N$.

Vorschrift nach NF XIV: Etwa 250 mg Substanz, genau gewogen, werden in 100 ml W. gelöst, mit einigen Tropfen Bromkresolpurpur-Lsg. versetzt und mit 0,1 n Salzsäure bis zu einem gelben Endpunkt titriert.

Aufbewahrung. In dicht schließenden Gefäßen.

Dosierung. Maximalkonzentration: 5% als Dauerinfusion (2. AB − DDR). Intravenös: 300 mg pro kg Körpergewicht als Einzeldosis. Durchschnittliche Gesamtdosis: Etwa 25 g, über einen Zeitraum von nicht mehr als 1 Std. verabreicht (NF XIV).

Anwendung: Bei Acidose.

Handelsformen. Pehanorm K (Braun, BRD), Talatrol (Abbot, U.S.A.), Trizma (Siegmar, U.S.A.).

Tromethamine for Injection NF XIV.

Strukturformel: S. Thromethamolum!

Zusammensetzung. Sterile, gefriergetrocknete Mischung von Tromethamin mit Kaliumchlorid und Natriumchlorid.

Gehalt. Mindestens 93,0 und höchstens 107,0% des deklarierten Wertes von $C_4H_{11}NO_3$. Mindestens 90,0 und höchstens 110,0% des deklarierten Wertes von KCl bzw. NaCl.

Erkennung. 1. Die wäßrige Lsg. gibt einen positiven Chloridnachweis. 2. Infrarotspektrum: Das IR-Spektrum, gemessen an einer Mineralöldispersion zeigt die gleichen Banden wie das Spektrum der entsprechend vermessenen Referenzsubstanz.

Prüfung. 1. Reaktion der wäßrigen Lsg.: Der pH-Wert der wäßrigen Lsg., die zur Anwendung gelangen, muß zwischen 10,0 und 11,5 liegen. 2. Wassergehalt: Höchstens 1,0%. 3. Pyrogene: Die mit Wasser für Injektionszwecke bereitete Lsg., die 50 mg Tromethamin pro ml enthält, muß dem Pyrogentest nach NF XIV entsprechen. 4. Sterilität: Die Substanz muß dem Sterilitätstest nach NF XIV entsprechen.

Gehaltsbestimmung. 1. Tromethamin: Der gesamte Inhalt einer abgabefertigen Packung wird in soviel einer genau bemessenen Menge W. gelöst, daß eine Lsg. entsteht, die etwa 36 mg Tromethamin pro ml enthält. In ein Becherglas mißt man soviel der erhaltenen Lsg. ein, daß etwa 180 mg Tromethamin vorliegen, verdünnt mit W. auf 100 ml, versetzt mit einigen Tropfen Bromkresolpurpur-Lsg. und titriert mit 0,1 N-Salzsäure bis zu einem gelben Endpunkt. 1 ml 0,1 N Salzsäure entspricht 12,11 mg $C_4H_{11}O_3N$. 2. Kaliumchlorid: Die Bestimmung erfolgt flammenphotometrisch. 3. Natriumchlorid: Entsprechend Kaliumchlorid, flammenphotometrisch.

Anwendung. S. Tromethamolum!

Dosierung. S. Tromethamolum!

Tropacinum

Tropacinum Ross. 9. Tropacine.

$C_{22}H_{26}O_2NCl$ M.G. 371,91

Diphenylessigsäure-tropinester-hydrochlorid.

Gehalt. Mindestens 98,0%.

Eigenschaften. Weißes bis leicht cremefarbenes, kristallines Pulver, gut löslich in W., Alkohol und Chloroform, praktisch unlöslich in Äther und Benzol.

Erkennung. 1. 0,01 g Substanz werden in einem Porzellantiegel mit 2 Tropfen konz. Salpetersäure befeuchtet und auf dem Wasserbad zum Trocknen eingedampft. Den Rückstand versetzt man mit 2 Tropfen äthanolischer 0,5 n Kaliumhydroxyd-Lsg. sowie 0,5 ml Aceton. Es entsteht eine violette Färbung. 2. 0,05 g Substanz werden in 5 ml W. gelöst, mit 1 ml verdünnter Salpetersäure versetzt, 1 bis 2 Min. lang geschüttelt und filtriert. Dem Filtrat gibt man 0,5 ml Silbernitrat-Lsg. zu. Es entsteht ein weißer Niederschlag, der sich nach dem Waschen mit W. vollständig in Ammoniak-Lsg. auflöst. 3. Fp. = 212 bis 216°.

Prüfung. 1. Saure oder alkalische Verunreinigungen: 0,1 g Substanz werden in 5 ml frisch aufgekochtem und wieder erkaltetem W. gelöst. Man setzt 1 Tropfen Methylrot-Lsg. zu. Die Farbe der so erhaltenen Lsg. muß sich verändern, wenn entweder 0,05 ml 0,02 n Natronlauge oder 0,05 ml 0,02 ml 0,02 n Salzsäure zugesetzt werden. 2. Sulfat: Höchstens 0,01%. 3. Trocknungsverlust: Höchstens 0,5%, ausgeführt mit 0,5 g Substanz, die bei 60% bis zur Gewichtskonstanz getrocknet werden. 4. Sulfatasche: Höchstens 0,001%.

Gehaltsbestimmung. Etwa 0,5 g Substanz werden genau gewogen, in 10 ml A. in einem 100-ml-Kolben gelöst, mit 30 ml äthanolischer 0,5 n Natronlauge versetzt und auf dem Wasserbad 2 Std. lang zum Rückfluß erhitzt. Den Rückflußkühler wäscht man mit 10 ml A. nach und dampft den Kolbeninhalt zur Trockne ein. Der erhaltene Rückstand wird in 10 ml verdünnter Salzsäure gelöst und in einen Scheidetrichter überführt, wobei man den Kolben 3mal mit je 5 ml W. nachwäscht und diese Flüssigkeit zum Scheidetrichterinhalt fügt. Dann wird mit 20, 15 und 10 ml Äther extrahiert, wobei jeweils 5 Min. zu schütteln ist. Die vereinten ätherischen Extrakte werden 2mal mit je 10 ml und dann solange mit je 5 ml W. gewaschen, bis die Waschflüssigkeit keinen positiven Chloridnachweis mehr ergibt. Dann wird die ätherische Schicht in einen Kolben gegeben und auf dem Wasserbad zum Trocknen eingedampft. Der Rückstand wird in 15 ml A. gelöst, der gegen Phenolphthalein neutralisiert ist. Notfalls wird hierzu auf dem Wasserbad erwärmt. Dann titriert man mit 0,1 n Natronlauge bis zur Rosafärbung (Phenolphthalein als Indikator). 1 ml 0,1 n Natronlauge entspricht 37,19 mg Tropacinum.

Aufbewahrung. In gut schließenden Gefäßen, vor Licht geschützt.

Dosierung. Einzelmaximaldosis 0,03 g. Tagesmaximaldosis 0,1 g.

Anwendung. Als atropinähnliches Spasmolyticum. (s. auch II, 484 ff.).

Tropacocain

Tropacocain. Benzoyl-pseudotrop(e)in.

$C_{15}H_{19}NO_2$ M.G. 245,33

Vorkommen. In den in Java kultivierten Blättern von Erythroxylon coca Lamarck.

Eigenschaften. Farblose, nadelförmige Kristalle, wenig lösl. in W., leicht lösl. in A., Ä., Chlf., Bzl. und Ligroin sowie in verd. Säuren. D^{100} = 1,043. Fp. = 49°.

Tropacocain-hydrochlorid. Tropacocainum hydrochloricum. Benzoyl-pseudotrop(e)in-hydrochlorid.

$$C_{15}H_{19}NO_2 \cdot HCl$$

$C_{15}H_{20}NO_2Cl$ M.G. 281,80

Eigenschaften. Farblose Kristalle, sehr leicht lösl. in W., schwer lösl. in abs. A., praktisch unlösl. in Ä. Fp. = 271° u. Zers. Die wss. Lsg. reagiert gegen Lackmus neutral und kann sterilisiert werden.

Anwendung. Früher als Lokal- und Lumbalanästheticum.

Tropäolin

Tropäolin 0. [Benzol-sulfonsäure-(1)]-⟨4 azo 4⟩-resorcin, Natriumsalz. 2,4-Dihydroxy-azo-benzol-sulfonsäure-(4′), Natriumsalz. Resorcingelb. Akmegelb G. Chrysoin. Chrysoin S. Goldgelb.

$C_{12}H_9O_5N_2SNa$ M.G. 316,27

Eigenschaften. Braunes Pulver, schwer lösl. in W., lösl. in A.

$C_{12}H_9O_5N_2SN_2 \cdot 2^1/_2H_2O$: Braune, blättchenförmige Kristalle, schwer lösl. in kaltem W., leicht lösl. in sd. W.

Anwendung. Als Indikator (0,1%ige wss. Lsg.); Umschlagbereich: pH 11 (gelb) bis pH 12,7 (orange).

Bemerkung. Vgl. Chrypoin S II, 32.

Tropäolin 00. [Benzol-sulfonsäure-(1)]-⟨4 azo 4⟩-diphenylamin, Natriumsalz. 4′-Anilino-azobenzol-sulfonsäure-(4), Natriumsalz. Säuregelb D. Diphenylorange. Neugelb extra. Orange GS. Orange N. Orange IV.

$C_{18}H_{14}O_3N_3SNa$ M.G. 375,38

Eigenschaften. Orangegelbe Blättchen oder Pulver, lösl. in W.

Anwendung. Zum Färben von Wolle und Seide. In der mikroskopischen Technik. Als Indikator (0,04%ige wss. Lsg.). Umschlagsbereich: pH 1,3 (rot) bis pH 3,2 (gelb). Als Tropäolinpapier zum Nachw. von Salzsäure im Magensaft. Als Reagenz auf Mg.

Bemerkung. Vgl. I, 237, 317.

Tropäolin 000 Nr. 1. [Benzol-sulfonsäure-(1)]-⟨4 azo⟩-naphthol-(1), Natriumsalz. α-Naphthol-azobenzol-sulfonsäure-(4), Natriumsalz. Orange B. α-Naphtholorange. Orange I.

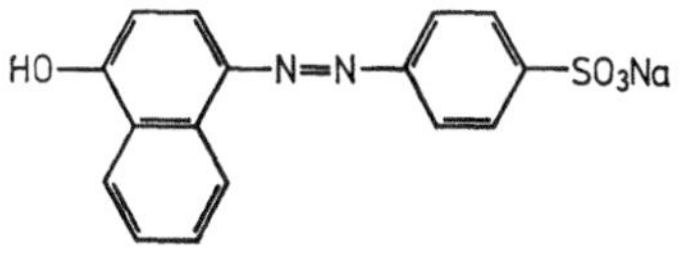

$C_{16}H_{11}O_4N_2SNa$ M.G. 350,33

Eigenschaften. Rotbraunes, krist. Pulver, lösl. in W. und A.

Anwendung. Zum Färben von Wolle und Seide sowie von kosmetischen Präparaten. Als Indikator, Umschlagsbereich: pH 7,6 (gelbbraun) bis pH 8,9 (kirschrot).

Tropäolin 00 Nr. 2. [Benzol-sulfonsäure-(1)]-⟨4 azo 1⟩-naphthol-(2), Natriumsalz. β-Naphthol-azobenzol-sulfonsäure-(4), Natriumsalz. Orange II, β-Naphthol-orange. Goldorange. Mandarin G extra. Orange II extra. Orange P.

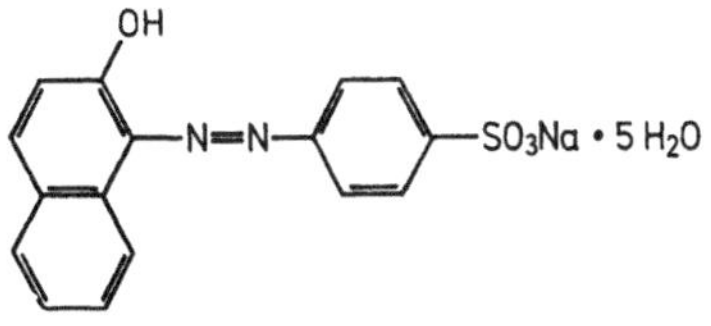

$C_{16}H_{11}O_4N_2SN_2 \cdot 5 H_2O$ M.G. 440,42

wasserfrei 350,34

Eigenschaften. Gelbrotes, krist. Pulver, lösl. in W. und A.
$C_{16}H_{11}O_4N_2SN_2 \cdot 2^1/_2 H_2O$: Gelbe Plättchen, wenig lösl. in W.

Anwendung. Zum Färben von Wolle und Seide. In der Mikroskopie. Als Indikator wenig geeignet (geringer Farbunterschied!).

Tropäolin D.

S. Methylorange I, 237, 315.

Tropäolin G.

S. Metranilgelb I, 312, 315, 321.

Tropaeolum

Tropaeolum maius (majus) L. (T. elatum Salisb., T. repandifolium Stokes, T. schillingii Vilmorin). Tropaeolaceae. Große (spanische, gewöhnliche) Kapuzinerkresse. Jelängerjelieber. Common nasturtium. Garden nasturtium. Large Indian cress. Capucine Grande. Cresson d'Inde.

Heimisch in Peru bis Neu-Granada, verwildert in Brasilien und auf Madeira. In Afrika. In Mitteleuropa aus Peru eingeführt, an Bachufern, in Gärten, kultiviert und verwildert.

Ausdauernde (in kälteren Ländern jedoch infolge Frostwirkung jeden Herbst absterbend). 0,3 bis 5 m lange, kriechende Pflanze. Hauptwurzel erhalten bleibend, kurz, reichästig, Stengel fleischig, grünlich, kriechend, seltener mit Hilfe der Blattstiele kletternd, bei Überdeckung mit Erde Adventivwurzeln treibend. Laubblätter kreisrundlich, zehn-nervig, ausgeschweift bis schwach gelappt, Nerven am Rande nicht stachelspitzig vorragend, in kleine Ausrandungen endigend; Blattstiele stark windend, Kronblätter groß, keilförmig, stumpf; die 3 unteren an den Nägeln und im unteren Teil der Platte gefranst, wenig kleiner, orangerot, die oberen gelb mit roten Streifen; Sporn bis 2,8 cm lang, gekrümmt, allmählich zugespitzt. Große, dreiteilige Spaltfrucht. Fast das ganze Jahr hindurch blühend. Geschmack der Blätter scharf kresseartig.

Herba Tropaeoli. Früher als Herba Nasturtii indici bekannt. Kapuzinerkresse.

Inhaltsstoffe. 0,03% äth. Öl mit Benzylsenföl (bes. in den Samen) und in kleinen Mengen Benzylcyanid. Ersteres bildet sich fermentativ aus der glykosidischen inaktiven Vorstufe Glucotropaeolin $C_{20}H_{30}O_9N_2S$, Fp. 188 bis 189°.

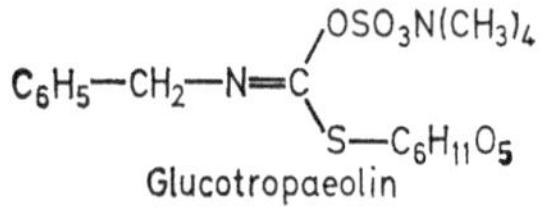

$$C_6H_5{-}CH_2{-}N{=}C\underset{\textstyle S{-}C_6H_{11}O_5}{\overset{\textstyle OSO_3N(CH_3)_4}{\Big\langle}}$$

Glucotropaeolin

Da Vorstufe und Ferment in getrennten Zellen der Pflanze enthalten sind, findet die Bildung des Benzylsenföles nur dann statt, wenn das Zellgewebe zerrissen wird und beide Inhaltsbestandteile miteinander in Berührung kommen.

Oxalsäure. In den Blättern Ascorbinsäure und Isoquercitrin; in den Blüten Helenien $C_{72}H_{116}O_4$, Fp. 89 bis 92°, Pelargonidin-3-sophorosid und (in den Blütenblättern) Pelargonidin-3-biosid. Im Samen fettes Öl mit Erucasäure und 20% 11-Eicosensäure. SYKUT [Chem. Abstr. *65*, 5866 (1966)] fand in den Blüten Carotinoide (Lutein, Zeaxanthin, α-, β- und γ-Carotin und Phytofluene). DELAVEAU [C. R. Acad. Sci. (Paris) *260*, 469 (1965); Chem. Abstr. *68*, 47077 (1968)] fand in Stengeln und Blättern Quercetin-3-triglucosid und „Isoquercitrosid" genanntes Quercetinglucosid; in den Blüten ein Kämpferolglucosid und im Pericarp der Früchte Chlorogensäure. Nach SNOWDEN und GAINES [(Phytochemistry 8, 1649 (1969)] in den Samen Glykosidasen (eine Thioglucosidase, eine β-Glucosidase, eine Fructofuranosidase und ein Enzym, das zu partieller Spaltung von Amylopektin und Glycogen führt. Ferner eine α-1,1-Glucosidase und eine β-Galaktosidase (?) und ein Polysaccharidspaltendes Enzym (ein kristallines Protein).

Wirkung. Die Pflanze besitzt eine antibiotische Wrkg. bei aeroben Mikroorganismen. Die antibakterielle Wrkg. kommt nicht dem Glykosid zu, sondern dem freien Benzylsenföl, das lokal reizend auf die Schleimhäute von Mund und Magen wirkt. Senfölpräparate sollen deshalb den Mund- und Rachenraum sowie den Magen unzersetzt passieren und erst im alkalischen Milieu des Dünndarms allmählich unter Freisetzung von Senföl zerfallen. Das Wrkgs.-Spektrum von Kapuzinerkressenöl und von Benzylsenföl ist breit und umfaßt grampositive und gramnegative Bakterien einschließlich Escherichia coli, Proteus vulgaris, Sproßpilze der Soorgruppe und zahlreiche Hautpilze sowie einen Großteil von Proteus mirabilis- und Colistämmen, Influenzabakterien, Staphylokokken, Streptokokken, Pneumokokken und Enterokokken, nicht dagegen Pseudomonas aeruginosa und die Aerobacter-Klebsiella-Gruppe. Daneben steigert Benzylsenföl offenbar auch die unspezifische Resistenz. Im Gegensatz zu den Antibiotica hemmt es das Wachstum von gegen Antibiotica resistenten Bakterien. Nach TUROVA et al. [Parfum. u. Kosmetik *50*, 62 (1969)] bewirkt das Benzylisothiocyanat eine Zunahme des coronaren Blutdurchflusses um ca. 90%.

Benzylthio- bzw. Benzylisothiocyanat können möglicherweise Jodionen von den Aufnahmestellen am Schilddrüsenepithel verdrängen und dadurch Kropfbildung verursachen [LINDNER: Toxikologie der Nahrungsmittel (1974)].

Anwendung. Kapuzinerkresse, bzw. daraus hergestellte Industriepräparate, verwendet man bei Harnweginfektionen, Cystitis, Entzündungen der Niere und anderen chronischen Entzündungen, bei grippalen Infekten und Bronchitiden. Ferner gegen Skorbut, Meteorismus, als Blutreinigungsmittel und in der Augenheilkunde. Die Blütenknospen (und die unreifen Früchte) zur Verfälschung bzw. als Ersatz von Flores Capparis, s. bei Capparis.

Angocin, Repha, Chemisch-pharmazeutische Fabrik, FR. BRADTMÖLLER, 3001 Sodshorn über Hannover. 1 Dragee enthält Tropaeolum maj. plv. 200 mg, Rad. Armoraciae 42 mg, Extr. Echinaceae 4 mg, Myrrha plv. 2,5 mg, Ol. Armoraciae 1,5 mg, Mass. drag. ad 0,6 g. 100 g Salbe enthalten Extr. Tropaeoli maj. 1 g, Menthol 2 g, Camphora 5 g, Ol. Cajep. 5 g, Ol. Eucalypti 1 g, Ol. Thymi 2 g, Ol. Lavandulae 1 g, Ol. Terebinthinae 5 g, Benzyl. nicotin.

0,5 g, Allyl. isosulfocyanat 0,5 g, Cetiol 5 g, Emulgade F 20 g, Lanette 0,5 g, Aqua dest. 47 g. Nephroselect, „Dreluso".

Pharma-Erzeugnisse Dr. Elten u. Sohn, 3253 Hessisch Oldendorf. 100 g enthalten Extr. fld. Herb. Virgaur. 3 g, Herb. Equiseti 2 g, Fol. Betul. 2 g, Herb. Spart. scopar. 1,25 g, Bulb. Scill. 0,75 g, Rad. Levist. 1 g, Rad. Ononid. 1 g; Perkolat: Rubia tinct. 5 g, Trop. maj. 15 g, Sabal ser. 2 g, Isoprop. Azulen gtt. I, Kal. citr. 0,5 g, Corrigentia ad 100 g.

Tropaeolum minus L. (T. pulchellum Salisb., T. dentatifolium Stokes). Kleine Kapuzinerkresse. Dwarf. Indian cress. Capucine petite.

Heimisch in Peru. In Europa eingeführt, an Mauern, Zäunen, in Gärten kultiviert und verwildernd.

Einjährige bis ausdauernde, bis 60 cm lange, kahle Pflanze. Stengel schwach rankend. Laubblätter ziemlich klein, langgestielt, rundlich-nierenförmig, etwas ausgeschweift; Nerven am Rande stachelspitzig vortretend. Blüten auf langen Stielen, Sporn allmählich zugespitzt, bis 3 cm lang, deutlich gekrümmt. Kronblätter keilförmig, mit aufgesetzter Stachelspitze, lebhaft gelbrot; die unteren lebhaft gefleckt, die Wimpern haarspitzig. Frucht kleiner als bei der vorhergehenden Art.

Anwendung. Bei Katarrhen, Meteorismus und gegen Skorbut. Blütenknospen und Früchte wie bei T. maius.

Tropaeolum pentaphyllum Lam. (Chymocarpus pent. D. Don.).

Heimisch in Brasilien und Argentinien.

Pflanze mit meist bis zum Grunde fünfspaltigen Laubblättern und kleinen, die Kelchblätter an Länge nicht erreichenden, scharlachroten Kronblättern.

In Gärten kultiviert.

Anwendung. Gegen Skorbut.

Tropanol

3-Tropanol.

S. Tropin S. 310.

Tropasäure

DL-**Tropasäure.** α-Phenylhydracrylsäure. α-Phenyl-β-hydroxypropionsäure. Tropeinsäure.

$$\text{C}_6\text{H}_5\text{---CH---COOH} \quad | \quad \text{CH}_2\text{OH}$$

$C_9H_{10}O_3$ M.G. 166,17

Eigenschaften. Farblose, nadelf. Kristalle, wenig lösl. in kaltem W., leicht lösl. in sd. W., lösl. in A. und Ä., schwer lösl. in Bzl., praktisch unlösl. in Petroläther. Fp. = 118°.

D-*Tropasäure:* Fp. = 127 bis 128°.

L-*Tropasäure:* Fp. = 123°.

Tropasäure-diäthylamino-dimethylpropylester

Tropasäure-3-diäthylamino-2,2-dimethylpropylester-phosphat.

S. Amprotropine II 502. Strukturformel s. II, 485.

Tropasäure-tropylester

DL-Tropasäure-tropylester.

S. Atropinum II, 492. Strukturformel s. II, 485.

(−)-Tropasäure-tropylester.

S. L-Hyoscyamin. S. Hyoscyaminum sulfuricum II, 495.

Tropeinsäure

Tropeinsäure.

S. DL-Tropasäure, S. 307.

Tropenzilinum

Tropenzilini bromidum. Tropensilinbromid. Tropensiline. Tropenzilonum. Tropenzilium.

$C_{21}H_{30}O_4NBr$

M.G. 476,40

3-O-Benziloyl-6-methoxy-N-methyltropinium-bromid.

Anwendung. Als atropinähnliches Spasmolyticum (s. auch II, 484 ff.).

Handelsformen. Palerol, Palerosan.

Tropicamidum

Tropicamidum 2. AB — DDR, Jap. 72. Tropicamide USP XIX, BP 73, BPC 73. Tropikamid.

$C_{17}H_{20}O_2N_2$

M.G. 284,4

DL-N-Äthyl-N-[pyridyl-(4)-methyl]-tropasäureamid.

Gehalt. 98,5 bis 101,0% $C_{17}H_{20}O_2N_2$ (2. AB — DDR). Mindestens 98,5% $C_{17}H_{20}O_2N_2$, berechnet auf die getrocknete Substanz (Jap. 72). 99,0 bis 101,0% $C_{17}H_{20}O_2N_2$, berechnet auf die getrocknete Substanz (USP XIX und BP 73).

Eigenschaften. Weißes, mikrokristallines Pulver, von nicht wahrnehmbarem Geruch und bitterem Geschmack. Schwer löslich in W., leicht löslich in A. und Chloroform, praktisch unlöslich in Petroläther. Die Substanz löst sich auch in verdünnter Salzsäure.

Erkennung. 1. Lichtabsorption: 0,0500 g Substanz werden in 0,1 n Salzsäure zu 100,00 ml gelöst. 5,00 ml der Lsg. werden mit 0,1 n Salzsäure zu 50,00 ml aufgefüllt. Extinktion: 0,830 bis 0,890 bei 254 nm ± 1 nm im Maximum; 0,480 bis 0,540 bei 236 nm

$\pm$ 2 nm im Minimum (2. AB — DDR, ähnlich USP XIX und BP 73); spezifische Extinktion nach Jap. 72: $E_{1cm}^{1\%}$ (255 nm) = 166 bis 180, wozu 5 g getrocknete Substanz in 2 N Salzsäure zu 200 ml gelöst werden. 2. Fp. 95 bis 98° (2. AB — DDR), 96 bis 100° (USP XIX), 95 bis 98° (BP 73), 96 bis 99° (Jap. 72). 3. Infrarotspektrum: Das IR-Spektrum, gemessen an einem Kaliumbromidpreßling, muß die gleichen Banden aufweisen wie das Spektrum der entsprechend vermessenen Standardsubstanz (USP XIX, ähnlich BP 73). 4. 5 mg Substanz werden mit 5 ml Ammoniumvanadat-Lsg. versetzt und erwärmt. Es entsteht eine purpurblaue Färbung. Ammoniumvanadat-Lsg.: 1 in 200, gelöst in konz. Schwefelsäure (Jap. 72). 5. 5 mg Substanz werden in 1 ml A. gelöst, mit 1 ml W. sowie 0,1 g 2,4-Dinitrochlorbenzol versetzt und 5 Min. lang auf dem Wasserbad erwärmt. Nach dem Abkühlen gibt man 2 bis 3 Tropfen Natronlauge (1 in 10) sowie 3 ml A. hinzu: Es entsteht eine purpurrote Färbung (Jap. 72). 6. 5 mg Substanz werden in 3 ml einer Mischung von 9 ml Essigsäureanhydrid, 1 ml Eisessig und 0,1 g Citronensäure gelöst und auf dem Wasserbad 5 bis 10 Min. lang erwärmt. Es entsteht eine rötlich-gelbe Färbung (BP 73).

Prüfung. 1. Unlösliche Verunreinigungen, Farbe der Lsg.: 5,0 ml Prüf-Lsg. müssen klar und dürfen nicht stärker gefärbt sein als 5,0 ml Farbvergleichs-Lsg. Ge 2 (2. AB — DDR). 2. Schwermetallionen: Höchstens 0,002%, berechnet als Pb^{2+} (2. AB — DDR, USP XIX). 3. Chloridionen: Höchstens 0,01%, wenn die Substanz nach I, 257 („Prüfung auf Chloridionen") untersucht wird (2. AB — DDR). 4. Sulfationen: Höchstens 0,05%, wenn die Substanz nach I, 263 („Prüfung auf Sulfationen") untersucht wird (2. AB — DDR). Verwandte Substanzen: Es wird eine dünnschichtchromatographische Untersuchung mit Kieselgel G/UV$_{254}$ als stationäre Phase durchgeführt. Mobile Phase: Mischung von 12 Vol.-T. Toluol, 7 Vol.-T. Dioxan und 1 Vol.-T. konz. Ammoniak-Lsg. Auf die Chromatographieplatte werden je 10 µl der 2%igen und 0,02%igen Lsg. der zu untersuchenden Substanz in Chloroform aufgetragen. Nach dem Entwickeln der Platte läßt man an der Luft trocknen und betrachtet unter kurzwelligem UV-Licht. Sofern beim Chromatogramm der 2%igen Probe-Lsg. ein Fleck neben dem Hauptfleck entsteht, so darf er nicht intensiver gefärbt sein als der mit dem Chromatogramm der 0,02%igen Lsg. erhaltene Fleck (BP 73). 6. Trocknungsverlust: Höchstens 0,5%, wenn die Substanz 4 Std. lang bei einer 5 mm Quecksilbersäule nicht übersteigendem Druck bei 80° getrocknet wird (BP 83, ähnlich USP XIX); höchstens 0,3%, wenn die Substanz im Vakuum über Kieselgel 24 Std. lang getrocknet wird (Jap. 72). 6. Sulfatasche: Höchstens 0,1% (2. AB — DDR und BP 73).

Gehaltsbestimmung. Die zitierten Pharmakopöen enthalten jeweils Gehaltsbestimmungen im wasserfreien Milieu.

Vorschrift nach 2. AB — DDR: 0,2500 g Substanz werden in 20,0 ml wasserfreier Essigsäure gelöst. Nach Zusatz von 3 Tropfen Kristallviolett-Lsg. und 25,0 ml wasserfreiem Benzol wird die Lsg. mit 0,1 n Perchlorsäure bis zum Farbumschlag nach Blau titriert (Feinbürette). 1 ml 0,1 n Perchlorsäure entspricht 28,44 mg $C_{17}H_{20}O_2N_2$.

Dosierung. Maximalkonzentration: 1%ig zur Anwendung am Auge (2. AB — DDR). Als Einzelgabe 1 bis 2 Tropfen der 0,5- bis 1%igen Lsg. (Jap. 72).

Anwendung. Als Anticholinergicum in der Ophthalmologie (s. auch II, 484 ff.).

Handelsformen. Mydriaticum „Roche" (Hoffmann-La Roche, BRD), Mydriacyl (Alcon, USA).

Tropiglinum

Tropiglinum. Tropigline. Tropiglin.

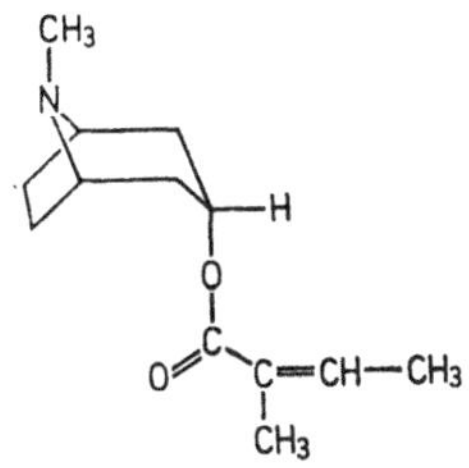

$C_{13}H_{21}O_2N$ M.G. 223,21

α,β-Dimethyl-acrylsäure-tropylester.

Anwendung. Als Anticholinergicum; als Parkinsontherapeuticum (s. auch II, 484 ff.).
Handelsform. Tropiglin.

Tropin

Tropin. 3-Tropanol.

$C_8H_{15}ON$ M.G. 141,21

Eigenschaften. Weiße, hygroskopische Kristalle, leicht lösl. in W. und A., lösl. in Ä. und Chlf. Fp. = 63°. Kp. = 233°.

Bemerkung. Die Substanz ist ein Hydrolyseprodukt des Atropins und Hyoscyamins.

Tropin-benzhydryläther

Tropin-benzhydryläther-methansulfonat.

S. Benztropine, Methansulphonate II, 514. Strukturformel S. II, 492.

Tropirinum

Tropirinum. Tropirin.

$C_{22}H_{24}ON_2$ M.G. 332,43

3α-[(1-Aza-5H-dibenzo[a,d]cyclohepten-5-yl)-oxy]-tropan.

Anwendung. Als Anticholinergicum und Respirationsstimulans (s. auch II, 484 ff.).

Handelsform. Als Maleat: Tropirinmaleat.

Tropodifenum

Tropodifenum. Tropodifen.

$C_{25}H_{29}O_4N$ M.G. 407,49

β-(p-Acetoxy-phenyl)-α-phenyl-propionsäure-tropyl-ester.

Anwendung. Als Anticholinergicum.

Handelsform. Als Hydrochlorid: Tropaphen.

Troxerutinum

Troxerutinum. Troxerutin.

$C_{33}H_{42}O_{19}$ M.G. 742,67

3′,4′,7-Tris-(hydroxyäthyl)-rutin.

Anwendung. Als Therapeuticum gegen venöse Abflußstörungen (wie Rutin, II, 714).
Handelsformen. Capiren, Flebex, Rutilemone, Ruven, Sanaven.

Troxidone

Troxidone BP 73, BPC 73.

S. Trimethadione USP XVII I, 1175. Strukturformel: I, 1169.

Troxonium

Troxonii tosylas. Troxonium tosylate. Troxoniumtosylat.

$C_{18}H_{30}O_5N \cdot C_7H_7O_3S$

$C_{25}H_{37}O_8NS$ M.G. 511,61

N,N,N-Triäthyl-N-[2-(3,4,5-trimethoxy)-benzoyl-oxy)-äthyl]-ammonium-p-toluol-sulfonat.

Anwendung. Als Antihypertensivum.
Handelsform. Troxone.

Troxypyrrolium

Troxypyrrolii tosylas. Troxypyrrolinum tosylate. Troxypyrryliumtosylat.

$C_{18}H_{28}O_5N \cdot C_7H_7O_3S$

$C_{25}H_{35}O_8NS$ M.G. 509,60

1-Äthyl-1-[2-(3,4,5-trimethoxy-benzoyl-oxy)-äthyl]-ammonium-(p-toluol-sulfonat).
Anwendung. **Als** Antihypertensivum.

Truxicurinum

Truxicurini iodidum. Truxicurinum jodid.

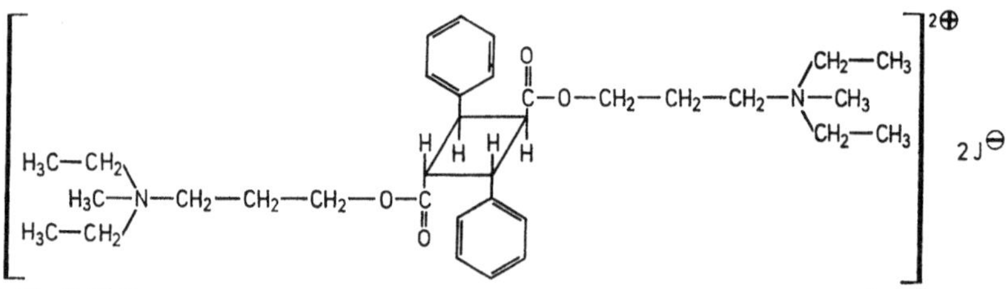

$C_{34}H_{52}O_4N_2J_2$ M.G. 806, 57

2,4-Diphenyl-cyclobutan-1,3-dicarbonsäure-bis-[3-(N,N-diäthyl-N-methyl-ammonio)-propyl-ester]-dijodid.

Anwendung. Als Muskelrelaxans mit curareartiger Wirkung.

Handelsform. Cyclobutonium.

Truxipicurium

Truxipicurii iodidum. Truxipicuriumjodid.

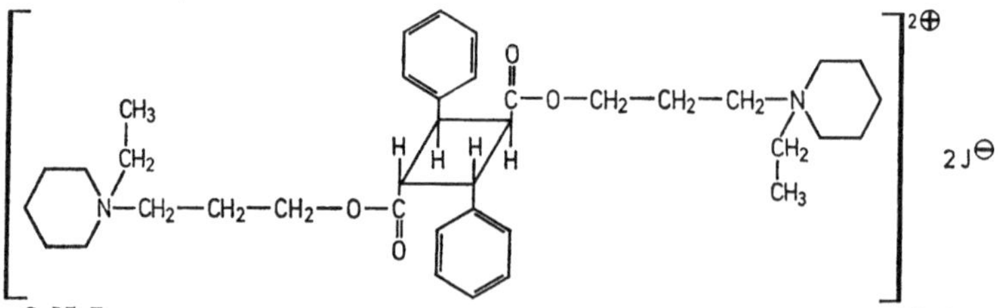

$C_{38}H_{56}O_4N_2J_2$ M.G. 858,64

2,4-Diphenyl-cyclobutan-1,3-dicarbonsäure-bis-[3-(1-äthyl-piperidino)-propyl-ester]-dijodid.

Anwendung. Als curareartig wirkendes **Muskelrelaxans.**

Handelsformen. Truxalon, Truxilan, Truxillonium, Truxolonium.

Trypanblau

Trypanblau. Benzoblau 3 B. Diaminblau 3 B. Naphthaminblau 3 BX. Niagara Blue 3 B. Natriumsalz der [3,3′-Dimethyl-diphenyl]-4,4′-bis-[⟨azo-2⟩-8-amino-naphthol-(1)-disulfonsäure-(3,6)]. Tolidin-disazo-bis-8-amino-1-naphthol-3,6-disulfonsäure, Natriumsalz.

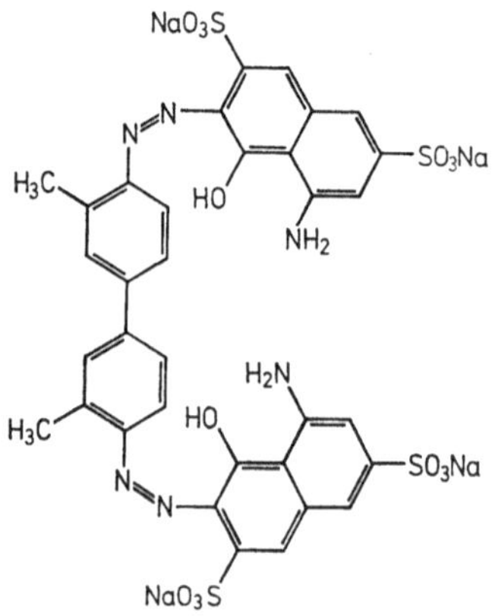

$C_{34}H_{24}O_{14}N_6S_4Na_4$ M.G. 960,83

Eigenschaften. Braungelbes Pulver, wenig lösl. in W. mit tiefblauer Farbe, schwer lösl. in A., praktisch unlösl. in Ä. und Chlf.

Anwendung. Wurde bei postencephalitischen Parkinsonismus, bei leprösen Augenaffektionen und für den Nachweis von Schädigungen und Defekten der Conjunctiva empfohlen.

Veterinärmedizinisch: Bei Piroplasmose der Pferde, Rinder, Hunde. Auch bei Maul- und Klauenseuche und bei Hundestaupe empfohlen.

Bemerkung. Die Substanz kann im Tierversuch maligne Tumoren hervorrufen.

Trypanrot

Trypanrot. [Diphenyl-sulfonsäure-(3)]-4,4,-bis-[⟨azo-1⟩-naphthylamin-(2)-disulfonsäure-(3,6)], Pentanatriumsalz.

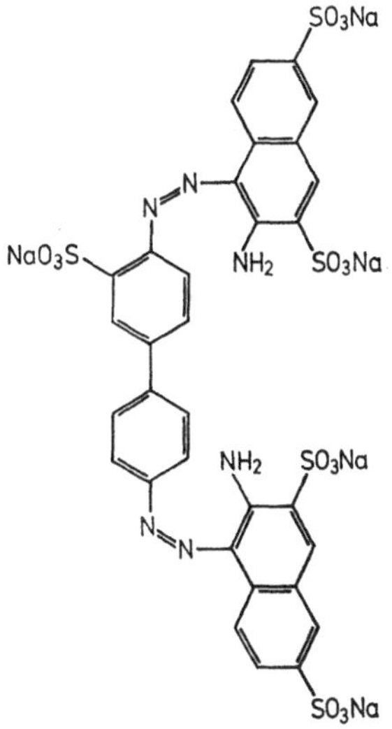

$C_{32}H_{19}O_{15}N_6S_5Na_5$ M.G. 1002,84

Eigenschaften. Braunes Pulver, leicht lösl. in W. mit roter Farbe, schwer lösl. in A. Wird aus der wässrg. Lsg. auf Zusatz von Salzsäure als blauer Niederschlag ausgefällt.

Anwendung. I.v. zur Blutmengenbestimmung. Mit Bromsulfonphthalein zur Leberfunktionsprüfung (2-Farbstoff-Test nach ZIMMER).

Technisch: In 1%iger Lsg. zur intrazellulären Färbung nach STAUB.

Tryparsamidum

Tryparsamide PI.Ed. II. **Tryparsamidum.** Tryparsamid.

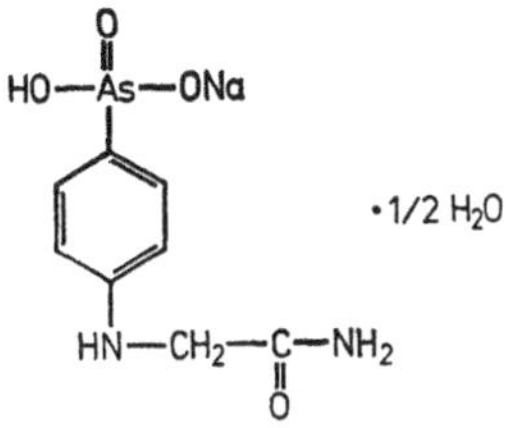

$C_8H_{10}O_4N_2AsNa \cdot {}^1/_2 H_2O$ M.G. 305,10

3-(Carbamoyl-methyl-amino)-benzol-arsonsäure-Mononatriumsalzhemihydrat.

Bemerkung: Vgl. III, 249.

Gehalt. Mindestens 99,0 und höchstens 101,0%, berechnet auf die bei 105° bis zur Gewichtskonstanz getrocknete Substanz.

Eigenschaften. Farbloses, kristallines Pulver, geruchlos, gut löslich in W., wenig lösl. in A., praktisch unlöslich in Äther, Chloroform und Benzol.

Erkennung. 1. Die bei der Gehaltsbestimmung erhaltene End-Lsg. wird mit verdünnter Schwefelsäure und einem kleinen Überschuß an Schwefeldioxyd versetzt. Man erwärmt dann solange, bis der Geruch nach Schwefeldioxyd verschwunden ist und leitet Schwefelwasserstoff ein. Es entsteht ein gelber Niederschlag, der sich in Ammoniumcarbonat-Lsg. löst. 2. 0,5 g Substanz werden in 5 ml W. gelöst, mit 3 ml Natronlauge versetzt und erhitzt. Es entweicht Ammoniak. 3. Zu 1 ml der 10%igen Substanz-Lsg. gibt man 1 ml Calciumchlorid-Lsg. Es entsteht allmählich ein Niederschlag aus mikrokristallinen, keilförmigen Prismen. 4. Zu 1 ml der 10%igen Substanz-Lsg. gibt man 1 ml Silbernitrat-Lsg. Es entsteht ein Niederschlag aus dünnen, mikrokristallinen Nadeln. 5. 1 ml der 10%igen Substanz-Lsg. wird mit 1 ml verdünnter Salzsäure versetzt. Es entsteht ein weißer Niederschlag.

Prüfung. 1. Löslichkeit: 3 g Substanz werden in 10 ml W. gelöst. Die Lsg. muß vollständig sein und mindestens 6 Stdn. lang klar bleiben. 2. Arsanilsäure: In ein Reagenzglas A gibt man 0,5 g Substanz sowie 1 ml Arsanilsäure-Lsg. In ein Reagenzglas B gibt man 0,25 g Substanz sowie 2 ml Arsanilsäure-Lsg. In jedes Reagensglas gibt man anschließend 4 ml W. und 2,5 ml Natriumnitrit-Lsg., kühlt unter 5° und versetzt dann mit je 5 ml verdünnter Salzsäure sowie 10 ml β-Naphthol-Lsg. Die im Reagensglas A auftretende Färbung darf nicht intensiver sein als die im Reagensglas B. 3. Arsenat: 1 ml der 10%igen Lsg. wird mit 1 ml Magnesiumammoniumsulfat-Lsg. versetzt. Es darf innerhalb 30 Min. kein Niederschlag entstehen. 4. Amino-arsonsäuren: 1 ml der 10%igen Lsg. wird mit 0,2 ml Eisen(III)-chlorid-Lsg. versetzt. Es entsteht ein brauner Niederschlag, der sich im Überschuß des Reagenses wieder auflöst, aber dabei keine blaue Färbung annimmt. 5. Sterilität: Die Substanz muß dem Sterilitätstest der PI.Ed. II entsprechen. 6. Trocknungsverlust: Mindestens 2,5 und höchstens 3,5%, wenn die Substanz bei 105° bis zur Gewichtskonstanz getrocknet wird.

Gehaltsbestimmung. Etwa 0,2 g Substanz werden genau gewogen, in einem 250-ml-Weithalskolben mit 15 ml 30%iger Wasserstoffperoxyd-Lsg. übergossen und durchmischt. Dann läßt man vorsichtig 15 ml konz. Schwefelsäure zufließen, erhitzt über kleiner Flamme bis Schwefeltrioxyddämpfe entstehen und setzt dann, sofern die Lsg. nicht farblos geworden ist, weitere 2 ml konz. Wasserstoffperoxyd-Lsg. zu, gefolgt von weiterem Erhitzen. Nachdem die Lsg. völlig farblos geworden ist, setzt man einen kleinen kurzen Trichter auf den Kolben und erhitzt 15 Min. über mittlerer Flamme, die so eingestellt ist, daß die Kondensation der Schwefelsäure etwas unterhalb 5 cm des Kolbenhalsrandes einsetzt. Man kühlt ab, nimmt den Trichter ab und setzt durch einen Trichter mit langem Auslaufrohr 0,2 g Hydrazinsulfat zu, wobei darauf zu achten ist, daß die Hydrazinsulfatkristalle nicht an die Kolbenwand gelangen. Dann wird wieder der kurze Trichter aufgesetzt und die Lsg. so lange erwärmt, bis sich die Hydrazinkristalle aufgelöst haben. Anschließend erwärmt man weitere 15 Min. bei mäßiger Flamme. Nach dem Abkühlen wird vorsichtig mit 20 ml W. verdünnt, mit 5 Tropfen einer Mischung von 1 ml Methylorange-Lsg. und 19 ml W. versetzt und mit 0,1 n Natriumbromat-Lsg. titriert, wobei die Lsg. noch heiß ist. Sobald die Farbe der Methylorange-Lsg. sich zu verändern beginnt, wird sehr langsam bis zum Endpunkt titriert. 1ml 0,1 n Natriumbromat-Lsg. entspricht 14,80 mg $C_8H_{10}O_4N_2AsNa$.

Aufbewahrung. In gut schließenden Gefäßen, vor Licht geschützt, an einem kalten Platz.

Bemerkung. Injektions-Lsg. der Substanz werden durch Auflösung des Inhalts eines versiegelten Gefäßes in W. für Injektionszwecke hergestellt und müssen unmittelbar nach der Herstellung verwandt werden. Die Lsg. werden rasch zersetzt, wobei die Toxizität ansteigt.

Anwendung. Als Chemotherapeuticum bei Trypanosomenerkrankungen, vor allem der Schlafkrankheit, und bei Spirilleninfektionen (s. auch III, 249.)

Handelsformen. Tryparsone, Trypothane.

Trypsinum

Trypsine CF 72. Trypsinum. Trypsin.

Charakterisierung. Trypsin ist ein eiweißspaltendes Ferment, das von der Bauchspeicheldrüse in Form des zunächst inaktiven Präcursors Trypsinogen ausgeschieden wird. Es hydrolysiert native Proteine und Spaltstücke aus der Pepsinverdauung sowie höhere Peptide. Es vermag ferner auch Ester zu hydrolysieren; seine größte Wirksamkeit entfaltet es in sehr schwach alkalischem Medium.

Eigenschaften. Gelblich-weißes Pulver, trübe löslich in W., praktisch unlöslich in A. und Glycerin.

Prüfung. 1. Aussehen der Lsg.: Die 1%ige wäßrige Lsg. der Substanz darf nur eine schwache Opaleszenz zeigen (vgl. Lsg. B nach CF 72). 2. Lichtabsorption: Die 0,01%ige Lsg., bereitet mit 0,001 n Salzsäure, zeigt bei 280 nm eine spezifische Extinktion von 15 $\pm$ 1,5. 3. Trocknungsverlust: Höchstens 5,0%, wenn die Substanz bei 60% über Phosphorpentoxyd und bei einem 5 Torr nicht übersteigenden Druck getrocknet wird.

Enzymaktivität. Mindestens 30 Einheiten pro mg Substanz. Nach CF 72 wird die Enzymaktivität mit dem Äthylester des N-Benzoyl-L-arginins bestimmt.

Eine Trypsin-Einheit ist die Fermentmenge, die unter bestimmten Bedingungen eine Spaltung von Casein, entsprechend 1,05 ml 0,2 n Kalilauge, bewirkt.

Pyrogentest. Es wird nach der allgemeinen Methode der CF 72 auf histaminartige Substanzen geprüft.

Aufbewahrung. In dicht schließenden Gefäßen, vor Licht und Feuchtigkeit geschützt.

Anwendung. Innerlich zur Unterstützung der Darmverdauung, äußerlich zur Behandlung von Wunden und Geschwüren, um nekrotisches Gewebe zu verdauen. Reines kristallines Trypsin wird zu Inhalationen verwandt, die zur Verflüssigung des Sputums bei Asthma und ähnlichen Erkrankungen dienen. Kristallines Trypsin wird auch zur intramuskulären und intravenösen Injektion bei Thrombophlebitis verwandt.

Technische Verwendung. Die Substanz wurde früher als Reinigungsmittel in Waschpulvern eingesetzt.

Dosierung. Als Verdauungshilfe 0,1 g mehrmals tgl. in Form dünndarmlöslicher Dragees oder Kapseln. Bei Thrombophlebitis: 2,5 bis 5 mg i.v.

Trypsin Crystallized NF XIV.

Definition. Trypsin Crystallized ist ein proteolytisches Enzym, das aus Extrakten der Pankreasdrüse von Rindern durch Kristallisation gewonnen wird.

Gehalt. Mindestens 2500 NF-Trypsin-Einheiten pro mg Substanz, berechnet auf die getrocknete Substanz, und mindestens 90,0 bzw. höchstens 110,0% des deklarierten Gehaltes, wenn die Substanz nach der Vorschrift der NF XIV bestimmt wird.

Eigenschaften. Weißes bis gelblich-weißes, geruchloses, kristallines oder amorphes Pulver.

Prüfung. 1. Löslichkeit: Die Menge kristallisierten Trypsins, die 500000 NF-Trypsin-Einheiten entspricht, muß in 10 ml W. bzw. 10 ml Kochsalz-Lsg. löslich sein. 2. Trocknungsverlust: Höchstens 5,0%, wenn die Substanz 4 Std. lang im Vakuum bei 60° getrocknet wird. 3. Sulfatasche: Höchstens 2,5%. 4. Chymotrypsingehalt: Nach NF XIV wird mit Hilfe von N-Acethyl-L-thyrosin-äthylester als Substrat eine photometrische Gehaltsbestimmung durchgeführt. 5. Salmonellen: Auf Anwesenheit von Salmonellen wird mit Hilfe des NF-Salmonellentests geprüft. Salmonellen dürfen nicht vorhanden sein.

Gehaltsbestimmung. Die Gehaltsbestimmung nach NF XIV wird mit Hilfe von N-Benzoyl-L-argenin-äthylester als Substrat spektralphotometrisch durchgeführt.

Aufbewahrung. In dicht schließenden Gefäßen, an einem kühlen Platz.

Trypsin Crystallized for Aerosol NF XIV.

Definition. Trypsin Crystallized for Aerosol wird durch Gefriertrocknung analog Trypsin Crystallized gewonnen.

Gehalt. Mindestens 90,0 und höchstens 110,0% der deklarierten Menge.

Eigenschaften. Weißes bis gelblich-weißes, kristallines oder amorphes Pulver.

Prüfung und Gehaltsbestimmung. S. Trypsin Crystallized.

Aufbewahrung. In gut schließenden Gefäßen, an einem kühlen Platz.

Packungsgröße. Die Substanz muß in Einzeldosen abgefüllt sein.

Anwendung. S. Trypsinum.

Tryptamin

Tryptamin. 3-(2'-Amino-äthyl)-indol. β-[Indolyl-(3)]-äthylamin.

$C_{10}H_{12}N_2$ M.G. 160,22

Eigenschaften. Farblose Nadeln, wenig lösl. in W., Ä., Bzl. und Chlf., leicht lösl. in A. und Aceton. Fp. = 145 bis 146° u. Zers.

Tryptamin-hydrochlorid.

$C_{10}H_{12}N_2 \cdot HCl$

$C_{10}H_{13}N_2Cl$ M.G. 196,68

Eigenschaften. Farblose, krist. Pulver, lösl. in W., wenig lösl. in A. Fp. etwa 249° u. Zers.

Tryptophanum

L-Tryptophanum Jap. 72. L-Tryptophan.

$C_{11}H_{12}O_2N_2$ M.G. 204,23

α-Amino-β-(indolyl-3)-propionsäure.

Gehalt. Mindestens 98,5% $C_{11}H_{12}O_2N_2$, berechnet auf die getrocknete Substanz.

Bemerkung. Die Substanz gehört zu den lebensnotwendigen Aminosäuren. Sie wird bei enzymatischer Hydrolyse zahlreicher pflanzlicher und tierischer Eiweißstoffe erhalten oder synthetisch hergestellt.

Eigenschaften. Farb- und geruchlose Kristalle, leicht löslich in heißem W. und heißem A., löslich in verdünnter Alkalilauge, wenig löslich in kaltem W. oder kaltem A., praktisch unlöslich in Chloroform. Der pH-Wert der 1%igen wäßrigen Lsg. liegt bei 6. Die Substanz wird beim Kochen mit Säuren zerstört und zersetzt sich bei raschem Erhitzen um 289°. Bereits ab 240° färbt sie sich dunkler.

Erkennung. 1. Die 1%ige wäßrige Lsg. dreht die Ebene des polarisierten Lichtes nach links. Versetzt man 50 ml der 1%igen wäßrigen Lsg. mit 10 ml Natronlauge, so dreht diese Lsg. die Ebene des polarisierten Lichtes nach rechts. 2. 10 ml der Lsg. 1 in 500 wird mit 5 ml p-Dimethylaminobenzaldehyd-Eisen(III)-chlorid-Lsg. sowie 2 ml verdünnter Salzsäure-Lsg. versetzt. Es entsteht eine blau-purpurne Färbung. 3. Spezifische Drehung: $[\alpha]_D^{20} = -30$ bis $-33°$ (zur Vermessung gelangt die getrocknete Substanz; 1%ige Lsg.; 200-mm-Rohr).

Prüfung. 1. Aussehen der Lsg.: 0,20 g Substanz werden in 10 ml W. unter Erwärmen gelöst. Die Lsg. muß klar sein und darf höchstens schwach wahrnehmbar gefärbt sein. 2. Chlorid: Höchstens 0,021%. Zur Untersuchung werden 0,5 g Substanz eingesetzt. Man bereitet eine Vergleichs-Lsg. mit 0,30 ml 0,01 n Salzsäure. 3. Sulfat: Höchstens 0,028%. Man bereitet eine Vergleichs-Lsg. mit 0,35 ml 0,01 n Schwefelsäure. 4. Ammoniumionen: Vgl. Aminoäthansulfonsäure. 5. Schwermetalle: Höchstens 20 ppm. 6. Arsen: Höchstens 2 ppm. 7. Fremde Aminosäuren: Vgl. L-Isoleucin. 8. Trocknungsverlust: Höchstens 0,3%, wenn 1 g Substanz 3 Stdn. lang bei 105° getrocknet werden. 9. Sulfatasche: Höchstens 0,1%.

Gehaltsbestimmung. Nach Jap. 72 wird eine Titration in wasserfreiem Milieu durchgeführt (vgl. L-Isoleucin!). 1 ml 0,1 n Perchlorsäure entspricht 20,423 mg $C_{11}H_{12}O_2N_2$.

Aufbewahrung. In dicht schließenden Gefäßen, vor Licht geschützt.

Anwendung. Die Substanz wird wie andere Aminosäuren bei Eiweißmangelschäden gebraucht. Sie ist auch empfohlen als Mittel zur Behandlung von Magen- und Duodenalgeschwüren und zur Verhütung der Pellagra.

Dosierung. 0,5 g pro Tag.

Bemerkung. Vgl. III, 16!

Tsuga

Tsuga canadensis (L.) Carr. [Tsuga americana (Mill.) Farw., Abies canadensis Mich., Pinus canadensis L., Picea canadensis Link]. Pinaceae — Abietoideae. Hemlocktanne. Kanadische (ostamerikanische) Schierlingstanne. Kanadische Edeltanne. Hemlockspruce. Canadian (eastern) hemlock. Canada pitch. Spruce pine. Sapin du Canada. Pérasse.

Heimisch in den hügeligen Wäldern des atlantischen Nordamerika von Kanada bis Nordkarolina. In Europa eingeführt, in Parkanlagen gezogen.

Ein 25 bis 30 m hoher, schlanker Baum mit pyramidaler Krone, horizontal stehenden Ästen, mit leicht überhängenden Spitzen. Stammpflanze des Kanadabalsams.

Die jungen Zweige sind rostfarbig, meist glatt, nur die jüngsten dünn weichhaarig. Die 4 cm dicke, rotbraune, gefurchte Rinde ist leicht zu erkennen an den papierdünnen, miteinander abwechselnden weißen und roten Schichten. Calciumoxalat ist in Form langer, stäbchenförmiger Kristalle vorhanden. Charakteristisch sind deutlich geschichtete Steinzellen. Die Nadeln sind dichtstehend, zweizeilig, 5 bis 12 mm lang, bis 1,5 mm breit, am Ende meist stumpf, kurz gestielt, oberseits glänzend dunkelgrün, unterseits matt mit zwei bläulichweißen Langstreifen. Charakteristisch die auf der Oberseite der Zweige vorhandenen, oft nur wenige mm langen, kleinen angedrückten Nadeln. Die Zapfen sind hellbraun, kurz, gestielt, eiförmig, 1,5 bis 2,5 cm lang, 1,2 bis 1,5 cm breit, nach Samenausfall oft mehrere Jahre am Baum hängenbleibend, im ganzen abfallend.

Inhaltsstoffe. In den Zweigspitzen 0,4 bis 0,46% äth. Öl, Oleum Tsugae americanae [Hemlocktannen(nadel)öl, Spruce-Tannennadelöl, Schierlingstannennadelöl, Spruce Oil], mit (—)-α-Pinen, (—)-Bornylacetat, (—)-Borneol, α-Phellandren, Myrcen (2,6%), (—)-Limonen, (—)-Camphen, Cadinen, Thujon und Pinit. Gerbstoff (in den Nadeln 1,5%). Kämpferol und Bitterstoff (in jungen Zweigen).
In der Rinde, Cortex Tsugae, Hemlockrinde, Schierlingstannenrinde, Hemlock spruce bark, Pinus bark, 10 bis 11% Gerbstoff (Stammrinde 8,2 bis 15,5%, Wurzelrinde 24,5%) Hemlocktannin $C_{30}H_{26}O_{12}$ und 8 bis 10% Piceatannol, Fp. 215°.

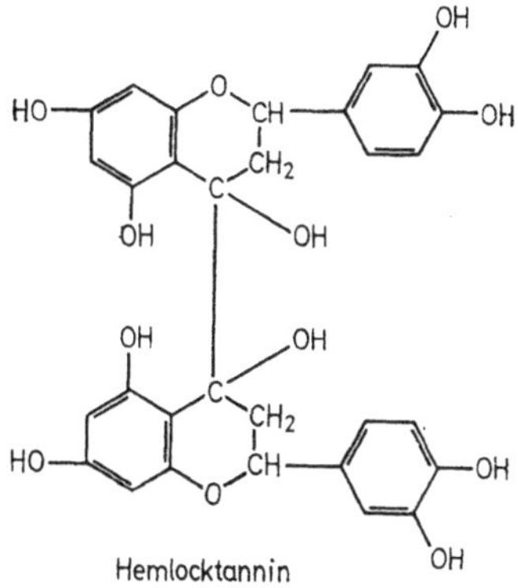

Hemlocktannin

Nach Timell [Chem. Abstr. *58*, 2594 (1963); *59*, 2922 (1963)] im Holz Galaktoglucomannoglycan (1:1:3) und Galaktoglucomannan (0,1:1:3).

Anwendung. Bei Katarrhen, die jungen Zweige früher gegen Skorbut. In der Homöopathie. Die Rinde früher viel als Gerbmaterial, zur Herstellung des Hemlockgerbextraktes, auch Millers Tannin genannt. Das Holz zur Papiergewinnung. Liefert mit Abiesarten Balsamum canadense (s. d.).

Abies canadensis HAB 34.

Frische Rinde und junge Zweigspitzen mit Blättern.

Arzneiform. Essenz nach § 3.

Arzneigehalt. 1/3.

Abies canadensis HPUS 64. Hemlock Spruce.

Frische Rinde und Knospen.

Arzneiform. Urtinktur: Arzneigehalt 1/10. Abies canadensis, feuchte Masse mit 100 g Trockensubstanz und 233 ml W. = 333 g, A. USP (94,9 Vol.-%) (Strong Alcohol HPUS) 792 ml zur Bereitung von 1000 ml der Tinktur. — Dilutionen: D 2 (2×) und höher mit A. HPUS (88 Vol.-%). — Medikationen: D 3 (3×) und höher.

Tsuga heterophylla [RAF.] SARG. [T. mertensiana (LINDL. et GORD.) CARR. non (BONG.) SARG., T. altertiana SEN.]. Westamerikanische Schierlingstanne (Hemlocktanne). Western hemlock.

Heimisch in den Küstengegenden des westlichen Nordamerika, von Alaska bis Kalifornien. Kleinerer, oft pyramidenförmiger Baum (50 bis 60 m hoch, Stamm 1 bis 2 m im Durchmesser).

Die Rinde ist wesentlich dünner als die von T. canadensis (1,5 cm dick).

Inhaltsstoffe. Flavandiole. Im Holz 0,15% Conidendrin (Tsugaresinol, Tsugalacton) $C_{20}H_{20}O_6$, Fp. 254 bis 256°, im Lignin eine Spur p-Oxybenzaldehyd. In der Rinde 15 bis 16,5% Gerbstoff (50% mehr als bei T. canadensis. Höchster Gehalt im Mai und Juni) aus 2,3 cis- und trans-Leucocyanidineinheiten. Nach BARTON und GARDMER [Chem. Abstr. *67*, 805 (1967)] im Stamm Leucoanthocyanidine, Catechin, Epicatechin, Matairesinol, Hydroxymatairesinol und nicht identifizierte phenolische Glucoside.

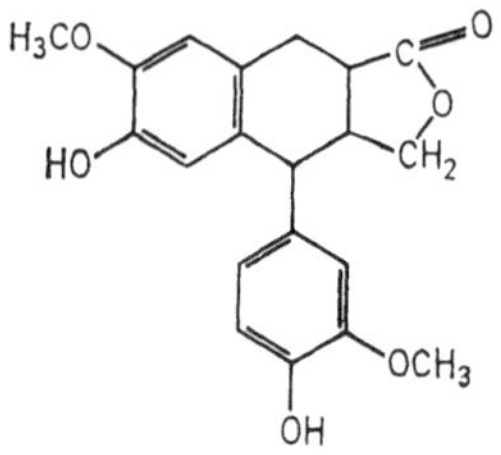

Conidendrin

Anwendung. Zur Gewinnung von Hemlocktannenöl und Hemlockrinde wie bei T. canadensis. Liefert ferner gutes Nutzholz (zur Papiergewinnung).

Tsuga sieboldii CARR. [T. araragi (SIEB.) KOEHNE]. Japanische Schierlingstanne.
Heimisch in Japan.

Inhaltsstoffe. Im Holz Conidendrin.

Anwendung. Liefert ebenfalls Rinde zum Gerben und Nutzholz.

TTC

TTC. 2,3,5-Triphenyl-tetrazoliumchlorid.

S. Triphenyl-tetrazolium-chlorid S. 294.

TTD

TTD. S. Tetraäthylthiuramdisulfid, S. 52; II, 807 u. IV. 703.

Tuaminoheptanum

Tuaminoheptane NF XIV. Tuaminoheptanum. Tuaminoheptan.

$$H_3C-CH_2-CH_2-CH_2-CH_2-\underset{\underset{NH_2}{|}}{CH}-CH_3$$

$C_7H_{17}N$ M.G. 115,22

2-Heptylamin.

1-Methyl-hexyl-amin.

Bemerkung: Vlg. II, 617.

Gehalt. Mindestens 99,0 und höchstens 100,5% $C_7H_{17}N$.

Eigenschaften. Flüchtige, farblose bis höchstens schwach gelb gefärbte Flüssigkeit von aminartigem Geruch. Bei Berührung mit der Luft zieht die Substanz Kohlendioxyd an und bildet allmählich einen weißen Niederschlag von Tuaminheptancarbonat. Wenig löslich in W., gut löslich in A., Benzol, Chloroform und Äther.

Erkennung. 1. Spezifisches Gewicht: Es muß zwischen 0,760 und 0,763 liegen. 2. Infrarotspektrum: Standard-Lsg.: 150 mg NF-Tuaminoheptane-sulfate-Vergleichssubstanz werden in 5 ml W. gelöst. Die Lsg. wird gegen Lackmus mit Hilfe von Natronlauge alkalisch gestellt und mit 2 ml Chloroform extrahiert. Man filtriert den Chloroformextrakt durch eine Schicht von 2 g wasserfreiem Natriumsulfat, das auf Glaswolle gebreitet ist. Durchführung: Das IR-Spektrum, bestimmt mit Hilfe einer 0,1-mm-Küvette der Lsg. 1 in 20 in Chloroform, darf nur Maxima und Minima bei den gleichen Wellenlängen enthalten wie das Spektrum der Standard-Lsg., das in entsprechender Weise aufgenommen wurde.

Prüfung. 1. Brechungsindex: Der Brechungsindex der Substanz muß zwischen 1,415 und 1,417 liegen. 2. Nicht flüchtige Bestandteile: Etwa 1 g Substanz wird in einem kleinen Wägegläschen genau gewogen und durch Erwärmen auf dem Wasserbad, unter Einblasen von Stickstoff, zum Trocknen eingedampft. Der bei 105° 2 Std. lang getrocknete Rückstand darf nicht mehr als 2 mg betragen (0,2%).

Gehaltsbestimmung. Etwa 1 g Substanz wird in einem Jodzahlkolben genau gewogen, mit 25 ml neutralisiertem A. sowie einigen Tropfen Methylrot-Lsg. versetzt und mit 0,5 n Salzsäure titriert. 1 ml 0,5 n Salzsäure entspricht 57,61 mg $C_7H_{17}N$.

Anwendung. Als Vasokonstriktor, zur Inhalation (s. auch II, 568, 617).

Tuaminoheptane Sulfate NF XIV. Tuaminoheptanum sulfuricum. Tuaminoheptansulfat.

$$\left[H_3C-(CH_2)_4-\underset{\underset{NH_3}{|}}{CH}-CH_3\right]_2^{2\oplus} SO_4^{2\ominus}.$$

$(C_7H_{17}N)_2 \cdot H_2SO_4$

$C_{14}H_{36}O_4N_2S$ M.G. 328,51

2-Heptylamin-sulfat.

1-Methyl-hexyl-amin-sulfat.

Bemerkung: Vgl. II, 617.

Gehalt. Mindestens 96,5 und höchstens 100,5%, berechnet auf die getrocknete Substanz.

Eigenschaften. Weißes, geruchloses Pulver. Gut löslich in W., löslich in A. und wenig löslich in Äther.

Erkennung. 1. 1,2 g Substanz werden in einer Lsg. von 1 g Kaliumcyanat in 25 ml W. gelöst. Man erhitzt die Lsg. 1 Std. lang auf dem Dampfbad, kühlt, filtriert und wäscht die entstandenen Kristalle mit W. Nach dem Trocknen bei 105° schmilzt die erhaltene Substanz zwischen 127 und 129°. 2. Infrarotspektrum: Das IR-Spektrum, gemessen an einem Kaliumbromidpreßling mit Hilfe der getrockneten Substanz, muß die gleichen Banden aufweisen wie das Spektrum der in entsprechender Weise vermessenen Standardsubstanz.

Prüfung. 1. Trocknungsverlust: Höchstens 1,0%, wenn die Substanz bei 105° bis zur Gewichtskonstanz getrocknet wird. 2. Sulfatasche: Höchstens 0,1%.

Gehaltsbestimmung. Etwa 1 g Substanz wird genau gewogen, in einem 25-ml-Meßkolben gelöst und mit W. auf das Volumen verdünnt. 5,0 ml dieser Lsg. gibt man in eine geeignete Destillationsanlage, versetzt mit 200 ml W. sowie 50 ml Natronlauge (1 in 2) und destilliert das freigesetzte Amin in 20,0 ml 0,1 n Salzsäure als Vorlage ein. Die Destillation wird solange fortgesetzt, bis etwa 150 ml Destillat übergegangen sind. Nach Zusatz von einigen Tropfen Methylrot-Lsg. wird der Überschuß an 0,1 n Salzsäure mit 0,1 n Natronlauge zurücktitriert. Der Verbrauch wird anhand eines Blindversuches korrigiert. 1 ml 0,1 n Salzsäure entspricht 16,43 mg $C_{14}H_{36}O_4N_2S$.

Aufbewahrung. In dicht schließenden Gefäßen, vor Licht geschützt.

Anwendung. Als Vasokonstriktor. Zur Abschwellung der Nasenschleimhaut (s. auch II, 568, 617).

Dosierung. 0,5 ml einer 2%igen Lsg. als Nasentropfen.

Tubocurarinum

Tubocurarinium chloratum Helv. VI. **Tubocurarinii chloridum** Eu.PI-69. **Tubocurarini chloridum** PI.Ed. II, Jap. 72, Ned. 6. **Tubocurarine chloride** USP XIX, BP 73, BPC 73. **Tubocurariniumchlorid. Chlorure de Tubocurarine** CF 72. **Chlorure de Tubocurarinium. Chloruro di tubocurarinio. Tubocurarinchlorid.**

$C_{37}H_{42}O_6N_2Cl_2 \cdot 5\,H_2O$ M.G. 771,73

Bemerkung. In den älteren Pharmakopöen ist das Alkaloid als bisquartäre Verbindung dargestellt. In Wirklichkeit handelt es sich um die hier abgebildete monoquartäre Verbindung, die als Chloridhydrochlorid in den Handel kommt.

Die Monographie Tubocurarini Chloridum, IV, 379 ist durch die hier wiedergegebene als überholt zu betrachten! Die Substanz ist das Chlorid des D-Tubocurarins, das aus den Stämmen bestimmter Chondrodendron-Arten gewonnen wird, und die spezifische biologische Aktivität des „Curare" besitzt.

Gehalt. Helv. VI, CF 72, Eup.PI-69, BP 73: Mindestens 98,0 und höchstens 102,0% $C_{37}H_{42}O_6N_2Cl_2$, berechnet auf die getrocknete Substanz. USP XIX: Mindestens 59,0 und höchstens 105,0% $C_{37}H_{42}O_6N_2Cl_2$, berechnet auf die getrocknete Substanz. PI.Ed. II: Mindestens 8,7 und höchstens 9,1% Methoxyl (CH_3O); mindestens 9,9 und höchstens 10,3% Cl; beides berechnet auf die bei 105° bis zur Gewichtskonstanz getrocknete Substanz. Ned. 6: 7,5 bis 11,5% W. Jap. 72: Mindestens 9,6 und höchstens 10,4% Cl, berechnet auf die getrocknete Substanz.

Eigenschaften. Weißes oder leicht gelbliches, kristallines, geruchloses Pulver, löslich in 20 T. W., in 30 T. A., löslich in Alkalihydroxid-Lsg., praktisch unlöslich in Aceton. Chloroform und Äther. Fp. etwa 270° u. Zers.

Erkennung. 1. Die Substanz gibt die Identitätsreaktion auf Alkaloide (Dragendorffs Reagens) (Eu.PI-69). 2. Die Substanz gibt einen positiven Chloridnachweis (Eu.PI-69). 3. 1 ml Prüf-Lsg. wird mit einigen Tropfen Eisen(III)-chlorid-Lsg. versetzt. Es entsteht eine Grünfärbung, die beim Erwärmen im Wasserbad nach Braun umschlägt. Prüf-Lsg.: 0,30 g Substanz werden in W. zu 30,0 ml gelöst (Eu.PI-69, ähnlich Helv. VI, PI.Ed. II u. a.). 4. 1 ml Prüf-Lsg. wird mit 1 ml Millons-Reagenz versetzt. Es entsteht langsam eine kirschrote Färbung (Eu.PI-69, ähnlich PI.Ed. II). 5. Zu 20 ml der Lsg. (1 in 2000) gibt man 0,2 ml Schwefelsäure und 2 ml Kaliumjodat-Lsg. (1 in 100), mischt und erwärmt 30 Min. lang auf dem Wasserbad. Es entsteht eine gelbe Färbung (USP XIX, ähnlich Jap. 72). 6. Das UV-Spektrum der wäßrigen Lsg. zeigt ein Maximum bei 280 nm und ein Minimum bei 255 nm. Die Absorption einer 1 cm dicken Schicht einer 0,003%igen Lsg. bei 280 nm liegt um 0,35 (PI.Ed. II). 7. Das Infrarotspektrum, gemessen an einem Kaliumbromidpreßling, muß die gleichen Banden aufweisen wie das Spektrum der in entsprechender Weise vermessenen Standardsubstanz (USP XIX).

Prüfung. 1. Extinktion: 5 mg Substanz werden in W. zu 100 ml gelöst. Die Lsg. muß ein Absorptionsmaximum bei etwa 280 nm und ein Minimum bei 250 nm zeigen. Das Verhältnis der beiden Extinktionen muß etwa 3,8 betragen (Eu.PI-69, ähnlich Helv. VI). 2. Spezifische Drehung: $+210$ bis $+218°$, berechnet auf die getrocknete Substanz. Die Bestimmung wird 3 Std. nach Herstellung der Prüf-Lsg. durchgeführt (Eu.PI-69); $[\alpha]_D^{20} = +208$ bis $+218°$ (Helv. VI); $+210$ bis $224°$, berechnet auf die getrocknete Substanz, bestimmt an einer Lsg., die 100 mg Substanz in 10 ml enthält und die zuvor 3 Stdn. gestanden hat (USP XIX). 3. pH-Wert der Lsg.: Der pH-Wert der Prüf-Lsg. muß zwischen 4,0 und 6,0 liegen (Eu.PI-69). 4. Aussehen der Lsg.: 0,10 g Substanz werden in 10 ml A. gelöst. Die Lsg. muß klar sein (Jap. 72). 5. Chloroformlösliche Substanzen: 0,25 g Substanz werden in 150 ml W. gelöst. Die Lsg. wird nach Zusatz von 5 ml einer gesättigten Lsg. von Natriumhydrogencarbonat 3mal mit je 20 ml Chloroform ausgeschüttelt. Die vereinigten Chloroformauszüge werden mit 10 ml W. gewaschen und die Chloroform-Lsg. in ein zuvor gewogenes Becherglas filtriert. Das Filter wird 2mal mit je 5 ml Chloroform, das mit dem Filtrat vereinigt wird, nachgewaschen. Das Chloroform wird aus dem Wasserbad abgedampft, der Rückstand 1 Std. lang bei 100 bis 105° getrocknet. Der Rückstand darf höchstens 5 mg betragen, darf sich nicht in 10 ml W., muß sich aber in 1 ml verdünnter Salzsäure lösen (Eu.PI-69, ähnlich USP XIX, Helv. VI, Jap. 72 u. a.). 6. Trocknungsverlust: Mindestens 9,0 und höchstens 12,0%, bestimmt mit 0,100 g Substanz durch Trocknen bei 100° im Vakuum während 4 Stdn. (Eu.PI-69, ähnlich Jap. 72, Helv. VI); höchstens 12,0% (USP XIX). 7. Sulfatasche: Höchstens 0,25% (Eu.PI-69, Jap. 72, USP XIX u. a.); höchstens 0,2% (Helv. VI). 8. Chloridgehalt: Etwa 300 mg Substanz werden genau gewogen, in 5 ml W. gelöst, notfalls unter Erwärmen. Man setzt 5 ml Eisessig und 50 ml Methanol zu, kühlt auf Raumtemperatur, versetzt mit 1 Tropfen Eosin-Lsg. und titriert mit 0,1 n Silbernitrat-Lsg. 1 ml 0,1 n Silbernitrat-Lsg. entspricht 3,545 mg Cl. Der Gehalt muß zwischen 9,9 und 10,7% Cl liegen, berechnet auf die getrocknete Substanz (USP XIX).

Gehaltsbestimmung. Nach USP XIX, Jap. 72 und PI.Ed. II wird der Chloridgehalt der Substanz bestimmt und auf den Tubocuraringehalt umgerechnet. Die Bestimmung ist analog der voranstehend beschriebenen Prüfung auf Chlorid.

PI.Ed. II läßt außerdem eine Methoxylbestimmung durchführen.

Nach Eu.mI-69 und Helv. VI werden spektrophotometrische Bestimmungen ausgeführt. Vorschrift der Eu.PI-69: Etwa 25,0 mg Substanz, genau gewogen, werden in W. zu 500,0 ml gelöst. Die Extinktion wird im Absorptionsmaximum bei etwa 280 nm in einer Schichtdicke von 1 cm gemessen. Der Gehalt an $C_{37}H_{42}O_6N_2Cl_2$ wird mit Hilfe der spezifischen Extinktion $E_{1cm}^{1\%} = 118$ berechnet.

Aufbewahrung. Dicht verschlossen.

Anwendung. Als Muskelrelaxans, besonders in der Bauchchirurgie und zur Abschwächung der Muskelkontraktionen beim Elektroschock.

Dosierung. i.v. 3 bis 9 mg.

Antidot. Neostigmin in Kombination mit Atropin.

Türk's Reagens

Türk's Reagens. Gentianaviolett -B-Lösung.

Bemerkung. Es handelt sich um eine Mischung von 1 T. einer 1%igen wss. Gentianaviolett-B-Lsg., 1 T. Eisessig und 100 T. W.

Verwendung. Zur Leukozytenzählung.

Gentianaviolett B. Entspricht Crystall violett II, 9.

Tulipa

Tulipa gesneriana L. Liliaceae — Lilioideae — Tulipeae. Gartentulpe. Tulip. Tulipe. Tulipana.

Eventuell aus Mittel- oder Vorderasien stammende, in gemäßigten Breiten, besonders in Europa in zahlreichen Arten kultivierte Zierpflanze.

Ausdauernde Zwiebelgewächse von mittlerer Größe. Zwiebel aus zusammenschließenden, fleischigen Niederblättern gebildet, in den Achseln zuweilen noch Nebenzwiebeln. Blüten-stengel beblättert, meist nur eine große, gipfelständige (terminale), glockenförmige Blüte tragend. Laubblätter breit, lineal bis lanzettlich. Perigonblätter frei, ohne Nektargrube (an deren Stelle aber zuweilen einen lebhaft gefärbten Fleck tragend), hinfällig. Staubbeutel länglich linealisch, mittels eines Ausschnittes am Grunde befestigt (basifix), aufrecht, un-beweglich. Staubfäden am Grunde kahl oder bärtig. Griffel fehlend (oder sehr undeutlich). Narbe fast sitzend, dreilappig. Frucht eine dreiseitige, dreifächerige, fachspaltige Kapsel. Fächer vielsamig. Samen flach zusammengedrückt.

Inhaltsstoffe. Tulipin, ein aconitinähnliches Alkaloid. In den Zwiebeln Stärke, Saccharose, Fructane, Brenztrauben-, Oxalessig-, Glyoxyl-, α-Ketoglutar-, γ-Methylenglutaminsäure, γ-Methylenglutamin und Pipecolinsäure. TSCHESCHE et al. [Chem. Ber. *102*, 2057 (1969); Tetrahedron L. *1968*, S. 701] isolierten die antibiotisch aktiven Glucoside 1-Tuliposid A und B (Acyl-β D-glucopyranoside der γ-Hydroxy-α-methylenbuttersäure bzw. (S)-β,γ-Dihydroxy-α-methylenbuttersäure) und Tuliposid C. Tul. A und B werden in saurer Lösung in die eben-falls antibiotisch aktiven α-Methylen-γ-butyrolacton und (S)-β-Hydroxy-α-methylen-γ-butyrolacton gespalten. Die Konzentration dieser Stoffe nimmt von der Narbe (17,5% T. A und 12,8% T. B) über den Fruchtknoten, Blätter, Stengel und Zwiebel zu den Wurzeln stark ab. Beim Lagern gehen die Glykoside in die inaktiven 6-Acylderivate über. Im Blatt γ-Me-thylen-α-ketoglutarsäure und 2-Keto-4-methylen-glutarsäureamid. DANSI et al. [Chem. Abstr. *65*, 4266 (1966)] isolierten aus frischen Stengeln, Blättern und Blüten antibiotische Substanzen, die Lysin, Citrullin, Serin, Asparaginsäure, Tyrosin ent-halten sowie Vit. C.

Wirkung. Tulipin erzeugt Speichelfluß, wirkt auf das verlängerte Mark, die sensiblen Nerven wie Aconitin, ist ein Muskelgift und erzeugt im Unterschied zu Aconitin bei Fröschen Herzstillstand in der Systole. Die Tuliposide wirken stark fungicid und antibiotisch. Die fun-gicide Wirkung erstreckt sich auf Dermatophyten und Trichophyten. Frische Zwiebeln wirken brechenerregend.

Anwendung. Die Zwiebeln äußerlich als Emolliens, bei Entzündungen der Schleimhäute und Bronchien, bei Verstauchungen, Prellungen.

Tulipa silvestris L. Wilde Tulpe. Wild Tulip. Tulipe sauvage. Bolognino.
Heimisch in Sizilien und Griechenland; in Europa eingebürgert.

Ausdauernd, 20 bis 45 cm hoch. — Zwiebel eiförmig, fast bis 2 cm dick, mit braunen, innen an der Spitze braun behaarten Häuten, gewöhnlich mit zahlreichen Nebenzwiebeln, Ausläufer treibend. — Stengel mit 2 bis 3 Laubblättern, kahl, meist gebogen. — Laubblätter breit-linealisch, bis 2 cm breit, etwas blaugrün, zugespitzt, rinnig, kahl, die oberen kleiner. — Blüten vor dem Aufblühen nickend, schwach duftend. — Perigonblätter zugespitzt, an der Spitze innerwärts bärtig zottig, innen dottergelb, 4 bis 5,5 cm lang, die äußeren lanzettlich, außen oft grün überlaufen und am Grunde kahl, die inneren eiförmig-lanzettlich, etwas länger und am Grunde bewimpert. — Staubblätter ungefähr ein Drittel so lang wie die Perigon-blätter. Staubfäden am Grunde bärtig bewimpert, Narbe klein, gelblich, schmäler als der Fruchtknoten. — Frucht ungefähr doppelt so lang (etwa 3 cm) wie breit, nach der Spitze zu verschmälert.

Anwendung. Wie Tulipa gesneriana.

Tulipa edulis BAK.
Heimisch in China.

Anwendung. Die Zwiebel gegen Schlangengift, Struma.

Tulipa hybrida.
Anwendung. Wie Tulipa gesneriana.

Sonalbrolan, Sonala GmbH, 6053 Obertshausen

Auszug aus Tulipa hybrida (1000 g Tulipa hybrida ergeben 216 g alkohol. Ges.-Auszug). In 100 ml Tropfen: 97,5 ml Ges.-Auszug; 0,625 ml Mercur. sol. D 30; 0,625 ml Kal. bichrom. D 30; 0,625 ml Argent. nitr. D 30; 625 ml Coccus cacti D 30.

Sonaldeogatan, Sonala GmbH

Auszüge aus Tulipa hybrida (1000 g Tulipa hybrida ergeben 216 g alkohol. Ges.-Auszug; 1000 g Tulipa hybrida-Zwiebeln ergeben 370 g alkohol. Zwiebel-Ausz.). in 100 ml Tropfen: 55 ml Ges.-Auszug; 40 ml Zwiebel-Ausz.; 1,25 ml Convallaria D 10; 1,25 ml Ledum D 30; 1,25 ml Silicea D 30; 1,25 ml Conium D 30.

Sonalinderol

(Essenz zum Einreiben)

Zus. In 100 ml Essenz: 98,5 ml Ges.-Auszug; 0,75 ml Phosphorus D 10; 0,75 ml Ferrum sulf. D 10.

Bemerkung. Die Tulpen sind als Zierpflanzen allgemein bekannt. Man unterscheidet etwa 50 Arten, darunter viele hundert Varietäten. Hauptpigment dunkelvioletter Formen ist das Tulipanin (Delphinidin-3-rhamnoglucosid), rote Varietäten führen vor allem Keracyanin (Cyanidin-3-rhamnoglucosid), orangerote Varietäten das Pelargonidin-3-rhamnoglucosid. Weitere aus Tulipa-Arten isolierte Farbstoffe sind: Chrysanthemin (Cyanidin-3-monoglucosid), Delphinin (Delphinidin-3,5-diglucosid), Delphinidin-3-monoglucosid), Cyanin (Cyanidin-3,5 diglucosid), Callistephin (Pelargonidin-3-glucosid), Idaein (Cyanidin-3-galaktosid), Kaempferol-7-glucuronid, Kaempferol-3-rutinosid-7-glucuronid, Quercetin-7-glucuronid, Quercetin-3-rutinosid-7-glucuronid, Rutin und ein Diglykosid des Pelargonidins; nach VALADON et al. [Biochem. J. *106*, 479 (1968)] β-Carotin, Lutein oder Epoxy-β-carotin.

Tungsten

Tungsten. S. Wolfram, S. 515.

Turnera

Turnera aphrodisiaca (LESTER f.) WARD [T. diffusa WILLD. var. aphrodisiaca (WARD) URBAN] und T. diffusa WILLD. et SCHULTES (T. microphylla DESV.). Turneraceae.

Heimisch in Südkalifornien, Mexiko, Westindien und in Südamerika (Brasilien und Bolivien). Die Pflanze wird ausschließlich aus Bolivien, Mexiko und Texas ausgeführt.

Strauchartige Pflanze.

Folia (Ramuli) Damianae. Damianablätter. Damiana leaves. Feuilles de damiana. Folhas de damiana. Hojas de damiana.

Damiana NF VI. B.P.C. 1934.

Die Droge besteht aus den während der Blütezeit gesammelten und getrockneten Blättern, in denen sich je nachdem Blüten, junge Triebe, Fruchtteile usw. als Verunreinigungen vorfinden. Die fast immer durch den Transport zerbrochenen, sehr spröden Blätter sind bei Turnera aphrodisiaca 1,5 bis 3 cm lang, 0,5 bis 1 cm breit, und mit Ausnahme des Mittelnervs kahl. Die Blätter von Turnera diffusa sind kleiner, durchschnittlich 1 bis 1,8 cm lang und 3 bis 5 mm breit, auch im ausgewachsenen Zustand unterseits kurzwollig-filzig, oberseits mit zarten, etwas krausen Haaren dicht besetzt. Alle Blätter sind länglich oval, keilförmig, kurz gestielt, steif, am Rande gezähnt, mit zurückgekrümmten Zähnen. Der Hauptnerv tritt nur wenig hervor, am Blattstiel sehr kleine, pfriemähnliche Nebenblätter. — Fragmente der Zweige besitzen eine rötlichbraune Rinde, in der Jugend weiße wollige Behaarung. Die Frucht ist eine kugelförmige, von der Spitze her loculizid aufspringende Kapsel, die Samen sind kurz eiförmig, mehr oder weniger nach der Raphe zu eingekrümmt. Die Blüten zeigen 5 Kelchblätter, mehr oder weniger zu einem trichterförmigen Tubus verwachsen.

Geruch angenehm, zitronenartig, Geschmack aromatisch bitter.

Mikroskopisches Bild. Die Blätter sind auf der Unterseite, ebenso wie die jungen Zweige, die Vorblätter, die Außenseite des Kelches, das Ovarium und die Frucht mit sehr kleinen Scheibendrüsen besetzt, die wahrscheinlich die wirksame Substanz liefern.

Als *Verfälschung* kommen Blätter von Bigelovia venata (H.B.K.) A. GRAY vor. Diese sind jedoch dicker und haben eine harzig-weiche Oberfläche.

21*

Inhaltsstoffe. 0,5 bis 0,9% äth. Öl, 8% Chlorophyll, etwa 3,5% Gerbstoff, etwa 7% Bitterstoffe, etwa 13,5% Gummi, etwa 15% Albuminoide, etwa 6,5% Harze, 6% Stärke, Zucker, fettes Öl und Spuren von Säuren. Nach AUTERHOFF und HÄUFEL [Arch. Pharm. (Weinheim) *301*, 537 (1968); *305*, 455 (1972)] in den Blättern von T. diffusa var. aphrodisiaca 0,7% Arbutin und 0,5% äth. Öl mit den Hauptkomponenten 1,8-Cineol (11%), α- und β-Pinen, p-Cymol (je 2%), Thymol, α-Copaen, γ-Cadinen und Calamenen.

Prüfung. NF VI. Die Blätter dürfen höchstens 15% Stengel der Pflanze und höchstens 3% fremde Pflanzenteile enthalten. In Säure unlösliche Asche max. 4%.

Wirkung. Die Droge wirkt aphrodisierend, die Harnwege desinfizierend und stimulierend auf das Nervensystem.

Anwendung. Als mildes Purgativum. In Mexiko als Herztonicum, Stimulans, Aphrodisiacum und Diureticum; in Jamaika als Expectorans und Tonikum, in Brasilien als Adstringens. In der Homöopathie bei Impotenz, Sterilität, Migräne und Neurasthenie.

Damiana HAB 34.

Getrocknete Blätter.

Arzneiform. Tinktur nach § 4 mit 60%igem Weingeist. Spez. Gew. 0,900—0,905, Trockenrückstand 1,7—3,2%.

Arzneigehalt. 1/10.

Turnera ulmifolia F. oder WILLD. (?). Marilope.

Heimisch auf Kuba; in Florida, den Seychellen und in Indomalesien eingebürgert.

Anwendung. Gegen Schlaflosigkeit, Magen- und Darmerkrankungen.

Turpethum minerale

Turpethum minerale. Quecksilber(II)-sulfat, basisch.

S. Hydrargyrum sulfuricum basicum. V, 143.

Tussilago

Tussilago farfara L. Asteraceae — Asteroideae — Senecioneae. Gemeiner Huflattich. Pferdefuß. Brustlattich. Coltsfoot. Coughwort. Horse-foot. Bull's-foot. Hoofs. Cleats. Horsehoof. Dove-dock-Sow-foot. Colt herbe. Ginger. Clay weed. Foal-foot. Pas d'âne. Pied de poulain. Taconnet. Herbe de St. Quirin. Farfaro. Farfarello. Farfugio. Pie d'asino. Unghia cavallina. Ugna di cavallo. Ugna d'asino.

Allgemeine Verbreitung. Ganz Europa, nördlich bis Irland, bis zu den Kanal- und Shetlands-Inseln, Nordskandinavien; West- und Nordasien, Gebirge des nördlichen Afrika. In Nordamerika eingeschleppt. Scharen- oder herdenweise auf offenen, etwas feuchten oder quelligen Tonmergelböden, entkalktem Löß. Von der Ebene bis in die alpine Stufe.

Ausdauernde, zur Blütezeit bis 15 cm hohe, zur Fruchtzeit bis 30 cm hohe Pflanze mit langer, dünner, stielrunder, schuppiger Grundachse und ebensolchen, bis 180 cm weit kriechenden Wandersprossen. Laubblätter (in der Regel) nach den Blütenkopfschäften erscheinend, alle grundständig, nach dem Ausreifen im Sommer derb, im Umriß rundlich bis breit-eiförmig, ausgewachsen bis 20 cm im Durchmesser, regelmäßig handförmig, fünf- bis zwölflappig (mit spitzen Lappen) und entfernt seicht gezähnt mit kurzen, dicken, schwärzlichen Zahnspitzen, am Grunde nur bis auf die Seitennerven 1. Ordnung ausgeschnitten (die Hauptseitennerven am Grunde einander fächerförmig genähert), anfangs beidseitig dicht weißwollig-filzig, die feinen Netznerven unterseits unter dem Filz verborgen, oberseits rasch verkahlend; Blattstiel (nur am frischen Material deutlich zu sehen) seitlich zusammengedrückt, an den Seiten glatt (nicht gerippt), oberseits in der oberen Hälfte seicht und breit gefurcht (Furchenränder nicht geflügelt), gegen den Grund oberseits nur abgeflacht. Blütenköpfe vor, seltener mit den Laubblättern erscheinend, einzeln auf spinnwebig-wolligen, mit roten oder grünen Schuppenblättern dicht besetzten Schäften, bis 12 mm breit, zuletzt nickend. Hülle glockig, Hüllblätter zahlreich, einreihig, lineal-länglich, stumpf, grün, mehr oder weniger rot überlaufen, am Grunde von kurzen, allmählich in die Stengelschuppen übergehenden Hüllblättern umgeben, zuletzt zurückgeschlagen. Blüten goldgelb, sehr selten bräunlich-orangefarben. Scheibenblüten 30 bis 40, männlich (scheinzwitterig), röhrig-glockig, mit verkümmertem Stempel, Griffeläste fast bis zur Spitze verwachsen; Randblüten bis etwa 300, mehrreihig, weiblich, zungenförmig, kaum 0,5 mm breit und etwa 1 mm lang, etwas länger als die Hülle. Staubbeutel fast ungeschwänzt. Blütenboden hohl, nackt, grubig punktiert. Früchte 3 bis 11 mm lang, länglich-walzenförmig, kahl, gestielt; Pappus mehrreihig aus langen, seidig-glänzenden, einfachen Haaren bestehend, 3- bis 4mal so lang wie die Frucht.

Folia Farfarae. Folia (Herbae) Tussilaginis. Huflattichblätter. Brandlattich. Brustlattich. Eselhufblätter. Feldlattich. Lehmblätter. Sandkraut. Coltsfoot leaves. Feuilles de tussilage (de pas d'âne). Folhas de tossilagem. Hojas de tusilage.

Folium Farfarae Helv. V. Ross. 9, Pol. III, Svec. 25. Folium Tussilaginis ÖAB 9. Huflattichblätter DAB 7 — BRD. Coltsfoot Leaf BPC 34. Ferner offizinell in Portug. 35 und Dan. VIII.

Die Blätter werden im Mai und Juni gesammelt und möglichst schnell an der Sonne oder in warmer Luft getrocknet. 5 T. frische Blätter geben 1 T. trockene.

Huflattichblätter sind langgestielt; ihre Spreite mit einem Durchmesser von 20 cm ist rundlich, breit ei- bis herzförmig, mit stumpfer Grundbucht, derb, sehr brüchig, oberseits behaart, gelblich- bis dunkelgrün, bisweilen matt glänzend, unterseits einschließlich der Nerven dicht wollig-weißfilzig. Der Blattrand ist mehr oder weniger eckig ausgeschweift, in den Buchten mit dunklen, knorpeligen Zähnchen versehen. Die Nervatur ist handförmig, grobmaschig, unterseits mehr oder weniger stark hervortretend. Bei Lupenbetrachtung der Oberseite sind die Nerven letzter Ordnung, auch des in Wasser oder Chloralhydratlsg. aufgeweichten Blattes, nur sehr undeutlich zu erkennen. Rand und Nerven des Blattes sind häufig rotviolett überlaufen.

Schnittdroge. Derbe, sehr brüchige Fragmente der Blätter, welche wegen der dichten Behaarung paketartig zusammenhaften. Die Droge ist von schwach honigartigem Geruch und von schleimig süßlichem Geschmack.

Mikroskopisches Bild. Die Epidermiszellen der Oberseite sind in der Aufsicht etwa 40 bis 60 µm groß, polygonal bis schwach wellig-buchtig, dünnwandig, im Querschnitt flach rechteckig, die der Unterseite kleiner und stark wellig-buchtig. Die Kutikula der Oberseite zeigt eine deutliche, über mehrere Epidermiszellen verlaufende, um die Haaransatzstellen und die Spaltöffnungen radiäre Streifung, die der Unterseite eine nur auf die Breitseite der Spaltöffnungen zulaufende Streifung. Die anomocytischen Spaltöffnungen sind unterseits zahlreicher als oberseits; sie sind bis 45 µm lang und bis 35 µm breit, liegen in der Epidermisebene und sind von 4 bis 6, mitunter bis 9 gewöhnlichen Epidermiszellen umgeben. Das Palisadenparenchym besteht aus 3 bis 4 Zellagen. Die Zellen der obersten Lage sind in der Regel kurz und dicht gelagert, diejenigen der übrigen Lagen mehr oder weniger gestreckt und durch Interzellularen getrennt. Das Schwammparenchym wird aus mehreren Lagen polyedrischer Zellen gebildet, welche besonders in der Nähe der unteren Epidermis große Lufträume umschließen. Die Haare der Unterseite sind 100 bis 250 µm lang und 10 bis 12 µm breit; sie bestehen aus bis 6 kurzen, dünnwandigen, oft kollabierten Fußzellen und einer langen, am Grunde unverdickten, an der Spitze abgerundeten, unregelmäßig verschlungenen Endzelle, deren glatte Kutikula bisweilen eine feine, schraubenförmig verlaufende Rißlinie aufweist. Auf der Blattoberseite sind meist nur noch die Haaransatzstellen vorhanden. In den meisten Mesophyllzellen liegen Klumpen oder strahlige Kristallaggregate von Inulin. Calciumoxalat fehlt.

Pulver. Epidermisfragmente der Blattoberseite mit dünnwandigen, polygonalen Zellen und einer deutlichen, um die Haaransatzstellen und Spaltöffnungen strahligen Kutikularstreifung; häufig Inulin führende Fragmente des Mesophylls mit 3 bis 4 Lagen Palisadenzellen und einem große Luftlücken umschließenden Schwammparenchym; Haare mit langer, stark verschlungener, am Grunde unverdickter Endzelle und bisweilen schraubig gerissener Kutikula und deren Bruchstücke.

Verwechslungen und Verfälschungen. Am häufigsten wurden Blätter der Pestwurzarten beobachtet. Neben den in der Literatur oft erwähnten Arten Petasites hybridus (L.) GAERTN., MEY et SCHERB. (P. officinalis MOENCH), P. spurius (RETZ.) RCHB. (P. tomentosus DC.) und P. paradoxus (RETZ.) BAUMG. [P. niveus (VILL.) BAUMG.] fanden HÖRHAMMER et al. [Dtsch. Apoth. Ztg. *103*, 429 (1963)] auch in Petasites albus (L.) GAERTN. ein leicht zu verwechselndes Blattmaterial, da eine ähnliche Blattform wie bei Tussilago farfara vorliegt und die Standorte beider Pflanzen sich häufig überschneiden. Petasites albus dürfte daher als unabsichtliche

Verfälschung zusätzlich in Frage kommen. Nach dem Aussehen unterscheidet man bei den Petasites-Arten zwei Gruppen:

a) Petasites-Arten mit rundlich herzförmigen Blättern, die auf der Unterseite locker graufilzig behaart sind. Petasites hybridus (officinalis): Blattspreite mit am Grund abgerundeten Lappen, am Rand scharf gezähnt, Blattstiel oberseits tief und eng gefurcht. Nur zwei Palisaden-Zellreihen.

Petasites albus: Blattspreite am Grund ohne Lappen, Rand doppelt gezähnt, stachelspitzige Zähne wie Folia Farfarae, Blattstiel oberseits schwach und breit gefurcht. Nur eine Palisaden-Zellreihe.

b) Petasites-Arten mit dreieckig-herzförmigen Blättern, die unterseits dicht weiß-filzig behaart sind. Petasites spurius (tomentosus): Blattspreite breiter als lang.

Petasites paradoxus (niveus): Blattspreite meist gleiche Länge und Breite. Mehr als zwei Palisaden-Zellreihen kommen vor. Der Zellwände der Epidermis, besonders über den Nerven, sind deutlich verdickt und getüpfelt, sie wirken dadurch etwas perlschnurartig. Die ebenfalls als Fälschung beobachteten Blätter der Kletten, z. B. von Arctium lappa L. (Arctium majus BERNH., Lappa major GAERTN., L. officinalis ALL.) und Arctium tomentosum MILL. [Lappa tomentosa (MILL.) LAM.] sind oval herzförmig, zugespitzt, klein gezähnt und besitzen einen starken, auf der Blattunterseite hervortretenden Nerv. Zur Unterscheidung auf Grund der Inhaltsstoffe arbeiteten HÖRHAMMER et al. [Dtsch. Apoth. Ztg. *103*, 429 (1963)] ein d.chr. Verfahren aus (s. unter Prüfung).

Inhaltsstoffe. Äth. Öl, bis 17% Gerbstoffe, 8,2% Pflanzenschleim, Inulin, Zucker, Glykoside, Bitterstoffe, Gallus-, Wein- und Äpfelsäure, Cholin, Paraffine, Stigmasterin, Taraxasterol, β-Amyrin, Sitosterin, Calendol, Kämpferol und Quercetin. Der Pflanzenschleim liefert nach Hydrolyse [FRANZ: Planta med. (Stuttg.) *17*, 217 (1969)] 23,5% Galaktose, 21,1% Arabinose, 30,1% Fructose, 14,7% Glucose und 10,5% Xylose; im Rohschleim ferner 5,8% Uronsäuren. HAALAND [Chem. Abstr. *77*, 161 994 (1972)] fand ferner Rhamnose, L-Fucose, 2-O-Methyl-D-xylose sowie einen weiteren Schleim, der nach schonender Hydrolyse ein Glucan, später saure Oligosaccharide lieferte. In der Asche viel Zink- und Kaliumionen.

Prüfung. Max. Aschegehalt 15% Pol. III, Dan. VIII, Svec. 25; 20% ÖAB 9, Ross. 9; 22% DAB 7 — BRD, Helv. VI. — Säureunlösliche Asche max. 2% ÖAB 9; 3% DAB 7 — BRD; 9% Helv. VI; 10% Ross. 9. — Organische Beimengungen max. 2% Ross. 9. — Mineralische Beimengungen max. 1% Ross. 9. — Fremde Beimengungen dürfen nach DAB 7 — BRD nicht vorhanden sein; max. 3% ÖAB 9. — Minderwertige Droge. — Nach DAB 7 — BRD max. 10% Blattstiele und von durch Rostpilzbefall rotgefleckten Blattspreiten. Braune Blätter max. 5% Ross. 9. Druch braunen Rostpilz stark befallene Blätter max. 3% Ross. 9. — Nach Ross. 9 darf die Ganzdroge max. 2% von Bruchstücken enthalten, die durch ein Sieb von 3 mm Maschenweite fallen. Die Schnittdroge darf max. 20% von über 8 mm großen Stücken enthalten und max. 5% von Drogenteilen, die durch ein Sieb von 1 mm Maschenweite hindurchgehen. — Nach DAB 7 — BRD dürfen Petasites-Arten, nach ÖAB 9 Petasites-, Arctium- (Lappa) und Eupatorium-Arten nicht vorhanden sein. Analog Ross. 9. Es sind dies die Blattstücke mit ein- bis zweireihiger Palisadenschicht oder dickwandigen, ein- bis dreizelligen Haarstümpfen und über 50 µm breiten Haarbasen ohne strahlige Kutikularfalten. Prüfung auf Petasites HÖRHAMMER et al., l. c.:

a) Reagensglasprobe auf Petasin.

Der P.Ae.-Extrakt wird zur Trockne eingeengt, der Rückstand mit 2 bis 3 ml A. aufgenommen und auf das doppelte Vol. mit W. verdünnt. Nun gibt man 2 bis 3 ml Anisaldehyd-Eisessig-Reagens hinzu und erhitzt eine Min. unter Aufkochen. Dann gibt man vorsichtig tropfenweise konz. Schwefelsäure hinzu, bis eine dunkelviolette Fbg. auftritt. Man verdünnt mit W. bis fast zur Entfärbung und betrachtet die Lsg. im Reagensglas unter dem UV-Licht. Bei Petasites-Auszügen tritt eine grüne Fluoreszenz auf. Bei Farfara-Auszügen entsteht nur eine Gelbfärbung.

b) Dünnschichtchromatographie zur Charakterisierung von Farfara- und Petasites-Auszügen.

Die Blattdroge wird pulverisiert und mit P.Ae. am Rückfluß bei Wasserbadtemperatur über eine Zeit von 15 Min. ausgezogen (Extraktion auch durch 5stündige Kaltmazeration unter wiederholtem Umschütteln). Pro Gramm Blattdroge sind für die Extraktion 20 bis 25 ml P.Ae. nötig. Da 0,2 g Petasitesblätter für den chromatographischen Identitätsnachweis ausreichend sind, geht man am zweckmäßigsten von 4 bis 5 g Drogenmaterial aus. In diesem Falle können noch 5 Gewichts-% Petasites-Verunreinigungen nachgewiesen werden. Der Extrakt wird filtriert, der Rückstand mit einigen ml P.Ae. nachgewaschen und das Filtrat auf ca. 0,5 bis 1 ml pro Gramm Ausgangsdroge eingeengt.

Aufzutragende Menge: 4 Punkte zu 0,005, 0,01, 0,015 und 0,02 ml. Adsorbens: Kieselgel. Lösungsmittel: Chlf. des Handels (Kammersättigung!). Laufhöhe: 12 cm, Laufzeit: 45 bis 60 Min. Sprühreagenz: Lösung I: Anisaldehyd/Eisessig (0,5:10) (modifiziertes Kägi-Mischer-Reagenz auf Steroide). Lösung II: konz. Schwefelsäure (96%ig).

Nach dem Besprühen mit Lösung I wird die Platte 10 Min. im Trockenschrank bei 120 bis 130 °C belassen und die noch heiße Platte mit konz. Schwefelsäure vorsichtig besprüht. Nach dem Abkühlen wird die Platte im Tageslicht und UV-Licht betrachtet. Die Fluoreszenz von Petasin ist mehrere Tage haltbar. Eine ungenügende Reaktion kann durch zu schwaches Erhitzen bedingt sein. Ein Erhitzen nach der Schwefelsäurebehandlung führt zu keiner Verstärkung der Fluoreszenz, sondern zur Verkohlung der Substanzen.

Tabelle zum Chromatogrammschema
(Farbreaktionen im Tageslicht)

R_f-Werte	Petasin 1	Fol. Petasites 2	Fol. Farfarae 3	Fol. Petasites + Fol. Farfarae 4
−0,15 0,15−0,25		blau-braun blau	blau-braun blau	blau-braun blau-braun
0,35−0,45	hellbraun (UV-Licht hellgrün)	hellbraun (UV-Licht hellgrün)		hellbraun (UV-Licht hellgrün)
0,45−0,55 0,6−0,7 0,7−0,8 0,8−1,0		grün-braun rötlich violett rotviolett	grün-braun rötlich violett rotviolett	braun rötlich-braun violett rotviolett

Aus der Tabelle geht hervor, daß 6 Flecke des Chromatogramms bei beiden Drogenauszügen qual. übereinstimmen. Der Petasites-Auszug ergibt zusätzlich einen Fleck im Bereich von R_f 0,35 bis 0,45, der für Petasites-Auszüge charakteristisch ist. Der Fleck zeigt im Tageslicht eine hellbraune Fbg. und liefert im UV-Licht eine leuchtend hellgrüne Fluoreszenz. Dieser Fleck kommt dem Petasin bzw. dem Gemisch der verschiedenen isomeren Petasine zu. Die anderen Flecke fluoreszieren im UV-Licht violett bis dunkelrot.

Aufbewahrung. Vor Licht geschützt in gut schließenden Behältern.

Anwendung. Emolliens, Spasmolyticum, Mucilaginosum und Adstringens, in Form von Abkochungen, besonders bei Katarrhen der Luftwege, gegen Skrofulose, Husten, Verschleimung, Asthma, Heiserkeit, Erkrankungen der Harnwege, gegen Fieber usw. benutzt. Bestandteil des Brusttees (Species pectorales).

Ferner in der Homöopathie verwendet.

Die Droge bildete auch einen Hauptbestandteil des zwischen 1700 und 1800 sehr beliebten „Glarnertees", in welchem sich ferner Rhododendron ferrugineum, Origanum vulgare (Blüten und Blätter), Anthyllis vulneraria (Blüten), Calamintha nepeta und Senecio nemorensis subsp. Fuchsii, Knautia arvensis, Asperula odorata, Fragaria vesca, Veronica officinalis usw. vorfanden. Die gequetschten Blätter äußerlich bei Verrenkungen, Quetschungen, Geschwüren, brandigen, roten Augen aufgelegt, sollen aber Sommersprossen hervorrufen.

Jung werden sie auch in den Frühlingssuppen oder sonst als Gemüse gegessen. Ferner wird der Aufguß als Tee getrunken. Gebrochen, angedörrt, dann aufeinander geschichtet einer Gärung unterworfen und an Schnüren getrocknet, ergeben sie einen seit alten Zeiten (z. B. bei den Wallonen) bekannten Tabak.

Dosierung. Gebräuchliche Einzeldosis als Aufguß 1,5 g auf 1 Teetasse, ÖAB 9.

Farfara HAB 34. Huflattich.

Frische Blätter.

Arzneiform. Essenz nach § 1.

Arzneigehalt. 1/2.

Flores (Flos) Farfarae. Flores Tussilaginis. Huflattichblüten. Coltsfoot flowers. Fleurs de tussilage (de pas d'âne). Fleur de taconnet. Flor de tossilagem. Flor de tussilago.

Flores Farfarae Erg.B. 6. Flos Farfarae **Helv.** VI. Coltsfoot Flower BPC 34. Tussilage CF 65. Ferner officinell in Portug. 35.

Die Droge besteht aus den zu Beginn des Frühjahrs gesammelten und getrockneten Blütenköpfchen. Die bis 15 mm breiten, bis 2 cm langen Blütenkörbchen besitzen einen hohlen, nackten Blütenboden und eine glockige Hülle, deren zahlreiche ein- bis zweireihige, lineallängliche, grüne oder violette Hüllblätter allmählich in die Stengelschuppen übergehen. Die 30 bis 40 gelben, männlichen, röhrig-glockigen Scheibenblüten zeigen verkümmerten Stempel und 5 Staubfäden mit fast ungeschwänzten Antheren und stachelige Pollenkörner, die sehr zahlreichen gelben, weiblichen Strahlblüten besitzen eine sehr lange und sehr schmale Zunge und einen langen Griffel mit zweispaltiger Narbe. Beide Blütenformen haben einen etwa die Länge der Blütenröhre erreichenden Pappus. Der Pappus der weiblichen Blüte ist vielgliedrig. Der Fruchtknoten kahl.

Huflattichblüten schmecken schleimig und nach kurzer Zeit schwach bitter, der Geruch ist schwach honigartig.

Mikroskopische Merkmale: Die Hüllkelchblätter zeigen in Flächenansicht eine aus gestreckten, polygonalen Zellen bestehende Epidermis, auf der besonders im mittleren und unteren Teil zahlreiche Drüsenhaare mit birnenförmigem, einen violetten Inhalt führendem Köpfchen und mehrzelligem Stiel vorkommen. Ferner finden sich in der mittleren Längszone Spaltöffnungen, ganz vereinzelte Compositendrüsenhaare und an der Basis oft miteinander verfilzte, vielfach gebogene Haare. Der Rand ist hautartig, mit gestreckten Zellen und trägt an der Spitze ein Büschel mäßig langer, einzelliger, oft verbogener Haare. Der Pappus der Fahnenblüten besteht aus einem Bündel von zusammengewachsenen Haaren, deren Spitzen auf verschiedenen Höhen schräg abstehen. Die Krone der Fahnen- und Röhrenblüten besitzt Epidermen mit gestreckten Zellen, die gelbe Farbtröpfchen führen. Am unteren, röhrigen Teil beider Blütenarten finden sich vereinzelte Gliederhaare, die unten zwei- bis dreireihig, oben einreihig sind. Die Narbe der Fahnenblüten ist braun und am Ende in 2 Lappen mit Papillen gespalten, während die Narbe der Röhrenblüten nur Andeutungen von Lappen aufweist. Der Pollen ist kugelig, entfernt stachelig; seine Größe beträgt, über die Stacheln gemessen, 40 bis 60 µm.

Inhaltsstoffe. Spuren äth. Öls, Schleimstoffe, 0,6% Gerbstoffe, 0,28% Hyperosid, 0,36% Rutin, n-Heptacosan, Sterole. Der Schleim liefert nach Hydrolyse 3,8% Uronsäuren sowie reichlich neutrale Zucker, davon 36,8% Glucose, 30,2% Galaktose, 24,2% Arabinose und 8,7% Xylose [FRANZ: Planta med. (Stuttg.) *17*, 217 (1969)]. Ferner Xanthophyll, Faradiol, Arnidiol, Violaxanthin. Alle Hydroxyl-tragenden Carotinoide sind nach KLEINIG und NIETSCHE [Phytochemistry *7*, 1171 (1968)] mit langkettigen Fettsäuren (Myristin-, Laurin-, Palmitin-, Stearinsäure) als Mono- oder Diester verbunden. Nachgewiesen wurden Ester von Kryptoxanthin, Lutein, Luteinepoxid, Violaxanthin.

Prüfung. Max. Aschegehalt 8% Erg.B. 6. — Sulfatasche max. 12% Helv. VI. — Quellungsfaktor mind. 15, Helv. VI (bestimmt mit 1 g, nach Befeuchten mit 1 ml A. 94%; Durchführung nach der Methode von FLUCK und AELLIG).

Aufbewahrung. Vor Licht geschützt, in gut verschlossenen Behältern.

Anwendung. Ähnlich wie Folia Farfarae, als Bestandteil mehrerer Brusttees.

Dosierung. Mittlere Einzelgabe etwa 2 g als Aufguß.

Radix Farfarae. Rhizoma Farfarae. Huflattichwurzel. Coltsfoot root. Racines du tussilage (pas d'âne). Kleine Hoefblad wortel.

Die Droge wird im Gegensatz zu den Blättern und Blüten im Herbst gesammelt, von anhaftender Erde befreit und getrocknet. Der Wurzelstock ist zylindrisch, durchschnittlich 20 bis 40 mm dick; die Ausläufer sind von gleicher Stärke oder dünner. Weitere Eigenschaften: Hellbraun, längsrunzelig, mit größeren oder kleineren Resten der oft fadenförmigen Nebenwurzeln besetzt, letztere von hellgrauer Farbe. Die Nebenwurzeln sind oft stellenweise fast glatt. Im Rhizom und in den Nebenwurzeln ist ein weites Mark sichtbar, umgeben von Holzteilen mit keilförmigen Holzstrahlen und von einer sehr schmalen Rinde. Geschmack etwas bitter und schleimig.

Mikroskopisch fällt die leichte Quellbarkeit des Mark- und Rindenparenchyms in Chloralhydratlsg. auf. Die inneren Rindenteile und das Mark zeigen dann verdickte Wände mit einfachen Tüpfeln. Sekretgänge oder deutliche Oxalate sind nicht zu sehen, dagegen Inulin, im Holzteil viele Gefäße mit kurzen Gliedern und dichtgedrängten, kleinen, behöften Tüpfeln, schließlich verhältnismäßig schwach verdickte Holzfasern.

Inhaltsstoffe. Etwa 17% Inulin, Gerbstoffe, äth. Ö und Paraffin. BLACK et al. [Phytochemistry *11*, 2115 (1972)] fanden Glucose, Maltose und Bauerenol.

Anwendung. In der Volksheilkunde, ähnlich wie Folia **Farfarae** bei Erkrankungen der Atmungsorgane.

Species Hispanicae, Thea Hispanica, Spanischer Tee, Kräutertee.

Florum Tiliae		
Foliorum Farfarae		
Foliorum Millefolii		
Foliorum Menth. pip.		
Herbae Veronicae		
Rhizoma Graminis	ää	85 g
Fructus Ceratoniae		
Hordei perlati	ää	80 g
Herbae Violae tricolor.		
Florum Rhoeados	ää	50 g
Rhizom. Polypodii		
Rhizom. Calami		
Ligni Sassafras		
Fructuum Foeniculi		
Fructuum Anisi		
Passular. major.	ää	30 g
Folior. Rosmarini		
Folior. Lauri		
Florum Primulae		
Florum Cyani		
Rhizomat. Iridis	ää	10 g

Species majales. Maikurtee.

Specier. Hispanic.	500 g
Natrii sulfuric. in cryst. parv.	50 g
Florum Verbasci	
Florum Rhoeados	ää 25 g

Species pectorales **Kneipp**. **Kneipps** Hustentee.

Foliorum Farfarae		20 g
Foliorum Urticae		
Herbae Equiseti	ää	10 g
Fruct. Foeniculi		
Fruct. Juniperi		
Folior. Plantaginis		
Flor. Malvae arbor.		
Flor. Tiliae	ää	5 g
Semin. Foenugraeci		
Flor. Verbasci	ää	2,5 g

Species Pulmonariae (Sächs. Kr.-V. u. F. M. Germ.). Lungenkräutertee. Dapulmontee.

Herb. Galeopsid. grandifl.		
Fol. Farfarae		
Rad. Liquiritiae	ää	20 g
Fol. Rubi fruticosi		
Flor. Malv. silvestris		
Carrageen	ää	10 g
Fruct. Foeniculi		5 g
Fol. Menthae pip.		2,5 g
Herb. Thymi gall.		2 g
Herb. Polygalae		0,5 g

Thea Helvetica. Species vulnerariae. Espèces vulneraires (Gall.). Thé suisse.

Florum Arnicae
Florum Gnaphalii dioici
Florum Tussilaginis
Herbae Absinthii
Herbae Betonicae
Herbae Calaminth. offic.
Herbae Chamaedryos
Herbae Hyssopi
Herbae Heder. terrestr.
Herbae Origani
Herbae Vincae pervinc.
Herbae Rosmarini
Herbae Saniculae
Herbae Scolopendrii
Herbae Scordii
Herbae Thymi
Herbae Veronicae ää part. aeq.

Bocks Pectoral, Hustenpastillen, enthielten nach Angabe des Fabrikanten: Huflattich, Süßholz, Isländ. Moos, Röm. Kamillen, Sternanis, Veilchenwurzel, Eibisch, Schafgarbe, Klatschrose als Auszug, mit Malzextrakt, Salmiak, Traganth, Zucker, Vanille und Rosenöl zu Pastillen geformt.

Haberlands Alpenkräutertee, ein Blutreinigungsmittel, bestand aus Eibischwurzel, Süßholz, Senna, Guajakholz, Sassafras, Ringelblumen, Klatschrosen, Schlehen- und Schafgarbenblüten, Waldmeister und Huflattich.

Harzer Gebirgstee, von **Paul Heider**. Eine Mischung von Schafgarbe, Lavendel, Schlehdornblüten, Sassafras, Senna, Pfefferminze, Huflattich, Süßholz.

Lippspringer Tee. Huflattich, Isländ. Moos, Eibisch-, Alant-, Süßholzwurzel, Wasserfenchel, Schafgarbe je 20 g, Klatschrosen, Malvenblumen, Wollblumen je 10 g.

Huflattichblätter und Blüten sind Bestandteil zahlreicher Arzneispezialitäten.

Bemerkung. Als seltener phanerogamer Schmarotzer tritt auf Tussilago Orobanche flava **Mart.** (= O. tussilaginis **Mutel**) auf. Von Pilzen kommen in Betracht: Puccinia poarum **Niels.** (dieser Rostpilz erzeugt auf der Blattfläche bis 1 cm breite, zuletzt rotbraune Flecken), Coleosporium tussilaginis **Pers.**, Synchytrium aureum **Schroet.**, Septoria Fuckelii **Sacc.**, S. Farfarae **Pass.**, Phyllosticta Farfarae **Sacc.** und Mycosphaerella tussilaginis **Rehm.**

Tween

Tween 80. Polyäthylenglycol-Sorbitanoleat.

S. Polyoxyäthylen-sorbitanmonooleat VII B, 486.

Tween 60. Polysorbitan-monostearylat.

S. Polyoxyäthylen-sorbitan-monostearat VII B, 487.

Tween 40.

S. Polyoxyäthylen-sorbitanmonopalmitat VII B, 488.

Tween 65.

S. Polyoxyäthylen-sorbitantristearat VII B, 488.

Tween 85.

S. Polyoxyäthylen-sorbitantrioleat VII B, 488.

Tybamatum

Tybamatum. Tybamate. Tybamat.

$$H_3C-CH_2-CH_2-\underset{\underset{CH_2-O-\underset{\underset{O}{\|}}{C}-\underset{H}{N}-CH_2-CH_2-CH_2-CH_3}{\overset{CH_2-O-\overset{\overset{O}{\|}}{C}-NH_2}{\big|}}}{C}-CH_3$$

$C_{13}H_{26}O_4N_2$ M.G. 274,35

N-Butyl-2-methyl-2-propyl-propan-1,3-diol-dicarbamat.

Anwendung. Als Tranquillizer und Skelettmuskelrelaxans (s. auch **II, 354**).

Handelsformen. Benvil, Depran, Effisax, Nospan, Reposan, Solacen, Solacin, Tibamax, Tybatran.

Tylophora

Tylophora indica (Burm. f.) Merr. (T. asthmatica Wight et Arn., Asclepias asthmatica L., Cynanchum vomitorium L., C. tomentosum Lam., C. ipecacuanha W.). Asclepiadaceae — Asclepiadoideae — Marsdenieae.

Im indomalayischen Gebiet heimisch.

Die ganzjährige Schlingpflanze hat zahlreiche lange, fleischige Wurzeln. Die Blätter sind 5 bis 10 cm lang und 2,5 bis 5,7 cm breit, eiförmig oder länglich elliptisch mit scharfer, oft sehr feiner Spitze. Die Basis ist gewöhnlich herzförmig, der Blattstiel 6 bis 13 mm lang. Die in Trugdolden stehenden Blüten sind für die Art recht groß und schmutziggelb, innen purpurn gefärbt. Zwischen den Blattstielen stehen die Blütenstengel, welche kürzer sind als die Blätter und jeweils am Ende 2 bis 3 Trugdolden tragen. Die einzelnen Blütenstielchen sind faden-förmig und haben an ihrer Basis zahlreiche fadenförmig behaarte Hochblätter. Die lanzett-lichen Kelchblätter sind borstig behaart. Die Blütenblattzipfel sind länglich und spitz. Die Blütenblätter haben aufgeblasene oder kugelige Auswüchse mit einer freien stacheligen Spitze, die ebenso hoch sind wie die Griffelspitze. Die Pollenkörper stehen quer. Die 5 bis

10 cm langen Fruchtbälge haben eine feine Spitze, eine nur schwach zugespitzte Basis und feine Streifung.

Inhaltsstoffe. Im Blatt Kämpferol, Quercetin, α-Amyrin, 0,44% Alkaloide: 0,1% Tylophorin $C_{24}H_{27}NO_4$, Fp. 286 bis 287°, und Tylophorinin $C_{23}H_{25}NO_4$, Fp. 248 bis 249°. Nach RAO [Chem. Abstr. *72*, 125054 (1970); J. Pharm. Sci. *60*, 1725 (1971)] ferner Demethyltylophorin (Alkaloid B), Demethyltylophorinin (Alkaloid C), Fp. 218 bis 220°, Alkaloid D, Fp. 250 bis 252°. Alkaloid E, Fp. 233 bis 235°. Nach PHILLIPSON et al. [Planta med. (Stuttg.) *25*, 301 (1974)] Tylophorinidin, Isotylocrebrin, Septicin, Alkaloid A (Formeln s. u.).

Anwendung. Der Saft der Blätter, in kleinen Dosen gegeben, als Antiasthmaticum. Blätter als Emeticum und Expectorans, bei Dysenterien, als Diaphoreticum. Die Alkaloide D und E zeigen nach RAO (l. c.) Antitumorwrkg. und wirken besonders gegen Leukämie.

Radix Tylophorae. Tylophorae Radix. Tylophora root. Utamool-Sarsaparilla. Tylophorae Radix Ind. P. C. 53.

Die Wurzel besteht aus vielen dünnen Wurzelfasern, die an einem kleinen verholzten Stück, der Achse, d. h. der Mitte zwischen Wurzeln und Stengel, angewachsen sind. Die Anzahl der Faserwurzeln beträgt im allgemeinen 5 bis 20, manchmal auch mehr als 50. Sie sind 5 bis 15 cm lang, sehr dünn und schmutzig weiß gefärbt. Selten sind sie verzweigt.

Die Würzelchen haben einen spröden Bruch. Sie sind innen blaßgelb gefärbt. Sie haben eine Ähnlichkeit mit Baldrian, sind jedoch etwas größer und kräftiger. Der Geruch ist schwach, der Geschmack zuerst süßlich, später scharf.

Mikroskopisches Bild. Der Rand und das Holz der Wurzel sind gewellt, im Holz kann man klar Ringe erkennen, der Kork ist ziemlich gleichmäßig. In der Rinde befinden sich rhombische Calciumoxalatkristalle und Sekretbehälter. Der Kork besteht aus 6 Schichten zusammengepreßter unregelmäßiger Zellen von 30 bis 55 µm Länge und 6 bis 15 µm Breite. Das Korkkambium ist gut erkennbar. Die Rinde besteht aus 25 bis 30 Schichten dünnwandiger Parenchymzellen mit Stärkekörnern und rhombischen Kristallen, von denen sich noch mehrere in der Phloemschicht befinden. Sie sind 10 bis 20 µm groß, während die Stärkekörner einen Durchmesser von 3 bis 5 µm haben. Die Zellen im sek. Siebteil sind entweder zusammengepreßt oder zerdrückt. Im Holzteil befinden sich einzeln oder in Gruppen zahlreiche radiär angeordnete Gefäße, viele Tracheiden, Fasern und Markstrahlen, welche aus getüpfelten Parenchymzellen bestehen. Ferner sind tafelförmige Kristalle vorhanden. Die Gefäße haben Thyllen und meist vielreihige einfache Wandtüpfel. Manchmal haben sie spitz zulaufende Enden. Die Tracheiden sind meistens gerade und haben ein enges Lumen und stark verdickte Wände, manchmal stumpfe Enden. Dagegen sind die Enden der Faserzellen spitz, ihr Lumen ist breiter als das der Tracheiden, die Ränder unregelmäßig und die Tüpfel einreihig.

Inhaltsstoffe. 0,18% bis 0,26% p-Methoxy-salicylaldehyd, äth. Öl, Tylophorin, Tylophirinin und Demethyltylophorinin.

Prüfung. Fremde organische Bestandteile max. 2%, Ind. P. C. 53.

Anwendung. Beliebter Ersatz für Radix Ipecacuanhae. Wie die Blätter als Antirheumaticum, Emeticum, Expectorans und bei Dysenterien.

Dosierung. 0,03 bis 0,12 g; als Emeticum 1 bis 2 g, Ind. P. C. 53.

Tylophora crebriflora.

In Australien heimische Schlingpflanze.

Inhaltsstoffe. Nach RAO et al. [J. Pharm. Sci. *59*, 1501 (1970)] die Alkaloide Tylocrebrin $C_{24}H_{27}NO_4$, Tylophorin, Tyloplorinin sowie die Alkaloide A bis F.

Wirkung. Nach RAO (l. c.) zeigen alle Alkaloide am Tier schwache bis gute Aktivität bei verschiedenen Formen der Leukämie und diversen Tumoren. Tylocrebrin wirkt gegen Leukämie L-1210, p-388, Sarkom 180, aber auch irreversibel toxisch auf das Zentralnervensystem.

Tylophora fasciculata HAM. ex WIGHT.

Heimisch in Indien.

Inhaltsstoffe. Tylophorin.

Giftwirkung. Vergiftungserscheinungen beim Menschen äußern sich in Trockenheit im Schlund, Durst, Erbrechen, Pupillenerweiterung, Schwindel und Bewußtlosigkeit.

Anwendung. Die Blätter zur Förderung der Granulation bei offenen Wunden. Wurzel und Blätter als Emeticum. Der Wurzelpreßsaft, zusammen mit Milch gegeben, als Tonicum. Blätter und Wurzel als Rattenvertilgungsmittel.

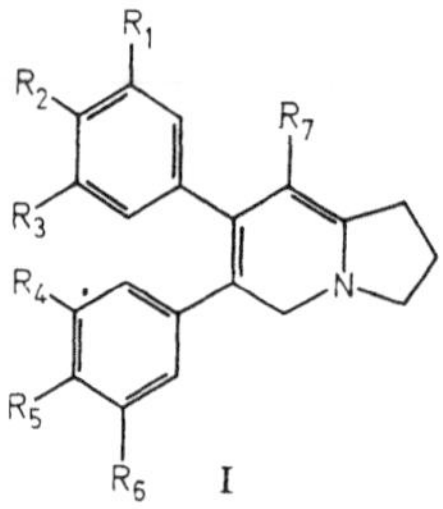

Alkaloid	Formel	R_1	R_2	R_3	R_4	R_5	R_6	R_7
Tylophorin	I	OMe	OMe	H	H	OMe	OMe	H
Tylophorinin	I	H	OMe	H	H	OMe	OMe	OH
Tylophorinidin	I	H	OMe	H	H	OH	OMe	OH
Isotylocrebrin	I	H	OMe	OMe	H	OMe	OMe	H
Tylocrebrin	I	OMe	OMe	H	OMe	OMe	H	H
T.crebriflora-alkaloide								
A	I	H	OMe	OMe	H	OMe	OMe	OH
B	I	H	OMe	OH	H	OMe	OMe	H
C	I	H	OMe	OH	H	OMe	OMe	OH
D	I	OMe	OMe	OMe	H	OMe	OMe	OH
E	I	OMe	OMe	OMe	H	OMe	OMe	H
F(Septicin)	II	H	OMe	OMe	H	OMe	OMe	H

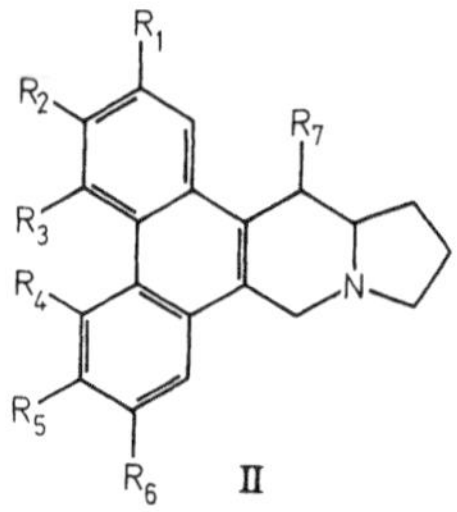

Tylophora tennis BLUME.

Anwendung. In Indien als Gegenmittel bei Arsen- und Schlangenbißvergiftung. Bei Urticaria, Asthma und Pocken.

Tylophora ovata DECNE. (Apocynum juventus LOUR.).

Anwendung. In China als Tonicum, Adstringens, Stypticum und Antiscrophulosum.

Tylose

Tylose. Methylcellulose.

S. Methylcellulose und deren Mischäther VII B, 112 ff.

Tylosinum

Tylosinum. Tylosin.

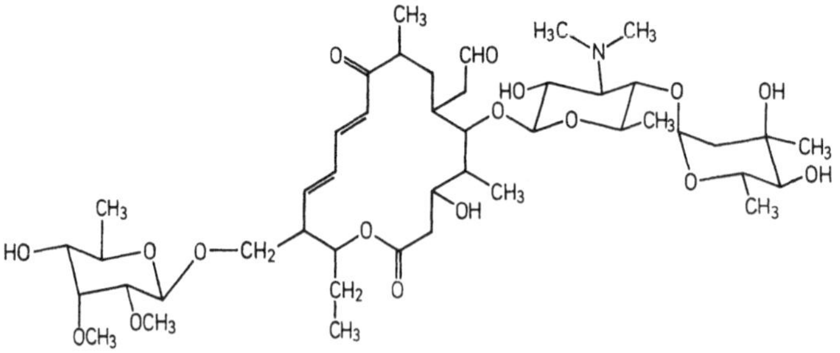

$$C_{45}H_{32}O_{17}N \qquad\qquad M.G.\ 858{,}72$$

Bemerkung. Antibioticum aus Kulturen von Streptomyces fradiae oder gleiche, auf anderem Wege hergestellte Verbindung. Nach neueren Angaben handelt es sich um die 5,9,13-Trimethyl-Verbindung ($C_{46}H_{77}O_{17}N$).

Anwendung. Als Veterinär-Antibioticum.

Handelsformen. Corvel-Tylocine, Tylan, Tylon.

Tynnanthus

Tynnanthus fasciculatus MIERS (Thinanthus fasciculatus MIERS). Bignoniaceae.
Heimisch in Brasilien.

Stipites (Caules) Tynnanthi. Cipo-cravo.
Cipo-Cravo Brasil. 2.

Die Stengel von Tynnanthus fasciculatus MIERS, T. elegans MIERS und anderer Arten.

Makroskopische Beschreibung. Die Droge besteht aus zylindrischen, ungefähr rechteckigen
oder elliptischen, 10 bis 15 cm langen und 0,5 bis 1 cm dicken Stengelstücken oder aus ganzen
oder geteilten 1 bis 2 cm breiten Scheiben. Die bräunlich bis braungelb gefärbte Außenfläche
besitzt zahlreiche Längsrisse, sowie viele warzenartige Erhöhungen. Braungelb gefärbter
Kork kann vorhanden sein. Der Querschnitt des Stengels zeigt eine dünne, dunkelgelbe Rinde,
deutlich vom Holzkörper getrennt, dieser ist hellgelb, besitzt vier oder mehr Einschnitte,
in die kreuzförmig angeordnete Bastfasern eingefügt sind, die mit den Linien des Blattansatzes
alternieren. Wechselweise wird im Innern kein Holz mehr produziert, sondern der Bastanteil
an diesen Stellen vergrößert, um auf diese Weise die Risse des holzigen Teiles genau auszufüllen.
Der Holzkörper weist konzentrische Ringe auf und in diesen wiederum, mit bloßem Auge
deutlich erkennbare, zahlreiche Öffnungen. Im Zentrum des Stengels befindet sich etwa
rechteckiges Mark. Der Geruch ist schwach nelkenähnlich, der Geschmack schwach aromatisch.

Mikroskopische Beschreibung: Der Kork besteht aus Radialfasern und schmalen, tafelförmigen Zellen. Das Rindenparenchym setzt sich zusammen aus polygonalen Zellen und
schließt eine Anzahl einzelner oder in kleinen Gruppen angeordneter, gewöhnlich polygonaler
Steinzellen mit großem Zellumen ein. Im Perizykel erkennt man kleine dickwandige Faser-
gruppen. Im Phloem ist zwischen langen Streifen Mark zu erkennen. Dieses besitzt iso-
diametrische Zellen mit dicken, länglichen Wänden.

Prüfung. Max. Aschegeh. 7% Brasil. 2.

Aufbewahrung. In gut verschlossenen Behältern.

Anwendung. In Brasilien in Form galenischer Zubereitungen. In Guanabara als Aphrodisiacum.

Typha

Typha latifolia L. (Typha major CURT.). Typhaceae. Breitblättriger Rohrkolben. Echter
Rohrkolben. Cattail. Reed-mace. Bullrush. Marsh-beele. Asparagus of the cossacks. Roseau
des étangs. Quenouille. Canne de jonce. Masse d'eau. Sala. Schiancia. Mazza-sorda. Biodo.

Weit verbreitet in der nördlich gemäßigten Zone und in den Tropen, ferner in Australien
und Polynesien; Verlandungspflanze, in Tiefen von 2 m aufwärts, die Typhabestände ver-
mitteln als Röhricht, wie Phragmites und Scirpus lacustris zwischen Wasserpflanzen und
Flachmoor. In Sümpfen, Wiesenmooren, an Ufern von Seen und Flüssen, meist überall.
1 bis 2,5 m hoch. Blätter meist blaugrün, breitlinealisch, 10 bis 20 mm breit, stumpflich,
so lang oder länger als der Blütenstand. Männlicher und weiblicher Blütenkolben je 10 bis
20 cm (selten bis 30 cm) lang, sich berührend, seltener etwas entfernt, meist ziemlich gleich
lang. Weiblicher Kolben schwarzbraun bleibend. Weibliche Blüten ohne Tragblatt. Narbe
schief rhombisch-lanzettlich, schwarzbraun bis kohlschwarz, so lang oder beträchtlich länger
als die Haare.

Inhaltsstoffe. Ein Leucoanthocyan (nicht im Blatt) sowie reichlich Vitamin B_1, B_2 und C.
Im Pollen 19% Rohprotein, 17,8% Kohlenhydrate (Glucose, Fructose, Arabinose, Rhamnose,
Xylose) und 1,1% Lipoide. In den Wurzeln 30% Stärke, 7,8% Rohprotein, 1% Rohzucker,
0,7% Glucose, 0,7% Oxalsäure, ferner nicht hämolysierendes Saponin sowie Gerbstoff. Im
oberirdischen Pflanzenteil 1,5% bis 3,5% Lipoide, 7 bis 12% Rohprotein, 38 bis 48% Kohlen-
hydrate. Im Blatt Quercetin-3-neohesperidosid, Quercetin- und Kämpferol-3-glucosid,
Quercetin- und Kämpferol-3-galaktosid. In den Fruchthaaren 22% Pentosane, 23% lösliche
Kohlenhydrate und 5,75% Roheiweiß. Im Samen fettes Öl, vor allem Linolensäureglyceride.

Wirkung. Die Pflanze ist evtl. **giftig für Weidevieh.**

Anwendung. Die Wurzeln, Radix Typhae, in der Homöopathie. Gegen Gonorrhö, Ruhr und Geschwüre. Die Pollen als Verfälschung für Lycopodium. Die Rohrkolbenwolle als billiger Ersatz für Baumwolle oder Bettfedern. Zum Decken der Dächer, als Brennmaterial und minderwertiger Ersatz für Raffia-Bast, Jute. Die Wurzeln gelegentlich auch als Nahrungsmittel.

Typha latifolia HAB 34.

Frischer Wurzelstock.

Arzneiform. Essenz nach § 2.

Arzneigehalt. 1/2.

Typha angustifolia L. Schmalblättriger Rohrkolben. Schiancia.

In Nordafrika, Europa, Westasien und Nordamerika an Ufern, in Teichen und Sümpfen.

1 bis 3 m hoch. Blätter schmal, 3 bis 10 mm breit, Bauchseite flach oder seicht rinnig, rückenseits unterwärts flacher oder stärker gewölbt bis halbzylindrisch, länger als der Kolben. Weiblicher Kolben 10 bis 35 cm lang, der männliche 10 bis 30 cm lang, beide voneinander (meist 3 bis 5, seltener 1 bis 9 cm) entfernt. Weibliche Blüten mit Tragblättern. Fruchtstiel meist 3 bis 5 mm lang, mit zahlreichen (bis 50) unter der Spitze braunen, deutlich verdickten, von der linealischen Narbe überragten Haaren.

Inhaltsstoffe. Catechingerbstoffe, Flavonolglykoside (Rutin); im Blatt etwa 20% Lignin und 20% Hemicellulosen. Im Samen reichlich fettes Öl mit hohem Anteil an Linolensäureglyceriden.

Anwendung. Liefert Rohrkolbenwolle und Radix Typhae. Wird wie T. latifolia L. verwendet.

In Indien die Pollen zur Bereitung einer Speise; die Fruchthaare bei Wunden und Geschwüren.

Typha angustata BORY et CHAUB.

Südosteuropa, Mazedonien, Kreta, Griechenland, Asien, Nordafrika.

Inhaltsstoffe. In den Samen Arachidonsäure, n-Pentacosan und ein Isorhamnetin-glucosid.

Anwendung. Die Pollen früher als Diureticum und Stypticum; Wurzelstock als Adstringens und Diureticum.

Typha capensis ROHRB.

Anwendung. In Südafrika volksmedizinisch als Mittel gegen Uterusleiden. Auf den Philippinen die Fruchthaare äußerlich als Hämostypticum und Wundheilmittel. Die Wurzel bei Diarrhö. Der Stamm als Adstringens und Hämostypticum.

Typha elephantina ROXB.

Anwendung. In Indien der Wurzelstock als Adstringens, Diureticum, bei Gonorrhö und Dysenterien. Die Fruchthaare äußerlich bei Geschwüren, als Wundheilmittel.

Typha dominguensis PERS.

In Brasilien heimisch.

Anwendung. Zur Gewinnung der Tabua-Fasern, die als Ersatz für Kapokfasern verwendet werden.

Tyramin

Tyramin. β-(4-Hydroxyphenyl)-äthylamin. p-Hydroxyphenyl-äthylamin. Tyrosamin.

$$\text{HO} - \langle \rangle - CH_2 - CH_2 - NH_2$$

$C_8H_{11}ON$ M.G. 137,18

Bemerkung: Vgl. II, 867.

Eigenschaften. Farblose Kristalle von süßlichem Geruch und bitterem Geschmack, wenig lösl. in W., Bzl. und Xylol, leicht lösl. in sied. A., praktisch unlösl. in Toluol. Fp. = 164°. $Kp._{13}$ = 195°.

Anwendung. Die Substanz wurde wegen ihrer blutdrucksteigernden und uteruskontrahierenden Wirkung bei Kreislaufkollaps und als Wehenmittel empfohlen.

Tyramin-hydrochlorid.

$C_8H_{11}ON \cdot HCl$

$C_8H_{12}ONCl$ M.G. 173,65

Eigenschaften. Weißes Pulver, leicht lösl. in W., M., Eisessig und A., lösl. in Chlf., schwer lösl. in Isobutanol und Essigester, sehr schwer lösl. in Ä. und Aceton, praktisch unlösl. in Ligroin. Fp. = 270°. Die wssrg. Lsg. reagiert neutral.

Aufbewahrung. Gut verschlossen, vor Feuchtigkeit geschützt.

Anwendung. S. Tyramin.

Tyrocidin

Tyrocidin.

Gemisch basischer Polypeptide: Tyrocidin A und B. Bestandteil des Tyrothricins. S. Tyrothricin I, 1152 u. VI C, **336.**

Tyromedanum

Tyromedanum. Tyromedan.

$C_{21}H_{24}O_4NJ_3$ M.G. 735,10

[3,5-Dijod-4-(3-jod-4-methoxy-phenoxy)-phenyl]-essigsäure-(2-diäthylamino-äthyl)-ester.

Anwendung. Als Thyreomimeticum (s. dazu II, 68 ff.).

Handelsform. Als Hydrochlorid: Thyromedanhydrochlorid (Smith, Kline & Trench, USA).

Tyrosamin

Tyrosamin.

S. Tyramin, S. 334.

Tyrosin

Tyrosin. α-Amino-β-(4-hydroxyphenyl)-propionsäure. β-(p-Hydroxyphenyl)-alanin.

$C_9H_{11}O_3N$ M.G. 181,19

L(−)-Form: Kommt in pflanzlichen und tierischen Organismen vor.

Bemerkung: Vgl. I, 169, 563, 595; II, 867.

Eigenschaften. Farblose, nadelförmige Kristalle, praktisch unlösl. in Ä., Aceton und absol. A., sehr schwer lösl. in W. und 95%igem A., lösl. in Alkalilaugen und verd. Mineral-säuren. D = 1,456. $[\alpha]_D^{20} = -10,5°$ (c = 4, in N-Salzsäure). Fp.: Zers. bei 290 bis 318°.

D(+)-Form: Fp. 310 bis 314° u. Zers. $[\alpha]_D^{20} = +10,3°$ (c = 4, in N-Salzsäure).

DL-Form: Fp. 316° u. Zers.

Anwendung. Empfohlen zur Leberfunktionsprüfung.

Tyrothricinum

Tyrothricinum Hel. VI. Tyrothricin. Tyrothricine. Tirotricina.

Bemerkung: Vgl. I, 1152 ff.

Zusammensetzung. Mikrobiologisch wirksame Substanzen von Bacillus brevis Migula, emend. Ford (Bacillaceae), hauptsächlich Gramicidin und Tyrocidin, mit einer mikrobiologischen Wirksamkeit von mindestens 90% des Tyrothricin-Standards Helv. VI.

Eigenschaften. Weißes, grauweißes oder bräunlichweißes, geruch- bis fast geruchloses und geschmackloses Pulver, praktisch unlöslich in W., löslich in etwa 5 T. A., etwa 5 T. Essigsäure, etwa 5 T. Methanol und etwa 15 T. Propylen-glycol, praktisch unlöslich in Äther und Chloroform. In einer Aceton-Äther-Mischung löst sich das Gramicidin, während das Tyrocidin ungelöst bleibt. Fp. 215 bis 220° u. Zers.

Erkennung. 1. Eine Spur Substanz wird in eine frisch bereitete Lsg. von 20 mg Nin-hydrin und 1 ml W., dem man 1 Tropfen Pyridin zugesetzt hat, eingetragen und im Wasser-bad erwärmt. Innerhalb 5 Min. färbt sich die Lsg. blauviolett.

Prüfung. 1. Dünnschichtchromatographie: Eine Kieselgel-G-Schicht wird aus 25 T. Kieselgur GR und 5 Vol.-T. W. sowie 45 Vol.-T. Essigsäure (12%) hergestellt und zuerst bei Raumtemperatur, dann im Trockenschrank bei 100° getrocknet. Auf 3 Startpunkte, a, b und c, werden folgende Lsg. aufgetragen:

a: 5 µl einer Lsg. von 10 mg Substanz in 10 ml A. (94%).

b: 5 µl Tyrocidin-Lsg.: 20 mg Tyrocidin werden in einem Gemisch von 5 ml Äther und 5 ml Aceton aufgelöst. Der nach kräftigem Schütteln entstandene Niederschlag wird abfiltriert und in 10 ml A. (94%) gelöst. Das Filtrat dient zur Herstellung der Lsg. c.

c: 5 µl Gramicidin-Lsg.: Das bei b erhaltene Filtrat wird zum Trocknen eingedampft und der Rückstand in 5 ml A. (94%) gelöst.

Die Frontlinie wird 100 mm von der Startlinie entfernt durchgezogen. Als Laufmittel dient eine Mischung von 10 Vol.-T. n-Butanol, 1 Vol.-T. Essigsäure (98%) und 3 Vol.-T. W. Die zuerst 2 bis 3 Min. bei Raumtemperatur, dann 10 Min. im Trockenschrank bei 45° getrockneten Chromatogramme werden in eine Chromatographiekammer neben eine Schale mit folgender Lsg. gestellt: 50 ml einer 1,5%igen Lsg. von Kaliumpermanganat plus eine auf 50° erwärmte Mischung von 12,5 ml Salzsäure (37%) plus 37,5 ml W. Die Chromato-graphiekammer wird sofort verschlossen. Nach 20 Min. wird von den Chromatogrammen das Chlor mit einem kalten Luftstrom vertrieben. Dann wird schwach mit o-Tolidin be-sprüht. Chromatogramm a: Es erscheinen 2 Flecke bei R_f etwa 0,35, entsprechend dem Fleck auf Chromatogramm b (Tyrocidin) und etwa 0,94, entsprechend dem Fleck auf Chromatogramm c (Gramicidin). Die anfangs blauen Flecke verschwinden im Tageslicht allmählich, bleiben aber im UV-Licht von 365 nm noch sichtbar. Weitere den Chromato-grammen b und c nicht entsprechende Flecke dürfen nicht auftreten und auf den Chromato-grammen b und c darf nur je ein Fleck sichtbar sein. 2. Fettsubstanzen: Höchstens 6%, bestimmt mit 0,4 g getrocknete Substanz, die, mit 1 g geglühter Asbestwatte gemischt, im Soxhletapparat mit Petroläther 28 Std. extrahiert wird. Aus dem vorher getrockneten und genau gewogenen Auffangkolben (mindestens 400 ml) wird der Petroläther abdestilliert. Nach dem Erkalten im Exsikkator wird gewogen. 3. Trocknungsverlust: Höchstens 5,0%, bestimmt mit 5 g Substanz, die 3 Std. lang bei 105° getrocknet wird. 4. Verbrennungsrück-stand: Höchstens 3,5%, bestimmt mit 0,5 g, die in einem Porzellantiegel verascht werden. Nach dem Abkühlen wird 1 ml Schwefelsäure (95%) zugesetzt und vorsichtig abgedampft. Der Rückstand wird geglüht, wenn nötig unter Befeuchtung mit Ammoniumnitrat.

Mikrobiologische Wirksamkeit. Die Substanz wird nach Helv. VI. untersucht, wobei kein Trocknen erfolgt und folgende Änderungen vorgenommen werden müssen. Als Impfsuspension dient die 2 Stdn. bebrütete Bakteriensuspension. Die Platten werden 30 Min. erstarren gelassen und unmittelbar nachher für die Versuche verwendet. Die Platten mit den gefüllten Porzellanzylindern werden vor dem Bebrüten 8 Stdn. bei Raumtemperatur gehalten.

Standardstamm-Lsg.: 25 mg Thyrothricin-Standard nach Helv. VI, genau gewogen, werden in Äthanol (63%) zu 50,0 ml gelöst (500 µg pro ml). Diese Lsg. ist bei −15° haltbar. Die Verdünnungen werden mit folgender Propylenglykolmischung bereitet: 1 Vol.T. Propylenglykol plus 1 Vol.-T. W. werden antimikrobiell behandelt (Autoklav 120°). Hierauf werden 87,5 ml dieser Mischung unter kräftigem Schütteln mit 12,5 ml A. (94%) versetzt.

Prüfstamm-Lsg.: Hergestellt wie die Standardstamm-Lsg. (500 µg Prüfsubstanz pro ml). Verdünnungen: Hergestellt wie die Verdünnungen der Standardstamm-Lsg.

Aufbewahrung. In dicht schließenden Gefäßen.

Veränderlichkeit. Lsg. sind bei pH unter 5,5 nicht haltbar.

Unverträglichkeiten. Perubalsam, viele oberflächenaktive Substanzen (Inaktivierung).

Dosierung. Gebrauchsdosen und -konzentration: Buccal: 1 mg, local 0,02 bis 0,1%ige Lsg. bzw. Salben.

Verwendung. In entsprechender Verdünnung zur lokalen Behandlung von Infektionen durch Gram-positive Erreger (s. dazu I, 1157).

Warnung. Bei oraler oder intravenöser Verabreichung besteht Hämolysegefahr.

Handelsformen. Dermothricine, Solutricine, Tyrosolvin, Tyrosolvetten, Humex, Tyri-10, Tyro-Präparate.

Überchlorsäure

Überchlorsäure. Acidum perchloricum. S. Perchlorsäure II, 1188; ferner I, 750, 751.

Ulex

Ulex europaeus L. (U. grandiflorus POURRET, U. compositus MOENCH, U. floridus SALISB., U. vernalis et major THORE ESS., U. strictus MACKAY, U. hibernicus G. DON, U. mitis hort., U. opistholepis WEBB., U. armoricanus MABILLE). Fabaceae — Faboideae — Genisteae. Stechginster. Gaspeldorn. Heckensame. Englischer Ginster. Gorse. Furze. Whin. Thorn. Ajonc. Genêt blanc. Ginestra marina. Ginestrone spinose. Tojo. Toxo. Doorn. Aerttörne.

Wild wohl nur auf der Iberischen Halbinsel, in Frankreich, Belgien und Großbritannien, verwildert auch in Mitteleuropa. Meist sehr gesellig auf magerem Heideboden, gern auf Sand- und Lehmboden, Kalk liebend, oft als Unterholz von Eichen- und Kiefernwäldern.

Sperriger, meist 1 bis 2, selten bis über 5 m hoher, dicht verzweigter Strauch. — Zweige dunkelgrün, gerillt, abstehend behaart, mit zu vielen stechenden, aber ziemlich weichen Dornen umgewandelten Blattbasen und Kurztrieben 2. und 3. Ordnung. — Blüten bis 2 cm lang, duftend, zu 1 bis 3 an seitenständigen, ganz reduzierten Kurztrieben. Blütenstiele 6 bis 9 mm lang, dicht behaart, dicht unterm Kelch mit breiten, rotbraunen Vorblättern. Kelch dicht mit braunen Wollhaaren bekleidet, mindestens halb so lang wie die goldgelben Kronblätter. Fahne und Flügel kahl, Schiffchen behaart. — Hülse zottig, 1,5 bis 2 cm lang, den Kelch nur wenig überragend, mit 2 bis 4 bräunlichen, fast dreikantigen Samen.

Inhaltsstoffe. Etwa 1% Cytisin (Ulexin, Baptitosin, Sophorin) $C_{11}H_{14}N_2O$, Fp. 55°, Anagyrin (Monolupin, Rhombinin) $C_{15}H_{20}N_2O$, ein Alkaloid $C_{15}H_{20}N_2O_5$, Fp. 170°; in den jungen Trieben Methylcytisin (Caulophyllin) $C_{12}H_{16}N_2O$, Fp. 138°; in den Blüten Violaxanthin $C_{40}H_{56}O_4$, Flavoxanthin $C_{40}H_{56}O_3$, Lutein-epoxid (Taraxanthin), α- und β-Karotin, Genistin

(Ulexosid, Genistein-7-glucosid), Quercetin-4'-glucosid, Quercetin-7-glucosid, Quercetin-3,7-diglucosid, Isoliquiritigenin-4'-glucosid, Isoliquiritigenin-4'-diglucosid, Isoliquiritigenin-4,4'-diglucosid und Isoliquiritigenin-4-glucosid-4'-diglucosid.

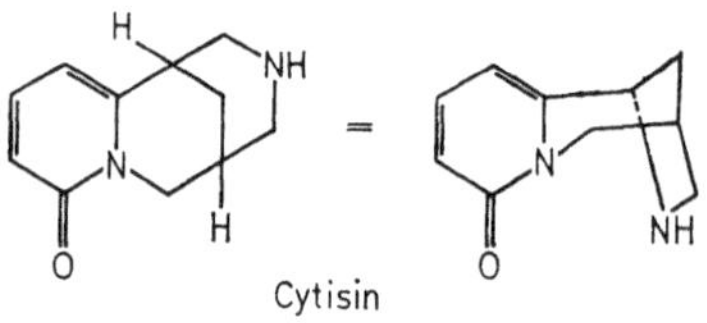

Mc Lean und Thomson [Phytochemistry 2, 179 (1963)] isolierten Soyabohnen-sapogenin C, β-Amyrin, Lupeol, β-Sitosterin, Cetylalkohol und Triacontan.

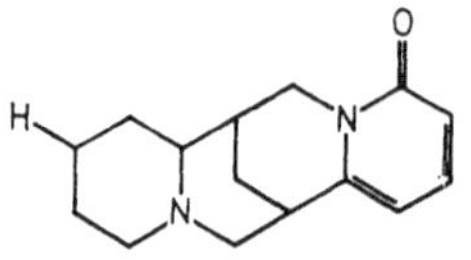

Nach Lalaurie et al. [Trav. Soc. Pharm. Montpellier 26, 197 (1966); Chem. Abstr. 67, 787 (1967)] enthalten die Samenintegumente Anti-H-hämagglutinine, ebenfalls die Dornen.

Anwendung. Als Futterpflanze. Die Stengel als Verfälschung für Radix Ononidis.

Bemerkung. In Samen der verschiedensten Ulexarten sind Phytagglutinine enthalten. Sie werden zum Blutgruppennachweis verwendet.

Statt Anti-A_1-Serum läßt sich ohne weiteres ein Auszug der Samen von Ulex europaeus verwenden. Margery [Chem. Abstr. 58, 1309 (1963)] beschreibt die Herstellung eines relativ stabilen Anti-H-Lectin, das zur Unterscheidung der Blutgruppen A_1 und A_2 herangezogen wird (US Pat. 3, 053, 739).

Ulmus

Ulmus glabra Huds. (U. scaba Mill., U. montana Stokes, U. campestris L.p.p.). Ulmaceae — Ulmoideae. Bergulme. Scotch, Wych, Mountain elm. Orme commun, blanc, des montagnes. Olmo montano.

Heimisch im gemäßigten Europa. In Schlucht- und Hangwäldern in luftfeuchten Lagen, auf nährstoffreichen Steinschutt- oder Lehmböden.

Baum bis 40 m hoch, ohne Wurzelbrut. Stamm schlank mit tief längsrissiger Borke. Junge Zweige dicht borstig behaart, olivgrün oder rotbraun, nur sehr selten mit Korkleisten. Knospen stumpf, borstig behaart. Laubblätter sehr kurz gestielt, breit elliptisch bis verkehrt-eiförmig, 8 bis 16 cm lang, bis 11 cm breit, über der Mitte am breitesten, Rand scharf doppelt gesägt, oft dreispitzig, Oberseite dunkelgrün, wenig glänzend, durch angedrückte Borsten rauh, Unterseite flaumhaarig, auf den Nerven verstärkt, mit Achselbärten, Seitennerven in 13 bis 20 Paaren, am Rand oft gegabelt, längere Blatthälfte den 3 mm langen Stiel meist öhrchenartig bedeckend. Nebenblätter hinfällig, Blüten fast sitzend, zu 20 bis 30 in Dichasien, köpfchenartig gedrängt. Perigon rostfarben bewimpert, Abschnitte meist 5,3 bis 3,5 mm lang. Staubblätter soviele wie Perigonabschnitte und vor diesen stehend. Flügelfrüchte kreisrund, rundlich, elliptisch bis breit verkehrt-eiförmig, am Grund mehr oder weniger keilförmig verschmälert, an der Spitze eingeschnitten, bis 3 cm lang, bis 2 cm breit. Griffelkanal lang. Samen in der Fruchtmitte liegend.

Inhaltsstoffe. Im Holz 7-Hydroxycalamenen, 7-Hydroxycalamenal, 7-Hydroxycadalin, 7-Hydroxycadalinal, Mansonon C, Hydroxynaphthaldehyd.

Ulmus carpinifolia Gled. (U. campestris L.p.p., U. foliaceae Gilib., U. nitens Moench). Feldulme. Gewöhnliche, glatte Ulme. Feldrüster. Rotrüster. Common, Field elm. Cork elm. Orme champêtre, rouge. Olmo commune, gentile.

Heimisch im südlichen und gemäßigten Europa.

Strauch oder Baum, bis 40 m hoch, reichlich Wurzelbrut bildend. Stamm konisch, mit Zweigen besetzt. Rinde anfänglich glatt, bräunlichgrau, später in eine rissige, ziemlich korkreiche Borke übergehend, in recht- bis achteckige Felder zerklüftend. Zweige in der Jugend drüsig, mit wenigen, einfachen, rauhen Haaren besetzt, später kahl, rotgelb bis rotbraun oder olivfarben, an strauchigen Exemplaren oft mit Korkleisten. Winterknospen eiförmig-spitzig, Laubblätter auf 8 bis 15 mm langen Stielen, Spreite elliptisch bis verkehrteiförmig, asymmetrisch, Blattrand bes. in Richtung auf die Spitze hin doppelt gesägt, Blattoberseite anfänglich mit kurzen, zerstreut stehenden Haaren und Drüsen besetzt, später glatt und glänzend, Blattunterseite mit zahlreichen Drüsen und einzelnen Haaren, zwischen dem Hauptnerv und den 8 bis 15 Seitennervenpaaren mit Achselbärten, Seitennerven oft am Rand gegabelt. Perigon weißbewimpert. Flügelfrüchte verkehrteiförmig bis herzförmig, zerstreut drüsig, Griffelkanal so lang oder kürzer als der Same.

Ulmus laevis PALL. (U. effusa WILLD.). Flatterulme. Weiß-, Wasser-, Glatter Rüster. Spreading branched elm. Orme pedonculi.

Heimisch in Mittel-, Südost- und Osteuropa.

Baum, 9 bis 35 m hoch mit meist breiter Krone, oft mit starkem Stammausschlag. Borke braungrau, sich in flachen Schuppen ablösend. Junge Zweige mehr oder weniger weich behaart, mit deutlichen Lentizellen. Knospen bis 1 cm lang, schlank kegelförmig, scharf zugespitzt, Schuppen bis auf den dunkleren, gewimperten Rand kahl. Laubblätter eiförmig bis rundlich, am Grund stark asymmetrisch, 5 bis 15 cm lang, 2,5 bis 9 cm breit. Blätter in der Jugend weichhaarig, später oberseits glatt oder nur spärlich behaart, glänzend, freudig-grün, unterseits heller- bis graugrün, kurz weichhaarig oder fast kahl, nur schwach achselbärtig. Blüten auf bis 18 mm langen Stielen in gedrängten Dichasien, Mittelblüte 1. Ordnung am längsten gestielt. Perigon dorsiventral mit 5 bis 8 Abschnitten. Staubblätter ebensoviele und vor den Perigonabschnitten stehend. Flügelfrüchte 1 bis 1,4 cm lang, rundlich bis breit-eiförmig, am Rand zottig bewimpert, Flügeleinschnitt tief. Samen etwa in der Fruchtmitte liegend.

Inhaltsstoffe. In den Samen ein Öl mit 5,3% Capryl-, 61,3% Caprin-, 5,9% Laurin-, 4,6% Myristin-, 2,9% Palmitinsäure und 2,9% Öl-, 9% Linol-, sowie Spuren Linolensäure. Im Blatt Gerbstoff mit Leucocyanidin, (+)-Catechin und Chlorogensäure. Im Holz von Ulmus glabra 3-Hydroxy-8-isopropyl-5-methyl-2-naphthaldehyd und dessen 7-Methoxy- und 5,6,7,8-Tetrahydroderivat und 7-Hydroxycadalen [LINDGREN et al.: Phytochemistry 7, 1407 (1968)]. Ferner Fructose, Glucose, Saccharose.

Cortex Ulmi (interior, mundatus). Ulmenrinde. Elmen-, Rüsterrinde. Elm bark. Ecorce d'orme.

Die von Kork und Borke befreite, im Frühjahr von etwa drei- bis vierjährigen Ästen und Zweigen geschälte Rinde, nicht die rissige braune Stammrinde. Bandförmige oder flache, bis 12,5 cm lange, bis 5 cm breite, zähe und biegsame, bis 6 mm dicke Stücke, vielfach in längliche Bündel aufgerollt. Außen frisch blaßgelb, getrocknet zimtbraun, auf der helleren Innenfläche durch feine Längsleisten dicht gestreift. Der Bruch etwas kurz, nicht faserig. Ohne Geruch, von bitterem und adstringierendem Geschmack.

Mikroskopisches Bild. Querschnitt der geschälten Rinde von Ulmus effusa, die nur Innenrinde zeigt. Die Rindenstrahlen aus Siebröhren und teils größeren, dickwandigen, tangential gestreckten, in 1 bis 2 Reihen angeordneten, teils kleineren Parenchymzellen, einige als größere, im Querschnitt kreisförmige Schleimblätter ausgebildet, die übrigen mit rotbraunem Farbstoff oder mit Oxalaten in Form von Einzelkristallen. Mit diesen Parenchymgruppen abwechselnd vereinzelte Bastfasern oder zu unregelmäßigen Reihen nebeneinander angeordnete, nicht fest zusammenschließende, hellgelbliche Bastfasergruppen, von Kristallkammerfasern mit sehr großen, häufig abgerundeten Einzelkristallen begleitet. Die Bastfasern sehr lang, dünn, glatt, meist sehr fein zugespitzt oder auch breit abgerundet, am Querschnitt gerundet-polygonal, nahezu vollständig verdickt. Die Siebröhren sind durch ihr weites Lumen erkenntlich und besitzen sehr große, netzförmig durchbrochene Siebtüpfel. Die Markstrahlen meist dreireihig. Im Parenchymgewebe feinkörnige Stärke.

Ungeschälte Stücke zeigen bei noch nicht eingetretener Borkenbildung ein Periderm aus breiten, stark abgeplatteten, mäßig derbwandigen, in den äußeren Lagen mit braunem Inhalt erfüllten Korkzellen, darunter eine Mittelrinde mit großen Einzelkristallen, seltener Drusen in den tangential gestreckten kollenchymatischen Zellen. Steinzellen fehlen. Die primären Bastfaserbündel bleiben isoliert. Bei vorhandener Borkenbildung treten Peridermstreifen auf aus abwechselnden Schichten weiter, dünnwandiger, luftführender und tafelförmiger brauner Korkzellen, darunter ein aus 6 bis 10 Zellreihen gebildetes Phelloderm.

Inhaltsstoffe. Bitterstoff, Harz, Schleim mit Galaktose, Rhamnose, Galakturonsäure und 3-Methyl-galaktose, D-Galaktose-3-methyläther, 3% Gerbstoff aus Leucoanthocyanidinen, (+)-Catechin und in U. carpinifolia Chlorogensäure, Phlobaphene und Phytosterin.

Wirkung. Schwach diuretisch, adstringierend.

Anwendung. Früher als Adstringens und Mucilaginosum. In der Volksheilkunde als Antidiarrhoicum. In der Homöopathie bei chronischen Hautausschlägen und bei Scrofulose.

Ulmus campestris HAB 34.

Arzneiform. Essenz nach § 3.

Arzneigehalt. 1/3.

Ulmus rubra MUEHLENB. (U. fulva MICHX., U. americana MARSH., U. pubescens WALT.).

Fuchsbaum. Rotulme. Rotrüster. Schleimrüster. Slippery elm.

Heimisch im atlantischen Nordamerika.

Bis 20 m hohe Bäume mit abstehenden, eine breite, offene Krone formenden Ästen. Zweige rotbraun oder orangefarben, mehr oder weniger flaumhaarig, Borke tiefrissig, Knospen groß, rostrot flaumhaarig. Blätter verkehrt-eiförmig bis länglich, 10 bis 20 cm lang, Rand doppelt gesägt, Spreite lang zugespitzt, am Grund stark asymmetrisch, Oberseite dunkelgrün, sehr rauh, Unterseite dicht flaumhaarig, im Herbst sich dunkelgrau verfärbend. Blattstiele 4 bis 8 mm lang. Blüten in dichten Büscheln, fast sitzend, Perigonabschnitte 5 bis 9, Staubblätter ebenso viele, Narben rosafarben. Früchte fast kreisförmig bis breit-elliptisch, 1 bis 2 cm lang und breit, bis auf die rostrot-flaumhaarige Mitte kahl, Flügel am apikalen Ende nur leicht eingeschnitten. Samen in der Fruchtmitte inseriert.

Inhaltsstoffe. Im Holz Fettsäureester von Wachsalkoholen, Cholesterin, Campesterol, β-Sitosterin, Citrostadienol, Dolichol und die Sesquiterpene 2 Hydroxy-5-isopropyl-6-methoxy-8-methyl-3-naphthaldehyd, 5-Isopropyl-3,8-dimethyl-2-naphthol (7-Hydroxycadalen) und 2-Hydroxy-5-isopropyl-8-methyl-5,6,7,8-tetrahydro-3-naphthaldehyd (ROWE et al.: Int. Symp. Chem. Nat. Prod., London 1968); ferner Mansonon C.

Anwendung. Das zähe, spaltbare Holz zu Möbeln, Kisten usw.

Cortex Ulmi fulvae. Red elm bark. Slippery, Indian, Sweet elm bark.

Slippery elm bark BPC 49.

Die getrocknete Innenrinde liefert oft 60 bis 90 cm lange, bis 10 cm breite, 3 mm dicke, außen hellbraune oder weißlichbraune Platten von lederartiger Konsistenz, meist in Bündeln verpackt, die Innenseite gelblichbraun, beiderseits fein längsstreifig. Zuweilen haften der Droge noch Stücke der Außenrinde an. Der Bruch ist langfaserig, der Querschnitt fein gefeldert. Frisch zeigt sich ein Geruch nach Foenum graecum. Der Geschmack ist fade, schleimig, der Geh. an Schleim ist größer als bei Ulmus effusa.

Mikroskopisches Bild. Die Bastfasern stehen in lockeren Tangentialreihen, in den dazwischen gelegenen Weichbastschichten bis 0,3 mm große Schleimzellen. Letztere sind so zahlreich, daß sie oft sowohl in horizontaler wie in vertikaler Richtung bis zur Berührung genähert sind.

Inhaltsstoffe. Schleim mit 60% Pentosan, Methylpentosan und Hexosan, der nach Hydrolyse Galaktose und Spuren von Glucose und Fructose, zwei Polyuronide, Galakturonsäure, L-Rhamnose und D-Galaktose liefern. BEVERIDGE et al. [Carbohyd. Res. *19*, 107 (1971)] erhielten nach Partialhydrolyse des Schleims 3 Oligosaccharide. Wenig Gerbstoff.

Prüfung. Wird 1 g der feingepulverten Rinde mit 40 ml W. 1 Std. mazeriert, so entsteht ein dicker hellbrauner Schleim. — Die Rinde darf max. 2% anhängende äußere Rinde enthalten. — In Säuren unlösl. Asche max. 1%. NF VI.

Wirkung. Die Rinde verhütet das Ranzigwerden von Fetten.

Anwendung. Als Emolliens bei Husten, bei Diarrhö, Entzündungen. Der Schleim kommt als getrocknete, hornartige Masse in den Handel.

Dosierung. 4 bis 16 ml eines Dekokts 1:8.

Ulmus japonica SARG. [U. campestris L. var. japonica (SARG.) REHD.]. Japanische Ulme.

Heimisch im nordöstlichen China, Japan, auf Sachalin.

Bis 30 m hohe Bäume mit blaß gelblich-braunen, höckerigen, in der Jugend dicht flaumhaarigen, manchmal korkig geflügelten Zweigen. Blätter verkehrt-eiförmig oder elliptisch, 8 bis 12 cm lang, Rand doppelt gesägt, Spreite lang zugespitzt, Nervenpaare 12 bis 16, Oberseite flaumhaarig rauh, Unterseite flaumhaarig mit kleinen Achselbärten. Blattstiel 4 bis 5 mm lang, dicht flaumig. Blüten fast sitzend. Staubblätter 4. Früchte verkehrt-eiförmig bis elliptisch, gleichmäßig zum Grund hin verschmälert. Samen direkt unter dem apikalen Flügeleinschnitt sitzend.

Anwendung. Die Rinde als Diureticum und Laxans.

Ultramaringelb

Ultramaringelb. Bariumchromat. S. Barium chromicum III, 363.

Umbelliferon

Umbelliferon. 7-Hydroxy-cumarin. 7-Hydroxy-2-oxo-(1,2-chromen).

$C_9H_6O_3$ M.G. 162,15

Vorkommen. In der Rinde von Daphne Mezereum L.

Eigenschaften. Farblose Nadeln, die beim Erhitzen cumarinartig riechen, sehr schwer lösl. in kaltem W., wenig lösl. in sd. W., leicht lösl. in A., Chlf., Eisessig und Alkalilaugen. Sublimierbar. Die Lsg. in Alkalilaugen und Alkalicarbonat-Lsg. fluoreszieren blau. Fp. = 228 bis 230°.

Anwendung. Als Sonnenschutzmittel und als Fluoreszenzindikator.

Bemerkung. Vgl. I, 318; II, 867 und III, 91.

Umbelliferonessigsäure

β-Umbelliferon-essigsäure-(4).   Acidum β-umbelliferonaceticum.   7-Hydroxy-2-oxo-(1,2-chromen)-essigsäure-(4). (7-Hydroxycumarinyl)-4-essigsäure.

$C_{11}H_8O_5 \cdot H_2O$ M.G. 238,19
                                                     wasserfrei 220,17

Eigenschaften. Weißes, kristallines Pulver, praktisch unlösl. in kaltem W., Ä., Bzl. und Chlf., lösl. in A., leicht lösl. in heißem W. Die Lsg. in Alkalilaugen und Alkalicarbonat-Lsg. fluoreszieren blau. Die Substanz wird bei 110° wasserfrei. Fp. der wasserfreien Substanz: 209 bis 210° u. Zers. (Decarboxylierung).

Anwendung. Als Sonnenschutzmittel und als Indikator.

Bemerkung. Vgl. I, 318.

Umbilicus

Umbilicus rupestris (Salisb.) Dandy [U. pendulinus Dc., Cotyledon rupestris Salisb., C. tuberosa (L.) Hal., C. umbilicus var. tuberosus L.] Crassulaceae — Cotyledonoideae. Venusnabel. (Gemeines) Nabelkraut. Hipwort. Kidneywort. Navelwort. Pennywort. Cotylet (Ombilique). Ombilic. Nombril de Venus. Orecchio d'abaee. Erba bellica. Cappelloni. Coperchiole. Scodelline. Ombligo de Venus. Sombrerillo. Oreja de monje. Concelo. Vasillo. Conchelos. Sombreirinho dos telhados. Umbigo de Venus.

Heimisch in England, Südeuropa (Mittelmeergebiet) und Afrika. An steinigen Orten und auf alten Mauern.

Die Basalblätter stehen ziemlich gehäuft, sie sind 3 bis 4 cm lang, langgestielt, schildförmig, oft etwas gelappt, kerbig-gezähnt, blaugrün. Die oberen Blätter sind kleiner, fast
ungestielt, keilnierenförmig, auch oft etwas gelappt. Alle Blätter sind dick und fleischig-
saftig. Der Stengel ist rot, einfach. Blüten nickend, grünlich, in verlängerten Trauben.

Inhaltsstoffe. Nach älteren Angaben äth. Öl, Trimethylamin, Gerbstoff, Farbstoff, Schleim
u. a., in den Knollen über 4% Maltose.

Anwendung. Das Kraut, Herba Cotyledonis (umbilicis), Herba Umbilicis veneris, Herba
Conchelos bzw. die Blätter, Folia Cotyledonis, Folia Umbilicis veneris, wurden als mildes
Diureticum und kühlendes Mittel verwendet, sind aber heute praktisch ohne Bedeutung. In
der Homöopathie.

Cotyledon Umbilicus HAB 34. Nabelkraut.

Frische Blätter.

Arzneiform. Essenz nach § 2.

Arzneigehalt. 1/2.

Cotyledon umbilicus HPUS 54. Pennywort HPUS 54.

Die frischen Blätter.

Arzneiform. Urtinktur: Arzneigehalt 1/10. Cotyledon, feuchte Masse mit 100 g Trockensubstanz und 600 ml Wasser = 700 g, Alkohol USP (94,9 Vol.-%) 432 ml zur Bereitung von
1000 ml der Tinktur. — Dilutionen: D 2 (2×) enthält 1 Teil Tinktur, 6 Teile dest. Wasser
und 3 Teile Alkohol; D 3 (3×) und höher mit Alkohol HPUS (88 Vol.-%). — Medikationen:
D 3 (3×) und höher.

Uncaria

Uncaria gambier (HUNT.) ROXB. [Ourouparia gambir (HUNT.) BAILL., Nauclea gambir HUNT.]. Rubiaceae — Cinchonoideae — Naucleeae.

Heimisch in Hinterindien, besonders an der Straße von Malakka, kultiviert auf Ceylon,
Sumatra, Java und Borneo. Wächst nur in tiefen Regionen mit hohen Niederschlagsmengen.

Kletterstrauch. Die jungen, hell- bis rötlichbraunen Äste und Zweige sind etwas eckig,
glatt oder fein längsgestreift und haben einen Durchmesser von 0,1 bis 0,4 cm. Die Knoten,
im Abstand von 3,5 bis 6,5 cm sind wenig vergrößert. — Die Blattstellung ist gegenständig
dekussiert. Die ausgewachsenen Blätter sind lanzettlich bis oval, 6 bis 11 cm lang und 4,5 bis
6 cm breit, mehr oder weniger dick und lederig; ganzrandig, in eine stumpfe Spitze auslaufend,
asymmetrisch; Mittelrippe und Seitennerven auf der Unterseite deutlich. Die 4 bis 6 Seitennerven jeder Seite bilden einen Winkel von ca. 50° mit der Mittelrippe und verästeln sich ca. 1
bis 2 mm vom Rand. Nur auf der Unterseite in dem Winkel zwischen Mittel- und Seitennerven kleine Ansammlungen langer, bräunlicher Haare; andere, kleinere Haare verstreut
auf der Mittelrippe auf beiden Seiten und den Seitennerven der Unterseite. Blattstiel 0,6 bis
2 cm lang oft längsgefurcht. Nach Abfallen der Blüte in der Blattachsel ein holziger, 1 bis 2 cm
langer „Haken", der aus den Resten des blattachselständigen Blütenzweiges gebildet wird
und dem Klettern dient. Die paarigen Nebenblätter zwischen den Blattstielen findet man
gewöhnlich nur mehr an den Spitzenknospen und den Knoten des oberen Teils der jungen
Zweige, da sie früh abfallen und zwei gerade Narben an jedem Knoten hinterlassen. Sie sind
oval, ca. 6 bis 10 mm lang und 4 bis 6 mm breit; die ca. 15 bis 20 Gefäßbahnen laufen fast
parallel. Der grüne, fünfzipfelige Kelch ist ca. 0,7 cm lang und ca. 0,3 cm breit; die zusammen-
hängenden Kelchblätter bilden am Grunde eine kahle Röhre mit dem unterständigen Fruchtknoten. Die Spitzen dreieckig gelappt, etwas verdickt, seidig glänzend behaart. Die Blüten
hellpurpurn. Eine ausführliche makro- und mikroskopische Beschreibung geben LEONG und
JACKSON [J. Pharm. Pharmacol. *16*, 91—108 (1964)].

Gambir. Extractum Uncaria. Gambir-Catechu. Gutta Gambir. Terra Japonica. Catechu
pallidum. Catechu Gambir. Catechu. Pale Catechu. Cachou clair. Cachou-Gambir. Cato-
Gambir. Catecu-Gambir.
Gambir Egypt. P. 53, Jap. 62, NF VIII. Catechu BPC 68, BP 32.

Die Droge wird aus den 3- bis 4mal im Jahr gesammelten Blättern und jungen Trieben
durch Auskochen in Kesseln oder eisernen Pfannen bzw. durch Extraktion mit Dampf gewonnen. Auf diese Pfannen ist ein Rindenzylinder mit Lehm aufgekittet, welcher auch

äußerlich mit Lehm bestrichen ist. Siedet das Wasser, so wird der Zylinder mit Blättern gefüllt, die eine Stunde gekocht werden, worauf ein Auspressen der Blätter im Zylinder erfolgt. Das Dekokt wird so weit eingedampft, daß es nach dem Ausgießen in flache Holzkästen und nach dem Erkalten harte, dichte, brüchige, bräunliche, innen hellere, zerreibliche Massen oder durch und durch dunkelbraune, matte oder wenig glänzende, großmuschelig und harzglänzend brechende Blöcke bildet, die in 3 cm messende Würfel geschnitten werden. Diese sind leicht zerreiblich, matt, rotbraun, von körniger Oberfläche. Der Geschmack ist zusammenziehend, bitter, zuletzt süßlich. Je nachlässiger das Eindampfen und Trocknen betrieben wird, um so dunkler wird das Extrakt.

Von Gambir-Catechu wird im malayischen Handel unterschieden: 1. Gambir bulat (balat) (runder Gambir, Round Gambir), meistens zum Kauen benutzt, kreisrunde Biskuits. 2. Gambir papan (Tafel-Gambir) hellbraun, bröckelig, in dünnen Täfelchen im Handel, ebenfalls zum Kauen benutzt. 3. Gambir paku (Nagel-[Finger-]Gambir), etwa 10 Zoll lange, tiefschwarze Stücke. 4. Gambir dudoor (Würfel-Gambir), aus 3 cm hohen Würfeln, außen rotbraun, innen heller. 5. Block-Gambir. In Blöcke gepreßt und in Matten eingenäht. Dieses sind die gebräuchlichsten Sorten. Andere Formen werden hauptsächlich von Malayen gemacht zum Gebrauch an Stelle von Betelnüssen. Das Catechu aus Niederländisch-Indien und ein chinesisches Catechu = das gelbe Catechu des Handels, die sogenannte Terra Japonica, sind Gambir-Catechu-Sorten.

Inhaltsstoffe. Bis zu 75% aus Catechin bestehend, 7 bis 33% (+)-Catechin [= (+)-Gambircatechin], 0,02 (±)-Catechin [= (±)-Gambircatechin], wenig (+)-Epicatechin (= Catechin c), 22 bis 50% Catechutanninsäure. Weiterhin Catechurot, Gambirfluorescein, etwas Schleim, Fett, Wachs, Quercetin, Rutin, Mineralstoffe, 10% Wasser. MERLINI et al. [Tetrahedron *23*, 3129 (1967), Tetrahedron L. *1967*, S. 1571] fanden die Indolalkaloide Gambirtannin $C_{21}H_{18}$ $\cdot N_2O_2$, Fp. 150 bis 153° (Zers.), Oxogambirtannin $C_{21}H_{16}N_2O_3$, Fp. 205°, Dihydrogambirtannin $C_{21}H_{20}N_2O_2$, Fp. 163°, 3,14-Dihydrogambirtannin; in den Blättern und Stengeln, aus denen die Droge hergestellt wird, Gambirin $C_{22}H_{28}N_2O_4$, Fp. 163 bis 165° (Zers.), Ourouparin $C_{21}H_{16}$ $\cdot N_2O_2$, Fp. 267° (als Pikrat), Dihydrocorynanthein $C_{22}H_{28}NO_3$, Fp. 177 bis 178°, sowie 11-Methoxyyohimbin $C_{22}H_{28}N_2O_4$, Fp. 148 bis 149°.

Gambirtannin

Oxogambirtannin

Dihydrogambirtannin

Gambirin

Ourouparin

Dihydrocorynanthein

11-Methoxyyohimbin

CHAN [Tetrahedron L. *1968*, S. 3403] isolierte Gambirdin, Fp. 199 bis 201°, und Isogambirdin sowie Mitraphyllin (sämtliche stereoisomer, Formel $C_{21}H_{24}N_2O_4$). Damit stereoisomer sind auch die aus anderen Uncariaarten isolierten Alkaloide Pteropodin und Uncarin D.

Mitraphyllin

Prüfung. Identität. 0,3 g Droge werden mit 2 ml 95%igem A. erhitzt, abgekühlt und filtriert. Zum Filtrat werden 2 ml NaOH-Lsg. gegeben, geschüttelt und mit 2 ml P.Ae. (Kp. 40 bis 60°) versetzt. Es wird wiederum geschüttelt und stehen gelassen, worauf sich eine brilliant-grün fluorescierende Schicht abtrennt (Unterschied zu Catechu, das den fluorescierenden Körper nicht enthält), BPC 68. — Zu 5 ml einer Lsg. von Gambir in 70%igem A. gibt man 2 bis 3 Tr. Ferrichlorid-Lsg. Es entwickelt sich eine gelbgrüne Farbe (Reaktion auf Gambirtannin) (bei Catechu geht die grüne Farbe sofort in Braun über), Jap. 62. — Wird 1 g Gambirpulver in 50 ml W. 1 Std. extrahiert, so gibt der filtrierte Auszug mit verd. Ferrichlorid-Lsg. eine intensiv grüne Fbg., mit Kupfersulfat-Lsg. keine Fällung, NF VIII.

Reinheit. Max. Aschegehalt 6% Jap. 62; 8% BP 32, BPC 68. — Max. Gehalt an säureunlöslicher Asche 0,5% NF VIII. — Max. Wassergehalt 10% BP 32; 13% BPC 68. — Max. Gehalt an wasserunlöslichen Substanzen 15% Jap. 62; 25% BP 32; 28% BPC 68; 30% NF VIII. — Max. Gehalt an alkoholunlöslicher Substanz: In 90%igem A. 30% BP 32; in 95%igem A. 34% BPC 68, Jap. 62; 40% NF VIII. — Nach BPC 68 darf der A. unlösl. Rückstand nicht mehr als gelegentlich ein einzelnes Stärkekorn enthalten.

Bestimmung des Gehalts an alkoholunlöslicher Substanz nach BPC 68: 5 g genau gewogene und grob gepulverte Droge werden mit 95%igem A. 6 Std. geschüttelt und anschließend 18 Std. stehen gelassen. Nach dem Filtrieren wird der Rückstand mit 95%igem A. gewaschen und bei 100° getrocknet. — Bestimmung des Gehaltes an wasserlöslicher Substanz nach BPC 68: Wie die Bestimmung der alkoholunlöslichen Substanz, statt des A. ist W. zu verwenden. — Nach BPC 68 unverträglich mit Eisensalzen und Gelatine, nach Extra P. 67 auch mit Alkaloiden.

Anwendung. Zusammen mit anderen Adstringentien zur symptomatischen Behandlung von Diarrhöen. Nach Extra P. 67 gewöhnlich in Kombination mit Kalk. In Ost- und Südasien wird die Droge in großen Mengen als Zusatz zum Betelkauen verwendet, indem man ein Blatt des Betelpfeffers um etwas Kalk, ein Stück Arekanuß und etwas Gambir wickelt und das Ganze zusammen kaut. Technisch zum Färben und Gerben. In der Gerberei wird ein Gambir mit einem hohen Gehalt an Catechingerbstoffen, in der Färberei ein catechinreiches Produkt bevorzugt.

Dosierung. 0,3 bis 1 g Extra P. 67. Täglich 0,5 bis 2 g Jap. 62. Gambirliefernde Pflanzen sind ferner: Uncaria dasyoneura KORTH. var. thwaitesii HOOK. f., heimisch auf Ceylon; Uncaria bernaysia F. MUELL., heimisch auf Neu-Guinea, enthält Pteropodin (Uncarin C) und Uncarin D, stereoisomer mit Mitraphyllin; die N-Oxyde von Isopterodin, Speciophytin, Uncarin F, Tetrahydroalstonin und Akummidin; Uncaria lanosa WALL., heimisch in Ostindien; Uncaria acida ROXB., Molukken, Java und Malakka.

Bemerkung. Schwarzer Catechu ist ein getrockneter wss. Extrakt aus dem Hartholz von Acacia catechu WILLD. und anderen Acacia-Arten.

Uncaria sessilifructus.

Heimisch in China.

Anwendung. Die Zweige in der chinesischen Medizin als Beruhigungsmittel in der Kindertherapie.

Uncaria africana G. DON. (Nauclea africana WALP).

In Zentralafrika in Dickichten des Hügelwaldes heimischer, verholzter Schlinger mit gepaarten Dornen.

Inhaltsstoffe: Die Alkaloide Ourouparin, Rhynchophyllin.

Anwendung. Ein Wurzelabsud und Blättersaft gegen verhärtete Abszesse.

Uncaria rhynchophylla MIQ. [Nauclea rhynchophylla MIQ., Ourouparia rhynchophylla (MIQ.) MATSUM.].

Heimisch in Japan.

Inhaltsstoffe. In den Stengeln Rhynchophyllin, Fp. 215 bis 216°, und Isorhynchophyllin $C_{22}H_{28}N_2O_4$.

Anwendung. In Japan bei Kinderkrankheiten.

Uncaria sclerophylla ROXB.

Anwendung. In Hinterindien und Malaysia die Blätter äußerlich bei Geschwüren in Form einer Paste.

Undecylensäure

Undecylensäure. S. Acidum undecylenicum II, 1058.

Ungnadia

Ungnadia speciosa ENDL. Sapindaceae — Dodonaeoideae — Harpullieae.

Im südlichen Nordamerika (Texas, Mexiko) weit verbreitet.

Strauch oder bis 10 m hoher, sommergrüner Baum mit anfangs hellorangebraunen und weich behaarten, später rotbraunen und kahlen Zweigen. — Laubblätter fünf- bis neunfiederig und bis 35 cm lang; Fiedern derb, oberseits tief grün, glänzend, unterseits heller, zerstreut behaart, bis 15 cm lang und 6 cm breit. — Blüten in zymösen Blütenständen, mehr oder weniger gebüschelt, vor den Laubblättern an vorjährigen Trieben erscheinend, rosa, etwas unsymmetrisch. Kelchblätter 5, eiförmig-lanzettlich. Kronblätter 4 bis 5, auf einem mit den Kelchblättern gleich langen, behaarten, rinnigen Nagel und mit am Grunde fädlich zerteilter Schuppe. Diskus einseitig, scheibenförmig, Staubblätter in der Regel 8. — Kapsel derbledrig, gestielt, niedergedrückt, birnen- bis fast kuchenförmig, dreilappig, tief braunrot. — Samen fast braunschwarz, mit breitem, hellem Nabelfleck.

Inhaltsstoffe. 50% fettes Öl im Samen sowie ein Blausäureglykosid.

Anwendung. Die Samen als Emeticum. Früchte eßbar.

Uniongrün

Uniongrün B. S. Diazingrün S. I, 226.

Unterphosphorige Säure

Unterphosphorige Säure. S. Acidum hypophosphorosum, II, 1000.

Uracil

Uracil.

$C_4H_4N_2O_2$

M.G. 112,09

2,4-Dihydroxy-pyrimidin; 2,4-Dioxo-tetrahydropyrimidin.

Eigenschaften. Weiße, geruchlose Nadeln, lösl. in heißem W., wss. Ammoniak-Lsg. und Alkalilaugen, schwer lösl. in kaltem W., praktisch unlösl. in A. und Ä. Die Substanz zersetzt sich bei etwa 335° unter Gasentwicklung, oberhalb 280° tritt Braunfbg. ein.

Anwendung. Zu biochemischen Untersuchungen.

Uracil-carbonsäure

Uracil-4-carbonsäure, Molkensäure. S. Orotsäure VI A, 337.

Uracil Mustard

Uracil Mustard. Uracil Lost. S. Chloraethaminacil (INN), II, 747, Strukturformel s. II, 740.

Uramil

Uramil. Dialuramid.

$$C_4H_5N_3O_3 \qquad\qquad\qquad\qquad M.G.\ 143,11$$

5-Amino-barbitursäure.

Eigenschaften. Farblose, sich an der Luft rot färbende Kristalle, lösl. in wss. Ammoniak-Lsg., wenig lösl. in siedendem W., praktisch unlösl. in kaltem W., Ä. und Chlf. Fp. = > 400°.

Aufbewahrung. Vor Licht geschützt, in gut verschlossenen Gefäßen.

Uramil-diessigsäure

Uramil-N,N-diessigsäure. Uramil-7,7-diessigsäure.

$$C_8H_9O_7N_3 \cdot H_2O \qquad\qquad\qquad\qquad M.G.\ 277,19$$

Eigenschaften. Farblose Nadeln. Die Substanz bildet mit Natrium- und Lithiumionen in wss. Lsf. stabile Komplexe. Kaliumionen werden nicht komplex gebunden.

Anwendung. In der Komplexometrie.

Bemerkung. Vgl. I, 325.

Uraniagrün

Uraniagrün. Schweinfurter Grün. S. Cuprumacetico-arsenicosum III, 229.

Uranin

Uranin. Fluorescein-Natrium. S. Fluoresceinum Natrium II, 1006.

Uraningelb

Uraningelb. Fluorescein-Natrium. S. Fluoresceinum Natrium II, 1006.

Uranium

Uranium metallicum. Uran.

U $\qquad$ A.G. 238,07

Bemerkung. Vgl. I, 491, 492, 497.

Vorkommen. Die ertragreichsten Uranmineralien sind U_3O_8 (Uranpecherz, Uranpechblende) und $KUO_2(VO_4) \cdot 1^1/_2H_2O$ (Uranvandanat, Casnotit). Gefunden werden sie im Kongo, in Kanada, in der Tschechoslowakei und in Colorado. Golderz, Ölschiefer und Phosphatlager enthalten geringe Mengen Uran (bis 1%).

Eigenschaften. Silberweiß glänzendes, duktiles, radioaktives, schwach paramagnetisches Metall, das an der Luft allmählich anläuft, oder schwarzes Pulver. Leicht löslich in verd. Säuren, (Bildung von Uran(IV)-salzen), beständig gegen Alkalilaugen. Salpetersäure greift das feste Metall sehr langsam an, reagiert aber mit dem Pulver sehr heftig unter Entwicklung von Stickoxyden. In fein verteiltem Zustand findet eine Reaktion mit W. schon bei gewöhnlicher Temperatur statt. Beim Erhitzen wird es bei etwa 660° spröde, bei etwa 760° plastisch; bei weiterem Erhitzen an der Luft tritt unter Funkensprühen Verbrennung zu Uran(IV,VI)-oxyd) ein. Vereinigt sich sehr leicht mit Halogenen (in Fluor sofortige Entflammung), $>$ 250° mit Schwefel, $>$ 450° mit Stickstoff, bei etwa 1000° mit Phosphor, Arsen und Kohlenstoff, bei etwa 3500° mit Bor. Bei 500° lebhafte Verbrennung mit Schwefeldampf. Verbindet sich mit vielen Metallen. Mit Wasserstoff entsteht bei mäßigem Erwärmen ein Hydrid, das bei stärkerem Erhitzen wieder zerfällt. Trockener Chlorwasserstoff greift Uran bei dunkler Rotglut an. D = 19,05. Fp. = 1130°. Kp. = etwa 3500°.

Anwendung. Zur Gewinnung von Plutonium und Radium, in Atomkraftwerken, als Katalysator bei der Ammoniaksynthese.

Uran(III)-chlorid. Uranium trichloratum. Urantrichlorid.

UCl_3 $\qquad$ M.G. 344,44

Eigenschaften. Dunkelrote, hygroskopische, nadelförmige Kristalle, lösl. in W., praktisch unlösl. in A., Chlf., Aceton, Pyridin und Tetrachlorkohlenstoff. Die purpurfarbene wss. Lsg. zersetzt sich unter Grünfbg. D = 5,44. Fp. = 842°. MAK = 0,07 mg/m³ Luft.

Aufbewahrung. Gut verschlossen, vor Feuchtigkeit geschützt.

Uran(IV)-chlorid. Uranium tetrachloratum. Urantetrachlorid.

UCl_4 $\qquad$ M.G. 379,90

Eigenschaften. Dunkelgrüne, metallisch glänzende, oktaedrische, hygroskopische Kristalle, lösl. in W. unter Hydrolyse, praktisch unlösl. in Ä., Bzl. und Chlf. D = 4,85. Fp. = 589°. Kp. = 792° (Sublimation unter Bildung eines roten Dampfes). MAK = 0,08 mg/m³ Luft.

Aufbewahrung. Gut verschlossen, vor Feuchtigkeit geschützt.

Uran(V)-chlorid. Uranium pentachloratum. Uranpentachlorid.

UCl_5 M.G. 415,36

Eigenschaften. Lange, grün reflektierende, in der Durchsicht rote, chemisch instabile Nadeln, lösl. in W. unter Zersetzung, abs. A., Aceton, Trichloressigsäure und Essigester, praktisch unlösl. in Ä. und Bzl. Bereits bei Zimmertemp. wird Chlor abgespalten, wobei das Petrachlorid entsteht. Die Substanz zersetzt sich bei etwa 120°. MAK = 0,09 mg/m³ Luft.

Aufbewahrung. Gut verschlossen.

Uran(IV)-oxyd. Uriandioxyd.

UO_2 M.G. 270,07

Eigenschaften. Schwarzbraunes, kristallines Pulver, lösl. in konzentrierten Säuren, praktisch unlösl. in W. und verd. Säuren. D = 10,75. Fp. = 2500 bis 2600°. MAK = 0,028m 0,028 mg/m³ Luft.

Uran(IV, VI)-oxyd. Triuranoktoxyd.

$UO_2 \cdot 2\,UO_3$ M.G. 842,41

Bemerkung. Die Substanz wird auch als Uran(V, VI)-oxyd bezeichnet.

Vorkommen. In der Natur als Pechblende.

Eigenschaften. Grauschwarze, rhomboedrische Kristalle, lösl. in Salzsäure, praktisch unlösl. in W. Die Substanz ist mindestens bis zu Temperaturen von 1450° beständig. MAK = 0,029 mg/m³ Luft.

Uran(VI)-oxyd.

UO_3 M.G. 286,07

Eigenschaften. Gelbrote, rhomboedrische, hygroskopische Kristalle, lösl. in Mineralsäuren, Alkalilaugen und Alkalicarbonat-Lsg., praktisch unlösl. in W. D = 7,29. MAK = 0,030 mg/m³ Luft.

Aufbewahrung. Gut verschlossen, vor Feuchtigkeit geschützt.

Uranylacetat. Uranium aceticum. Uranacetat.

$$UO_2(CH_3{-}COO)_2 \cdot 2\,H_2O$$

$CyHO_6U \cdot 2\,H_2O$ M.G. wasserhaltig: 429,19
                                             M.G. wasserfrei: 388,16

Bemerkung. Uranylacetat-Lsg., vgl. I, 768.

Eigenschaften. Gelbe, rhomboedrische Prismen, lösl. in W. bei Zusatz von wenig Essigsäure (Hydrolysehemmung), wenig lösl. in A., praktisch unlösl. in Ä. und Essigester. D^{15} = 2,89. Fp. des wasserfreien Substanz = 110°, bei 275° Zersetzung. MAK = 0,081 mg/m³ Luft.

Anwendung. Als Reagens auf Alkaloide, zur Bestimmung von Phosphorsäure, zum mikrochem. Nachweis von Natrium, zur Fällung von Serumeiweiß, als Kontrastmittel in der Elektronenmikroskopie. In der Technik zur Herstellung von Trockenkopiertinte. In der Medizin früher versuchsweiser Einsatz bei Diabetes.

Aufbewahrung. Gut verschlossen, vor Licht geschützt.

Uranylnitrat. Uranium nitricum. Urannitrat. Uran(IV)-dioxynitrat.

$UO_2(NO_3)_2 \cdot 6\,H_2O$ M.G. 502,18

Bemerkung. Die Substanz kristallisiert auch mit 23 und 24 Mol Kristallwasser.

Eigenschaften. Grünlichgelbe, fluoreszierende, rhombische Prismen, leicht lösl. in W. (1 + 1,5), A., Eisessig und Ä. D = 2,8. Fp. = etwa 60° u. Zers. MAK = 0,11 mg/m³ Luft.

Anwendung. Als Reagenz auf Phosphorsäure, zur Darstellung von Gliosomen und lipoiden Zelleinschlüssen nach CAJAL. In der Technik als Verstärker in der Photographie und zur Herstellung von Uranlüster auf Porzellan.

Aufbewahrung. In aetherischer Lsg. vor Sonnenlicht schützen (Explosionsgefahr).

Urari

Urari. Curare. Vgl. Curare IV, 379.

Bemerkung. Im allgemeinen Sprachgebrauch versteht man unter „Curare" Extrakte aus der Rinde verschiedener Strychnos-Arten (s. VI B, 598) und einigen anderen Gewächsen, z. B. Chondodendron-Arten (s. III, 890). Nach Zusammensetzung, Herkunft und Verpackung unterscheidet man:

Calebassen-Curare,
Topf-Curare,
Tubo-Curare.
(Siehe VI B, 598.)

Urea pura

Urea pura. Urea. Harnstoff. S. Carbamidum III, 680.

Urechites

Urechites suberecta (JACQ). MUELL. ARG. (Haemadictyon suberectum G. DON, Echites suberecta SW., E. neriandra GRISEB., E. andrewsii CHAMP., Laubertia urechites GRISEB.). Apocynaceae — Apocynoideae — Parsonsieae.

Heimisch in Westindien, Florida, Südamerika und auf Malaya.

Folia Urechites (suberectae). Urechitesblätter.

Inhaltsstoffe. Nach älteren Angaben Urechitin $C_{28}H_{42}O_8$(?) bei über 38° in sog. „Urechitoxin" $C_{13}H_{10}O_5$ (?) übergehend. Ferner Urechitsäure, 0,64% des genuinen Glykosides Urechitoxin (Oleandrigenin + L-Oleandrose + D-Glucose) $C_{38}H_{58}O_{14}$, Fp. 157 bis 159°, DL 0,3558 ± 0,0223 mg/kg Katze und das Glykosid 16-Desacetyl-16-anhydro-oleandrin $C_{30}H_{44}O_7$, Fp. 224 bis 228°.

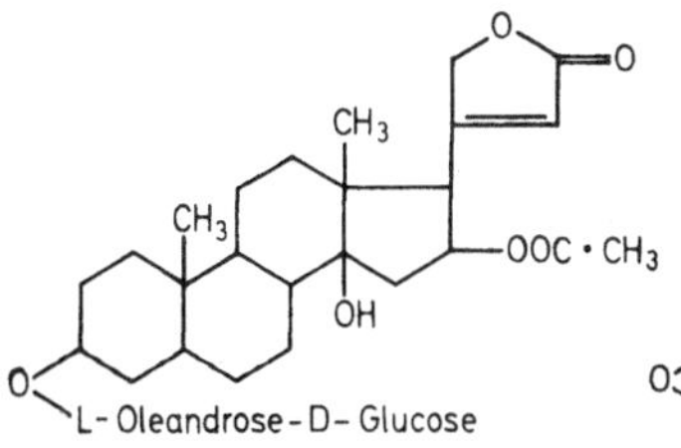

Urechitoxin

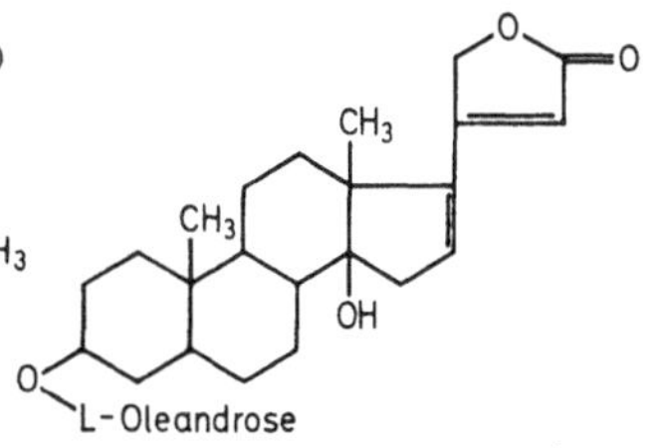

16-Desacetyl-16-anhydro-oleandrin

Wirkung. Die Glykoside entfalten Herzwirksamkeit. Sie haben kumulative Wirkung.

Anwendung. Aus dem Milchsaft soll von den südafrikanischen Eingeborenen das Woorara-gift gewonnen werden, das zu Gottesurteilen und als Pfeilgift verwendet wird. Das Kraut als herzwirksame Droge bei Wassersucht. Ferner bei Fieber, Gonorrhö, Kolik, als Purgans, bei Hautausschlägen und gegen Schlangenbiß.

Urechites lutea (L.) BRITTON.

Westindien.

Inhaltsstoffe. In den Blättern wahrscheinlich Urechitoxin als genuines Glykosid, 0,44%
16-Desacetyl-16-anhydro-oleandrin $C_{30}H_{44}O_7$, Fp. 224 bis 230°, 0,045% „Glykosid D",
$C_{36}H_{54}O_{12}$ (?), Fp. 244 bis 251°, 0,017% „Glykosid C", $C_{36}H_{56}O_{12}$, Fp. 151 bis 156° und 182
bis 190° und 0,015% Glykosid E, $C_{37}H_{50}O_{13}$, Fp. 248 bis 253°.

Anwendung. Wird wie Urechites suberecta volksmedizinisch verwendet.

Urechites karwinsky MÜELLER. Loroco.

Südamerika, San Salvador.

Inhaltsstoffe. Nach CASTILLO et al. [Tetrahedron L. *1970*, S. 1219] in den Wurzeln 3
Pflanzenbasen mit Loroquin $C_8H_9NO_2$, Fp. 77 bis 78° als Hauptalkaloid.

Loroquin

Anwendung. Die Wurzeln wirken toxisch und werden als Tiergift verwendet. Die Blüte
als Gewürz zu Lebensmitteln.

Uredepum

Uredepum. Uredepa. S. Uredepa II, 753. Strukturformel s. II, 741.

Ureido-hydantoin

5-Ureido-hydantoin. S. Allantoin, II, 1209.

Ureido-phenylarsonsäure

4-Ureido-phenylarsonsäure. 4-Arsono-phenylharnstoff. Carbarson.

$C_7H_9AsN_2O_4$ M.G. 260,07

Bemerkung: Carbarson s. u. III, 250, 682.

Eigenschaften. Weißes, geruchloses Pulver von schwach saurem Geschmack, lösl. unter
Salzbildung in Alkalilaugen und Alkalicarbonat-Lsg., schwer lösl. in W. von 20° (1 + 330)
und A. (1 + 400), praktisch unlösl. in Chlf. und Ä. Die gesättigte, wss. Lsg. reagiert sauer
gegen Lackmus. Fp. = etwa 190° u. Zers.

Anwendung. Bei Amoebenruhr, Trichomonas vag., persistierenden Dickdarmulcera.

Dosierung. Bei Amoebendysenterie per os 0,25 g 2× tgl. Bei persistierenden Ulcera 2 g in 200 cm³ warmer Natriumcarbonat-Lsg. (2%) als Verweilklysma. Bei Trichomonas vaginalis 0,13 g intravaginal.

Handelsformen. Amedan, Asuran, Carbarsone.

Urena

Urena lobata L. (U. heterophylla PRESL, U. cana WALL.). Malvaceae — Ureneae. Guaxima.

Ein in den Tropen (Ost- und West-Indien, Brasilien, Madagaskar) vorkommender kleiner Strauch, kosmopolitisches Unkraut. Gekennzeichnet durch mehrfächerige Fruchtknoten mit doppelt so vielen Griffeln wie Karpellen. Breite, gelappte Blätter. Rosa Blüten. Spaltfrüchte.

Inhaltsstoffe. In den Samen 13 bis 14% fettes Öl, Urenaöl, Guaxima, Urease; ein unbenanntes Alkaloid soll ferner enthalten sein.

Anwendung. Als Mucilaginosum. Die Pflanze liefert ferner Carrapicho, eine als Juteersatz dienende Gespinstfaser. Blatt als Wundmittel. Wurzel soll die Uteruskontraktionen bei der Geburt verstärken; Diureticum, äußerlich bei Rheuma. Die Blätter werden auch als Contraceptivum gebraucht [Planta med. (Stuttgart) *23*, (1973)].

Urena sinuata L. (U. heterophylla SM.).
In Indien, auf Mauritius und Cuba.

Anwendung. Die Wurzel gegen Schlangenbiß, die Blätter gegen Syphilis, Wurzel und Blätter auch als Emolliens und Expectorans. Frucht eßbar.

Bemerkung. Als Verfälschung unter Folia Patschouly beobachtet.

Urethanum

Urethanum. S. II, 231; vgl. auch II, 867.

Urginea

Urginea maritima (L.) BAK. (Scilla maritima L., U. scilla STEINH., Ornithogalum maritimum BROT. nach HPUS auch O. scilla, Pancratium vernum, Pancratium, Scilla hispanica, Scilla rubra magna vulgaris, S. vulgaris radice rubra, Squilla hispanica, Squilla rubra, Squilla vulgaris). Liliaceae — Scilloideae — Scilleae. Meerzwiebel. Mäuse-, Rattenzwiebel. Sea onion. Squill. Scille. Ognon marin. Squilla.
Heimisch an den Küsten des Mittelmeeres.

Ausdauernd, 50 bis 100 cm hoch. Zwiebel sehr groß, bis 15 cm im Durchmesser und bis $2^1/_2$ kg schwer, zum großen Teil aus dem Boden hervorragend, mit ziemlich dünnen, braunroten, nicht grünen Häuten. Stengel aufrecht, oft rot überlaufen. Laubblätter zahlreich (10 bis 20), breitlanzettlich, graugrün, kahl, erst nach der Blütezeit erscheinend. Blütenstand eine endständige, dichte, reichblütige, bis 40 cm lange Traube (Abb. 11). Blütenstiele bis fast 2 cm lang. Tragblätter schmal, beinahe gespornt. Perigonblätter frei, fast gleichlang, einnervig, weißlich, am Kiel grünlich-purpurn, bis 8 mm lang. Staubfäden fadenförmig, am Grunde flach. Fruchtknoten sitzend, mit mehreren Samenanlagen in jedem Fach. Kapsel kugelig, dreifurchig. Die Meerzwiebel kommt in zwei chemischen Rassen vor, die sich auch in den Pigmenten der Zwiebelschuppen unterscheiden: rote und weiße Meerzwiebel.

Bulbus Scillae. Cepa marina. Bulbus Squillae (Pancratii veri, Urgineae). Bulbus rusticus (tunicatus). Radix Scillae albae (rubrae). Meerzwiebel. White, mediterranean Squill. Sea onion. Bulbe de scille. Scilla. Bulbo di scilla. Bulbo de escila. Cebolla marina.

Bulbus Scillae DAB 6, Helv. V, Svec. 46, Ned. 5, Nord. 39, CsL 2. Scillae bulbus P.I.Ed. I/1, Hisp. IX, Belg. IV. Scilla Ital. VII. Scilla siccata Hung. VI. Squill BPC 68. Scille CF 65. Escila Chil. III. Cila Brasil. I. Ferner officinell in Portug. 35, Dan. VIII, Jug. I, Ross. 34. Das DAB 6, P.I., Svec. 46, Belg. IV, Hisp. IX, BPC 68 schreiben die weiße Varietät vor.

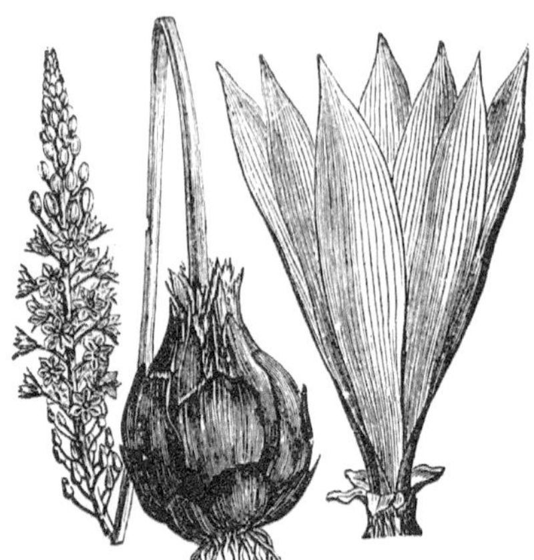

Abb. 11. Urginea maritima. Blühende Zwiebel und Blattschopf (GILG).

Die nach Entfernen der äußersten trockenen, papierartigen braunroten und der innersten sehr fleischigen und schleimigen Schuppen übrigbleibenden mittleren fleischigen, klebrig schleimigen Schalen der Zwiebel werden in Streifen geschnitten und bei 40 bis 50° getrocknet. Die Zwiebeln werden im Spätsommer vor dem Austreiben gesammelt. 6 T. frische Zwiebeln geben 1 T. trockene.

Die weißschalige Sorte (Handelsname: White squill) kommt aus Spanien, Portugal und Malta sowie Cypern und Kleinasien, die rotschalige Meerzwiebel aus Südfrankreich, Sizilien, Algier und Marokko.

Schmale, etwa 3 mm dicke, hornartig durchscheinende, brüchige, gelblich-weiße, von dunkleren Längslinien durchzogene Streifen. Getrocknet ohne Geruch, von sehr bitterem, scharfem und schleimigem Geschmack.

Mikroskopisches Bild (Abb. 12). Die Zwiebelschalen bestehen zwischen den Epidermen, die beide Spaltöffnungen haben, aus ziemlich großzelligem, stärkefreiem Parenchym, durchzogen von schwachen Gefäßbündeln. Im Parenchym Schleim und in zahlreichen Zellen desselben

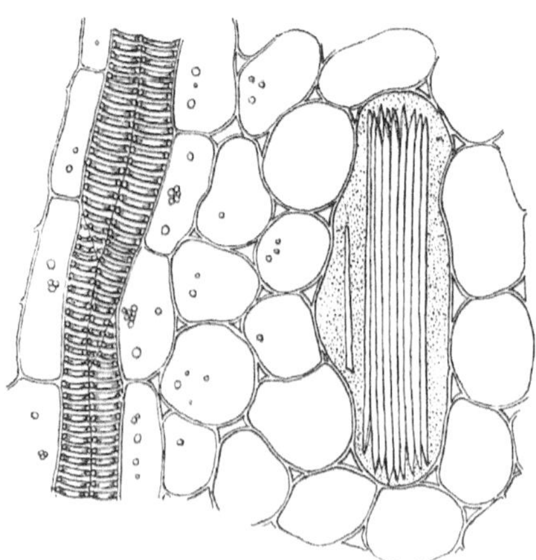

Abb. 12. Bulbus Scillae. Längsschnitt mit großen Raphidenbündeln, Gefäßen und transitorischer Stärke (GILG).

Bündel von Oxalatraphiden von einer Schleimhülle umgeben, die eine Länge von 1 mm erreichen können. Im Parenchym der roten Form ein rötlicher Farbstoff, der dem Anthocyan nahe steht. Um die Gefäßbündel finden sich zuweilen spärliche Stärkekörnchen.

Pulver. Hauptsächlich Fetzen von Parenchymgewebe aus ziemlich großen, verwischt polyedrischen, fast kugeligen, dünnwandigen, schleimführenden Zellen; bis 1 mm lange und bis 0,02 mm breite Kristallnadeln, meist noch zu Raphidenbündel zusammenhängend, freiliegend oder in Schleim eingebettet im Parenchymgewebe. Stücke der Epidermis aus tafelförmigen Zellen, hie und da mit Spaltöffnungen; Fragmente sehr zarter Gefäßbündel, in der Umgebung derselben zuweilen einige Stärkekörner. Keine Sklerenchymfasern.

Verwechslungen. Mit der Zwiebel der am Kap heimischen und vielfach kultivierten Eucomis punctata L'HER. Die vielfach als „Meerzwiebel" kultivierten Pflanzen, deren Blätter gegen Brandschäden angewendet werden, sind Ornithogalum-Arten, wie O. caudatum AIT., O. altissimum. L. f.

Inhaltsstoffe. In der weißen Varietät Glucoscillaren A, das unter Abspaltung von Glucose durch Emulsin in das Hauptglucosid Scillaren A übergeht; Scillarenase liefert Proscillardin A. saure Hydrolyse Scillaridin A, eine Anhydroverbindung des Scillarenins, ferner die ursprünglich Scillaren B genannten Nebenglykoside Scilliglaucosid (Scilliglaucogenin-glucosid), Scilliphaeosid, Glucoscilliphaeosid, nach WARTBURG et al. [Helv. Chim. Acta *51*, 1317 (1968); *56*, 2083, 2088 (1973)] ein 12-β-Hydroxyscillaren A, Scillicyanosid $C_{32}H_{42}O_{12}$, Fp. 221 bis 223°; Scillicoelosid, Scillazurosid, Scillikryptosid. In der roten Varietät Scillirosid, das durch enzymatische Spaltung Scillirosidin liefert, sowie geringe Mengen Scillaren A und Scilliglaucosid, nach WARTBURG [Helv. Chim. Acta *49*, 30 (1966); *47* 1228 (1964)] Scillirubrosid und Scillarenin-β-D-glucosid, die digitalisähnlich wirken.

Name	Formel	Fp. °C	Dos. let. mg/kg Katze	% Gehalt
Glucoscillaren A	$C_{42}H_{62}O_{18}$	228 bis 232	0,172	0,05
Scillaren A	$C_{36}H_{52}O_{13}$	270	0,146	0,6
Proscillaridin A	$C_{30}H_{42}O_8$	219 bis 222	0,157	0,05
Scillarenin A	$C_{24}H_{32}O_4$	232 bis 238	0,1567	
Scillaridin A	$C_{24}H_{30}O_3$	245 bis 250	1,72	
Scilliglaucosid	$C_{30}H_{40}O_{10}$	164 bis 166	0,069	0,07
Scilliphaeosid	$C_{30}H_{42}O_9$	247 bis 250	0,087	0,04
Glucoscilliphaeosid	$C_{36}H_{52}O_{14}$	269 bis 270	0,111	
Scillicyanosid	$C_{32}H_{42}O_{12}$	221 bis 222	0,100	0,05
Scillicoelosid	$C_{30}H_{40(42)}O_{11}$	165 bis 167	0,073	0,025
Scillazurosid	$C_{30}H_{40}O_{11}$	179 bis 182	0,081	0,01
Scillikryptosid		202 bis 205	0,107	0,03
Scillirosid	$C_{32}H_{44}O_{12}$	168 bis 170	0,120	
Scillirosidin	$C_{26}H_{34}O_7$	177 − 178/200 − 205	0,0708	
Scillirubrosid	$C_{30}H_{42}O_{10}$	200 bis 207	0,180	
Scillirubrosidin	$C_{24}H_{32}O_5$	194 bis 198	0,495	
Scillarenin-β-D-glucosid		188 bis 191	0,112	

Weitere Inhaltsstoffe: Cyanidin-3-glucosid und -3-caffeoyl-glucosid, Pelargonidinmono glucosid, p-Cumarsäure, Chelidonsäure $C_7H_4O_6$, Fp. 262° (Zers.), Quercetin, Dihydroquer cetin (Taxifolin), Quercitrin, Kämpferol-7-glucosid, Dihydroquercetin-4'-monoglucosid, Quercetin-3-monoglucosid und Kämpferol-3-triglucosid und in der roten Varietät polymerisierte Leucocyanidine und Isorhamnetin [VEGA et al.: Naturwissenschaften *51*, 483 (1964); Phytochemistry *11*, 1534 (1972)]. Flüchtige Substanzen, Kohlenhydrate (z. B. die Polyfructosane Sinistrin A und B, Glucosinistrin und Scillin), ungesättigte Sterine, Stigmasterin, β-Sitosterin, Catechingerbstoff, Gallussäure, Glucose, Fructose, Saccharose, Raffinose, Glucogalaktan-Schleim, Stearin-, Palmitin-, Arachidin-, Öl- und Linolsäure, Wachs [ELKIEY et al.: Chem. Abstr. *65*, 15152 (1966); *72*, 24665 (1970)]. Nach älteren Angaben die Bitterstoffe Scillitoxin und Scillipikrin.

Zur Chromatographie der Herzglykoside auf Kieselgel G können folgende Laufmittel verwendet werden: Äthylacetat, M. 95:5, Methyläthylketon, Toluol, M., Essigsäure, W. 80:10:5:2:6; Äthylacetat, Chlf. 90:10; Chlf. M., Formamid 80:19:1 (für primäre und sek. Glykoside). KRAUS et al. [Arzneimittelforsch. *19*, 322 (1969)] verwenden Äthylacetat, M. 95:5 und als Sprühmittel 20% Antimon-(III)-chloridlsg. in äthanolfreiem Chlf. (5 Min. lang auf 110°), diese Methode ist auch für ungereinigte Extrakte geeignet. Die Unterscheidung der roten und weißen Varietät erfolgt durch das stark gelb fluoreszierende Scillirosid.

Prüfung. Identität: Läßt man die Meerzwiebelstreifen zunächst in W. quellen und legt sie dann in abs. A., so treten in den Zellen kleine, zu Sternen vereinigte Nadelbüschel (Linietrin) auf (extrahierte Meerzwiebel), Helv. V. — Der Schleim des Mesophylls färbt sich mit alkalischer Cerallinlsg. rot, nicht aber mit Rutheniumrotlsg. und ergibt keine Purpurfbg. mit Jodwasser, BPC 68. — 1 g gepulverte Droge wird mit 20 ml W. gekocht, filtriert und mit der gleichen Menge Na-Phenolatlsg. versetzt; nach 20 Min. färbt sich die Lsg. orange (Herz-

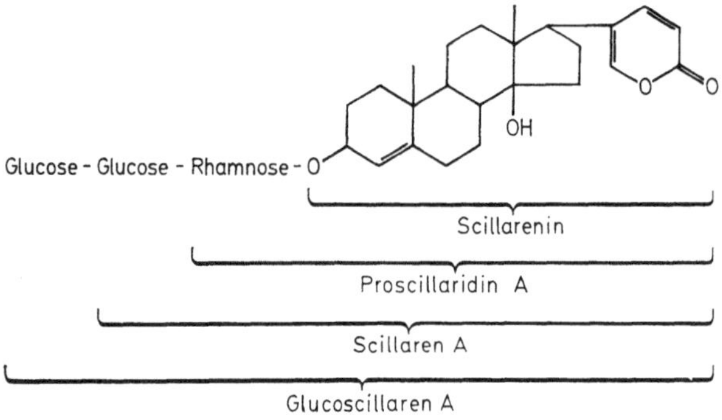

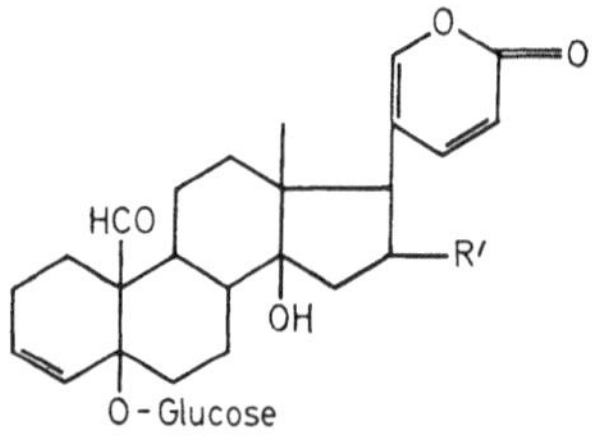

Glucose - Glucose - Rhamnose - O

Scillarenin

Proscillaridin A

Scillaren A

Glucoscillaren A

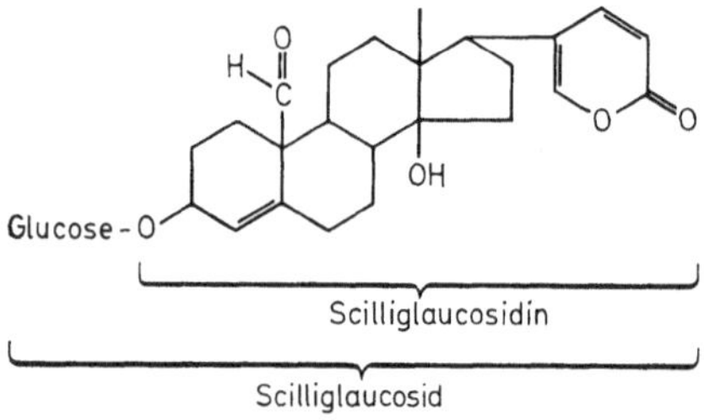

Glucose - O

Scilliglaucosidin

Scilliglaucosid

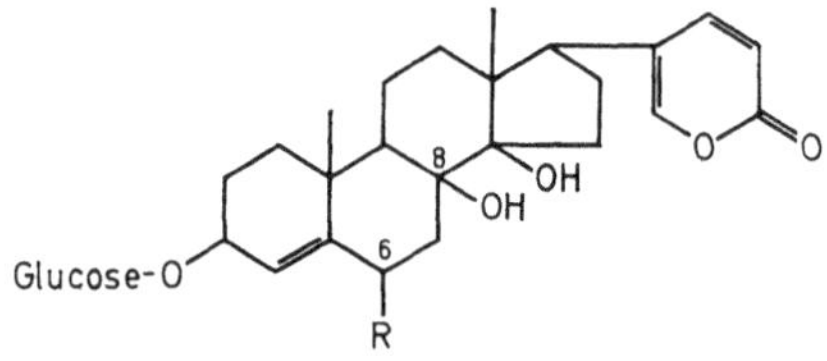

Glucose-O

Scillirosid　　　R = O—CO · CH₃
Scillirubrosid　R = H

HCO

O - Glucose

Scillicyanosid　R′ = OAC
Scilliglaucosid　R′ = H

glykoside). CsL 2. — Der Rückstand eines Ätherauszuges färbt sich mit Resorcin-Schwefelsäure (0,05 g + 10 ml H_2SO_4 konz.) grünlichbraun, dann olivgrün und braun (Scillipikrin?). Das mit Ae. extrahierte Drogenplv. wird mit 95% A. ausgezogen, dessen Abdampfrückstand mit Resorcin-Schwefelsäure rot wird (Scillitoxin).

Reinheit. Alkoholische Extraktstoffe mind. 70% BPC 68 (der 1 Std. bei 105° getrockneten, pulver. Droge mit 60% A.); 65% P.I.Ed I/1 (A. 60%), CsL 2 (A. 50%). — Wss. Extraktgeh. mind. 60% Hung. VI. — Max. Aschegeh. 4% P.I.Ed I/1, Helv. V, Hisp. IX; 5% DAB 6, Ital. VII, Belg. IV, Nord. V, CsL 2, Brasil. 1, Jug. I, Ross. 34; 6% Hung. VI. — Säureunlösl. Asche max. 1% Hung. VI, 1,5% BPC 68, CsL 2. — Fremde org. Bestandteile max. 2% CsL 2.

Meerzwiebelpulver darf Stärkekörner von 20 μm Durchmesser und größere überhaupt nicht, sehr kleine Stärkekörner nur in Spuren enthalten. Zellen mit verdickten Wänden müssen fehlen, DAB 6, CsL 2.

Wertbestimmung. Bei der biologischen Wertbestimmung werden dieselben Methoden angewendet wie bei Digitalis (s. d.); als Standard dient reines kristallines Scillaren A.

Die chemische Wertbestimmung erfolgt nach chromatographischer Trennung und Elution der Hauptglykoside

a) kolorimetrisch mit der Farbreaktion nach Liebermann-Burchard, die jedoch zeitlich eng begrenzt ist und auch andere Stoffe miterfaßt.

b) spektrophotometrisch [KRAUS et al., l. c.]. Da die Empfindlichkeit bei der Messung der Glykoside zu gering ist, werden sie in methanolischer KOH gelöst, wodurch der Lactonring gespalten und die gebildete Säure verestert wird. Dadurch können schon Glykosidmengen ab 3,0 μg/ml oder Startpunktkonzentrationen von 20,0 μg bei 352 nm gemessen werden. Ist die Substanzmenge zu gering, um chromatographisch erkennbar zu sein, wird am Startpunkt eine bekannte Menge der beiden Hauptglykoside zusätzlich zu den Extrakten aufgetragen. Um reproduzierbare Werte zu erhalten, muß für jede Platte der Glykosidstandard und der Blindwert neu bestimmt werden.

Zur quantitativen Bestimmung der Glykoside in Drogenauszügen und anderen Zubereitungen werden die Trockenrückstände der Lsg. herangezogen.

Die Trockenextrakte werden mit denselben Lsg.-Mitteln zur Lsg. gebracht, mit denen sie bei der Extraktion gewonnen werden. Die Löslichkeit kann verbessert werden, wenn man das Lsg.-Mittel etwas polarer als bei der Extraktion wählt. Die Konzentrationen der Extraktlsg. werden nach dem zu erwartenden Glykosidgeh. bzw. nach der Löslichkeit gewählt. Von allen Extraktlsg. werden je Startfleck einheitlich 0,03 ml aufgetragen. Von den Reinglykosiden werden Lsg. von 3 μg/ml in methanolischer n-KOH hergestellt. Zur Ermittelung der Eichkurven werden Glykosid-Konzentrationen von 2, 5 und 8 μg/ml in methanolischer n-KOH benutzt. Alle Arbeiten werden bei einer relativen Luftfeuchtigkeit von nicht mehr als 30% ausgeführt.

Bei Bahn Nr. 3 und 6 werden Standardmengen der Reinglykoside Scillaren A und Proscillaridin A, bei Nr. 4 und 5 der zu untersuchende Extrakt, bei Nr. 1, 2, 7 und 8 Standardmengen der Glykoside und der Extrakt aufgetragen, Nr. 9 dient zur Ermittlung des Blindwertes. Als Laufmittel dient: Äthylmethylketon, Toluol, W., M., Eisessig.

Unter UV-Licht werden bei einer Wellenlänge von 254 nm die Substanzen markiert. Die Flecke werden mit einem Spatel von der Platte abgeschabt, in Zentrifugengläser überführt und mit 5 ml methanolischer n-KOH versetzt. Dann wird 10 Min. lang intensiv mechanisch gerührt, die Suspension 10 Min. lang in einer Zentrifuge bei etwa 4000 Umdrehungen sedimentiert und das überstehende Eluat gemessen.

Aufbewahrung. Meerzwiebel ist über gebranntem Kalk gut nachzutrocknen und vor Feuchtigkeit geschützt aufzubewahren. Vorsichtig, vor Licht geschützt kühl und trocken. Das sehr hygroskopische Scillapulver über einem Trocknungsmittel. Separandum. Nach Ned. 5 nicht länger als 1 Jahr.

Pulver mit Scilla sind in Wachskapseln, Pillen mit Plv. oder Extrakt. Scillae in Stöpselgläsern abzugeben.

Wirkung. Bei intravenöser Applikation steht die Meerzwiebel zwischen Digitalis (s. d.) und Strophanthus (s. d.). Sie kumuliert kaum. Die intravenöse Vollwirkdosis beträgt 0,7 mg, die Erhaltungsdosis 0,35 mg (oral 2 bis 3 mg), die Abklingquote, also der tägliche Wirkungsverlust, beläuft sich auf ca. 50%, die Wirkungsdauer beim Aussetzen nach Vollwirkdosis 2 Tage. Der Wirkungseintritt bei intravenöser Injektion beträgt 10 bis 30 Min., die Resorptionsquote bei oraler Applikation ist sehr verschieden und von der Art der galenischen Zubereitung abhängig. Der frequenzsenkende Effekt von Scilla ist gering, die diuretische Kraft stärker als bei Digitalis. Daneben wirkt es reflektorisch als Expectorans. Scillaren A besitzt schnellen Wirkungseintritt, hohe Abklingquote und wird auch in ausreichendem Maß oral resorbiert. Der Wirkungswert schonend getrockneter Droge ist höher als der der Reinglykoside. Durch Plasmaspiegelmessungen am Menschen konnte gezeigt werden, daß Proscillaridin und sein Derivat Methyl-Proscillaridin sich nach oraler und weniger deutlich auch nach intravenöser Zufuhr durch einen zweiphasischen Verlauf der Plasmakonzentrationskurve auszeichnen. Die Elimination der Glykoside aus dem Plasma erfolgt rasch mit einem Halbzeitwert von 45 bis 50 Std. Klinisch entspricht dieser Wert einer Abklingquote von 30%. Eine gute Korrelation zwischen der Höhe der Plasmaspiegel und den Wirkungen der Glykoside am Herzen wurde nachgewiesen. Für die untersuchten Scilla-Glykoside konnte eine von der Nierenfunktion unabhängige Ausscheidungsgeschwindigkeit nachgewiesen werden. Im Gegensatz zu den meisten anderen Glykosiden kommt es also bei niereninsuffizienten Patienten nicht zu einer verstärkten Kumulation der Scilla-Glykoside [BELZ, 1974]. Die rote Varietät zeigt etwa die gleiche Herzaktivität, besitzt aber daneben eine hohe Toxizität gegenüber Ratten. Diese Giftwrkg. beruht auf dem Scillirosid, das am C_6 eine Acetoxygruppe und am C_8 eine Hydroxygruppe trägt (noch stärker wirkt in diesem Fall das Aglucon Scillirosidin). 0,1 bis 0,2 mg Scillirosid rufen bei Ratten zentralnervöse Vergiftungserscheinungen in Form tödlicher Krämpfe hervor.

In höheren Dosen wirkt Scilla reizend auf die Schleimhäute und ruft Schwindel und Erbrechen hervor. Weitere Vergiftungserscheinungen s. bei Digitalis.

Anwendung. Als Cardiotonicum bei Herzinsuffizienzen mit hoher Glykosidempfindlichkeit, z. B. Altersherz, Mitralstenose, Aorteninsuffizienz, Rechtsinsuffizienz und Angina pectoris mit drohender Dekompensation; ferner digitalis- und strophanthinrefraktäre Fälle, kardiale Ödeme sowie Urämie. Bestandteil von Hustenmitteln. In der Homöopathie bei cardialer Rechtsinsuffizienz mit Ödemneigung und Arrhythmie, bei Stauungsbronchitis, Meteorismus und Magenbeschwerden. In der Volksheilkunde gegen Brandwunden und Wundrose.

Dosierung. 60 bis 200 mg BPC 68, Einzeldosis 0,1 g, tgl. 0,5 g P. I. Maximaldosis einzeln 0,5 g, tägl. 1,0 g.

Bemerkung. Die Droge läßt sich nach völligem Austrocknen über Kalk oder im Trockenschrank pulvern. Das Plv. muß sofort in kleine Flaschen abgefüllt werden, deren Stopfen mit Paraffin gedichtet werden. Das Plv. soll weiß sein (DAB 6), nach Helv. und ÖAB fleischrot bis weinrot. Im Plv. dürfen nur vereinzelte kleine Stärkekörner enthalten sein.

Bulbus Scillae recens.

Wirkung. Die frische Zwiebel wirkt hautreizend, die Herzwirksamkeit ist etwa viermal so groß als bei der getrockneten.

Inhaltsstoffe. 73 bis 75% W., 15% Zellulose, 8,5% Kohlenhydrate und 2% Wirkstoffe (s. oben).

Anwendung. Die rote Varietät als Rattengift, das nur bei Nagern wirkt und somit für Haustiere unschädlich ist. In Griechenland wird aus frischen Meerzwiebeln ein Branntwein hergestellt.

Scilla HAB 34.

Frische rote Zwiebel.

Arzneiform. Essenz nach § 3.

Arzneigehalt. 1/3.

Aufbewahrung. Urtinktur, 1., 2., und 3. Dez. Pot. vorsichtig.

Die Vorschläge für das neue HAB, Heft 8, S. 461 (1963) schreiben für die Tinktur einen Mindestgeh. von 0,42 bis 0,70 mg Glykoside, ber. aus Scillaren A pro ml sowie einen Wirkwert von 1200 bis 1500 MSE vor; die Prüfung der Tinktur, sowie eine spektralphotometrische Gehaltsbestimmung werden vorgeschrieben.

Scilla maritima HPUS 64. Squill.

Die frische Zwiebel.

Arzneiform: a) Urtinktur: Arzneigehalt 1/10. Scilla, feuchte Masse mit 100 g Trockensubstanz und 250 ml W. = 300 g, dest. W. 200 ml, A. USP (94,9 Vol.-%) 635 ml zur Bereitung von 1000 ml der Tinktur.

b) Dilutionen: D 2 (2×) enthäält 1 T. Tinktur, 3 T. dest. W., 6 T. A.; D 3 (3×) und höher mit A. HPUS (88 Vol.-%).

c) Medikationen: D 3 (3×) und höher.

Oxymel Scillae. Meerzwiebelsauerhonig. Squill oxymel.

Ergänzb.: Acet. Scillae 500 T., Mel depurat. 1000 T. werden zusammen auf dem Wasserbad auf 1000 T. abgedampft und durchgeseiht. BPC 68: 50 g gequetschte Bulbus Scillae werden mit 250 ml W. und 90 ml Essigsäure (33%) 7 Tage mazeriert. Das Mazerat wird zum Sieden erhitzt, warm filtriert, abgekühlt und die Konzentration an Essigsäure bestimmt; zur Lsg. gibt man dann so viel Essigsäure, daß eine 8,5%ige (g/v) Lsg. entsteht. Zu je 3 Vol. dieser Lsg. gibt man 7 Vol. ger. Honig und mischt.

Thymomel Scillae ist ein mit Essig schwach angesäuerter Honig, der in 100 T. die Extraktivstoffe von 0,35 T. Bulbus Scillae und 13,3 T. Herba Serpylli enthält.

Pulvis diureticus (Form. Berol.).

Bulbi Scillae pulv.		
Folior. Digitalis	āā	0,05
Cort. Cinnamomi		0,15
Boracis		0,5
Tartari depurati		1,0
Olei Juniperi		gtts. II.
Dent. tal. dos. X. ad chart. cerat.		
Tägl. 2 bis 3 Stück.		

Pulvis Scillae (F. M.).

Bulb. Scill. pulv.		0,06
Rhizom. Calami		
Natr. carbon. sicc.	āā	0,35
Elaeosacchar. Juniperi		2,0.
Tal. Dos. VI. ad chart. cerat.		

Species diureticae (Hung. III)

Bulbi Scillae siccati concis.	15,0
Fruct. Juniperi contusi	30,0
Radicis Ononidis concis.	30,0
Rhizomae Graminis concis.	30,0
Foliorum Sennae concis.	15,0
Herbae Equiseti concis.	30,0
Herbae Leonuri lanati concis.	60,0

ZIETHENS Pulver gegen Wassersucht nach Dr. WENDLAND soll bestehen aus 15 T. Extract. Ononidis, 10 T. Extr. Cort. Sambuci, 15 T. Arum maculat., 5 T. Scilla maritima, 10 T. Natr. sulfuric. sicc. und 10 T. Kal. sulfuric. pulv.

Scillaren (Sandoz AG., 85 Nürnberg, Deutschherrnstr.) Reinglykosid-Komplex der Meerzwiebel (Scilla maritima).

Scilla-Perpurat (Knoll AG., 67 Ludwigshafen, Knollstr. 50). Extrakt aus Bulbus Scillae maritima var. alba (etwa 70% Scillaglykosid-A-Komplex und etwa 30% Scillaglykosid-B-Komplex). — 1 g (30 Tropfen) entspricht 400 MS-Einheiten.

Scilloral (Asta AG., 4812 Brackwede, Bielefelder Str. 79) 1 ml bzw. 1 Supp. bzw. 1 Drag. enth. Extr. Bulb. Scillae mit einem Geh. an herzwirksamen Glykosiden entspr. 250 mg des Dtsch. Bulbus Scillae-Stand.

Scillaserpin (Lindopharm Rönsberg KG, 4010 Hilden, Neustr. 82). 1 Dragee: Bulbus Scillae 500 MSE, Rauwolfia Gesamtalkaloide 1 mg, Extr. Crataegi 37,5 mg, Rutin 5 mg.

Stenocardin (Chem. Fabrik Tempelhof Preuß und Temmler, 1 Berlin 42, Oberlandstr. 65) 1 Dragee: Procainamid 5 mg, Erythroltetranitrat 0,6 mg, Rutin 5 mg, Extr. Scillae sicc. 11,3 mg, Extr. Crataegi sicc. 6,8 mg, Extr. Valerianae sicc. 2,5 mg. Tropfen: Procainamid 2 g, Erythroltetranitrat 0,23 g, Rutin 2 g, Tinct. Scillae, -Crataegi, -Valerianae aa ad 100 g.

Urginea indica KUNTH. (Scilla indica ROXB.). Indian squill.

Heimisch in Indien, West- und Ostpakistan.

Ein unbehaartes Kraut mit 5 bis 10 cm langen, blassen, eiförmigen Knollen. Blätter flach, grundständig in 2 Reihen, linear, spitz. Schaft aufrecht, spröde, 30 bis 45 cm lang, an der Basis 4 bis 6 mm breit. Die schmutzigbraunen Blüten erscheinen vor den Blättern. Sie stehen sehr locker in schmalen, 15 bis 30 cm langen Trauben. Die winzigen Hochblätter fallen bald ab. Die Blütenstiele sind 2,5 bis 3,8 cm lang, schlank, abgespreizt oder nach unten gebogen. Das Perianth ist glockenförmig, sechsteilig mit 2 oder 3 in der Mitte sehr nahe beisammenliegenden Nerven. An der Basis der Blütenzipfel stehen 6 Staubgefäße und ein kurzer, kegelförmiger Griffel. Die elliptischen Kapseln laufen an beiden Enden spitz zu. Sie sind 1,3 bis 2 cm lang und enthalten in jedem Fach 6 bis 9 Samen. Diese sind elliptisch, 6 mm lang und 3 mm breit, flach, schwarz.

Urginea Ind. P. C. 53, Ind. P. C. 66.

Die in Scheiben geschnittenen und getrockneten Knollen, deren äußere trockenhäutige Schale entfernt ist. Gebogene oder unregelmäßig geformte Streifen, ca. 1 bis 5 cm lang, 3 bis 10 mm breit und 1 bis 3 mm dick, häufig an den Enden spitz zulaufend. In der Längsrichtung gefurcht von unterschiedlicher blaßgelber bis lederartiger Färbung. Während sie im feuchten Zustand zäh und biegsam sind, werden die Stücke beim Trocknen spröde, geruchlos mit bitterem Geschmack.

Mikroskopische Beschreibung. Epidermiszellen dünnwandig, vier- bis sechseckig, 3 bis 5mal länger als breit mit dicker, gestreifter Kutikula. Vereinzelte, kreisförmige Stomata mit einem Durchmesser von 40 bis 42 µm. Das Mesophyll besteht aus dünnwandigen, polyedrischen, schleimhaltigen Zellen mit Flecken, die sich mit alkalischer Corallinlsg. rot und mit wss. Jodlsg. rotpurpurn färben. Einige Zellen enthalten stachelige, 20 bis 900 µm lange Calciumoxalatkristalle. Im Mesophyll verstreute kollaterale Leitbündel. Gefäße ring- oder spiralförmig verstärkt. Haare und Stärke fehlen.

Inhaltsstoffe. Scillaren A und Scillaren B, Schleim, Kohlenhydrate, Phytosterin.

Prüfung. Alkohol-(60%)-löslicher Extrakt mind. 30% Ind. P. C. 53. — Max. Aschegeh. 6% Ind. P. C. 53, Ind. P. C. 66. — Säureunlösl. Asche max. 1,5% Ind. P. C. 53. — Fremde org. Bestandteile max. 2% Ind. P. 66.

Aufbewahrung. Trocken.

Anwendung. Wie Urginea maritima.

Dosierung. 0,06 bis 0,2 g.

Oxymel Urgineae. Oxymel of Indian Squill.

Oxymel Urgineae Ind. P. C. 53.

50 g Bulb. Scillae werden mit 90 ccm Acid. acetic. (33%) und 250 g W. 7 Tage mazeriert, koliert und abgepreßt. Der Auszug wird zum Sieden erhitzt und heiß filtriert. Nach dem Erkalten werden je 3 Vol. des Filtrats mit 7 Vol. Mel depuratum gemischt.

Bemerkung. South Indian Squill s. bei Scilla.

Urginea altissima BAKER. Slangkop.

Heimisch in Südafrika.

Zwiebelkopfgroß.

Inhaltsstoffe. Ein Isomeres des Scilliglaucosids Altosid (Scilliglaucosidin-β-D-glucosid) $C_{30}H_{40}O_{10}$, DL 0,077 mg/kg Katze.

Wirkung. Toxisch für das Vieh. Innerlich bei Bronchitis, Asthma, Heiserkeit und Grippe.

Urginea burkei BAKER. Slangkop.

Heimisch in Südafrika.

Inhaltsstoffe. Transvaalin (= Scillaren A), Scillarenin $C_{24}H_{32}O_4$, Fp. 218 bis 236°, und eine amorphe scillirosid-ähnliche Verbindung, Gerbstoff und organische Säuren.

Anwendung. Als Rattengift. Die Pflanze ist auch toxisch für das Vieh. In der afrikanischen Volksmedizin.

Urginea rubella BAKER.

Heimisch in Südafrika.

Inhaltsstoff. Rubellin, ein Diglykosid $C_{36}H_{48}O_{16}$, Fp. 265 bis 268°.

Wirkung. Rubellin ist am Frosch 1,2mal so giftig wie Ouabain, es wirkt strophenthinartig und kann i.v. in Dosen von 0,15 bis 0,2 mg gespritzt werden. Es ist auch toxisch für Ratten.

Anwendung. Bei Koliken.

Bemerkung. Giftig sind ferner Urginea capitata BAKER, U. sanguinea SCHINZ, U. macrocentra BAKER.

Urocanyl-cholin

Urocanyl-cholin. β-(Imidazolyl-4)-acrylcholin. Murexin.

$$\left[\begin{array}{c} CH=CH-\underset{\underset{O}{\|}}{C}-O-CH_2-CH_2-N\begin{array}{c} CH_3 \\ -CH_3 \\ CH_3 \end{array} \end{array} \right]^{\oplus} OH^{\ominus}$$

$C_{11}H_{19}O_3N_3$ M.G. 241,19

Vorkommen. In der medianen Zone des Hypobranchialkörpers von Murex trunculus, M. brandaris und Tritonalia erinacea.

Eigenschaften. Die Substanz ist nur in Form von Salzen darstellbar und haltbar: Dipikrat: Fp. = 221—222° und Zers. Styphnat: Fp. = 217° u. Zers. Reineckat: Fp. = 186—188° u. Zers.

Aufbewahrung. Gut verschlossen.

Anwendung. Versuchsweise als Muskelrelaxans in der Abdominal-Chirurgie.

Urokinasum

Urokinasum. Urokinase.

Bemerkung. Die Substanz ist ein aus menschlichem Harn isolierter Plasminogen-Aktivator.

Handelsform. Urokinase (Abbott/Wintluop, USA).

Urospatha

Urospatha antisylleptica R. E. SCHULTES. Araceae.

Heimisch in Columbien, im nordwestlichen Amazonasgebiet, in sumpfigen Wäldern.

Ein bis 2 m hohes Kraut mit sukkulentem, verhältnismäßig dünnem, kahlem, leicht gefurchtem, dunkelgrünem, bis zu 150 cm langem Blattstiel mit aschgrauen und dunkelroten Flecken. Die Blattspreite spießförmig, bis 80 cm lang. Die der oberen Blätter lanzettlich, etwa 50 cm lang, an der Basis etwa 13 cm breit. Am Ansatz des Blattstiels ein auffälliger, tiefroter Wulst. Der Stiel des Blütenstandes glatt, dünner als der Blattstiel, aber ebenso gefleckt, etwa 115 cm lang. Die Spatha viel kürzer als die Blätter, offen, spiralig gedreht, länglich lanzettlich, lang zugespitzt, grünlich rot, etwa 33 cm lang, oft bei der Reife zerreißend. Der Blütenkolben (Spadix) ungestielt, zylindrisch, an der Spitze abgerundet, rotbraun, am Grunde mit der Spatha zusammengewachsen, etwa 5,5 cm lang, 1 cm im Durchmesser, zur Hälfte fertil. Blüten mit 4 grünen Tepalen. Fruchtknoten vierfächerig, Früchte und Samen nicht bekannt.

Anwendung. Nach SCHULTES [Lloydia *26*, 67 (1963)] werden die unreifen getrockneten Blütenkolben pulverisiert von den Frauen der Eingeborenen als empfängnisverhütendes Mittel oral eingenommen.

Urosulfanum

Urosulfanum. Ross. 9. S. Sulfocarbamidum DAB 7 — DDR, II, 537.

Urosulfanum solubile. Ross. 9.

S. Sulfacarbanidum Natrium DAB 7 — DDR, II, 538.

Uroxin

Uroxin. Alloxantin.

Bemerkung. Die Substanz ist nicht identisch mit Alloxanthin (= Oxypurinol)! Uroxin bzw. Alloxantin ist eine Molekülverbindung aus Alloxan und Dialursäure.

Ursin

Ursin. Hydrochinon-β-D-glucopyranosid. Arbutin.

$$HO-\!\!\!\left\langle\;\right\rangle\!\!\!-O \cdot C_6H_{11}O_5$$

$C_{12}H_{16}O_7$ M.G. 272,25

Glycosid aus den Blättern von Arctostaphylos Uva ursi (vgl. II, 179).

Eigenschaften. Feine, weiße, seidenglänzende Nadeln, geruchlos, von bitterem Geschmack, leicht lösl. in kaltem W., sehr leicht lösl. in heißem W. zu neutral bis höchstens schwach sauer reagierenden Lsg., lösl. in A., praktisch unlösl. in Ä., Chlf. und Schwefelkohlenstoff. Fp. 198 bis 200°. $[\alpha]_D^{20} = -63,5°$ (c = 3, in W.).

Aufbewahrung. Gut verschlossen.

Anwendung. Als Harndesinficiens bei Pyelitis, Cystitis, Urethritis. Früher auch bei Nierenleiden und kardialem Hydrops eingesetzt.

Ursolsäure

Ursolsäure. Urson.

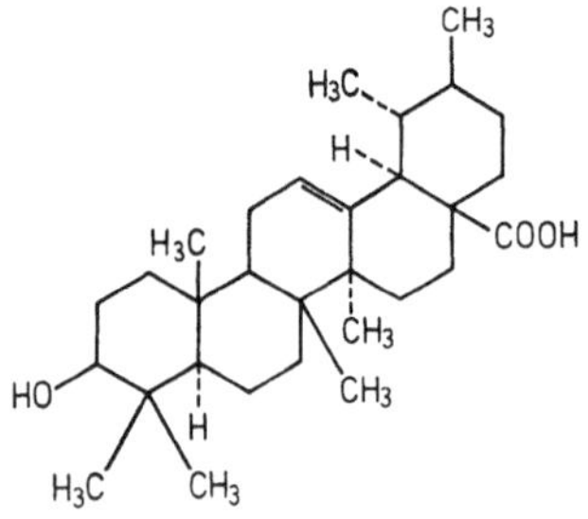

$C_{30}H_{48}O_3$ M.G. 456,68

Eigenschaften. Farblose Prismen, wenig lösl. in M., Eisessig und 2%iger alkoholischer Alkalilauge. 1 T. löst sich in 178 T. A., in 140 T. Ä., in 388 T. Chlf. und in 1675 T. Schwefelkohlenstoff. Fp. = 285—288°. $[\alpha]_D^{20} = +67,5°$ (c = 1 in 1 n aethanolischer Kalilauge).

Anwendung. Als Emulgator in Form des Calcium- oder Natriumsalzes.

Urtica

Urtica dioica L. (U. major KANITZ, auch FUCHS(?), U. urens maxima BLACKW., nach HPUS 64 auch U. majoris). Urticaceae — Urticeae. Große Brennessel. Haarnessel. Scharfnessel. Hanfnessel. Tausendnessel. Common Nettel. Great (stinging) nettel. Grande ortie piquante. Ortie mechante (brûlante). Ortica maschio. Orticone. Ortiga mayor (major).

Kosmopolitische Ruderalpflanze, fehlt im tropisch afrikanischen und südafrikanischen Pflanzenbereich und in den Polargegenden. Auf Ödland und Schutt, an Häusern, Zäunen, Wegrändern, in Hecken, Gebüschen, an Flußufern, in Schluchten, feuchte Waldstellen, an Weideplätzen des Viehs, bei Ställen und Almhütten, bis in die Hochalpen.

Ausdauernd, 30 bis 150 cm hoch. Wurzelstock stielrund, ästig, kriechend. Stengel aufrecht, einfach vierkantig, mit kurzen Borsten und langen Brennhaaren besetzt. Laubblätter gegenständig (ausnahmsweise dreiblätterige Quirle), gestielt, eiförmig bis länglich, graugrün, lang gespitzt, am Grunde herzförmig oder abgerundet, namentlich die obern am Rande grob gesägt, beiderseits angedrückt-kurzhaarig, mit eingemischten Brennhaaren. Nebenblätter frei, lineal-lanzettlich, spitz. Blütenzweige in der Regel nur männliche oder nur weibliche Blüten tragend. Männliche Blütenzweige aufrecht, rispenförmig-wickelartig, mit kurzen Seitenästen, weibliche Blütenzweige mit längeren Seitenzweigen, zuletzt hängend. Alle Blüten länger als die Blütenstiele. Die Früchte eiförmig-plattgedrückte, zweikantige, hellbraune bis grünbraune, etwas glänzende, einfächerige Nüßchen, 1,4 bis 1,45 mm lang, 0,8 mm breit, vom bleibenden vierblätterigen Kelch umhüllt. Im Samen reichlich Aleuron.

Urtica urens L. (U. minor MOENCH oder FUCHS., U. urens minima DOD. nach HPUS 64 auch U. minora). Kleine Brennessel. Eiternessel. Dwarf nettle. Small (stinging) nettle. Ortie brûlante (grieche). Petite ortie. Ortica minore (piccola).

Kosmopolitische Ruderalpflanze, fehlt in der Arktis, im indischen und südafrikanischen Florenbereich. Auf Ödplätzen, Schutt, an Wegrändern, Mauern, Zäunen, auf Äckern, in Gärten, bei Kuhställen und unter Felsen.

Einjährig, 10 bis 60 cm hoch. Wurzel spindelförmig, gelblichweiß, mit Ausnahme der Brennhaare fast unbehaart. Stengel aufrecht, vierkantig, einfach oder ästig. Laubblätter gegenständig, kleiner als bei U. dioica, eiförmig oder elliptisch, stumpflich, eingeschnitten gesägt, lang gestielt, oberseits dunkelgrün, glänzend. Nebenblätter frei. Männliche und weibliche Blüten an den Blütenstandästen vermengt; letztere kürzer als bei U. dioica, aufrecht oder abstehend. Innere Perigonabschnitte der weiblichen Blüten meist nur mit 1 oder 2 Brennhaaren. Weibliche Blüten 1 mm lang und 0,5 mm breit.

Herba (Folia) Urticae (Majoris). Brennesselkraut(blätter). Nessel (Nettle)-kraut. Haarnesselkraut. Hanfnesselkraut. Nettle wort. Nettle leaves. Herbe d'ortie. Herbe de la grande ortie. Folhas de ortiga. Hojas de ortiga.

Herba Urticae Erg.B. 6. Folium Urticae Ross. 9.

Nach Erg.B. 6 die getrockneten, während der Blütezeit gesammelten oberirdischen Teile, nach Ross. 9 nur die Blätter von U. dioica.

Die Ganzdroge besteht aus den Stengeln mit Blättern und Blüten. Der Stengel ist stumpfvierkantig. Die stark geschrumpften Blätter sind gegenständig, bis 10 cm lang und bis 5 cm breit, gestielt, eiförmig bis länglich, lang zugespitzt, am Grunde herzförmig oder abgerundet, am Rande grobgesägt, auf der Oberseite schwarzgrün, auf der Unterseite hellgrün und stark geschrumpft. Die Nebenblätter sind frei, lineal-lanzettlich und spitz. Stengel und Blätter sind mit großen, steifen Brennhaaren und kleinen Borstenhaaren besetzt. Die kleinen, unscheinbaren, grünen, männlichen oder weiblichen Blüten stehen in langen Blütenrispen in den oberen Blattachseln.

Die Schnittdroge ist gekennzeichnet durch die stark geschrumpften, vielfach knäuelig eingerollten, oberseits schwarzgrünen, unterseits hellgrünen, mit großen verstreut stehenden Brennhaaren und zahlreichen kleinen Borstenhaaren besetzten Blattstückchen, die auf der Unterseite die Netznervatur deutlich hervortreten lassen, durch Blatteile mit dem grob gesägten Blattrand, durch vierkantige, meist breitgedrückte, grüne bis braune, stark gefurchte Stengelteile und durch Teile der grünen Blütenrispen.

Geschmack etwas bitter.

Mikroskopisches Bild. An der Blattoberseite geradwandige Epidermiszellen, die der Blattunterseite mit welligen Wänden. Zahlreiche Spaltöffnungen an der Blattunterseite. Auf beiden Blattseiten 3 Arten von Haaren: Kolbenförmige, einzellige, unterschiedlich lange, an der Basis verbreiterte, zugespitzte Haare. Diese sind an der Blattoberseite dickwandig, kurz und scharf zugespitzt, an der Unterseite sind sie dünnwandig und länger; kleine Haare mit zweizelligem, kugeligem Kopf auf kurzem, einzelligem Stiel; große Brennhaare mit einer vielzelligen Basis, einer breiten Endzelle mit leicht abbrechendem, ovalem Kopf. In den Epidermiszellen Cystolithen, Drusen gelegentlich entlang den Nerven.

Die graugrüne Pulverdroge ist gekennzeichnet durch die einzelligen, dickwandigen, scharf zugespitzten, 1 bis 2 mm langen Brennhaare, deren Haarfuß in einem aus der Epidermis herausgewachsenen, vielzelligen Sockel sitzt und deren Spitze ein kleines, schief aufgesetztes, ovales Köpfchen trägt, durch einzellige, schlank-kegelförmige, bis 700 µm lange, gerade oder gebogene, spitze, am Grunde mitunter stark verbreiterte Borstenhaare, deren Haarwand gleichfalls wie die der Brennhaare verkieselt ist und durch 35 bis 60 µm lange Köpfchenhaare von den Nerven der Blattunterseite mit einem 20 bis 40 µm langen, einzelligen Stiel und rundlichen, senkrecht in 4 Zellen geteilten Köpfchen. Epidermisfetzen zeigen oberseits vieleckige bis leicht buchtige, unterseits stark wellig-buchtige Zellen, einzelne mit Zystolithen, bis 30 µm große Spaltöffnungen und einzelne Wasserspalten. Querschnittsbruchstücke zeigen in den vertikal gestreckten Epidermiszellen bis 70 µm lange, erdbeerförmige, undeutlich warzige, fein gestielte Zystolithen und ein Mesophyll mit einer Schicht langer Palisaden- und 2 bis 4 Lagen Schwammparenchymzellen.

Verfälschungen. Nach Ross. 9 die Blätter von Lamium album L. Diese unterscheiden sich von den Brennesselblättern durch abwechselnd große und kleine Zähne am Blattrand, das Fehlen von Cystolithen, einfache, zweizellige Haare mit länglichen Kutikularwarzen und kleine Köpfchenhaare mit einzelligen Köpfen.

Inhaltsstoffe. In den Brennhaaren Acetylcholin, Histamin (auch in den Blättern), Serotonin (0,02%), Ameisensäure, Essigsäure, Buttersäure, sowie nach BERGER ein ungesättigtes, N-reiches Harnsäure-derivat. Im Kraut Chlorophyll a und b (in frischen Blättern ca. 0,08 bis 0,3%, in getrockneten etwa 1,0%), Xanthophyll, wenig Violaxanthin, Xanthophyllepoxid (in sehr kleinen Mengen), Protoporphyrin, Koproporphyrin, Lycopin, β-Carotin, Vitamin A (in U. urens), Vitamin B_2 (0,0015% im Blatt), Pantothensäure (über 0,001% in den Blättern), Vitamin C, Vitamin K_1, Folsäure und Gerbstoff. Ferner Sitosterin, ätherisches Öl mit 14,7% Estern, 2% freien Alkoholen und 38,5% Ketonen (u. a. Acetophenon, 2-Methylhepten-(2)-on-(6). Fermente, ein „Sekretin", „Glukokinine", Schleim, Kohlenhydrate (Mono-, Di- und Trisaccharide), Aminosäuren, Proteine (besonders in den Früchten), Lecithin, Kalium- und Calciumnitrat, Kieselsäure, Eisen und (besonders in den Samen) fettes Öl u. a. mit Öl-, Linol-, Linolensäure.

Prüfung. Max. Aschegehalt 20% (Erg.B. 6, Ross. 9). Feuchtigkeitsgehalt max. 14% (Ross. 9). Braune oder schwarze Blätter max. 5% (Ross. 9). Andere Bestandteile wie Stengel, Blütenstände usw. max. 5% (Ross. 9). Organ. Beimengungen max. 2% (Ross. 9). Anorgan. Beimengungen max. 1% (Ross. 9).

Wirkung. Geringe diuretische Wirkung, an der Ratte kam es zur Steigerung der Chlor-
und Harnstoffausscheidung, subkutane Brennesselsaftinjektionen bewirkten starke Pankreas-
sekretion; ferner wird über eine blutzuckersenkende Wirkung berichtet. Auf der menschlichen Haut erzeugt die Pflanze Schmerz, Jucken und Quaddelbildung, bei innerlicher Einnahme Vergiftungen mit Magenreizung und Brennen an der Haut des ganzen Körpers, Dermatitis, ferner Ödembildung und Versiegen der Harnsekretion (Nierenschädigung).

Alkoholische Extrakte aus frischem Kraut bewirken am isolierten Froschherzen Bradycardie, in höherer Konzentration Lähmung, am Kaninchen eine wahrscheinlich vorwiegend
durch periphere Gefäßerweiterung bedingte Blutdrucksenkung, an isolierten glattmuskeligen
Organen (z. B. am Darm) teils erregende, teils lähmende Wirkung. Für die Giftwirkung sind
neben Histamin und Acetylcholin noch Harzsäuren, Ameisensäure und Natriumformiat von
Bedeutung.

Anwendung. Früher, besonders in der Volksheilkunde als Diureticum, Antidiarrhoicum,
Galaktagogum, Hämostypticum, besonders bei Gebärmutterblutungen, bei Rheuma (auch in
mehreren Spezialitäten), Gicht und Wassersucht, als Expectorans und bei chronischer Bronchitis, bei Hämorrhoiden, Hautleiden (Urticaria, Ekzemen), bei Anämie und als „Blutreinigungsmittel".

Äußerlich der Saft des frischen Krautes als Gurgelmittel, zu Umschlägen bei Wunden,
Geschwüren und Hämorrhoiden.

In der afrikanischen Volksmedizin als Schnupfpulver bei Nasenbluten und bei übermäßiger
Menstruation, U. urens als Aphrodisiacum, bei Blasenschmerzen und inneren Blutungen, als
Galaktagogum, bei Katarrh und Keuchhusten; äußerlich bei Verbrennungen, in der Form
von Kompressen bei Tumoren, ferner als Bestandteil von Fischgiften.

In der Homöopathie bei Urticaria, Herpes, Ekzemen, allgemein bei Überempfindlichkeits-
reaktionen der Haut und Gelenke, bei Gicht und Rheuma, bei Verbrennungen, Milchmangel
und Dysmenorrhö. — In der Kosmetik zu Haarwässern. Als Hyperämicum. — Junge Bren-
nesselblätter wegen ihres Vitamin C-, Chlorophyll-, und Eisengehaltes als Gemüse. — Zur
Chlorophyllgewinnung. — Die Stengel von U. dioica zur Gewinnung von Nesselfaser (als
Ersatz für die Leinfaser).

Dosierung. Mittlere Einzelgabe: Als Einnahme 1,5 g (zu 1 Tasse Abkochung).
Mittlerer Gehalt: Als Haarwasser 5 v. H. (als Abkochung).

Urtica dioica HAB 34.

Frisches Kraut.

Arzneiform. Essenz nach § 1.

Arzneigehalt. 1/2.

Urtica dioica HPUS 64. Common Nettle.

Die ganze, frische Pflanze.

Arzneiform. Urtinktur: Arzneigehalt 1/10. Urtica dioica, feuchte Masse mit 100 g Trockensubstanz und 300 ml Wasser = 400 g, dest. Wasser 200 ml, Alkohol USP (94,9 Vol.-%)
537 ml zur Bereitung von 1000 ml der Tinktur. Dilutionen: D 2 (2×) enthält 1 Teil Tinktur,
4 Teile dest. Wasser, 5 Teile Alkohol; D 3 (3×) und höher mit Alkohol HPUS (88 Vol.-%).
Medikationen: D 3 (3×) und höher.

Urtica HAB 34.

Frische, blühende Pflanze (von U. urens).

Arzneiform. Essenz nach § 1.

Arzneigehalt. 1/2.

Die Vorschläge für das neue Deutsche HAB, Heft 9, S. 542 (1964) sehen eine Dichte von
0,930 bis 0,940, einen Trockenrückstand von 1,7 bis 2,3%, den pH 7,2 bis 7,5, Prüfungsreaktionen und die Papierchromatographie der Tinktur vor.

Urtica urens HPUS 64. Dwarf nettle.

Die ganze frische Pflanze.

Arzneiform. Urtinktur: Arzneigehalt 1/10. Urtica urens, feuchte Masse mit 100 g Trockensubstanz und 400 ml Wasser = 500 g, dest. Wasser 100 ml, Alkohol USP (94,9 Vol.-%)
537 ml zur Bereitung von 1000 ml der Tinktur. Dilutionen und Medikationen wie unter
Urtica dioica HPUS.

Urtica ad usum externum HAB 4.

Frische, blühende Pflanze (von U. urens).

Arzneiform. 1 Gewichtsteil der zerkleinerten Masse wird mit jeder 2fachen Gewichtsmenge ihres Saftgehaltes 90%igen und 60%igen Weingeistes durchgearbeitet und wie bei der Essenzbereitung nach § 3 weiter behandelt.

Ufarheumin, Cefak, Chem.-pharm. Fabrik Dr. Brand u. Co. KG, 8960 Kempten (Allgäu). In 100 g: Colchicin. benz. und Berberin. sal. āā 0,1 mg, Auszüge aus Herb. Urticae 15 g. Kalosin soll ein spirituöser Auszug aus Rad. Urticae, Herba Cochleariae und Rad. Sarsaparillae sein, der bei Erkrankung der Leber, Niere und der Luftwege angewandt werden soll.

Radix (Rhizoma) Urticae. Brennesselwurzel. Nettle Root. Racine d'ortie. Raiz de ortiga.

Der Wurzelstock ausdauernd, kriechend, ästig, zylindrisch, federkiel- bis fingerdick, ringsum stark befasert, außen gelblich, innen weiß.

Die Wurzel ist unregelmäßig zusammengebogen, etwa 5 mm dick, graubraun, mit deutlichen Längsfurchen versehen. Im Querschnitt ist die Wurzel hohl, die Schnittfläche weiß, im Bruch zähfaserig. An den Internodien keine Nebenwurzeln, die Knoten sind nur unwesentlich verdickt.

Inhaltsstoffe. Gerbstoff.

Anwendung. In der Volksheilkunde als Diureticum, gegen Wassersucht, als Blutreinigungsmittel, bei beginnender Prostatitis, in Afrika bei Diarrhö und als Anthelminticum; äußerlich als Adstringens und zu Haarwässern.

Urtica pilulifera L. Pillentragende Brennessel. Ortica femmina (romana).

Heimisch im Mittelmeergebiet und in Südasien. In Mitteleuropa adventiv.

Einjährig. Blätter länglich-eiförmig, zugespitzt, Blüten einhäusig. Weibliche Blütenstände kugelförmig, gestielt, einzeln oder zu wenigen in den Blattachseln. Perigonblätter ungleich groß, mit Borstenhaaren besetzt.

Anwendung. Das Kraut wie U. dioica. Liefert auch Herba Urticae. Die Samen früher als Semen Urticae romanae.

Urtica membranacea Poiret (U. caudata Vahl).

Heimisch im Mittelmeergebiet und in Afrika.

Anwendung. Liefert in Portugal Herba Urticae. Kraut und Samen als Emmenagogum und Aphrodisiacum.

Urtica lobulata E. Mey.

Heimisch in Afrika.

Anwendung. In der Eingeborenenmedizin bei Schlangenbissen und entzündeten Augen.

Urtica mexicana Liebm.

Heimisch in Mexico.

Anwendung. Die Wurzel als Diaphoreticum.

Urtica cannabina L. Sibirische Hanfnessel.

Heimisch im gemäßigten Sibirien und im Iran.

Anwendung. Liefert Pflanzenfaser.

Usnea

Usnea Wigg. emend. Mot. (Muscus arboreus albus, M. barbatus, Barba arborum, Usnea officinarum). Ascolichenes — Lecanorales — Usneaceae. Bartflechte, Bartmoos, Baumbart ist eine 500 Arten umfassende Gattung mit oft schwer zu unterscheidenden Species.

Thallus strauchartig, bart- oder mähnenförmig, durch eine Haftscheibe auf dem Substrat befestigt, zylindrisch, radiär gebaut, Äste mit oder ohne seitliche Faserästchen („Fibrillen"); Rinde brüchig, Markstrang zäh, mechanisch stark dehnbar, Apothezienrand bewimpert, Sporen zu 8 im Schlauch, ellipsoidisch, einzellig, farblos. Im Durchlüfungsgewebe reichliche Ablagerung von Calciumoxalat.

Als Rinden-, seltener Felsbewohner über die ganze Erde verbreitet, bes. in der Nebelregion der Gebirge.

Usnea hirta (L.) Wigg. emend. Mot.

(U. hirta Wigg., Lichen hirtus L., Lichen floridus var. hirtus Willd., Lichen florida var. hirta Ach., U. barbata var. hirta Fries., Parmelia officinarum var. erecta f. prolifera Wallr., P. barbata var. campestris f. hirta Schaer., U. barbata var. campestris f. hirta Rabenh., U. barbata var. florida f. hirta Schaer.). Hirnschädelmoos.

Heimisch bes. im nördl., westlichen und mittleren Europa bis zum Alpengebiet, selten in Spanien, Jugoslawien, Ungarn, Rumänien, außerdem in der Ukraine und in Sibirien zu finden, meist an Pinus silvestris, seltener an Pinus mughus und anderen Pinusarten.

Der büschelige bis fingerlange Thallus von gelblichgrauer bis dunkelgrauer oder bläulichgrüner Farbe ist meist mit Soredienstaub dicht bedeckt und von zahlreichen, kurzen, dünnen Fibrillen besetzt. Verzweigungen und Fibrillen (seitliche Faserästchen) oft filzig miteinander verflochten. Apothezien bis 7 mm groß, Sporen 9 bis 10×6 µm. Beim Betupfen mit Lauge schwache Gelbfärbung.

Inhaltsstoffe. (+)-Usninsäure ($C_{18}H_{16}O_7$), Usnarsäure $C_{30}H_{22}O_{15}$, deren Vorkommen nicht immer bestätigt wird. Thamnolsäure (Hirtellsäure) $C_{19}H_{16}O_{11}$, Fp. 222 bis 223°. Nach älteren Angaben ferner Pikrusnidsäure und Hirtinsäure. Der Flechtenauszug wirkt antibiotisch.

Anwendung. Allgemein fanden Bartflechten in der früheren Heilkunde neben anderen Flechten verbreitete Anwendung gegen Schleim- und Blutfluß, Durchfall, Ruhr sowie Magenschwäche.

Usninsäure stellt ein wichtiges Oberflächenantibiotikum dar, meist in Form der reinen Säure. Usninsäure (+), (−) oder racemisch hemmt sowohl das Wachstum gram-positiver als auch gram-negativer Bakterien, jedoch letztere schwächer. Besonders das Natriumsalz der (−)-Usninsäure ist stark antibiotisch wirksam gegen Staphylokokken, Streptokokken und Mycobacterien. (+)-Usninsäure hemmt an Ratten in einer Dosierung von 50 mg/kg oral die Bildung von Granulationsgewebe, das durch einen Reiz induziert wurde [Otsuka et al.: Chem. Abstr. *77*, 111 574 (1972)].

Nachweis der Usninsäure s. u.

Usnea barbata (L.) Wigg. emend. Mot.

(Usnea barbata Wigg., Lichen barbatus L., Usnea plicata var. barbata Fries., Parmelia barbata var. barbata Spreng., Lichen plicatus L. ad Schrader, Usnea barbata var. plicata Fries.). Bearded Usnea. Drooping Usnea. [Nicht zu verwechseln mit der von früheren Autoren benannten Art Usnea „barbata" (var. 1936), die in Usnea hirta, florida und dasypoga aufgeteilt wurde.]

Heimisch in Skandinavien, Polen, in Deutschland nur in Schleswig-Holstein.

Inhaltsstoffe. Die in der Literatur beschriebenen Säuren, Barbatolsäure, (+)-Usnin-, Usnar- und Lobarsäure sowie Weinsäure, Vitamin C beziehen sich auf die allgemein als Usnea „barbata" bezeichnete Flechte (s. o.).

Wirkung. Der Flechtenauszug wirkt antibiotisch.

Anwendung. In der Homöopathie.

Usnea barbata HPUS 64. Bearded Usnea.

Die ganze Flechte.

Arzneiform. Urtinktur: Arzneigehalt 1/10. Usnea barbata, grob gepulvert 100 g, dest. W. 300 ml, A. USP (94,9 Vol.-%) 730 ml zur Bereitung von 1000 ml der Tinktur.

Dilutionen. D 2 (2×) enthält 1 T. Tinktur, 2 T. dest. W., 7 T. A.; D 3 (3×) und höher mit A. HPUS (88 Vol.-%). Medikationen. D 2 (2×) und höher.

Usnea florida (L.) WIGG. (Lichen floridus L., Parmelia florida SPRENG., Usnea barbata var. florida FRIES., Parmelia officinarum var. erecta f. cymatophora WALLR., Usnea plicata var. florida LINK, Parmelia barbata var. campestris f. florida SCHAER., Usnea barbata var. campestris f. florida RABENH., Usnea barbata var. florida HOOK.).

In Europa von Spanien bis Jugoslawien und Rumänien, vor allem aber in Mittel- und Nordwesteuropa vorkommend, ferner in Nordamerika. In Mitteleuropa vornehmlich an Laubbäumen (Buche, Birke, Eiche, selten an Tanne, Fichte und Lärche) in der unteren Bergregion in Skandinavien auch in der Ebene. Die Unterart arbuscula MOT. in Südeuropa bis Kleinasien und dem Kaukasus.

Thallus büschelig, abstehend, bis 20 cm lang, gelblichgrau, heller als bei U. hirta, ziemlich rauhkörnig bekleidet. Hauptäste sehr rasch an Stärke abnehmend, stark verzweigt, Äste meist ringsum von zahlreichen, kurzen, ungleich langen Fibrillen umgeben. Apothezien an den Ästen endständig oder fast endständig, bis 1 cm groß, flach, schüsselförmig. Scheibe hell, Rand unregelmäßig bewimpert. Sporen 6 bis 8 × 3 bis 4 μm.

Inhaltsstoffe. (+)-Usninsäure, Thamnolsäure, Usnarsäure (Salazinsäure) $C_{18}H_{12}O_{11}$, Fp. 262 bis 265°; Stictinsäure $C_{19}H_{14}O_9$, Fp. 270 bis 272°, Lobarsäure $C_{25}H_{28}O_8$, Fp. 192 bis 193°.

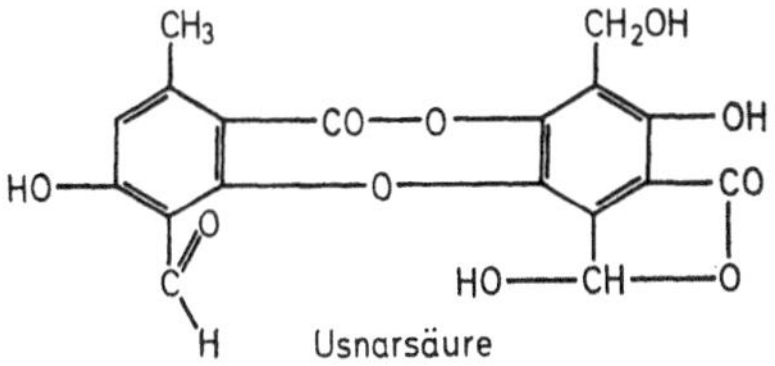

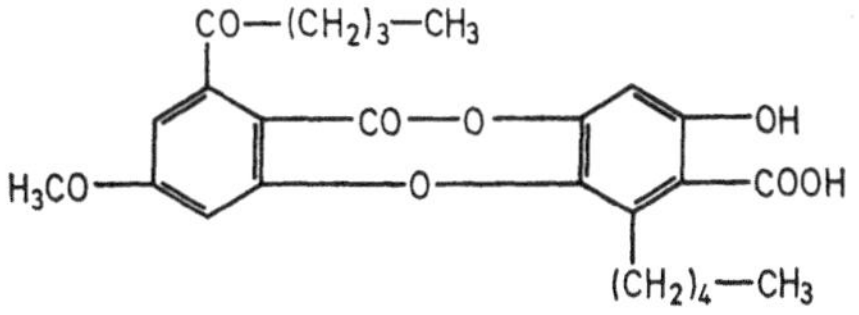

Anwendung. Zur Herstellung antituberkulöser Mittel und Antibiotika, in Kombination mit Streptomycin, p-Aminosalicylsäure u. a. Zur Darstellung der Usninsäure. Früher bei Keuchhusten und als Tonico-Amarum verwendet.

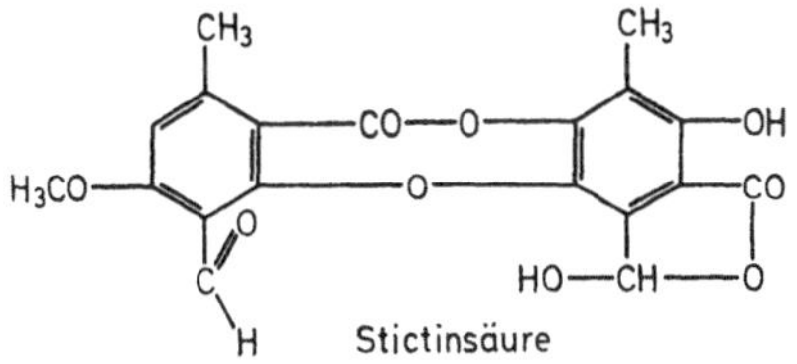

Usnea longissima ACH. (Parmelia coralloides var. longissima SPRENG., Usnea barbata var. longissima SCHAER.).

In Bergwäldern von den Pyrenäen durch Europa, Kleinasien bis nach Ostasien (Japan), ferner in Nordamerika (Alaska, Kanada, Neufundland). Heute schon ziemlich selten geworden, „pulcherrimum decus silvarum borealium", an Laub- und Nadelbäumen.

Thallus aus mehreren, ziemlich parallel laufenden, fadenförmigen, dünnen Hauptästen bestehend, die keine Seitenäste treiben, dagegen ringsum mit starren, kurzen, rechtwinklig abstehenden Fibrillen besetzt; bis mehrere m lang und ca. 1 mm dick; hellgraugrün bis grünlichgelb, im trockenen Zustand gelblich blaß, sehr geschmeidig. Apothezien 5 bis 10 mm groß. Rand gelb bestäubt und lang bewimpert, Sporen 8 bis 10 × 6 bis 7 μm. Das Mark reagiert mit Jod blau.

Inhaltsstoffe. Je nach Standort verschiedene Säuren: (+)-Usninsäure, Usnarsäure, Evernsäure, Barbatinsäure (Rhizonsäure) $C_{19}H_{20}O_7$, Fp. 186 bis 187°, Diffractasäure (Dirhizoninsäure) $C_{20}H_{22}O_7$, Fp. 189 bis 190°, Protocetrarsäure $C_{18}H_{14}O_9$, Fp. 245 bis 250°.

Protocetrarsäure

Barbatinsäure

Diffractasäure

Anwendung. In der chinesischen Medizin als Expectorans, bei Nachtschweiß und zur lokalen Behandlung von Geschwüren.

Usnea dasypoga (ACH.) RÖHL. emend. MOT.

(Usnea dasypoga RÖHL., U. plicata var. dasypoga ACH., U. barbata var. dasypoga ACH., Parmelia officinarum var. prolifera WALLR., U. florida var. dasypoga DIETRICH, U. barbata var. pendula f. dasypoga KÖRPER, U. barbata var. plicata f. dasypoga RABENH.).

Heimisch von den Pyrenäen bis zum Altai. An Fichten und Tannen.

Thallus lang herabhängend, fadenförmig, im Hochgebirge fast 1 m lang werdend, spärlich gabelästig verzweigt; Fibrillen nicht besonders zahlreich vorhanden und ganze Strecken an den Ästen freilassend, Apothezien 2 bis 7 mm groß, oft wenig entwickelt. Sporen 8 bis 9×5 bis 6 µm, Mark ohne Jodreaktion, Rinde mit Alkali gelb, dann rötlich.

Inhaltsstoffe. (+)-Usninsäure zu 1,15%, Usnarsäure, Thamnolsäure (Hirtellsäure, „Usnellin") und Barbatolsäure.

Barbatolsäure

Wirkung. Der Flechtenauszug nicht antibiotisch.

Usnea bayle.

Wirkung. SHIBATA [Z. Krebsforschung *71*, 102 (1968)] fand eine wachstumshemmende Wrkg. der Polysaccharidfraktion bei Sarkoma-180.

Usnea lobata HOFFM.

Anwendung. Früher als Tonicum, Amarum, Adstringens, bei Keuchhusten und Hämorrhoiden.

Usnea diffracta.

Inhaltsstoffe. (+)-Usninsäure und Diffractasäure.

Wirkung. Die Droge zeigt antiinflammatorische Wrkg. [OTSUKA et al.: l. c.].

Bemerkung. Einen Nachweis und die quant. Bestimmung von Usninsäure beschreiben FISCHER et al. [Arzneimittelforsch. *19*, 2025 (1969)]. Der Chlf.-Extrakt wird auf Kieselgel H im Laufmittel Toluol, Aceton, Diäthylamin 80:10:10, dann in Toluol, Aceton, Eisessig 80:10:10 entwickelt. Nachweis mit Anisaldehyd, konz. Schwefelsäure, Eisessig 0,5 ml + 1 ml + 50 ml. Die extrahierte Usninsäure wird bei 284 nm gemessen und der Gehalt an einer Eichkurve abgelesen.

Usninsäure

Usninsäure. Carbonusninsäure. Usnein. Usniacin.

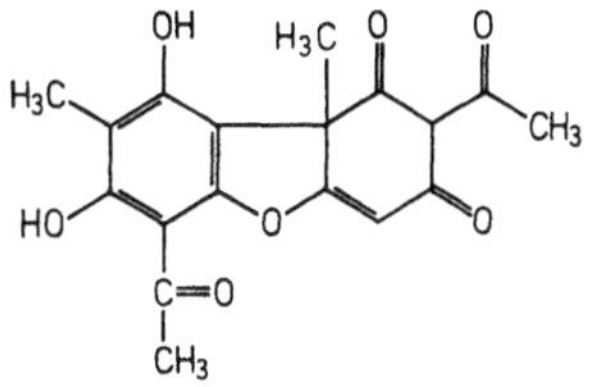

$C_{18}H_{16}O_7$ M.G. 344,33

2,6-Diacetyl-7,9-dihydroxy-8,9b-dimethyl-1,2,3,9b-tetrahydrodibenzofuran-1,3-dion.

Vorkommen. In zahlreichen Flechtenarten, meist in Konzentrationen von 0,2 bis 0,4 %. Die d-Form findet sich in Usnea- und Ramalia-Arten, die l-Form in Cetraria- und Cladonia-Arten, das Racemat ist selten, z. B. in Cetraria islandica und Cladonia silvatica anzutreffen.

Eigenschaften. d-Form: Gelbe, prismatische Kristalle, lösl. in konzentrierter Schwefelsäure mit orangegelber Farbe und in Chlf. und Furfurol (1 + 14), wenig lösl. in Aceton (1 + 100) und Essigester, sehr schwer lösl. in A., praktisch unlösl. in W. Fp. = 204°. $[\alpha]_D^{12} = +495{,}5°$ (c = 2 in Chlf.).

Anwendung. Als Antibiotikum bei entzündlichen Haut- und Schleimhautaffektionen.

Dosierung. Übliche Konzentration bei äußerlicher Anwendung: 0,2 %.

Ustilago

Ustilago maydis Dc. (Ustilago zeae). Ustilaginaceae — Ustilaginales — Basidiomycetes. Maisbrand. Beulenbrand. Corn smut. Mappa.

Heimisch in Nordamerika und Europa parasitisch an allen Teilen von Zea mays.

Mycel interzellular ausgebreitet. An bestimmten Stellen, mit Vorliebe in der Blütenregion, werden aus dichtstehenden Mycelästen auffallende Beulen bis zur Größe eines Kinderkopfes gebildet. Diese sind anfangs von einer weißgrauen, glänzenden Oberhaut umgeben, die später aufplatzt und die reifen schwarzbraunen Sporen zur Verbreitung freigibt. Das Mycel wird zur Sporenbildung aufgebraucht. Die diploiden Brandsporen keimen auf dem Wirt zu einer vierzelligen Basidie aus, in der die Reduktionsteilung erfolgt; die Basidienzellen wachsen vegetativ zu einem einkernigen Sproßmycel. Nach der Kopulation keimt die zweikernig gewordene Zelle zu einem paarkernigen Mycel, das später die diploiden Brandsporen (Chlamydosporen) bildet.

Ustilago maydis.

Die reifen Sporen, die vor dem ersten Frost geerntet werden.

Trockene, pulverige, zum Teil klumpige, schwarzbraune, staubige Massen von hellbraunen, meist kugeligen, 9 bis 11 µm großen, feinwarzigen Brandsporen. Daneben Hyphen- und Gewebselemente der Maispflanze. Geruch widrig.

Da der Pilz eine große Anzahl von Stämmen bildet, finden sich widersprüchliche Angaben.

Inhaltsstoffe. Nach älteren Angaben Alkaloide ähnlich dem Ergotin und Ergotoxin (Ustilaginin und Ustilagotoxin). LIST [Dtsch. Apoth. Ztg. *103*, 1527 (1963)] fand Histidin, Herzynin, Imidazolylacrylsäure, -propionsäure, -essigsäure, -äthanol, Hydroxymethylimidazol, Methylimidazol und Imidazol, einen Cholinschwefelsäureester, der noch mit Glucose, Fructose und Trimethylamin verbunden ist und Carnitin (β-Hydroxy-γ-butyrobetain). Ferner etwa 13% Proteine, Kohlenhydrate, Zellulose, Fett, Ustilaginsäure (teilweise acylierte Diglucosyldihydroxyhexadecansäure). Sklerotinsäure (?), Lactoflavin, Vit. D_2; Lecithin, Harze, Gerbstoffe, Mannit; D-Mannopyranosyl-1-meso-erythrit. HIURA et al. [Chem. Abstr. *68*, 19576 (1968)] isolierten ein Glucan, ferner Glucose und Fructose, PIATELL et al. [Tetrahedron L. *1963*, S. 997] ein Catecholamin.

Wirkung. SHALASH [Planta med. (Stuttg.) *10*, 53 (1962)] fand an Schafen, Kühen und Ratten eine Anregung des Uterus mit einem Ansteigen des Tonus und der Muskelaktivität. Nach GESSNER bewirken s.c. Injektionen an Mäusen klonisch-tonische Krämpfe und Tod innerhalb 10 Min., bei chronischer Vergiftung Gangrän, Krämpfe, Paresen, Abort. Beim Menschen Diarrhö, Erregung des Uterus, Cyanose, Krämpfe.

Anwendung. In der Homöopathie bei Dysmenorrhoea membranacea, Menorrhagie, Myomblutung, Alopecie, Seborrhö, Milchschorf und Nagelwachstumsstörung.

Ustilago Maidis HAB 34. Maisbrand.

Sporen des Pilzes.

Arzneiform. Tinktur nach § 4 mit 90%igem Weingeist.

Arzneigehalt. 1/10.

Aufbewahrung. Bis 3. Dez. Pot. vorsichtig.

Ustilago Maidis HPUS 64. Maize Smut.

Die Verreibung des Pilzes, wenn er sich schwarz gefärbt hat, aber ehe er unter Frost gelitten hat, und die Tinktur des frischen reifen Pilzes.

Arzneiform. a) Trituration: D 1 (1×) und höher. b) Urtinktur: Arzneigeh. 1/10. Ustilago maidis, feuchte Masse mit 100 g Trockensubstanz und 100 ml W. = 200 g, dest. W. 300 ml, A. USP (94,9 Vol.-%) 635 ml zur Bereitung von 1000 ml der Tinktur. c) Dilutionen: D 2 (2×) enthält 1 T. Tinktur, 3 T. dest. W., 6 T. A.; D 3 (3×) und höher mit A. HPUS (88 Vol.-%). d) Medikationen: D 3 (3×) und höher.

Uzarin

Uzarin. Uzarigenin-3-gluco-glucosid. Bis-O-glucosid des Uzarigenins.

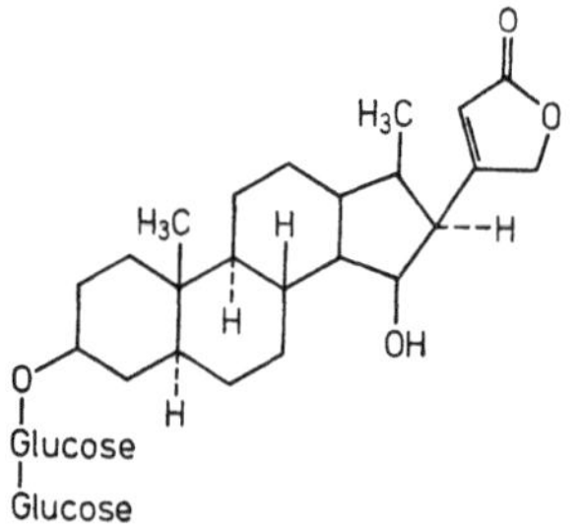

$C_{35}H_{54}O_{14}$ M.G. 698,82

3β-14-Dihydroxy-5-α-card-20(22)-enolid-3-gluco-glucosid.

Bemerkungen. Die Substanz ist ein Steroidlactonglucosid aus der afrikanischen „Uzara"-Droge, den getrockneten Wurzeln von Gomphocarpus-Arten. Die „allo"-Konfiguration am C_5 bedingt den Fortfall einer digitalisartigen Wirkung.

Eigenschaften. Farblose, thermostabile Kristalle, lösl. in A. 95 Vol.-%, M., Essigsäure und wasserhaltigem Pyridin, wenig lösl. in W., trockenem Aceton und Dioxan, praktisch unlösl. in Ä. und Chlf. Fp. = 268–270°. $[\alpha]_D^{25} = -102°$ (c = 1 in A. 95 Vol.-%).

Anwendung. Als Antidiarrhoicum und bei Dysmenorrhoe.

Vaccinium

Vaccinium myrtillus L. (V. montanum SALISB., V. angulosum DULAC, Myrtillus niger GILIB., M. silvatica BUBANI). Ericaceae — Vaccinioideae — Vaccinieae. Heidelbeere. Blaubeere. Schwarz-, Bick-, Most-, Tau-, Krackbeere. Whortleberry. Blueberry. Billberry. Myrtille. Raisin des bois. Bleuets. Mirtillo (nero) Baccole. Arandano comun.

Heimisch in Mittel- und Nordeuropa bis 71°10′ nördl. Breite; in den Gebirgen der Balkanhalbinsel, Nordasien und Nordamerika.

Bis 50 cm hohes, starkverzweigtes Sträuchlein mit weitkriechender Grundachse und buschig aufstrebenden, grünen, scharfkantigen Zweigen, Laubblätter sommergrün, rundlicheiförmig, zugespitzt, am Grunde stumpf, abgerundet, sehr kurz gestielt, kahl, am Rande fein gesägt-gezähnt mit teilweise drüsig begrannten Zähnen. Blüten einzeln in den Blattachseln, auf kurzem, nickendem Stiel hängend, 4 bis 7 mm lang, grünlich, blaßrosa angelaufen. Kelch mit dem Fruchtknoten verwachsen, bleibend, undeutlich fünflappig mit breiten, stumpfen Lappen. Krone kugelig-krugförmig, fünfzipfelig, mit kurzen, zusammenneigenden, stumpflichen Zipfeln. Staubblätter 8 oder 10, eingeschlossen, kürzer als der Griffel, mit kahlen, gegen die Basis verbreiterten Staubfäden und mit zweihörnigen, rauhen, gelbbraunen Antheren, deren gespornte Anhängsel aufwärts gerichtet. Frucht eine kugelige, blauschwarze, meist bereifte, saftige, vielsamige, vom Kelchring gekrönte Beere. Samen braun, etwas halbmondförmig, ca. 1,2 mm lang. Samenschale undeutlich netzig-grubig.

Folia Myrtilli. Heidelbeer-, Bickbeer-, Blaubeerblätter. Common blue berries leaves. Feuilles de myrtille. Folhas de arando. Hojas de arrayan.

Folia Myrtilli Erg.B. 6. Folium myrtilli CsL 2.

Die getrockneten Laubblätter.

Die Ganzdroge besteht aus den eiförmigen, 2 bis 3 cm langen und 1 bis 2 cm breiten, an der Spitze stumpfen, am Grunde schwach herzförmigen oder abgerundeten, kurzgestielten oder fast sitzenden Blättern. Die fiederige Nervatur, die oberseits wenig, auf der Unterseite stärker hervortritt, zeigt ein von den Sekundär- mit den Tertiärnerven gebildetes Adernetz. Der Blattrand ist kleinkerbig gesägt, und jeder Sägezahn trägt eine gestielte Drüse. Junge Blätter sind hellgrün, zarthäutig, dünn und leicht zerbrechlich, ältere dunkelgrün, derb und steif.

Die Schnittdroge besteht hauptsächlich aus kleinen, ganzen Blättchen und größeren Blattstückchen der Ganzdroge. Derbe, scharf vierkantige, dunkel- bis braungrüne, glänzende Stengelteile, mitunter mit kleinen Seitenknospen, und schwarze, stark geschrumpfte Beerenfrüchte sollen nicht vorhanden sein.

Die bräunlichgrüne Pulverdroge ist gekennzeichnet durch schwach wellig-buchtige Epidermiszellen der Blattoberseite mit feiner Kutikularstreifung und durch stärker welligbuchtige der Blattunterseite mit je 2 Nebenzellen. Über den Nerven finden sich vereinzelt kurze, einzellige, zum Teil sichelförmig gekrümmte, dickwandige, bis 50 µm lange Haare mit warzig-rauher Kutikula, zerstreut auch keulenförmige, 150 bis 300 µm lange Drüsenzotten mit zweizellreihigem Stiel und mehrzelligem Köpfchen. Diese Drüsenzotten sind auch an den Zähnen des Blattrandes vorhanden. An Querschnittsbruchstücken ist ein einreihiges Palisadengewebe der Oberseite und ein drei- bis vierschichtiges, großlückiges Schwammparenchym zu erkennen. Bastfasergruppen und Kristallkammerfasern aus den Nerven sind vorhanden.

Verfälschungen. Als gelegentliche Verunreinigung sind die glattrandigen Blattstückchen von Folia Vitis idaeae anzutreffen.

Inhaltsstoffe. Quercetin, Quercetin-3-rhamnosid (Quercitrin), Quercetin-3-glucosid (Isoquercitrin), Quercetin-3-arabinosid, Quercetin-3-glucosidoglucosid (Meratin), nach FRIEDRICH et al. [Planta med. (Stuttg.), *24*, 90 (1973)] Hyperosid, Astragalin, Kaffee- und Chlorogensäure, Monotropein und Asperulosid. Ferner Oleanol-, Ursolsäure, β-Amyrin, Nonacosan, 2 bis 5% Chinasäure, Benzol-, Äpfel-, Bernstein-, Wein-, Oxal- und Citronensäure, Cerylalkohol und Triterpenalkohol, 6 bis 20% Gerbstoff, dessen Grundkörper nach SCHÖNERT et al. [Pharmazie *23*, 775 (1970), Arch. Pharm. (Weinheim) *306*, 611 (1973)] aus Catechinen und Leucoanthocyanen besteht; als Gerbstoffbildner fanden sie Catechin, Epicatechin, Gallocatechin und Epigallocatechin; Neomyrtillin $C_{24}H_{36}O_{18}$, ein Glucosid der Gallussäure und Myrtilloresen.

Der Mangangehalt ist sehr hoch. Mn: 2500 ppm, Fe 250 ppm. RAIBLE et al. [Acta Chim. scand. *2*, 1432 (1957)] fanden einen antifungalen Faktor (ein gerbstoffartiger Stoff) in frischem und altem Laub. Nach älteren Angaben ferner Caryophyllin, Harzsäuren und Myrtillol.

Bemerkung. Arbutin und Hydrochinon (1,5 bzw. 1%) wurden von einigen Autoren gefunden, von anderen nicht, so daß möglicherweise verschiedene Chemotypen vorliegen. Weitere Ursachen sind nach WINKLER:

1. Die Arbutinbestimmung mit Jod bzw. 4-Aminophenazon ohne vorherigen Arbutinnachweis — auch arbutinfreie Drogen täuschen einen Arbutingehalt von 0,2 bis 4% vor —,
2. eine Verunreinigung der Folia Myrtilli mit den Blättern der Preiselbeere und
3. eine Verwechslung von V. myrtillus L. mit V. intermedium RUTHE, einem Bastard aus V. myrtillus L. und V. vitis-idaea L., der die Phenolglykoside beider Eltern enthält.

Prüfung. Identität. Wird zu 1 ml eines Auszuges von 0,5 g Heidelbeerblättern mit 5 ml W., 4 ml Ammoniaklsg. und 1 ml 10% Phosphomolybdänsäurelsg. gegeben, färbt sich die Lsg. blau (Arbutin). 1 Tr. Eisen(III)-chloridlsg. ergibt einen blauschwarzen Niederschlag (Gerbstoff), CsL 2.

Reinheit. Mindestgeh. an Arbutin 1,9% CsL 2. — Max. Aschegeh. 6% Erg.B. 6, CsL 2. — Säureunlösl. Asche max. 1% CsL 2. — Andere Pflanzenteile oder verfärbte Blätter max. 6%, Beimengungen fremder Pflanzen max. 2% CsL 2.

Gehaltsbestimmung s. bei Folia Uvae Ursi.

Wirkung. Die Droge wirkt schwach antidiabetisch; das Hauptwirkprinzip ist das Neomyrtillin. Fol. Myrtilli können aber nur bei leichtem Diabetes, bes. bei Altersdiabetes eingesetzt werden. Bei längerem Gebrauch können chronische Vergiftungen infolge des hohen Hydrochinongeh. auftreten, die sich im Tierversuch (nach chronischen Gaben von 1,5 g Droge/kg) zunächst in Gewichtsabnahme, Methämoglobinbildung und Hämoglobinverminderung äußern und dann unter schwerer, mit starker Anämie und Icterus einhergehender Kachexie zum Tode führen.

Anwendung. In der Volksmedizin bei Diabetes, Blasenschwäche, Darmkatarrh, Erbrechen, Magenkrämpfen und Husten; äußerlich bei Augen- und Mundschleimhautentzündungen, Hautkrankheiten und Brandwunden.

Dosierung. Mittlere Einzelgabe: Als Einnahme 1,0 g (zu 1 Tasse Aufguß).

Bemerkung. Folia Myrtilli kommen als Ersatz für Fol. Uvae Ursi (im Gegensatz zu Folia Vitis idaeae) nicht in Betracht, da der Arbutingeh. zu gering ist und der relativ hohe Geh. an freiem Hydrochinon die Anwendung verbietet.

Species antidiabeticae KOLLUCK (Asphalintee), gegen Diabetes angepriesen, bestand aus einer Mischung von Folia Myrtilli und Fructus Phaseoli.

Auxilintabletten, SIEGERS Antidiabetikum, sollen in 24 Tabletten enthalten: 6,03 g Extr. Fol. Myrtilli, 5,17 Extr. cort. Phaseoli, 3,45 Extr. Tormentillae, 6,05 Extr. Syzyg. jambolani. 6,9 Fol. Myrtilli, 6,9 Rhiz. Tormentilli und 2,4 g eines Gemisches aus Eiweiß, Saccharin und Citronenöl.

Heidyl bestand aus 90 T. Extr. Myrtilli comp. und 10 T. Elixier. aromaticum.

Millibletten (Fides, Fabrik pharm. Präparate B. Meyers KG., Myhausen).

1 Tablette: Extr. Myrtilli aqu. sicc. 50 mg, Fruct. Phaseoli 25 mg, Herb. Scrophulariae 20 mg, Herb. Urticae 25 mg, Cort. Syzygii jamb. 20 mg, Stigmata Maydis D 1 10 mg, Pancreas D 3 5 mg, Magn. peroxyd. 55 mg, Faex med. 45 mg.

Adjuvans bei der Behandlung des Diabetes mellitus.

Fructus Myrtilli. Baccae Myrtilli. Heidelbeeren. Bickbeeren. Blaubeeren. Schwarzbeeren. Common Blue Berries. Whortleberry fruit. Baies de myrtille. Baies de raisin de bois. Frutos de arando. Bayas de mirtil.

Fructus Myrtilli Erg.B. 6, ÖAB 9, Helv. VI, Ross. 9, CsL 2, Ned. 6; Myrtilli fructus Jug. II.

Die reife, getrocknete Frucht.

Geschrumpft kugelige, blauschwarze, 3 bis 6 mm messende Beere, mit Stielnarbe, seltener mit einem kurzen Stück Stiel an der Basis und ringförmigem, niedrigem, kreisförmigem Wall am Scheitel; innen 5, seltener 4 kleine Fächer mit zahlreichen, sehr kleinen, braunroten Samen; Mesokarp blauschwarz, fleischig. Fast geruchlos; schmeckt säuerlichsüß, etwas adstringierend.

Mikroskopische Merkmale. Im Querschnitt besteht die äußere Epidermis der Fruchtwand aus meist tangential gestreckten Zellen mit leicht verdickter Außenwand. Im Mesokarp kommt vor allem ein lockeres, zartwandiges Parenchym mit blauem Inhalt und vereinzelten Oxalatdrusen vor, in das einzelne oder zu kleinen Gruppen vereinigte, dünner- bis dickerwandige, getüpfelte Steinzellen und zarte kollaterale Leitbündel eingestreut sind. Die innere Fruchtwandepidermis und die Scheidewände der Fächer enthalten zahlreiche Gruppen von nicht sehr dickwandigen, reich getüpfelten Steinzellen. Der Same zeigt im Querschnitt eine Epidermis mit seitlich und innen dickwandigen, getüpfelten Steinzellen, die in Flächenansicht gestreckt polygonal erscheinen.

Verwechslungen. Die Beeren von Vaccinium uliginosum L., Rauschbeeren, große Heidelbeeren. Die Früchte sind größer, schmecken weniger säuerlich, enthalten einen grünlichen Saft, sind außen etwas heller schwarzblau und weisen anstelle des Kelchwalles freie Kelchzipfel auf; bei der Samenschalenepidermis sind nur die Seitenwände verdickt. Die Beeren von Vaccinium vitis idaea L., Preiselbeeren, sind ähnlich, aber scharlachrot, nicht so saftig, von saurem, herbem, bitterlichem Geschmack.

Ross. 9 läßt Beimischungen von V. uliginosum und Ribes nigrum zu, erklärt aber die von Sambucus nigra, S. ebulus, Rhamnus cathartica und R. frangula als unzulässig.

Inhaltsstoffe. Anthocyanpigmente mit Cyanidin, Delphinidin, Petunidin und Malvidin als Aglykone, Myrtillin ist ein Gemisch von Delphinidin-3-glykosiden. 1,5% Arbutin (in unreifen Früchten nach FRIEDRICH et al., l. c., keines), 5 bis 12% Gerbstoff, ca. 1 bis 1,7% Säuren (Äpfel-, Citronen- u. a. Säuren), ca. 30% Invertzucker, Saccharose, Pektine, 0,25% Ursolsäure, Inosit, Vitamin-B-Komplex, Provitamin A, Vitamin C (in Wildheidelbeeren 9,6 mg/ 100 g, das durch Hydrochinon stabilisiert wird). In den flüchtigen Aromaverbindungen aliphatische Aldehyde und Ketone, aliph. Alkohole, Terpender. und aromatische Verbindungen; das Aromaspektrum gleicht dem von Preisel- und Loganbeeren. Nach FRIEDRICH et al. (l. c.) in den unreifen Früchten Hyperosid und Astragalin, Kaffee- und Chlorogensäure, Monotropein und Asperulosid, nach SHAPIRO et al. [Chem. Abstr. *68*, 58616 (1968)] Rutin und Quercetin. In den Samen ca. 31% fettes, stark trocknendes Öl. TROYAN et al. [Chem. Abstr. *73*, 119394 (1970)] fanden Delphinidin-3-monoglykosid, -3-rhamnoglykosid und -5-monoglykosid. Nach HILKER et al. [Int. Z. Vitaminforsch. *38*, 387 (1968)] 4 Antihistaminfaktoren, darunter 3,4-Dihydroxyzimtsäure.

Prüfung. Identität: Die Abkochung 1:10 ist dunkelviolett, sie färbt sich mit einigen Tr. NaOH-Lsg. olivgrün. Durch Zugabe einiger Tr. Bleiacetatlsg. entsteht ein amorpher, blauer Nd., der sich mit rosa oder roter Farbe etwas in Säuren löst. Einige Tr. Ammoniumeisenalaun ergeben eine dunkelgrüne Fbg., Ross. 9.

Reinheit. Gerbstoffgeh. mind. 9% Helv. VI. — Wasserlösl. Extraktgeh. mind. 50,0% ÖAB 9. — Aschegeh. max. 2% ÖAB 9; 3% DAB 6, Ross. 9, Pol. III, CsL 2, Jug. II. — Verbrennungsrückstand max. 4,5% Helv. VI. — Säureunlösl. Asche (10% HCl) max. 0,6% CsL 2; 0,8% Ross. 9. — Feuchtigkeitsgeh. max. 18% Ross. 9; 20% Pol. III; 21% CsL 2. — Blätter und Teile der Stiele max. 1,25% Ross. 9, CsL 2; unreife, faule Beeren max. 1% Ross. 9, CsL 2; fremde organ. Beimengungen max. 1,5% CsL 2; 2% Ross. 9; mineralische Beimengungen max. 0,5% Ross. 9, Beeren von Vaccinium uliginosum max. 1,5%, andere eßbare Beeren max. 0,5%, Ross. 9.

Die Bestimmung des Gerbstoffs erfolgt mit der Hautpulvermethode, ausgehend von 2,00 g gequetschter Droge; die erkaltete Mischung ist vor dem Filtrieren abzunutschen. Helv. VI.

Aufbewahrung. In gut verschlossenem Behälter, unter Lichtschutz.

Wirkung. Die Gerbstoffe, die aus ihrer glykosidischen Bindung erst im Darm frei werden, sowie das Pektin wirken antidiarrhoisch, ferner wirken Heidelbeeren antiseptisch und adsorbierend.

Anwendung. Die getrockneten Früchte, auch in Form von Heidelbeerwein, als Antidiarrhoicum bei Fäulnisdyspepsien. Gegen Oxyuren. Äußerlich bei Ekzemen und Zahnfleischerkrankungen. In der Likörindustrie. Zum Färben von Lebensmitteln. In der Tiermedizin als Adstringens. In der Homöopathie. Die frischen Früchte als Obst.

Dosierung. Mittlere Einzeldosis 5 g Helv. VI, ÖAB 9; 10 g Jug. II.

Myrtillus HAB 34.

Die frischen, reifen Beeren.

Arzneiform. Essenz nach § 3.

Arzneigehalt. 1/3.

Myrtillapastillen enthielten neben Zucker und Kakao die wirksamen Bestandteile der Heidelbeeren. Pastilli Myrtillorum comp. von Max JASPER in Berlin enthielten pro dosi den Extrakt aus 20 g Heidelbeeren.

Die Laboratoires Chibret [Chem. Abstr. *72*, 6238 (1970)] verwenden folgende Tabletten gegen Störungen im Blutgefäßsystem und zur Stabilisierung der Kurzsichtigkeit: 0,05 g Anthocyanoside von V. myrtillus, 0,05 g Vit. E und Excip.

Vaccinium vitis-idaea L. (Vitis idaea punctata MOENCH, V. idaea punctifolia GRAY, Vaccinium rubrum DULAC, Myrtillus exigua BUBANI). Preiselbeere. Kronsbeere. Red Whortleberry. Cowberry. Mountain cranberry. Airelle rouge. Myrtille rouge. Airelle poncutée. Canche. Vigna d'orso. Vite di monte. Mirtillo rosso. Vite idea.

Heimisch in Nord- und Mitteleuropa, Nordasien, Nordamerika. In trockenen Wäldern und auf Heideflächen oft weite Strecken bedeckend.

Niedriger, 10 bis 30 cm hoher Halbstrauch mit unterirdischen, wurzelnden, schuppig beblätterten Kriechtrieben. Laub- und Blütensprosse aus den Achselknospen der Kriechtriebe reihenweise entspringend. Zweige büschelig aufstrebend, zart, rundlich; junge Zweige kurz flaumhaarig, ältere verkahlend. Laubblätter öfter zweizellig angeordnet, wechselständig, eiförmig oder meist verkehrteiförmig, vorn abgerundet, stumpf und öfter etwas ausgerandet, wintergrün, derbledrig, $^1/_2$ bis $^3/_4$ mm dick, ganzrandig oder schwach gekerbt, am Rande eingerollt, oberseits dunkelgrün glänzend, unterseits matt bleichgrün, mit zerstreuten, vorragenden, braunen Drüsenzotten, undeutlich nervig, kurzgestielt. Blüten schwach duftend, in gedrängten, mehr- bis vielblütigen hängenden Trauben, weiß, rötlich angelaufen. Kelch fünflappig, häutig; Lappen dreieckig, bewimpert. Krone offen und überhängend, 8 bis 10 mm lang, glockig, bis zur Hälfte fünfspaltig, mit zugespitzten, auswärts-gekrümmten Lappen. Staubblätter 10, am Grunde behaart; Antheren lang zweispitzig, ohne bes. Anhängsel. Griffel aus der Blüte hervorragend. Beeren in mehr oder weniger einseitswendigen, dicht gedrängten Trauben, zuerst weiß, dann scharlachrot, glänzend, kugelig, etwas bitter schmeckend, mehlig, vielsamig, oben den Rest des Kelches tragend, Samen rotbraun, schwach halbmondförmig, 1,5 bis 1,8 mm lang. Samenschale grubig-netzig.

Folia Vitis Idaeae. Preiselbeerblätter. Kronsbeerenblätter. Steinbeerblätter. Cowberry Leaves. Feuilles d'airelle rouge.

Folium Vitis Idaeae ÖAB 9, CsL 2, Pol. III, Rom. VIII. Folia Vitis Idaeae Erg.B. 6. Vitis idaeae folium Jap. 62.

Die im September gesammelten und bei gewöhnlicher Temperatur getrockneten Laubblätter (bei höherer Temperatur treten merkliche Veränderungen auf). Die Schnittdroge ist gekennzeichnet durch die sehr augenfällige dunkle, strichartige Punktierung auf der matten, hellgrau-grünen bis weißlichen Unterseite und die auf der graugrünen bis schwarzbraunen Oberseite tief eingesenkten Nerven. Einzelne Blattrandstückchen zeigen am umgebogenen und entfernt kleingesägten Blattrand und an den Blattspitzenteilen eine kleine Einkerbung. Kleine Stiel- und vereinzelt Zweigreste sind vorhanden.

Preiselbeerblätter sind geruchsfrei und schmecken bitter zusammenziehend.

Die graugrüne Pulverdroge besteht hauptsächlich aus Blattbruchstückchen, die in Flächenansicht die kleinen, geradwandigen oder leicht gebogenen und getüpfelten Epidermiszellen der Oberseite oder die wellig-buchtigen der Unterseite mit zahlreichen Spaltöffnungen zeigen. Auf der Blattunterseite finden sich meist dunkelbraune Drüsenzotten, die aus einem schlanken, zweizellreihigen Stiel und einem mehrzelligen keulenförmigen Köpfchen bestehen. Die Drüsenzotten bedingen die makroskopisch wahrnehmbare strichartige Punktierung der Blattunterseite und finden sich über diese verteilt auf den Nerven und an den entfernt stehenden feinen Randzähnen. Kurze, einzellige, häufig gekrümmte Deckhaare mit körneligrauher Kutikula, die auf den Nerven und am Blattstiel vorkommen, sind im Plv. anzutreffen. Oxalatdrusen sind selten, Oxalateinzelkristalle an der Unterseite der Nerven zahlreich vorhanden. Querschnittsbruchstücke zeigen über der Epidermis der Blattoberseite eine sehr dicke Kutikula, ein meist dreiteiliges Palisadengewebe und ein mehrschichtiges, interzellularenreiches Schwammparenchym. Gruppen starker Bastfaserbündel stammen von dem Blattrand.

Inhaltsstoffe. 4 bis 9% Arbutin, Hydrochinon (in jungen Blättern), Pyrosid (6-O-Acetylarbutin) $C_{14}H_{18}O_8$, Fp. 214 bis 216°, in älteren Blättern; nach THIEME et al. [Pharmazie 24, 236 (1966)] Salidrosid, ein 2-(4-Hydroxyphenyl)-äthanol-β-D-glucopyranosid, und 4-Hydroxyphenyl-β-gentiobiosid; HASLAM et al. [J. chem. Soc. (London) 1964, S. 5649] fanden 2-O-Caffeoyl-arbutin. Ferner 8% Catechingerbstoff, nach AKHTARDZHIEV [Pharmazie 21, 59 (1966)] auch Pyrogallolgerbstoff, sowie (+)-Catechin, (—)-Epicatechin, (+)-Gallocatechin; die Flavonoide ($\sim$ 0,9%) Hyperosid (Quercetin-3-D-galaktosid), Avicularin (Quercetin-3-L-arabinosid), Quercetin-3-D-glucosyl-L-rhamnosid und Isoquercitrin, sowie China- und Ursolsäure.

Chromatographie von Arbutindrogen, sowie die Unterscheidung von Arctostaphylos, Buxus und Vaccinium s. bei Arctostaphylos. Zur Unterscheidung von Folia Uvae Ursi dienen die dichten Einzelkristalle bzw. der Kristallsand entlang den netzförmigen Blattadern, während Folia Vitis Idaeae Büschel von Kristallen in geringer Anzahl entlang der Rippen nach Veraschen bei niederer Temp. zeigt und V. uliginosium gar keine Kristalle [UMEMOTO et al.: Chem. Abstr. 76, 27912 (1971)].

Prüfung. Identität wie bei Folia Uvae Ursi (s. Arctostaphylos).

Reinheit. Mindestgeh. an Arbutin 3,8% CsL 2; 3% ÖAB 9. — Max. Aschegeh. 3% Erg.B. 6; 6,4% ÖAB 9, CsL 2, Jap. 62; 5% Pol. III. — Säureunlösl. Asche max. 1% Jap. 62; 2% CsL 2. — Fremde Beimengungen max. 3% ÖAB 9; 8% Jap. 62. — Feuchtigkeitsgeh. max. 10% Pol. III; 13% CsL 2.

Die Gehaltsbestimmung erfolgt jodometrisch (Jap. 62), polarographisch (ÖAB 9) oder photometrisch (CsL 2, Add.). — Ausführung s. unter Arctostaphylos.

Aufbewahrung. Vor Licht geschützt, in gut schließenden Behältnissen.

Anwendung. Als Ersatz für Folia Uvae Ursi, bei Blasenleiden, Gicht und Rheuma.

Dosierung. Wegen des geringeren Arbutingeh. etwa doppelt so hoch wie Folia Uvae Ursi, die Verträglichkeit ist aber wegen des geringen Gerbstoffgeh. dann noch besser.

Fructus Vitis Idaeae. Baccae Vitis idaeae. Preiselbeeren. Rote Heidelbeeren. Kron-, Steinbeeren. Cowberries. Baies d'airelles. Airelle rouge.

Die Beeren sind scharlachrot und von saurem, herbem und bitterlichem Geschmack. Man sammelt die reifen Früchte von September bis November.

Verwechslung. Die Früchte sollen mit denen der Vogelbeere, Sorbus aucuparia L., vermengt werden.

Inhaltsstoffe. Frische Früchte enthalten 80 bis 90% Wasser, 2 bis 2,5% Säuren (vor allem Citronensäure, Äpfelsäure, 136 mg/100 g Benzoesäure, Chinasäure, Salicylsäure), ca. 8% Zucker, 4% Glucose, 5% Fructose, 0,53% Saccharose; Vitamin C (0,028% der frischen Beeren) und A, 0,4% Pektin, Cyanidin-3-galaktosid (Idaein), Quercetin und wenig Kämpferol, bitteres Vacciniin (6-Benzoyl-D-glucose) 41 mg/100 g, β-Hydroxy- und Hydroxy-ketobuttersäure, Ketoglutarsäure, 1-Aminocyclopropan-1-carbonsäure, 5-Hydroxypipecolinsäure, 0,75% Ursolsäure, 0,35% (+)-Catechin, ein n-Nonacosan, Lycopin, Zeaxanthin; FREUDENBERG et al. [Bull. Nat. Inst. Sci., India *1965*, S. 24)] isolierten 2 dimere Proanthocyanidine; nach ZAPSALIS et al. [J. Food Sci. *30*, 396 (1965)] Cyanidin-3-monogalaktosid, Paeonidin-3-monogalaktosid, -3-monoarabinosid und Cyanidin-3-monoarabinosid. ANJOU et al. [Acta Chem. Scand. *21*, 945 (1967)] fanden im Aroma 80 Verbindungen, die 86% des Aromakonzentrates ausmachen, darunter 13 aliphatische Alkohole, 14 aliphatische Aldehyde, 22 Terpenderivate, 24 aromatische Verbindungen und 9 weitere Substanzen. Von letzteren ist 2-Methylbuttersäure die wichtigste Einzelkomponente des Aromas.

Die Samen enthalten fettes Öl.

Wirkung. Adstringierend und fungistatisch (Benzoesäure).

Anwendung. Getrocknet als Antidiarrhoicum und Adstringens. In der Volksheilkunde auch bei Lungen- und Gebärmutterblutungen. Frische Kronsbeeren zu Marmeladen und Säften.

Flores Vitis Idaeae. Preiselbeerblüten.

Inhaltsstoffe. Arbutin, Hydrochinon.

Anwendung. Bei rheumatischen Erkrankungen, früher in manchen Gegenden als hustenlinderndes Mittel, heute obsolet.

Vaccinium uliginosum L. (V. ciliatum GILIB., V. rubrum GILIB., Myrtillus grandis BUBANI). Moorbeere. Rauschbeere. Trunkelbeere. Schwindel-, Moor-, Sumpfheidelbeere. Bogbilberry. Airelle uligineuse, airelle des marais. Mirtillo uliginoso.

Heimisch in Nordeuropa, Nordasien, Nordamerika; auf Heideflächen, Hoch- und Zwischenmooren.

Bis 80 cm hohes, sparriges Sträuchlein mit stielrunden, graubraunen, kahlen, aufstrebenden Zweigen und weit kriechendem Wurzelstock. Laubblätter sommergrün, derb, verkehrteiförmig oder länglich, ganzrandig, am Rande schwach umgebogen, unterseits mit stark hervortretender, netziger Nervatur, blaugrün, oberseits hell mattgrün, fast weißlich, meist stumpf, ab und zu vorn ausgerandet, sehr kurz gestielt. Blüten traubig angeordnet, zu 1 bis 4 cm an den Enden kurzer, seitenständiger Zweige, in den Achseln kleiner Laubblätter, weiß oder rötlich, 4 bis 5 mm lang, hängend, fünf, vierzählig. Blütenstiel am Grunde von den braunroten Knospenhüllblättern umgeben, etwa so lang wie die Blüte, kahl. Kelch mit dem Fruchtknoten verwachsen, bleibend; Kelchzipfel 4 bis 5, stumpf-dreieckig, etwa $^1/_3$ der Kronlänge erreichend. Krone eikrugförmig, mit meist 4 bis 5 kurzen, stumpfen, rundlichen, zurückgekrümmten Zipfeln. Staubblätter 8 bis 10, eingeschlossen; Staubfäden kahl, etwas kürzer als die Antheren; Antheren gelb, lang zweihörnig, an den Spitzen der Hörner mit 2 runden Poren sich öffnend, mit langgeschwänztem Anhängsel. Pollen weiß, bis 44 µm im Durchmesser. Griffel eingeschlossen, länger als die Staubblätter. Frucht eine kugelige oder birnenförmige, blaubereifte, 7 bis 10 mm lange, vielsamige Beere (Saft farblos). Samen hellbraun, schwach halbmondförmig, beidends spitz, etwa 1,3 bis 1,5 mm lang, mit grubig-netziger Samenschale.

Inhaltsstoffe. Im Blatt Hyperosid, kein Arbutin; nach NEES et al. [Planta med. (Stuttg.) *24*, 320 (1973)] Ursolsäure, β-Amyrin, Friedelin, β-Sitosterin und -β-D-glucosid, kondensierte Tannine; in der Frucht Catechin-Gerbstoff, mit $(+)$-Catechin, organische Säuren (Benzoesäure frei und verestert).

Wirkung. Ein unbekannter Wirkstoff der Früchte ruft Vergiftungserscheinungen hervor wie Übelkeit, Erbrechen, rauschartige Erregungszustände, Schwindel, Schwächegefühl, Benommenheit, Rötung des Gesichtes oder auch Blässe, Sehstörungen, Trockenheit im Halse, z. T. atropinartige Wrkg. Möglicherweise sind diese Symptome auf einen Pilz (Scherotina megalospora WOTON) zurückzuführen, der nicht selten in den Beeren schmarotzt.

Anwendung. Die Früchte — Fructus Uliginosi — bei Magen- und Darmkatarrhen.

Vaccinium oxycoccus L. (Oxycoccus palustris PERS.). Moosbeere.

Heimisch in Europa, Nordasien, Nordamerika, in sumpfigen, torfigen Gegenden.

Die Früchte sind dunkelrot, eiförmig bis birnenförmig, selten über 12 cm groß. Die Samen sind größer und gedrungener als die der Preiselbeere, gelb bis dunkelrotbraun. Oberfläche netziggrubig. Die Kelchzipfel tragen bis 250 µm lange, dünnwandige, einzellige Haare. Das Perikarp wie bei der Preiselbeere, Sklereiden fehlen. An Querschnitten treten die stark verdichteten Radialwände der bis 120 µm hohen Zellen säulenartig hervor, da die Innenwand nur wenig sklerotisiert ist (Unterschied von Preiselbeeren).

Inhaltsstoffe. In den Früchten α-Ketosäuren, u. a. α-Ketoglutarsäure, Hydroxyprolin und Homoserin in gebundener Form. Nach JANKOWSKI et al. [Experientia *27*, 1141, 1383 (1971); *29*, 1334 (1973)] in den Blättern die Alkaloide Cannivorin, Cannagunin und Cannivonin I, II und III.

Anwendung. Als Nahrungsmittel als Ersatz für Preiselbeeren.

Vaccinium macrocarpon AIT. [Oxycoccus macrocarpos (AIT.) PURSH]. Großfruchtige Moosbeere. Kranbeere. Cranberry.

Heimisch in Nordamerika, auch in größerem Maßstab kultiviert.

Früchte bis 15 mm groß. Die Kelchzipfel tragen meist einzellige, bisweilen verzweigte, dickwandige, häufig gekrümmte, bis 220 µm lange Haare; sonst der Moosbeere sehr ähnlich.

Anwendung. Als Nahrungsmittel (Schwedische Preiselbeeren).

Vakzine

Vakzine.

S. VII A, 581.

Valeraldehyd

n-Valeraldehyd. Pentanal. Valeral.

$$H_3C-CH_2-CH_2-CH_2-C\underset{H}{\overset{O}{\big/}}$$

$C_5H_{10}O$ M.G. 86,14

Eigenschaften. Farblose Fl., sehr schwer lösl. in W., mischbar mit vielen org. Lsgm. $d_4^{20} = 0,810$. Kp. $= 103,6°$. $n_D^{20} = 1,3944$.
Oxim: Fp. $= 52°$. 2,4-Dinitrophenylhydrazon: Fp. $= 98°$.

Anwendung. In der Kosmetik, der Harzchemie und als Vulkanisationsbeschleuniger.

Valeriana

Valeriana officinalis L. s. l. (laut HPUS 64 V. alternifolia LEDEB., V. angustifolia,
V. minor, V. sylvestris major, Phu germanicum, P. parvum). Valerianaceae — Valerianeae.
Gemeiner Baldrian. Gebräuchlicher Baldrian. Arzneilicher Baldrian. Balderbracken. Balderjahn.
Bullerjahn. Augenwurzel. Katzenbaldrian. Tanmarg. All-heal. Great wild valerian. Cat's
valerian. Setwell. Valerian. Guérit tout. Valériane sauvage. Petite valériane. Amantilla.
Nardo salvatico.

Wie umfangreiche systematische Untersuchungen ergeben haben, ist unter „Valeriana
officinalis L." eine sehr vielgestaltige Sammelart zu verstehen, die fast die ganze gemäßigte
Zone Eurasiens besiedelt und sich in mehrere Ökotypen und geographische Rassen auf-
gliedert. Ferner existieren noch Unterschiede der Polyploidiestufen von diploiden bis oktoploiden Rassen. Diese sind teilweise in einem bestimmten Gebiet lokalisierbar, übergreifen
aber andererseits weite Gebiete. Es existieren sogar Bastarde aus tetra- und oktoploiden
Arten. Die Vielgestaltigkeit des Formenkreises ist weitgehend durch folgende Faktoren
bedingt:

a) eine hohe phänotypische Plastizität

b) die Ausbildung verschiedener Polyploidiestufen

c) wechselseitige Ausbildung rein genetisch bedingter Merkmale, die sich unabhängig vom
Ploidiegrad entwickeln können.

Die Beurteilung und Fixierung einzelner Unterarten hängt dabei wesentlich vom Umfang
des Gebietes ab, für das eine möglichst genaue Beschreibung erfolgen soll, wobei viele der
unterschiedenen Sippen (Kleinarten) durch eine Reihe von Übergangsformen verbunden sind.

Nach WALTHER kann man jedoch die Vielfalt der auftretenden Sippen in zwei Gruppen
unterteilen:

I. Series Sambucifoliae
   a) V. sambucifolia
   b) V. repens

II. Series Collinae
   c) V. collina
   d) V. officinalis
   e) V. pratensis

a) Valeriana Sambucifolia MIK. fil ex POHL. Holunderblättriger Baldrian. Chromosomenzahl 2n = 56

b) Valeriana repens HOST (= V. procurrens WALLR.). Ausläufer-Baldrian. Chromosomenzahl 2n = 56

c) Valeriana collina WALLR. [= V. officinalis L. subsp. collina (WALLR) NYMAN]. Hügel-
Baldrian. Chromosomenzahl 2n = 28

d) Valeriana officinalis L. s. str. (V. exaltata MIK. ex POHL, V. altissima HORNEMANN,
V. officinalis L. var. altissima KOCH, V. multiceps WALLR., V. officinalis L. var. major KOCH
sensu VOCKE et ANGELRODT, V. palustris KREYER, V. tergemina KREYER, V. provisa KREYER).
Echter Baldrian. Chromosomenzahl 2n = 14.

e) Valeriana pratensis DIERBACH ex WALTHER (V. officinalis L. var. pratensis DIERBACH).
Wiesen-Baldrian.

Beschreibung. Grundachse mehr oder weniger senkrecht, kurz, walzenförmig, aufwärts
in den Blütentrieb übergehend, im Alter oft gekammert, von den Ansätzen dicht aufeinander-
folgender, zur Blütezeit abgestorbener Blätter geringelt, mit zahlreichen bis über 30 cm
langen, kräftigen, mit zarten Seitenwurzeln sproßbürtigen Wurzeln, (je nach „Kleinart")
ohne Ausläufer oder mit ein bis mehreren oberirdischen — und noch im gleichen Jahr unter
Anlegung einer Rosette an der Spitze einwurzelnden — oder unterirdischen Ausläufern,
welche erst später am Ende des (je nach „Kleinart") kurzen oder langen, aus mehr oder
minder gestreckten Gliedern bestehenden, aufsteigenden oder plagiotropen Abschnittes eine
sich bewurzelnde Rosette bilden. Blätter der Laubrosetten mit langem rinnigem Stiel, unpaarig fiederschnittig oder gefiedert, je nach Entwicklungszustand von unterschiedlicher
Größe und Fiederzahl, ebenso wie die Stengelblätter kahl oder beiderseits, oberseits jedoch
kürzer und spärlicher behaart. Blütentriebe 40 bis 150 cm hoch, der Stengel drehrund,
gerieft, hohl, mehr oder weniger behaart, gewöhnlich nur im oberen Drittel oder der oberen
Hälfte verzweigt; zur Blütezeit ohne grundständige Laubblätter. Stengelblätter dekussiert,
unpaarig fiederschnittig oder gefiedert (je nach „Kleinart") mit 3 bis 12 Paaren elliptisch-
lanzettlicher, ganzrandiger bis unregelmäßig oder regelmäßig (oft einseitig) grob und oft sehr
lang gezähnter Seitenfiedern, die sämtlich oder nur zum Teil (die oberen) mehr oder minder
breit an der Blattspindel herablaufen können; die obersten Seitenfiedern dann mit der End-
fieder, die übrigen paarweise an der Basis zusammenlaufend. Obere Stengelblätter allmählich
kürzer gestielt bis sitzend und unter fortschreitender Verschmälerung der Fiedern und Ver-

ringerung der Fiederzahl zu den einfachen Deckblättern im Blütenstand überleitend. Blütenstand ein reich verzweigter Pleiothyrsus im voll aufgeblühten Zustand von kegelförmigem Umriß, die letzten Auszweigungen reichblütig-wickelig. Brakteen länglich-elliptisch und bespitzt bis lanzettlich und lang zugespitzt, häutig, mit breitem dunklem Mittelstreifen, bewimpert, oft rötlich überlaufen, Blütenkrone 2 bis 8 mm lang, trichterförmig, mit langer, am Grunde ausgesackter Röhre und viel kürzeren, um 1 mm langen, meist breit abgestumpften Kronzipfeln, hell-rotlila bis weiß. Staubblätter und Griffel aus der Krone herausragend; Staubbeutel gelb oder purpurn bis violett; Narbe spaltig. Blüten kräftig duftend. Frucht zusammengedrückt, von schmal bis breit lanzettlichem Umriß. 2 bis 4 mm lang, 1 bis 3 mm breit. Auf der einen Seite mit 1 medianen, auf der anderen mit 3 parallelen, hervortretenden Nerven, kahl oder behaart, mit etwa 12 zirka 4 mm langen, am Grunde zu einem bis knapp 1 mm hohen kronenartigen, häutigen Saum verbundenen Pappusstrahlen.

Radix (Rhizoma) Valerianae. Radix Valerianae minoris (montanae, silvestris). Baldrianwurzel. Balderbrackenwurzel. Katzenwurzel. Valerianroot (rhizome). Racine de valériane. Radice di valeriana. Raiz de valeriana. Vändelrot. Valerianarot. Baldrianrod. Valerianrod. Radix Valerianae DAB 7 — DDR, ÖAB 9, CsL 2. Rhizoma Valerianae Helv. VI, Nord. 63, Pol. III. Rhizoma cum Radicibus Valerianae Ross. 9. Valerianae Radix Ned. 6, Jug. III, Belg. V. Valerianae Rhizoma Hisp. IX. Baldrianwurzel DAB 7 — BRD. Valerian BPC 63. Valeriana Chil. III, Ital. VIII, Brasil. 2, Ind. P. C. 53. Valériane CF 65. Ferner in Portug. 35.

Nach Ital. VIII die unterirdischen Organe (Rhizom, Wurzel und Stolonen), die sorgfältig, nicht über 40° getrocknet werden.

Gewinnung. Der frisch gegrabene Wurzelstock (Erntezeitpunkt s. unter Anbau) wird gewaschen und grob zerkleinert. Daran sollte sich sofort die möglichst vollständige Trocknung der Frischdroge bei ca. 40° unter Luftumwälzung anschließen. Der Trocknungsverlust beträgt ca. 65 bis 70% bei einer Restfeuchtigkeit von ca. 10%. Wie die Arbeiten von SCHILD (Dissertation Saarbrücken 1969) und SCHAETTE (Dissertation München 1971) zeigen, wirken sich

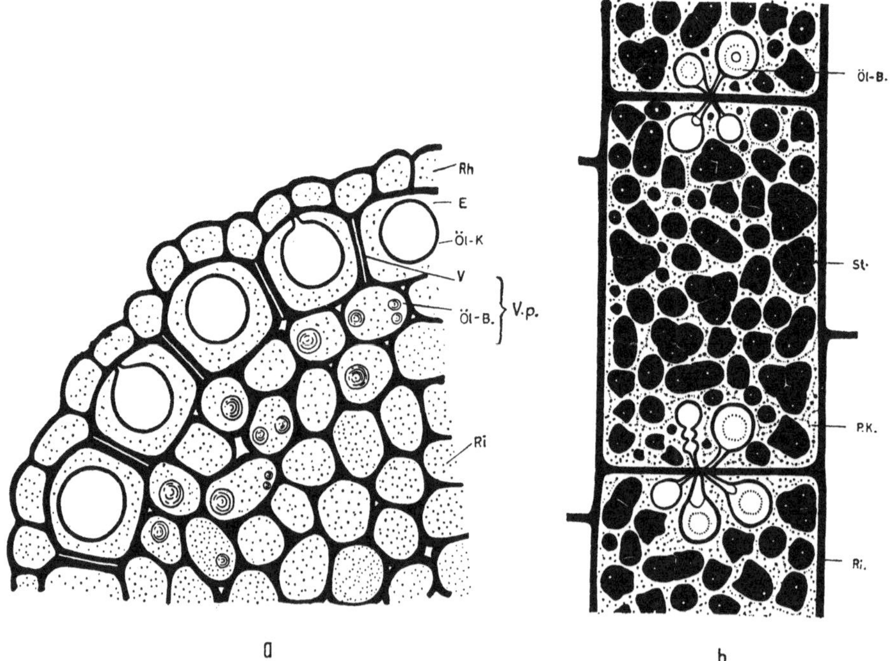

Abb. 13. Valeriana officinalis L. *a)* Querschnitt durch den äußeren Teil der Wurzel mit ölführendem Gewebe *b)* Ölzellen der Wurzelrinde in Seitenansicht. *Rh* Rhizodermis, *Ex* Exodermis (Hypodermis), *Öl-K* Ölbehälter der Exodermis, *Öl-B* Ölbeutel der Wurzelrinde, *V* Verdickungsleisten, *V.p.* Volepotriatehaltige Zellschichten, *Ri* Rindenparenchym, *St* Stärkekörner, *Pk* Plasmakammer (nach HEGI).

sowohl höhere Trocknungstemperaturen, als auch Trocknung bei ca. 20 bis 22° nachteilig aus. So tritt bei einer Trocknungstemperatur von 70°· ein Valepotriateverlust von ca. 50% und bei ca. 20° ein Valepotriateverlust von ca. 20% gegenüber der bei 40° getrockneten Droge ein. Dabei verfärbt sich die Droge zunehmend von gelb-braun nach dunkelbraun, verliert den zunächst aromatisch-würzigen Geruch und nimmt den „typischen" Baldrian-Geruch (Iso-valeriansäure) an.

Beschreibung. Die Ganzdroge enthält außer Wurzeln in der Regel noch Ausläufer und Wurzelstöcke. Der konische bis walzenförmige, oben mit dicken, hohlen, längsgestreiften Stengelresten oder Knospen besetzte, dunkelgraubraune bis bräunlichgelbe, außen etwas geringelte, häufig halbierte Wurzelstock ist etwa 5 cm lang und 2 bis 3 cm dick; er ist durch bis 10 cm lange, etwa 5 mm breite, stielrunde, längsfaltige, rötlich- bis graubraune Ausläufer, die an den Knoten mit Niederblättern oder Wurzeln besetzt sind, mit deutlich kleineren Wurzelstöcken verbunden. Seitlich und unten trägt der Wurzelstock zahlreiche, 15 bis 20 cm lange, 2 bis 3 mm dicke, graubraune bis bräunlichgelbe, stark gebogene oder ineinander verflochtene, längsrunzelige, brüchige Wurzeln. Der Bruch der Droge ist kurz und hornartig.

Mikroskopisches Bild. Der Querschnitt der Wurzeln zeigt eine Epidermis von kleinen, verkorkten, gelegentlich Wurzelhaar tragenden Zellen und eine Hypodermis mit 1 oder seltener 2 Lagen von großen, verkorkten Exkretzellen, die oft Tropfen von ätherischem Öl führen (Abb. 13a). Die nächsten 2 bis 3 Lagen bestehen aus dünnwandigen oder collenchyma-tischen Zellen mit harzartigem Inhalt (Ölbeutel, Abb. 13b). Das reichlich entwickelte, stärke-führende Parenchym der Außenrinde besitzt polygonale bis rundliche Zellen mit kleinen Interzellularen. Die Stärke besteht aus 5 bis 15 µm großen, rundlichen, gelegentlich einen spaltförmigen oder sternförmigen Kern tragenden und aus bis 20 µm großen zu 2 bis 6 zu-sammengesetzten Körnern (Abb. 13b). Die aus einer Lage verkorkter, tangential gestreckter Zellen gebildete Endodermis ist deutlich zu unterscheiden. Im Zentralzylinder umgibt eine schmale, stärkeführende Schicht die Zone des Phloems; das Cambium ist oft nicht erkennbar. Die Gefäße schließen sich als gelegentlich unterbrochener Kranz um das mehr oder weniger große, stärkeführende Mark. Der Wurzelstock besteht aus den gleichen Geweben wie die Wurzeln, wobei die Anatomie durch zahlreiche, von den Wurzeln und Ausläufern einmündende Leitbündel komplizierter erscheint. Epidermis und Hypodermis sind teilweise durch eine dünne Korkschicht ersetzt. Das umfangreiche Mark enthält Lücken von verschiedener Größe; die größten Lücken sind durch Gewebeschichten getrennt, die Steinzellen enthalten.

Pulverdroge. Peridermfragmente des Wurzelstockes; Bruchstücke der Epidermis der Wurzeln mit rechteckigen, gestreckten Zellen und zuweilen noch vorhandenen Wurzelhaaren sowie Bruchstücke der darunterliegenden Hypodermis; Fragmente der verschiedenen Organe mit abgerundet-polygonalen, stärkeführenden Zellen; getüpfelte Steinzellen aus den Mark-Diaphragmen; Bruchstücke der schraubig oder netzförmig verdickten Gefäße sowie der schief getüpfelten, fuformen Parenchymzyllen dickerer Wurzeln; frei oder im Parenchym liegende kleine, meist rundliche, einfache oder zusammengesetzte Stärkekörner.

Verwechslungen und Verfälschungen. Mit den Rhizomen und Wurzeln von: 1. Valeriana phu L. (Radix Valerianae majoris, hortensis, ponticae, Phu). Rhizom länger, dicht geringelt, graubraun, nur auf einer Seite mit Wurzeln besetzt. — 2. Valeriana dioica L. (Radix Valeri-anae palustris). Wurzelstock viel länger und dünner als von der offiziellen Art, höchstens federkieldick, zylindrisch, mit senkrechten, abwärtsstehenden fadenförmigen Fasern. — 3. Wurzeln anderer Valerianaarten (s. d.). — 4. Ranunculus acer L., R. repens L. und andere Ranunculus-Arten. Wurzeln hellfarbig, innen weißlich, Fasern kleiner, der Geruch fehlt. — 5. Geum urbanum L., Rosaceae, Nelkenwurz. Wurzelstock (Radix Caryophyllatae) oben ver-dickt, mit Stengel- und Blattstielresten versehen, dunkelbraun, runzelig, mit ringförmigen Schuppen. Geruch nelkenartig. — 6. Cynanchum vincetoxicum (L.) PERS. Asclepiadaceae. Wurzelstock länglich, federkieldick, hin- und hergebogen, höckerig, rings mit vielen blaß-bräunlichen oder hellgelben, spröden Nebenwurzeln besetzt. Geruch an Asarum erinnernd, vergeht fast ganz beim Trocknen. — 7. Berula erecta (HUDS.) COVILLE und Sium latifolium L., Apiaceae. Wurzelstock dünner, leichter, die einzelnen Fasern weniger markig, von mehr runzeligem, nicht hornartigem Aussehen. Ohne Baldriangeruch; giftig. — 8. Knautia arvensis (1) COULT. und Succisa pratensis MOENCH, Dipsacaceae. Wurzelstock kürzer, sehr hart, mit weißen und braunen Schuppen bedeckt, Fasern etwas dicker, sehr zerbrechlich, geruchlos, Geschmack stark und bitter. — 9. Stachys officinalis (L.) TREV. Lamiaceae. Wurzelstock ver-läuft horizontal, ist viereckig, besitzt nur unterseits Nebenwurzeln. — 10. Eupatorium cannabinum L., Asteraceae. Rhizom holzig, braungrau, rings mit graubraunen, langen Neben-wurzeln und Ausläufern versehen, auf dem Querschnitt einen dicken, strahligen Holzkörper zeigend. — 11. Veratrum album L., Liliaceae. Wurzelstock braunschwarz, rings mit zahl-reichen gelben Nebenwurzeln besetzt. — 12. Pulmonaria officinalis L. Boraginaceae. Die Wurzeln sind schwarz, riechen und schmecken nicht nach Baldrian. Das Pulver schäumt mit Wasser. — Cichorium intybus L. Asteraceae. Wegwarte, Zichorie. Wird die angefeuchtete

Wurzel mit Jod-Kaliumlsg. versetzt, so zeigt sich keine Blau- bis Schwarzfärbung der Droge, während dies bei der Baldrianwurzel·infolge des hohen Stärkegehalts der Fall ist. — Weitere Verwechslungen sind mit den Wurzeln von Thalictrum lucidum L. (= Th. angustifolium L.), Ranunculaceae und mit den gepulverten Wurzeln von Centranthus ruber (L.) Dc., Valerianaceae, möglich.

Bei den meisten der angeführten Verfälschungen (außer den Valerianaceen-Drogen) tritt die unter Identität beschriebene Halazochrom-Reaktion (Blaugrünfärbung beim Versetzen mit HCl konz./Eisessig) nicht auf.

Inhaltsstoffe. In der Trockendroge je nach Erntezeitpunkt (s. Anbau) bis 1,5% ätherisches Öl mit: Monoterpen-KW (α-Pinen, α-Fenchen, Camphen β-Pinen, Myrcen, Limonen, β-Phellandren, γ-Terpinen, p-Cymol, Terpinolen), Sesquiterpen-KW (β-Bisabolen, α-Curcumen, β-Elemen α-Valen, β-Valen, γ-Valen, Caryophyllen, Alloaromadendren, Eremophilen, γ-Cadinen, Azulen), Terpen-Alkoholen (Borneol, Myrtenol, Maaliol, Ledol, Valenol, β-Sitosterin, Valerianol, $C_{15}H_{26}O$,) Terpen-Ätheralkoholen (α-Kerzylalkohol), Terpen-Säuren (Valerenolsäure), Terpen-Estern (Bornyl-formiat, -acetat, -butyrat, -isovalerianat, Myrtenyl-acetat, -isovalerianat, β-Sitosteryl-stearat), Terpen-Äthern (Kessan), Terpen-Ketonen (Valerianon), Terpen-Aldehyden (Valerenon); ferner zwei Alkohole $C_{15}H_{26}O$, die Lactone $C_5H_8O_2$ und $C_{15}H_{24}O_6$, ein Phenol $C_{13}H_{26}O_2$, ein Keto-Alkohol $C_{15}H_{26}O$ und einige Säuren.

In der frischen, bzw. sorgfältig getrockneten Wurzel $0,5-2\%$ Valepotriate (= Valerianaepoxy-triester), die Essig-, Isovalerian- und β-Acetoxyisovaleriansäure-Ester eines terpenoiden, dreiwertigen Alkohols vom Typ des iridoiden Cyclopenta-(c)-pyrans darstellen, mit einer zusätzlichen Epoxy-Gruppierung [THIES: Tetrahedron L. *1968*, S. 313]. Die drei wichtigsten sind Valtratum (I), $C_{22}H_{30}O_8$, Didrovaltratum (II) $C_{22}H_{32}O_8$, Fp. 64 bis 65°, und Acevaltratum (III) $C_{24}H_{32}O_{10}$, Fp. 83°, ferner das von STAHL und SCHILD [Tetrahedron L. *1969*, S. 1053] isolierte Isovaleroxy-hydroxy-didrovaltratum (IV) $C_{27}H_{40}O_{11}$, Fp. 64 bis 65°.

Die Zusammensetzung der Valepotriate ist etwa folgende: Valtratum 80 bis 90%, Didrovaltratum 1 bis 5%, Acevaltratum 0,5 bis 2%, Isovaleroxy-hydroxy-didrovaltratum 0,5 bis 5%.

In nicht sorgfältig aufbereiteten Drogen und Drogenzubereitungen finden sich ferner Abbau- bzw. Umwandlungsprodukte der Valepotriate, wie Baldrianale (V) $C_{12}H_{10}O_4$, Fp. 112 bis 113°, Glykole (VI) und Polyaldehyde (VII) [THIES: Arzneimittel-Forsch. *19*, 319 (1969)].

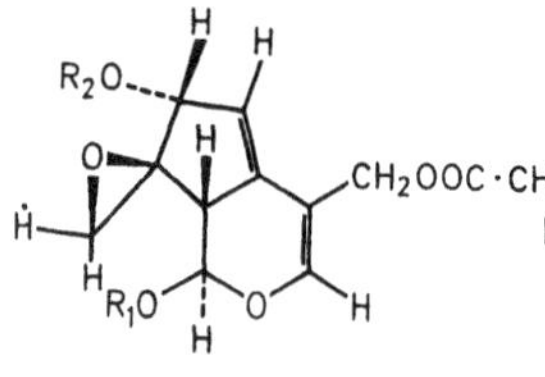

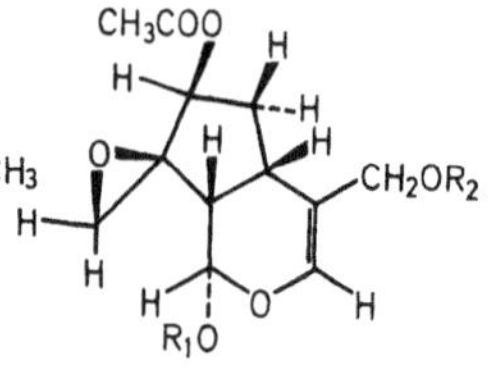

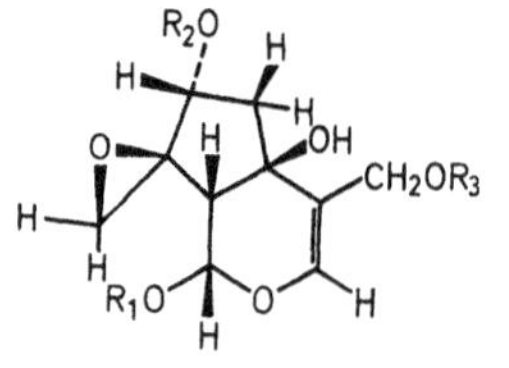

I $R_1 = R_2 = CO \cdot CH_2 \cdot CH(CH_3)_2$ II $R_1 = R_2 = CO \cdot CH_2 \cdot CH(CH_3)_2$

III R_1 oder $R_2 = CO \cdot CH_2 \cdot CH(CH_3)_2$

R_1 oder $R_2 = CO \cdot CH_2 \cdot \underset{\overset{|}{CH_3}}{\overset{CH_3}{C}} OOC \cdot CH_3$

IV R_1: $CO \cdot CH_3$; R_2: $CO \cdot CH_2 \cdot CH(CH_3)_2$; R_3: $CO \cdot \underset{O \cdot CO \cdot CH_2 \cdot CH(CH_3)_2}{CH} \cdot CH(CH_3)_2$

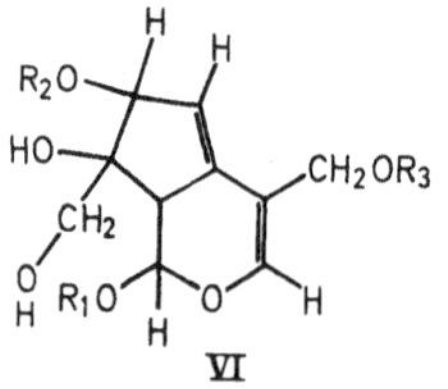

VI 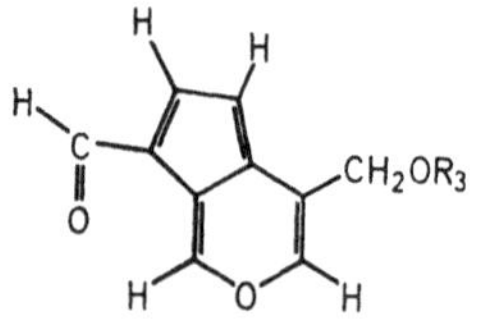   **V** 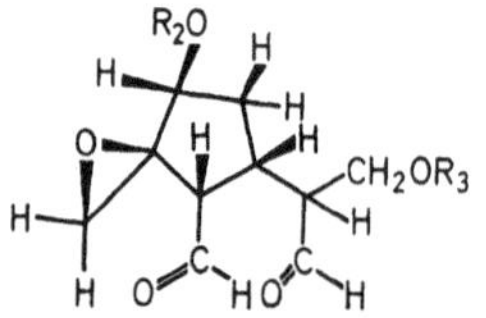   **VII**

POPOV et al. [Chem. Abstr. *80*, 6820 (1974)] fanden 2 halogenidhaltige Valepotriate: Valechlorin, Fp. 79 bis 80°, und Valeridin.

Als Hauptalkaloid (a) isolierten TORSELL und WAHLBERG [Tetrahedron L. *1966*, 445] eine Verbindung $C_{18}H_{21}NO$, Fp. 201 bis 203° (Zers. Chlorid). FRANCK et al. [Angew. Chem. *82*, 875 (1970)] berichten über das iridoide, tertiäre Monoterpen-Alkaloid Valerianin (b) $C_{11}H_{15}NO$, Fp. 134° (Chlorid). GROSS et al. [Arch. Pharm. (Weinheim) *304*, 19 (1971)] fanden ferner (S)-(−)-Actinidin und weitere 10 Alkaloide. BORKOWSKI und LUTOMSKI [Pharm. Zentralh. *100*, 575 (1961)] isolierten zwei Alkaloide, Alkaloid A und Alkaloid B, $C_{10}H_{22}N_2O_2$

(Valerin und Chatinin?). Das in etwa 0,01% in der frischen Wurzel enthaltene α-Methyl-pyrryl-keton scheint nicht genuin in der Pflanze enthalten zu sein.

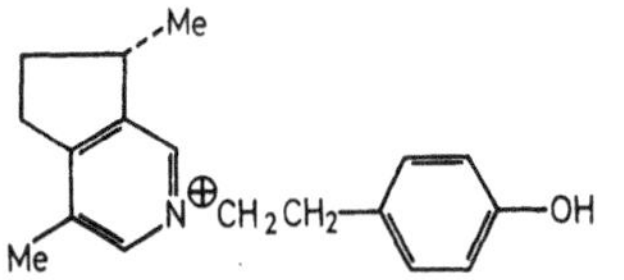

Ferner sind enthalten: Cholin bis 0,3%; das Glykosid Valerosid A, $C_{36}H_{60}O_6$ (0,044%), das Iridoidesterglykosid Valerosidatum, $C_{21}H_{34}O_{11}$, Fp. 78 bis 80 °C (bis zu 1,5%) [THIES: Tetrahedron L. *1970*, 2471]; Chlorogen-, Kaffeesäure; eine Estersäure $C_{10}H_{18}O_4$; Baldriangerbsäure; die Fermente Katalase, Oxydase, Peroxydase. Nach VOLK und SCHUNK [Dtsch. Apoth.-Ztg. *104*, 187 (1964)] 0,9% Fructose, 1,5% Glucose, 5% Saccharose und 3% Raffinose; das fette Öl besitzt nach SCHAETTE (Dissertation München 1971) etwa folgende Zusammensetzung: 26,5% einer gesättigten C_{19}-Säure, 20,4% Capron-, 20% Isovalerian-, 16,5% Linol-, 8,3% Palmitin-, 6,2% γ-Linolen- und 0,3% Ölsäure. Ferner Tridecen(1)-pentain (3, 5, 7, 9, 11), Baldriangerbsäure, Harz und Gummi.

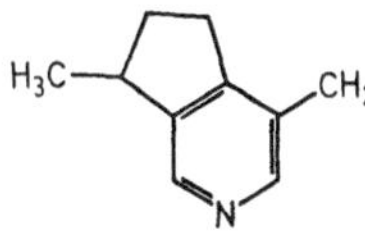

Prüfung. Identität. Einen Vorschlag zur D.Chr. zur Kennzeichnung von Baldrianwurzel machen STAHL und SCHILD [Arzneimittel-Forsch. *19*, 314 (1969)].

0,2 g Drogenpulver werden mit 5 ml Dichlormethan extrahiert. Nach Filtration wird auf dem Wasserbad das Lsg.-Mittel entfernt und der Rückstand in 0,2 ml M. aufgenommen. Hiervon werden 10 µl auf eine Kieselgel-HF_{254}-Platte oder Folie aufgetragen. Als Vergleichslsg. dient eine Mischung aus je 10 mg Vanillin und 10 µl Anisaldehyd in 10,0 ml M. Hiervon werden 5 µl aufgetragen. Als Laufmittel dient Hexen-Methyläthylketon (8 + 2). Detektion erfolgt zunächst nach dem Abdunsten des Laufmittels im kurzwelligen UV-Licht (254 nm) und anschließend durch Besprühen entweder mit HCl konz.-Eisessig (2 + 8) oder mit einem Benzidin-Salzsäure-Reagenz (0,1 g Benzidin + 20 ml M. + 40 ml HCl konz. + 40 ml Eisessig) oder mit einer Lsg. von 0,2 g 2,4-Dinitrophenylhydrazin im selben Gemisch. Anschließend 5 Min. bei 105° im Trockenschrank erhitzen.

Auswertung: Vor Besprühen im UV-Licht 256 nm starke Fluoreszenzlöschung bei R_f ca. 0,6 (Valtratum), ferner noch einige Zonen bei tieferen R_f. Testsubstanz Anisaldehyd: R_f ca. 0,6; Vanillin R_f ca. 0,25. Nach dem Besprühen ein starker, blaugrüner Fleck bei R_f ca. 0,6 (Valtratum) und ein blauer Fleck bei ca. 0,25 (IVHD-Valtratum). Beim Benzidin- oder Dinitrophenylhydrazin-Reagens ferner etwas Didrovaltratum (braun; R_f ca. 0,55) und Baldrinal (gelb, R_f ca. 0,65). Ferner einige schwach-blaue Flecken zwischen R_f 0,6 und 0,25.

Nach Ital. VIII wird eine analoge D.Chr. vorgeschrieben. Nach dem Besprühen mit Dinitrophenylhydrazin sollen auf der Höhe von Anisaldehyd ($R_f \sim 0,6$, orange) ein blaugrüner Fleck erscheinen (Valtratum), auf Höhe des Vanillinfleckes (gelbrot, $R_f \sim 0,3$) findet sich ein blauer Fleck, dazwischen 2 kleinere, weniger stark gefärbte (Didrovaltratum und Acevaltratum).

Das DAB 7 — DDR läßt zur Identitätsprüfung eine D.Chr. auf Kieselgel-G-Schicht mit einem Ae.-Extrakt des Drogenpulvers machen. Testsubstanz = Sudanrot G. Als Laufmittel dient Methylenchlorid/Methyläthylketon (9 + 1) bis 10 bis 12 cm Laufstrecke. Detektion mit 6 n Salzsäure, 5 Min. Erhitzen im Trockenschrank bei 105°. Zur Auswertung wird der Testsubstanzfleck bei R_f ca. 0,6 herangezogen.

Zur Identität des ätherischen Öles: Nach Helv. VI wird eine D.Chr. auf Kieselgel-G durchgeführt. Es werden 10 µl eines A.-Extraktes und als Bezugssubstanz Borneol aufgetragen. Laufmittel Bzl.-Äthylacetat (9 + 1). Detektion: Besprühen mit Vanillin-Schwefelsäure-Reagens und 10 bis 15 Min. trocknen bei 80°. Bei R_f ca. 0,4 soll ein violett-rosafarbener Fleck (Borneol) liegen. Ferner eine Reihe weiterer Flecken. Ein einfacher Nachweis für Baldrian bzw. eine einfache Prüfung auf seine Qualität (Valepotriategehalt) kann durch Benetzen des Drogenpulvers mit HCl konz./Eisessig (2+8) und anschließendem, vorsichtigem Erwärmen erfolgen. Dabei färbt sich ein Teil des Pulvers blau bis -grün. Beim Anfärben eines Wurzelquerschnittes von Valeriana officinalis in gleicher Weise bildet sich direkt unterhalb der ätherisches Öl führenden, großzelligen Hypodermis ein blaugrüner Ring von 2 bis 3 Zellagen der äußeren Rinde.

Reinheit. Mindestgehalt an äth. Öl 0,8% Ned. 6; 0,7% Pol. III; 0,6% ÖAB 9; 0,5% Jug. III, Hung. VI; 0,5 ml/100 g DAB 7 — BRD; 0,4% Helv. VI, CsL 2. — Alkohol-löslicher Extrakt mind. 18% BPC 63; 15% Ital. VIII (60% Äthanol); 20% Hung. VI (90% Äthanol). — Wss. Extraktgehalt mind. 25% Hung. VI. — Max. Aschegehalt 10% ÖAB 9, Ned. 6; 11% Pol. III; 12% DAB 7 — BRD, CsL 2, Jug. III, Hung. VI, Hisp. IX, Belg. V, Nord. 63; 13% Helv. VI, Ital. VIII; 14% Ross. 9; 15% Chil. III, Brasil. 2. — Säureunlösliche Asche max. 5% Ned. 6, Nord. 63; 6% Hung. VI; 7% BPC 63; 8% Ind. P. C. 53; 9% CsL 2, Jug. III;

10% Ross. 9. — Max. Feuchtigkeitsgehalt 12% Pol. III; 14% Hung. VI; 16% CsL 2, Ross. 9. — Fremde org. Beimengungen 1% Ross. 9; 2% DAB 7 — DDR, Belg. V; 4% Ind. P. C. 53; 5% BPC 63, Hung. VI. — Rhizome mit Stengelresten max. 2% Hung. VI, 3% Ross. 9. — Es dürfen keine Ausläufer von Geum, von anderen Baldriansorten (ohne Geruch) oder von Japanischem Baldrian (Geruch nach Kampfer) vorkommen, Jug. III. — Mineralische Beimengungen max. 3% DAB 7 — DDR, Ross. 9. — Calciumoxalatkristalle (Vincetoxicum) oder -raphiden (Veratrum) dürfen nicht enthalten sein, Hung. VI.

Gehaltsbestimmung. Zur Bestimmung der Valepotriate arbeiteten POETHKE et al. [Pharm. Zentralk. *107*, 261 (1968)] drei Verfahren aus (1. Direkte spektralphotometrische Methode. 2. Spektralphotometrie nach vorhergehender Farbreaktion. 3. Jodhydrinmethode), die jedoch nicht zur Bestimmung aller Valepotriate herangezogen werden können, bzw. (3.) einen sehr hohen Arbeitsaufwand erfordern.

Eine direkte spektralphotometrische Remissionsmessung von der DC-Platte schlägt SCHILD (Dissertation Saarbrücken 1969) vor. Mit dieser Methode kann das Didrovaltratum nicht erfaßt werden. Hierfür wird eine spektralphotometrische Methode mit vorhergehender Farbreaktion vorgeschlagen.

Zur Wertbestimmung der Baldriandroge und ihrer Zubereitungen machen WAGNER et al. [Arzneimittel-Forsch. *20*, 1149 (1970)] bzw. SCHAETTE [Dissertation München 1971] einen Vorschlag zur Gesamt- und Einzelbestimmung der Valepotriate. Durch D.Chr. auf Kieselgel-F_{254}-Platten bzw. Folien werden aus einem Dichlormethanextrakt der Droge die Valepotriate abgetrennt, einer Farbreaktion mit Hydroxylamin unterworfen und anschließend bei 312 nm photometrisch bestimmt. 3 g Drogenpulver, Sieb 4, DAB 7 — BRD (bzw. eine nach Zusammensetzung entsprechende Anzahl zerkleinerter Dragees) werden 3 Std. einer kontinuierlichen Soxhlet-Extraktion (Soxhlet-Extraktionshülsengröße: 25 × 70 mm) mit ca. 5,0 ml Dichlormethan p. A. unterworfen. Der gewonnene Extrakt wird im Stickstoffstrom auf ca. 2 ml eingeengt, in ein 5-ml-Meßkölbchen gegeben, mit 2 ml Dichlormethan p. A. nachgespült und mit Dichlormethan auf 5 ml aufgefüllt.

20,0 ml Tinktur oder Frischpreßsaft werden 5mal mit je 20 ml P.Ae. (Kp. 40—60°) ausgeschüttelt, die vereinigten Extrakte unter Stickstoffstrom stark, d. h. auf ca. 1 ml eingeengt, und mit Dichlormethan in einem Meßkölbchen auf 5 ml aufgefüllt.

Von den eingeengten Extrakten werden mit einer Blutzuckerpipette aliquote Mengen (0,05 bis 0,3 ml) auf eine Kieselgel-GF_{254}-Fertigplatte bzw. Fertigfolie aufgetragen und im Laufmittel n-Hexan—Methyläthylketon p. A. (8 + 2) bei Kammersättigung bis zu einer Höhe von ca. 12 cm chromatographiert.

Die Auswertung des Chromatogrammes erfolgt im kurzwelligen UV-Licht bei 254 nm. Für die Gesamtvalepotriatebestimmung entnimmt man der Platte den ganzen unter dem UV-Licht markierten R_f-Bereich von 0,65—0,3 (Valtratum bis IVHD-Valtratum). Für die Blindprobe entnimmt man der Platte an einer vom Laufmittel durchzogenen „Leerstelle" ein ebenso großes Flächenstück (ca. 8—10 cm²). Für die Einzelvalepotriatebestimmung werden die unter dem UV-Licht markierten Valepotriatezonen und eine ebenso große Zone für die Blindprobe der Platte entnommen. Die von der Platte abgelösten Kieselgelzonen werden in einem Reagenzglas ohne Erwärmen 3mal mit je 3 ml Ae. (peroxidfrei) 15 Sek. lang mit dem Whirlimixer (Fa. Fisons, Loughborough/England) extrahiert, die Eluate in 10 ml Meßkölbchen überführt und im Stickstoffstrom auf ca. 2 ml eingeengt. Danach erfolgt die Zugabe von 3 ml M. p. A., 1,0 ml einer 10%igen methanolischen Hydroxylamin-hydrochlorid-Lsg. und 1,0 ml einer 10%igen methanolischen Natronlauge. Die Kölbchen bleiben 20 Min. in einem Wasserbad von ca. 40° unter öfterem Umschütteln stehen. Danach gibt man 1,0 ml einer 10%igen wss. Salzsäure- und 1,0 ml einer 10%igen Eisen-III-chlorid-Lsg. in 0,1 n HCl zu, füllt mit M. p. A. auf 10,0 ml auf, schüttelt um und führt anschließend sofort die spektralphotometrische Bestimmung bei 512 nm gegen die in gleicher Weise bereitete Blindlsg. durch.

Die Bestimmung kann auch in Photometern mit einem Filter für den Wellenbereich 509 nm mit hinreichender Genauigkeit durchgeführt werden.

Berechnungsformel:

$$\% \text{ Valepotriate} = \frac{E \cdot 0{,}324 \cdot V_g}{V_a \cdot G_D}$$

E = gemessene Extinktion bei 512 nm
V_g = Gesamtvolumen des eingeengten Drogenauszuges
V_a = aliquotes Volumen des Drogenauszuges
G_D = eingesetzte Drogenmenge bzw. Volumen der extrahierten Tinktur o. ä.

Aufbewahrung. Die ganze oder geschnittene Droge vor Feuchtigkeit geschützt in gut schließenden Gefäßen.

Wirkung. Obwohl der Baldrian seit langer Zeit in der Therapie Verwendung findet und einen sicheren Platz in der Phytotherapie zu haben schien, ließen pharmakologische Untersuchungen, die nach 1950 in stärkerem Umfange durchgeführt wurden, an der Wirksamkeit vor allem als Sedativum zweifeln. Die sedierende Wirkung wurde vor allem dem ätherischen Öl und dem α-Methylpyrrylketon zugeschrieben, doch zeigten zahlreiche pharmakologische Untersuchungen, daß die Hauptwirkung einer anderen Stoffgruppe zukommen mußte, da dem ätherischen Öl nur etwa $^1/_3$ der Gesamtwirkung zuzurechnen ist und das α-Methylpyrrylketon (wie auch die Glykoside und Alkaloide) in so geringer Menge enthalten ist, daß es für die Gesamtwirkung nur eine untergeordnete Bedeutung spielen dürfte. Sehr große Unterschiede bestehen auch bei der Beurteilung der besten Applikationsform des Baldrians. Da die Hauptwirkkomponente unbekannt war, fehlte auch eine Beurteilungsgrundlage für die jeweilige Zubereitungsform. Zudem wurden die pharmakologischen Untersuchungen an so verschiedenen Modellen durchgeführt, daß eine einheitliche Bewertung der Untersuchungen unmöglich ist. Die von HAFFNER eingeführte Baldrian-Mäuse-Einheit (BME) ist eine reine dosis-letalis-Einheit. Hierunter versteht man die Menge Wurzel oder Extrakt, die nötig ist, um den Tod von einem Gramm einer mittelgroßen Maus zu bewirken. Angaben mit BME-Standard lassen keinen spezifischen Wirkungsvergleich zu. Erst durch die Entdeckung der Valepotriate durch THIES (1966) war die Durchführung einer gezielten Pharmakologie und klinischen Prüfung möglich. Die Untersuchungen von v. EICKSTEDT et al. [Arzneimittel-Forsch. *19*, 316 (1969); *19*, 993 (1969)] mit isolierten Valepotriaten zeigten im Laufradversuch deutlich sedative Wirkung, ferner eine Verbesserung des Koordinationsvermögens sowie eine antagonistische Wirkung gegenüber dem hypnotischen Effekt von Äthanol. Ferner liegt inzwischen eine umfangreiche klinische Dokumentation vor (Zusammenfassung bei SCHAETTE: Dissertation München 1971), die vor allem die sedierende, ausgleichende Wirkung der Valepotriate mit gleich kräftiger Steigerung der Konzentrations- und Leistungsfähigkeit hervorhebt.

Als Ergebnisse einer umfangreichen pharmakologischen Prüfung stellte SCHAETTE (l. c.) fest:

1. Das sedierende Wirkprinzip scheint auf mehrere Stoffgruppen verteilt.

2. Die stärkste sedierende Wirkung üben die Valepotriate aus, die noch in einer Dosierung von 1 mg/kg Maus einen deutlichen Effekt zeigen.

3. Das ätherische Öl zeigt ein langsames Einsetzen der sedierenden Wirkung, die aber länger anhält.

4. Auch der wäss., valepotriatefreie Extrakt zeigt eine geringe sedierende Wirkung.

5. Baldriantinktur erwies sich bei noch vertretbaren therapeutischen Dosierungen als wenig wirksam.

Als weiterer Wirkungsbereich des Baldrians ist die Spasmolyse zu nennen. Obwohl diese einhellig bestätigt wird, liegen hierzu kaum pharmakologische Untersuchungen vor.

Bei pharmakologischen Untersuchungen am isolierten Meerschweinchendarm konnte SCHAETTE (l. c.) zeigen, daß die genuine Valepotriate-Mischung ein sehr gutes Spasmolyticum mit einer DL_{50} von ca. 1 mg/l Badkonzentration darstellt und dabei eine etwa fünfundzwanzigfache Papaverin-Wirkung zeigt. Auch das ätherische Öl war deutlich spasmolytisch wirksam, während der wss. Auszug keinerlei Wirksamkeit zeigte.

Vergiftungen. Akute Vergiftungen und Nebenwirkungen sind nicht zu befürchten. Bei Dauergebrauch kann eine Baldriansucht mit Kopfschmerz, Unruhe und Störungen der Herztätigkeit auftreten.

Anwendung. Mildes Sedativum („Aequilans") bei nervöser Erschöpfung, Schlaflosigkeit, geistiger Überanstrengung, nervösen Herzbeschwerden, Kopfschmerzen, Neurasthenie und Hysterie. Als Antispasmodicum bei Magenkrämpfen, Koliken usw. In der Homöopathie bei Neurasthenie, Hysterie, Schlaflosigkeit, Krämpfen und nervösen Herzbeschwerden. Zur Herstellung zahlreicher galenischer Zubereitungen.

Dosierung. Einzeldosis 0,3 bis 1 g (Ind. P. C. 53), 0,5 bis 1 g (Hung. VI), 0,5 g (Helv. VI). Tagesdosis 5 bis 15 g (Ind. P. C. 53); 5 bis 10 g (Hung. VI); 2 g (Helv. VI).

Radix Valerianae pulvis.
Valeriana polvere Ital. VII.

Prüfung und Aufbewahrung wie bei Valeriana Ital. VII.

Valeriana HAB 34. Baldrian.
Getrocknete Wurzel.

Arzneiform. Tinktur nach § 4 mit 60%igem Weingeist.

Trockenrückstand 1,0 bis 2,9%; Spez. Gew. etwa 0,900.

Valeriana officinalis HPUS 64. Valerian.
Die frische getrocknete Wurzel.

Arzneiform. Urtinktur: Arzneigehalt 1/10. Valeriana, mäßig grob gepulvert 100 g, dest. W. 500 ml, A. USP (94,9 Vol.-%) 537 ml zur Bereitung von 1000 ml der Tinktur. — Dilutionen: D 2 (2×) enthält 1 T. Tinktur, 4 T. dest. W., 5 T. A.; D 3 (3×) und höher mit A. officinale HPUS (88 Vol.-%). — Medikationen: D 3 (3×) und höher. — Triturationen: D 1 (1×) und höher.

Spezies sedativa DAB 7 — DDR:

Baldrian, grob zerkleinert	500,0 g
Melissenblätter, grob zerkleinert	250,0 g
Pfefferminzblätter, grob zerkleinert	250,0 g

Species sedativa Helv. VI

Flos aurantii	20 g
Folium melissae	10 g
Folium menthae	10 g
Fructus anisi	15 g
Herba passiflorae	20 g
Rhizoma valerianae	25 g

Species nervinae monachenses (F. M. Germ.) bestehend aus:

Radix Valerianae	
Folia Uvae Ursi	
Folia Trifolii fibrini	āā 20 g

Species amarae Kühl (Hamb. Vorschr.) Kühlsche Kräuter.

Lignum Quassiae	12 g
Radix Gentianae	12 g
Radix Valerianae	18 g
Folia Menthae pip.	18 g
Rhizoma Calami	40 g

Baldrian-Dispert, Valdispert (Kali-Chemie AG, Hannover). Trockenkonzentrat aus Radix Valerianae.

Recvalysat Bürger. Ein Dialysat aus der frischen Baldrianwurzel.

Valeriana-Digitalysat Bürger. Ein Dialysat aus frischer Baldrianwurzel und frischen Fingerhutblättern.

Extractum Valerianae aromaticum Kern war ein schwach gesüßter aromatisierter Baldrianextrakt.

Nerven-Tonic, Pastor Koenigs: Ammonium bromatum 10, Kalium et Natrium bromatum āā 30, Extractum Viburni prunifolii 10, Tinctura Valerianae compositus 130, Glycerin 30, Aqua 430.

Nervosin Pizzala, enthielt die Bestandteile aus Radix Angelicae, Radix Valerianae, Folia Aurantii und Herba Chenopodii.

Dr. Rays Nervol wurde hergestellt aus Päonienwurzel 10 g, Baldrianwurzel 50 g, Sennesblätter 10 g, Fliederblüten 10 g, Fenchel 20 g, Anis 20 g, Pomeranzen 20 g, kalifornischem Haferextrakt 50 g, Baldrianextrakt 20 g, Glycerin 30 g, Zucker 30 g, Bromkalium, Bromnatrium, Bromammonium je 10 g.

Sirup. valeriano-bromatus compositus (Apotheker Karl Jahr, Krakau) enthielt Brom, Baldrian, Phosphorsalze und Cola.

Somnisan war ein alkoholarmer Baldrianfluidextrakt. Das Präparat gelangte auch mit 10% Erlenmeyers Bromsalzmischung als Brom-Somnisan in den Handel.

Soporval war ein alkoholarmer Fluidextrakt aus wildwachsender Baldrianwurzel, die 2 Jahre gelagert hatte.

Spasmosan enthielt in einem Eßlöffel die Extraktivstoffe von 1,6 g Baldrianwurzel, 0,8 g Natriumbromid, 0,2 g Natriumglycerophosphat sowie etwas Eisen und Cascara sagrada-Extrakt.

Valifluid war ein auf kaltem Wege hergestellter, konzentrierter Baldrianauszug (Fluidextrakt).

Valinervin enthielt Kalium-, Natrium- und Ammoniumbromid und Baldrianfluidextrakt.

Valobrom war ein flüssiges Baldrianpräparat mit 10% Bromsalzen.

Valogin war ein Destillat aus Baldrianwurzel und Pfefferminze.

Baldrian ist ferner in einer Vielzahl von Fertigpräparaten enthalten.

Anbau. Der wildwachsende Baldrian gedeiht unter den verschiedenartigsten Umweltbedingungen, sowohl an schattigen als auch an sonnigen, ebenso an feuchten wie an trocknen Orten. Baldrian bevorzugt feuchte Standorte, wobei eine durchschnittliche Jahresniederschlagsmenge von 650 mm am günstigsten zu sein scheint. Pharmazeutisch am besten bewertbare Droge wird auf leichteren Höhenböden gewonnen. Schwere, bindige Böden sind für den Anbau weniger geeignet, da der flachwurzelnde Baldrian zwischen den Faserwurzeln die Erde festhält und die Reinigung der Wurzeln sehr zeitraubend ist. Kalkhaltige Böden werden als Standort bevorzugt. Es ist zweckmäßig, für den Anbau einen tiefgründigen, sandigen Humusboden in gutem Kalkzustand und in feuchter Lage zu wählen. Auch Moorboden ist geeignet. In Franken wird der Baldrian mit gutem Erfolg auf leichten Schwemmlandböden angebaut.

Der Baldrian wird generativ und vegetativ vermehrt. Die vegetative Vermehrung erfolgt durch Teilung starker Wurzelstöcke (Wurzelschnittlinge oder Fechser). Das 1000-Korngewicht betrug im mehrjährigen Durchschnitt für die Sorten vom schmalblättrigen Typ 0,565 g und für die Sorten der breitblättrigen Form 0,615 g. Die Keimfähigkeit ist oft un-

genügend, bzw. nimmt sehr schnell ab. Das Saatgut sollte daher nicht länger als 1 Jahr aufbewahrt werden.

Die Anbauweise wird sehr unterschiedlich gehandhabt. Die generative Vermehrung mit
Anlage einer Vorkultur und anschließender Pflanzung ist allgemein üblich. Die gelegentlich
vorgenommene vegetative Vermehrung, indem von älteren Pflanzen Fechser gewonnen
werden, desgleichen die Vermehrung von Stolonen ist weniger geeignet. Ungeschlechtlich
vermehrtes Pflanzengut neigt stark zur Schosserbildung im Frühjahr. Die Drogenernte fällt bei
Verwendung von Wildpflanzensämlingen und aus Saatgut herangezogener Baldrianpflanzen
meist besser aus. Bei geschlechtlicher Vermehrungsweise werden nach unseren Erfahrungen
die Baldrianrhizome besser ausgebildet.

Die Kulturdauer ist aber nicht nur von der Vermehrungsweise, sondern vor allem von den
Niederschlagsverhältnissen abhängig. In niederschlagsreicheren Gegenden ist die einjährige
Kultur möglich, während in trockneren Lagen der Anbau zweijährig durchgeführt wird.

Die Aussaat erfolgt entweder im Spätsommer (August) oder im zeitigen Frühjahr (März bis
April). Die Früchte werden in 20 cm Reihenabstand ganz flach ausgedrillt, so daß sie nur
schwach mit Erde bedeckt werden, denn sie keimen besonders gut bei Lichtzutritt. Auf gutes
Feuchthalten des Saatbeetes ist zu achten. Bei Frühjahrsaussaat erfolgt das Auflaufen bei
genügender Bodenerwärmung und Feuchtigkeit etwa nach 4 bis 5 Wochen. In klimatisch
günstigen Lagen ist ein Verpflanzen der jungen Sämlinge schon ab Ende Mai möglich. In
trockenen Lagen ist ein Stehenlassen der Sämlinge auf dem Saatbeet bis zum Herbst zu
empfehlen. Nach Eintritt der Vegetationsruhe können die Jungpflanzen verpflanzt werden.

Als Reihenentfernung hat sich in verhältnismäßig trockenen Lagen die engere Standweite
von 30×25 cm gegenüber der weiteren mit 40×30 cm hinsichtlich des Ertrages besser
bewährt. In feuchteren Lagen, auf baldrianwüchsigen Böden und auch beim Anbau breitblättriger Sorten findet das Vielfachgerät Verwendung. Der Reihenabstand beläuft sich dann
auf 62,5 cm und in der Reihe auf 25 cm.

Hinsichtlich der Pflegearbeiten ist zu bemerken, daß die der Wurzelgewinnung dienenden
Pflanzen nicht schossen dürfen. Die Blütentriebe sind frühzeitig tief auszugeizen, andernfalls
wird der Wurzelertrag und die Güte der Droge vermindert. Die Eigenschaft des Schossens
ist besonders der zweijährigen Kultur eigen.

Zu einem guten Gedeihen ist vor allem Humus erforderlich. Auch muß der Kalkzustand
des Bodens in Ordnung sein. In der Zeit des Verpflanzens sind die Baldrianpflanzen gegen
Mineraldünger empfindlich, daher sollte vor dem Pflanzen gedüngt werden. Auf leicht aus-
trocknendem Boden wurden gelegentlich Schädigungen durch zu reichlich bemessene mineralische Düngung beobachtet. Da der Baldrian sich nur langsam entwickelt, kann unter
Umständen eine schwache Kopfdüngung mit einem schnellwirkenden Stickstoffdünger angebracht sein, die am besten 2 bis 3 Wochen nach der Pflanzung erfolgt. Der Ertrag an luft-
trockener Droge beläuft sich auf etwa 15 bis 30 dz/ha.

Genauere Untersuchungen über den Wachstumsverlauf des Wurzelstockes und der
Bildung von Valepotriaten und ätherischem Öl während des zweiten, vollständigen Anbaujahres machte SCHAETTE (l. c.). Die Steigerung des Wurzelgewichtes beträgt demnach vom
Juni bis Ende Oktober fast 200%. Dabei verlangsamt sich das Wachstum ab Anfang Oktober
laufend und kommt bis Anfang November ganz zum Stillstand. Der Anstieg der Gewichts-
zunahme besitzt seine Periodizität von 2 Monaten.

Die Untersuchungen über die Valepotriatebildung ergab eine direkte Korrelation mit der
Lufttemperatur. Mit steigender Temperatur sinkt der Valepotriategehalt und umgekehrt.
Ebenso nimmt der Valepotriategehalt vom Morgen zum Nachmittag hin ab und steigt zur
Nacht hin wieder an. Der Gesamtvalepotriatgehalt des Wurzelstockes nimmt bis Ende
September zu und beginnt dann zu stagnieren.

Über die quant. Bildung der äth. Öle liegen einige Arbeiten vor, die teilweise widersprüch-
lich sind. Bei Pflanzen im zweiten Entwicklungsjahr fand STRAŻEWICZ [Pharm. Zentralh. 74,
134 (1933)] eine starke Zunahme des äth. Öles während der größten Wachstumsintensität im
Mai und ein starkes Absinken zum Blühbeginn im Juni. Bei am Blühen gehinderten Pflanzen
im ersten vollständigen Entwicklungsjahr zeigte SCHAETTE (l. c.) einen deutlichen Zusammenhang des äth. Öl-Gehaltes von der durchschnittlichen Monatstemperatur. Der höchste Gehalt
wurde im Juli festgestellt; ab Mitte August sinkt er bis zur Blattwelke gleichmäßig ab.

Als günstigster Erntetermin wurde daher Ende September vorgeschlagen.

Valeriana fauriei BRIQ. (V. officinalis var. angustifolia MIQ., V. officinalis var. latifolia
MIQ., V. officinalis sensu auct. JAPON. non L., V. nipponica NAKAI). Japanischer Baldrian.
Kessowurzel. Kanoko-so. Japanese valerian.

Heimisch im Bergland Japans, Koreas, der Mandschurei, Formosas, Sachalins.

Pflanze 40 bis 80 cm hoch, mit kurzem Rhizom und langen, schlanken Ausläufern. Stengel
aufrecht, ziemlich dick, mit dichtstehenden, knotigen, langen weißen Haaren an den Knoten.
Grundblätter ziemlich klein, normalerweise zur Blütezeit bereits fehlend. Stengelblätter

gefiedert, mit 5 bis 7 länglich-lanzettlichen Fiederblättchen von 2 bis 5 cm Länge und 7 bis 15 mm Breite; grob stumpf gezähnt, sitzend, mit absteigenden winzigen Papillen am Blattrand. Endständige, dichtvielblütige Blütenstände, Hochblätter linear, Krone 5 bis 7 mm lang, rosa, mit schlanker, langer Blütenröhre. Staubblätter lang herausragend. Achäne länglich, 4 mm lang.

Radix Valerianae Japonicae. Japanischer Baldrian. Japanese Valerian. Valerianae Japonicae Radix Jap. 62.

Ovales, kurzes Rhizom mit zahlreichen, feinen, langen Wurzeln, 1 bis 2 cm lang und 1 bis 2 cm dick; äußerlich dunkel- bis graubraun, mit Knospennarben und kurzen Stengelresten; hornartig, hart; Rhizom seitlich von kurzen, dicken und manchmal wurzelähnlichen, langen Ausläufern mit sehr kleinen Schuppenblättern besetzt. Wurzel 10 bis 15 cm lang und 1 bis 3 mm dick, Farbe wie das Rhizom, mit dünnen tiefen Längsfurchen; spröde. Geruch charakteristisch kampferartig, Geschmack leicht bitter.

Mikroskopisches Bild. Wurzel. Epidermiszellen zu Wurzelhaaren ausgestülpt. Einzellige Hypodermis mit Öltropfen. Primäre Rinde sehr dick (meist das Fünffache des Zentralzylinders), Parenchymzellen mit zahlreichen Stärkekörnern und einigen Öltropfen, von der Endodermis deutlich vom Zentralzylinder getrennt. Öltropfen sind gehäuft in der Hypodermis und den anschließenden Rindenzellen. Endodermis mit Suberinauflage, nach innen gefolgt vom Siebteil und radiären Holzteil. Mark besteht aus ziemlich dickwandigen Zellen mit Stärkekörnern. Rhizom mit dünner Rindenzone und großem Mark; dieses besteht aus dünnwandigen Parenchymzellen mit einzelnen hellgelben Steinzellgruppen. Die kurzen, dicken Ausläufer haben eine dünne Rinde und einen dicken Holzteil mit Steinzellgruppen im Mark. Bei den dünnen Ausläufern sind Rinde und Holzteil gleich stark, ohne Steinzellen im Mark.

Inhaltsstoffe. Bis 6,5% (teilweise bis 8%) ätherisches Öl mit α-Pinen, β-Pinen, Camphen, Limonen, p-Cymol, Borneol, Terpineol, Maaliol, α-Kessylalkohol, Kessoglykol, Kessanol, Kessoglycerin, Bornylacetat, Bornylisovalerianat, α-Kessylacetat, Kessanylacetat, Kessoglykolmonoacetat, Kessoglykol-diacetat, Kanokonylacetat, Fauronylacetat, Kessan, Eugenol, Valeranon, Kanokonol. Nach STAHL und SCHILD [Phytochemistry *10*, 147 (1971)] die Valepotriate Valtratum (0,05%), Acevaltratum (Spuren) und IVHD-Valtratum (0,05%). Nach HIKINO et al. [Chem. Abstr. *75*, 95430 (1971); *77*, 58748 (1972)] in wilden Pflanzen vor allem Sesquiterpene mit Valerangerüst wie Valeranon, Cryptofauronol, Fauronylacetat, ferner Eudesm-11-en-4α-ol (Congol); in kultivierten Pflanzen überwiegen Sesquiterpene mit Kessangerüst, weiter fanden sie 2-Isopropyl-4-methylanisol.

Prüfung. Identität. Zur Unterscheidung von Valeriana officinalis L. s. l. und V. fauriei BRIQ. können folgende Untersuchungen nach BERGER durchgeführt werden: a) Farbreaktionen der Tinkturen: 3 ml Tinktur und 7 ml Äthylacetat werden gut gemischt, 2 ml Schwefelsäure hinzugefügt, gemischt und mit Äthylacetat auf 30 ml aufgefüllt: Valeriana officinalis gibt eine braune, V. fauriei eine violette Farbe. b) Mit Eisen-III-Chlorid wird die Tinktur von V. officinalis dunkelolivgrün, später mit unbedeutender Abscheidung, die Tinktur von V. fauriei schmutzigbraun, später mit erheblicher Abscheidung.

Reinheit. Mindestgehalt an äth. Öl 1,0 ml/100,0 g. — Max. Aschegehalt 6%.

Aufbewahrung. In dicht schließenden Gefäßen.

Anwendung. In Japan ähnlich wie Valeriana officinalis.

Dosierung. Einzeldosis 0,5 g; Tagesdosis 2 g (Pulver).

Bemerkung. Das Oleum Valerianae DAB 6 stammte vom japanischen Baldrian.

Valeriana jatamansi JONES (V. wallichii DC.). Indischer Baldrian. Asiatischer Baldrian. Indian Valerian.

Heimisch im gemäßigten Himalaya von Kashmir bis Bhutan in einer Höhe von ca. 3300 m, sowie in den Khasia-Bergen in einer Höhe von 1500 bis 2000 m.

Perennierende Pflanze. Der horizontale Wurzelstock ist dick und besitzt kräftige Faserwurzeln. Sproß, 15 bis 45 cm lang, im unteren Teil oft liegend, selten geteilt. Grundständige Blätter 2,5 bis 7,5 cm breit, tief herzförmig, gewöhnlich spitz und flaumig gezähnt, meist lang gestielt; Stengelblätter mehr oder weniger schmal, geschlossen, selten gefiedert. Blütenstand ist ein 2,5 bis 7,5 cm breiter, ziemlich geschlossener Pleiothyrsus; Hochblättchen länglich linear, genauso lang wie die Frucht. Der zur Blütezeit unscheinbare Kelchrand entwickelt sich beim Fruchten zu 5 bis 15 federigen Borsten, die an der Basis zu einer kurzen, weiten, trichterförmigen Röhre vereint sind. Blütenkronenröhre trichterförmig, mit 5 rosa oder weißen Blütenblättern. 3 Staubblätter. 3 Fruchtknoten mit einer fächerigen fertilen Samenanlage;

Griffel kurz; die einsamige Frucht ist länglich bis lanzettförmig, zusammengepreßt, plan-konvex mit 3 dorsalen, 1 ventralen und 2 submarginalen Rippen; die zwei sterilen Samen-anlagen bleiben rudimentär; die Frucht wird von einem ausdauernden, pappusähnlichen Kelch gekrönt.

Rhizoma Valerianae indicae. Valerianae Indicae Rhizoma. Indischer Baldrian. Indian Valerian Rhizome.

Radix Valerianae indicae BP 14. Valerian Ind. P. 66.

Die Wurzeln sind gelblich-braun; 5 bis 6 cm lang und 1 bis 2 mm breit mit kleinen Seiten-wurzeln. Der Bruch ist hornartig gelb. Der Geruch ist aromatisch und etwas scharf, der Geschmack kampferartig und leicht bitter.

Die Rhizome sind gelb bis dunkelbraun, rundlich, knollenartig, teilweise durch kurze, dicke, ausläuferähnliche Teile verbunden, ca. 1 bis 5 cm lang und ca. 5 bis 15 mm dick. Auf Grund vieler aufrechter Wurzelnarben erscheinen sie knotig, besonders an den Seiten und unten. Zusammen mit den durch die Blattnarben gebildeten Querrissen und Verdickungen erhält die Handelsdroge eine sehr rauhe Oberfläche. Der Bruch ist hornartig gelb. Geruch und Geschmack sind ähnlich wie bei der Wurzel.

Mikroskopisches Bild. Bei den jungen Wurzeln ist im Gegensatz zu den ausgewachsenen keine Korkbildung vorhanden. Die jungen Wurzeln besitzen Wurzelhaare, deren Länge 20 bis 120 µm und deren Breite ca. 10 µm betragen. Die Hypodermis nimmt mit Sudan III eine rote Fbg. an (äth. Öltropfen); die Zellen sind suberinhaltig und verholzt. Die Rinde besteht aus 32 Zellenschichten; die 3 bis 4 äußeren Schichten unterhalb der Hypodermis sind meistens kollenchymatisch verdickt ohne Interzellularen und etwas schmäler (20 bis 45 µm × 110 bis 180 µm) als die Zellen in der Mitte der Rinde (40 bis 75 µm × 230 bis 410 µm). Die der Endo-dermis benachbarten Rindenzellen haben ungefähr dieselbe Größe wie die kollenchymatischen Zellen, sind jedoch parenchymatisch und besitzen schmale Interzellularen. Die Rinde ist stärkehaltig. Die Endodermiszellen sind 15 bis 30 µm × 130 bis 225 µm groß. Das Perizykel besteht aus 1 bis 3 parenchymatischen Zellschichten. Einige dieser Zellen enthalten Gerb-stoffe. Das Xylem ist tetrarch bis polyarch mit bis zu 9 radial angeordneten Strängen. Die Gefäße sind 200 bis 250 µm × 20 bis 35 µm groß. Die Primärwurzeln enthalten im Zentrum etwas Mark. Der Zentralzylinder der Wurzeln ist je nach Alter der Pflanze verschieden. Die Rhizome enthalten Kork und andere Sekundärgewebe, sowie ein großes Mark. Die Ausläufer unterscheiden sich im Aufbau vom Rhizom hauptsächlich darin, daß sie keine Wurzeln haben. Die Sekundärentwicklung ist deutlich ausgeprägt und die Anzahl der Gefäßbündel ist größer als bei den Rhizomen.

Pulver: Das Pulver von Wurzel und Rhizom ist braun, enthält Stärke, hat leicht verholzte Wurzelhaare und axial verlängerte Zellen des Rindenparenchyms, die ungefähr 6 bis 10mal so lang als breit sind.

Verfälschungen. Andere Valeriana- und Veratrum-Arten.

Inhaltsstoffe. 0,5 bis 3% äth. Öl mit α-Curcumen, β-Bergamoten, α-Patchoulen, β-Pat-choulen, γ-Patchoulen, Calaren, Maaliol (bis 0,5% der Trockendroge), Patchoulialkohol, β-Sitosterin, Cryptomeridol, Kanokonylacetat, Maalioxid, Valeranon, Kanokonol. Nach PAKNIKAN et al. [Chem. Abstr. *77*, 164865 (1972)] Sesquifenchen, ein Analoges des Fenchens. Bis zu 5% Valepotriate (Valtratum, Didrovaltratum, Acevaltratum, IVHD-Valtratum), davon nach THIES [Tetrahedron (London) *24*, 313 (1968)] bis zu 2,5% Valtratum bzw. 3% Didrovaltratum; dabei ist zu beachten, daß es anscheinend zwei chemische Rassen gibt, eine Didrovaltratum- und eine Acevaltratum-Rasse. Ferner nach THIES [Planta med. *16*, 361 (1968)] das Flavonoid Linarinisovalerianat $C_{33}H_{40}O_{15}$, Fp. 138 bis 140°. Außerdem Essig-, Propion-, Butter-, Isovalerian-, Palmitin-, Stearin-, Öl-, Linol-, Linolen-, Arachidon- und Äpfelsäure.

Prüfung. Identität. Bei der DC wie unter Valeriana officinalis beschrieben treten nach Besprühen mit dem 2,4-Dinitrophenylhydrazin-Reagens und anschließendem Erhitzen im Trockenschrank bei 110° folgende Flecke auf: bei R_f ca. 0,6 Valtratum (grünblau), R_f ca. 0,55 Didrovaltratum (hellbraun) oder bei R_f ca. 0,4 Acevaltratum (grünblau) sowie bei R_f ca. 0,3 IVHD-Valtratum (blau); ferner Baldrinale bei R_f ca. 0,62 und 0,45 (gelb).

Mikroskopisch färbt sich der ganze Querschnitt der Wurzel nach Benetzen mit HCl konz./ Eisessig und nachfolgendem Erwärmen blau.

Reinheit. Max. Aschegehalt 12%. — Fremde organische Bestandteile max. 2%. — Alkohol (60%)-löslicher Extraktgehalt max. 30%.

Gehaltsbestimmungen siehe unter Valeriana officinalis.

Wirkung. Bezüglich der Wirkung der Valepotriate gilt das gleiche wie bei Valeriana officinalis angeführt. Bei dem Sedativtest mit Mäusen im Lichtschrankkäfig fand SCHAETTE

(Dissertation München 1971) neben dem hohen Wirkungsquotienten der Valepotriate aus V. jatamansi auch eine gute Sedativwirkung des äth. Öles und eine sehr gute Wirkung des lipophilen Drogenauszuges. Die reinen Valepotriate aus V. jatamansi zeigten einen hohen spasmolytischen Effekt. Die Verwendung von V. jatamansi als Austauschdroge zu V. officinalis ist daher zu empfehlen.

Anwendung. Als Sedativum, Carminativum und Spasmolyticum.

Valmane-Drg. (Kali-Chemie AG, 3 Hannover) besteht aus den isolierten Valepotriaten von Valeriana jatamansi in natürlicher Zusammensetzung (1 Drg. = 50 mg Valepotriate).

Anbau. Die Pflanze wächst eigentlich auf allen Böden, bevorzugt jedoch schweren, feuchten Lehm. An feuchten, schattigen Stellen gedeiht sie besonders gut. Eine auch Trockenheit vertragende Form wächst auf Kalk- und Kalksteinböden. Die Pflanze läßt sich leicht vermehren, indem man die alten Wurzelstöcke entweder im Herbst oder im Frühling teilt und sie dann in einem Abstand von ca. 30 cm in Reihen einsetzt. Setzt man sie im Frühherbst ein, so daß sie sich bis zum Frost gut entwickeln, so ist die Ernte im darauffolgenden Herbst sehr gut. Die Arbeit im Sommer besteht aus dem Jäten der Beete und dem Entfernen aller Blütenstengel, damit zahlreiche Basalblätter und somit ein größerer Wurzelstock entstehen. Die Pflanzen können auch durch Samen vermehrt werden. Die Sämlinge werden in Reihen mit einem Abstand von 18 bis 20 cm eingepflanzt. Zu Beginn des Frühlings werden sie dann auf dem Feld im gleichen Abstand wie die Wurzelteile eingesetzt. Durch reichliche Gabe von Mist, der vor dem Aussetzen der Pflanzen gut in die Erde eingearbeitet werden sollte, fördert man das Wachstum der Pflanzen. Um die Bildung eines großen Rhizoms zu unterstützen, bildet man um den Fuß der Pflanze einen niedrigen Ring aus Erde. Die Wurzeln der durch Wurzelteilung vermehrten Pflanzen können im Herbst des ersten Anbaujahres geerntet werden, der Ertrag ist jedoch gewöhnlich gering. Die Wurzelstücke oder Sämlingspflanzen erreichen erst nach Ende des zweiten Anbaujahres eine annehmbare Größe. Im September oder Oktober werden die Blätter bis zum Boden abgeschnitten und das Rhizom ausgegraben. Anschließend werden die Wurzelstöcke gewaschen, zerteilt und im Warmluftofen getrocknet.

Valeriana celtica L. Echter, gelber oder roter Speik. Keltische Narde. Valériane narde celtique. Nardo celtico. Spica celtica.

Heimisch auf Alpen auf tiefgründigen Matten („Speikböden"), auf stets sauren, kalkarmen Böden, vor allem in ebenen oder nur wenig geneigten Lagen von 2000 bis 2800 m.

Es bestehen zwei Unterarten:

a) subsp. norica VIERH. von robusterem Wuchs. Verbreitung: Ostalpen oberhalb 1800 m, b) subsp. celtica (V. celtica L. subsp. pennina VIERH.) von grazilerem Wuchs. Verbreitung: Westalpen oberhalb 2100 m. Ausdauernd, 2 bis 15 cm hoch. Wurzelstock walzenförmig, schief aufsteigend, oft mehrköpfig, meist von Blattscheidenresten umhüllt, kräftig baldrianähnlich riechend. Stengel aufrecht, zweiseitig tief gefurcht, kahl, mit 1 bis 2 Blattpaaren besetzt. Grundständige Laubblätter rosettig, spatelig bis keilig-länglich, stumpf, in den Blattstiel verschmälert, ganzrandig, dunkelgrün, glänzend, kahl, Nervatur vollkommen spitzläufig, Mediannerv deutlich hervortretend; Stengelblätter lineal-keilig, stumpf, ungestielt, sonst wie Rosettenblätter. Blütenstand scheinährig-thyrsisch. Blüten nur schwach asymmetrisch, polygam, die männlichen und Zwitterblüten bis 3 mm, die weiblichen bis 2 mm im Durchmesser. Krone 2 bis 3 mm lang, Kronzipfel der männlichen und Zwitterblüten abgestumpft, bei weiblichen Blüten spitz zulaufend; Kronröhre gelblichweiß, Kronzipfel gelblichweiß bis purpurrot. Früchte 2,5 bis 4 mm lang, 0,5 bis 1,5 mm breit, kahl oder kurzbehaart; Pappus 8- bis 12strahlig, fein gefiedert, Strahlen bis 5 mm lang. Blütezeit Juli bis August. Blüten mit cumarinähnlichem Duft. Samenreife im August.

Inhaltsstoffe. Nach ENDLICH (Dissertation Gießen 1963) ca. 0,4% bis 1,5% äth. Öl im Wurzelstock mit einem azulenogenen Sesquiterpen, Sesquiterpenester u. a., jedoch kein Bornylisovalerianat. Die Esterfraktion fehlt in der susp. celtica. Ferner auch äth. Öl in der Blüte. Nach SCHILD (Dissertation Saarbrücken 1969) die Valepotriate Valtratum (0,2 bis 0,5%) und IVHD-Valtratum (0,05 bis 0,08%).

Anwendung. Früher gegen Ruhr und als Nervinum. In der Volksmedizin gegen Fieber, Krämpfe, Zahnweh sowie zur Herzstärkung. Heute vor allem in der Kosmetik („Speikseife").

Valeriana dioica L. (Valeriana palustre, V. aquatica). Kleiner Baldrian. Small marsh valerian. Petite valériane.

Heimisch in Europa, im westlichen Himalaya und dem Karakorum auf nassen Wiesen.

Ausdauernd, 6 bis 25 cm hoch. — Wurzelstock kurz, schief, kriechende, beblätterte Ausläufer treibend. — Stengel aufrecht, einfach, gefurcht, kahl, beblättert. — Laubblätter kahl, die der nicht blühenden Sprosse sowie die untersten Stengelblätter eiförmig, spitz, in den kurzen Stiel verschmälert, ganzrandig oder etwas bogig ausgeschweift; die mittleren und oberen Stengelblätter sitzend, fiederspaltig bis fiederteilig oder leierförmig-fiederspaltig (meist mit 7 Fiedern), mit länglichen oder lanzettlichen, ganzrandigen oder ausgeschweiften Abschnitten. — Blüten in wiederholt dreiteiligen, schirmförmigen Trugdolden, mehr oder minder vollkommen zweihäusig. Blumenkrone weiß, blaß-rosenrot bis fleischrot; die der weiblichen (langgriffeligen) Exemplare sehr klein, 1 mm lang, weiß, die der männlichen größer, 3 mm lang, rosa- bis fleischrot. — Früchte 2,5 mm lang, von den federigen Kelchstrahlen gekrönt.

Radix Valerianae palustris.

Inhaltsstoffe. Nach SCHILD (l. c.) ca. 0,6% Valtratum, 0,1% IVHD-Valtratum und Spuren von Didro- und Acevaltratum. Ferner bis zu 2% äth. Öl.

Wirkung. Ein 20%iges Infus wirkt bei Mäusen im Zitterkäfigversuch leicht sedativ und diuresehemmend.

Anwendung. Gelegentlich als Ersatz für Valeriana officinalis.

Valeriana capensis THUNB.

Anwendung. In Süd- und Ostafrika in gleicher Weise wie Valeriana officinalis, besonders gegen Epilepsie, Hysterie und nervöse Reizzustände. Das äth. Öl als Spasmolyticum.

Valeriana mexicana DC. Mexikanischer Baldrian.

Heimat Mexiko.

Inhaltsstoffe. Spuren von äth. Öl. Nach THIES [Tetrahedron (London) *24*, 313 (1968)] ca. 5% Valtratum.

Anwendung. In Mittelamerika wie Valeriana officinalis.
Ferner dort auch V. sorbifolia HBK var. sorbifolia (V. toluccana DC.) und V. edulis NUTT. ex TORR. et GRAY subsp. procera (HBK.) F. G. MEY.

Valeriana pyrolaefolia DECNE.

Heimisch in Indien.

Steht morphologisch in naher Beziehung zu Valeriana jatamansi JONES. und wurde pharmakognostisch von ATAL und KHANNA [J. Pharm. Pharmacol. *12*, 739 (1960)] genau untersucht. Er wird als Ersatzdroge für den officinellen Baldrian empfohlen.

Valeriana flaccidissima MAXIM.

Heimisch in Korea und Japan.

Anwendung. In Ostasien arzneilich als Sedativum. Nach STAHL und SCHILD [Phytochemistry *10*, 147 (1971)] kommen wohl im ganzen Tribus Valerianeae mit den Gattungen Valeriana, Valerianella, Centranthus, Fedia u. a. Valepotriate vor und können somit als chemotaxonomisch wertvolle Leitsubstanzen angesehen werden, da diese im Tribus Patrinieae mit Patrinia und Nardostachys fehlen.

Valeriansäure

n-Valeriansäure.

S. II, 1060 u. Acidum valerianicum.

Valeriansäure, iso.

S. V, 306 u. Isovaleriansäure.

Valethamatbromid

Valethamatbromid.

S. II, 507.

25*

Validolum

Validolum.

S. V, 780 u. Mentholum valerianicum.

Valinum

Valinum. Valin.

$$\begin{array}{c} H_3C \\ \diagdown \\ CH - CH - COOH \\ \diagup | \\ H_3C NH_2 \end{array}$$

$C_5H_{11}NO_2$ M.G. 117,15

α-Amino-isovaleriansäure.

Bemerkung. Die Substanz wird zu den essentiellen Aminosäuren gerechnet.

Eigenschaften. Weiße, kristalline Blättchen, lösl. in W. (etwa 1 + 11 bei 25°), praktisch unlösl. in A., Aceton und Ae. d = 1,23. Die Substanz läßt sich sublimieren.
DL-Form: Fp. (im geschlossenen Rohr) = 298° unter Zers.

Anwendung. Die Substanz wird bei Ernährungsstörungen (Eiweißmangel) gebraucht.

Dosierung. 1,5 g täglich.

L-Valinum Jap. 71. L-Valin. L-Valine.

Gehalt. Mindestens 98,5%, ber. auf die getrocknete Substanz.

Eigenschaften. Weiße Kristalle oder weißes, kristallines Pulver, geruchlos von schwach süßlichem Geschmack und bitterem Nachgeschmack, lösl. in W., praktisch unlösl. in A. Der pH-Wert der Lsg. (1/20) beträgt etwa 6.

Erkennung. 1. 0,3 g Substanz werden in 10 ml W. unter Erwärmen gelöst. Die Lsg. versetzt man mit 10 Tr. verd. Salzsäure und 2 ml Natriumnitrit-Lsg. Dabei entweicht unter Aufschäumen ein farbloses Gas (Jap. 71). — 2. 5 ml einer Lsg. der Substanz (1/1000) werden mit 1 ml Ninhydrin-Lsg. 3 Min. lang erwärmt, mit 20 ml W. versetzt und dann 15 Min. stehen gelassen. Dabei entwickelt sich eine violette Fbg. (Jap. 71). — 3. Optische Drehung: $[\alpha]_D^{20} = +26,5$ bis $+29,0°$ (dazu werden 4 g Substanz nach dem Trocknen in 50 ml 6n Salzsäure gelöst und im 200-mm-Rohr vermessen).

Prüfung. 1. Aussehen der Lsg.: 0,5 g Substanz werden in 20 ml W. gelöst. Die entstehende Lsg. muß klar und farblos sein (Jap. 71). — 2. Chlorid: Höchstens 0,021%, wobei 0,5 g Substanz eingesetzt werden und die Vgl.-Lsg. mit 0,30 ml 0,01 n Salzsäure hergestellt wird (Jap. 71). — 3. Sulfat: Höchstens 0,028%, wobei 0,6 g Substanz eingesetzt werden und die Vgl.-Lsg. mit 0,35 ml 0,01 n Schwefelsäure hergestellt wird (Jap. 71). — 4. Schwermetalle: Höchstens 20 ppm, wobei 1,0 g Substanz eingesetzt werden und die Kontroll-Lsg. mit 2,0 ml Blei-Standard-Lsg. bereitet wird (Jap. 71). — 5. Arsen: Höchstens 2 ppm (Jap. 71). — 6. Andere Aminosäuren: 0,30 g Substanz werden in W. zu 50 ml gelöst. Diese Lsg. wird als Prüf-Lsg. verwendet. Die Prüf. wird p.chr. durchgeführt. Dazu werden 5 µl der Prüf-Lsg. auf das Filtrierpapier aufgetragen. Das Chromatogramm wird mit einer Mischung von n-Butanol, W. und Eisessig (5:2:1) entwickelt bis zu einer Laufstrecke von etwa 30 cm. Das Papier wird an der Luft getrocknet und anschließend mit einer Lsg. von Ninhydrin in Aceton (1/50) besprüht. Anschließend wird es 10 Min. auf 90° erhitzt. Dabei darf nur ein violetter Fleck erscheinen (Jap. 71). — 7. Trocknungsverlust: Höchstens 0,30%, wenn 1 g Substanz 3 Std. bei 105° getrocknet wird (Jap. 71). — 8. Sulfatasche: Höchstens 0,10% (Jap. 71).

Gehaltsbestimmung. Etwa 0,3 g Substanz werden sorgfältig getrocknet, genau gewogen und in 50 ml Essigsäure unter Erwärmen gelöst. Nach dem Abkühlen titriert man mit 0,1 n Perchlorsäure, bis die Farbe der Lsg. von orangegelb nach gelbgrün umschlägt, wobei

10 Tr. α-Naphtholbenzein-Lsg. als Indikator verwendet werden. In gleicher Weise wird eine Blindtitration durchgeführt. 1 ml 0,1 n Perchlorsäure entspr. 11,715 mg $C_5H_{11}NO_2$ (Jap. 71).

Aufbewahrung. In gut schließenden Gefäßen.

Anwendung. S. Valinum.

Valnoctamidum

Valnoctamidum.

S. II, 231 u. Valoctamidum.

Valtratum

Valtratum. Valtrat. Valepotriat.

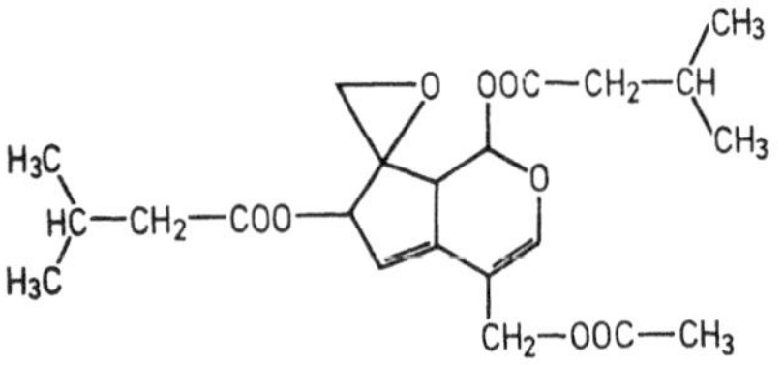

$C_{22}H_{30}O_8$ M.G. 422,46

Diester des 6-(Acetoxy-methyl)-3a,4-dihydro-spiro-[benzofuran-2(3H)2′-oxiran]-3,4-diol mit Isovaleriansäure.

Anwendung. Als Sedativum (Wirkstoff aus den Wurzeln von Valeriana officinalis). *Bemerkung.* S. a. III, 794 u. VI C, 378.

Vanadium

Vanadium. Vanadin.

V   A.G. 50,95

Vorkommen. In Peru als Sulfid (Patronit), als chlorhaltiges Bleivanadat (Vanadinit), als Vanadin-Glimmer (Roscoelit), in Spuren in zahlreichen Eisenerzen u. a.

Eigenschaften. Stahlgraues, nicht brüchiges Metall, das sich kalt bearbeiten läßt. Praktisch unlösl. in W. und Salzsäure, lösl. in heißer konz. Schwefelsäure, Salpetersäure, Königswasser und Flußsäure. d = etwa 6,0. Fp. = etwa 1710°. Kp. = 3000°. n_D = 2,90. Das Metall fällt Gold, Silber und Platin aus ihren Salzen und reduziert Quecksilber(II)- zu Quecksilber(I)-, Eisen(III)- zu Eisen(II)-Verbindungen. Es vereinigt sich bei Weißglut mit Kohle zu Vanadincarbid, mit Stickstoff zu Vanadinnitrid.

Anwendung. Zur Herst. von Vanadin-Stählen, die sich durch bes. Festigkeit und Widerstandsfähigkeit auszeichnen, meist unter Zusatz von Chrom.

Vanadin(IV)-oxichlorid. Vanadium oxichloratum. Vanadyldichlorid.

$VOCl_2 \cdot xH_2O$ M.G. (wasserfrei) 137,86

Eigenschaften. Grüne, zerfließliche Kristalle, lösl. in W., abs. A., Eisessig und verd. Säuren. d = 2,88.

Aufbewahrung. Gut verschlossen, vor Feuchtigkeit geschützt.

Anwendung. Als Beize in der Stoffdruckerei.

Vanadin(V)-oxichlorid. Vanadyltrichlorid.

$VOCl_3$　　　　　　　　　　　　　　　　　　　　　　　M.G. 173,32

Eigenschaften. Hellgelbe, sehr leicht bewegliche Fl., die sich an feuchter Luft in Vanadin- und Salzsäure zersetzt. Lösl. in W. unter Zers. Die Substanz löst Schwefel. d = 1,829. Kp. = 126,7°.

Aufbewahrung. Gut verschlossen, vor Feuchtigkeit geschützt.

Anwendung. Geeignet als Lsgm. für org. Substanzen.

Vanadin(III)-oxid. Vanadintrioxid. Divanadintrioxid. Vanadinsesquioxid.

V_2O_3　　　　　　　　　　　　　　　　　　　　　　　M.G. 149,90

Eigenschaften. Schwarzes, glänzendes, kristallines Pulver, das bei Sauerstoffzutritt langsam zu V_2O_4 oxidiert, praktisch unlösl. in W., schwer lösl. in den meisten Säuren, lösl. in Flußsäure und Salpetersäure. d = 4,87. Fp. = etwa 1970°.

Aufbewahrung. Gut verschlossen und vor Luft geschützt.

Anwendung. Als Hydrierkatalysator.

Vanadin(V)-oxid DAB 7 — BRD, Eu.P. II-71, 2. AB — DDR. Vanadium Pentoxide USP XIX. Vanadinsäureanhydrid Helv. VI. Anhydridum acidi vanadinici. Vanadinpentoxid. Divanadinpentoxid.

V_2O_5　　　　　　　　　　　　　　　　　　　　　　　M.G. 181,9

Darstellung. Durch Glühen von metavanidinsaurem Ammonium in offenen Tiegeln.

Gehalt. Mindestens 98,5% V_2O_5 (Eu.P. II — 71); 99,0—100,5% V_2O_5 (DAB 7 — BRD); mindestens 99,5% (USP XIX).

Eigenschaften. Gelbbraunes bis rotbraunes Pulver, geruch- und geschmacklos, schwer lösl. in W., lösl. in konz. Mineralsäuren und Alkalilaugen unter Salzbldg. d = 3,357. Fp. = 660°. Kp. = etwa 1750° unter Zers. Die wss. Lsg. der Substanz reagiert sauer gegen Lackmus.

Prüfung. 1. Aussehen der Lsg.: 1 g Substanz wird 30 min. lang mit 10 ml Schwefelsäure erhitzt. Nach dem Abkühlen wird mit der gleichen Säure auf 10 ml verdünnt. Die Lsg. muß klar sein (Eu.P. II-71, ähnlich DAB 7 — BRD). — 2. Empfindlichkeit auf Wasserstoffperoxid: 1,0 ml der unter 1. erhaltenen Lsg. wird vorsichtig mit W. zu 50,0 ml verdünnt. 0,5 ml dieser Lsg. werden mit 0,1 ml einer 0,01%igen Lsg. von Wasserstoffperoxid versetzt. Die Lsg. muß sich im Vgl. zu einer aus 0,5 ml der zu untersuchenden Lsg. und 0,1 ml W. hergestellten Blindprobe deutlich orange färben. Nach Zusatz von 0,4 ml einer 0,01%igen Lsg. von Wasserstoffperoxid muß die Fbg. nach Orangerot übergehen (Eu.P. II-71, ähnlich DAB 7 — BRD). — 3. Glühverlust: Höchstens 1,0% mit 1,00 g Substanz bestimmt (Eu.P. II-71, DAB 7 — BRD).

Gehaltsbestimmung. 1. Etwa 0,200 g Substanz, genau gewogen, werden unter Erwärmen in 20 ml Schwefelsäure (70%) gelöst. Nach Zusatz von 100 ml W. wird die Lsg. mit 0,1 n Kaliumpermanganat-Lsg. bis zur Rosafbg. versetzt. Der Kaliumpermanganat-Überschuß wird mit einer 3%igen Lsg. von Natriumnitrit entfernt. Die Lsg. wird mit 5 g Harnstoff und 80 ml Schwefelsäure (70%) versetzt, abgekühlt und nach Zusatz von Ferroin-Lsg. sofort mit 0,1 n Eisen(II)-sulfat-Lsg. bis zum Umschlag nach Grünlichrot titriert. 1ml 0,1 n Eisen(II)-sulfat-Lsg. entspr. 9,095 mg V_2O_5 (Eu.P. II-71, DAB 7 — BRD).

2. Etwa 400 mg Substanz, genau gewogen, werden in einem 500-ml-Erlenmeyerkolben mit 150 ml W. und 30 ml verd. Schwefelsäure (1 in 2) versetzt. Die Lsg. wird auf einer Heizplatte 5 Min. zum Sieden erhitzt, mit 50 ml W. versetzt und weiterhin im Sieden gehalten, bis eine gelbe Lsg. erhalten wird. Die Heizplatte und den Kolben bringt man dann in einen Abzug und leitet durch die Lsg. Schwefeldioxidgas entweder 10 Min. lang oder so lange, bis die Lsg. eine klare, brillantblaue Farbe angenommen hat. Das Gaseinleitungsrohr wird anschließend mit wenigen ml W. im Kolben abgespült, dann leitet man Kohlendioxidgas 30 Min. lang durch die Lsg., wobei das Ganze im vorsichtigen Sieden gehalten wird. Anschließend kühlt man die Lsg. auf etwa 80° ab und titriert mit 0,1 n Kaliumpermanganat-Lsg. bis zu einem gelb-orangefarbenen Endpunkt. In gleicher Weise wird eine Blindtitration durchgeführt. 1 ml 0,1 n Kaliumpermanganat-Lsg. entspr. 9,095 mg V_2O_5 (USP XIX).

Anwendung. Med. wurde die Substanz früher innerlich bei Anämie und Tuberkulose und äußerlich bei tuberkulösen und luetischen Geschwüren und Ekzemen eingesetzt.

Technisch als Rg., z. B. zum Nachweis von Peroxidverbindungen in Ae. und Gelatine, sowie als Katalysator, bes. für die Benzingewinnung und in der Schwefelsäure-Fabrikation, in der Glasindustrie in geringer Menge zur Eliminierung von Wellenlängen des Lichtes unter 3589 Å, in größeren Mengen zum Gelbgrün-Färben des Glases, in Form von Salzen, bes. des Ammoniumvanadats in der Färberei (Anilinschwarz) und Druckerei, als Depolarisator und zur Herst. der als Rg. auf Alkaloide, Peroxide und Lignin verwendeten Vanadin-Schwefelsäure.

Vanadyl Sulfate USP XIX. Vanadylsulfat. Vanadium oxisulfuricum. Vanadinoxisulfat.

$VOSO_4 \cdot xH_2O$ M.G. (wasserfrei) 163,0

Gehalt. Mindestens 97% (USP XIX).

Eigenschaften. Blaues, kristallines Pulver, lösl. in W. Die Substanz ist hygroskopisch.

Prüfung. 1. Wassergehalt: 1 g Substanz, genau gewogen, wird bei 220° bis zum konst. Gew. getrocknet. Dabei dürfen nicht mehr als 50% Gew.-Verlust auftreten (USP XIX). — 2. 5-wertiges Vanadium: 1 g Substanz, genau gewogen, wird mit 50 ml W. und 5 ml Salzsäure in einem Kolben bis zur vollständigen Lsg. erwärmt. Nach dem Abkühlen versetzt man mit 2 g Kaliumjodid, verschließt den Kolben und läßt ihn 30 Min. lang so stehen. Anschließend versetzt man mit 50 ml W. und titriert das freie Jod mit 0,1 n Natriumthiosulfat-Lsg. unter Zusatz von 3 ml Stärke-Lsg. als Indikator. In gleicher Weise wird ein Blindversuch durchgeführt. 1 ml 0,1 n Thiosulfat-Lsg. entspr. 5,095 mg Vanadium(V). Dabei dürfen höchstens 0,5% gefunden werden, berechnet auf die getrocknete Substanz (USP XIX). — 3. Mit Ammoniak nicht fällbare Verunreinigungen: 1 g Substanz wird unter Erwärmen mit 20 ml W. und 2 ml Salzsäure gelöst. Dann verdünnt man mit W. auf etwa 75 ml und neutralisiert die Lsg. mit Ammoniak gegen Lackmuspapier. Diese Lsg. bringt man dann in einen Glaszylinder, versetzt langsam mit 5 ml Ammoniak-Lsg. und W. bis zu 100 ml. Das Ganze läßt man über Nacht stehen. Anschließend dekantiert man 50 ml der überstehenden Fl. durch ein Filter, versetzt mit 5 Tr. Schwefelsäure, dampft bis zur Trockne ein und glüht den Rückstand. Der hier verbleibende Rückstand darf höchstens 10 mg betragen (2%) (USP XIX).

Gehaltsbestimmung. Etwa 400 mg Substanz, die man bei der Bestimmung des Wassergeh. durch Trocknen erhalten hat, werden genau gewogen und mit 15 bis 20 ml W. in ein Becherglas gebracht. Dann versetzt man mit 3 ml Schwefelsäure, bedeckt das Becherglas mit einem Uhrglas und erwärmt auf einem Dampfbad bis zur vollständigen Lsg. Nach dem Abkühlen verdünnt man mit 125 ml W. und titriert mit 0,1 n Kaliumpermanganat-Lsg., bis die entstehende Rosafbg. etwa 1 Min. lang bestehen bleibt. 1 ml 0,1 n Kaliumpermanganat-Lsg. entspr. 16,30 mg $VOSO_4$ (USP XIX).

Anwendung. Als Beize in der Textilindustrie und Färberei, zur Herst. farbiger Glasschmelzen und Glasuren und als Rg.

Vancomycinum

Vancomycinum.

S. I, 1123.

Vanilla

Vanilla planifolia ANDR. [V. fragrans (SALISB.) AMES., Myrobroma fragrans SALISB., V. aromatica Sw.]. Orchiaceceae — Orchidoideae — Epidendreae.

Heimisch in Südamerika; auf Java, Ceylon, Réunion, Mauritius, Seychellen, Komoren, Madagaskar, Ostafrika und Tahiti kultiviert.

Eine Kletterpflanze (Abb. 14) mit fleischigen Stengeln und Luftwurzeln. Blätter fast zweizeilig abwechselnd, länglich oval, kurz gestielt. Blüten grünlich, traubenartig angeordnet. Frucht eine einhäutige, bei der Reife gelbe Kapsel.

In der Kultur pflanzt man die Vanille durch Setzranken fort, die man an Bäumen befestigt, so daß sie den Boden berühren, wo sie Wurzeln schlagen. In allen Kulturen außerhalb Mexikos müssen die Blüten künstlich bestäubt werden, da die speziellen Bestäuber (Kolibris und langrüsselige Insekten) fehlen. Es werden einige Blüten entfernt, um wenige, aber um so kräftigere Früchte zu erzielen.

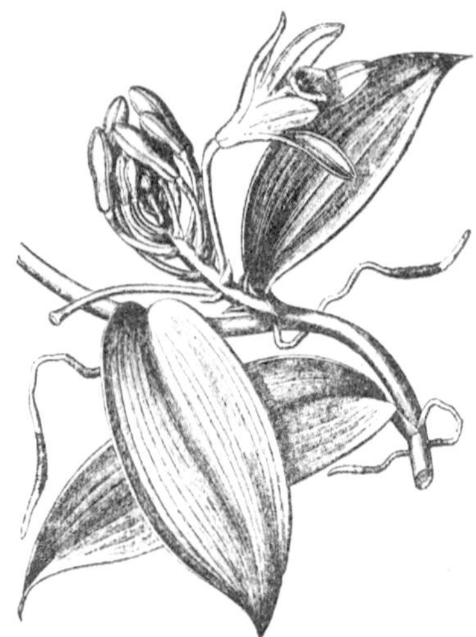

Abb. 14. Vanilla planifolia. Blühende Pflanze (nach BERG und SCHMIDT).

Fructus Vanillae. Siliqua, Capsula Vanillae. Vanille. Vanillestangen, -schoten. Vanilla beans. Fruit de vanille, de vanillier. Favas de baunilha. Baynilla. Habas de vainilla.

Fructus Vanillae Erg.B. 6, Helv. V; Vanillae fructus Belg. IV; Vanille CF 65; Vanilla BPC 34, USP XV; Baunilha Brasil. 2. Ferner offizinell in Portug. 25, Mex. P., Fenn. 37.

Die vor der Reife geernteten, nach bes. Verfahren getrockneten Früchte.

BPC 34 und USP XV lassen auch Vanilla tahitiensis zu. Als Austauschdroge läßt CF 65 V. tahitiensis und V. pompona SCHIEDE zu.

Gewinnung. Die grünen, geruch- und geschmacklosen Vanillefrüchte werden geerntet sobald sie beginnen gelb zu werden. Die braunschwarze Farbe und das charakteristische Vanillearoma entstehen erst während eines umständlichen Fermentationsprozesses, der in den einzelnen Ländern verschieden ist.

1. Das mexikanische oder Trocken-Verfahren, das auf einem langsamen Trocknen beruht. Dabei werden die Früchte 4- bis 5mal in einem Monat abwechselnd der Sonnenbestrahlung und einem Schwitzprozeß unterworfen, für den sie in wollene Decken gerollt und in spezielle Kisten verpackt werden. An der Oberfläche kristallisiert allmählich Vanillin aus.

2. Das Heißwasser-Verfahren wird gewöhnlich bei der Bourbon-Vanille angewendet. Es gliedert sich in 4 Abschnitte:

a) Vernichtung der Keimfähigkeit durch 1 bis 2 Min. Eintauchen in W. von 60 bis 70°C.

b) Fermentation: Die noch heißen Früchte werden in wollene Decken eingerollt und in bes. Kisten über Nacht einem Schwitzprozeß unterworfen. Während der wärmsten Tageszeit (ca. 10 bis 16 Uhr) werden sie an der Sonne ausgebreitet. Diese Behandlung wird 4 bis 8 Tage wiederholt, bis die Früchte ihre dunkelbraune Farbe angenommen haben.

c) Das Trocknen der fermentierten Früchte in hellen, gut durchlüfteten Räumen dauert — je nach den Witterungsbedingungen — 2 bis 3 Monate. Sobald die Früchte eine ganz bestimmte Geschmeidigkeit aufweisen, werden sie zum

d) Conditionieren in spezielle Kästen gebracht, in denen nach ca. 2 bis 3 Monaten das Vanillearoma auftritt. —

In jedem der 4 Präparationsabschnitte finden wesentliche enzymatische Reaktionen zur Ausbildung des Aromas statt, hauptsächlich während des Schwitzens, jedoch auch während des Conditionierens, d. h. in relativ wasserarmem Zustand. In diesem können noch Lagertemp., Lichteinwirkung und Sauerstoffgeh. der Atmosphäre die Aromabildung unterschiedlich beeinflussen. Ein zu langes Behandeln der Früchte mit heißem W. schädigt die Enzymaktivität der Oxydasen und Peroxydasen, die v. a. für die Dunkelfbg. der Früchte verantwortlich sind. Um die volle Aromabildung auch in einem beschleunigten Präparationsverfahren zu erhalten, ist kurzes Abbrühen (2 bis 3 Min.) der Früchte mit W. von 65 °C, zweitägiges Schwitzen bei hohem Feuchtigkeitsgeh. und künstliche Wärmezufuhr auf jeweils 38 °C beim Trocknen und beim Conditionieren nötig.

Handelssorten. Mexikanische Vanille (Fina) gilt als feinste Sorte. Die bis 25 cm, gewöhnlich 16 bis 20 cm langen, 6 bis 8 mm breiten Kapseln werden hauptsächlich in den USA verbraucht. — Eine zweite mexikanische Sorte, Chica, hat kürzere Schoten und ist, obgleich sonst tadellos, halb so teuer wie die Fina. Eine dritte Sorte Zacate, von der noch mehrere Varietäten unterschieden werden, hat krumme Schoten. Die Cimarronavanille, Baynilla cimarrona, wilde mexikanische Vanille von der wildwachsenden V. planifolia, die einen Teil der exportierten mexikanischen Ware ausmacht, ist trockener, kleiner, dünner, weniger dunkelbraun, nicht glänzend, minder aromatisch. Rezate-Ware besteht aus sehr kleinen, gespaltenen Schoten.

Bourbon-Vanille, die Haupthandelssorte in Europa, kommt vor allem von der Insel Réunion, aber auch von Madagaskar, den Komoren, Seychellen u. a. benachbarten Inseln. Die 15 bis 22 cm langen, 5 bis 10 mm breiten Kapseln tragen meist kleine, durch Wundkork vernarbte Verletzungen, die als Eigentumsmarken durch Einstecken in die jungen Früchte hervorgerufen wurden. Bourbon-Vanille soll, wie die Mexikanische, im Innern wenig Pulpa und sehr viele Samen enthalten. — Java- und Ceylon-Vanille haben ähnliche Eigenschaften wie Bourbon-Vanille, nur ihre Fruchtwand ist etwas härter.

Beschreibung. Die Frucht, eine aus drei Fruchtblättern bestehende, zweiklappig aufspringende Kapsel, ist 18 bis 25 cm lang, höchstens 1 cm breit, nach beiden Seiten verschmälert, mehr oder weniger flachgedrückt, längsfurchig, biegsam, glänzend schwarzbraun und in der Regel mit weißen Vanillinkristallen bedeckt. Am dünnen Ende findet sich eine Stielnarbe, an der Spitze die Narbe der abgefallenen Blütenteile. Von dem Rand jedes der Fruchtblätter ragt in die Höhlung der Frucht ein zweischenkeliger Samenträger, der an seinem Ende zahlreiche kleine Samen trägt. Die Stellen, an denen die Frucht in zwei ungleich große Klappen aufspringt, sind im Querschnitt, der von gerundet dreieckigem Umriß ist, leicht zu sehen. Im Innern zahlreiche, rundliche, höchstens 0,3 mm dicke, schwarzbraune, glänzende Samen in einem schwarzen, wohlriechenden Fruchtmus. Vanille riecht und schmeckt stark aromatisch, angenehm nach Vanillin.

Mikroskopisches Bild. In den Epidermiszellen der Fruchtwand meist Kalziumoxalatkristalle, daneben auch Vanillinkristalle; im dünnwandigen, von Gefäßbündeln durchzogenen Fruchtfleisch zerstreut länglichschmale Zellen mit in Schleim eingebetteten Raphidenbündeln. Bei Mexiko-Vanille besitzen die äußersten 5 bis 6 Zellreihen Netzleistenverdickung, bei anderen Sorten ovale Tüpfel oder Spiralbänder. Die inneren, an die Fruchthöhle angrenzenden Epidermiszellen zwischen den Plazenten, nicht aber zwischen den Schenkeln der Plazenten, sind zum Teil zu langen, einzelligen, dünnwandigen, balsamsezernierenden Papillen ausgewachsen. Epidermiszellen der leicht zerspringenden Samenschale groß und dickwandig, auf dem Flächenschnitt gleichmäßig stark, mit Querschnitten hufeisenförmig verdickt.

Pulver. Stücke der Epidermis aus flachen, dickwandigen Zellen mit gelblicher Kuticula, in den Epidermiszellen meist Oxalat-Einzelkristalle, hie und da auch Vanillinkristalle; Epidermisfetzen mit kleinen Spaltöffnungen; Stücke des dünnwandigen Parenchymgewebes des Fruchtfleisches mit zarten Gefäßbündeln, zerstreut lange schmale Zellen mit in Schleim eingebetteten Raphidenbündeln; Stücke der inneren Epidermis der Fruchtwand, zum Teil mit langen, einzelligen, dünnwandigen Papillen; Fragmente der kleinen Samen bzw. der Samenschale; Fetzen des Gewebes des Embryos mit Fett und Aleuron; Vanillinkristalle.

Verfälschungen. Die Unterschiebung von minderwertigen Vanille-Arten, wie die Tahiti-Vanille von Vanilla tahitiensis MOORE, einer auf den Inseln des Pazifischen Ozeans heimischen Art. Die rötlichbraunen, nur 12 bis 14 cm langen Früchte haben ein abweichendes Aroma auf Grund ihres Gehaltes an Piperonal (Heliotropin) neben Vanillin. Ihre Oberfläche zeigt niemals Vanillin-Kristalle.

Ferner Vanillons. Die Früchte von Vanilla pompona SCHIEDE, die hauptsächlich auf Guadeloupe, Martinique, auch auf Tahiti vorkommen. Die höchstens 12 cm langen, aber 1,5 bis 2,5 cm breiten Früchte enthalten wie Tahiti-Vanille Piperonal, das papierchromatographisch nachgewiesen werden kann. Auch der Zusatz künstlicher Aromastoffe (Vanillin, Äthylvanillin u. ä.) gilt als Verfälschung, wie auch der Zusatz extrahierter Früchte. Früher wurden solche manchmal zur Wiedergewinnung ihres Glanzes mit Öl, Perubalsam oder Zucker bestrichen und mit Benzoesäure, synthetischem Vanillin oder Acetanilid bestäubt.

Inhaltsstoffe. 1,5 bis 3% Vanillin, das sich erst durch Spaltung des Vanillosids (Vanillin-β-glucosid) während des Fermentationsprozesses bildet, in der Bourbon-Vanille zu 3,2 bis 3,7% (bzw. 5,1 bis 5,8% in Tr.); die Qualität der Vanillefrüchte beruht jedoch nicht allein auf ihrem Vanillingehalt. Er ist bei der besten Mexikanischen Vanille nur $^1/_2$ bis $^2/_3$ so hoch wie bei der Bourbon-Vanille, während die minderwertige Tahiti-Vanille fast ebensoviel Vanillin wie Bourbon-Vanille enthält (3,2 bis 3,3% bzw. ca. 5% i. Tr.). Vanillinsäure, Vanillyl-alkohol, Protokatechualdehyd, Protocatechusäure, in Bourbon (u. Tahiti)-Vanille p-Hydroxy-benzaldehyd. In geringer Menge Piperonal, Anisalkohol, Anisaldehyd, Anissäure. Das charak-teristische Vanille-Aroma beruht neben dem Vanillingeh. auf dem Vorkommen zahlreicher Begleitstoffe, z. B. Vanillylalkohol und Zimtsäureester, die z. T. nur in sehr geringen Mengen vorliegen. Ferner Balsame, Zucker (15% Glucose und Fructose, 35% Saccharose), Enzyme, fettes Öl (Glyceride der Öl-, Palmitin- und Stearinsäure), Gerbstoffe, Harze, Schleimstoffe, äth. Öl, Wein-, Citronen-, Äpfel- und Oxalsäure.

BOHNSACK et al. [Riechst. Aromen, Körperpflegemittel *15*, 321 (1965); *17*, 139 (1967); *21*, 125, 163 (1971)] fanden p-Hydroxybenzylalkohol und dessen Methyläther, Acetaldehyd, Diacetyl, Furfurol, 2,5-Methylfurfurol, Anisaldehyd, Benzaldehyd, Acetophenon, Essig-säure (?), Isobuttersäure, Isovaleriansäure (?), Benzoesäure, Anissäure, Guajacol, p-Kresol (?), n-Caprinsäure, n-Caprylsäure, Benzylbenzoat, Ester der Zimtsäure und Benzoesäure mit Benzyl- und Zimtalkohol (?), die Acetate und n-Butyrate von Benzyl- und Furfurylalkohol, Guajolester (?), Zimtsäureäthylester, Anisylacetat, n-Capryl- und Caprinsäureester, Naphtha-lin (?), p-Kresolmethyläther und einen eugenolartigen Körper (?).

Chromatographie. KARGL [Riechst., Aromen, Körperpflegemittel S. 158 (1968)] empfiehlt folgende Laufmittel:

1. 20% Isobutanol und 0,8% Eisessig mit 15 g W. — Oberphase, um fremde Pflanzen-extrakte zu erkennen.

2. 30 g Eisessig, 3 g Salzsäure (37%) und 10 g W., zur Erkennung der Verschiedenheit der Herstellungsverfahren.

3. 8 g Isopropanol, 5 g Ammoniak (58%) und 15 g W., zur Erkennung der kleinsten Unterschiede, wie der Herkunft der Extrakte.

SYNODIONIS et al. [Chem. Abstr. *62*, 7584 (1965)] verwendete Whatmanpapier Nr. 1 und mit 2% Ammoniak gesättigtes Butanol als Laufmittel; Sprühmittel: p-Nitranilin. R_f-Werte: Vanillin 0,47, Äthylvanillin 0,62, p-Hydroxybenzaldehyd 0,58, Piperonal 0,92. Zur D.Chr. verwenden sie Kieselsäure—Celit 2:1 mit jeweils 5% MgO und Stärke. Laufmittel wie oben, Sprühmittel: p-Nitranilin, p-Anisidin, 2,4-Dinitrophenylhydrazin, N_2H_4 und 2-Thiolbarbitur-säure.

Prüfung. Identität. Die Mikrosublimation des Plv. liefert ein öliges Sublimat, aus dem sich nach einiger Zeit Kristallaggregate abscheiden, die sich mit Phloroglucin und konz. Salzsäure rot färben. USP XV läßt nicht sublimieren, sondern verwendet das an der Frucht-oberfläche bereits auskristallisierte Vanillin. MATHIS et al. [Chem. Abstr. *72*, 136491 (1970)] beschreiben folgende Rk. zu Id. von Vanilla-Tinktur: Zugabe von 0,5 ml W. zu 0,5 ml der Tinktur ergibt eine trübe, gelbbraune Lsg. ohne Nd., Zugabe von 0,2 ml einer 10%igen Phloroglucinlsg. in 95%igem A. + 1 ml konz. Salzsäure zu 0,2 ml Tinktur ergibt eine orange Fbg., Zugabe von 0,5 ml einer 5,2%igen wss. $FeCl_3$-Lsg. zu 0,5 ml Tinktur ergibt eine dunkel-grüne Fbg.

Reinheit. Mindestgeh. an Vanillin 2%, Brasil. 2. — In verd. A. (42 Gew.-%) lösl., wasser-freie Extraktstoffe mind. 12%, USP XV, Brasil. 2. — Max. Aschegeh. 6% Erg.B. 6, Helv. V, Brasil. 2, Fenn. 37, Portug. 35. — Trocknungsverlust bei 102° max. 35%, CF 65.

Vanille darf nicht gefleckt sein (Kolonien von Schimmel), nicht fermentiert (unangenehmer Geruch nach Kreosot) und nicht von Parasiten befallen, CF 65.

Gehaltsbestimmung. 1. Extraktgeh. nach USP XV. 2 g feingeschnittene oder grobgepulverte Vanille (genau gewogen) werden in einer geeigneten Flasche mit 70 ml verd. A. (42 Gew.-%) versetzt und 2 Std. mechanisch oder 8 Std. in Abständen von 30 Min. geschüttelt und über Nacht stehen gelassen. Dann wird die Fl. auf ein Filter dekantiert, Flasche und Rückstand mit geringen Mengen verd. A. gewaschen und das Filtrat damit auf 100 ml ergänzt. Das Filtrat wird gut gemischt, 50 ml auf einem Dampfbad eingedampft und der Rückstand bei 105° 14 Std. getrocknet.

Photometrische Bestimmung des Vanillins. Folin-Denis Reagens: In 750 ml W. werden 100 g Natriumwolframat, 20 g Phosphormolybdänsäure und 50 ml Phosphorsäure gegeben und die Mischung 2 Std. am Rückflußkühler gekocht. Nach dem Abkühlen auf 20 °C wird mit W. auf 1000 ml aufgefüllt.

Ausführung: Die Vanille wird mit A. erschöpfend extrahiert. 2 ml des auf 1:10 eingestellten Extraktes werden mit 80 ml W. und, zum Klären, tropfenweise mit 2 ml Bleiacetatlsg. [50 g Bleiacetat + 50 g Blei-(II)-hydroxidacetat/L] versetzt, mit W. auf 100 ml ergänzt und fil-triert. 10 ml des klaren Filtrates werden mit 5 ml Folin-Denis Reagens gemischt. Nach 5 Min. Abkühlen werden unter Schwenken 10 ml 40%ige Natriumcarbonatlsg. zugesetzt. Nach 10 Min. Stehen im Wasserbad von 20 °C wird mit W. auf 100 ml ergänzt, gut durchgeschüttelt und filtriert. Im klaren Filtrat wird die Farbintensität bei 618 nm photometrisch gemessen.

Zur Aufstellung der Eichkurve dient eine 1%ige Vanillinlsg. (100 mg Vanillin, gelöst in 4 ml 96%igem A. werden mit W. auf 100 ml ergänzt), die ebenso wie der Extrakt behandelt wird.

Bei der Bestimmung des Vanillins in Schokolade oder in Extrakten und Zubereitungen, die neben Vanillin einen Zusatz von Äthylvanillin enthalten, das dieselbe Farbrk. gibt, müssen Vanillin und Äthylvanillin p.chr. abgetrennt, eluiert und getrennt nach obiger Methode bestimmt werden.

Aufgetragen wird ein methanolischer Extrakt 1:10.

Aufbewahrung. Die Ganzdroge ist in gut verschlossenen Gefäßen über Kalk aufzubewahren. Das Plv. muß aus über Kalk getrockneter Vanille bereitet und in gut verschlossenen Gefäßen über Kalk aufbewahrt werden.

Wirkung. Vanillin wirkt choleretisch. An Vergiftungserscheinungen bei Arbeitern, die mit dem Sortieren und Verpacken der Vanille beschäftigt sind, treten Hautausschläge, Kopfschmerzen, Schlaflosigkeit auf.

Anwendung. Wegen des feinen Aromas zur Geschmacksverbesserung. Als Aphrodisiacum, bei Hysterie, Menstruationsstörungen. Hauptsächlich in der Lebensmittelindustrie als Süßwarengewürz v. a. für Schokolade, bei der sie nicht durch synthetisches Vanillin ersetzt werden kann. Ferner bei der Herstellung von Duftkomplexen für die Parfüm- und Kosmetikindustrie. In der Homöopathie.

Vanilla HAB 34.

Reife, getrocknete Früchte.

Arzneiform. Tinktur nach § 4 mit 90% Alkohol.

Arzneigehalt. 1/10.

Vanillinsäure

Vanillic Acid BPC 73. Vanillinsäure.

$C_8H_8O_4$ M.G. 168,14

4-Hydroxy-3-methoxy-benzoesäure.

Gehalt. Mindestens 98,0% (BPC 73).

Eigenschaften. Weißes oder fast weißes, kristallines Pulver, wenig lösl. in W., lösl. in A. Fp. = 210—213°.

Gehaltsbestimmung. Etwa 0,5 g Substanz, genau gewogen, werden in 20 ml 90%igem A. gelöst, sorgfältig gegen Phenolphthalein-Lsg. neutralisiert und mit 0,1 n Natronlauge unter Verwendung von Phenolphthalein-Lsg. als Indikator titriert. 1 ml 0,1 n Natronlauge entspr. 0,016 81 g $C_8H_8O_4$ (BPC 73).

Anwendung. Als Reagens.

Vanillinum

Vanillinum 2. AB — DDR, ÖAB 9, Helv. VI, Nord. 63. Vanillin DAB 7 — BRD, USP XIX, BP 73, BPC 73, Jap. 71, P.I.Ed. II, Ross. 9, Eu.P. I-69. Vanilline Ned. 6. Vanillina.

$C_8H_8O_3$ M.G. 152,15

4-Hydroxy-3-methoxybenzaldehyd.

Darstellung. Die Substanz ist in geringer Konzentration im Pflanzenreich weit verbreitet. So enthalten z. B. Vanilleschoten bis zu 2%.

Die Darstellung erfolgt heute nur noch auf synthetischem Wege: Aus Eugenol (1) erhält man ein Vanillin (3) mit bes. feiner Geschmacksnuance.

$$CH_2-CH=CH_2 \quad \xrightarrow[\text{2. Ac}_2\text{O}]{\text{1. äthan. KOH, 140°}} \quad CH=CH-CH_3 \quad \xrightarrow[\text{2. H}_2\text{O, H}^+]{\substack{\text{1. Oxidation} \\ \text{(Nitrobenzol, OH}^-\text{)}}} \quad CHO$$

1   *2*   *3*

Im großtechnischen Maßstab wird Vanillin aus dem Lignin-Anteil des Holzes (Sulfitablaugen) durch Erhitzen mit Alkali gewonnen.

Gehalt. Mindestens 99,0%, ber. auf die getrocknete Substanz (DAB 7 — BRD); mindestens 97,0 und höchstens 103,0%, ber. auf die getrocknete Substanz (USP XIX); 99,0 bis 101,0% (Helv. VI); 98,9—100,0% (ÖAB 9); 99,0—100,5% (Nord. 63).

Eigenschaften. Farblose bis schwach gelbliche Kristallnadeln von vanilleartigem Geruch und Geschmack, wenig lösl. in kaltem W. (1 + 100 bei 14°), lösl. in heißem W. (1 + 20 bei 75°) und Glycerin, leicht lösl. in A., Ae., Chlf., Schwefelkohlenstoff, Eisessig, Pyridin, Propylenglykol, fetten und ätherischen Ölen und Alkalilaugen. Die Substanz oxidiert allmählich an der Luft. $d_4^{20} = 1{,}056$. Kp. = 285°. Fp. = 81 bis 83° (DAB 7 — BRD, Helv. VI); 79 bis 83° (2. AB — DDR). (Vor der Bestimmung ist die Substanz über Silicagel 4 Std. zu trocknen.) Schmelzintervall (im Kapillarröhrchen): 80 bis 82°; Identifizierung nach Kofler: Schmelzintervall (unter dem Mikroskop): 78 bis 82°; eutektische Temp. der Mischung mit Benzil: 63°; Lichtbrechungsvermögen der Schmelze: $n_D = 1{,}5700$ bei 102 bis 103° (ÖAB 9).

Erkennung. 1. 5,0 ml Prüf-Lsg. werden durch 0,05 ml Eisen(III)-chlorid-Lsg. blau gefärbt. Beim Erhitzen der Mischung schlägt die Farbe nach Braun um. Beim Erkalten scheidet sich ein weißer Nd. ab (DAB 7 — BRD). — Prüf-Lsg. nach DAB 7 — BRD: 1,50 g Substanz werden in 30 ml siedendem W. gelöst. Nach dem Erkalten wird filtriert und unter Nachwaschen des Filters zu 30,0 ml aufgefüllt. — 2. Die Lsg. von 0,10 g Substanz und 0,20 g Phloroglucin in 3,0 ml 90%igem A. gibt auf Zusatz von 3,0 ml konz. Salzsäure eine Rotfbg. (DAB 7 — BRD, ähnlich 2. AB — DDR, ÖAB 9 u. a.). — 3. Eine gesätt. Lsg. der Substanz gibt mit Bleiacetat-Lsg. einen weißen Nd., der sich beim Erhitzen löst. Beim Erkalten scheidet sich der Nd. in Form von Blättchen wieder ab (ÖAB 9, ähnlich USP XIX). — 3. 1 ml Stamm-Lsg. + 2 Tr. Millons Reagens färben sich bei vorsichtigem Erwärmen auf ca. 80° rot-violett (Helv. VI). — Stamm-Lsg. nach Helv. VI: 1,0 g Substanz wird mit 20 ml kochendem W. geschüttelt. Die Substanz schmilzt und löst sich. Die Lsg. muß klar und farblos sein. Nach 3 Std. wird filtriert. Dieses Filtrat dient als Stamm-Lsg. — 4. Das UV-Absorptionsspektrum einer Lsg. 1 in 125000 in M. zeigt Maxima und Minima nur bei den gleichen Wellenlängen wie eine in gleicher Weise bereitete Lsg. der USP XIX-Standardsubstanz, die in gleicher Weise vermessen wurde (USP XIX). — 5. Die Substanz läßt sich vollständig aus ihrer Lsg. in Ae. durch Schütteln mit einer gesätt. Lsg. von Natriumbisulfit extrahieren, aus der sie dann durch Fllg. mit Säuren gewonnen werden kann (USP XIX).

Prüfung. 1. Aussehen der Lsg.: Die Lsg. von 5,500 g Substanz in 10,0 ml A. (96%) muß klar und darf nicht stärker gefärbt sein als das gleiche Vol. einer Mischung von 1,00 ml Eisen(III)-chlorid-Lsg. III, 0,10 ml Kobalt(II)-chlorid-Lsg. und 18,9 ml W. (DAB 7 — BRD, ähnlich 2. AB — DDR). — 2. Sauer reagierende Verunreinigungen: 5,0 ml Prüf-Lsg. dürfen sich nach Zusatz von 0,10 ml Methylorange-Lsg. II nicht rot färben (DAB 7 — BRD, ähnlich 2. AB — DDR, ÖAB 9 u. a.). — 3. Verhalten gegen Schwefelsäure: 50 mg Substanz werden nach Bd. I, 262 geprüft. Die Lsg. darf nicht stärker gefärbt sein als eine Mischung von 4,90 ml Eisen(III)-chlorid-Lsg. III und 0,10 ml Kobalt(II)-chlorid-Lsg. (DAB 7 — BRD, ähnlich ÖAB 9, 2. AB — DDR u. a.). — 4. Halogen: 0,10 g Substanz wird im geschlossenen Kolben verbrannt, der mit 10 ml W. und 6 Tr. 30%igem Wasserstoffperoxid beschickt ist. In gleicher Weise wird ein Blindversuch durchgeführt. Nach dem Entfernen des Stopfens wird 1 Min. gekocht und nach dem Erkalten filtriert. 2 ml Filtrat werden auf Chlorid geprüft (s. I, S. 256). Es darf keine stärkere Opaleszenz auftreten als bei 2 ml gleichbehandelter Blindprobe + 10 Tr. Chlorid-Vgl.-Lsg. (Helv. VI, ähnlich ÖAB 9). — 5. Sulfat: 1 T. Substanz wird in 20 T. siedendem W. gelöst. Die Lsg. wird abgekühlt und filtriert. In einer Mischung von 5 ml des Filtrates und 5 ml W. dürfen Sulfat-Ionen nicht nachweisbar sein (ÖAB 9, ähnlich Helv. VI). — 6. Schwermetalle: Der bei der Feststellung des Verbrennungsrückstandes verbliebene Rückstand wird unter Erwärmen in 3 ml verd. Salzsäure gelöst. In der erhaltenen Lsg. dürfen nach Zusatz von 2 ml W. und 5 ml verd. Ammoniak Schwermetalle in unzulässiger Weise nicht nachweisbar sein (ÖAB 9). — 7. Trocknungsverlust: Höchstens 1,0%, wenn die Substanz 4 Std. im Exsikkator getrocknet wird (DAB 7 — BRD, USP XIX). — 8. Sulfatasche: Höchstens 0,05% (DAB 7 — BRD, USP XIX); höchstens 0,15% (2. AB — DDR); höchstens 0,1% (Helv. VI, ÖAB 9, BP 73).

D.Chr.: Auf einer trockenen Kieselgel-GS$_{254}$-Schicht werden auf einem Startpunkt 2 µl einer 1%igen Lsg. der Substanz in M. aufgetragen. Die Frontlinie wird 100 mm von der Startlinie entfernt durchgezogen. Als Laufmittel dient Chlf. Das Chromatogramm wird an der Luft getrocknet. Bei R_f = ca. 0,32 erscheint im UV 254 ein Fleck, weitere Flecken dürfen nicht sichtbar sein, insbes. nicht bei R_f = ca. 0,15 (Acetanilid) (Helv. VI).

Gehaltsbestimmung. 1. 0,30 g Substanz, genau gewogen, werden unter Erwärmen in 50 ml W. gelöst. Nach dem Abkühlen und Zusatz von 0,30 ml Thymolphthalein-Lsg. wird mit 0,1 n Natronlauge bis zum ersten Farbumschlag titriert. 1 ml 0,1 n Natronlauge entspr. 15,22 mg $C_8H_8O_3$ (DAB 7 — BRD).

2. Ca. 0,18 g Substanz, genau gewogen, werden in einem breiten 100-ml-Becherglas in 30 ml 100%iger Essigsäure gelöst und mit 1 ml Pyridin-Katalysator versetzt. Unter kräftigem Rühren wird mit 0,15 n Brom-Lsg. titriert. Der Endpunkt wird nach der Deadstop-Methode bestimmt und ist erreicht, wenn am Meßgerät ein namhafter Zeigerausschlag mindestens 1 Min. bestehen bleibt. 1 ml 0,15 n Brom-Lsg. entspr. 11,41 mg $C_8H_8O_3$ (Helv. VI).

3. 1,0000 g Substanz wird in etwa 5 ml A. gelöst. Die Lsg. versetzt man mit 20 ml Hydroxylaminhydrochlorid-Lsg. und titriert hierauf langsam mit alkoholischer 0,5 n Kaliumhydroxyd-Lsg. bis zum Farbumschlag nach Olivgrün. Der olivgrüne Farbton muß mindestens 15 Min. lang bestehen bleiben. Für die angegebene Einwaage müssen 13,00 bis 13,14 ml alkoholische 0,5 n Kaliumhydroxyd-Lsg. verbraucht werden, entsprechend 98,9 bis 100,0% des theoretischen Wertes. 1 ml alkoholische 0,5 n Kaliumhydroxyd-Lsg. entspr. 76,08 mg $C_8H_8O_3$. 1 g Substanz entspr. 13,14 ml alkoholischer 0,5 n Kaliumhydroxyd-Lsg. (ÖAB 9).

4. Etwa 100 mg Substanz, genau gewogen, werden in einem 250-ml-Meßkolben mit M. bis zum Vol. versetzt und gut gemischt. 2 ml dieser Lsg. pipettiert man in einem 100-ml-Meßkolben, füllt wiederum mit M. bis zum Vol. auf und mischt. Dann löst man eine genau gewogene Menge USP XIX-Standardsubstanz in M. und verdünnt quantitativ und schrittweise mit M., bis man eine Standard-Lsg. erhalten hat, die einen Geh. von etwa 8 µg pro ml hat. Anschließend werden die Absorptionen beider Lsg. in 1-cm-Küvetten bei einer Wellenlänge von etwa 308 nm in einem geeigneten Spektralphotometer unter Verwendung von M. als Kompensationsfl. gemessen. Die Menge $C_8H_8O_3$ in mg der zu untersuchenden Substanz wird nach folgender Formel berechnet:

$$12,5 \cdot C \cdot (A_U/A_S)$$

C = die Konzentration in µg pro ml USP XIX-Standardsubstanz in der Standard-Lsg.

A_U und A_S sind die Absorptionen der Untersuchungs-Lsg. und der Standard-Lsg. (USP XIX).

Aufbewahrung. Vor Licht geschützt, in gut verschlossenem Behälter.

Unverträglichkeiten. Guajacol, Campher, Eisen(III)-salze und Oxidationsmittel.

Anwendung. Als Geschmackskorrigens sowie für analytische Zwecke, z. B. zum Nachweis von freier Salzsäure im Magensaft in GÜNZBURGS Reagens. Weiterhin bei der Schokoladenfabrikation, zu Likören, Gebäck und Konfitüren und in der Parfümerie.

Vanitiolidum

Vanitiolidum. Vanitiolid.

$C_{12}H_{15}NO_3S$ M.G. 253,31

4-Thiovanilloyl-morpholin.

Anwendung. Als Cholereticum.

Handelsform. Bildux.

Vanyldisulfonamidum

Vanyldisulfamidum. Vanyldisulfamid. Vanyldisulfamide DCF. Vanyldisulfanilamidum NFN.

$C_{20}H_{22}N_4O_6S_2$ M.G. 478,54

N^4,N^4-Vanillyliden-bis-sulfanilamid.

Anwendung. Als Chemotherapeuticum (s. auch II, 519 ff.).

Handelsform. Argolamide-Wirkstoff.

Vaselin

Vaselin.

S. VII B, 387.

Vaselinöl

Vaselinöl.

S. VII B, 384 u. Flüssige Paraffine.

Vasopressin

Vasopressin.

S. II, 67.

Vateria

Vateria indica L. (V. malabarica BLUME). Dipterocarpaceae — Dipterocarpoideae — Vaterieae. Indischer Kopalbaum.

Heimisch in Indien, in Mysore kultiviert.

Vor allem in immergrünen Wäldern lebender Baum mit ungeteilten Blättern, die Nebenblätter besitzen. Blüten in blattachselständigen, rispigen Blütenständen mit 5 Kelchblättern und 5 freien Kronblättern.

Inhaltsstoffe. In der Frucht etwa 1% äth. Öl, reichlich Gerbstoff. In der Samenschale 22 bis 27% Fett, 25% Gerbstoffe, in den Samen bis zu 50% Fett (Malabartalg), ferner Bergenin, Glucose, Mannose. In der Rinde nach RAO et al. [Leather Sci. (Madras) *15*, 114 (1968)] ($\pm$) Epicatechin sowie 2 linksdrehende Isomere von Fisetinidol und Afzelechin, Fp. 205 bis 206° bzw. > 300°. Harzlieferant.

Anwendung. Die Früchte als Gerbmittel. Das Harz (Indian copal, White Dammar, Piney resin) als Surrogat von Dammar; auch gegen Cholera und Erbrechen.

Malabartalg. Vateriafett. Pineytalg. Butterbohnenfett. Malabar tallow. Suif de piney.

Das aus dem Samen (Butterbohnen) gewonnene harte Fett ist frisch grünlichgelb, bleicht an der Luft rasch aus und steht an Härte dem Hammeltalg nahe.

Spez. Gew. bei 15° 0,915, Fp. der Fettsäuren 56,6°. Erstarrungspunkt der Fettsäuren 54,8°.

Bestandteile. 0,2% äth. Öl. Für im Handel befindliches Fett (Borneotalg von Shorea-Arten und Malabartalg von Vateria indica) sind für die Fettsäuren der Samenöle folgende Werte bekannt: Zwischen 5 und 18% Palmitinsäure, bis 0,5% Arachinsäure, bis 0,7% Myristinsäure, zwischen 40 und 44% Stearin-, 37 und 48% Ölsäure, bis 2,8% Linolsäure, bis 0,5% Linolensäure. Eine Probe enthielt 19% freie Fettsäuren.

Bemerkung: S. a. VII B, 193.

Anwendung. In der Kerzen- und Seifenfabrikation; für Speisezwecke. Äußerlich bei Rheuma.

Vatica

Vatica rassak (KORTH.) BL. (Retinodendron rassak KORTH., Retinospora rassac). Dipterocarpaceae — Dipterocarpoideae — Vaticeae.

Heimisch auf Borneo, im indomalayischen Archipel.

Anwendung. Liefert ein im englischen Handel als „Rose Dammar" bezeichnetes Harz und daraus Harzöl, mit technischer Anwendung.

Bemerkung. Vatica lauceaefolia BL. und Vatica roxburghiana BL. liefern gleichfalls ein Dammar-Harz.

VC-13

VC-13.

S. II, 478 u. O,O-Diäthyl-O-(2,4-dichlorphenyl)-thionophosphat.

Ventilago

Ventilago mad(e) raspatana GAERTN. Rhamnaceae — Ventilagineae. Khandvel. Lokhandi. Vembádam. Popli-chukai. Súrúghúnduputta.

Heimisch in West- und Südindien, in Burma, auf Ceylon und Java.

Kletterstrauch mit derben Blättern, Kletterhaken, rispigen Blütenständen und einem Griffelrest, der an der Spitze der Frucht in ein großes, flügelförmiges Anhängsel ausgezogen ist.

Inhaltsstoffe. In der Wurzelrinde 8 bis 10% Ventilagin (rotes Harz) $C_{15}H_{14}O_6$, Wachs, Physcionanthranole A und B, $C_{16}H_{14}O_4$, Fp. 181° bzw. 260°, Physcion und Frangulaemodin.

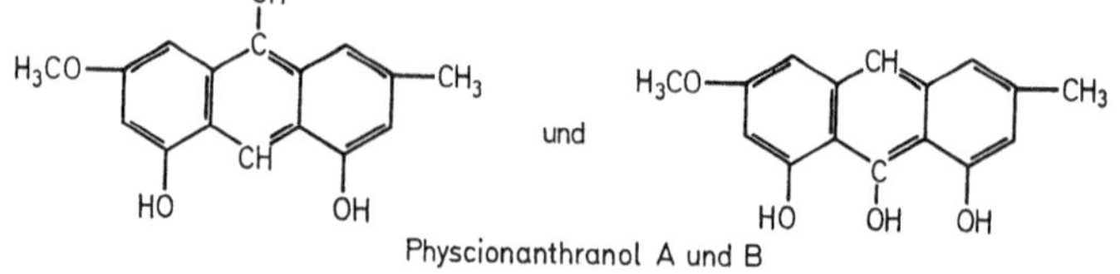

und

Physcionanthranol A und B

Anwendung. Die Wurzelrinde (Pitti, Raktapita, Pappali) als Färbemittel für Baumwolle, Wolle und Seide; je nach Beizung purpurrot, bordeauxrot, braun-purpurn oder grau bis schwarz färbend. Die Rinde äußerlich bei Hautkrankheiten; die Wurzelrinde als Carminativum, Stomachicum, Stimulans, bei Fieber.

Ventilago calyculata TULASNE.

Anwendung. In Indien und Nepal äußerlich der Saft der Rinde und jungen Zweige bei Malaria und ähnlichen fiebrigen Erkrankungen.

Verapamilum

Verapamilum. Verapamil BAN. Iproveratril.

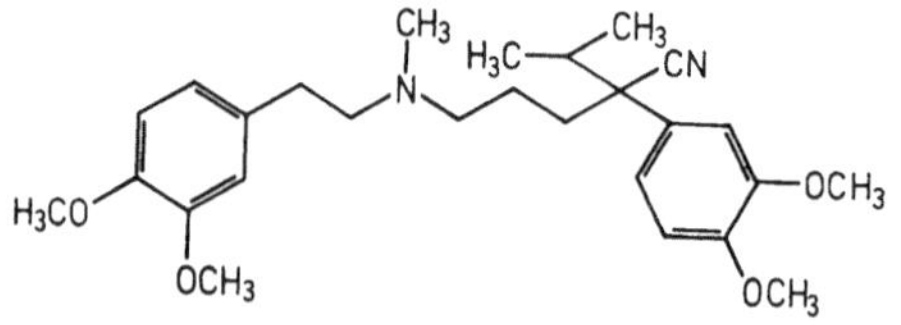

$C_{27}H_{38}N_2O_4$ M.G. 456,6

5-[N-(3,4-Dimethoxy-phenaethyl)-N-methyl-amino]-2-(3,4-dimethoxy-phenyl)-2-isopropyl-valeronitril.

Eigenschaften. Hellgelbes, viskoses Öl. Kp. = 243 bis 246° bei 0,01 mm Hg. Fast unlösl. in W., lösl. in A., Ae. und Chlf.

Anwendung. S. Hydrochlorid.

Verapamilum hydrochloricum. Verapamil hydrochloride. Iproveratrilhydrochlorid.

$C_{27}H_{38}N_2O_4 \cdot HCl$ M.G. 493,06

Eigenschaften. Weißes, kristallines Pulver. Fp. = etwa 146°. 1 T. Substanz löst sich in 15 T. W., lösl. in A., Isopropanol, Aceton, Äthylacetat und Dioxan, wenig lösl. in Chlf.

Erkennung. 1. Die Substanz gibt mit Marquis'- Reagenz eine gelbgrüne Fbg., die allmählich nach Grau umschlägt. — 2. Die Substanz gibt beim Tüpfeln mit Ammoniummolybdat-Lsg. eine Blaufbg. — 3. Bei der Rk. nach Vitali entsteht eine Hellgelbfbg., die bestehen bleibt.

Papierchromatographie. Papier: Chromatographiepapier Whatman Nr. I, 146×, wird durch Eintauchen in eine 5%ige Lsg. von Natriumdihydrogencitrat-Lsg. und anschließendem 1stündigem Trocknen bei 25° imprägniert.
Prüf-Lsg.: 2,5 µl einer 1%igen Lsg. Mobile Phase: 4,8 g Citronensäure werden in einer Mischung aus 130 ml W. und 870 ml n-Butanol gelöst. Entwicklung: Aufsteigend. Laufzeit: 5 Std. Detektion: Jodplatin-Spray. $R_f = 0,68$.

Dünnschichtchromatographie: Stationäre Phase: Kieselgel G. Mobile Phase: Konz. Ammoniak-Lsg.: M. = 1,5:100. Prüf-Lsg.: 1,0 µl einer 1%igen Lsg. Laufzeit: 30 Min. Detektion: Saurer Jodplatin-Spray. $R_f = 0,63$.

UV-Absorptionsspektrum: Die Substanz, in 0,1 n Salzsäure vermessen, zeigt Maxima bei 228 nm ($E_{1cm}^{1\%} = 325$) und 278 nm ($E_{1cm}^{1\%} = 114$) sowie ein Minimum bei 251 nm.

IR-Absorptionsspektrum. Die Substanz zeigt, als Film zwischen Kaliumbromidfenstern vermessen, Peaks bei: 1253 oder 1510, 1026, 1149 oder 1456.

Anwendung. Als Coronarvasodilator u. Antiarrhythmicum (Calciumantagonist).

Dosierung. Bis 240 mg täglich.

Handelsform. Isoptin (Knoll, BRD); Cordilox; Dilacoran; Dilacoron; Isocline; Manidone; Vasolan.

Veratrum

Veratrum album L. (Helleborus albus GÜLDENST., Melanthium album TUNB.). Liliaceae — Melanthisideae — Melanthieae. Weißer Germer. Weiße Nieswurz. Weiße Hellebore. White veratrum. False helleborus. Vératre (hellebore) blanc. Veraise blanc. Elabro bianco. Veladro.

Heimisch auf feuchten Wiesen, Hochständenfluren und Weiden der Gebirge Mittel- und Südeuropas und Asiens.

Ausdauernd, 50 bis 150 cm hoch. Grundachse fleischig. Stengel kräftig, aufrecht, beblättert, dicht behaart (bes. oberwärts), Blätter wechselständig (Unterschied von Enzian-Arten!), unterseits flaumig-filzig, oberseits kahl, tief längsgefaltet, die unteren elliptisch bis breit-elliptisch, die oberen lanzettlich. Blütenstand eine endständige, 30 bis 60 cm lange, aus ährenartigen Trauben zusammengesetzte Rispe mit breit-eiförmigen Hochblättern, mehr oder weniger behaart, nur im obersten Teil ährenförmig. Blüten ziemlich groß (0,8 bis 1,5 cm im Durchmesser), weiß oder gelblichgrün bis grünlich, die unteren zwitterig, die oberen meist männlich, gestielt. Perigonblätter länglich-elliptisch bis verkehrt-eiförmig, beiderseits verschmälert, am Rande kahl oder behaart, gegen die Spitze zu oft fransig-gesägt. Staubfäden dem Grund der Perigonblätter eingefügt. Staubbeutel mit einer Querspalte zweiklappig aufspringend. Kapsel 10 bis 15 mm lang, zerstreut behaart, in eine hakige oder bogige Spitze verschmälert. Samen ringsum geflügelt, zahlreich.

Rhizoma (Radix) Veratri (albi). Radix Hellebori albi. Weiße Nieswurzel. Germerwurzel. Läuse- und Krätzewurzel, Sau-, Fieber-, Stellwurzel. White hellbore root. Racine de varaire. Ellebore blanc. Elleboro bianco.

Rhizoma Veratri Erg.B. 6, Helv. V. Rhizoma veratri ad usum veterinarium Helv. VI, DAB 7 — DDR. Rhizoma cum radicibus Veratri Ross. 9. Radix veratri albi CsL 2. Veratri rhizoma Hung. VI, Jug. II. White veratrum BPC 34.

Die im Herbst gegrabenen, getrockneten Wurzelstöcke von wildwachsenden Pflanzen mit den Wurzeln.

Das graubraune, fast schwarze, aufrechte, ein- bis dreiköpfige, etwas kugelige oder umgekehrt kegelförmige Rhizom ist bis 8 cm lang, bis 3,0 cm dick und zeigt 10 bis 12 Ringelungen, von denen jede dem Zuwachs eines Jahres entspricht. Dazwischen kann man an der aufgeweichten Droge die Narben der Blätter erkennen. Unten ist das Rhizom abgestorben und ringsum mit zahlreichen, im unteren Teile stielrunden und glatten, im oberen Teil querrunzeligen, graugelben oder braunen, 30 cm oft bis 40 cm langen, ungefähr 3 bis 5 mm dicken, unverzweigten oder meist nur an der Spitze mit Nebenwurzeln besetzten Wurzeln oder deren Narben besetzt. An der Spitze des Rhizoms als Schopf die braunen, zerfaserten Reste der quer abgeschnittenen scheidenförmigen, rings geschlossenen Blattbasen und der von letzteren dicht eingeschlossenen Endknospe oder die eingeschlossenen Reste der oberirdischen, Laubblätter und Blüten tragenden Achsenregion und der danebensitzenden Seitenknospen. Jüngere Wurzelstöcke mit der Knospe (der nächstjährigen Pflanze), ältere Exemplare mit der Narbe des abgeschnittenen Blütenstandes. Der Geschmack der Droge ist anhaltend scharf und bitter; das Plv. reizt zum Niesen.

Mikroskopisches Bild. Auf dem Querschnitt trennt eine braune Endodermis die 2 bis 3 mm dicke weiße Rinde von dem grauen, von Querschnitten der Gefäßbündel gesprenkelten Kern. Die Endodermis besteht aus einer, stellenweise doppelten oder sogar mehrfachen Lage einseitig schwach verdickter Zellen. In der Rinde Bündel von Oxalatraphiden, dieselben spärlicher auch im zentralen Parenchym. Die Gefäßbündel, die die Rinde durchsetzen und zu den Blättern gehen, sind kollateral, diejenigen des Zentralzylinders kollateral-konzentrisch. Von außen ist das Rhizom von einer sog. Metadermis bedeckt, d. h. die äußersten Lagen des Rindenparenchyms haben sich gebräunt und derartig verändert, daß sie sich in Schwefelsäure nicht mehr lösen. Kork fehlt. Die Wurzeln haben den typischen Bau monokotyler Pflanzen. Unter der Epidermis liegt ein einschichtiges Hypoderm, auf das das breite Rindenparenchym folgt. Letzteres führt Zellen mit Bündeln kurzer Raphiden in Schleim. Die Endodermis besteht aus Zellen mit ziemlich stark v-förmig verdickten Wänden, auf sie folgt das radiale Bündel, das Zentrum wird von sklerotischen Fasern eingenommen. Die in den Wurzeln und im Rhizom vorhandene Stärke besteht aus einfachen, rundlichen oder aus zusammengesetzten Körnern, mit zentralem Kern. Schnitte mit Selenschwefelsäure behandelt, geben eine rosa Färbung (Nachweis der Alkaloide); Anfeuchten mit konz. Schwefelsäure gibt eine orange-gelbe, dann ziegelrote Anfärbung (diese Reaktion versagt oft).

Verfälschungen. Das Rhizom einer Scitaminee, das viel kleiner als das von V. album und durch Stärkekörner gekennzeichnet ist. Das Rhizom von Asphodelus spec., wahrscheinlich A. albus, ist meist 4 cm lang, 1 cm dick, aufrecht, dunkelbraun, innen gelblich. Die Wurzeln sind an der Ansatzstelle knollig erweitert. Im Gewebe wie bei der echten Droge reichlich Raphiden, aber keine Stärke. Das Rhizom hat Kork. Die Wurzeln von Veratrum nigrum L. sind kleiner und besitzen wesentlich weniger Alkaloide. Die Wurzeln von Helleborus niger geben keine Alkaloidreaktion.

Inhaltsstoffe. Im Rhizom etwa 1% Alkaloide, die den Steroidsapogeninen sehr nahe stehen; das Grundgerüst trägt eine bis acht Hydroxylgruppen, die frei, verestert oder glyko-sidiert sein können. In der Pflanze finden sich alle drei Gruppen.

1. Glucoalkaloide:
Pseudojervoin (Gluco-Isojervin) $C_{33}H_{49}NO_8$, Fp. 305°

2. Alkamine von sec. Amincharakter:
Jervin (aus ssp. grandiflorum) $C_{27}H_{39}NO_3$, Fp. 243 bis 244,5°
Veratramin (aus ssp. grandiflorum) $C_{27}H_{39}NO_2$, Fp. 206 bis 210°

3. Alkamine von tert. Amincharakter:
Rubijervin (aus ssp. grandiflorum) $C_{27}H_{43}NO_2$, Fp. 240 bis 242°
Isorubijervin $C_{27}H_{43}NO_2$, Fp. 238 bis 240°
Veratrobasin $C_{27}H_{41}NO_3$, Fp. 285 bis 288°
Geralbin $C_{22}H_{33}NO_2$, Fp. 221 bis 223°

4. Esteralkaloide:
Veratroyl-Zygadenin $C_{36}H_{51}NO_{10}$, Fp. 270 bis 271°
Angeloyl-Zygadenilsäurelacton (aus ssp. grandifl.) $C_{32}H_{47}NO_8$, Fp. 235°
Zygacin (Zygadenin + Essigsäure) (aus ssp. grandifl.) $C_{29}H_{45}NO_8$, amorph

Germinalkaloide s. Tabelle auf S. 415.

5. Alkaloide unbekannter Struktur:
Sinain $C_{24}H_{39}NO$, Fp. 217 bis 218°
Verin $C_{25}H_{39}NO_2$, Kp. 221 bis 222°
Rubiverin $C_{25}H_{39}NO_2$, Fp. 245 bis 247°
Alkamin A $C_{27}H_{43}NO_4$, Fp. 115 bis 118°
Veralbidin $C_{37}H_{61}NO_{12}$, 181 bis 183°

Ferner Veralkamin $C_{27}H_{43}NO_2$, das ein 17β-Methyl-18-nor-17-isocholestangerüst besitzt [Tomko et al.: Tetrahedron L. *1968*, S. 4865], Veracin, ein Alkaloid mit einem 22,26-Imino-cholestanringsystem [Adam et al.: Tetrahedron (Lond.) *23*, 167 (1967)], Veralobin $C_{27}H_{41}NO_2$, Fp. 238°, ein 18-Hydroxy-Solanid-4-en-3-on [Tomko et al.: Arch. Pharm. (Weinheim) *299*, 347 (1966)], Veramarin $C_{27}H_{43}NO_3$, Veramin $C_{27}H_{41}NO_2$, mit einem 17-β-Methyl-18-nor-17-iso-spirosolan-Gerüst [Adam et al.: Tetrahedron L. *1968*, S. 2815], Veralinin (16-Deoxy-veralkamin) $C_{27}H_{43}ON$, Fp. 124 bis 126° [Tomko et al.: Tetrahedron (Lond.) *24*, 6839 (1968)], Loverain, Fp. 181 bis 184°, ein Esteralkaloid [Starestenko et al.: Chem. Abstr. *71*, 109768 (1969)], Alkamin X, Fp. 215 bis 217° [Shinkarenko et al.: Chem. Abstr. *65*, 20509 (1966)], Verarin $C_{27}H_{39}NO$, Fp. 174 bis 175° (23-Desoxyveratramin), Verarein $C_{27}H_{41}NO$, Fp. 150 bis 155°, Verasin $C_{27}H_{43}NO$, Fp. 173 bis 176°, Veraminin, Fp. 201 bis 206° [Tomko et al.: Chem. Zvesti *18*, 266 (1964)], Solanidin $C_{27}H_{43}NO$, Fp. 219°, 11-Deoxojervin, Fp. 236 bis 238° [Masamune et al.: Chem. Abstr. *63*, 18209 (1965)].

Weitere Inhaltsstoffe: Org. Säuren, wie Veratrumsäure, Chelidonsäure, Veradiol (Veratrum-Triterpen A), $C_{30}H_{50}O_2$ (evtl. ident. mit Onocerin), Veratrum Triterpen B und eine Subst. $C_{25}H_{40(42)}O_2$; β-Sitosterin. Ferner Stärke, Zucker, 25% Harz, Fett, Kohlenwasserstoffe (n-Nonacosan), Flavonoide und Flavonole. An Zuckern Glucose, Fructose und Saccharose.

Bemerkung. In den oberirdischen Organen sind ca. 1,3% Alkaloide, teils auch anderer Zusammensetzung [Veralosin, Veralosinin, Veralosidin: Khashimov et al.: Chem. Abstr. *73*, 77442 (1970)] enthalten.

Chromatographie:

1. Auf Formamidpapier mit Chlf., Chlf.-Bzl., Chlf.-Dioxan oder mit Formamid gesättigtes Bzl.

2a. Auf Kieselgel HF_{254}, das im Soxhlet mit Chlf. und Essigester gereinigt wird; die Platten werden 12 Std. luftgetrocknet und dann bei 105° aktiviert. Laufmittel Cyclohexan, Diäthylamin 180:20 bzw. 140:60; es wird wiederholt entwickelt; im UV tritt bei 254 nm eine Absorption ein, bzw. nach Besprühen mit Trichloressigsäure in Chlf. und Erhitzen von 10 bis 15 Min. auf 120° bei 350 nm eine Fluoreszenz [ZEITLER: J. Chrom. *18*, 180 (1965)].

2b. Auf Kieselgelplatten, Fließmittel Chlf.—M. 95:5 und 90 + 10, sowie Cyclohexan—Äthylacetat—A. (96%) 50 + 45 + 5; Reagenzien: $SbCl_3$, Dragendorff, konz. H_2SO_4.

Prüfung. Identität. Tinkturen von Veratrum album und V. viride zeigen im Gegensatz zu Radix Hellebori auf Zugabe von konz. Kalilauge und 45% A. eine deutlich blauviolette Fbg. bzw. blaue Opaleszenz. DAB 7 — DDR prüft d.chr. auf Kieselgel G mit dem Laufmittel Chlf., Bzl., M. 70:15:15. Aufzutragende Menge: 18 bis 20 µl einer Protoveratrin-A-Standardlsg. (0,0100 g in 20 ml Chlf.) und 28 bis 30 µl folgender Ae.-Lsg.: 0,5 g geplv. Droge werden mit 10,0 ml n Schwefelsäure zum Sieden erhitzt und nach dem Abkühlen filtriert; das Filtrat wird mit 5 ml 6 n Ammoniaklsg. und 5 ml Ae. ausgeschüttelt. Nach dem Trocknen wird mit Kaliumtetrajodovismutat(III)-Lsg. besprüht. Das Chr. zeigt einen orangeroten Fleck mit einem R_x-Wert im Bereich von 0,85 bis 0,95 sowie weitere orangerote Flecke.

Reinheit. Mindestgeh. an Alkaloiden 1% Helv. V, Helv. VI (ad. us. vet.), Ross. 9, CsL 2, Hung. VI, DAB 7 — DDR (ber. als Protoveratrin A und bezogen auf 105° getrocknete Substanz), Jug. II. — Max. Aschegeh. 10% Ross. 9; 12% DAB 6, CsL 2, Jug. II, DAB 7 — DDR; 14% Hung. VI, Helv. V, Fenn. 37. — Säure (HCl)-unlösl. Asche max. 3% Hung. VI; 4% Ross. 9, Jug. II. — Feuchtigkeitsgeh. max. 12% Hung. VI; 14% Ross. 9; 15% CsL 2. — Oberirdische Teile der Pflanze max. 1% Hung. VI, 3% CsL 2. — Fremde Bestandteile max. 1% Hung. VI. — Rhizomstücke mit Resten von Stengeln und Blättern unter 1 cm max. 3% Ross. 9; länger als 3 cm und nicht länger als 6 cm max. 15% und mit mehr als 6 cm langen Resten 0% DAB 7 — DDR. — Org. Beimengungen max. 0,5%, mineralische Beimengungen max. 1% Ross. 9. — Unschädliche Beimengungen max. 1,0% DAB 7 — DDR.

Gehaltsbestimmung. 1. Gravimetrisch Helv. VI: 6,00 g fein gepulverte Droge werden in einem Erlenmeyerkolben 150 ml mit Glasstopfen mit 60,0 g Narkose-Ae. und 2,5 ml Ammoniak 3% $^1/_2$ Std. häufig und kräftig geschüttelt. Nach Zusatz von 2,5 ml W. wird nochmals kräftig durchgeschüttelt. 40,0 g der äth. Lsg. (= 4 g Arzneidroge) werden durch etwas Watte in einen Erlenmeyerkolben dekantiert. Die Lsg. wird unter Nachspülen mit kleinen Mengen Narkose-Ae. in einen Scheidetrichter gebracht und zuerst mit 15 ml, dann noch so oft (mindestens 2mal) mit je 10 ml einer Mischung von 1 Vol.-T. Salzsäure 7% + 9 T. W. ausgeschüttelt, bis einige Tr. der letzten Ausschüttelung durch 2 bis 3 Tr. Mayers-Reagens nicht mehr getrübt werden. Die vereinigten sauren Auszüge werden in einem zweiten Scheidetrichter mit Ammoniak 3% alkalisch gemacht und zuerst mit 20 ml, dann noch so oft (mindestens 3mal) mit je 15 ml Narkose-Ae. ausgeschüttelt, bis einige Tr. der letzten Ausschüttelung nach dem Abdampfen und Aufnehmen mit einigen Tr. Salzsäure 7% durch 2 bis 3 Tr. Mayers-Reagens nicht mehr getrübt werden. Die Auszüge werden nacheinander durch etwas Watte in einen mit einigen Siedesteinchen tarierten Erlenmeyerkolben 150 ml abgegossen. Dann wird der Ae. auf dem Wasserbad (ca. 40°) abdestilliert, der aus den Alkaloiden bestehende Rückstand 1 Std. bei 105° getrocknet und gewogen.

2. Maßanalytisch. Die Ergebnisse der maßanalytischen Bestimmungen weichen oft stark von den gravimetrisch erhaltenen ab, da sie sich auf ein mittleres Molekulargewicht aller Alkaloide beziehen. Da diese Alkaloide in stark wechselnden Mengen in der Pflanze vorkommen, ist es kaum möglich, einen brauchbaren mittleren Wert anzugeben (HAB: 424, Ross. 9: 625). Weitere titrimetrische Bestimmungen der Gesamtalkaloide lassen Schwefelsäure bzw. Perchlorsäure verwenden: Hung. VI: 1 ml 0,02 n Perchlorsäure entspricht 15,88 mg Protoverin A. Nach CHICHIRO [Chem. Abstr. *69*, 53 291 (1968)] werden die Alkaloide mit Chlf. extrahiert, direkt mit 0,02 n HCl und 0,05 n Perchlorsäure in Essigsäure titriert.

3. Photometrische Bestimmung nach Abtrennung der einzelnen Alkaloide durch P.- oder D.Chr. [GRAHAM: J. Pharm. Sci. *53*, 86 (1964)].

Veratrum-Alkaloide ergeben mit konz. Schwefelsäure oder Schwefelsäure-Reagentien (H_2SO_4 + Eisen(III)-chlorid, + Eisen(III)-ammoniumsulfat, + p-Dimethylaminobenzaldehyd, + Hydrochinon) rote, purpurrote, gelbe oder violette Lsg. mit charakteristischen Absorptionsmaxima. Die Endkonzentration der Schwefelsäure beeinflußt die maximale Farbentwicklung. Da die Farbintensität deutlich abnimmt, wenn W. zu mehr als 1% vorhanden ist, wird wasserfreies Medium empfohlen. Die typische Farbe enthält man, wenn die Alkaloide in Ae. oder M. gelöst werden. Die Farbintensität bleibt für mindestens 6 Std. erhalten. Bei den meisten Alkaloiden wurden 2 Maxima bei 390 bis 410 nm und bei 530 bis 550 nm beobachtet. Erhitzt man die Alkaloidlsg. mit Salzsäure, so zeigt sich auch eine Fbg. Die Intensität ist jedoch im Verhältnis zur Schwefelsäurefbg. weitaus geringer. — Anorganische Salze, Natriumbenzoat und Glucose stören bei bestimmten Mindestkonzentrationen die Farbentwicklung.

DAB 7 — DDR extrahiert die Alkaloide, reinigt über eine Aluminiumoxidsäule und mißt die Extinktion nach Reaktion mit Bromkresolgrün bei 620 nm gegen einen Protoverin-A-Standard.

4. Biologische Wertbestimmung. Taubentest nach CHRISTENSEN und MCLEAN: Werteinheit ist die kleinste Menge, die bei Tauben innerhalb 15 Min. nach Injektion (i.v.) in 75% der Fälle Erbrechen bewirkt. CRAW et al. [J. Amer. Pharm. Ass. *40*, 345 (1951)] bestimmen

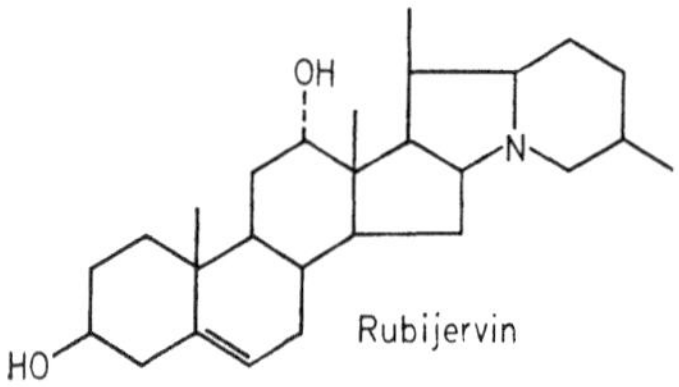

Rubijervin

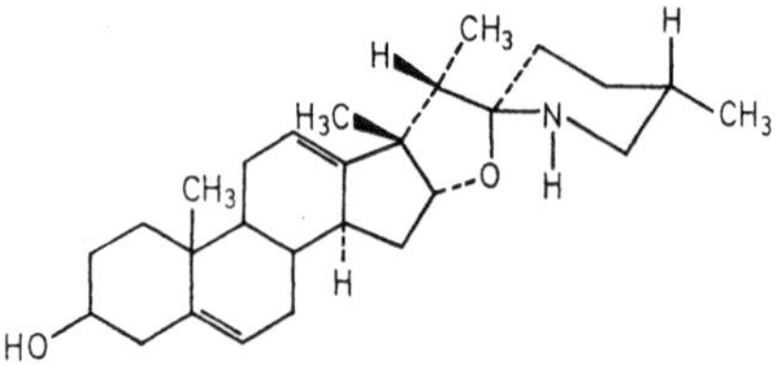

Veramin

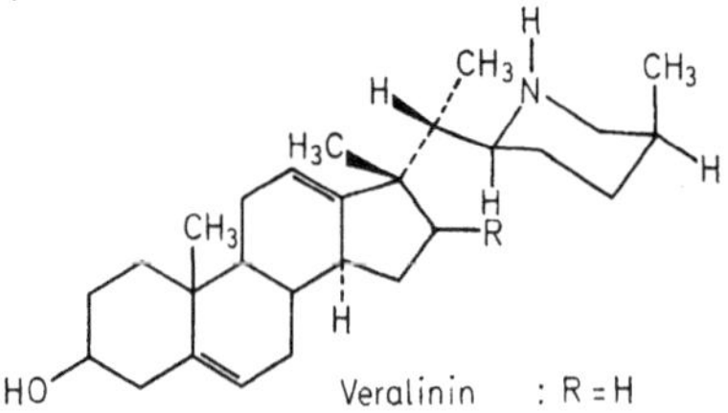

Veralinin : R = H
Veralkamin : R = OH

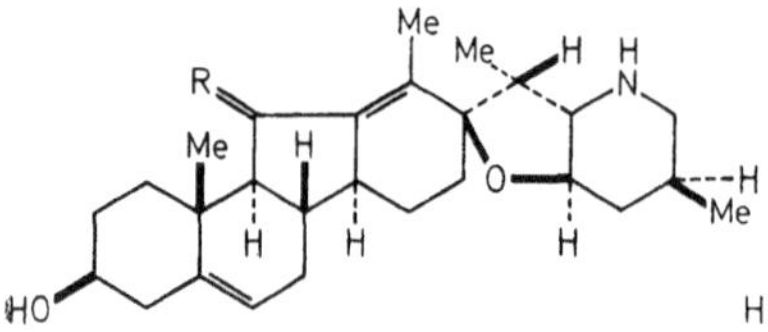

Jervin : R = O
11-Deoxojervin : R = H$_2$

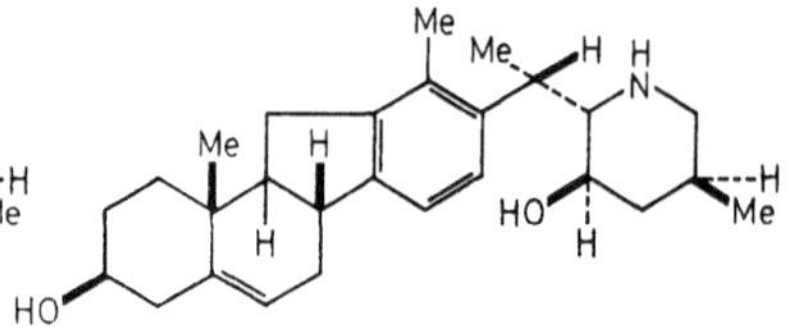

Veratramin

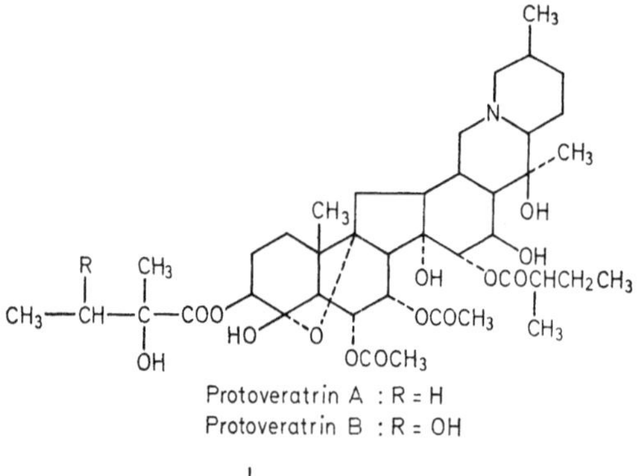

Protoveratrin A : R = H
Protoveratrin B : R = OH

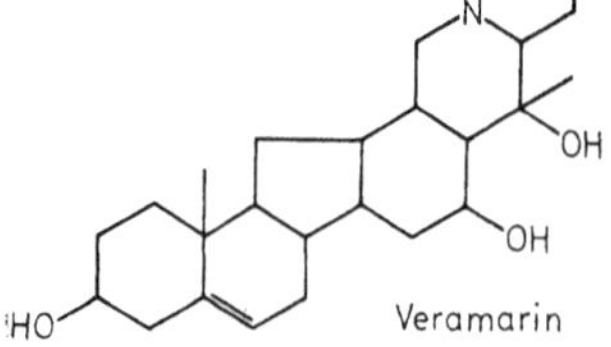

Veramarin

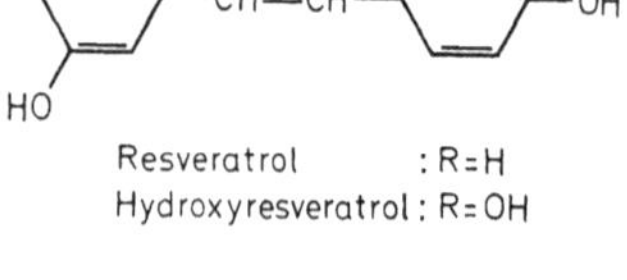

Resveratrol : R = H
Hydroxyresveratrol : R = OH

die Toxizität der wasserlösl. Stoffe auf Daphnia magna, indem sie die Überlebenszeit in einem 10% (G/v) wss. Extrakt messen. RENIGNI verwendet Lebistes reticulatus; 1 Einheit ist die Menge Veratrum, die drei Fische eines Versuches in 5 Std. abtötet. 5,7 Lebistes Einheiten entsprechen 10 Daphnen Einheiten und damit einer peroralen Einzeldosis.

Aufbewahrung. Vorsichtig. Separandum.

Wirkung. Die Veratrumalkaloide zählen zu den stärksten Pflanzenwirkstoffen. Ihre Gesamtwirkung ist weitgehend ähnlich der des Veratrins. Die Hauptwirkungen, die von den Esteralkaloiden ausgelöst werden, kommen durch deren direkten Angriff an der Zellmembran zustande. Infolge Veränderung der Jonenpermeabilität sind an erregbaren Zellen Einstrom von Na^+ und Ausstrom K^+ erhöht; am Herz ist auch der Ca^{++}-Flux beteiligt. Daraus resultiert am quergestreiften Muskel eine verstärkte und verlängerte Kontraktion, am isolierten Herzen eine positiv inotrope Wirkung und verlangsamte Erschlaffung. Sensible Nervenendigungen an Haut und Schleimhäuten werden erregt (Prickeln, Brennen, Schmerz, u. U. sekundär Rötung infolge Hyperaemisierung). So wird an der Nasenschleimhaut heftiger Niesreiz erzeugt; es treten Speichelfluß, Erbrechen, Diarrhö auf. Bei höheren Konzentrationen folgt auf die Erregung Lähmung, so daß Anaesthesie eintritt. — Resorptiv wird die Ansprechbarkeit von Chemo- und Pressorrezeptoren im Herzen (u. a. der Bezold-Jarisch-Reflex), am Carotissinus und im Pulmonalgebiet erhöht. Als Folge davon kommt es zu einer Hemmung sympathischer Impulse mit Herabsetzung des peripheren Gefäßwiderstandes und der Herzleistung (darunter besonders Bradycardie). Die dadurch bewirkte, vagusbedingte negativ ino- und chronotrope Wrkg. überwiegt über die am isolierten Organ zu beobachtende positiv inotrope Wrkg. Vom Zentralnervensystem aus werden Senkung der Körpertemperatur, Erregung des Vasomotorenzentrums und klonische Krampfanfälle hervorgerufen.

Die Esteralkaloide der Veratrumaminoalkohole sind pharmakologisch besonders eingehend untersucht worden. Ein Teil von ihnen, die Germin-, Zygadenin- und Protoverinester, wurden am Menschen zur Blutdrucksenkung verwendet, haben sich aber wegen ihrer Nebenwirkungen nicht durchgesetzt. Die blutdrucksenkende Wrkg. der Esteralkaloide ist verschieden stark. Setzt man eine etwa 45%ige Senkung (gegenüber dem Ausgangswert) an der Katze = 100, so ist die von Germitetrin = 120 bis 130, die von Neogermitetrin = 170, Protoveratrin 100, (LD_{50} = 0,048 mg/kg Maus), Germerin 60 bis 70, Veralbidin 60 bis 70, Veratroyl-Zygadenin 20 bis 25, Veratridin 15 bis 20, (LD_{50} = 0,42 mg/kg Maus). Nach PETKOV et al. [Chem. Abstr. *61*, 11 216 (1964)] zeigen Alkaloide der Germerin-Gruppe und Tetraester der Protoveratringruppe einen längeren und stärkeren Blutdruckabfall auf 65 bis 85% des Ausgangswertes als der Gesamtalkaloidkomplex. TĚCKA et al. [Sc. farmac. *6*, 65 (1957)] fanden eine Alkaloidfraktion, die an Mäusen 30mal niedrigere Toxizität, jedoch nur 5- bis 10mal niedrigere Wrkg. aufwies. KUPCHAN et al. [J. Pharm. Sci. *51*, 1140 (1962)] zeigten, daß eine Veresterung des Protoveratrins an C_{16} eine Aktivitätsverminderung bewirkte, während die Veresterung an C_3 und C_{15} für eine hohe Aktivität nötig ist. Eine therapeutische Nutzung der positiv inotropen Wrkg., der z. Z. noch die teils blutdrucksenkende, teils relaxationsverzögernde Wrkg. der Alkaloide entgegensteht, scheint durch chemische Modifikation möglich, zumal die therapeutische Breite einzelner Veratrum-Alkaloide im Tierversuch ein Vielfaches derjenigen der Herzglykoside beträgt [HONER-JÄGER et al., Dtsch. Apoth. Ztg. 113, 962 (1973)].

Weitere Wrkg. sind die stark fungizide Wrkg. der unveresterten Alkaloide [WOLTERS: Planta med. (Stuttg.) *19*, 189 (1971)], eine starke Miosis durch Protoveratrin und eine hohe Toxizität auf Kaltblüter. Die Nebenalkaloide haben eine starke zentralerregende Wrkg.

Die Vergiftungserscheinungen (schon in Zentigrammdosen) sind denen des Veratrins ähnlich: Pulsverlangsamung (Vagusreizung), Erbrechen, sensorielle Störungen, Diarrhö, Erregungszustände, Krämpfe, Kollapszustände, Kreislaufschwäche. Nach 3 bis 12 Std. tritt unter Erstickungserscheinungen im Kollaps der Tod ein. DL 1 bis 2 g. Behandlung: Magenspülung mit $KMnO_4$, Wärmezufuhr, Kreislaufmittel.

Im Vergiftungsbild von Protoveratrin fehlen die bei Veratrin auftretenden fibrillären Muskelzuckungen. Sie sind aber mit zunehmender Intensität vom Germin bis zum Veracevin und von den Monoacetaten über die Diacetate bis zu den Triacetaten zu beobachten. Die am isolierten Muskel zu registrierende Spannungszunahme korreliert gut mit der einwirkenden Alkaloidkonzentration sowie zu der Lipoidlöslichkeit des einzelnen Stoffes.

Anwendung. Früher als Emeticum und Purgans, Fiebermittel und bei Muskeldystrophie, lokal bei Neuralgien, Myasthenie. Zur Gewinnung der Alkaloide als blutdrucksenkende Mittel, äußerlich als Schnupfpulver, und zur Ungezieferbekämpfung in der Tiermedizin. In der Homöopathie bei Kreislaufschwäche mit Kollapszuständen, bei fiebrigen Infektionen und bei akuten Herzerkrankungen, als Analepticum, bei Asthma, Pertussis und Cholera.

Dosierung für Tiere: Bei Rindern und Pferden 5 bis 10 g, Schafen und Ziegen 2 bis 5 g, Hunden 0,01 bis 0,03 g.

Bemerkung. Beim Arbeiten mit Nieswurzeln, bes. beim Pulvern, ist Staubentwicklung zu vermeiden. Nase und Mund sind beim Verarbeiten der Droge durch eine Schutzmaske oder durch ein feuchtes Tuch zu schützen. Mischungen des Plv. mit anderen Stoffen stellt man am besten im Freien her unter Besprengen des Plv. mit Weingeist.

Veratrum HAB. Weiße Nieswurz.

Vorsichtig getrockneter Wurzelstock.

Arzneiform. Tinktur nach § 4 mit 60%igem Weingeist. Spez. Gew. 0,895 bis 0,905, Trockenrückstand 1,8 bis 3,4%.
Mindestgehalt 0,07% Alkaloide.

Arzneigehalt. 1/10.

Aufbewahrung. Droge, Urtinktur, 2. und 3. Dez. pot. vorsichtig.
In den Vorschlägen für das neue Deutsche HAB, Heft 9, S. 543 (1964) werden eine gravimetrische Gehaltsbestimmung (Mindestgehalt 1% Gesamtalkaloide in der Droge, 0,08% in der Tinktur), die P.Chr. der Tinktur, sowie des bei der Gehaltsbestimmung gewonnenen Alkaloidgemisches angegeben. Dichte 0,897 bis 0,903, Trockenrückstand 2,2 bis 2,7%, pH 4,2 bis 4,7.

Veratrum album HPUS 64. White veratrum.

Die getrocknete Wurzel.

Arzneiform. a) Urtinktur: Arzneigehalt 1/10. Veratrum album, mäßig grob gepulvert 100 g, dest. W. 200 ml, A. USP (94,9 Vol.-%) 824 ml zur Bereitung von 1000 ml der Tinktur. b) Dilutionen: D 2 (2×) und höher mit A. officinale HPUS (88 Vol.-%). c) Medikationen: D 2 (2×) und höher. d) Triturationen: D 1 (1×) und höher.
Literatur: SCHINDLER: Inhaltsstoffe und Prüfungsmethoden homöopathisch verwendeter Arzneimittel, Aulendorf 1955, S. 197.

Veratrum viride AIT. Grüne Nieswurz. American (false, green) hellebore. Swamp hellbore. Crow poison. Earthgall. Indian poke. Itch weed. Meadow poke. Puppet root. Veratre vert. Helleboro verde. Vératro verde.

Heimisch in Sümpfen und feuchten Wäldern im atlantischen Nordamerika und in Alaska.

Sie ist Veratrum album sehr ähnlich. Eine bis 2 m hohe Staude, mit lockerblütiger Rispe, deren Äste oft herabgebogen sind. Perigonblätter beiderseits gelbgrün, behaart, Staubfäden frei an der Basis des Perianths und fast so lang wie die Perigonblätter. Frucht eine ovale, 18 bis 25 mm lange Kapsel.

Rhizoma Veratri viridis (americani). Grüne Nieswurz. (Green) White hellebore root. Veratro verde.
Rhizoma Veratri viridis NF X, USP IX. Veratro verde Brasil. 2. Green veratrum BPC 54.

Das Rhizom und die Wurzeln.
Das Rhizom ist anatomisch kaum von dem offizinellen Rhizom von Veratrum album zu unterscheiden. Die geringere Verdickung der Endodermiszellen bei V. viride gilt als Unterscheidungsmerkmal, diese sind bei V. viride U-förmig, bei V. album V-förmig.

Verfälschung. Das Rhizom von Symplocarpus foetidus NUTT. ist dicker als das von V. viride, poröser, die Stärkekörner sind kleiner.

Inhaltsstoffe. Rubijervin, Isorubijervin, Veratramin, Jervin, Pseudojervin, die 8 Germinester Protoveratridin, Germidin $C_{34}H_{53}NO_{10}$, Fp. 243 bis 245° (Germin + Essigsäure + 1,α-Methylbuttersäure, Isogermidin) Fp. 229 bis 230°, Neogermitrin, Germerin, Neogermbudin, Germbudin $C_{37}H_{59}NO_{12}$, Fp. 160 bis 164°, und Germitrin $C_{39}H_{61}NO_{12}$, Fp. 216 bis 219° (+ Essigsäure 1,α-Methylbuttersäure und 1,α-Hydroxy-α-methylbuttersäure), die 3 Protoverinester Desacetylneoprotoveratrin, Protoveratrin A und B und Veratrosin $C_{33}H_{49}NO_{7}$, Fp. 242 bis 243° (Veratraminglucosid). Der Gehalt einzelner Alkaloide ist von dem der Veratrum album-Alkaloide verschieden, so ist hier mehr Jervin und weniger Protoveratrin und Veratroyl-Zygadenin enthalten [AUTERHOFF et al.: Arch. Pharm. *288*, 455 (1955)].

Prüfung. Mindestgeh. an Alkaloiden 1% Brasil. 2. — Max. Aschegeh. NF X, 14% Brasil. 2. — Säureunlösl. Asche max. 4% Brasil. 2, USP IX; 6% NF X. — Stengel und fremde org. Bestandteile max. 5% Brasil. 2, NF X, USP IX.

Identität wie bei Veratrum album, die Unterscheidung von V. album kann nur chr. erfolgen (nach den Vorschlägen für das Neue Deutsche HAB): Papier 2043b Mgl; Laufmittel Butanol—Eisessig—W. 4:1:1; der bei V. viride auftretende, im UV violette Fleck bei R_f = 0,9, der durch Ammoniak seegrün gefärbt wird, fehlt.

Gehaltsbestimmung s. bei V. album.

Aufbewahrung. Vorsichtig. Vor Licht geschützt. Gift.

Wirkung. Blutdrucksenkend und pulsverlangsamend (s. auch Veratrum album). Auch Germidin, Germitrin, Germbudin und Isogermidin wirken blutdrucksenkend. Im Vergleich zu Protoveratrin = 100 sind die Werte für Germitrin 220, für Germidin 50.

Anwendung. Früher in Form der Tinktur, heute als standardisierte Extrakte (s. u.) bei Hochdruck und bei Schwangerschaftstoxikose, als Antispasmodicum, Emeticum, Diureticum, Sedativum und Fiebermittel. In der Homöopathie.

Dosierung. 0,3 bis 2 ml der Tinktur 1:10.

Veratrum viride HAB.

Getrockneter Wurzelstock mit den daranhängenden Wurzeln.

Arzneiform. Tinktur nach § 4 mit 60%igem Weingeist. Spez. Gew. 0,902 bis 0,905; Trockenrückstand 1,5 bis 3,2%. Der Alkaloidgeh. soll mind. 0,08% betragen und 3 bis 4% des Trockenrückstandes sein.

Arzneigehalt. 1/10.

Aufbewahrung. Droge, Urtinktur, 2. und 3. Dez. Pot. vorsichtig.

In den Vorschlägen für das Neue Deutsche HAB, Heft 9, S. 546 (1964) wird die P.Chr. der Tinktur (s. o.) beschrieben. Dichte 0,897 bis 0,905. Trockenrückstand 1,6 bis 2,0%. pH 4,2 bis 4,6. Gesamtalkaloidgeh. der Tinktur mind. 0,08%.

Veratrum viride HPUS 64. American hellebore.

Die frische Wurzel.

Arzneiform. a) Urtinktur: Arzneigehalt 1/10. Veratrum viride, feuchte Masse mit 100 g Trockensubstanz und 233 ml W. = 333 g, A. USP (94,9 Vol.-%) 800 ml zur Bereitung von 1 000 ml der Tinktur. b) Dilutionen: D 2 (2×) und höher mit A. HPUS (88 Vol.-%). c) Medikationen: D 2 (2×) und höher.

Alkavervir Egypt. P. 67.

Ein Alkaloidgemisch aus Veratrum viride, das auf die blutdrucksenkende Wrkg. biologisch standardisiert wird. Ein hellgelbes Plv. mit niesenerregender Wrkg. Unlösl. in W., rasch lösl. in A.

Vergiftungserscheinungen: Bei Überdosierung erfolgen Brennen in der Speiseröhre und im Magen, Schwindel und Erbrechen, kalte Schweißausbrüche und Atemstörungen.

Gegenmittel: Magenspülung, bei starken Vergiftungen mit Herzarrhythmien Injektionen von Atropinsulfat 0,4 mg i.m.

Anwendung. Als blutdrucksenkendes Mittel und in der Gynäkologie oral oder i.v. und i.m.

Dosierung. 0,9 bis 1,5 mg täglich in 3 Dosen mit 6 bis 8 Std. Intervall, max. Einzeldosis 1 mg oral. Bei Eklampsie 0,4 mg i.v. Da die therapeutische Dosis und die toxische Dosis sehr nahe beieinander liegen, muß die optimale Dosis für jeden Patienten durch vorsichtige Versuche neu gefunden werden.

Gegenindikation: Zu niederer Blutdruck, Digitalisintoxikation, Hypernephrom, Aortenisthmusstenose; bei chronischer Urämie, Angina pectoris, Coronarthrombose, bei Behandlung mit Chinidin ist Vorsicht geboten.

Cryptenamin-tannat (New and Non-official Drugs).

Die Tannate der Alkaloide aus Veratrum viride. Ein braunes, amorphes Plv. Leichtlösl. in W.; löslich in A.

Anwendung. Wie Alkavervir. KOROL et al. [J. Pharm. Sci. *59*, 1110 (1970)] stellten einen Unterschied in der Dosierung zwischen Cryptenaminalkaloiden und Cryptenamintannaten fest.

Veratrum escholtzii Gray.

Heimisch in Nordamerika.

Inhaltsstoffe. Im Wurzelstock Rubijervin, Isorubijervin, Jervin. Veratramin, Veratrosin, Pseudojervin, Veratroyl-Zygadenin, Neogermitrin und Escholerin $C_{41}H_{61}NO_{13}$, Fp. 235° (Protoverin + Essigsäure + Angelicasäure + 1,α-Methylbuttersäure), das ebenfalls blutdrucksenkend wirkt.

Veratrum funibriatum Gray.

Heimisch in Nordamerika.

Inhaltsstoffe. Jervin, Pseudojervin, Veratroyl-Zygadenin, Neogermitrin, Germitrin, Germanitrin $C_{39}H_{59}NO_{11}$, Fp. 228 bis 229° (Germin + Essigsäure + Angelicasäure + 1,α-Methylbuttersäure).

Wirkung. Ruft wie V. escholtzii Blutdrucksenkung hervor.

Veratrum nigrum L. Schwarzer Germer.

Heimisch in den Gebirgen Mittel- und Südeuropas, Südsibiriens und Asiens.

Im Ganzen dem weißen Germer sehr ähnlich. Blüten wie bei Veratrum album in großen, endständigen, aufrechten, etwas dichteren Trauben; Blütenhüllblätter aber dunkelrotbraun. Früchte in der bleibenden, rotbraunen Blütenhülle.

Inhaltsstoffe. Im Rhizom Rubijervin, Jervin, Veratroyl-Zygadenin, Germerin. In den Samen fettes Öl.

Anwendung. In China gegen Unterleibsleiden. Gegen Hautparasiten.

Veratrum californicum Dur. Western hellebore.

Heimisch in Nordamerika.

Inhaltsstoffe. Veratramin, Alkaloid Q, $C_{32}H_{53}NO_4$, Fp. 209 bis 210°, Cyclopamin (11-Deoxojervin), Cycloposin (3-Glucosylcyclopamin) [Keeler et al.: Phytochem. 7, 303 (1968); 8, 223 (1969) und Steroids *13*, 579 (1969)]. Nach Keeler [Phytochem. *13*, 2336 (1974)] Rubijervin. Ferner Veratrosin, Jervin, Pseudojervin, Isorubijervin, Muldarnin.

Wirkung. Veratramin und Cycloposin wirken teratogen; sie rufen an Schafen und Ziegen Zyklopie und Beindeformationen hervor, nicht jedoch an Kaninchen. Pharmakologische Versuche zeigten eine starke Hyperglykämie, verminderte Atmung und erhöhte Muskel- und Magen-Darmtätigkeit [Buck et al.: Chem. Abstr. *64*, 18245 (1966)]. Eine Wurzelabkochung wurde als Contraceptivum gebraucht [Brondegaard: Planta med. (Stuttg.) *23* (1973)].

Veratrum-Alkaloide

Veratrinum. Veratrin. Veratrine. Veratrinum venale.

Bemerkung. Es handelt sich um ein Gemisch der Alkaloide aus dem Samen von Schoenocaulon officinale (Schlechtendahl und Chamisso) Asa gray (= Sabadilla officinarum Brandt) (Liliaceae). Die Samen enthalten durchschnittlich etwa 4% Alkaloide. 90% davon sind gut ätherlöslich und stellen das als Veratrin bezeichnete Produkt dar. Es besteht zu etwa $^3/_4$ aus dem Alkaloid Cevadin und zu $^1/_4$ aus dem Alkaloid Veratridin. Andere Alkaloide oder Alkaloidspaltprodukte sind in handelsüblichen Veratrinen nur in geringer, einige Prozent nicht übersteigender Menge enthalten. Cevadin und Veratridin können auf einfachem Kristallisationswege nicht quantitativ voneinander getrennt werden. Es sind im Gegenteil Anhaltspunkte dafür vorhanden, daß beide Alkaloide miteinander eine lockere Verbindung bilden.

Cevadin und Veratridin sind Ester des gleichen Alkamins, des Veracevins. Das früher als genuines Alkamin angesehene Cevin, heute auch α-Cevin genannt, ist ein durch Alkalieinwrkg. entstehendes Isomerisierungsprodukt des Veracevins. Die Umlagerung vollzieht sich über ein Zwischenprodukt, das sogenannte Cevagenin:

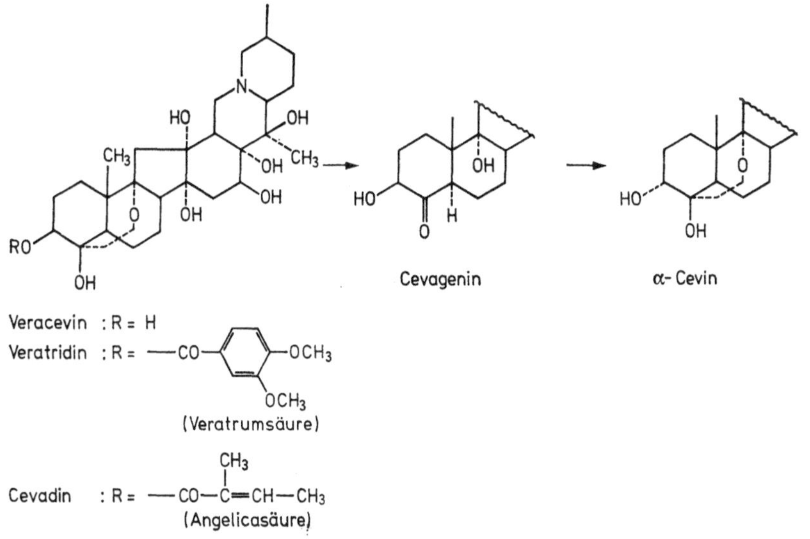

Veracevin : R = H

Veratridin : R = —CO— (Veratrumsäure) mit —OCH₃, —OCH₃

Cevadin : R = —CO—C(CH₃)=CH—CH₃ (Angelicasäure)

Darstellung. Die zerkleinerten Samen werden mit salzsäurehaltigem W. mehrmals ausgekocht. Die Auszüge werden zum dünnen Sirup eingedampft und mit Calciumhydroxyd vermischt, wodurch das Veratrin zugleich mit Extraktivstoffen gefällt wird. Der ausgewaschene und abgepreßte Nd. wird mit A. behandelt, der das Veratrin neben anderen Stoffen aufnimmt. Dem nach dem Abdestillieren verbleibenden Rückstand entzieht man das Veratrin durch Digerieren mit Essigsäure, fällt aus dem Filtrat das Veratrin mit Ammoniak oder Soda-Lsg. und nimmt es mit Ae. auf. Letzterer hinterläßt das Alkaloid beim Verdunsten als gelben Firnis. Man löst diesen wieder in W. unter Zusatz von so viel Essigsäure, daß die Lsg. schwach sauer ist, entfärbt sie mit Kohle und versetzt die erwärmte Lsg. mit Ammoniakfl. Das Veratrin scheidet sich dann als weißer, flockiger Nd. ab, der gesammelt, mit W. ausgewaschen und bei 40° getrocknet wird. Alle Arbeitsgänge müssen unter Beachtung größter Vorsicht geschehen, da die Substanz stark giftig ist und der Staub schon in äußerst geringen Mengen Entzündungen der Augen und der Schleimhäute der Luftwege sowie heftiges Niesen verursacht.

Veratrinum ÖAB 9.

Gehalt. 96,0—100,0%, ber. als Cevadin (ÖAB 9).

Eigenschaften. Weißes oder nahezu weißes Pulver, das zum Niesen reizt. Bei der Handhabung ist äußerste Vorsicht geboten; sehr wenig lösl. in W., leicht lösl. in A. oder Chlf., lösl. in Ae.; in verd. Säuren löst sich die Substanz leicht unter Salzbldg.

Erkennung. 1. Versetzt man eine Lsg. von etwa 1 mg Substanz in 1 ml verd. Salzsäure mit 5 Tr. Jod-Lsg., so scheidet sich ein Perjodid als dunkelbrauner, flockiger Nd. aus (ÖAB 9). — 2. Versetzt man etwa 1 mg Substanz mit 2 ml konz. Schwefelsäure, so entsteht eine gelbe Lsg., die allmählich orangerot wird und grün fluoresziert. Beim Erwärmen geht die Fbg. in Blutrot und schließlich in Violettrot über (ÖAB 9). — 3. Erhitzt man eine Lsg. von etwa 1 mg Substanz in 1 ml Salzsäure zum Sieden, so färbt sie sich hellviolett (ÖAB 9).

Prüfung. 1. Aussehen der Lsg.: Eine Lsg. von 0,5 g Substanz in 5 ml Ae. muß klar oder fast klar sein (ÖAB 9). — 2. Farbe der Lsg.: Die bereitete ätherische Lsg. darf nicht stärker gefärbt sein als eine Mischung von 0,15 ml Eisen-Farbstandard (s. I, 708), 0,05 ml Kobalt-Farbstandard (s. I, 730) und 4,8 ml 1%iger Salzsäure (ÖAB 9). — 3. Fremde Alkaloide: a) Erhitzt man 0,1 g Substanz mit 5 ml W. zum Sieden und filtriert nach dem Abkühlen, so muß das Filtrat farblos sein und sich nach Zusatz von 0,20 ml 0,01 n Salzsäure mit 1 Tr. Bromthymolblau-Lsg. gelb färben (ÖAB 9). — b) Eine Lsg. von 0,05 g Substanz in 1 ml Essigsäure darf auf Zusatz von 3 Tr. Tannin-Lsg. innerhalb von 5 Min. nicht verändert werden (ÖAB 9). — 4. Trocknungsverlust: Höchstens 3,0% (ÖAB 9). — 5. Verbrennungsrückstand: Höchstens 0,2%. Zur Bestimmung dampft man die bereitete ätherische Lsg. zur Trockne ein und verascht den Rückstand in der vorgeschriebenen Weise (ÖAB 9).

Gehaltsbestimmung. 0,1000 g getrocknete Substanz wird in 10 ml wasserfreier Essigsäure gelöst. Nach Zusatz von 10 ml Dioxan und 5 Tr. Gentianaviolett-Lsg. titriert man mit 0,01 n Perchlorsäure-Eisessig-Lsg. auf rein Blau. Für die angegebene Einwaage müssen 16,22 bis 16,90 ml 0,01 n Perchlorsäure-Eisessig-Lsg. verbraucht werden, entspr. einem Geh., ber. als Cevadin, von 96,0 bis 100,0%. 1 ml 0,01 n Perchlorsäure-Eisessig-Lsg. entspr. 5,918 mg Cevadin (ÖAB 9).

Aufbewahrung. Vorsichtig, in gut schließenden Gefäßen.

Anwendung. Die Substanz wurde früher innerlich gegen Myasthenia gravis und progressive Muskeldystrophie sowie bei fieberhaften Erkrankungen (Pneumonie usw.) angewendet; äußerlich bei Rheumatismus und Neuralgien in 3—5%iger Salbe oder alkoholischer Lsg. zum Einreiben.

In der Vet.-Med. als Emetikum, bes. bei Schweinen. Dosis: 0,02 bis 0,03 g in alkoholischer Lsg. s.c., Hunde 2 bis 5 mg subcutan. Als Stomachicum bei Verdauungsstörungen der Wiederkäuer. Dosis für Rinder: 0,1 bis 0,2 g als Einguß. Als Excitans bei Lähmungszuständen der Pferde und Rinder. Dosis: für Pferde 0,05 bis 0,1 g, für Rinder: 0,1 bis 0,2 g s.c. Als Antirheumatikum, z. B. bei der Schulterlahmheit der Pferde (0,05 bis 0,1 g s.c.), bei fieberhaften Krankheiten, Brustseuche der Pferde mit Herzschwäche (0,1 bis 0,2 g s.c.). Äußerlich gegen Hautparasiten.

Veratrol.

$C_8H_{10}O_2$ M.G. 138,16

1,2-Dimethoxy-benzol.

Eigenschaften. Farbl. Kristalle oder Flüssigkeit. Wenig lösl. in W., lösl. in A., Ae. und fetten Ölen. d_4^{20} = 1,0819. Fp. = 22,5°; Kp. = 206,7°; n_D^{20} = 1,5287.

Anwendung. Als Rg. auf Glycerin und zur Bestimmung von Milchsäure im Blut.

Veratrum-Alkaloide.

Darstellung. Hauptsächlich aus den getrockneten Rhizomen und Wurzeln von Veratrum album und Veratrum viride sowie den Samen von Schoenocaulon officinale durch Extraktion mit Bzl. und Ammoniak, Gegenstromverteilung und Chromatographie.

Chemische Einteilung. Die Veratrum-Alkaloide sind polycyclische Basen mit dem Kohlenstoffskelett der Sterine oder einem abgewandelten Steringerüst, dessen Seitenkette durch den Einbau eines Stickstoffatoms zu einem Heterocyclus umgeformt ist.

Nach dem Aufbau unterscheidet man folgende Gruppen:

1. Glucoalkaloide

2. Alkamine von sekundärem Amincharakter (Aglucone)

3. Alkamine von tertiärem Amincharakter

    a) Alkamine, die hauptsächlich unverestert vorkommen

    b) Alkamine, die hauptsächlich verestert vorkommen.

4. Esteralkaloide
  a) Zygadeninalkaloide
  b) Germinalkaloide
  c) Protoverinalkaloide
  d) Alkaloide unbekannter Alkamine.

1. Glucoalkaloide.

Die Substanzen sind therapeutisch nicht von Bedeutung.

Pseudojervin. Glucosido-Isojervin.

R = D-Glucose

$C_{33}H_{49}O_8N$ M.G. 587,74

Eigenschaften. Lösl. in Pyridin, Eisessig, A., Chlf., Dioxan, unlösl. in Ae. und Bzl. Fp. = 305°. $[\alpha]_D = -133°$ (A.–Chlf. 1:3).

Veratrosin. Glucosido-Veratramin. Veratrosid.

$C_{33}H_{49}O_7N$ M.G. 571,73

Eigenschaften. Fp. = 234 bis 242° (u. Zers.); $[\alpha]_D = -53°$ (A.–Chlf. 1:1). Lösl. in Chlf., A., Pyridin und Eisessig.

Isorubijervosin. Glucosido-Isorubijervin.

$C_{33}H_{53}O_7N$ M.G. 575,76

Eigenschaften. Feine Nadeln aus M.; lösl. in Pyridin, Chlf., M. und A.; $[\alpha]_D = -20°$ (A.).

2. Alkamine von sekundärem Amincharakter.

Jervin.

Strukturformel s. S. 404

$C_{27}H_{39}O_3N$ M.G. 425,59

Eigenschaften. Fp. = 237 bis 238°; $[\alpha]_D^{20} = -150$ bis $-154,5°$ (A.) bzw. $-167,5°$ (Chlf.). Schwer lösl. in Ae.
Hydrochlorid: Fp. = 300 bis 302°.

Veratramin.

Strukturformel s. S. 404

$C_{27}H_{39}O_2N$ M.G. 409,59

Eigenschaften. Fp. = 206 bis 207°. $[\alpha]_D^{25} = -71 \pm 1°$ (A.); $[\alpha]_D^{25} = -70 \pm 1°$ (M.); $\lambda_{max} = 268$ µm.

3. Alkamine von tertiärem Amincharakter.

   a) Alkamine, die hauptsächlich unverestert vorkommen.

Rubijervin.

Strukturformel s. S. 404

$C_{27}H_{43}O_2N$ M.G. 413,62

Eigenschaften. Fp. = 240 bis 242°; lösl. in A., M. und Chlf., **sehr schwer** lösl. in Ae.;
$[\alpha]_D = +19,0°$ (A.). Mit konz. Schwefelsäure gibt die Substanz eine Rotfbg.

Isorubijervin.

$C_{27}H_{43}O_2N$ M.G. 413,62

Eigenschaften. Fp. = 235 bis 237°. $[\alpha]_D^{29} = +9,2°$ (A.).

Veratrobasin.

$C_{24}H_{37}O_3N$ M.G. 387,54

Vorkommen. In 0,022%, bezogen auf das getrocknete Rhizom in Veratrum album.

Eigenschaften. Kristalle aus M.; Fp. = 285 bis 288° (u. Zers.); $[\alpha]_D^{20} = -76,6°$ (A.) bzw.
$-126°$ (Pyridin). UV_{max} bei 252 nm (log ε = 2,14).
Sulfat: Fp. = 250 bis 253°.

Geralbin.

$C_{22}H_{33}O_2N$ M.G. 343,49

Eigenschaften. Kristalle aus wss. Aceton und aus Aethylacetat — Ae. 1 + 1. Fp. = 221 bis
223°. Die Substanz ist optisch inaktiv.

Hydrochlorid: Kristalle aus M./Ae. Fp. = 270°.

   b) Alkamine, die hauptsächlich verestert vorkommen.

   Die 4 wichtigsten sind: Veracevin, **Zygadenin**, Germin und Protoverin.

Veracevin, $C_{27}H_{43}O_8N$, M.G. 509,62

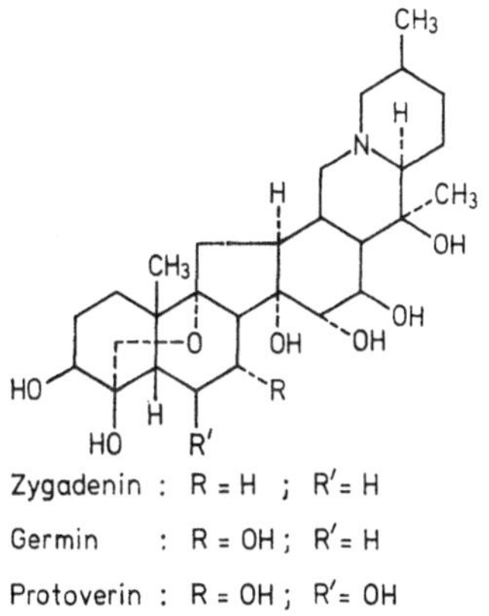

R = H,	R' = H	Zygadenin, $C_{27}H_{43}O_7N$, M.G. 493,62
R = OH,	R' = H	Germin, $C_{27}H_{43}O_8N$, M.G. 509,62
R = OH,	R' = OH	Protoverin, $C_{27}H_{43}O_9N$, M.G. 525,62

Veracevin.

$C_{27}H_{43}O_8N$ M.G. 509,62

Genuines Alkamin der Veratrin-Esteralkaloide.

Darstellung. Durch hydrolytische Spaltung der Veratrinalkaloide bei Zimmer- oder Kühlschranktemp.

Eigenschaften. Farblose Kristalle, lösl. in A. und M., wenig lösl. in Ae. Fp. = 180 bis 182° unter Zers. $[\alpha]_D^{24} = -20,7°$ (c = 2 in A.).
Perchlorat: Fp. = 228 bis 230°. $[\alpha]_D^{26} = -9,6°$ (in A.).
Hydrogensulfat: Fp. = 241° unter Zers.

Aufbewahrung. Gut verschlossen und vor Licht geschützt.

Cevagenin.

$C_{27}H_{43}O_8N$ M.G. 509,62

Darstellung. Die Substanz entsteht durch Umlagerung aus Veracevin unter dem Einfluß von verd. Alkalien bzw. bei schonender Hydrolyse der Veratrinesteralkaloide (s. S. 414).

Eigenschaften. Die Substanz krist. aus Äthanol—Äther in Nadeln, die bei etwa 170° schmelzen. Aus äthanolfreiem Ae. oder Chlf. krist. die Substanz in Nadeln, die bei 241 bis 242° unter Zers. schmelzen. $[\alpha]_D^{20} = -47,8°$ (in A.). Die Substanz reduziert aufgrund ihrer α-Ketol-Gruppierung Fehling'sche Lsg. und alkalische Triphenyltetrazoliumchlorid-Lsg.

α-Cevin.

$C_{27}H_{43}O_8N$ M.G. 509,62

Darstellung. Die Substanz entsteht in stark alkalischem Milieu aus Veracevin, Cevagenin und den Veratrinesteralkaloiden (s. S. 414).

Eigenschaften. Die Substanz ist nur unter Schwierigkeiten in kristalline Form zu bringen. Zur Reindarstellung eignet sich das Kaliumsalz. Fp. = 160 bis 170°. $[\alpha]_D^{20} = -17,5°$ (in A.). 1 T. Substanz löst sich in etwa 2 T. Chlf., 3 T. Aceton, 4 T. Ae., 4 T. A., 4 T. M., 120 T. W. und 1250 T. P Ae.
Nitrat: Fp. = etwa 310° unter Zers.

Veratridin.

$C_{36}H_{51}O_{11}N$ M.G. 673,78

Veratrumsäureester des Veracevins.

Darstellung. Die Veratridinbase kristallisiert nicht und ist schwer vom Cevadin zu trennen; relativ schwer lösl. ist Veratridinsulfat. Durch vielmaliges Umkristallisieren des Sulfates kann reines Veratridin gewonnen werden. Außerdem ist Veratridin als perchlorsaures Salz aus A. oder W. umkristallisierbar:

4,7 g amorphes, über das Sulfat gereinigtes Veratridin werden in 25 ml A. gelöst und mit 1,2 ml 74%iger Perchlorsäure versetzt. Impft man mit Veratridinperchlorat an, so entstehen in kurzer Zeit prismenförmige Kristalle; Fp. = 256 bis 258° (unter Zers.) nach mehrmaligem Umkristallisieren.

Eigenschaften. Weißes, amorphes Pulver, lösl. in W., PAe., 95%igem A., Chlf., Bzl., schwer lösl. in Ae. Fp. nach dem Trocknen bei 130° = etwa 180° $[\alpha]_D^{20} = +8°$ (c = 2 in A.). UV-Absorptionsmaxima in alkoholischer Lsg. bei 260 nm (log ε = 4,06) und 290 nm (log ε = 3,78).

Aufbewahrung. Gut verschlossen und vor Licht geschützt.

Cevadin.

S. III, 829.

Cevacin.

$C_{29}H_{45}O_9N$ M.G. 551,76

Essigsäureester des Veracevins.

Darstellung. Aus Veratrin läßt sich auf chromatographischem Wege etwa 1% Cevacin isolieren.

Eigenschaften. Kristalle aus Aceton—W. Fp. = 205 bis 207°. $[\alpha]_D^{21} = -27°$ (c = 2,67 in Chlf.).

	Fp.	$[\alpha]_D^{20}$	Bemerkung
Zygadenin	214—216°	—48,4° (Chlf.)	genuine Form
Pseudozygadenin	169—171°	—33° (Chlf.)	Pseudoform
Germin	221°	+ 4,8° (A.)	genuine Form
Isogermin	248°	—46,5° (A.)	Ketoform
Pseudogermin	173—174°	+11,4° (A.)	Pseudoform
Protoverin	220—222°	—15,7° (Pyr.)	genuine Form
Isoprotoverin	255—258°	—42° (Pyr.)	Ketoform
Pseudoprotoverin	163—171°	0° (A.)	Pseudoform

4. Esteralkaloide.

Bei den natürlich vorkommenden Esteralkaloiden sind die Veratrum-Aminoalkohole mit aliphatischen und aromatischen Säuren, wie Essigsäure, 1-α-Methylbuttersäure, d-α-Hydroxy-α-methyl-buttersäure, 1-α,β-Dihydroxy-buttersäure, Veratrumsäure, Angelicasäure und Vanillinsäure verestert.

Medizinisch verwendet werden nur die Esteralkaloide aus Veratrum album und Veratrum viride, die sich alle von den Aminoalkoholen Germin, Zygadenin und Protoverin ableiten.

a) Zygadeninalkaloide.

Veratroyl-Zygadenin.

Säurekomponente: Veratrumsäure.

$C_{36}H_{51}O_{10}N$ M.G. 657,77

Eigenschaften. Fp. = 270 bis 271° (und Zers.); $[\alpha]_D^{20} = -27°$ (Chlf.) bzw. $+33,1°$ (Pyridin). Die Substanz wirkt blutdrucksenkend.

Vanilloyl-Zygadenin.

Säurekomponente: Vanillinsäure.

$C_{35}H_{49}O_{10}N$ M.G. 643,75

Eigenschaften. Fp. = 258 — 259° (und Zers.); $[\alpha]_D^{20} = -27,5°$ (Chlf.). Die Substanz wirkt blutdrucksenkend.

Zygacin.

Säurekomponente: Essigsäure.

b) Germinalkaloide.

Bezeichnung Formel	M.G.	Fp.	$[\alpha]_D^{20}$	Säurekomponenten
Germerin $C_{37}H_{59}O_{11}N$	693,85	193—195°	$+10,8°$ (A.)	1× α-Meth.-buttersäure 1× α-Meth.-α-hydroxy-buttersäure
Germidin $C_{34}H_{53}O_{10}N$	625,69	202—203°	$-11°$ (Pyr.)	1× Essigsäure 1× α-Meth.-buttersäure
Isogermidin $C_{34}H_{53}O_{10}N$ (identisch mit „Neogermidin")	625,69	229—230°	$-63,2°$ (Pyr.) $-26,0°$ (Chlf.)	1× Essigsäure 1× α-Meth.-buttersäure
Germbudin $C_{37}H_{59}O_{13}N$	725,85	158—160°	$-8,4°$ (Pyr.) $+10,7°$ (Chlf.)	1× α-Meth.-buttersäure 1× d-α-β-Dihydroxy-α-methyl-buttersäure
Germanidin $C_{37}H_{57}O_{10}N$	675,84	221—222°	$-30,3°$ (A.) $-4,1°$ (Pyr.)	1× Tiglinsäure 1× α-Meth.-buttersäure
Germitrin $C_{39}H_{61}O_{12}N$	735,89	214—218°	$+11°$ (A.) $-4°$ (Chlf.) $-69°$ (Pyr.)	1× Essigsäure 1× α-Meth.-buttersäure 1× α-Meth.-α-hydroxy-buttersäure

Bezeichnung Formel	M.G.	Fp.	$[\alpha]_D^{20}$	Säurekomponenten
Neogermitrin $C_{36}H_{55}O_{11}N$	677,81	230—234°	−78° (Pyr.) 0° (Chlf.)	2× Essigsäure 1× α-Meth.-buttersäure
Germinitrin $C_{39}H_{57}O_{11}N$	715,85	175°	−36° (Pyr.) + 7,8° (Chlf.)	1× Essigsäure 1× Tiglinsäure 1× Angelicasäure
Germanitrin $C_{39}H_{59}O_{11}N$	717,87	228—229°	−61° (Pyr.) 0° (Chlf.)	1× Essigsäure 1× Tiglinsäure 1× α-Meth.-buttersäure
Germitetrin B $C_{41}H_{63}O_{14}N$	793,92	233—234°	−70° (Pyr.) −17° (Chlf.)	2× Essigsäure 1× α-Meth.-buttersäure 1× α-Meth.-α-hydroxy-β-acetoxybuttersäure
Protoveratridin $C_{32}H_{51}O_9N$	593,74	272—273°	−9° (Pyr.)	1× α-Meth.-buttersäure

c) Protoverinalkaloide.

Bezeichnung Formel	M.G.	Fp.	$[\alpha]_D^{20°}$	Säurekomponenten
Protoveratrin A $C_{41}H_{63}O_{14}N$ (s. a. VI A, 935)	793,91	259—262° Cu-Block 302—304° Kofler	−44,1° (Pyr.) −12,1° (Chlf.)	2× Essigsäure 1× α-Meth.-α-hydroxybuttersäure 1× α-Meth.-buttersäure
Protoveratrin B $C_{41}H_{63}O_{15}N$ (identisch mit „Neoprotoveratrin" u. „Veratetrin") (s. a. VI A, 935)	809,91	254—255° Cu-Block 285—290° Kofler	−39,8° (Pyr.) − 3,5° (Chlf.)	2× Essigsäure 1× α-Meth.-buttersäure 1× α-Meth.-α,β-dihydroxybuttersäure
Desacetylneoprotoveratrin $C_{39}H_{61}O_{14}N$	767,8	182—183°	− 9,6° (Pyr.)	1× Essigsäure 1× α-Meth.-buttersäure 1× α-Meth.-α,β-dihydroxybuttersäure
Escholerin $C_{41}H_{61}O_{13}N$	775,91	235—235,3° (Zers.)	−30° (Pyr.) + 7° (Chlf.)	2× Essigsäure 2× α-Meth.-buttersäure

Anwendung. Die Veratrum-Alkaloide stimulieren die Chemo- und Pressorrezeptoren im Herzen, im Sinus carotis und im pulmonalen Gebiet, die die sympathischen Impulse hemmen. Diese Einwrkg. führt zu einer Verminderung des peripheren Gefäßwiderstandes, zu Blutdrucksenkung und zu Bradycardie. Von den Esteralkaloiden zeigt das Germitrin die stärkste hypotensive Wrkg. Im allgemeinen sind die Monoester etwas schwächer wirksam als die Di-, Tri- und Tetraester.

Veratrum-Esteralkaloide werden zur Blutdrucksenkung, insbesondere zur Behandlung von hypertensiven Krisen verwendet. Wegen der recht starken Wrkg. und auch der Nebenwrkg. sollte genau dosiert werden. Die i.v. oder i.m. Applikation ist bei rasch geforderter Wrkg. sicherer als die orale Gabe.

Als Nebenwirkungen können Kopfschmerz, Schwindel und Nausea auftreten.

Überdosierung kann zu Bradycardie, Erbrechen, Herzarrhythmien und Kreislaufkollaps führen. Die Bradykardie kann mit Atropinsulfat gesteuert werden. Als Antidote sind pressorische Amine wie Ephedrin usw. geeignet.

Handelsformen. Veriloid (Gesamtextrakt aus Veratrum viride), Vergitryl (Esteralkaloid-Fraktion aus Veratrum viride), Provell-Maleat (Maleinat von Proteveratrin A und B), Puroverin (Protoveratrin A), Elrantan (Protoveratrin A und B), Eleblan (Veratrum-Esteralkaloide mit Rutin und Phenobarbital kombiniert).

Verazidum

Verazidum NFN. Verazide BAN. Verazid. Veratrylidenisoniazid.

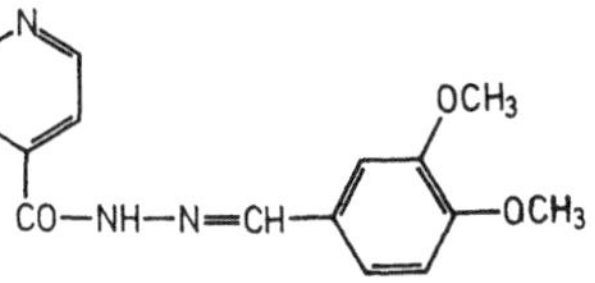

$$CO-NH-N=CH \quad (N) \quad OCH_3, OCH_3$$

$C_{15}H_{15}N_3O_3$ M.G. 285,29

2-(3,4-Dimethoxy-benzyliden)-isonicotino-hydrazid.

Anwendung: Als Tuberculostaticum.

Handelsformen: Isoverazide (Oti, Italien). Nicotazide. Verazina.

Verbascum

Verbascum phlomoides L. (V. rugulosum WILLD.). Scrophulariaceae — Scrophularioideae — Verbasceae. Windblumen. Königskerze. Filz-Königskerze. Fischkörnerkerze. Molène faux-phlomis. Barbarasco. Windbloemtoorts.

Heimisch in Mittel-, Ost- und Südeuropa, Nordafrika und Abessinien. Adventiv in Dänemark und Schweden; an besonnten, warmen Standorten, an Schuttplätzen, Bahndämmen, Wegrändern, auf Waldschlägen und Kiesgruben; häufig auf sandigem Lehmboden.

Zweijährige Halbrosettenpflanze. Hauptwurzel spindelförmig, verzweigt. Hauptachse des blühenden Triebes aufrecht, 50 bis 120 cm hoch, durch die herablaufenden Blattränder im mittleren und oberen Teil des Unterbaus stark geflügelt, wollig-filzig behaart. Laubblätter mit großer, länglich-elliptischer, etwas runzeliger, am Rande grob und flach gekerbter, durch einen dicken beidseitigen Haarfilz graugrün erscheinender Spreite; im unteren Teil der Pflanze geht die Spreite allmählich in den — nur dort vorhandenen — Blattstiel über, im mittleren und oberen sitzt sie dem Stengel mit herzförmiger Basis an, und ihre Ränder laufen an ihm ein kurzes Stück (nicht bis zum nächsten Blatt!) als Flügel herab. Floreszenz ist lang und walzenförmig mit zwei- bis neunblütigen, unten etwas entfernter stehenden, sonst aber dicht gedrängten, knäuligen Partialfloreszenzen, graufilzig; der Blütenstiel der Primärblüte ist etwa so lang wie der Kelch. Blüte 35 bis 55 mm im Durchmesser. Kelch schwach dorsiventral, 6 bis 10 mm lang; Sepalen nur an ihrem Grunde etwas gamophyll, lanzettlich bis eiförmig-lanzettlich, spitz, auf der Außenseite dicht filzig, stern- und kandelaberhaarig, kaum drüsig und ohne hervortretenden Mittelnerv; das hintere Sepalum ist kürzer als die übrigen. Blumenkrone flach, deutlich dorsiventral, kaum bis mäßig stark durchscheinend punktiert,

auf der Außenseite (Unterseite) schwach filzig sternhaarig, auf der Innenseite kahl, jedoch die
hinteren Kronzipfel am Grunde weiß gewimpert, hellgoldgelb. Staubblätter in Fünfzahl, die
beiden vorderen länger als die drei hinteren; Theken der Antheren orangerot, bei den beiden
vorderen einseitig weit am kahlen Filament herablaufend, bei den drei hinteren nierenförmig
und nicht an dem dort gelblich-weißwollig behaarten Filament herablaufend. Fruchtknoten
konisch-eiförmig, 2 mm lang; Griffel bogenförmig nach oben gekrümmt, 12 mm lang, gegen
die Spitze zungenförmig angeschwollen und in einer umgekehrt u-förmigen Narbe endend.
Frucht breit eiförmig, 5 bis 85,5 mm lang, teilweise kurz bespitzt, dicht filzig behaart, den
Kelch etwas überragend.

Verbascum thapsiforme SCHRAD. (V. densiflorum BERTOL.). Großblumige (Große)
Königskerze. Wollkraut.

Heimisch in Mittel- und Südeuropa, in Kleinasien und Marokko, adventiv an vielen Stellen
der gemäßigten Zone der Erde.

Zweijährige Halbrosettenpflanze.

Hauptwurzel spindelförmig, verzweigt. Hauptachse des blühenden Triebes aufrecht,
50 bis 120 cm hoch, durch die herablaufenden Blattränder im mittleren und oberen Teil des
Unterbaus stark geflügelt, wollig-filzig behaart. Laubblätter mit großer, länglich-elliptischer,
am Rande grob gekerbt-gezähnter bis gesägter, durch einen dicken beidseitigen Haarfilz
graugrün erscheinender Spreite; nur die großen (bis 40 cm langen) Blätter ganz an der Basis
der Pflanze sind undeutlich gestielt, die folgenden sitzen und laufen mit ihren Rändern bis
zum jeweils darunter gelegenen Blatt als Flügel am Stengel herab. Floreszenz walzlich, mit
zwei- bis neun-(meist vier-)blütigen, unten etwas entfernter stehenden, sonst aber dicht
gedrängten, knäueligen Partialfloreszenzen, graufilzig; der Blütenstiel der Primärblüte ist etwa
halb so lang wie der Kelch. Blüte 35 bis 50 mm im Durchmesser; Blumenkrone flach, deutlich
dorsiventral, nicht oder nur schwach durchscheinend punktiert. Frucht breit eiförmig, 5 bis
8,5 mm lang, teilweise kurz bespitzt, dicht filzig behaart, den Kelch meist etwas überragend.

Flores (Flos) Verbasci. Flores Thapsi barbati. Wollblumen. Königskerzenblüten.
Himmelbrandtee. Wollkrautblumen. Torch Weed (High taper) Flowers. Verbascum
flowers. Mullein flowers. Fleurs de bouillon blanc (de molène). Fiore di verbasco. Flor de
verbasco. Flor de gordolobo.

Flores Verbasci DAB 7 — BRD. Flos Verbasci Helv. VI, ÖAB 9, CsL 2, Pol. III.
Verbasci flos. Belg. V, Hung. VI, Jug. II. Bouillon blanc CF 65.

Die getrockneten Kronblätter mit den Staubblättern von V. phlomoides L. und V. thapsiforme SCHRAD., nach ÖAB 9 nur von V. phlomoides, nach CF 65 und Dan. VIII auch von
V. thapsus L., s. u.

Gewinnung. Die Droge stammt aus Kulturen vor allem in Belgien, Nordfrankreich, Deutschland, Österreich, Italien. Die gegen Feuchtigkeit sehr empfindlichen Blüten, die sich sehr
leicht verfärben, werden ohne Druck, ausschließlich bei trockenem Wetter geerntet und rasch
bei 40° getrocknet. Bei langsamer Trocknung erhält man braungefärbte Droge mit wesentlich
geringerer Hämolysewirkung.

Beschreibung. Ganzdroge. Krone radförmig, gold- bis weißlichgelb, jedoch nicht braun;
röhriger Teil kurz und kahl mit 5 etwas ungleichen, mehr oder weniger flachen, am Grund
verwachsenen, außen gerundeten, 10 bis 25 mm langen, auf der Außenseite stark behaarten,
auf der Innenseite kahlen Abschnitten; netzige, hellbraune Nervatur auf der Innenseite und
in der Durchsicht erkennbar, 5 mit den Kronabschnitten wechselnde Staubgefäße, 2 lang-
gestielte mit kahlem Filament und 3 kurzgestielte mit gelblichweiß filzig behaartem Filament.
Geruch süß und honigartig, Geschmack süßlich und schleimig.

Mikroskopisches Bild. In Flächenansicht trägt die spaltöffnungsfreie äußere Epidermis
mehrzellige Etagensternhaare. Im farblosen Mesophyll finden sich verzweigte, anastomo-
sierende Nerven mit engen Spiralgefäßen und Schleimzellen. Die innere Epidermis besteht aus
rundlichen, mehr oder weniger welligen Zellen und besitzt weder Haare noch Spaltöffnungen.
Der Farbstoff der beiden Epidermen löst sich in Wasser und in Äthanol von verschiedenen
Konzentrationen. Die Filamente der kurzen Staubgefäße tragen sehr lange, am Ende keulenförmig verbreitete Haare mit warziger Kutikula. Der bis 45 µm messende Pollen ist in trockenem Zustande ellipsoidisch und wird in wss. Milieu kugelig. Die fein granulierte Exine weist
3 spaltenförmige Austrittstellen für die Pollenschläuche auf. Kristalle fehlen.

Pulverdroge. Bräunlichgelb. Kronblattfragmente mit beiderseits welligen bis polygonalen, dünnwandigen Epidermiszellen; aufsitzende Stern- und Etagenhaare oder deren Bruchstücke und wenige am Rande befindliche Drüsenhaare; Bruchstücke der Filamente mit den keuligen, bis über 2000 μm langen Haaren mit fein-längswarziger Kutikula, Fragmente des Sternendotheziums und die abgerundet-dreieckigen, gelblichen Pollenkörner mit fein punktierter Exine und 3 Keimsporen.

Verfälschungen und Verwechslungen. Mit den Blüten anderer Verbascum-Arten [V. thapsus L. (s. u.); V. nigrum L. (s. u.); V. lychnitis L. u. a.] und mit den Blüten verschiedener Ginsterarten [nach Jug. II mit Genista tinctoria L., Cytisus scoparius (L.) LINK].

Inhaltsstoffe. Saures (und neutrales) Saponin (in V. phlomoides mehr als in V. thapsiforme), ein Sapogenin, Bitterstoff, α-Crocetin, Xanthophylle, Zucker (bis 11% Invertzucker, etwas Rohrzucker), etwa 3% Schleimstoffe, Fett, Spuren äth. Öls, Thapsiasäure $C_{16}H_{30}O_4$, Fp. 124 bis 126°, Äpfelsäure, 4 bis 6% Mineralsubstanzen, Hesperidin (hauptsächlich in V. phlomoides), Rutin. PARIS et al. [Abrégé de matière medicale, 1969] fand Verbascose (Trigalaktosid der Saccharose) $C_{30}H_{52}O_{26}$, Fp. 253°, Gerbstoff, Harz und Spuren von Aucubosid, in den Samen Saponoside. HEIN [Planta med. (Stuttg.) 7, 185 (1959)] fand in allen Organen von V. phlomoides neben Hesperidin Verbascosid (ein Flavonol-3-glykosid mit Glucose und Rhamnose als Zucker). In V. thapsiforme im Pollen β-Carotin, in der Wurzel Verbascose, Stachyose und Ajugose $C_{36}H_{62}O_{31}$, Fp. 204 bis 205°.

Prüfung. Reinheit. Hämolytische Wirksamkeit mindestens 1 Ph. Helv. Einheit pro g, Helv. VI. — Schaumzahl etwa 700, Jug. II. — Wss. Extraktgeh. mind. 40% Hung. VI. — Max. Aschegeh. 5% Dan. VIII, Fenn. 37; 6% DAB 7 — BRD, ÖAB 9, Belg. V, Pol. III, CsL 2; 4 bis 6,3% Ross. 34; 8% Hung. VI. — Sulfatasche max. 6% Helv. VI. — In Säure unlösl. Asche max. 3% Hung. VI, 8% CsL 2. — Trocknungsverlust bzw. max. Feuchtigkeitsgeh. 8% CsL 2; 10,0% DAB 7 — BRD, ÖAB 9, Pol. III; 12% Hung. VI.

Minderwertige Droge, braungefärbte Kronblätter sind zu verwerfen Belg. V; max. 3% ÖAB 9, CsL 2, 5% DAB 7 — BRD, Jug. II; andere Pflanzenteile (Kelchfragmente, nicht entwickelte Blüten) max. 2% Jug. II, CsL 2; max. 5% Helv. VI, Hung. VI. — Fremde Bestandteile, Blüten anderer Arten der Gattung Verbascus mit kleinerer Blütenkrone oder mit 5 gleichen, violett behaarten Staubblättern dürfen nicht vorhanden sein, DAB 7 — BRD; max. 0,25% CsL 2; 1% Hung. VI; 2% ÖAB 9.

Gehaltsbestimmung. Hämolytische Wirksamkeit nach Helv. VI wie bei Folia Betulae, mit dem Zusatz von 50 mg Natriumhydrogencarbonat.

Aufbewahrung. Vor Feuchtigkeit geschützt, unter Lichtschutz Helv. VI, CF 65, Belg. V, Pol. III, über Blaugel DAB 7 — BRD, über Kalk Jug. II.

Wirkung. Reizmildernd im Rachenraum (Schleimgehalt) und expektorierend (Saponingehalt). Die Samen sollen Fische betäuben.

Anwendung. Als mildes Expektorans, bes. in Teemischungen sowie als Mucilaginosum. In der Volksheilkunde innerlich auch als Diaphoreticum, Diureticum und Diarrhoicum, ferner als Antirheumaticum und Antidysmenorrhoicum. In der Homöopathie bei rheumatischen und neuralgischen Schmerzen, Trigeminusneuralgie, Heiserkeit, Katarrh der oberen Luftwege und Gastritis; äußerlich zur Wundbehandlung, in Gurgel- und Augenwässern. In der Likörindustrie als Aromaticum.

Dosierung. Einzeldosis 2 g als Aufguß, Helv. VI. Einzeldosis als Aufguß oder Abkochung 1,5 g auf 1 Teetasse, ÖAB 9. Mittlere Einzeldosis 1 g Jug. II.

Folia Verbasci. Herba Verbasci. Herba Thapsi barbati. Wollkraut. Feldkerzenkraut. Himmelbrandkraut. Königskerzenkraut (-blätter). Wollblumenkraut. Mullein Leaves. Fluilles de bouillon-blanc (de molène). Folhas de Verbasco. Hojas de gordolobo.

Die Blätter von V. phlomoides und V. thapsiforme. Die Blätter von Verbascum phlomoides sind gekerbt, dicht gelblich-sternhaarig-filzig, mit unterseits vortretendem Adernetz. Die unteren Blätter sind kurz gestielt, breit elliptisch, in den Blattstiel verschmälert, die mittleren und oberen Blätter sind herzförmig, zugeschweift, bespitzt. Die Blätter laufen zwar am Stengel herab, nicht aber bis zum nächstunteren Blatt.

Verbascum thapsiforme besitzt beiderseits dicht sternhaarig filzige Blätter, die untersten sind kurz gestielt, elliptisch, in den Stiel allmählich verschmälert, die mittleren und oberen eiförmig, fein zugespitzt, bis zum nächsten unteren Blatt herablaufend und über dem herablaufenden Grunde verbreitert.

Inhaltsstoffe. Saponin, Schleim, Bitterstoff, Wachs, Harz, äth. Öl. Nach HERISSEYK et al.: [Ann. pharm. franc 14, 409 (1956)] in frischen Blättern von V. thapsiforme Aucubin.

27*

Nach Hummel und Kraatz [Arzneimittel-Forsch. *2*, 543 (1952)] befindet sich der höchste Saponingeh. an Orten lebhaften Wachstums (an jugendlichen Blättern, Blüten und Fruchtknoten).

Anwendung. Wie die Blüten, auch mit diesen zusammen bei Asthmabronchitis. In der Homöopathie.

Verbascum HAB 34.

Frisches, zu Beginn der Blüte gesammeltes Kraut von Verbascum thapsiforme.

Arzneiform. Essenz nach § 1.

Arzneigehalt. 1/2.

Die Vorschläge für das neue Deutsche HAB, Heft 9, S. 547 (1964) sehen die Dichte 0,933 bis 0,943, den Trockenrückstand 2,4 bis 3,4%, den pH von etwa 4,5, Prüfungsreaktionen und die Chromatographie der Tinktur vor.

Verbascum ad usum externum HAB 34.

Frisches, zu Beginn der Blüte gesammeltes Kraut.

Arzneiform. 1 Gew.-T. der zerkleinerten Masse wird mit je der 2fachen Gewichtsmenge ihres Saftgeh. 90%igem und 60%igem Weingeist durchgearbeitet und wie bei der Essenzbereitung nach § 3 weiter verarbeitet.

Verbascum thapsus L. (V. crassifolium Lam et Dc., V. montanum Schrad., V. pseudothapsiforme Rapin, nach HPUS 64 auch T. barbatus, Candelaria). Kleinblumige Königskerze. Kleine (echte) Königskerze. Blattaria. Common mullein. Hares beard. Itch-weed. Long taper. Shepherds club. Yellow moth. Bouillon blanc. Molène. Bonhomme. (Tasso) Barbasco.

Heimisch in Mittel- und Südeuropa und Zentralasien, vielfach eingebürgert in Nord- und Südamerika, Neuseeland und Japan.

Zweijährige Halbrosettenpflanze.

Hauptwurzel spindelförmig, verzweigt. Hauptachse des blühenden Triebes aufrecht, 60 bis 180 cm hoch, durch die herablaufenden Blattränder geflügelt, dicht wollig-filzig behaart. Laubblätter mit großer, länglich-elliptischer, am Rande flach gekerbter, beidseitig von einem dicken gelblichen, hell roströtlichen oder weißgrauen Haarfilz bedeckter Spreite. Nur die großen (bis 45 cm langen) Blätter ganz an der Basis der Pflanze sind — meist undeutlich — gestielt, die folgenden sitzen und laufen meist sogar mit ihren Rändern bis zum jeweils darunter gelegenen Blatt als Flügel am Stengel herab; die Flügel sind an den oberen Blättern des Unterbaus bes. breit und deutlich. Floreszenz lang walzlich, mit basal vier bis sieben apikal, ein- bis vierblütigen, unten etwas entfernter stehenden, sonst aber dicht gedrängten, knäueligen Partialfloreszenzen, filzig; der Blütenstiel der Primärblüte ist soweit mit der Floreszenzachse verbunden, daß der freie Teil die Länge des Kelches nicht erreicht. Blüte 15 bis 20 mm im Durchmesser. Kelch radiär, 7 bis 12 mm lang; Sepalen nur an ihrem Grunde etwas gamophyll, lanzettlich, spitz, auf der Außenseite dicht filzig und mit hervortretendem Mittelnerv. Blumenkrone etwas trichterförmig, schwach dorsiventral, mehr oder minder stark durchscheinend punktiert, auf der Außenseite (Unterseite) schwach filzig sternhaarig, auf der Innenseite (Oberseite) bis auf die Wimperung an der Basis der hinteren Kronzipfel kahl, hellgelb, innen etwas glänzend. Staubblätter in Fünfzahl, die beiden vorderen etwas länger als die drei hinteren; Theken der Antheren bei den beiden vorderen einseitig kurz am kahlen, schwach gewimperten oder stark gebärteten Filament herablaufend, bei den drei hinteren nierenförmig und nicht an dem dort weißwollig behaarten Filament herablaufend. Griffel gegen die Spitze keulig verdickt und in einer relativ großen, nierenförmig halbkugeligen Narbe endend. Frucht breit konisch-eiförmig, 7 bis 10 mm lang, dicht und kurz sternhaarig, den Kelch nicht oder kaum überragend.

Inhaltsstoffe. Im Blatt Saponin, Schleim, Bitterstoff, Rotenon und Harz. In den Samen Saponin, 0,37% Schleim, 30 bis 35% fettes Öl mit den Glyceriden der Ölsäure (30%) und Linolsäure (61,3%). In den Blüten etwa 0,23% Thapsiasäure, in der Wurzel Verbascose. Ferner Cumarin und ein Phytosterin Verbasterol. Gröger und Simchen [Pharmazie *22*, 315 (1967)] fanden Catalpol und Aucubin (0,53 bis 1,39% in den oberirdischen Organen, die Wurzeln sind aucubinreicher als der Sproß).

Wirkung. Die Samen toxisch für Fische [Saponin, Rotenon (?)].

Anwendung. Liefert ebenfalls Flores und Folia Verbasci. Die Blätter nach BPC 68 und Ind. P. C. 53 als Verfälschung von Folia Digitalis [Digitalis purpurea L. (s. d.)]. In der Homöopathie.

Verbascum thapsus HPUS 64. Mullein HPUS 64.

Das ganze frische Kraut.

Arzneiform. Urtinktur: Arzneigeh. 1/10. Verbascum, feuchte Masse mit 100 g Trockensubstanz und 300 ml W. = 400 g, dest. W. 200 ml, A. USP (94,9 Vol.-%) 537 ml zur Bereitung von 1000 ml der Tinktur. Dilutionen: D 2 (2×) enthält 1 T. Tinktur, 4 T. dest. W., 5 T. A.; D 3 (3×) und höher mit A. HPUS (88 Vol.-%). Medikationen: D 3 (3×) und höher.

Verbascum nigrum L. Schwarze Königskerze.

Heimisch in Europa und Mittelasien, meist ausdauernde Halbrosettenpflanze.

Hauptwurzel spindelförmig. Hauptachse des blühenden Triebes aufrecht, 50 bis 100 cm hoch, im mittleren und oberen Teil rippig-kantig, flockig sternhaarig (im unteren Teil schwächer behaart), meist dunkelrot. Laubblätter mit großer, länglich herz-eiförmiger, am Rande grob einfach (an den Basalblättern doppelt) gekerbter Spreite, deren Oberseite dunkelgrün und kaum behaart ist, deren Unterseite aber durch eine dichte bis filzige Behaarung grünlich bis grau erscheint; die Blattstiele sind ziemlich lang (bis 20 cm) und werden gegen die Floreszenz allmählich kürzer, ohne daß es zu einer vollständigen Reduktion kommt. Floreszenz lang, walzlich, mit zwei- bis fünfblütigen, unten etwas entfernter stehenden, sonst aber dicht gedrängten, knäueligen Partialfloreszenzen, filzig behaart. Blüten 18 bis 25 mm im Durchmesser. Kelch radiär, 3 bis 4,5 mm lang; Sepalen nur an ihrem Grunde etwas gamophyll, lineal-lanzettlich, spitz. Blumenkrone schwach dorsiventral, durchscheinend punktiert, auf der Außenseite (Unterseite) dicht behaart, auf der Innenseite (Oberseite) bis auf die Wimperung an der Basis der hinteren Kronzipfel kahl, hellgelb und am Schlunde mit fünf rotbraunen Flecken. Staubblätter in Fünfzahl, die beiden vorderen länger als die drei hinteren. Theken der Antheren orangerot, alle nierenförmig und nicht am Filament herablaufend. Filamente alle mit purpurvioletter Wolle bedeckt. Griffel in einer flach karottenförmigen Narbe endend. Frucht breit eiförmig, 4 bis 5 mm lang, ungeschnäbelt, dicht mit Sternhaaren besetzt, den Kelch bis fast ums Doppelte überragend.

Inhaltsstoffe. In den Blüten Saponin. Nach HEIN [Planta med. (Stuttg.) 7, 185 (1959)] Hesperidin und Verbascosid.

Anwendung. Liefert Flores Verbasci nigri. Als Verfälschung von Flores Verbasci. Die Samen als Fischgift. Das Kraut als Verfälschung von Herba Agrimoniae (s. Agrimonia).

Verbascum pulverulentum VILL. (V. haemorrhoidale AIT., V. floccosum WALDST. et KITAIB.). Flockige Königskerze. Molvène pulvérulente.

Heimisch in West- und Südeuropa, Ungarn, Bulgarien, Rumänien.

Anwendung. Bei Hämorrhoiden, als Bandwurmmittel und zum Betäuben von Fischen.

Verbascum austriacum SCHRAD. (V. orientale NEILR., non MB., V. virens HOST).
Österreichische Königskerze.

Heimisch in Südosteuropa.

Anwendung. Die Blüten zur Verfälschung von Herba Agrimoniae (s. Agrimonia).

Verbascum litigiosum SAMPAIO (V. crassifolium HOFFMG. et LINK, non LAM. et DC.).

Anwendung. Liefert in Portugal Flores Verbasci.

Verbascum sinuatum L. (V. scabrum PRESL).
Heimisch im Mittelmeergebiet und Persien.

Inhaltsstoffe. SCARPATI et al. [Chem. Abstr. 59, 5406 (1963)] fanden in den Blättern Verbascosid.

Anwendung. Bei Augenkrankheiten. Die Früchte als Fischgift.

Verbascum sinaiticum BENTH. (V. ternacha HOCHST.).

Heimisch in Ostafrika, Abessinien, Südwestasien bis Turkestan.

Anwendung. Liefert Radix Ternacha, Ternachawurzel.

Bemerkung. STATKOV [Chem. Abstr. *65*, 9541 (1966)] berichtet über eine direkte myotrope, vasodilatatorische, hypotensive und ganglienblockierende Wrkg. der Gesamtalkaloide (Nobilin) von Verbascum nobile.

Verbena

Verbena officinalis L. (nach HPUS 64 auch Verbena maris). Verbenaceae — Verbenoideae — Verbeneae. Eisenkraut. Eisenbart. Eisenhart. Katzenblutkraut. Heiligkraut. Sagenkraut. Verain. Common (European) Vervain. Peristerian (holy) wort. Herbe de vervaine. Herbe sacrée. Herbe à tons maux. Berbena. Herbe di San Giovanni.

Heimisch in Europa, Nord- und Südafrika, Amerika, Mittel- und Nordasien und fast über die ganze Erde verschleppt. Unkraut an Wegrändern, auf Schutt, an Mauern, Zäunen, Hecken, auf Weiden und an Flußufern.

Einjährige bis mehrjährige Pflanze mit spindelförmiger, ästiger, weißlicher Wurzel. Stengel steif, aufrecht, 30 bis 75 cm hoch, oberwärts ästig, vierkantig, im oberen Teile an den Kanten zackig-rauh, auf 2 Seiten rinnig vertieft, kahl, im unteren Teile verholzend. Laubblätter gegenständig, die unteren klein, länglich, grob gekerbt, in den kurzen Stiel verschmälert, gegen die Mitte zu mit tieferen Einschnitten, die mittleren größer, dreispaltig, am Grunde keilförmig, kurz gestielt, der Mittellappen größer, länglich, bis 6 cm lang, die seitlichen lineal-länglich, alle ungleich gekerbt, die obersten ungestielt, länglich lanzettlich, ungeteilt, ungleichmäßig gesägt bis ganzrandig, alle am Rande und auf den Flächen (bes. auf der Unterseite) an den Nerven von starren Haaren rauh, trübgrün, steiflich. Blüten klein, in end- und achselständigen, vielblütigen, zuletzt verlängerten, drüsig behaarten Ähren. Kelch röhrig, kurz-, vier- oder fünfzähnig, etwa 2 mm lang, dicht drüsig behaart. Krone 3 bis 5 mm lang, mit gekrümmter Röhre und abstehendem, fünfspaltigem, undeutlich zweilippigem Saum, blaßlila. Staubblätter 4, 2 längere und 2 kürzere, der Kronröhre eingefügt, mit sehr kurzen Staubfäden. Fruchtknoten oberständig, vierfächerig. Griffel kurz, Narbe zweilappig, obere Lappen breiter. Früchte in 4 Teilfrüchte zerfallend, letztere länglich-walzlich, 1,5 bis 2 mm lang, auf der Innenseite warzig, außen netzig gerieft, hellbraun. Samen auf der Innenseite gefurcht, mit sehr wenig Nährgewebe.

Herba Verbenae. Herba Columbariae. Herba sanguinalis. Eisenkraut. Taubenkraut. Shop vervain wort. Herbe de vervaine. Herba de verbena.
Herba Verbenae Erg.B. 6.

Die getrockneten, während der Blütezeit (Juli bis September) gesammelten Blätter und oberen Stengelabschnitte.
Die Schnittdroge ist gekennzeichnet durch die kleinen, mattgraugrünen, steif-borstig behaarten, netznervigen Blattstückchen, durch die viereckigen, längsgerillten, grau- bis braungrünen, mit kleinen Borsten versehenen Stengelstücke, durch Teile der Blütenrispen und Fruchtähren mit zahlreichen kleinen, rötlich-weißen Blüten und braunen, in 4 Nüßchen zerfallenden Spaltfrüchtchen.
Geruchlos oder schwach kampfer- oder pfefferminzartig, Geschmack herb und bitter.

Pulverdroge. Graugrün, gekennzeichnet durch bis 500 µm langen, einzelligen, spitzen, dickwandigen, gekörnelten Borstenhaare des Blattrandes und der Nerven der Unterseite, die am Grunde erweitert, von einem einreihigen Kranz verdickter, vieleckiger oder abgerundeter, vergrößerter, oft hügelartig emporgewölbter Epidermiszellen umgeben und ebenso wie die Haare von konzentrisch abgelagertem Kalk oft vollständig ausgefüllt sind, durch ähnliche Haare der Blattspreite von nur 40 bis 60 µm Länge, die spitz konisch und meist ohne deutlichen Epidermiszellenkranz sind, durch etwa 200 µm lange, langstielige Köpfchenhaare mit einfach vertikal geteilten Köpfchen, einer kleinen Halszelle und einer langgestreckten, bis 160 µm langen Stielzelle und durch kurzgestielte Drüsenhaare mit vierteiligem Köpfchen und einer sehr kurzen, in die Epidermis eingesenkten Stielzelle. Die Epidermisfetzen zeigen oberseits geradwandige bis leicht wellig-buchtige, unterseits stark wellig-buchtige bis zick-zackförmige kutikular gekörnte Zellen und beiderseits sehr viele bis 30 µm große von 5 bis 6 stark radial gestreiften Nebenzellen umgebene Spaltöffnungen. An Querschnittsbruchstückchen ist ein drei- bis vierschichtiges Palisadengewebe und ein kleinzelliges Schwammparenchym zu erkennen.

Inhaltsstoffe. Verbenalin (Cornin, Verbenalosid, Verbenin) $C_{17}N_{24}O_{10}$, Fp. 182 bis 183° (in allen Organen, 0,5% in den getrockneten Blüten), ein Glucosid des Verbenalols $C_{11}H_{14}O_5$.

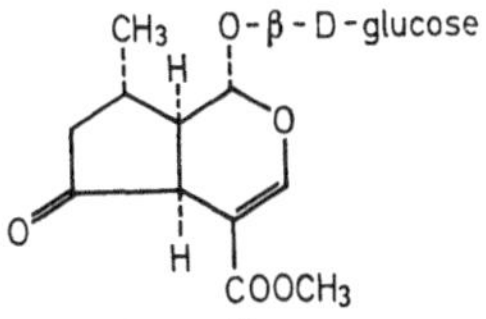

$$CH_3 \quad O\text{-}\beta\text{-}D\text{-glucose}$$

Verbenalin

Nach RIMPLER et al. [Tetrahedron L. *1973*, S. 1463] das Iridoidglykosid Hastatosid $C_{17}H_{24}O_{11}$. Ferner ein Alkaloid, Schleim, Bitterstoff, Gerbstoff, äth. Öl mit Citral, Terpenen und Terpenalkoholen; in der Blüte reduzierende Zucker, in der Wurzel 2% Stachyose. Nach WINDE et al. [Arch. Pharm. (Weinheim) *294*, 220 (1961)] Adenosin und β-Carotin.

Prüfung. Max. Aschegeh. 12%, Erg.B. 6.

Wirkung. Das Kraut soll galaktagog und diuretisch wirken. Das wirksame Prinzip ist das Verbenalin, eine Substanz mit schwach parasympathikomimetischen Eigenschaften. Im Tierversuch wirkt es kontrahierend auf die glatte Muskulatur des Uterus und des Darms; seine Toxizität ist gering. Am Frosch bewirkt es in kleinen Dosen Erregung (klonische und tetanische Krämpfe), bei hohen Dosen Lähmung des ZNS. Nach SAKAI [Chem. Abstr. *60*, 16 384 (1964)] wirken Extrakte antiphlogistisch und analgetisch.

Anwendung. Als Adstringens, bei Fieber, Uterusblutungen, als Galaktagogum, Antineuralgicum und Bittermittel. In der Volksheilkunde als Diureticum, bei Ödemen, als Emmenagogum, Diaphoreticum, als Expectorans, bei chronischer Bronchitis, als Antirheumaticum, Anregungsmittel bei Erschöpfungszuständen, Nervenleiden, Schlaflosigkeit, Müdigkeit und Anämie. Äußerlich bei schlecht heilenden Wunden, Geschwüren und Hautleiden. In der Homöopathie u. a. bei Steinleiden, als Diureticum und Emmenagogum.

Dosierung. Mittlere Einzelgabe: als Einnahme 1,5 g (zu 1 Tasse Aufguß).

Verbena officinalis HAB 34. Eisenkraut.

Frisches, blühendes Kraut.

Arzneiform. Essenz nach § 2.

Arzneigehalt. 1/2.

Verbena officinalis HPUS 64. Common Vervain.

Die ganze frische Pflanze.

Arzneiform. Urtinktur: Arzneigehalt 1/10. Verbena officinalis, feuchte Masse mit 100 g Trockensubstanz und 233 ml W. = 333 g, dest. W. 167 ml, A. USP (94,9 Vol.-%) 635 ml zur Bereitung von 1 000 ml der Tinktur. Dilutionen: D 2 (2 ×) enthält 1 T. Tinktur, 3 T. dest. W., 6 T. A.; D 3 (3 ×) und höher mit A. HPUS (88 Vol.-%). Medikationen: D 3 (3 ×) und höher.

Verbena hastata L. Blaue Verbene. Blue (american, halbert-leaved) vervain. Vervain herb. Ague weed. Purvian. Simpler's joy. Wild hyssop.

Heimisch in Nordamerika, an Wegrändern und in feuchten Wiesen.

Ein ausdauerndes, 1,2 bis 1,5 m hohes Kraut mit gegenständigen, gesägten Blättern, die oberen lanzettlich, die unteren oft gelappt. Die blauen Blüten in schmalen, vielblütigen, ährenähnlichen Trauben.

Inhaltsstoffe. Nach RIMPLER (s. o.) Verbenalin und Hastatosid.

Wirkung. Besonders die Wurzel wirkt emetisch.

Anwendung. Die Wurzel (Radix Verbenae, Verbena root) als Expectorans. Das blühende Kraut als Expectorans und Diaphoreticum. In der Homöopathie. Die Samen nach dem Rösten als Brotmehl.

Verbena hastata HAB 34.

Frische, blühende Pflanze.

Arzneiform. Essenz nach § 3.

Arzneigehalt. 1/3.

Verbena hastata HPUS 64. Blue Vervain.

Die frischen Blätter oder Wurzeln.

Arzneiform. Urtinktur, Dilutionen und Medikationen wie unter Verbena officinalis HPUS 64.

Verbena urticaefolia L. Weiße (nesselblättrige) Verbena. White Vervain. Nettle-leaved Vervain.

Heimisch in Nord-, Mittel- und Südamerika.

Pflanze mit gestielten, ungeteilten, eilanzettlichen Blättern und kleinen, weißen Blüten in zierlichen, schmalen Ähren.

Inhaltsstoffe. Verbenalin.

Anwendung. Bei Steinleiden. Das Kraut wie das von V. officinalis. Die Wurzel als Tonicum, Fiebermittel und gegen Exantheme. In der Homöopathie.

Verbena urticaefolia HAB 34.

Frische, blühende Pflanze.

Arzneiform. Essenz nach § 3.

Arzneigehalt. 1/3.

Verbena rigida SPRENG. (V. venosa GILL. et HOOK.).

Heimisch in Süd- und Ostafrika.

Inhaltsstoffe. Stachyose und Urease (im Blatt).

Anwendung. Die Wurzel bei den Eingeborenen gegen Sodbrennen und Koliken.

Verbena callicarpiaefolia KTH.

Heimisch in Mexiko.

Anwendung. Als Stimulans und Ersatz für Folia Salviae.

Verbena bracteosa MICHX. (V. bracteata CAV.).

Heimisch in den USA.

Anwendung. Gegen Skrofulose.

Bemerkung. Oleum Verbenae s. unter Lippia.

Verbesina

Verbesina helianthoides MICHX. [Actinomeris helianthoides (MICHX.) NUTT.]. Asteraceae — Asteroideae — Heliantheae. Gravel weed. Diabetes weed. Sunflower crownbeard.

Das ausdauernde Kraut wächst in Dickichten und auf den trockenen Prärien von Ohio und Missouri bis Texas und Georgia.

Anwendung. Die Wurzel fand in USA Verwendung in Form eines Infuses bei Wassersucht und chronischer Cystitis.

Verbesina encelioides (CAV.) BENTH. et HOOK f. (Ximenia encelioides CAV., Ximenia microptera Dc.). Flor de Santa. Mirasol.

Inhaltsstoffe. Alkaloide.

Anwendung. In Argentinien das Blatt äußerlich gegen Warzen und Tumoren, innerlich die Abkochung gegen Krebs [HARTWELL: Lloydia *31*, 71 (1968)].

Verecolene

Verecolene.

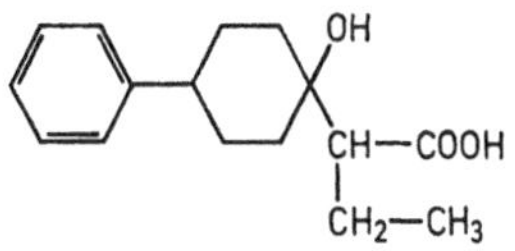

$C_{16}H_{22}O_3$ M.G. 262,34

α-(1-Hydroxy-4-phenylcyclohexyl)-buttersäure.

Eigenschaften. Kristalle aus Ligroin. Fp. = 157°.

Anwendung. Als Cholereticum.

Handelsformen. Biligen. Hepasil.

Vermillon

Vermillon.

S. V, 141 u. Hydrargyrum sulfuratum rubrum.

Vernonia

Vernonia anthelmintica (L.) WILLD. [Centratherum anthelminticum (WILLD.) KUNTZE; Conyza anthelmintica L., Serratula anthelmintica ROXB.]. Asteraceae — Asteroideae — Vernonieae. Purple Fleabane. Vernonia. Ironweed.

Heimisch in Vorder- und Hinterindien, auf Ceylon und in Afghanistan. In Ostindien häufig kultiviert.

Kräftiges, aufrechtes, einjähriges Kraut. Stengel 60 bis 90 cm hoch, verzweigt, flaumig behaart. Blätter 5 bis 9 cm lang und 2,5 bis 3,2 cm breit, lanzettlich oder elliptisch, spitz, scharf gezähnt, auf beiden Seiten mehr oder weniger flaumig behaart, zum Blattstiel hin spitz zulaufend. Blütenköpfchen oben straußförmig, 1,3 bis 2 cm im Durchmesser aus vielen (ca. 40) Blüten bestehend, mit einem linearen Hochblatt an der Spitze des Blütenstiels. Die äußeren Hüllblätter sind linear, behaart, krautig, kurz. Die mittelständigen, etwas längeren Hüllkelchblätter mit laubblattartigen behaarten Spitzen sind linear, spitz oder abgestumpft und an der Basis verschmälert. Die innersten Hüllkelchblätter sind gewöhnlich am längsten. Sie sind linear, spitz zulaufend, trockenhäutig, oft purpurn gefleckt. Die rötlichen Pappushaare sind in der äußeren Reihe sehr kurz und bleiben stehen, während die inneren etwas abgeflacht sind und abfallen. Sie sind wesentlich kürzer als die unbehaarten Blütenblätter. Die 4,5 bis 6 mm langen Achänen sind länglich-zylindrisch mit 10 Rippen und flaumig behaart.

Semen Vernoniae anthelminticae.
Centratherum Ind. P. C. 53.

Frische und getrocknete Samen mit unbeschädigten Drüsenhaaren.
Dunkelbraune Samen, ca. 0,5 cm lang mit vereinzelten weißlichen Haaren, zylindrisch mit ca. 10 Längsrippen, zur Basis spitz zulaufend, gekrönt mit kreisförmig angeordneten kurzen, braunen Schuppen.
Geruchlos, Geschmack bitter, brechreizerregend.

Inhaltsstoffe. In den Samen 26,9% Öl (Vapachiöl) mit 1% C_{14}-, 5% C_{16}-, 2% C_{18}-, 1% Öl-, 9% Linol- und 80% oxydierten Fettsäuren. Im Öl gegen 70% Vernolsäure (D-cis-12,13-Epoxyoleinsäure) $C_{18}H_{32}O_3$, Fp. 30 bis 31°, und L-12,D-13-Dihydroxyölsäure. Ferner Enzyme, die die Umsetzung Vernolsäure → (+)-threo-12,13-Dihydroxyölsäure katalysieren. Ferner ca. 0,02% äth. Öl, 1% Bitterstoff, Harze, Gerbstoffe und Phlobaphene. Krewson et al. [Chem. Abstr. *62*, 10685 (1965)] isolierten aus den Samen Divernolin, Fp. 54 bis 55°, und Trivernolin, Fp. 25°, Glyceride der Vernolsäure. Frost und Ward [Tetrahedron L. *1968*, S. 3779; Chem. Abstr. *72*, 100984 (1970)] isolierten 7,(7)-24(28)-Stigmastadien-3β-ol (7-Avenasterin, Isofucosterin), Fp. 153 bis 156°, Sigmasterin, 5-Stigmasten-3β-ol und 7,22-Stigmastadienol. Fioriti et al. [Tetrahedron L. *1970*, S. 2971 und Chem. Abstr. *70*, 84945 (1969)] isolierten aus dem Saatöl 5α-Stigmasta-8-(14),15,24(28)-trien-3β-ol (,,Vernosterol''), $C_{29}H_{46}O$ (Formel I) und 2 Monepoxy- und Diepoxytriglycerid der Vernolsäure.

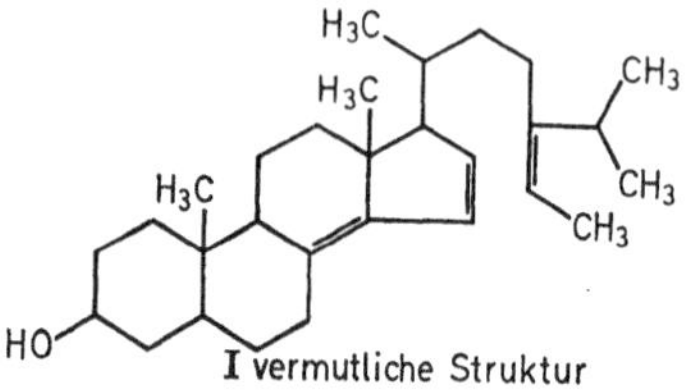

I vermutliche Struktur

Prüfung. Fremde Beimengungen max. 2%, Ind. P. C. 53.

Gehaltsbestimmung nach Ind. P. C. 53. Etwa 20 g der ganzen Samen werden genau gewogen, mit 90%igem A. und, nach dem Abdestillieren des A. wiederholt mit Chlf. extrahiert. Die Chlf.-Extrakte werden filtriert, eingeengt und der Bitterstoff mit Leichtpetroleum (Kp. 40 bis 50°) gefällt. Das Präzipitat wird gesammelt, getrocknet und gewogen.

Aufbewahrung. Trocken. Das Pulver in gut schließenden Behältnissen, vor Feuchtigkeit geschützt, Ind. P. C. 53.

Dosierung. 1 bis 2 g, Ind. P. C. 53.

Wirkung. Anthelmintische Wirkung, vor allem bei Askariden und Oxyuren (Bitterstoff in den Samen).

Anwendung. Als Anthelminticum. Frucht und Blatt bei Koliken, Wassersucht, äußerlich bei Rheuma und Gicht.

Vernonia ambigua Kotschy et Peyr.

Ein in Ostafrika heimisches, 1,2 m hohes Kraut.

Anwendung. Die Wurzeln bei den Eingeborenen als Expectorans.

Vernonia amygdalina Del. (V. randii S. Moore, Decaneuron amygdalina Dc.).

Heimisch in Süd-, West- und Ostafrika.

Inhaltsstoffe. Cardenolide. Im Samen 5% Öl mit 1% C_{14}-, 8% C_{16}-, 5% C_{18}-, 6% Öl-, 20% Linol- und 58% oxydierten Fettsäuren. Kupchan et al. [J. org. Chemistry *34*, 3908 (1969)] isolierten Vernodalin $C_{19}H_{20}O_7$ und Vernomygdin $C_{19}H_{24}O_7$, 2 cytotoxische Sesquiterpenlactone.

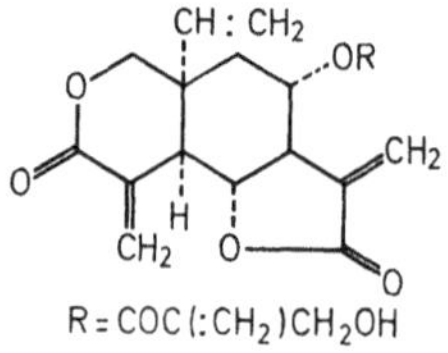

Vernodalin

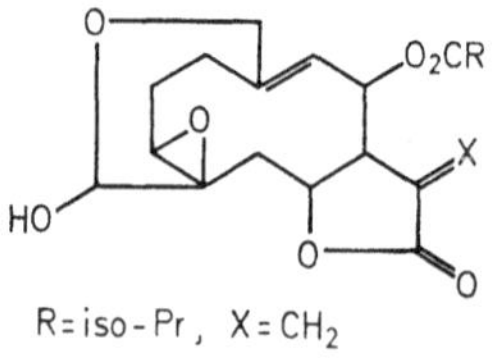

Vernomygdin

Nach Oke [Chem. Abstr. *66*, 6044 (1967)] Spuren von Fe in den Blättern.

Anwendung. Die Wurzel-, Stammrinde und Frucht bei Bilharziosis, Fieber, Magen- und Darmverstimmungen. Die Blätter als Antiskorbutmittel und bitteres Tonikum. Sie gelten als gute Proteinquelle (13 bis 27% Protein in der Trockensubst.) und werden als Gemüse verwendet.

Vernonia angola O. Hoffm. (V. podocoma Sch. Bip. ex Oliv. et Hiern.).

Anwendung. Die Pflanze bei Wunden, als Stypticum, Purgativum und Fischgift, die Blätter bei Brustbeschwerden.

Vernonia angustifolia Michx.

Heimisch in Nordamerika.

Inhaltsstoffe. Die Sesquiterpenlactone Glaucolid-B und Baldvernin [Abdel-Baset et al.: Phytochem. *10*, 2201 (1971)].

Anwendung. Die Wurzel als bitteres Tonikum.

Vernonia ciner(e)a (L.) Less. (V. conyzoides Dc., V. leptophylla Dc., Conyza cinerea L., C. cinerascens Wall., Isomeria cinerea Wight ex Dc.).

Ein in Arabien, Guinea und Ostindien heimisches, 1 m hohes Kraut.

Inhaltsstoffe. Im Samen 3,8% Öl mit 8% C_{14}-, 23% C_{16}-, 8% C_{18}-, 4% Öl-, 22% Linol- und 28% oxydierten Fettsäuren. Lupeol, β-Amyrin und dessen Acetate, β-Sitosterin, Stigmasterin und α-Spinasterin. Ferner Hydrocyansäure. Nach H. Wagner et al. [Phytochem. *11*, 3086 (1972)] in den oberirdischen Teilen Luteolin-7-mono-β-D-glucosid.

Wirkung. Das Blatt wirkt schwach antibiotisch.

Anwendung. Wurzel und Samen als Anthelminticum, das Kraut als Stomachicum, die Blüten bei Konjunktivitis, die ganze Pflanze als Expectorans, Febrifugum, gegen Hautkrankheiten, für Bäder, als Wundverband; der ausgepreßte Saft gegen Hämorrhoiden.

Vernonia cistifolia O. Hoffm.

Ein in Afrika heimisches 1,5 m hohes Kraut.

Anwendung. Die Wurzel bei den Eingeborenen gegen Husten und Katarrh.

Vernonia colorata (Willd.) Drake (V. senegalensis Less., V. quercifolia Vatke, Baccharis senegalensia Pers., Chrysocoma amara Schum. et Thonn., Conyza aurea Perr., C. radiata Dc., C. rutilans Poir., Decaneurum senegalense Dc., Eupatorium coloratum Willd., Gymnanthemum cupulare Cass., G. quercifolium Steetz). Bitters tree.

Ein in den Dickichten Westafrikas heimischer, 3 bis 5 m hoher Strauch oder Baum.

Inhaltsstoffe. Cardenolide, Saponin. Im Sommer 3,1% Öl mit 9% C_{14}-, 11% C_{16}-, 6% C_{18}-, 12% Öl-, 15% Linol- und 38% oxydierten Fettsäuren. Vernolsäure in der (+)- und (−)-Form. Ein Alkaloid (?) in der Wurzel. Toubiana et al. [Tetrahedron L. *1967*, S. 1333; C. R. acad. Sci. (Paris) Ser. C *268*, 82 (1969)] isolierten aus dem Samen Sesquiterpenester Vernolid C_{19} · $H_{22}O_7$, Fp. 180 bis 183°, und Hydroxyvernolid.

Vernolid

Anwendung. Bei den Eingeborenen als Tonicum und Stimulans; das Blatt als Adstringens bei Tonsillitis und Stomatitis; die Wurzel als Emeticum, Expectorans, Febrifugum und bei Gonorrhö, die Wurzelrinde bei Skabies.

Vernonia corymbosa Less.

Anwendung. Als Abortivum und bei Menstruationsunregelmäßigkeiten, die Wurzel bei Dysenterie und als Anthelmintikum, die Blätter gegen Epilepsie.

Vernonia glaberrima WELW. ex. O. HOFFM.

Heimisch in Zentralafrika.

Inhaltsstoffe. Nach REILLY [Nature (Lond.) *215*, 667 (1967)] akkumuliert die Pflanze Cu in den Blättern.

Anwendung. Die Blätter in Zentralafrika gegen Psoriasis.

Vernonia glabra VATKE (Linzia glabra STEETZ).

Heimisch in Afrika, in den Savannen und Eingeborenenfeldern.

2 bis 3 m hohes gelb- oder blaublühendes Kraut.

Inhaltsstoff. Saponin.

Anwendung. Blatt und Wurzel gegen Gonorrhö, als Diureticum, bei Amöbendysenterie, der Krautsaft als Wundheilmittel.

Vernonia grantii OLIV.

Im Hügelwald Afrikas heimische, 3 m hohe Staude.

Inhaltsstoff. Saponin.

Anwendung. Der Wurzel- und Blättersaft gegen Gonorrhö und Bilharziosis.

Vernonia hildebrandtii VATKE.

Heimisch in Ostafrika.

Inhaltsstoff. Ein Alkaloid (?).

Wirkung. Dem Alkaloid kommt eine nicht dem Digitalistypus entsprechende Herzwirkung zu, die auf einer Senkung der Herzarbeit beruht und mit einer Funktionsverminderung im Bereich der Kontraktionen verbunden ist.

Anwendung. In Ostafrika als Pfeilgift, die Blätter bei Diarrhö.

Vernonia hirsenta SCH. BIP.

Heimisch in Südafrika.

Anwendung. Als Bittermittel bei Verdauungsbeschwerden, bei Koliken und als Febrifugum.

Vernonia holstii O. HOFFM.

Heimisch in Tanganjika.

Anwendung. Die Wurzeln bei Leibschmerzen.

Vernonia hymenolepsis A. RICH.

Heimisch in Äthiopien.

Inhaltsstoffe. KUPCHAN et al. [J. org. Chem. *34*, 3903 (1969)] isolierten aus den Blättern das Sesquiterpendilacton Vernolepin $C_{15}H_{16}O_5$, Fp. 181 bis 182°, (I), und Vernomenin $C_{15}H_{16}O_5$ (II).

Wirkung. Nach KUPCHAN (l. c.) hemmt Vernolepin das Wachstum von Tumoren bei Ratten.

Vernonia iodocalyx O. HOFFM.

Anwendung. Bei Epilepsie und Unterleibsschmerzen.

Vernonia macrocyanus O. HOFFM.

Anwendung. Als Spasmolyticum bei Koliken und als Fischgift.

Vernonia nigritiana OLIV. et HIERN.

Heimisch im tropischen Westafrika, Amerika und Asien.

Inhaltsstoffe. Das Glykosid Vallarin. Der Bitterstoff Vernonin (mit schwach digitalisartiger Wirkung?). Im Samen 7,6% Öl mit 2% C_{14}-, 18% C_{18}-, 19% Öl-, 43% Linol- und 8% oxydierten Fettsäuren.

Anwendung. In Westafrika als Febrifugum und Purgans.

Vernonia natalensis S. BIP. (V. aristata S. BIP., Webbia aristata DC.).

Ein in den Savannen Afrikas heimisches, bis 2 m hohes Kraut.

Wirkung. Emetisch.

Anwendung. Die Wurzel bei Malaria und anderen fiebrigen Erkrankungen, ferner als Expectorans und bei Hämorrhoiden.

Vernonia oligocephalus S. BIP. ex WALP. (V. kransii SCH. BIP.). Silver leaved vernonia.

Heimisch in Afrika.

Anwendung. Bei Koliken, Dysenterie, Rheuma, Diabetes, als Stomachicum, das Blatt als Purgativum.

Vernonia rheedis KOSTL.

Heimisch in Indien.

Anwendung. Blatt u. a. als Aromaticum, Diaphoreticum, Stomachicum.

Vernonia scabra PERS. (V. odoratissima KTH., Baccharis brasiliensis W.).

Heimisch in Brasilien.

Anwendung. Blatt und Blüte als Aromaticum, Tonicum, Stomachicum, bei Augenkrankheiten und zu Bädern.

Vernonia shirensis OLIV. et HIERN. (V. woodii O. HOFFM.).

Heimisch in Afrika.

Anwendung. Als Stomachicum, bei Erkältungen, chronischem Husten und fiebrigen Erkrankungen; als Antiparasiticum. Die Holzkohle bei Rheuma.

Vernonia stuhlmannii O. HOFFM.

Ein in den Savannen Afrikas heimisches, 1 bis 1,5 m hohes Kraut.
Anwendung. Wurzeln und Blatt bei Lungenentzündung und eitrigen Abszessen.

Vernonia subuligera O. HOFFM.

Heimisch in Tanganjika.

Anwendung. Als Galactagogum.

Veronica

Veronica officinalis L. Scrophulariaceae — Rhinanthoideae — Veroniceae. Wald-Ehrenpreis. Arznei-Ehrenpreis. Echter Ehrenpreis. Thé d'europe. Quadernuzza. Thé scizzero.

Heimisch in fast ganz Europa, Vorderasien und Nordamerika, in lichten, trockenen Wäldern, auf Heiden und an Wegrändern, bes. im Gebirge.

Ausdauernd. Wurzelstock walzlich, kriechend. Stengel 10 bis 20 cm lang, rauhhaarig, niedergestreckt, die Äste und Blütentrauben aufrecht. Laubblätter verkehrt-eiförmig oder elliptisch, sehr kurz gestielt, in den Stiel rasch zugeschweift, stumpf oder spitz, gekerbt, gegen den Grund zu ganzrandig, zerstreut-behaart. Blüten in gedrungenen, nach dem Verblühen sich etwas verlängernden, steif aufrechten Trauben, sehr kurz gestielt. Traubenspindel, Blütenstiele und Kelche dicht drüsig-zottig. Blumenkrone glockig-radförmig, mit sehr kurzer Röhre, 6 bis 7 mm breit, hellila, sehr selten weiß. Kapsel 4 mm lang, dreieckig-verkehrt-herzförmig, seicht ausgerandet, drüsig flaumig. Samen linsenförmig, 1 mm breit.

Herba Veronicae. Herba Betonicae albae. Ehrenpreiskraut. Grundheilkraut. Wundkraut. Male Speedwell Wort. Herbe de véronique (officinale). Yerba de veronica.

Herba Veronicae Erg.B. 6, Dan. VIII. Véronique CF 49.

Das getrocknete, während der Blütezeit (Juni bis September) gesammelte Kraut; nach CF 49 die getrockneten blühenden Zweige.

Die Ganzdroge besteht aus den Stengeln mit Blättern und Blüten. Der hin- und her-gebogene, oft wurzelnde Stengel ist rund und trägt gegenständige, verkehrt eiförmige oder elliptische, am Rande gesägte Blätter, die in den kurzen Blattstiel verschmälert sind. Stengel und Blätter sind behaart.

Die Schnittdroge ist gekennzeichnet durch die spröden, graugrünen, matten Blattstück-chen, durch ganze, kleine, verkehrt eiförmige Blätter mit gesägtem oder gekerbtem Blattrand und rauher Behaarung, durch Bruchstücke der gedrungenen Blütentrauben mit blauen oder rötlichen, dunkelgeaderten Blüten, durch hell- bis braungrüne, flache, verkehrt herzförmige Fruchtkapseln mit 4 schmallanzettlichen Kelchblättchen und durch behaarte, runde, grüne bis blauviolette Stengelstückchen.

Schwacher Geruch, herber, bitterer Geschmack.

Mikroskopisches Bild. Das undeutlich bifazial gebaute Blatt hat Spaltöffnungen in beiden Epidermen. Die Haarbildungen sind Gliederhaare und Drüsenhaare mit zweizelligem Kopf.

Die graugrüne Pulverdroge ist gekennzeichnet durch zahlreiche, vier- bis fünfzellige, starkwandige Gliederhaare, durch Drüsenhaare mit einzelligem Stiel und zweizelligem Köpf-chen, durch Gliederhaare mit ovaler bis kugeliger Endzelle an Kelch-, Blütenstiel- und Frucht-knotenstückchen und durch Kronblatteile mit stumpfkegelförmiger, kutikulargestreiften Papillen und großen, einzelligen, dünnwandigen Keulenhaaren. Epidermisfetzen der Blätter zeigen in Flächenansicht derbe, z. T. knotig verdickte, oberseits buchtige, unterseits wellige Zellwände und Spaltöffnungen auf beiden Blattseiten. Mesophyllbruchstücke lassen ein zweireihiges Palisaden- und dichtes Schwammparenchym erkennen. Die etwa 35 µm großen, kugeligen glatten Pollenkörner zeigen 3 rhombische Austrittsstellen.

Verfälschung. Mit Stachys alpina L.

Inhaltsstoffe. Glykosid Aucubin (Rhinanthin, Aucubosid) $C_{15}H_{22}O_9$, Fp. 182 bis 183° (Zers.). Bitterstoff, Gerbstoff, org. Säuren, Mannit, Zucker, Gummi, Wachs, Harz und Spuren äth. Öls.

Prüfung. Asche max. 9% Dan. VIII, 10% Erg.B. 6.

Wirkung. Expectorierend und antidiarrhoisch. Durch den Gehalt an Aucubin kann es auf Weidevieh toxisch wirken.

Anwendung. Bei Erkrankung der Atmungsorgane, bes. bei Asthma bronchiale, als Ex-pectorans, bei Gicht und Rheuma.

In der Homöopathie, bei chronischer Bronchitis, Blasenkatarrh und chronischen, infek-tiösen Hautleiden.

Dosierung. Als Einnahme 1,5 g (zu 1 Tasse Aufguß) Erg.B. 6.

Veronica HAB 34.

Frische, blühende Pflanze.

Arzneiform. Essenz nach § 2.

Arzneigehalt. 1/2.

Veronica beccabunga L. (Nach HPUS 64 auch V. americana, V. anagallis, V. intermedia).
Bachbunge. Bachbungenehrenpreis. Quellehrenpreis. Wasserbunge. Wassersalat. Brooklime.
Speedwellwort. Cressonière. Salade de chonette. Cresson des chiens. Beccabunga.

Heimisch in fast ganz Europa, in West- und Nordasien (Sibirien bis Japan und zum
Himalaya) und Nordafrika. An Bächen, Quellen und in Wassergräben.

Ausdauernd. Wurzelstock kriechend. Stengel aus liegendem Grunde aufsteigend, bis 50 cm
hoch, stielrund, kahl. Blätter alle gestielt, eiförmig oder breit-elliptisch, stumpf, schmal
gesägt, kahl, glänzend. Blüten in lockeren, blattwinkelständigen, schief abstehenden Trauben.
Tragblätter lineal, so lang oder kürzer als die Blüten. Blütenstandsachsen und Blütenstiele
kahl. Kelch vierteilig, Blumenkrone radförmig mit sehr kurzer Röhre, 4 bis 9 mm breit,
azurblau. Fruchtstiele fast waagrecht abstehend. Kapsel herzförmig, fast kugelig, an den
Kanten schmal flügelig umrandet, 3 bis 4 mm lang. Samen 0,5 mm lang.

Herba Beccabungae. Bachbungenkraut. Wasserbungenkraut. Speedwell Wort. Herbe
de beccabunga.

Gebräuchlich ist nur die blühende, von der Wurzel befreite, frische Pflanze. Der Stengel
stielrund, aufsteigend, an den unteren Knoten wurzelnd, oben aufrecht, kahl, glänzend,
dick und saftig. Die Blätter gegenständig, elliptisch oder länglich, kurz gestielt, stumpf, fein
gesägt, kahl, etwas fleischig. Die Blütentrauben stehen in den Blattwinkeln und einander
gegenüber. Kelch und Krone vierteilig, die Krone blau; zwei Staubfäden. Ohne Geruch, von
bitterlichem, etwas scharfem, schwach salzigem Geschmack.
Verwechslung mit Veronica anagallis L. (s. u.).

Inhaltsstoffe. Aucubin, Bitterstoff und Gerbstoff. SWIATEK [Diss. Pharm. Pharmacol. *20*,
543 (1968)] isolierte n-Triacontan, einen Farbstoff, Fp. 148 bis 151°, einen Alkohol, Fp. 71,5
bis 73,0°, und β-Sitosterin, D-Mannitol, Kaffee-, Ferula- und Vanillinsäure, Aucubin, Glucose,
Fructose, Saccharose, Raffinose und Spuren einer Substanz, $C_{14}H_{18}NO_7$, Fp. 169 bis 171°.

Anwendung. In der Volksheilkunde als Diureticum und Laxans, als Blutreinigungs- und
Appetitanregungsmittel, bei Hautkrankheiten, Leberleiden, Blasensteinen, Ruhr, Skrofulose,
Lungenleiden und Blutungen des Zahnfleisches. In der Homöopathie.

Veronica beccabunga HAB 34 Bachbunge.
Frische blühende Pflanze.

Arzneiform. Essenz nach § 1.

Arzneigehalt. 1/2.

Veronica beccabunga HPUS 64. Brooklime.
Die ganze frische Pflanze.

Arzneiform. Urtinktur: Arzneigehalt 1/10. Veronica beccabunga, feuchte Masse mit 100 g
Trockensubstanz und 300 ml W. = 300 g, dest. W. 200 ml, A. USP (94,9 Vol.-%) 635 ml zur
Bereitung von 1000 ml der Tinktur. Dilutionen: D 2 (2×) enthält 1 T. Tinktur, 3 T. dest.
W., 6 T. A.; D 3 (3×) und höher mit A. HPUS (88 Vol.-%). Medikationen: D 3 (3×) und
höher.

Veronica virginica L. [Leptandra virginica (L.) NUTT., Veronicastrum virginicum (L.)
FARW., nach HPUS 64 auch Callistachya virginica, Eustachya alba, E. purpurea, Leptandra
purpurea, Paederota virginica, Veronica incarnata, V. japonica, V. sibirica]. Virginianischer
Ehrenpreis. Leptandra Culver's physic. Tall (Virginia-) speedwell. Tall veronica.

In Wiesen und feuchten Wäldern Nordamerikas (von Canada bis Georgia, Alabama und
Missouri) und in Sibirien. In Europa gelegentlich als Zierpflanze.

Ausdauernd. Am aufrechten Stengel Blattquirle und endständige, gedrungene Blütentrauben mit fast weißen Blüten. Kapselfrüchte. Blätter 4 bis 7 in jedem Quirl, kurzgestielt,
lanzettlich, zugespitzt und gezahnt.

Rhizoma (Radix) Leptandrae virginiae. Virginischer Ehrenpreis. Leptandrawurzel.
Black root. Culver's (Bowman's, Brinton's) root. Culver's physic. Tall veronica root.
Racine de leptandra. Racine de veronique de Virginie.
Leptandra BPC 34.

Das getrocknete im Herbst des zweiten Jahres gesammelte Rhizom mit den Wurzeln.

Das bis 15 cm lange, etwa 5 mm dicke Rhizom ist schwach gekrümmt, geringelt und trägt Reste des Stengels. Außen dunkel-graubraun, auf der Oberseite Narben der früheren Stengel und Knospen, auf der Unterseite etwa 2 mm dicke und 10 cm lange, längs-gerunzelte Wurzeln. Auf dem Querschnitt zeigt das Rhizom die dunkle Rinde, den hellen Holzteil und das große, ebenfalls dunkle, drei- bis sechsstrahlige Mark. In der primären Rinde ein unterbrochener Kreis von Fasern. Fast ohne Geruch, von bitterem, schwach scharfem Geschmack.

Inhaltsstoffe. p-Methoxy- und 3,4-Dimethoxyzimtsäure und deren Ester, Fett, β-Sitosterin, kleine Mengen äth. Öls, Zucker, Gerbstoff, D-Mannitol, 6% Harz, Gerbstoff, Bitterstoff und Farbstoff. Nach älteren Angaben ein Phytosterin $C_{27}H_{46}O$ und Leptandrin (?).

Wirkung. Choleretisch und laxierend, bei Überdosierung emetisch.

Anwendung. Früher als Purgans, Emeticum, Leber- und Gallenmittel. In der Homöopathie bei entzündlichen und fieberhaften Erkrankungen der Leber und Galle; bei Hepatitis, akuter gelber Leberatrophie, Leberschwellungen, Cholangitis, Cholecystitis, Gries- und Steinbildung sowie bei Hämorrhoiden.

Leptandra HAB 34.

Frische zweijährige Wurzeln.

Arzneiform. Essenz nach § 3.

Arzneigehalt. 1/3.

Leptandra virginica HPUS 64. Culvers Root HPUS.

Die frische zweijährige Wurzel.

Arzneiform. Urtinktur: Arzneigehalt 1/10. Leptandra, feuchte Masse mit 100 g Trockensubstanz und 185 ml W. = 285 g, dest. W. 215 ml, A. USP (94,9 Vol.-%) 635 ml zur Bereitung von 1000 ml der Tinktur. Dilutionen. D 2 (2×) enthält 1 T. Tinktur, 3 T. dest. W., 6 T. A.; D 3 (3×) und höher mit A. HPUS (88 Vol.-%).
Medikationen: D 3 (3×) und höher.

Veronica anagallis L. (V. anagallis-aquaticae L.). Uferehrenpreis. Gewöhnlicher Wasserehrenpreis. Mouron d'eau.

Heimisch in Europa, Nordafrika, West- und Nordasien, Nordamerika, an Gräben und Ufern.

Ausdauernd. Wurzel faserig, Stengel aufrecht oder aus kriechendem Grunde aufsteigend, 20 bis 70 cm hoch, ästig, schwach vierkantig, hohl, kahl. Laubblätter lanzettlich bis länglich, mit schmaler, seicht herzförmiger Basis sitzend, spitz, ganzrandig oder seicht gezähnt, kahl, glänzend. Blüten in zahlreichen, reichblütigen, blattwinkelständigen Trauben. Blütenstiele ziemlich lang, spitzwinkelig, abstehend, gleich der Traubenspindel und den Kelchen meist kahl. Kelch vierteilig. Blumenkrone radförmig mit sehr kurzer Röhre, 4 bis 5 mm breit, rosarot, selten bläulich oder weiß. Fruchtstiele spitzwinkelig, abstehend, Kapsel eirundlich, 3 mm lang, wenig länger als breit, spitz ausgerandet, 2,5 bis 3,5 mm lang, so lang wie der Kelch. Samen 0,5 mm breit.

Inhaltsstoff. BRODA et al. [Acta Pol. Pharm. *26*, 255 (1969)] fanden 0,8% Aucubin.

Anwendung. Lieferte früher Herba Anagallidis aquaticae, Herba Veronicae anagallidis. Als Verfälschung von Herba Beccabungae.

Veronica parviflora VAHL.

Heimisch in Amerika.

Anwendung. Gegen Dysenterie und Diarrhö.

Veronica spicata L. Heide-Ehrenpreis. Ährenblütiger Ehrenpreis.

Heimisch in Europa.

Inhaltsstoffe. Im Kraut in hohen Mengen D-Mannitol (1,7%), Chlorogen-, Kaffee-, Protokatechu-, Veratrum-, Vanillin- und Isovanillinsäure; p-Hydroxybenzoe-, p-Cumar-, Syringin-, Ferula- und Isoferulasäure. Nach ZIELINSKA-SOWICKA [Chem. Abstr. *75*, 106087 (1971)] Luteolinglykosid.

Anwendung. Liefert Herba Veronicae spicatae, Anwendung ähnlich V. officinalis.
Ferner werden in der Volksmedizin verwendet: Veronica arvensis L., V. peregrina L., V. teucrium L. und V. triphyllos L.

Vespa

Vespa crabro L. Hymenopterae-Aculeata. Hornisse.

Größte (bis 35 mm lange) einheimische Art der Falterwespen; Zeichnung wespenartig.

Bestandteile. Hornissengift enthält Histamin, 5-Hydroxytryptamin (Serotonin), freie Aminosäuren, erhebliche Mengen Acetylcholin sowie ein stark haemolysierend wirkendes Gift. Pigmentfarbstoffe. Leucopterin und Xanthopterin.

Giftwirkung. Rötung, Schwellung und Schmerzen der gestochenen Hautpartien. Es kann Kollaps und Bewußtlosigkeit eintreten. Wenige Stiche können tödlich sein, vor allem bei Vorliegen einer Anaphylaxie.
Behandlung: Ausziehen des Stachels. Waschen der Wunde mit Salmiakgeist, event. Skarifikationen der Wunde. Bei Erstickungsgefahr (nach Stich im Mund) Tracheotomie.

Crabro vespa HAB 34.

Mit 90%igem Weingeist getötetes, zerriebenes Tier.

Arzneiform. Tinktur nach § 4 mit 90%igem Weingeist.

Arzneigehalt. 1/10.

Aufbewahrung. Bis 1. Dez. Pot. vorsichtig!

Vestia

Vestia lycioides WILLD. Solanaceae. Huévil.

Heimisch in Chile, Peru, Argentinien und Brasilien.

Ein etwa 90 cm hoher Strauch mit aufrechtem und verzweigtem Stamm, verschieden farbigen, kahlen, ledernen Blättern und gelben Blüten.
Blätter und Samen schmecken sehr bitter.

Inhaltsstoffe. Ein Alkaloid. Quercetin-3α-(2-O-β-D-glucopyranosyl)-D-glucofuranosid; Isoquercitrin.

Anwendung. Als Tonicum, Stomachicum, Fieber- und Wurmmittel, bei Ruhr, Tollwut; äußerlich bei Gangrän.

Vesuvin

Vesuvin.

S. III, 452 u. Bismarckbraun.

Vesuvin 000 extra.

Bemerkung. Es handelt sich um ein Farbstoffgemisch, das hauptsächlich aus dem Hydrochlorid des Toluol-2,4-bis-[azo-m-toluylendiamin] besteht.

Eigenschaften. Dunkelbraunes, violettstichiges Pulver, wenig lösl. in kaltem, lösl. in heißem W. und A.

Anwendung. In der Mikroskopie. Als Rg. auf salpetrige Säure in W.

Vetiveria

Vetiveria zizanioides (L.) NASH (auch STAPF) [Anatherum muricatum (RETZ.) PB., Andropogon muricatus RETZ., A. squarrosus L. (auch HACK.), Vetiveria muricata (RETZ.) GRISEB., ferner nach HPUS 64 Vetiveria odorata, Phalaris zizan(i)oides, Virana]. Poaceae — Andropogonoideae — Andropogoneae. Vetivergras. Cuscus. Khus-Khus. Blua. Vittie vayr. Woetiwear.

Sehr verbreitet in den Ebenen und niedrigen Gebirgen Indiens, Burmas und Ceylons, bis zu Höhenlagen von 1300 m, bes. in Punjab, Bhartpur und teilweise in Ajmer, vorwiegend wild; auch auf Java, Ceylon, in Indonesien, dem Malayischen Archipel, den Philippinen, im südlichen Nordamerika, Zentralafrika, Réunion, Bourbon und Brasilien. Nur in geringem Ausmaß angebaut, gedeiht am besten am Ufer der Flüsse, in reichem, sumpfigem Boden, feuchtem, warmem Klima, aber auch auf festem Sand und Tonboden bei einer Durchschnittstemperatur von 30 °C. In Süd-Indien baut man die Pflanze u. a. in Malabar, Tuticorin und Süd-Travancore an.

Die Khus-Pflanze ist ein gesellig vorkommendes, in großen Büscheln wachsendes, ca. 1 bis 1,3 m hoch werdendes ausdauerndes Gras, mit einem aromatisch riechenden Wurzelstock.

Radix Vetiveriae. (Fälschlich auch Radix Iwarancusal, Iwarancusawurzel.) Vetiverwurzel. Indische Nardenwurzel. Indische Spiknardenwurzel. Mottenwurzel. Khuskhuswurzel. Vetiver root. Cuscus root. Racine de vétiver. Racine de chien dent des Indes. (Raiz de ivaracusa.)

Gewinnung. Die aus sandigem Gelände stammenden Wurzeln sind weniger aromatisch als die in lehmigem Boden gewachsenen Wurzeln (richtiger Wurzelstöcke). Auch durch stehendes Wasser wird das Aroma der Wurzeln beeinträchtigt. Durch öfteres Schneiden des Grases lassen sich das Wachstum und die Entwicklung der Wurzeln anregen. In Nord-Indien erntet man schätzungsweise jährlich etwa 2400 t Vetiverwurzeln, doch bleiben mindestens ebensoviel Wurzeln in der Erde. In ganz Indien sollen nahezu 3000 t Vetiverwurzeln jährlich gewonnen werden. Etwas mehr als die Hälfte davon verwendet man zur Herstellung von „Tattis", das sind aromatische Matten und Vorhänge, während etwa 1440 t zur Gewinnung des äth. Öles verarbeitet werden.

Beschreibung. Die Droge besteht aus dem Wurzelstock mit den anhängenden Wurzeln. Der Wurzelstock ist dick, geringelt, mit vielen langen dünnen Wurzeln besetzt. Diese sind 0,5 bis 2 mm dick, blaubraun bis ockergelb, etwas hin- und hergebogen, fein verästelt, von einer lockeren, leicht abweichbaren Rinde bedeckt. In letzterer reichlich Ölzellen und größere Lufträume. Ein schmaler gelber Holzring mit weiten, in einem Kreis angeordneten Gefäßen, anschließend ein weites, stärkereiches Mark. Charakteristischer Geruch. Mikroskopisch zeigt ein Querschnitt eine dünnwandige Epidermis (soweit überhaupt vorhanden), an der Reste der abgebrochenen Wurzelhaare zu sehen sind. Das Hypoderm ist zwei- bis dreischichtig, aus polygonalen, derbwandigen Zellen bestehend. Die Rinde setzt sich zusammen aus radial gestellten, ein- bis zweischichtigen, parenchymatischen Zellplatten, die große, fast die ganze Rindenbreite einnehmende Luftkanäle zwischen sich lassen (oder es hängen vom Gewebe nur noch die Radialwände zusammen). An der Endodermis sind sie nur durch eine Zellschicht verbunden. Die Endodermis setzt sich zusammen aus tangential gestreckten Zellen, die axial gestreckt sind, mit dünner Außenwand und stark verdickten und getüpfelten Innen- und Seitenwänden. Das Pericambium und angrenzende Zellen des Zentralstranges bilden einen vielschichtigen Faserzylinder, in welchen ein Kreis weiter Tüpfelgefäße eingebettet ist. Leptomstränge sind klein, öfters nicht mehr kenntlich. Das Mark ist parenchymatisch, stärkehaltig, zum Teil geschwunden. Die Stärkekörner sind meist zusammengesetzt und besitzen einen zentralen Spalt. In der Rinde finden sich elliptische Zellen mit äth. Öl oder Harz. Auch Gefäße enthalten vielfach gelbe Harzmassen.

Inhaltsstoffe. In der frischen Droge ca. 1%, in getrockneter Droge 1 bis 3,3% (in indischer Droge um 0,2 bis 0,3%) äth. Öl, Vetiveröl mit 60% Vetivenolen, 12 bis 13% Vetivenonen (für den Geruch ausschlaggebend), u. a. Laevojunessol, Khusol, Khusimol, Khusunol (Valerianol), Khusensäure, Isokhusensäure, Khusinoloxid, Zizansäure, Khusilal, Khusiten, Diacetyl, α- und β-Vetivon, Tricyclovetiven, Isobisabolen, Vetiven, Isovetivon, Vetivenol, Vetivensäure, Acoradien, α- und β-Vetispiren, β-Vetivon, β-Isovetispiren, α-Isovetivenen, ferner viele andere Sesquiterpenderivate, Palmitin- und Benzoesäure; ferner Vetiverin, Bitterstoff, Harz; 56% des M.-Extraktes Kohlenhydrate (Glycerol, Fructose, Glucose, Saccharose).

Anwendung. Diaphoreticum, Stimulans, Emmenagogum und Stomachicum. In Indien gegen Tumoren im Abdomen. Zur Gewinnung des äth. Öles. Auf Mauritius als Abortivum. In der Homöopathie. Auch zur Herstellung von Körben, Decken und Matten; ferner als Ungeziefermittel, bes. gegen Motten.

Anatherum muricatum HAB 34.

Getrockneter Wurzelstock mit daranhängenden Wurzeln.

Arzneiform. Tinktur nach § 4 mit 60%igem A. Spez. Gew. 0,896 bis 0,898. Trockenrückstand 0,5 bis 0,6%.

Arzneigehalt. 1/10.

Anatherum muricatum HPUS 64. Vetiver.

Die getrocknete Wurzel.

Arzneiform. a) Urtinktur: Arzneigehalt 1/10. Anatherum, mäßig grob gepulvert, 100 g, A. USP (94,9 Vol.-%) q. s., zur Bereitung von 1000 ml der Tinktur. b) Dilutionen: D 2 (2×) und höher mit A. HPUS (88 Vol.-%). c) Medikationen: D 1 (1×) und höher.

Bemerkung. Das Gras kann zur Herstellungvon Matten, Schirmen, Fächern, Sonnendächern und dergleichen verwendet werden.

Vetiveria nigritana STAPF.

Inhaltsstoffe. Äth. Öl mit höherem Geh. an Gesamtalkoholen und Ketonen. Nachgewiesen wurden Vetivensäure, α- und β-Vetivon sowie Vetivazulen.

Anwendung. Liefert Vetiveröl.

Viburnum

Viburnum prunifolinum L. Caprifoliaceae-Viburneae. Amerikanischer Schneeball(baum). American oder Southern Blackhaw. American Snowball. American Guelder Rose. Nanny bush oder root. (Plumleaved) Viburnum. American Sloe. Stagbush. Sweet viburnum. Sheepberry. Viorne américain. Viburno.

Heimisch im größten Teil der Vereinigten Staaten von Nord-Amerika und in Kanada.

Ein stattlicher, im Mai blühender Strauch oder kleiner Baum, mit im Frühherbst reifen, eiförmigen oder länglichen, schwärzlichen Früchten. Bes. charakteristisch sind kurze, spitze Winterknospen, zugespitzte, scharf feinzackige, ovale Blätter an langen, dünnen, kahlen, oft schmal-gesäumten Stielen. Die sitzenden, weißlichblühenden Cymen sind 5 bis 12,5 cm breit und tragen eiförmig bis ovale, bläulichschwarze, mit weißlichem Schmelz überzogene, über 1,5 bis 2 cm große Beeren mit glänzenden, flachen Kernen.

Viburnum rufidulum RAP. (V. prunifolinum L. var. ferrugineum TORR. et GRAY). Southern black haw.

Heimisch von Virginia bis Florida, westlich bis Illinois und Texas, meist auf steinigem Boden.

Ein großer Strauch oder kleiner Baum, bis zu 9 m hoch; Zweige kräftig, steif, mit abgestumpften, rostig behaarten Winterknospen. Blätter elliptisch bis eiförmig, meist stumpf und feingezackt, mit unbehaarter, glänzender, dunkelgrüner Oberfläche und rostig flaumhaarigen Adern auf der Unterseite, bes. gegen die Basis zu, von deutlich lederiger Beschaffenheit. Stiele meist schmalgeflügelt, rostig flaumhaarig, ungefähr bis zu 1,3 cm lang. Blüten weiß, in sitzenden Cymen. Früchte dunkelblau, ellipsoide Steinfrüchte mit einem flachen Kern.

Cortex Viburni (prunifolii). Viburnum Cortex. Viburnum (prunifolinum). Viburnumrinde, amerikanische Schneeball(baum)rinde. Virginische Schneeballrinde. Black Haw Bark. Sloe Bark. Viburnum bark. Écorce a aubépine. Écorce de Viburnum (prunifolinum). Corteza de viburno. Viburno. Casca de viburno.

Cortex Viburni prunifolii Erg.B. 6, Helv. V, Ned. V. Viburnum BPC 49, CF 65. Viburni prunifolii cortex Ital. VI. Viburnum Cortex Hisp. IX. Cortex Viburni CsL 2. Viburnum prunifolium NF X. Viburno Brasil 2, Chil. III. Außerdem offizinell in Mex. 52 und Portug. 35.

Die getrocknete Stamm- und Zweigrinde (nach Extra P. 67 die Wurzelrinde) von V. prunifolium. Nach Ital. VI die Stammrinde, nach CF 65 die Zweigrinde und nach BPC 49, NF X und Mex. 52 die Wurzel- oder Stammrinde. NF X und Mex. P. 52 lassen als Stammpflanze auch Viburnum rufidulum RAF. (s. o.) zu.

Im Handel meist ein Gemisch der Rindenstücke älterer Wurzeln und ganzer Stücke der jüngeren und jüngsten Wurzeln und Nebenwurzeln = Wurzelrinden; ferner die Stamm- und Zweigrinden.

Ganzdroge ca. 1 bis 3 mm dicke, von jüngeren Zweigen abgeschälte Halbröhren und breitere, bis 5 mm dicke, oft verbogene, schwach rinnige, unregelmäßige Stücke älterer Zweige und Stämme, denen bisweilen noch geringe Mengen des Holzkörpers anhängen. Die

Außenseite ist je nach dem Alter silbergrau, graubraun oder schwärzlich braun, stellenweise weißlich, besetzt mit grauen Flechten, kreisrunden oder quergestreckten, helleren Korkwarzen oder dicht kleinwarzig, fast schuppig oder mit einem netzig zerrissenen Kork bedeckt. Die Innenseite ist glatt bis schwach längsstreifig, rot- oder gelblichbraun und oft mit anhaftenden, weißgelblichen Holzresten versehen. Der Bruch ist kurz, fast eben oder grobkörnig; der Querschnitt ist weißlich und läßt unter der Lupe zahlreiche orangegelbe Punkte oder Flecken erkennen. Aufgeweicht quillt die Rinde stark. Die Schnittdroge ist gekennzeichnet durch Rindenstückchen, die außen graubraun, mit Flechten und Korkwarzen bedeckt, innen rötlichbraun und oft noch mit gelblichen Holzfasern besetzt sind. Wurzelrinde in unregelmäßigen gebogenen oder eingerollten Stücken bis zu 9 cm lang und bis zu 3,5 mm dick. Außenfläche braun, oder, wo der Außenkork abgeblättert, rötlich- bis gelblichbraun, und unregelmäßig längsrunzelig. Innenseite heller, häufig mit leicht gefärbten Streifen und Längshellungen. Bruch kurz aber uneben, einen dunkelgefärbten Kork und eine heller gefärbte Innenrinde mit zahlreichen gelblichen Steinzellgruppen zeigend. Geruch schwach, eigentümlich, Geschmack schwach herb und zusammenziehend, etwas bitter.

Mikroskopisches Bild. Die Korkschicht aus großen dünnwandigen, tafelförmigen Zellen mit braunem Inhalt; die primäre Rinde aus tangentialgestreckten derbwandigen Zellen, zwischen diesen kleine Steinzellen (können auch fehlen). Bei jüngeren Rinden treten an der Grenze zur Innenrinde vereinzelt oder in kleinen Bündeln stark verdickte primäre Sklerenchymfasern auf, bei älteren Rinden sind diese durch Borkenbildung entfernt. In den Rindenstrahlen in unregelmäßiger Verteilung verschieden umfangreiche Gruppen sehr stark verdickter Steinzellen; keine Sklerenchymfasern. Die Markstrahlen 1 bis 2 Reihen breit, der Inhalt ihrer Zellen färbt sich mit Kalilauge braunrot. — Die Zellen des Parenchyms sind etwas verdickt und porös, sie führen Stärke und Gerbstoff; zahlreiche Zellen sind zu Kristallkammerfasern mit Drusen, seltener Einzelkristallen von Calciumoxalat umgebildet. Alte Rinden bestehen nur aus Periderm, Perizykel und sekundärer Rinde. Die nicht offizinelle Wurzelrinde zeigt gleichen Bau, aber reichlicher Steinzellenester, diese auch in der primären Rinde.

Die rötlichbraune Pulverdroge ist gekennzeichnet durch einzelne und in Gruppen auftretende, stark verdickte Steinzellen, durch Stücke dünnwandigen, braunen Korkes, Kristallkammerfasern mit Drusen, seltener Einzelkristallen von Calciumoxalat und durch Parenchymgewebe aus etwas verdickten Zellen mit Stärke und Gerbstoffmassen. Vereinzelte Querschnittsbruchstücke zeigen Markstrahlen und Parenchymstücke jüngerer Rinden mit vereinzelten kleinen Bündeln stark verdickter Fasern.

Verfälschung. Cortex Viburnum opuli (s. d.). Eine Verwechslung oder Verfälschung beider Drogen ist wegen der geringen anatomischen Unterschiede leicht möglich. Die Rinde von V. opulus soll kleinzelliger sein als bei V. prunifolium.

Inhaltsstoffe. Nach älteren Angaben Viburnin (harzartiger Bitterstoff), verschiedene organische Säuren wie Oxal-, Citronen-, Äpfel-, Baldrian-, Isovalerian- und Spuren von Salicylsäure. 5,5% Stärke, 2,4% Proteine, 0,5% Dextrine, 16% Pentosane, 2% Tannin, Zucker wie 1,8% Invertzucker und 0,3% Saccharose, Spur amorphes Alkaloid, ein Kohlenwasserstoff, Heptacosan ($C_{27}H_{56}$), fettes Öl mit Ameisen-, Essig-, Capron-, Capryl-, Myristicin-, Palmitin-, Öl- und Linolsäure und 0,3% äth. Öl, Glykoside, Sterine wie Phytosterin ($C_{27}H_{46}O$) und Phytosterolin ($C_{33}H_{56}O_6$), Gummi sowie Calcium- Magnesium-, Kalium- und Eisensalze; Salicin (Salicosid) $C_{13}H_{18}O_7$ und harzartige Stoffe, die bei der Hydrolyse Essigsäure und Valeriansäure liefern. Nach HÖRHAMMER, WAGNER und REINHARDT [Dtsch. Apoth.-Ztg. *105*, 1371 (1965); Botan. Mag. (Tokyo) *79*, 510 (1966); Z. Naturforsch. *22b*, 768 (1967)] Amentoflavon (Bis-[5,7,4-Trihydroxy-flavon]), in der Lipidfraktion 2 noch nicht aufgeklärte Sterine, ferner α- und β-Amyrin, Oleanol- und Ursolsäure sowie Acetyloleanol- und Acetylursolsäure; außerdem Scopoletin, Äsculetin-, ein in seiner Struktur noch unbekanntes Polyen (farbloses Carotinoid), Arbutin (Spuren) und Chlorogen- sowie Isochlorogensäure.

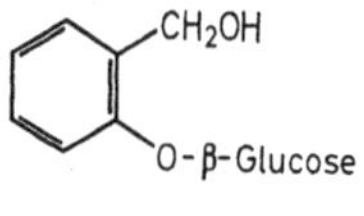

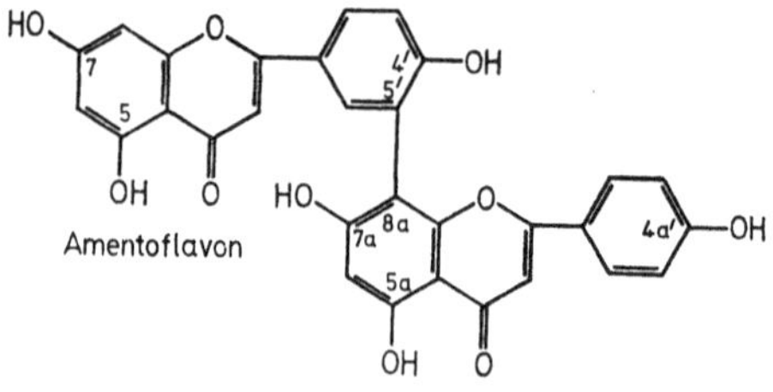

Ferner nach JARBOE und ZIRVI [Int. Symp. Chem. Nat. Prod. London (1968)] 1-Methyl-2,3-dibutylhemimellitat $C_{18}H_{24}O_6$ und in den Blättern nach ZAPROMETOV [Chem. Abstr. *71*, 69 (1969)] (+)-Catechin.

Durch die Unterschiede in den Inhaltsstoffen (Viburnum opulus L. enthält kein Amentoflavon, s. d.) geben HÖRHAMMER, WAGNER und REINHARDT [Dtsch. Apoth.-Ztg. *105*, 1371 (1965)] eine d.chr. Unterscheidung von Auszügen der handelsüblichen teureren Importdroge, V. prunifolium mit der billigeren V. opulus. Zur Chromatographie gelangen μl Auszüge. Zur Entfernung der Fettbestandteile werden die Drogen jedoch zuvor 20 Min. lang mit Bzn. unter Rückfluß gekocht. Adsorbens: Kieselgel G (Merck); Fließmittel: Chlf.—Eisessig—Aceton 75:25:10 (Laufzeit 60 Min.); Sprühreagentien: 1. 1%ige Vanillin-konz. Salzsäure, 2. 10%ige m. Kalilauge, 3. 1%ige wss. Echtblausalz-B-Lsg. — Für Auszüge von Cortex Viburni prunifolii ist das im UV-Licht schwarz-braun fluoreszierende Amentoflavon (R_f = 0,38) typisch. Auch die beiden blau fluoreszierenden Substanzen Scopoletin (R_f = 0,85) und Scopolin (R_f = 0,06) sind zumeist nur in V. prunifolium vorhanden. Das Catechin in V. opulus zeigt sich im UV-Licht nur als schwacher dunkler Fleck (R_f = 0,20). Am besten sichtbar wird der Unterschied zwischen beiden Drogen nach dem Besprühen mit Vanillin-Salzsäure. Bei V. prunifolium wird Amentoflavon deutlich gelb, bei V. opulus werden Catechin und der Gerbstoff am Startpunkt kräftig rot angefärbt. Weitere Differenzierungsmöglichkeiten ergeben sich nach Behandlung der Platten mit Kalilauge und Echtblausalz-B.

Tabelle 1

| Fleck Nr. | R_f-Wert | Cort. V. Prunif. | Cort. V. Opuli | UV-Licht | Tageslicht | | | |
					Vanillin/ HCl	KOH	KOH + Echtblaus.-B	Echtblaus.-B
1	0,06	Scopolin	—	blau	—	—	—	—
2	0,20	—	Cate-chin	schwach dunkel	rot	grau-braun	rot-braun	rot-braun
3	0,38	Amen-tofla-von	—	schwarz-braun	gelb	gelb	rot-braun	—
4	0,85	Scopo-letin	—	blau	—	—	—	—
5	0,99	Polyen	(Polyen)	grün	—	—	—	—

Für eine schnelle orientierende Unterscheidung kann folgender Test verwendet werden: Reagenzlsg.: M. 10 ml. 1%ige, wss. Echtblausalz-B-Lsg. 0,5 ml; konz. Salzsäure 5 Tr. Dazu gibt man 3 Tr. des zu untersuchenden methanolischen Drogenauszuges, der, wie oben beschrieben, bereitet wurde.

Liegt Cortex Viburni opuli vor, färbt sich die Reagenzlsg. sofort stark kirschrot, während bei einem Cortex-Viburni-prunifolii-Auszug auch nach mehreren Std. keine Fbg. auftritt. Dieser Reagenzglastest kann auch direkt aus dem Rindenpulver ausgeführt werden. Man gibt $^1/_2$ bis 1 mg zerkleinerte oder gepulverte Droge zur selben Reagenzmenge. Bei Viburnum opulus tritt unter Umschütteln nach 2 bis 3 Min. Rotfbg. auf.

Prüfung. Identität, Eisen(III)-chlorid färbt den Querschnitt grün, Helv. V.

Reinheit. Max. Aschegeh. 6% Erg.B. 6, Helv. V, Hisp. IX, Ned. 5, CsL 2; 5% Brasil. 2. — Säureunlösl. Asche max. 3% NF X, CsL 2. — Fremde Pflanzenteile max. 2% NF X, CsL 2. — Anhängendes Holz max. 7% NF X, CsL 2. — Fremde org. Beimengungen (Holz und andere fremde Stoffe) max. 5% Brasil. 2. — Rinden mit einem aus zahlreichen Gruppen von Basthaaren und Steinzellen gebildeten Ring und zahlreichen Einzelkristallen (Cortex Viburni opuli) dürfen nicht verwendet werden, Erg.B. 6, Helv. V.

Wirkung. Cortex V. pr. besitzt eine günstige Wrkg. bei Dysmenorrhö und drohendem Abortus; aus einer Reihe von in-vivo- und in-vitro-Versuchen am Meerschweinchen-, Ratten- und menschlichen Uterus ergibt sich v. a. eine spasmolytische Wrkg. Oral zugeführte Viburnum-prunifolium-Zubereitungen sollen die Kontraktion und den Tonus des Uterus herabsetzen, auch das äth. Öl soll nach der älteren Literatur am Uterusmuskel aktiv sein. Die Wrkg. des Salicins, das als Wirkprinzip genannt wurde, ist umstritten, konnte in der Droge auch nicht nachgewiesen werden. Das wirksame Prinzip soll auch nicht im wss., sondern im a. Extrakt der Pflanze vorliegen [Zit. HÖRHAMMER, WAGNER und REINHARDT: Dtsch. Apoth. Ztg. *105*, 1372 (1965)]. Dieselben Autoren [Bot. Mag. (Tokyo) *79*, 510 (1966); Z. Naturforsch. *22b*, 768 (1967)] fanden bei einem Äthylacetat-Drogenauszug die stärkste Spasmolysewrkg. (am Meerschweinchen-Dünndarm und Uterus), für die die Cumarine Scopoletin und Äsculetin verantwortlich sein dürften, die eine etwa 8- bis 10mal schwächere Wrkg. im Vergleich zu Papaverin besitzen; auch das Amentoflavon hat eine sehr schwache, etwa

50fach geringere Wrkg. als Papaverin. JARBOE et al. [Nature *212*, 837 (1966)] isolierten aus einem M.-Extrakt vier (sehr auf den Uterusmuskel entspannend wirkende) Substanzen. Die Rinde soll auf das ZNS lähmend wirken. Ein Extrakt soll bei Tieren ohne vorübergehende Erregung dämpfend bzw. lähmend auf die Zentren der willkürlichen Bewegung, auf die Reflexzentren und die sensiblen Nervenendigungen wirken. Als tödliche Dosis werden 5 bis 7 g des trocknen Extraktes, subkutan injiziert, bezeichnet. Der Tod erfolgt durch Herzstillstand.

Anwendung. Uteruswirksames Spasmolyticum, bei Menstruationsstörungen und drohendem Abort, bei Dysmenorrhö und Amenorrhö, anämischen Frauen, bei Schwangerschaftserbrechen und klimakterischen Beschwerden; bei Asthma in Form des Fluidextraktes 1,0 bis 4,0 mehrmals täglich. Als Adstringens und Diureticum. In der Homöopathie. Ein Dekokt der Pflanze früher als Antikonzipiens [BRONDEGAARD: Planta med. (Stuttg.) *23*, (1973)].

Dosierung. Als Einnahme 1,0 g, Erg.B. 6. 1 bis 2 g EP. 67.

Viburnum prunifolium HPUS 64. Black Haw.

Die frische Rinde.

Arzneiform. a) Urtinktur: Arzneigeh. 1/10. Viburnum prunifolium, feuchte Masse mit 100 g Trockensubstanz und 100 ml W. = 200 g, dest. W. 300 ml. b) Dilutionen: D 2 (2×) enthält 1 T. Tinktur, 3 T. dest. W., 6 T. A. D 3 (3×) und höher mit A. HPUS (88 Vol.-%). c) Medikationen: D 3 (3×) und höher.

Viburnum prunifolium HAB 34.

Frische Früchte.

Arzneiform. Essenz nach § 3.

Arzneigehalt. 1/3.

Viburnum opulus L. (V. lobatum LAM., Opulus vulgaris BORKH., O. glandulosus MÖNCH;

nach HPUS außerdem Viburnum edule, V. oxycoccus). Gemeiner oder gewöhnlicher Schneeball. Wasser-Schneeball. Schneeballschlinge. Wasserholder. Schwelkenbaum. Hirschholder. Water-Elder. Snowball (Wild). Guelder Rose. High(bush). Cranberry. Cranberrystree(bush). Wayfaring tree. Nannybush. Sheepsberry. White Dogwood. (Viome) Obier. Obier de l'Europe. Sureau d'eau. Sambuco aquatico. Viburno Coppo (rosso). Pallone. Pallon di neve. Sambuchella. Mundillo. Bola de nieve. Rosa de Gueldres. Rodela. Viburno.

Heimisch in ganz Europa, Nordafrika, im Kaukasus, West- und Nordasien, Halbinsel Kamtschatka.

Häufig in Auenwäldern und im Auengebüsch, an Bachufern, an Waldrändern und in Hecken, auf sickerfeuchten, nährstoff- und basenreichen, mäßig sauer-milden, humosen, sandigen oder reinen Lehm- und Tonböden, von der Ebene bis in die Alpentäler verbreitet. Flach wurzelnder, bis 4 m hoher aufrechter Strauch (seltener baumartig) mit Lang- und Kurztrieben. Äste meist etwas kantig, die älteren bräunlich, die jüngeren grauweiß, zuweilen rot angelaufen, kahl. Holz weiß, mit weiter Markhöhle. Knospen gegenständig, die Endknospe meist fehlend, eiförmig bis länglich-eiförmig, spitz, mit 2 Paar Knospenschuppen. Äußere Knospenschuppen eiförmig, spitz, niederblattartig, derb, kahl, oft rot überlaufen, an der Basis ein kurzes Stück miteinander verwachsen. Innere Knospenschuppen an der Basis lang röhrenförmig miteinander verwachsen, an der Spitze dreilappig geteilt mit mehr oder minder ausgeprägten Spreitenrudiment in der Mitte, grün, mit deutlich hervortretenden Nerven, unterseits kurzdrüsig, am Rande drüsig bewimpert. Laubblätter gestielt, 8 bis 12 cm lang, bis 8 cm breit, ahornähnlich, breit-eiförmig-dreilappig oder durch mehr oder weniger tiefe Teilung der Seitenlappen mehr oder minder fünflappig, unterseits und am Rand kurzdrüsig; Lappen eiförmig, spitz, unregelmäßig buchtig gezähnt, mit scharf zugespitzten Zähnen, oberseits kahl, glatt, lichtgrün, unterseits flaumig behaart, graugrün. Blattstiel 2 bis 3 cm lang, engrinnig, am Rand dicht unterhalb des Spreitenansatzes jederseits mit zwei oder mehr napfförmig sitzenden Drüsen, oberhalb der Basis jederseits mit 1 bis 3 etwa 3 bis 8 mm langen, schmal-linealischen bis fädlichen stipelähnlichen Zipfeln mit meist keulig verdickter Spitze. Infloreszenzen endständig an den Kurztrieben, schwach gewölbte, etwa 10 cm breite, reich verzweigte, lockere Schirmrispen mit einer wechselnden Zahl stark vergrößerter steriler Randblüten, die unteren, rispig-thyrsisch verzweigten Äste meist in einem sechszähligen Wirtel angeordnet. Blütenstandsachsen kahl oder kurzdrüsig. Brakteen 2 bis 8 mm lang, linealisch, einnervig, dünn. Fruchtbare Blüten sitzend. Kelchzähne 5, weniger als 0,5 mm lang, eiförmig, spitz. Blumenkrone kurz glockig, 4 bis 5 mm lang mit 5 gleichartigen, eiförmigen, etwas zurückgeschlagenen Zipfeln, innen behaart, weiß oder rötlich-weiß. Staubblätter etwa zur Hälfte über die Blütenkrone hinausragend, mit etwa 3 bis 4 mm langen Filamenten und kurzen, beinahe kreisrunden, gelben Antheren. Narbe fast sitzend, dreilappig. Fruchtknoten etwa 2 mm lang, fast stielrund, schwach dreikantig. Randständige unfruchtbare Blüten auf langen „Stielen" (Hypopodien!), mit 15 bis 25 mm weiter Krone und ungleich großen, umgekehrt eiförmigen bis abgerundeten Zipfeln, Kelch wie bei den fruchtbaren Blüten, Staubblätter und Fruchtknoten verkümmert. Frucht eine kugelige, 8 bis 10 mm dicke, beerenartige scharlachrote Steinfrucht, an der Spitze den Rest des Griffels tragend, mit einem flach länglich-herzförmigen, 9 bis 10 mm langen, 8 mm breiten und gut 1 mm dicken Stein mit sehr harter Schale.

Cortex Viburni opuli. Cortex Sambuci aquaticae. Wasserholderrinde. Schneeballbaumrinde (True). Cramp. Bark of water Elder. High bush Cranberry Bark.

Viburnum opulus NF X, Cortex Viburni Ross. 9. Cortex Viburni opuli Pol. III.

Die im Herbst gesammelte Rinde; nach Ross. 9 die im zeitigen Frühjahr gesammelte Stamm- und Zweigrinde von wildwachsenden oder kultivierten Sträuchern, nach NF X die getrocknete Rinde von V. trilobum MARSH. (V. americanum DIPP. non MILL., V. oxycoccus PURSH, V. opulus var. american. AIT.).

Rinde des Stammes außen bräunlich, an den Zweigen grauweiß, zuweilen rot angelaufen. In den Handel kommt sie in 15 bis 25 cm langen, bis 2 mm dicken, krummen Stücken, an der Innenfläche gewöhnlich mit Streifen des weißen Holzes. Die Außenseite ist fast glatt, namentlich bei jüngerer Rinde, oder zeigt längliche Falten, ist grünlich, grünlichgrau, grau oder graubraun, grünlich und weißlich gefleckt und mit braunen Korkwärzchen gezeichnet. Die Innenseite ist mattbraun und zeigt Längslinien. Der Bruch der Außenschicht ist kurz, der inneren langfaserig. Der Geschmack ist adstringierend und bitter.

Mikroskopisches Bild. Die Rinde ist in allen Geweben kleinzelliger als die Rinde von Viburnum prunifolium (s. d.). Unterhalb des aus vielen Reihen etwas dickwandiger Zellen gebildeten Korkes zahlreiche unregelmäßige Bündel von Bastfasern und Haufen von Steinzellen; diese kleiner und formenreicher als bei V. prunifolium. Reichlich Zellen mit Einzelkristallen von Calciumoxalat. In der gelblichen oder bräunlichen Innenrinde zahlreiche Gruppen von Bastfasern und wenig Steinzellen, in tangentialen Bändern angeordnet, in der inneren Partie die Bänder nur schmal, dann breiter, seitlich voneinander durch schmale 1- bis 2reihige Markstrahlen getrennt. Die Fasern sind teilweise oder ganz in dünnwandigen Kristallzellen (Einzelkristalle) eingebettet. Die Bänder von Bastfasern und Steinzellen werden in tangentialer Anordnung durch breitere Streifen parenchymatischen Gewebes getrennt, in den neben Siebröhrengruppen ebenfalls einige zerstreute Steinzellen und Bastfasern vorkommen. Im Parenchymgewebe große Mengen Gerbsäure.

Pulver. NF X: Blaßbraun bis schwach gelblich orange mit zahlreichen Fragmenten stärkeführenden Parenchyms und Kristallen, Korkbruchstücke, Steinzellen von verschiedener Form bis 124 µm lang und 35 µm breit. Perizykel und Bastfasern mit etwas verholzten, dicken, lamellaren und fein getüpfelten Wänden; zahlreiche Calciumoxalatdrusen bis 42 µm Durchmesser, einfache sphäroide bis eiförmige Stärkekörner, meist nicht mehr als 6 µm im Durchmesser und wenige Fragmente von schräg getüpfelten Holzfasern mit anhaftendem Holz und von Treppen- und Tüpfelgefäßen begleitet.

Verfälschungen und Verwechslungen. Die Rinde, Mauntain maple oder false cramp-bark genannt, von Acer spicatum LAM. Man kann sie durch die Tanninfarbreaktionen mit Eisensalzen unterscheiden, bei Acer spicatum blau, bei Viburnum opulus grün. Außerdem ist die Rinde leicht zu unterscheiden durch den faserigen Bruch und dem Fehlen eines baldrianähnlichen Geruchs und am Querschnitt mit zahlreichen verholzten Sklerenchymfasern in Rinde, Perizykel und Phloem und verstreuten monoklinen Calciumoxalatprismen. Auch die Rinde eines Holunders wurde als Austauschdroge für „cramp-bark" beobachtet. Die Rinde von V. alnifolium MARSH., Lobblebush, wird als „Southern cramp bark" und als „cramp bark" gehandelt. Sie soll unterschiedlich toxisch sein. YOUNIGKEN und MUNCH [J. Amer. pharm. Ass. Sci. Ed. *29*, 440 (1940)] gaben eine detaillierte makroskopische und mikroskopische Beschreibung der Unterschiede.

Inhaltsstoffe. Nach älteren Angaben Viburnin, ein harzartiger Bitterstoff, Baldriansäure (früher als Viburninsäure bezeichnet), Spuren eines Alkaloids, Gerbstoff, Harz, Wachs, Gummi, Pektin, Zucker, Citronen-, Äpfel-, Oxalsäure, Kohlenhydrate und Phosphate. Im Harz eine Anzahl von Fettsäuren wie Essig-, Capron-, Valerian-, Palmitinsäure usw. und Spuren eines Paraffins, Myricylalkohol und α- und β-Amyrin, im wasserlöslichen Extrakt geringe Mengen eines Glykosids. Im äth. Öl mehr als 50% Säuren (2—10 C-Atome), Ester,

Phenole, Aldehyde oder Ketone. RASZEJA [Chem. Abstr. *60*, 2207 (1964)] isolierte eine amorphe, bittere Substanz, Fp. 68 bis 72°, nach HATTORI und IMASEKI (ibid) soll es sich um ein Glykosid mit einem phenolischen Aglykon und Glucose handeln. DL-Catechin und Epicatechin (Unterscheidung zu **C**. Viburni prunifolii s. d.).

Prüfung. Identität nach Ross. 9. Ein Tr. Eisen-Ammoniumsulfatlsg. ruft auf der Rindeninnenfläche einen schwarz-grünen Fleck hervor. Ein wss. Dekokt der Rinde (1:10) wird grün, wenn man Eisenammonsulfatlsg. zufügt (Gerbstoffe).

Reinheit. A.(70%)-löslicher Extrakt mind. 17% Ross. 9. — Max. Aschegeh. 5% Ross. 9; 8% Pol. III. — Säureunlösl. Asche max. 2% NF X. — Max. Feuchtigkeitsgeh. 10% Pol. III; 14% Ross. 9. — Fremde org. Beimengungen max. 0,5% Ross. 9; 2% NF X. — Mineralische Beimengungen max. 0,5% Ross. 9. — Dunkle Rindenstücke max. 5%, Ross. 9. — Stücke mit an der Innenseite anhängendem Holz max. 2% Ross. 9; 5% NF X. — Ganzdroge: Stücke kürzer als 1 mm max. 5% Ross. 9. — Schnittdroge: Stücke größer als 8 mm max. 8% und Stücke, die durch 1 mm Maschensieb gehen max. 10% Ross. 9.

Wirkung. Über eine den Uterus spasmolytisch günstig beeinflussende Wrkg. der Rindenauszüge liegen nur wenige Berichte vor. Nach HÖRHAMMER, WAGNER und REINHARDT (l. c.) ist keine Wrkg. vorhanden. Nach SMIRNOVA und YADROVA [Farmatsiya (Moscow) *1968*, S. 42] erhöhen Extrakte (mit 30%igem A.) die Kontraktion des isolierten Uterus, die Blutgerinnung bei Hunden und verringern die Blutungszeit bei Ratten.

Anwendung. In Amerika Rinde als Uterinum und Mittel gegen Abdominalbeschwerden, bei drohendem Abort (auch homöopathisch), bei Dysmenorrhö, als Spasmolyticum bei Menstruationsstörungen. In der Homöopathie als Hauptmittel gegen Dysmenorrhö, insbes. Dysmenorrhoea membranacea, krampfartige Nachwehen, außerdem geeignet für sterile Frauen, die an einer Funktionsschwäche der Fortpflanzungsorgane leiden. Als Adstringens und Diureticum. Nach HARTWELL [Lloydia *31*, 71 (1968)] auch gegen Karzinome.

Dosierung. Ca. 3 g USD 60.

Viburnum opulus HAB 34.

Frische Rinde.

Arzneiform. Essenz nach § 3.

Arzneigehalt. 1/3.
Die Vorschläge für das neue Deutsche HAB, Heft 9, S. 548 (1964) sehen eine Prüfung der Tinktur in Butanol—Eisessig—W. 4:1:1 vor.
Die Urtinktur ist bei Penetrantia aufzubewahren.

Viburnum opulus HPUS 64. High Bush Cranberry.

Die frische Rinde, einschließlich der Wurzelrinde.

Arzneiform. a) Urtinktur: Arzneigeh. 1/10. Viburnum prunifolium; feuchte Masse mit 100 g Trockensubstanz und 100 ml W. = 200 g, dest. W. 300 ml, A. USP (94,9 Vol.-%) 635 ml zur Bereitung von 1 000 ml der Tinktur. b) Dilutionen: D 2 (2×) enthält 1 T. Tinktur, 3 T. dest. W., 6 T. A. D 3 (3×) und höher mit A. HPUS (88 Vol.-%). c) Medikationen: D 3 (3×) und höher.

Herba Viburni opuli.

Inhaltsstoffe. Nach älteren Angaben in Blatt und Frucht ebenfalls Viburnin, in der Frucht außerdem Saponin, 3% Gerbstoff und ∼ 5% Pektin, in Blatt (und Rinde) ein noch unbestimmtes, bei der Hydrolyse Valeriansäure abgebendes Glykosid. In den Blüten Astragalin (Kämpferol-3-glucosid), Päonisid (Kämpferol-3,7-diglucosid), daneben 5 weitere Glykoside des Kämpferols, 3 Glykoside des Quercetins und 5 Zimtsäurederivate. Die frischen, unreifen Früchte enthalten nach BOBBIT-RAO [J. Pharm. Sci. *6*, 924 (1965)] Chlorogensäure, β-Sitosterol und Ursolsäure.

Wirkung. Die selbst von Drosseln gemiedenen Beeren rufen Gastroenteritis hervor und können sogar tödliche Vergiftungen bewirken, die dem Viburnin zur Last zu legen sind. Gekochte Beeren sollen angeblich ungiftig sein.
Anwendung. In China Blatt und Frucht als Laxans und Emeticum, die Früchte wegen ihres Vitamingeh. als Substitut für „cranberry" gegen Skorbut.

Viburnum lantana L. (V. tomentosum LAMK.). Wolliger Schneeball. Schlinge. Schwindelbeere. Giddyberry. Wayfaring tree. Mealy Guelder Rose. Viorne lantane. Mantianne. Man-

cienne. Cochène. Auborne. Lantana. Lentaggine. Viburno. Vavorno. Metallo. Barbadejo. Mentironera. Pierno. Morrionera. Vitilaina.

Heimisch in Südeuropa und südliches Mitteleuropa.

Das geschlossene Areal reicht vom östlichen Spanien (mit Ausnahme Aragoniens) über Frankreich nach Südengland und Südbelgien über Mittel- und Süddeutschland, Südosteuropa, Südrußland und die Ukraine bis zum Unterlauf des Dnjepr und Don, östlich des Schwarzen Meeres bis ans Kaspische Meer. Die südliche Arealgrenze verläuft südlich des Schwarzen Meeres durch das Pontische Gebirge zum nördlichen Bulgarien, durch Süd-Jugoslawien, Albanien, über die südlichen Abruzzen zur französischen Mittelmeerküste. — Weitere kleinere Areale im Atlasgebiet. Zerstreut an sonnigen Waldrändern, in Hecken, in lichten Eichen- und Kiefernwäldern, auf mäßig frischen, nährstoff- und basenreichen, meist kalkhaltigen, mehr oder minder humosen, steinigen, sandigen oder reinen Ton- und Lehmböden, wärmeliebend. 1 bis 3 (5 m) hoher, aufrechter Strauch (selten baumartig) mit flachstreichendem dichtem Wurzelsystem. Junge Sproßachsen von dichtstehenden Sternhaaren filzig, später verkahlend, Holz zäh, mit weiter Markhöhle. Knospen ohne Knospenschuppen, nur durch die in der Knospenlage eng zusammenschließenden dicht filzigen Spreiten des untersten Laubblattwirtels geschützt. Laubblätter bis 12 cm (20 cm) lang und 7 cm (10 bis 12 cm) breit, mit etwa 1 bis 2 cm langem schwach rinnigem Stiel, Spreite breit-eiförmig bis oval, an der Spitze abgerundet, seltener spitz, am Grunde abgerundet bis seicht herzförmig, am Rande regelmäßig gezähnelt, mit fein zugespitzten Zähnen, dicklich, runzelig, oberseits tiefgrün, mehr oder weniger dicht mit meist wenigästigen Sternhaaren bedeckt, zuweilen fast kahl, unterseits von meist vielästigen Sternhaaren, bes. an den Nerven dicht filzig (selten fast kahl), anfangs graugrün, später hellgrün. Ohne stipelähnliche Anhänge, Infloreszenz eine endständige, 4,5 bis 10 cm breite gewölbte Schirmrispe, deren unterster Astwirtel meist 6zählig ist. Achsen des Blütenstandes dicht sternhaarig-filzig. Brakteen 2 mm lang, schmal lanzettlich bis linealisch, unterseits filzig (Vorblätter auch unterhalb der Blüten stets ausgebildet). Blüten sitzend, alle gleichgestaltet. Kelchzipfel dreieckig-lanzettlich, knapp 1 mm lang, an der Spitze mit einzelnen Haaren. Blumenkrone 6 bis 8 mm breit, kurz glockig mit gleichartigen abgerundeten Zipfeln, außen und innen kahl, schmutzig weiß, vor dem Aufblühen manchmal etwas rot überlaufen. Staubblätter wenig über die Blütenkrone hinausragend, Filamente 3 bis 4 mm lang. Antheren kurz, beinahe kreisrund. Narbe fast sitzend, dreilappig. Fruchtknoten 2 mm lang, etwas abgeflacht elliptisch, kahl. Frucht eine 7 bis 8 mm lange und 5 bis 6 mm breite, etwas flachgedrückte, spitz-eiförmige beerenartige Steinfrucht, zuerst grün, dann korallenrot, zuletzt glänzend schwarz, an der Spitze den bleibenden Kelch tragend, mit einem flachen, breit elliptischen, 6 mm langen, 5 mm breiten und 1,5 mm dicken, am einen Ende stumpfen, am anderen kurz bespitztem, auf beiden Flachseiten 2 bis 3 dicke Rippen tragendem Steinkern. Blüten wohlriechend.

Inhaltsstoffe. Hauptwirkstoffe unerforscht, ein nicht näher bestimmtes Glykosid (?), Valeriansäure (?). Nach HÖRHAMMER, WAGNER und REINHARDT (l. c.) DL-Catechin in der Rinde, nach PLOUVIER [Compt. Rend. *260*, 1003 (1965)] Mannitol. In den Blättern Leucoanthocyane.

Wirkung. Nach dem Genuß der „Schwindelbeeren", Fructus Viburni lantanae, Baccae Viburni, wurde bei Kindern u. a. Hämaturie beobachtet. Der Bast der Zweige soll ähnlich stark örtlich reizend wirken können wie Cort. Mezerei.

Anwendung. Im Volk das Infus der Früchte und Blätter als Mund- und Gurgelwasser bei Mund- und Rachenerkrankungen.

Viburnum odoratissimum KER. — GAWL. (V. chinense ZEYH.).
Heimisch in China.

Eine bei uns kultivierte Art der Sekt. Thyrsosma RAF. Sommergrüne oder immergrüne Sträucher, Blätter ungelappt, fiedernervig oder auch am Grund dreinervig ohne nebenblattartige Anhänge; Blüten in Rispen mit deutlich dekussiert angeordneten Ästen; Steinfrüchte eiförmig bis ellipsoidisch, blauschwarz bis purpurn, Stein leicht zusammengedrückt, mit tiefer Furche auf der Bauchseite, Nährgewebe ruminiert oder nicht.

Anwendung. In der Homöopathie. Blüte zum Aromatisieren des Tees.

Viburnum odoratissimum HAB 34.
Frische Blätter und Blüten.

Arzneiform. Essenz nach § 3.

Arzneigehalt. 1/3.

Vicia

Vicia faba L. (= Faba vulgaris MOENCH, F. sativa BERNH., Potamogeton bifolius LAPEY-
ROUSE). Fabaceae — Faboideae — Fabeae. Feldbohne. Pferdebohne. Saubohne. Buffbohne.
Puffbohne. Ticks (great and small ticks). Horse-bean. Broad bean. Fava bean. Fève. Fève
des champs ou des marais. Fève de cheval. Feve d'abondance. Favotte. Fava. Faba.

Formenreiche, weltweit kultivierte Futterpflanze, früher auch bes. zur Nahrungsmittel-
gewinnung angebaut.

Heimisch in den Mittelmeergebieten, für sich oder in Mischung mit Sommergetreide und
Erbsen häufig gebaut, bes. in den Küstengegenden, aber auch z. B. im Jura und in den
trockeneren Alpentälern. An Ackerrändern, auf Schutt usw. leicht verwildernd, doch nur im
Mittelmeergebiet sich außerhalb der Kulturen haltend. Nach Norden reicht die Kultur soweit,
als die Sommerwärme für die etwa 5 Monate dauernde Entwicklung genügt, in Europa bis
zu den Faer-Öern, Mittelskandinavien und Nordrußland.

Einjährig, völlig kahl. Stengel meist einzeln, aufrecht und unverzweigt, selten ästig, 40
bis 60 cm hoch und bis 1 cm dick, scharf vierkantig, fleischig, hohl. Laubblätter fleischig,
hell blaugrün, beim Trocknen meist schwarz werdend, mit kräftiger, in eine kurze Spitze
auslaufender Spindel und 2 bis 3 Paar fast sitzender Blättchen; Blättchen in der Knospenlage
gerollt (also im Gegensatz zu den meisten Vicia-Arten wie bei Lathyrus), eiförmig bis elliptisch, etwa 4 bis 10 cm lang und 1 bis 2 cm breit, spitz bis stumpf, ganzrandig, glatt, mit
wenigen, bogigen Seitennerven. Nebenblätter groß, halbherzförmig, ganzrandig oder schwach
gezähnt, mit (oder ohne) kleinen, violettbraunen Nektarien. Blüten etwa 2 bis 3 cm lang,
meist zu 2 bis 4 (ausnahmsweise bis zu 12) in kurz gestielten Trauben, schwach duftend.
Kelch röhrig, bleich, am Grund schwarzgrün, mit lanzettlichen, spitzen Zähnen; deren untere
länger als die oberen, aber kürzer als die Röhre. Krone meist weiß; Fahne gerade vorgestreckt,
violett oder bräunlich geadert, seltener ganz lila oder violettlich; Flügel viel kürzer, mit je
einem großen, schwarzvioletten Fleck. Griffel an der Spitze flaumig behaart und an der
Außenseite bebärtet, mit fast zweilappiger Narbe. Hülsen anfangs aufrecht, später abstehend
oder hängend, fast stielrund, etwa 8 bis 12 cm lang und 1 bis 2 cm breit, um die 2 bis 5 Samen
angeschwollen, kahl oder kurzflaumig behaart, zuletzt dunkelbraun, mit derben, innen
wolligen Klappen und Querwänden aus schwammigem Parenchym. Samen bohnen- oder
linsenförmig, 1 bis $3^{1}/_{2}$ cm lang, meist stark seitlich abgeflacht, oft stumpf-kantig, fettglänzend,
hell und graugelb, bräunlich, rötlich oder grünlich, einfarbig oder grau gewölkt, mit end-
ständigem, sehr großem, länglichem Nabel.

Inhaltsstoffe. Unreife Samen enthalten 84,1% W., 5,4% Stickstoffsubstanz, 0,3% Rohfett,
7,3% stickstofffreie Extraktstoffe, 2,1% Rohfaser und 0,7% Asche, reife Samen 7,9 bis
17,8% W., 17,7 bis 31,5% Stickstoffsubstanz (von Proteiden Legumin, Vicillin, Legumelin,
Proteose), 0,8 bis 3,3% Rohfett (bes. Lecithin und Cholesterin), 41,2 bis 59,0% stickstofffreie
Extraktstoffe (bes. Stärke, aber auch Rohrzucker, Traubenzucker, Galaktan, Pektinstoffe,
Gummi, Citronensäure usw.), 2,9 bis 18,2% Rohfaser und 1,7 bis 4,7% Asche (bes. reich an
Kaliumphosphat, aber auch gelegentlich bis 0,38% Kupfer).

In (z. T. unreifen) Samen u. a. γ-Hydroxycitrullin, δ-Hydroxylysin, 3,4-Dioxyphenyl-
alanin (Dopa), β-Cyanoalanin und viele andere seltenere, aber auch essentielle Aminosäuren,
Proteine (z. B. Vicilin, Legumin), Enzyme, Milchsäure, Convicin (6-Amino-5-hydroxyuracil-
5-β-D-glucopyranosid), Vicin, Fp. 243° (2,6-Diamino-4,5-dihydroxypyrimidin-5-β-D-gluco-
pyranosid), Colamin, Phytin. In Blättern α-Tocopherol, Plastochinone, α-Tocopherolchinon,
Ubichinon, Vitamin K_1, Proteine (Prelegumin, Legumin, Vicilin, Postvicilin), Linolen-,
Palmitin-, Stearinsäure als Hauptfettsäuren in Aminosäure-lipiden, Kohlenhydrate, z. B.
Sedoheptulose; in den Blüten Melanine; Epinin $C_9H_{13}NO_2$, Fp. 188 bis 190°, Guanidin, p-
Hydroxybenzoesäure und Kämpferol. In der Wurzel Proteine, Aminosäuren, Fumarsäure,
Betulin, Hämin, Hämatin, 5-Hydroxyuracil-2,6-diaminopurin, sowie reichlich Auxine.
FAWCETT et al. [J. Chem. Soc. *C 1968*, S. 2455] isolierten fungitoxische Acetylenverbindungen
(Furanderivate). Aus den Blättern isolierten ARISAWA et al. [Chem. Abstr. *75*, 59800 (1971)]
Kämpferol-3-glucosid-7-rhamnosid.

Wirkung. Durch Dihydroxyphenylalanin, das durch körpereigene Fermente in Dopamin
umgewandelt werden kann, ist eine Blutdrucksteigerung möglich. Ferner können Schäden
durch chronische Zufuhr cyanidhaltiger Inhaltsstoffe vorkommen.

Lathyrismus, verursacht durch die Inhaltsstoffe β-Cyanalanin, β-Glutamyl-β-Cyanalanin
in Vicia faba, äußert sich in neurotoxischer Wirkung. [LINDNER: Toxikologie der Nahrungsmittel (1974).]

Favismus (Bohnenkrankheit). Genuß der Saubohne, vor allem, wenn roh oder nur kurz gekocht, führt mitunter zu krankhaften Symptomen, die sich vor allem in einer akuten haemolytischen Anaemie (u. U. mit Ikterus) manifestieren. Die als Favismus bezeichnete Krankheit beruht auf einer x-chromosomal dominant erblichen Anomalie. Die Manifestation ist im allgemeinen bei männlichen Kindern häufiger und schwerer. In knapp 10% der Fälle führt Favismus zum Tod. In Mittelmeerländern, bes auf Sardinien, tritt Favismus häufiger auf als in Mitteleuropa. Die Symptome können binnen weniger Min. (nach Inhalieren des Blütenstaubes) oder erst nach 5 bis 24 Std. (bei Genuß der Saubohne) auftreten.

Die akute Hämolyse nach dem Genuß von Vicia faba oder auch nach dem Einatmen von Blütenstaub dieser Pflanze beruht — neben noch unbekannten extraerythrozytären Faktoren — auf einem hereditären Defekt der Glucose-6-phosphat-dehydrogenase in den Erythrozyten. Faviker können mehrfach Fava-Bohnen gegessen haben ohne daß es zu irgendwelchen Krankheitssymptomen kam. Der Glucose-6-phosphat-dehydrogenase-Defekt ist aber nur die eine pathogenetische Komponente des Favismus. Als weitere Komponente werden immunologische Faktoren vermutet, deren Natur noch weitgehend unbekannt ist. Als weitere toxische Inhaltsstoffe sind die v. a. in den Keimen enthaltenen Proteaseinhibitoren zu nennen.

Anwendung. Wichtige, eiweißreiche Futterpflanze. Früher auch als Nahrungsmittel (Semen Phaseoli). Die arzneiliche Bedeutung, auch in der Homöopathie, ist gering. Bohnenmehl (Farina fabarum) war im Altertum und Mittelalter ein geschätztes Heilmittel. Am beliebtesten waren Breiumschläge mit Essig zur Entfernung von Sommersprossen, Erweichung von entzündlichen Schwellungen; innerlich und äußerlich gegen Warzen und Krebs; ferner gegen Husten, Nieren- und bes. Genitalleiden, bei Brüchen und Verbrennungen. Lauge aus Asche von Bohnenstroh wurde im Altertum besonders gegen Nervenleiden, später auch als Diureticum und Purgativum gebraucht. Schließlich dienen geröstete Bohnen auch als Kaffeesurrogat. Die Sämlinge der Bohnen können zur Gewinnung von L-Dopa verwendet werden.

Vicia Faba gehört zu den morphologisch, physiologisch und biochemisch am häufigsten untersuchten Pflanzen, ähnlich wie Hafer, Lupine, Erbse und Gartenbohne. Der Hauptgrund hierfür ist der, daß sich aus den leicht erhältlichen Samen jederzeit rasch beliebige Entwicklungsstadien erzielen lassen. Saubohnenantiserum gibt noch in Verdünnung 1:25000 Präcipitinreaktionen.

Vicia Faba HAB 34.

Frische Pflanze nach der Abblüte.

Arzneiform. Essenz nach § 3.

Arzneigehalt. 1/3.

Anbau, Kultur, Schädlinge. Am besten gedeiht die Ackerbohne in Gebieten mit ozeanischem Klima auf guten Böden, bes. Marschböden, wo sie sehr große Feuchtigkeit erträgt. Schon die alten Schriftsteller heben ihr großes Wasserbedürfnis zur Blütezeit hervor. Beschattung erträgt sie recht gut. Die Vegetationsdauer beträgt im Süden 100 bis 140, in Deutschland 154 bis 196 Tage. Bei andauernder Trockenheit treten oft Mißernten ein, bes. auch infolge starken Befalls durch Blattläuse. In trockenen Gebieten wird die Saubohne oft nur als Umrahmung von Gemüsebeeten sowie in Weinbergen gezogen oder auch als Mengfrucht, oft mit Erbsen (z. B. im Moseltal), mit Erbsen und Hafer oder zweizeiliger Gerste (z. B. auf der Schwäbischen Alb), mit Mais, Kürbis, Stangenbohnen, Futterrüben (z. B. in Tirol, Graubünden und im Wallis). Die Ernte zur Samengewinnung findet meist nach der Erbsen- und Linsenernte, oft erst im Oktober statt. Der Samenertrag pro Hektar schwankt zwischen 800 und 4700 kg. Zur Grünfutter- und Dürrheugewinnung werden die Pflanzen meist zur Blütezeit geschnitten, zur Heugewinnung oft auch erst nach dem Fruchtansatz. Das Grünfutter ist nur für Rinder, das Heu und Stroh in Form von Häcksel auch für Pferde und Schafe geeignet.

Von den Schmarotzern sind schwarze Blattläuse (Aphis evonymi FAB., = A. viciae KALT.) bes. schädlich, da sie die jungen Sprosse völlig mit ihren süßen Ausscheidungen überziehen und zum Absterben bringen. An den Samenvorräten richten die Samenkäfer Larius (= Bruchus) granarius PAYK, und L. rufimanus SCHÖNH. große Verheerungen an. Vom Laub zehren Rüsselkäfer (Sitona-Arten, Otiorrhynchus sulcatus FAB.) und Eulenraupen (Mamamestra pisi L.). Blattminen gräbt die Made von Agromyza scutellata FALL. Weiter sind zu nennen als bes. schädlich die Wickenseide (Cuscuta Europaea L. subsp. viciae KOCH et SCHÖNH., bes. häufig z. B. im Schwäbischen Ries), der Bohnenrost (Uromyces fabae PERS.) und die die Hülsen befallende Ascochyta pisi LIB. Geringere Bedeutung haben die Mehltauarten (Erysibe polygont DC. und Peronospora viciae (BERK.), ferner Phyllosticta fabae WESTD., Pleospora herbarum PERS. und der die Keimblätter befallende Phialea cotyledonum OUDEM.

Vicia sativa L. (= V. communis ROUY, incl. V. angustifolia L. und V. cordata WULFEN).
Futter-Wicke. Acker-Wicke. Common vetch, tare, thetch, wild vetch. Vesce commune ou
cultivée. Vesce des champs. Jarosse. Poisette. Pesetta. Prejèta. Besse. Bisaille. Biliois. Vec-
cione. Veccia buona. Veccia dolce o nostrale. Vezza nova di trotta.

Allgemein verbreitet im ganzen Mittelmeergebiet und in Westasien (wohl nur hier wirklich
einheimisch); in Mittel- und Nordeuropa seit altersher eingebürgert; außerdem verschleppt
und teilweise eingebürgert auf den Kanaren, Madeira, Madagaskar, Südafrika, Ostasien,
Australien, Neuseeland, Polynesien, Nord- und Südamerika. In Getreidefeldern, Trocken-
wiesen und Weiden, an Acker- und Wegrändern, auch als Futterpflanze gebaut; in zahlreichen Formen weit verbreitet.

Überwinternd-einjährig bis zweijährig, seltener (bes. in Kultur) sommerannuell, angeblich
auch mehrjährig, mit oder ohne Bodenausläufer. Hauptachse wie bei den vorigen Arten früh
absterbend. Stengel verzweigt oder einfach, kantig, schlaff, wie die Laubblätter angedrückt
behaart bis kahl. Laubblätter sehr verschiedenartig; die oberen stets mit ästigen Ranken
und meist 3 bis 7 Paar linealer bis breitelliptischer oder verkehrt-eiförmiger, spitzer bis tief
ausgerandeter Blättchen, die unteren oft ohne Ranken und mit nur 1 bis 3 Paar oft kürzerer
und stärker ausgerandeter Blättchen. Nebenblätter ziemlich klein, halbpfeilförmig, oft mit
einigen Zähnen, auf der Unterseite meist mit (doch bei subsp. angustifolia oft auch ohne)
braunen Nektarien. Blüten etwa 0,6 bis 2,8 cm lang, an kurzen Stielen meist paarweise oder
einzeln in den Blattachseln. Kelch röhrig, vielnervig; Kelchzähne lanzettlich, gerade vorgestreckt, meist alle etwa so lang wie die Röhre. Krone meist rotviolett, selten rosa bis weißlich; Flügel etwas kürzer als die meist heller gefärbte Fahne, viel länger als das Schiffchen.
Griffel oberwärts ringsum behaart. Hülsen meist abstehend oder aufrecht, wenig abgeflacht
bis fast stielrund, etwa 2,5 bis 6 cm lang und 4 bis 8 (selten bis 15) mm breit, bei der Reife
meist den Kelch zerreißend, holperig, zerstreut kurzhaarig bis kahl, meist braunschwarz,
vier- bis zwölfsamig. Samen meist kugelig, 3 bis 4 (bis gegen 6) mm groß, samtig-matt, graugrün, braun oder schwarz, seltener (bei Kulturformen) gelblichweiß, mit schmalem, $^1/_5$ bis $^1/_6$
des Umfangs einnehmendem Nabel.

Inhaltsstoffe. Nach zahlreichen Analysen enthalten die Samen der subsp. obovata 12,9 bis
14,3% W., 27,5 bis 29% Stickstoffsubstanz (25,5% Legumin, Legumelin und Proteose,
2,3% Nuclein, 1,22% Lecithin, 0,06% Cholesterin, ferner Cholin, Betain, Guanin usw.), 0,91
bis 3% Fett, 40 bis 46% stickstofffreie Extraktstoffe (36,3% Stärke, 4,85% Galaktan und
Saccharose, 0,5% organische Säuren wie Citronensäure und Palmitinsäure). Ferner 0,25%
Vicin (Viciosid) $C_{10}H_{16}N_4O_7$, 0,01% Convicin $C_{10}H_{15}N_3O_8$ (Aminoglucosid).
Unter den Aminosäuren seien genannt: 8-Hydroxyarginin, γ-Hydroxyornithin, β-Cyano-
alanin, γ-L-Glutamyl-β-alanin, γ-L-Glutamyl-β-cyanoalanin, die galaktosereichen Oligo-
saccharide Verbascose, Fp. 235° (Pentasaccharid) und Ajugose (Hexasaccharid); ferner
Asparaginsäure, Glutaminsäure. Digalaktosidoinosit und α-D-Galaktosido-(1 → 1')-myoinosit.
Die subspecies angustifolia (L.) GAUDIN enthält in den Samen 0,9% Vicianin $C_{19}H_{25}NO_{10}$,
Fp. 160°, ein Mandelsäurenitril-vicianosid (-arabinoglucosid). In Blüten Quercetin, Kämpferol
und Anthocyanidine (im Hydrolysat nachgewiesen).

Anwendung. Die Samen als Futtermittel (seltener als Nahrungsmittel). Arzneilich früher
bei Masern und Tumoren. Die Samen sollen antidiabetische Wrkg. haben. Auch zur Verfälschung von Pfefferplv. verwendet.

Vicia ervilia (L.) WILLD. (Ervum ervilia L., Ervilia sativa LINK.). Erve. Linsenwicke.
Im Mittelmeergebiet heimisch.

Anwendung. Die Samen (Semen Ervi, Semen Orobi) in der Homöopathie. Früher als
Mittel gegen Diarrhö, Harnbeschwerden und Katarrh.

Ervum ervilia HAB 34.
Reife Samen.

Arzneiform. Tinktur nach § 4 mit 90%igem Weingeist.

Arzneigehalt. 1/10.

Vicia cracca L. Vogelwicke.
Europa, West- und Nordasien, bis Japan.

Inhaltsstoffe. Im Samen in bezug auf die Blutgruppe spezifische und unspezifische Phytohämagglutinine (Amst.). AsBERG et al. [Biochim. Biophys. Acta (Amst.) *160*, 116 (1968)] isolierten eine dem Concanavalin A ähnliche Verbindung. In den Blüten nach PINKAS et al. [C. R. Acad. Sci. Paris, Ser. D, *266*, 839 (1968)] ein Kämpferol-3-rhamnosid.

Anwendung. Gute Futterpflanze. Die Hämagglutinine dienen als Testflüssigkeit zur Blutgruppenbestimmung.

Vidarabinum

Vidarabinum. Vidaribine BAN, Vidarabin.

$C_{10}H_{13}N_5O_4$ M.G. 267,24

9β-D-Arabinofuranosyl-adenin.

Anwendung. Als Virustaticum.

Handelsform. Cl 673 (Parke, Davis, USA).

Viktoriablau

Viktoriablau B.

$C_{33}H_{32}ClN_3$ M.G. 506,07

Bis-(4-dimethylamino-phenyl)-[4-anilino-naphthyl-(1)]-carbinol-hydrochlorid.

Eigenschaften. Bronze-glänzende Kristalle oder violettes Pulver, schwer lösl. in kaltem W. und Ae., wenig lösl. in Bzl., leicht lösl. in heißem W. und A.

Anwendung. Zur Virusfbg. nach Herzberg.

Viktoriagelb

Viktoriagelb 0.

S. V, 805 u. Metanilgelb.

Viktoriarot

Viktoriarot. Plumbum chromicum rubrum. Bleichromat, basisch. Chromrot. Wienerrot.

$PbCrO_4 \cdot PbO$ M.G. 546,43

Eigenschaften. Rotes, feines Pulver; praktisch unlösl. in W.

Anwendung. Als Farbpigment für Malerfarben.

Vinbarbitalum

Vinbarbitalum. Vinbarbital. Vinbarbitone. Butenemalum.

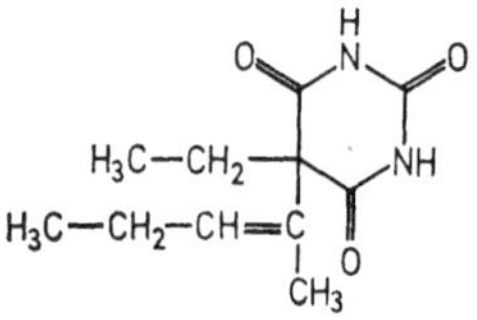

$C_{11}H_{16}N_2O_3$ M.G. 224,3

5-Aethyl-5-(1-methyl-but-1-en-yl)-barbitursäure.

Bemerkung. S. auch II, 207.

Eigenschaften. Weißes Pulver. Fp. $= 160$ bis $163°$. Sehr wenig lösl. in W., lösl. in A., wenig lösl. in Ae.
Natriumsalz: Weißes, hygroskopisches Pulver, das aus feuchter Luft Kohlendioxid aufnimmt unter Freisetzung der Barbitursäure, lösl. in W. und A., wenig lösl. in Ae. und Chlf.

Papierchromatographie. Papier Whatman Nr. 1 wird durch Eintauchen in eine 10%ige Lsg. von Trinatriumorthophosphat und anschließendem Trocknen über Nacht imprägniert. Vor dem Gebrauch wird das Papier in eine Mischung aus Aceton und W. (3:1) eingetaucht. Während das Aceton verdampft (etwa 2 Min.), wird die Prüflsg. aufgetragen.
Prüf-Lsg.: 1%ige Lsg. der Substanz in A., Chlf., Ae. oder anderen flüchtigen org. Lsgm. Mobile Phase: Äthylendichlorid. Entwicklung: Absteigend. Laufzeit: $1^1/_2$ Std. Detektion: UV-Licht. $R_f = 0,21$.

Dünnschichtchromatographie. Stationäre Phase: Kieselgel G. Mobile Phase: Aceton: Chlf. $= 1:9$. Laufzeit: Etwa 17 Min. Detektion: Quecksilbernitrat-Spray: schwarz; Kaliumpermanganat-Spray: gelb bis braun; Zwicker's Rg.-Spray: violett.

Anwendung. Als Sedativum und Hypnoticum (s. auch II, 190 ff.).

Dosierung. 30 bis 200 mg.

Handelsformen. Delvinal: Natriumsalz (Merck, Sharp & Dohme, USA); Diminal (Astra, Schweden).

Vinca

Vinca minor L. [Pervinca minor (L.) GARSAULT, P. minor SCOP., P. procumbens GILIB., Vinca humilis SALISB., V. ellipticifolia STOCKES; außerdem nach HPUS 54 Vinca pervinca]. Apocynaceae — Plumieroideae — Plumierieae. Immergrün. Wintergrün (kleines, gewöhnliches). Sinngrün. Wintergreen. Evergreen. Periwinkle (common, lesser, small). Pervenche. Maagdepalm. Pervinca.

Heimisch von England und Deutschland bis zum Kaukasus und Kleinasien, meist in größeren Beständen am Rande von Gebüschen, in Laubwäldern, in Hecken und Auen sowie auf Waldblößen, an Mauern, Felsen und Weinbergen. Kultiviert vor allem in Ungarn und Rumänien.

Niederliegendes, kriechendes Halbsträuchlein[1]. Der Wurzelstock waagrecht kriechend, mit vielen Wurzelfasern, nach oben zahlreiche fruchtbare und unfruchtbare Stengel treibend. Letztere bis 1 m lang, hingestreckt, kriechend; die fruchtbaren Stengel aufrecht, bis 15 cm hoch. Alle Stengel mit gegenständigen, kurzgestielten, lederartigen, kahlen, glänzenden Blättern, letztere lanzettlich-elliptisch, zugespitzt, ganzrandig mit schwach umgerolltem Rand. Die Blüten blattwinkelständig, einzeln, ziemlich lang gestielt, mit kleinem, fünfzipfligem, kahlem Kelch und ansehnlicher, himmelblauer, seltener weißlicher Blumenkrone. Letztere trichterförmig, mit 5 breit umgekehrt keilförmigen Zipfeln. 5 Staubgefäße. Oberständiger, zweifächeriger Fruchtknoten.

Zur Pharmakognosie von Folium Vincae minoris führen BLAŽEK und STARÝ [Ceskoslov. farmac. *13*, 153, 165, 315 (1964)] unter anderem die Zahl der Epidermiszellen der Ober- und Unterseite, die Zahl der Stomata, die Größe der Spaltöffnungen für die Unterscheidung von Vinca maior an.

Inhaltsstoffe. Nach älteren Angaben ein Bitterstoff Vincin. Der Gesamtalkaloidgeh. im Kraut beträgt 0,15 bis 0,68%, im Durchschnitt 0,28%, unter Feldbedingungen 0,26 bis 0,95% [NECZYPOR: Pharmazie *24*, 273 (1969)]. Die oberirdischen Teile haben im Frühjahr den höchsten Geh. [BLAŽEK et al.: Pharm. Z'halle *104*, 662 (1965)]. In den Wurzeln ist der Alkaloidgeh. im Herbst am größten. Es sind folgende Alkaloide bekannt: Vincamin (Minorin) $C_{21}H_{26}N_2O_3$, Fp. 233°, (+)-Eburnamenin $C_{19}H_{22}N_2$, (−)-Eburnamin (Pleiocarpinidin) C_{19} · $H_{24}N_2O$, (+)-Isoeburnamin $C_{19}H_{24}NO_2$, Fp. 191 bis 192°, 14-Epivincamin $C_{21}H_{26}N_2O_3$, Fp. 181 bis 185°; (−)-Eburnamonin, Fp. 173°, Vincanorin [(±)-Eburnamonin] $C_{19}H_{22}N_2O$, Fp. 201 bis 202°; Vincin (11-Methoxyvincamin) $C_{22}H_{28}N_2O_4$, Fp. 212 bis 214°. Vincinin (11-Methoxyvincaminin) $C_{22}H_{26}N_2O_4$, Fp. 202 bis 204°; Vincaminin (Vincarein) $C_{21}H_{24}N_2O_4$, Fp. 208 bis 210°; 20-Hydroxyvincamin $C_{21}H_{26}N_2O_4$, Fp. 222 bis 225°; (+)-Quebrachamin $C_{19}H_{26}N_2$, Fp. 145 bis 146°; (±)-N-Methylquebrachamin $C_{20}H_{28}N_2$, Fp. 70 bis 72°; Vincadin $C_{21}H_{28}N_2O_2$, Fp. 70 bis 75°; Vincaminorein $C_{22}H_{30}N_2O_2$, Fp. 138 bis 139°; Vincaminorin $C_{22}H_{30}N_2O_2$, Fp. 130 bis 131°; Vincaminoridin $C_{23}H_{30}N_2O_3$, Fp. 99 bis 100°; (±)-Vincadifformin $C_{21}H_{26}N_2O_2$, Fp. 125°; (−)-Vincadifformin $C_{21}H_{26}N_2O_2$; Minovin (N-Methyl-vincadifformin) $C_{22}H_{28}N_2O_2$, Fp. 120 bis 122°; Minovincinin $C_{21}H_{26}N_2O_3$; Minovincin (Minoricin) $C_{21}H_{24}N_2O_3$; (−)-16-Methoxyminovincin $C_{22}H_{26}N_2O_4$; Minoricein $C_{22}H_{26}N_2O_4$; Vincoridin $C_{21}H_{24}N_2O_3$, Fp. 159 bis 160°; Vincorin $C_{22}H_{28}N_2O_3$, Fp. 93 bis 94°; Perivincin $C_{23}H_{26}N_2O_4$, Fp. 201 bis 202°; Vincatin $C_{22}H_{30}N_2O_3$, Fp. 111 bis 112°; Vincesin $C_{22}H_{32}N_2O_4$, Vincoridin.

Nach MOKRY et al. [Coll. Czech. Chem. Comm. *32*, 2523 (1967)] u. a. Vinoxin $C_{20}H_{24}N_2O_3$, Epivincamin, Vincamidin (Strictamin) $C_{20}H_{22}N_2O_2$, Fp. 80 bis 83° und 110 bis 112°; (+)-1,2-Dehydroaspidospermidin und (+)-N-Methylaspidospermidin. Nach DÖPKE und MEISEL [Pharmazie *23*, 521 (1968)] 16-Methoxy-vincadifformin. Nach DÖPKE et al. [Tetrahedron L. *1968*, S. 1805, S. 6065, *1970*, S. 749] 11-Methoxyeburnamonin $C_{20}H_{24}N_2O_2$, Fp. 169 bis 170°; ferner [Pharmazie *23*, 99 (1968); *26*, 182 (1971)] Dimethoxyeburnamonin $C_{21}H_{25}N_2O_3$, Fp. 220°, Vinomin und 16-Methoxyminovincinin $C_{22}H_{28}N_2O_4$, Fp. 141 bis 142°, eine Base I, $C_{21}H_{26}N_2O_3$ und Alkaloid V_3 [Chem. Abstr. *77*, 140393 (1972)]. In ukrainischer Droge nach LYAPUNOVA (Chem. Abstr. *63*, 923 (1965)] Reserpin. Nach SARVASKAN et al. [Helv. Chim. Acta *55*, 2681 [1972)] Deacetylakuammilin und 10-Methoxydeacetylakuammilin; nach GROSSMANN et al. [Phytochemistry *12*, 2058 (1973)] Picrinin $C_{20}H_{22}N_2O_3$ (= Vincaridin) in kultivierten Pflanzen. Ferner p-Cumarsäure, Dambonitol, Fructose, Gentisinsäure, Vincosid (3-β-D-Glucosyloxy-2-hydroxybenzoesäure), Ornol, Protocatechusäure, o-Protocatechusäure, Gerbstoffe, Robinosid, Gummi, β-Sitosterol, Carotin, Rohrzucker, Triacontan, 1,34% Ursolsäure, Vanillinsäure und p-Hydroxybenzoesäure. SZOSTAK et al. [Herba polon. *15*, 66 (1969)] isolierten Robinin, Kämpferol-3-rhamnogalaktosid-7-galaktosid, ein Quercetinglykosid und ein Kämpferol-rhamnoglucosid; nach RAYNAUD et al. [Chem. Abstr. *74*, 121395 (1971)] Quercetin-3-rhamno-glucosid-7-β-glucosid. In den Blüten Myricitin-3-robinobiosid-7-rhamnosid, Kämpferol-3-rhamnosylgalactosid-7-galactosid; im Blatt Quercetin-3-robinobiosid-7-rhamnosid.

Prüfung. Alkaloidnachweis nach CF 65: In einem Reagensglas werden 0,5 g grobgepulverte Blätter mit 1 ml verd. Ammoniak verrieben, 10 ml Ae. zugefügt und innerhalb $^1/_4$ Std. dreimal geschüttelt. Nach dem Absetzen wird die Ätherschicht durch Dekantieren und Filtrieren durch einen mit Watte versehenen Trichter abgetrennt. Man schüttelt die Ae.-Lsg. mit 1 ml verd. Salzsäure, trennt die wss. Schicht mit einer Pipette ab und gibt 3 Tr. Kaliumquecksilberjodidreagens (25 g KJ + 6,77 g $HgCl_2$ in 25 g W. lösen, nach dem Lösen mit W. auf 500 ml auffüllen) 1:10 verdünnt hinzu. Es soll sich eine deutliche Trübung bilden.

SZASZ [Planta med. (Stuttg.) *7*, 234 (1959)] gibt folgende quant. Bestimmungen und p.chr. Trennung der Alkaloide an: 3 g Droge, bestehend aus den oberirdischen getrockneten, feingemahlenen Pflanzenteilen werden mit 3 ml 10%igem Ammoniak befeuchtet und durch-

---

[1] Abbildung s. HÖRHAMMER: Teeanalyse Tafel 12, Abb. 67 und 68.

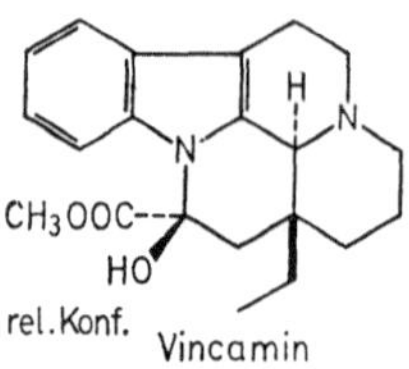

Vincamin   rel. Konf.

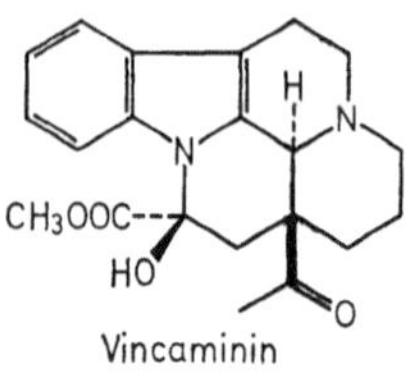

Vincaminin

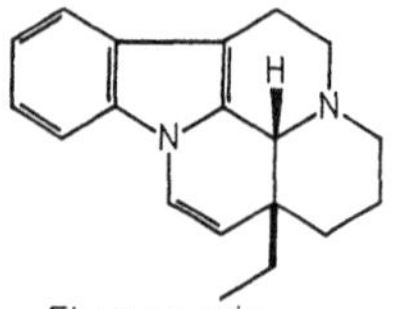

Eburnamenin

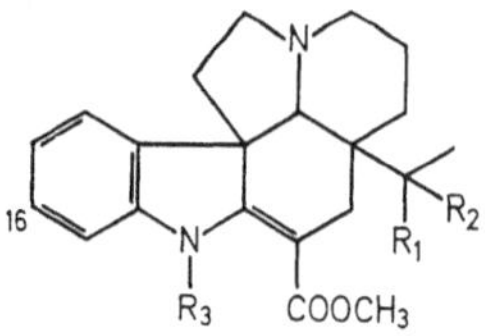

Minovin : $R_1 = R_2 = H$; $R_3 = CH_3$
Minovincin : $R_1, R_2 = O$; $R_3 = H$
Minovincinin : $R_1 = R_3 = H$; $R_2 = OH$
Vincadifformin : $R_1 = R_2 = R_3 = H$

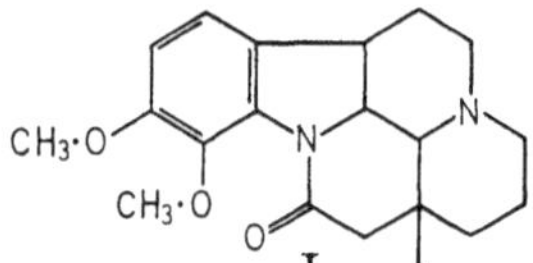

Dimethoxyeburnamonin   I

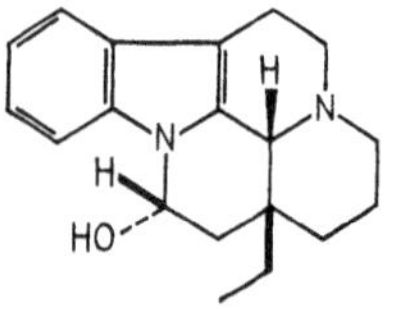

Eburnamin

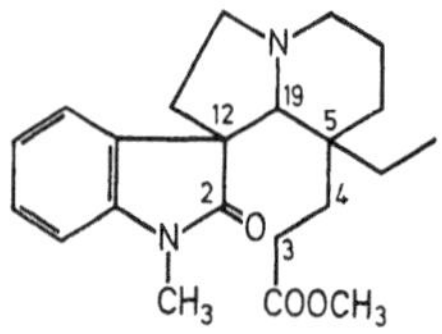

Vincatin

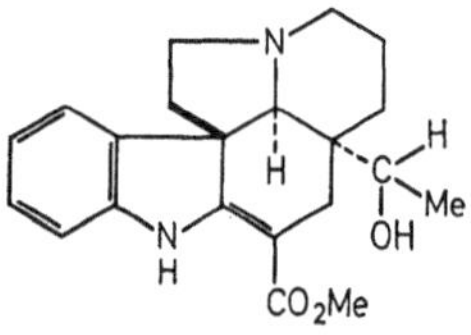

Base Nr. I

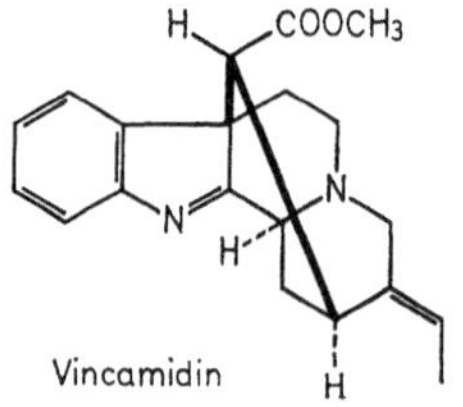

Vincamidin

geknetet. Die feuchte Masse wird mit 1×20 und 2×10 ml Bzl. extrahiert. Der abfiltrierte, vereinigte Extrakt wird mit dem Lsg.-Mittel auf 100 ml verdünnt. Aus der so erhaltenen Stammlsg. werden 20 ml mit 3×10 ml 20%iger Schwefelsäure ausgeschüttelt. 20 ml aus den abfiltrierten, vereinigten sauren Lsg. werden mit Natronlauge auf pH 8 eingestellt und mit 4×5 ml Chlf. ausgeschüttelt. Die Chlf.-Lsg. wird mittels Filtrieren durch geglühtes Natriumsulfat getrocknet. Dann gibt man zu 10 ml Lsg. 5 ml wasserfreien Eisessig und titriert wasserfrei. Man gibt von einer Kristallviolett-Lsg. in Eisessig zwei Tr. zu und titriert mit 0,01 n Perchlorsäure, die mit Tetrachlorkohlenstoff-Eisessig hergestellt wurde, bis zum Farbumschlag. 1 ml 0,01 n Perchlorsäure entspricht 3,544 mg Alkaloid (Vincamin Mol.-Gew. 354,4). Eine quant. Bestimmung einiger Vincaalkaloide wird nach Zsadon et al. [Herba Hung. *6*, 17 (1967)] mit Hilfe der aufsteigenden P.Chr. (Imprägnierung mit 15% Formamid in M.) mit dem Fließmittel Bzl.—Cyclohexan (2:1) durchgeführt. Die Flecke werden mit 2%iger Schwefelsäure extrahiert und spektrophotometrisch bei 485 nm mit Tropaeolin 000 als Indikator bestimmt. — Eine Bestimmung des Vincamins mit Amphi-indicatoren beschreiben Lörinez und Szasz [Acta Pharm. Hung. *31*, 1969]. Zwei UV-spektrophotometrische Methoden zur Bestimmung von Vincamin neben Vincin gibt Bayer [Acta Pharm. Hung. *42*, 249 (1972)].

Wirkung. Das Hauptalkaloid Vincamin bewirkt eine charakteristische diphasische Blutdrucksenkung mit rascher und anhaltender Senkung des cerebralen Noradrenalinspiegels. Bei Ratten fällt der Blutdruck nach i.v. Einspritzung erst jäh ab, steigt dann über den Ausgangswert, um wieder langsam zu sinken. Der akute Blutdruckabfall beruht auf einem über den Vagus verlaufenden parasympathischen Reflex, die sekundäre Erhöhung dagegen auf Adrenalin- und Noradrenalinmobilisierung. Vincamin vermindert im Gegensatz zu den meisten antihypertensiven Stoffen das Minuten- und Schlagvolumen des Herzens nicht, sondern wirkt durch Herabsetzung des peripheren Gefäßwiderstandes. Mit dem Blutdruckabfall nimmt zugleich die Durchströmung des Kopfes zu, d. h. der Widerstand der Hirngefäße ab. Im Tierversuch wurde bei Vincamin eine Sedierung ohne Ermüdungserscheinungen festgestellt. Bei intravenöser Injektion senkt Vincamin den Blutzuckerspiegel. Die Gesamtalkaloide besitzen i.v. eine LD_{50} von 24 mg/kg Maus bei blutdrucksenkender und sedierender Wrkg.; i.p. eine DL_{50} von 76 mg/kg mit spasmolytischer, curare-ähnlicher, gangliolytischer, am Herz mit pos. inotroper und negativ chronotrop. Wrkg. Am Menschen wurde die Steigerung der Hirndurchblutung (mit der Henon-Methode), bes. in geschädigten Hirnbezirken, bestätigt.

Anwendung. Früher in der Volksmedizin bei Tumoren, Menorrhagien und anderen Blutungen, als Blutreinigungsmittel, Adstringens, Tonikum, Amarum und als Diureticum; Vincamin heute als Antihypertonicum, bei Kopfschmerzen und Migräne; bei neurogener Tachycardie des Kindes, bei akuten cerebralvaskulären Beschwerden, Spasmen der Herzkranzgefäße und als Antiskleroticum. In der Homöopathie die Pflanze bei Ekzemen, Blutungen und Schleimhautentzündungen.

Vincapront (MACK, Illertissen). Inh. 10 bzw. 20 mg Vincamin.
Vincamin Tabl. vieler anderer Firmen.

Vinca minor HAB 34. Immergrün.

Frische, zu Beginn der Blüte gesammelte Pflanze.

Arzneiform. Zur Essenz nach § 2.

Arzneigehalt. 1/2.

Vinca minor HPUS 64. Periwinkle HPUS 64.

Die ganze frische Pflanze.

Arzneiform. Urtinktur: Arzneigehalt 1/10. Vinca minor, feuchte Masse mit 100 g Trockensubstanz und 233 ml W. = 333 g A. USP (94,9 Vol.-%) 800 ml zur Bereitung von 1 000 ml der Tinktur. — Dilutionen: D 2 (2×) und höher mit A. HPUS (88 Vol.-%). — Medikationen: D 3 (3×) und höher.

Anbau und Düngung. Von NECZYPOR [Pharmazie *24*, 301 (1969)] wurde der bei Kultivierung gegenüber den Wildpflanzen erhöhte Alkaloid-Geh. von Vinca minor L. geprüft. Die Düngung mit Stickstoff führte zur starken Erhöhung des Krautertrages. Mit steigenden N-Gaben wurde die Qualität der Droge im Hinblick auf Geh. und Alkaloidzusammensetzung verbessert. Den Mikroelementen sowie den P-, K-, Ca- und Mg-Gaben kam keine ertragsverbessernde Wrkg. zu. Durch Düngung mit Spurenelementen wurde der Vincamin- und der Isovincamingeh. teils verbessert, teils verschlechtert.

Im Alkaloidgemisch überwog z. T. die Isovincaminkomponente. Die Anfälligkeit von V. minor gegen Phomaerkrankung nimmt in der Regel mit dem höheren Alkaloidgeh. der Pflanzen zu. Damit wird die Tatsache der stärkeren Phomaschädigung der Feldbestände, die sich gegenüber dem Wildvorkommen durch einen besseren Geh. auszeichnen, erklärt. — Nach MATHE [Herba Hung. *4*, 47 (1965)] wiesen Schattenpflanzen einen niedrigeren Alkaloidgeh. auf als sonnenbeschienene Pflanzen. Eine chemische Unkrautbekämpfung vor dem Anpflanzen der Vinca minor-Kulturen kann mit Hungazin DT oder Simazin vorgenommen werden.

Vinca major L.

Nach verschiedenen Literaturangaben wird Vinca major L. unterteilt in Vinca pubescens URV. und Vinca major L. var. major PICH. und Vinca difformis POURR; es wird allerdings auch eine Identität der beiden letzteren Pflanzen ebenso wie eine Trennung in 2 verschiedene Arten diskutiert.

Vinca pubescens URV. [Vinca major L. (?), Vinca major L. var. major PICH. (?)].

Inhaltsstoffe. Reserpinin (Pubescin), Carapanaubin (Vinin) $C_{19}H_{26}N_2O_4$ und Ursolsäure.

Wirkung. Beide Alkaloide besitzen eine blutdrucksenkende Wrkg.; Reserpinin wirkt dabei schwächer und kürzer.

Vinca major L. var. major PICH. [Vinca major L., V. pubescens URV. (?), V. difformis POURR., V. grandiflora SALISB., V. media HOFFMGG. et LINK, V. ovatifolia STOKES, V. acutiflora BERTOL., V. intermedia TAUSCH, Vinca obliqua PORTA, Vinca obtusiflora PAU, V. lusitanica BROT., Pervinca major (L.) GARSAULT auch SCOP., Pervinca media (HOFFMGG. et LINK) CARUEL]. Über verschiedene Auffassungen hinsichtlich der botanischen Nomenklatur

s. M. PICHON [Classification des Apocynacées: XXII, les espèces du genre Vinca. Bull. Mus. Hist. nat. **23**, 439ff. (1951)]. Großes Immergrün. Großes Sinngrün. Gerader Periwinkle. Pervenche grande. Pucelage.

Verbreitung ähnlich Vinca minor L. aber südlicher: Mittelmeergebiet, West- und Südfrankreich, Orient, am Rande von Gebüschen, Bächen, in feuchten Hecken.

Pflanze ausdauernd, halbstrauchig, 10 bis 30 cm hoch. Grundachse niederliegend, kriechend gestreckt, an den Knoten wurzelnd, aufrechte bis aufstrebende blühende und niederliegende nichtblühende Sprosse entwickelnd. Laubblätter wintergrün, eiförmig, vorn verschmälert, am Grunde abgerundet und fast herzförmig, deutlich fiedernervig, bis 5 cm lang und bis 2 cm breit, gestielt, am Rande fein bewimpert, im Alter etwas verkahlend; untere Stengelblätter kleiner. Blüten einzeln aus den oberen Blattachseln entspringend, lang gestielt, 45 bis 50 mm im Durchmesser; Blütenstiel kürzer als das zugehörige Laubblatt. Kelch kurz trichterförmig, mit langen, schmal linealen, spitzen, bewimperten Zipfeln. Krone hellblau oder violett, mit trichterförmiger Röhre und mit 5 schiefen, vorn abgeschnittenen Zipfeln. Staubblätter mit den Staubfäden der Kronröhre ganz angeheftet. Früchte oft ungleich groß.

Inhaltsstoffe. Alkaloid V, $C_{23}H_{28}N_2O_6$, Alkaloid Y; Majdin (Majorexin) $C_{23}H_{28}N_2O_6$, Fp. 192 bis 194°; Majoridin $C_{23}H_{28}N_2O_3$, Fp. 222 bis 223°; Majorin $C_{24}H_{26}N_2O_3$, Fp. 247 bis 249° (Zers.); Majovin, Fp. 227 bis 229°; 10-Methoxyvellosimin $C_{20}H_{22}N_2O_2$, Fp. 226° (Zers.); Perivincin $C_{22}H_{28}N_2O_4$, Fp. 199 bis 200°; Reserpin $C_{33}H_{40}N_2O_9$, Fp. 264 bis 265° (Zers.); Reserpinin $C_{22}H_{26}N_2O_4$,, Fp. 241 bis 242° (Zers.); Vincamajin $C_{22}H_{26}N_2O_3$, Fp. 226 bis 227°; Vincamajorein $C_{21}H_{26-28}N_2O_2$, Fp. 246 bis 247°; Akuammin (Vincamajoridin) $C_{22}H_{26}N_2O_4$, Fp. 265 bis 270° (Zers.); Vincamedin $C_{24}H_{28}N_2O_4$, Fp. 185 bis 187°; Vincamin $C_{21}H_{26}N_2O_3$, Fp. 232 bis 233°; Lochvinerin $C_{20}H_{24}N_2O_2$, Fp. 195 bis 197° (Zers.); Vincanovin, Fp. 330°; Vincin $C_{22}H_{28}N_2O_4$, Fp. 212 bis 214°; ferner Carotin, Chlorogensäure, Dambonit, o-Protocatechusäure, Robinin und 1,16% Urolsäure.

Inhaltsstoffe v. Vinca difformis POURR.: 0,6% Alkaloide im Stengel; Akuammidin $C_{21}H_{24} \cdot N_2O_3$, Sarpagin, Vincamin, Vincadifformin, Vincamajin, Vincamedin, Vellosimin $C_{19}H_{20}N_2O$, Vincadiffin $C_{22}H_{26}N_2O_4$, Fp. 193 bis 197°. HESSE nennt ferner für Vinca major die Alkaloide Akuammicin, Serpentin, Majoxanthin und Isomajdin. KAUL und TROJÁNEK [25. Kongreß FIP. 1965, Prag] nennen 4 neue Basen: K-10, Fp. 247 bis 249°, K-15, Fp. 222 bis 223°, K-11, Fp. 227 bis 229°, und K-20 (HBr-Salz Fp. 196 bis 198°). D.chr. Untersuchungen von FARNSWORTH auf Kieselgel G und mit Chlf.—M. (95:5) unter UV-Licht langwellig betrachtet ergaben über 40 Alkaloide.

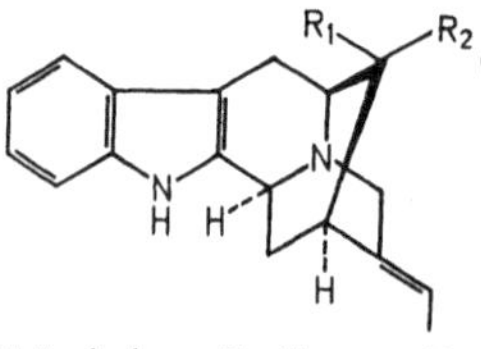

Vellosimin : R_1=H ; R_2=CHO
Akuammidin: R_1=$COOCH_3$; R_2=CH_2OH

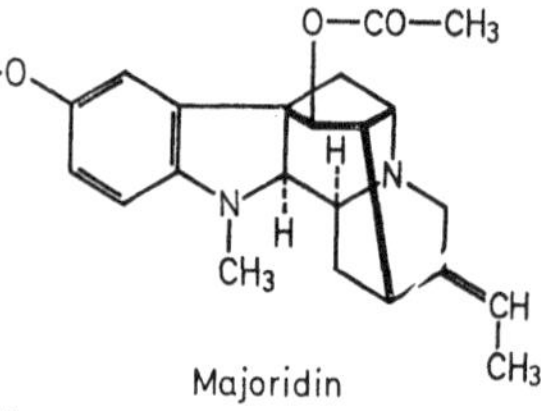

Majoridin

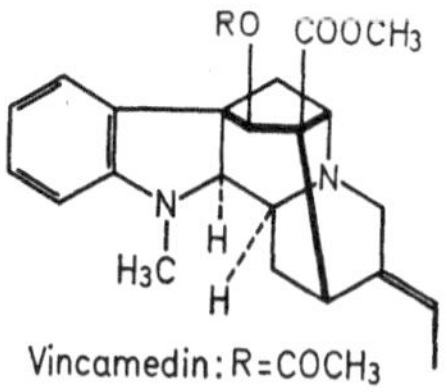

Vincamedin: R=$COCH_3$
Vincamajin : R=H

Wirkung. S. Vinca minor L.

Anwendung. Früher als Abortivum, Antigalaktagogum, Antihaemorrhagicum, Adstringens, Amarum, Tonicum. Heute ähnlich wie Vinca minor L. (s. dort).

Vinca herbacea WALDST. et KIT. var. herbacea PICH. [Vinca herbacea WALDST. et KIT., V. pumila CLARKE, V. mixta (VELEN.) VELEN., V. erecta REGEL et SCHMALH. var. bucharica B. FEDTSCH.]. Krautiges Immergrün.

Heimisch in Südeuropa (Kärnten, Steiermark), im mittleren Osten und in Südrußland bis
Turkestan; auf trockenen, steinigen Abhängen.

Pflanze krautig, 30 bis 60 cm hoch. Stengel ausläuferartig verlängert, nicht einwurzelnd,
niedrigliegend (auch die blühende Sprosse), alljährlich absterbend, nicht oder sehr selten
verzweigt, kahl. Laubblätter krautartig, am Rande fein bewimpert; die unteren oval, die
oberen elliptisch, die obersten fast lineal-lanzettlich. Kelch feinbewimpert. Krone blauviolett
(selten weiß), mit schief länglichen Zipfeln. Staubblätter mit löffelartig verbreitertem Kon-
nektiv. Fruchtknoten walzlich. Narben über dem Griffelring als 5 von aufrecht-abstehenden
Haaren umgebene Grübchen entwickelt, Balgkapseln mehrsamig.

Inhaltsstoffe. Im Kraut etwa 0,4 bis 1,1% Alkaloide: Herbacein (Vincaherbinin) $C_{23}H_{30}N_2O_5$,
Fp. 144°, Herbain (Vincaherbin) $C_{22}H_{28}N_2O_4$, Herbalin $C_{23}H_{30}N_2O_6$, Fp. 276 bis 278°, Hervin
$C_{22}H_{28}N_2O_4$, Fp. 173 bis 175°, (—)-Lochnerinin $C_{22}H_{26}N_2O_4$, Fp. 168 bis 169°, (—)-16-Methoxy-
tabersonin $C_{22}H_{20}N_2O_3$, Reserpinin, (—)-Tabersonin $C_{21}H_{24}N_2O_2$. Nach OGNYANOV et al.
[Tetrahedron (Lond.) *24*, 4641 (1968)] Majdin (Herbacidin) Fp. 192 bis 194°, und Isomajdin
Fp. 204 bis 206°. Der Alkaloidgeh. der Wurzeln beträgt etwa 1,3 bis 2,5%. Nach ZABOLOTNAYA
et al. [Chem. Abstr. *70*, 112373 (1969)] Herbarinin $C_{23}H_{30}N_2O_6$ (?), Fp. 190 bis 191°. Nach
PYUSKYULEV et al. [Tetrahedron L. *1967*, S. 4559] Norfluorocurarin (Vincanin). Nach
CLAUDER et al. [Herba hung. *8*, 29 (1969)] Reserpin. Nach ALIEV et al. [Farmatsiya (Moskow)
17, 23 (1968); *18*, 28 (1969)] in verschiedenen Drogen aus Aserbaidschan Spuren Vincamin,
teilweise statt dessen Aquammycin („Base A") $C_{20}H_{22}N_2O_2$, Fp. 174 bis 177°. DZHAKELI et al.
[Chem. Abstr. *68*, 66394 (1968)] fanden chr. [Aluminiumoxidschicht; Bzl.—M.—A. (87%)
90:10:6] 27 Dragendorff-positive Komponenten.

Ferner ca. 1,3% Ursolsäure und Rutin. Nach BABAEV [Chem. Abstr. *70*, 17530 (1969)]
„Vincamycin", Äpfel- und Bernsteinsäure sowie Gerbstoffe. In den Blüten Robinin.

Majdin

Hervin

Isomajdin

(-)-Lochnerinin

(-)-16-Methoxytabersonin

Herbalin

Herbain :R=H
Herbacein:R=OCH₃

Wirkung. Alle Alkaloide dieser Art besitzen eine blutdrucksenkende, das ZNS beruhigende und muskelrelaxierende (curareähnliche) sowie ganglienblockierende Wrkg. Außerdem besitzen sie einen antibakteriellen Effekt gegenüber Staphylococcus aureus und Coli-ähnlichen Bazillen.

Anwendung. Laut HARTWELL [Lloydia *30*, 71 (1967)] Abkochung des Krautes gegen Tumoren.

Vinca erecta RGL. et SCHMALH. [Vinca herbacea WALDST. et KIT. var. libanotica (ZUCC.) PICH., Vinca libanotica ZUCC., V. bottae JAUB. et SPACH, V. erecta REGEL et SCHMALH., V. herbacea WALDST. et KIT. var. glaberrima A. DC.].

Heimisch in Asien.

Eine niedrig, selten aufrecht wachsende Pflanze mit blauvioletten Blüten, eiförmigen, weichen Blättern und ungleichmäßigen nicht gezähnten Blatträndern.

Inhaltsstoffe. Ca. 1% Alkaloide: Ajmalicin, Ervin, Fp. 222 bis 223°, Ervinidin $C_{22}H_{26}N_2O_4$, Fp. 283 bis 284°, Reserpinin, Vincamin, Vincanidin (11-Hydroxyvincanin), Vincanin (Norfluorocurarin), Vincaridin, Fp. 216 bis 217°, Vincarin (Wurzel), $C_{21}H_{26}N_2O_3$, Fp. 263 bis 264°, Akuammicin, Akuammidin, Akuammin, Ercin, Ervamin (diastereoisomer mit Vincadifformin), Ervinidinin $C_{21}H_{26}N_2O_3$, Fp. 255 bis 258°, Copsinin, Pseudocopsinin, Vincin, Vineridin $C_{22}H_{26}N_2O_5$, Vinerin (isomer mit Vineridin), Fp. 202 bis 203°, Vinervin (11-Hydroxyacuammicin), Vinervinin (11-Methoxyacuammicin). Ferner nach MALIKOV et al. [Khim. Prir. Soedin. *3*, 354 (1967); Chem. Abstr. *74*, 110308, 39172, 95431 (1971); *81*, 60897 (1974)] Ervincin, Fp. 156 bis 157°, und Copsinilam; Copsinilamin, Fp. 243 bis 244°, 6,7-Dehydro-8-oxocopsinin, Vincanin-N-oxyd, Venalstonin, Vineridin-N-oxid und 16-Methoxyvincadifformin; N-Acetylvinerin, Ervincein, 11-Hydroxypleiocarpamin. Nach YUNUSOV [Khim. Prir. Soedin *4*, 135, 327, 331 (1968)] Erycinin, Fp. 206 bis 207°, Ervincinin, Fp. 247 bis 248°, Vincaricin, Fp. 187 bis 188°. Nach YUNUSOV [Khim. Prir. Soedin. *5*, 330 (1969)] Ervincein (16-Methoxyvincodifformin), Fp. 99 bis 100°. Nach RAKHIMOV [Khim. Prir. Soedin. *6*, 226 (1970)] (−)-Eburnamonin und Ervamycin, Ervincidin, Apovincamin, Quebrachamin, Eburnamin, 1,2-Dehydroaspidospermidin, Copsanon, Epoxicopsinin, O-Methylakuammin, Tombozin [Chem. Abstr. *74*, 95426 (1971); *76*, 110300 (1971)].

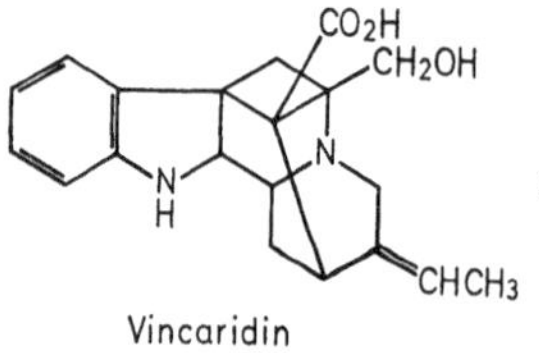

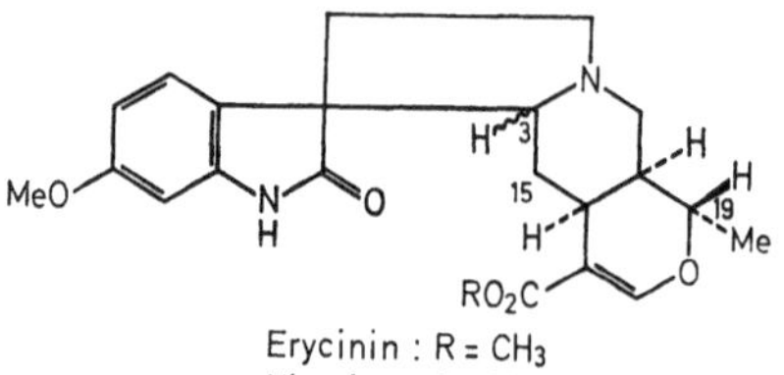

Wirkung. Die Alkaloidfraktion (z. B. Vinervin, Vineridin) senkt den arteriellen Blutdruck, wirkt analeptisch, sedativ und oxytocisch (LD_{50} 12,9 mg/kg Maus, i.v.). Vineridin wirkt sedativ. Pseudocopsinin ist toxischer als Coptisin, es beeinflußt Blutdruck und Atmung nur gering. KURMUKOV et al. [Chem. Abstr. *67*, 81010 (1967)] fanden, daß die Gesamtalkaloidfraktion den Hämoglobingeh. des Blutes durch Steigerung der Erythrocytenzahl um 13 bis 23% erhöht, aber dabei eine relative Leukopenie verursacht. Tambozin besitzt nach SULTANOV et al. [Chem. Abstr. *77*, 109456 (1972)] neben einer geringen Toxizität sedative, blutdrucksenkende und ganglienblockierende Eigenschaften (stärker als Papaverin oder Reserpin). Vincanin wirkt Strychnin- und Papaverin-ähnlich, Vincanidin adrenolytisch, Copsinin (Ervinin) analeptisch und Strychnin-ähnlich.

Vinca-Alkaloide

Vinblastinum NFN. Vinblastin. Vinblastine. Vincaleukoblastine.

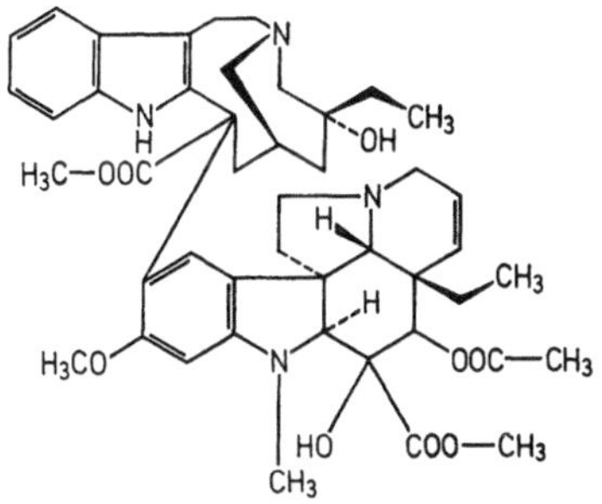

$C_{46}H_{58}N_4O_9$ $\hspace{4cm}$ M.G. 811,0

Vorkommen. Alkaloid aus Vinca rosea.

Eigenschaften. Nadeln aus M. Fp. = 211 bis 216°. $[\alpha]_D^{26} = +42°$ (in Chlf.). Praktisch unlösl. in W., Petr. Ae. Lösl. in Alkoholen, Aceton, Aethylacetat, Chlf.

Anwendung. Als Antineoplasticum (Zytostaticum). S. auch II, 758.

Vinblastine Sulfate USP XIX. Vinblastine Sulphate BP 73, BPC 73. Vinblastinsulfat. Vincaleukoblastine sulfate.

$C_{46}H_{58}N_4O_9 \cdot H_2SO_4$ $\hspace{4cm}$ M.G. 909,06

Bemerkung. S. II, 758.

Vorkommen. Sulfat eines Alkaloids aus Vinca rosea.

Gehalt. Mindestens 96,0 und höchstens 101,0%, ber. auf die getrocknete Substanz (USP XIX, BP 73).

Eigenschaften. Weißes oder hellgelbes, geruchloses, amorphes oder kristallines Pulver. Die Substanz ist sehr hygroskopisch. Lösl. in 10 T. W., in 1200 T. 95%igem A. und in 50 T. Chlf. Unlösl. in Ae.

Erkennung. 1. Bei der Prüf. auf verwandte Alkaloide (s. u.) muß der Hauptfleck auf dem Chromatogramm, der mit der Lsg. 1 erhalten wird, dem Hauptfleck auf dem Chromatogramm, der Lsg. 3 entsprechen (BP 73). — 2. 1 mg Substanz wird mit 0,2 ml einer frisch bereiteten 1%igen Lsg. von Vanillin in Salzsäure versetzt. Es muß sich innerhalb von 1 Min. eine rosa-violette Fbg. entwickeln (BP 73). — 3. 0,5 g Substanz werden mit 5 mg Dimethyl-aminobenzaldehyd und 0,2 ml Eisessig versetzt. Bei Zugabe von 0,2 ml Schwefelsäure muß sich eine rötlichbraune Fbg. entwickeln. Auf Zusatz von 1 ml Eisessig muß die Fbg. nach rosa-violett umschlagen (BP 73). — 4. Die Substanz gibt die charakteristischen Rk. auf Sulfat (BP 73). — 5. Das IR-Absorptionsspektrum eines Kaliumbromidpreßlings der Substanz, die vorher sorgfältig im vac. 16 Std. bei 60° getrocknet wurde, darf nur Maxima bei den gleichen Wellenlängen zeigen, wie eine ähnliche Zubereitung der USP-Standard-substanz (USP XIX).

Prüfung. 1. Reaktion: Der pH-Wert einer 0,15%igen Lsg. soll 3,5 bis 5,0 betragen (BP 73, ähnlich USP XIX). — 2. Aussehen der Lsg.: Eine 0,3%ige Lsg. der Substanz muß klar sein (BP 73). — 3. Optische Drehung: Die optische Drehung einer 3%igen Lsg. der Substanz in M. soll −28° bis −35° betragen (BP 73, USP XIX). — 4. Verwandte Alka-loide: Die Prüf. wird d.chr. durchgeführt unter Verwendung von Kieselgel G/UV 254 als stationäre Phase und einer Mischung aus 40 Vol.-T. Bzl., 20 Vol.-T. Chlf. und 3 Vol.-T. Diäthylamin als mobile Phase. Dazu werden auf die Chromatographie-Platte je 5 µl von 3 Lsg. in M. aufgetragen: 1. eine 1%ige Lsg. der zu prüfenden Substanz, 2. eine 0,02%ige Lsg. von BP 73-Standard-Substanz und 3. eine 1%ige Lsg. von BP 73-Standard-Substanz. Nach dem Entwickeln läßt man die Platte an der Luft trocknen und betrachtet sie unter UV-Licht der Wellenlänge 254 nm. Jeder Fleck auf dem Chromatogramm der Lsg. 1, mit

Ausnahme des Hauptfleckes, darf nicht intensiver sein als jeder entspr. Fleck auf dem Chromatogramm der Lsg. 2 (BP 73). — 5. Trocknungsverlust: Höchstens 17,0%, wenn die Substanz 16 Std. bei 60° und einem Druck, der 5 mm Quecksilber nicht übersteigt, getrocknet wird (BP 73, ähnlich USP XIX).

Gehaltsbestimmung. 10 mg Substanz werden in M. zu 500 ml gelöst. Dann wird die Extinktion dieser Lsg. in einer 1-cm-Küvette bei einem Maximum von etwa 267 nm gemessen. Der Geh. an $C_{46}H_{58}N_4O_9 \cdot H_2SO_4$ wird berechnet unter Zugrundelegung von $E_{1cm}^{1\%} = 185$ bei einem Maximum von etwa 267 nm (BP 73, ähnlich USP XIX).

Aufbewahrung. In gut verschlossenen Gefäßen, vor Licht geschützt, bei einer Temp. zwischen 2 und 10° (BP 73, ähnlich USP XIX).

Anwendung. Als Antineoplastikum (synchronisierendes Cytostaticum).

Dosierung. Bis zu 10 mg wöchentlich durch i.v. Injektion (BP 73).

Metabolismus. Die Substanz ist ein cytotoxisches Agens, das nur teilweise vom Gastro-Intestinaltrakt resorbiert wird. Die Substanz wird sehr schnell aus dem Blut entfernt. Innerhalb von wenigen Min. nach einer i.v. Injektion läßt sich die Hauptmenge radioaktiv markierter Substanz in der Leber nachweisen. Die Substanz wird hauptsächlich in den Fäces ausgeschieden. Weniger als 5% erscheinen im Harn.

Handelsformen. Velban (Lilly, USA); Velbe (Lilly, BRD, Frankreich); Exal.

Sterile Vinblastine Sulfate USP XIX. Steriles Vinblastinsulfat.

Bemerkung. Es handelt sich um Vinblastinsulfat, das zum parenteralen Gebrauch geeignet ist.

Gehalt. Mindestens 90,0 und höchstens 110,0% des deklarierten Geh. an $C_{46}H_{58}N_4O_9 \cdot H_2SO_4$ (USP XIX).

Eigenschaften. Gelblich-weiße Substanz, die das charakteristische Aussehen eines gefriergetrockneten Produktes hat (USP XIX).

Erkennung. Die Substanz muß den Erkennungs-Rk. von Vinblastinsulfat entsprechen.

Weitere Anforderungen. 1. Löslichkeit: 10 mg Substanz müssen sich in 10 ml W. zur Injektion zu einer klaren Lsg. auflösen. (USP XIX). — 2. Die Substanz muß den Sterilitäts-anforderungen der USP XIX entsprechen.

Gehaltsbestimmung. Der Inhalt von mindestens 5 Gefäßen von sterilem Vinblastinsulfat wird gemischt, davon werden etwa 5 mg genau gewogen in M. gelöst und schrittweise mit M. verdünnt, bis eine Lsg. erhalten wird, die etwa 20 µg pro ml enthält. Dann wird eine genau gewogene Menge USP-Standardsubstanz in M. gelöst und schrittweise mit M. verdünnt, bis eine Standard-Lsg. erhalten wird, die eine Konzentration von etwa 20 µg pro ml, ber. auf die getrocknete Substanz, enthält. Anschließend werden die Absorptionen beider Lsg. in 1-cm-Küvetten bei einer Wellenlänge von etwa 267 nm in einem geeigneten Spektralphotometer bestimmt, wobei M. als Kompensationsfl. verwendet wird. Die Menge $C_{46}H_{58}N_4O_9 \cdot H_2SO_4$ wird nach folgender Formel berechnet: $0,25 \cdot C \cdot (A_U/A_S)$, wobei C die Konzentration in µg pro ml USP-XIX-Standardsubstanz, A_U und A_S die Absorptionen der Prüf-Lsg. bzw. der Standard-Lsg. bedeuten (USP XIX).

Dosierung. Gewöhnliche Dosis: i.v. 100 µg pro kg Körpergew. als Anfangsdosis. Üblicher Dosierungsbereich: 100 µg bis 500 µg maximal pro kg Körpergw. einmal wöchentlich. Übliche pädiatrische Dosis: 100 bis 200 µg pro kg oder 3 bis 6 mg pro qm Körperoberfläche als einmalige Wochengabe.

Vincaminum. Vincamin.

$C_{21}H_{26}N_2O_3$ M.G. 354,43

Vorkommen. Alkaloid aus Vinca minor.

Eigenschaften. Gelbe Kristalle aus Aceton oder M. Fp. = 231 bis 232°. $[\alpha]_D^{23} = +41°$ (in Pyridin).

Anwendung. Bei Cerebralsklerose (vasodilatierend).

Handelsformen. Pervincamin (Karlspharma, Karlsruhe), Cetal (Parke-Davis), Vincapront (Mach, Illertissen).

Vincristinum NFN Vincristine BAN. Vincristin. Leurocristine.

$C_{46}H_{56}N_4O_{10}$ M.G. 824,94

Vorkommen. Alkaloid aus Vinca rosea.

Eigenschaften. Blättchen aus M. Fp. = 218 bis 220°. $[\alpha]_D^{25} = +17°$; $[\alpha]_D^{25} = +26,2°$ (c = 1 in Aethylenchlorid).

Anwendung. Als Antineoplasticum.

Vincristine Sulfate USP XIX. Vincristine Sulphate BP 73, BPC 73. Vincristinum sulfuricum. Vincristinsulfat.

$C_{46}H_{56}N_4O_{10} \cdot H_2SO_4$ M.G. 923,1

Bemerkung. S. II, 759.

Vorkommen. Es handelt sich um das Sulfat eines Alkaloids aus Vinca rosea.

Gehalt. Mindestens 90,0 und höchstens 105,0%, ber. auf die getrocknete Substanz (BP 73, USP XIX).

Eigenschaften. Weißes oder leicht gelbes, geruchloses, amorphes oder kristallines Pulver, das sehr hygroskopisch ist. Lösl. in 2 T. W., in 600 T. 95%igem A. und in 30 T. Chlf., unlösl. in Ae.

Erkennung. 1. Bei der Prüf. auf verwandte Alkaloide (s. u.) muß der Hauptfleck auf dem Chromatogramm, das mit der Lsg. 1 erhalten wird, dem Fleck auf dem Chromatogramm der Lsg. 3 entsprechen (BP 73). — 2. 1 mg Substanz wird mit 0,2 ml einer frisch bereiteten 1%igen Lsg. von Vanillin in Salzsäure versetzt. Dabei muß sich innerhalb von 1 Min. eine Orangefbg. entwickeln (BP 73). — 0,5 mg Substanz werden mit 5 mg Dimethylamino-benzaldehyd und 0,2 ml Eisessig gemischt und dann mit 0,2 ml Schwefelsäure versetzt. Dabei entwickelt sich eine rötlich-braune Fbg. Auf Zusatz von 1 ml Eisessig schlägt die Farbe nach Rosa um (BP 73). — 4. Die Substanz gibt die charakteristischen Rk. auf Sulfat (BP 73). — 5. Das IR-Absorptionsspektrum eines Kaliumbromidpreßlings der Substanz, die vorher sorgfältig im vac. bei 40° 16 Std. getrocknet wurde, darf nur Maxima bei den gleichen Wellenlängen zeigen wie eine in gleicher Weise hergestellte Probe der USP-Standardsubstanz (USP XIX).

Prüfung. 1. Reaktion: Eine 0,1%ige Lsg. der Substanz soll einen pH-Wert von 3,5 bis 4,5 haben (BP 73, USP XIX). — 2. Verwandte Alkaloide: Die Prüf. wird d.chr. durchgeführt unter Verwendung von Kieselgel H/UV 254 als stationäre Phase und einer Mischung von 40 Vol.-T. Bzl., 20 Vol.-T. Chlf. und 3 Vol.-T. Diäthylamin als mobile Phase. Auf die Platte werden jeweils 5 µl von 3 Lsg. in M. aufgetragen: 1. eine 1%ige Lsg. der zu prüfenden Substanz, 2. eine 0,02%ige Lsg. der BP-73-Standard-Substanz und 3. eine 1%ige Lsg. der BP-73-Standard-Substanz. Nach dem Entwickeln wird die Chromatographieplatte an der Luft getrocknet und unter einer UV-Lampe bei einer Wellenlänge von etwa 254 nm betrachtet. Jeder Fleck auf dem Chromatogramm der Lsg. 1 mit Ausnahme des Hauptfleckes darf nicht intensiver sein als der korrespondierende Fleck auf dem Chromatogramm der Lsg. 2 (BP 73). — 3. Trocknungsverlust: Höchstens 12,0%, wenn die Substanz 16 Std. bei 40° und einem Druck, der 5 mm Quecksilber nicht übersteigt, getrocknet wird (BP 73, USP XIX).

Gehaltsbestimmung. 10 mg Substanz werden in M. zu 500 ml gelöst. In einer 1-cm-Küvette wird die Extinktion dieser Lsg. bei einem Maximum von etwa 297 nm gemessen. Der Geh. an $C_{46}H_{56}N_4O_{10} \cdot H_2SO_4$ wird berechnet unter Zugrundelegung von $E_{1cm}^{1\%} = 177$ bei 297 nm (BP 73, ähnlich USP XIX).

Aufbewahrung. In gut schließenden Gefäßen, vor Licht geschützt, bei einer Temp. zwischen 2 und 10° (BP 73, ähnlich USP XIX).

Anwendung. Als Antineoplasticum (Zytostaticum).

Dosierung. S. II, 759.

Handelsformen. Oncovin (Sulfat, Lilly, England; Schweizer Serum- und Impfinstitut, Schweiz); Vincristin „Lilly": Sulfat (Lilly, BRD).

Vincristine Sulfate for Injection USP XIX. Vincristinsulfat zur Injektion.

Gehalt. Mindestens 90,0 und höchstens 110,0% des deklarierten Geh. von $C_{46}H_{56}N_4O_{10}$ $\cdot H_2SO_4$ (USP XIX).

Bemerkung. Es handelt sich um eine sterile Mischung von Vincristinsulfat mit geeigneten Verdünnungsmitteln.

Eigenschaften. Gelblich-weiße Substanz, die das charakteristische Aussehen eines gefriergetrockneten Produktes hat.

Erkennung. S. Vincristinsulfat.

Besondere Anforderungen. Die Substanz muß den Anforderungen auf Sterilität usw. der USP XIX genügen.

Gehaltsbestimmung. Der Inhalt einer ausreichenden Anzahl von Vincristinsulfat zur Injektion-Portionen, der etwa 5 mg Vincristinsulfat entsprechen soll, wird in M. gelöst. Die Lsg. wird quantitativ und schrittweise mit M. verdünnt, bis eine Lsg. erhalten wird, die etwa 20 µg pro ml enthält. Eine sorgfältig abgewogene Menge USP-XIX-Standardsubstanz, die sorgfältig im vac. 16 Std. bei 40° getrocknet wurde, wird in M. gelöst und quantitativ und schrittweise mit M. verdünnt, bis eine Standard-Lsg. erhalten wird, die einen bekannten Geh. von etwa 20 µg pro ml hat. Dann werden die Absorptionen beider Lsg. in 1-cm-Küvetten bei einer Wellenlänge von etwa 297 nm mit einem geeigneten Spektralphotometer unter Verwendung von M. als Kompensationsfl. bestimmt. Die Menge $C_{46}H_{56}N_4O_{10} \cdot H_2SO_4$, ber. in mg, wird nach folgender Formel berechnet:

$$0,25 \cdot C \cdot (A_U/A_S)$$

C = Konzentration in µg pro ml USP-Standardsubstanz in der Standard-Lsg.
A_U u. A_S = Absorptionen der Prüf-Lsg. und der Standard-Lsg. (USP XIX).

Anwendung und Dosierung. S. Vincristinsulfat.

Vinglycinatum

Vinglycinatum. Vinglycinat.

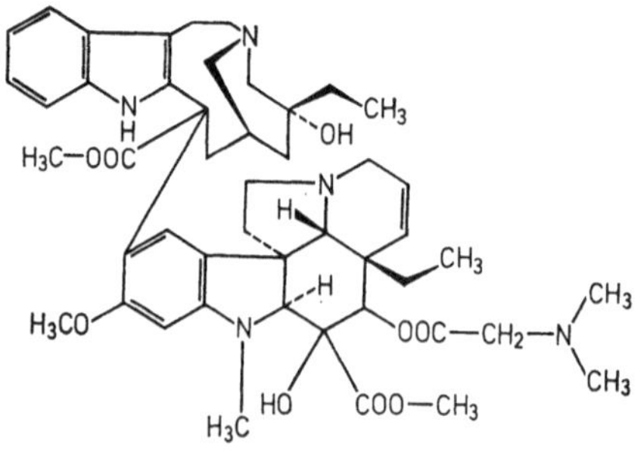

$C_{48}H_{63}N_5O$ M.G. 726,02

4-(Deacetyl-vincaleukoblastin)-ester mit N,N-Dimethyl-glycin.

Anwendung. Als Antineoplasticum.

Handelsform. Vinglycinate sulfate: Sesquisulfat (Lilly, USA).

Vintiamolum

Vintiamolum. Vintiamol. Vinthiamol.

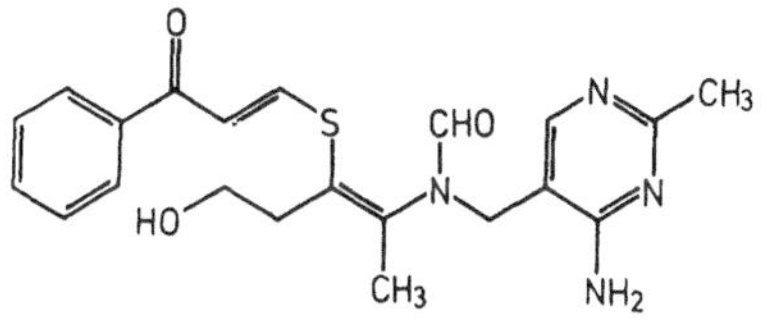

$C_{21}H_{24}N_4O_3S$ M.G. 412,49

N-[(4-Amino-2-methyl-pyrimidin-5-yl)-methyl]-N-⟨2-[(2-benzoyl-vinyl)-thio]-4-hydroxy-1-methyl-but-1-en-yl⟩-formamid.

Eigenschaften. Höher schmelzendes Isomeres: Kristalle aus A.; Fp. = 202 bis 204°. Sehr wenig lösl. in Chlf. — Niedriger schmelzendes Isomeres: dieses wird aus der Mischung beider Isomere durch seine bessere Löslichkeit in Chlf. abgetrennt. Fp. = 100 bis 103°.

Anwendung. Als neurotropes Analgeticum.

Vinum

Vinum. Wein. Wine. Vin.

Wein ist das durch alkoholische Gärung aus dem Saft der frischen Weintraube hergestellte Getränk. Zur Weinbereitung werden fast ausschließlich die Trauben des Weinstockes, Vitis vinifera L. (s. S. 499), verwendet, die als wichtigster Vertreter der artenreichen Gattung Vitis anzusehen ist (vgl. dazu J. Schormüller „Handbuch der Lebensmittelchemie", Bd. VII, Springer-Verlag Berlin—Heidelberg—New York, 1968).

Wein — auch der arzneilich verwendete — muß den lebensmittelrechtlichen Bestimmungen der jeweiligen Länder entsprechen.

Für die Verwendung als Grundlage arzneilicher Zubereitungen, der Medizinischen Weine, Vina medicata (s. u.), werden Dessertweine (Süd-, Süß-, Xeresweine) bevorzugt. Dies sind Weine, die so hergestellt sind, daß ihr Gehalt an Alkohol oder an Zucker oder an beiden höher ist als der durch Gärung des unveränderten Saftes frischer gewöhnlicher Trauben allgemein zu erzielende Gehalt.

Vinum dulce ÖAB 9. Süßwein.

Ein durch alkoholische Gärung aus dem Saft einheimischer, frischer Weintrauben gewonnener Wein, der den geltenden Bestimmungen des Österreichischen Lebensmittelbuches entsprechen muß.

Eigenschaften. Klare, gelbe oder rote Flüssigkeit, die einen charakteristischen Geruch und Geschmack besitzt. Süßwein ist mit W. oder A. klar mischbar.

Prüfung. 1. Alkoholgehalt (s. Bd. I, 88). 100 ml Süßwein werden in einen 500-ml-Rundkolben gebracht; hiervon werden etwa 80 ml abdestilliert. Das Destillat wird in einem Meßkolben bei 20° mit W. auf 100 ml aufgefüllt und die Dichte bestimmt. Aus Tab. Bd. I, 89 geht der Geh. an A. in g/l hervor. Tab. Bd. I, 90 ermöglicht die Umrechnung in Vol.%. Er muß zwischen 13,0 und 22,5 Vol.-% liegen. — 2. Gesamtzuckergehalt: Mindestens 20 g im Liter. Die Summe von A. (auf Zucker umgerechnet) und Zucker muß mindestens 260 g im Liter ergeben (A. × 16 = g Zucker). 20 ml Süßwein werden in einem 250-ml-Meßkolben mit 5 ml Bleiacetatlsg. versetzt, gut durchgemischt und 10 Min. lang stehengelassen. Hierauf fügt man 20 ml einer gesättigten Lsg. von Natriumsulfat zu, mischt gut durch und läßt 20 Min. lang stehen. Dann wird bis zur Marke aufgefüllt und filtriert.

25 ml des Filtrates werden in einem Erlenmeyerkolben mit 25 ml W. und 50 ml Fehlingscher Lsg. erhitzt und 2 Min. lang im Sieden erhalten. Nach dem Abkühlen saugt man den Nd.
durch einen tarierten feinporigen Filtertiegel ab, wäscht mit W. nach und trocknet bei 103
bis 105°. Aus dem Gewicht des Rckstd. ergibt sich aus Tab. 2 der Gehalt des Süßweines an
reduzierenden Zuckern, berechnet als Invertzucker. Weitere 50 ml des oben erhaltenen
Filtrates werden mit 2,5 ml konz. Salzsäure versetzt und 10 Min. lang in einem Wasserbad
von 68 bis 70° erhitzt. Nach dem Abkühlen neutralisiert man mit n Natronlauge gegen Phenolphthalein und ergänzt mit W. auf 100 ml. 50 ml dieser Lsg. erhitzt man mit 50 ml Fehlingscher Lsg. und hält 2 Min. lang im Sieden. Nach dem Abkühlen verfährt man wie oben. Aus
dem Gewicht des Rckstd., vermindert um das Gewicht des bei der vorhergehenden Bestimmung erhaltenen Rckstd., ergibt sich aus Tab. 2 der Gehalt des Süßweines an Rohrzucker.
Der Gehalt an Gesamtzucker ergibt sich durch Addition der Werte für Invertzucker und für
Rohrzucker. —

Tabelle 2. Ermittlung des Gehaltes an Invertzucker, Rohrzucker, Fructose und Glucose in Süßwein

Interpolationstabelle

Milligramm Kupfer-I-oxid	Korrekturwert für eine Tafeldifferenz von		
	0,4	0,5	0,6
0,1	0,0	0,0	0,1
0,2	0,1	0,1	0,1
0,3	0,1	0,2	0,2
0,4	0,2	0,2	0,2
0,5	0,2	0,2	0,3
0,6	0,2	0,3	0,4
0,7	0,3	0,4	0,4
0,8	0,3	0,4	0,5
0,9	0,4	0,4	0,5

Die Werte sind in Milligramm angegeben

Kupfer-I-oxid	Invertzucker	Rohrzucker	Fructose	Glucose
10	4,5	4,3	4,7	4,3
11	4,9	4,7	5,2	4,7
12	5,4	5,1	5,7	5,1
13	5,8	5,5	6,1	5,5
14	6,3	6,0	6,6	6,0
15	6,7	6,4	7,1	6,4
16	7,2	6,8	7,6	6,8
17	7,6	7,2	8,0	7,3
18	8,1	7,7	8,5	7,7
19	8,5	8,1	9,0	8,1
20	9,0	8,5	9,5	8,5
21	9,4	9,0	9,9	9,0
22	9,9	9,4	10,4	9,4
23	10,3	9,8	10,9	9,8
24	10,8	10,2	11,4	10,3
25	11,2	10,7	11,8	10,7
26	11,7	11,1	12,3	11,1
27	12,1	11,5	12,8	11,5
28	12,6	12,0	13,3	12,0
29	13,0	12,4	13,7	12,4
30	13,5	12,8	14,2	12,8

Kupfer-I-oxid	Invertzucker	Rohrzucker	Fructose	Glucose
31	13,9	13,2	14,7	13,3
32	14,4	13,7	15,2	13,7
33	14,8	14,1	15,7	14,1
34	15,3	14,5	16,1	14,6
35	15,8	15,0	16,6	15,0
36	16,2	15,4	17,1	15,4
37	16,7	15,8	17,6	15,9
38	17,1	16,3	18,0	16,3
39	17,6	16,7	18,5	16,7
40	18,0	17,1	19,0	17,2
41	18,5	17,6	19,5	17,6
42	18,9	18,0	19,9	18,0
43	19,4	18,4	20,4	18,4
44	19,8	18,9	20,9	18,9
45	20,3	19,3	21,4	19,3
46	20,8	19,7	21,9	19,8
47	21,2	20,2	22,3	20,2
48	21,7	20,6	22,8	20,6
49	22,1	21,0	23,3	21,1
50	22,6	21,4	23,8	21,5
51	23,0	21,9	24,2	21,9
52	23,5	22,3	24,7	22,4
53	24,0	22,8	25,2	22,8
54	24,4	23,2	25,7	23,2
55	24,9	23,6	26,2	23,7
56	25,3	24,1	26,6	24,1
57	25,8	24,5	27,1	24,5
58	26,2	24,9	27,6	25,0
59	26,7	25,4	28,1	25,4
60	27,2	25,8	28,6	25,8
61	27,6	26,2	29,1	26,3
62	28,1	26,7	29,5	26,7
63	28,5	27,1	30,0	27,2
64	29,0	27,5	30,5	27,6
65	29,4	28,0	31,0	28,0
66	29,9	28,4	31,5	28,5
67	30,4	28,8	31,9	28,9
68	30,8	29,3	32,4	29,3
69	31,3	29,7	32,9	29,8
70	31,7	30,2	33,4	30,2
71	32,2	30,6	33,9	30,6
72	32,7	31,0	34,3	31,1
73	33,1	31,5	34,8	31,5
74	33,6	31,9	35,3	32,0
75	34,0	32,3	35,8	32,4
76	34,5	32,8	36,3	32,8
77	35,0	33,2	36,8	33,3
78	35,4	33,7	37,2	33,7
79	35,9	34,1	37,7	34,2
80	36,3	34,5	38,2	34,6
81	36,8	35,0	38,7	35,0
82	37,3	35,4	39,2	35,5
83	37,7	35,8	39,7	35,9
84	38,2	36,3	40,2	36,4
85	38,7	36,7	40,6	36,8

Kupfer-I-oxid	Invertzucker	Rohrzucker	Fructose	Glucose
86	39,1	37,2	41,1	37,2
87	39,6	37,6	41,6	37,7
88	40,0	38,0	42,1	38,1
89	40,5	38,5	42,6	38,6
90	41,0	38,9	43,1	39,0
91	41,4	39,4	43,5	39,5
92	41,9	39,8	44,0	39,9
93	42,4	40,2	44,5	40,3
94	42,8	40,7	45,0	40,8
95	43,3	41,1	45,5	41,2
96	43,8	41,6	46,0	41,7
97	44,2	42,0	46,5	42,1
98	44,7	42,5	46,9	42,6
99	45,2	42,9	47,4	43,0
100	45,6	43,3	47,9	43,4
101	46,1	43,8	48,4	43,9
102	46,6	44,2	48,9	44,3
103	47,0	44,7	49,4	44,8
104	47,5	45,1	49,9	45,2
105	48,0	45,6	50,4	45,7
106	48,4	46,0	50,8	46,1
107	48,9	46,4	51,3	46,6
108	49,3	46,9	51,8	47,0
109	49,8	47,3	52,3	47,5
110	50,3	47,8	52,8	47,9
111	50,7	48,2	53,3	48,3
112	51,2	48,7	53,8	48,8
113	51,7	49,1	54,3	49,2
114	52,2	49,6	54,8	49,7
115	52,6	50,0	55,2	50,1
116	53,1	50,4	55,7	50,6
117	53,6	50,9	56,2	51,0
118	54,0	51,3	56,7	51,5
119	54,5	51,8	57,2	51,9
120	55,0	52,2	57,7	52,4
121	55,4	52,7	58,2	52,8
122	55,9	53,1	58,7	53,3
123	56,4	53,6	59,2	53,7
124	56,8	54,0	59,6	54,2
125	57,3	54,4	60,1	54,6
126	57,8	54,9	60,6	55,1
127	58,3	55,3	61,1	55,5
128	58,7	55,8	61,6	56,0
129	59,2	56,2	62,1	56,4
130	59,7	56,7	62,6	56,9
131	60,1	57,1	63,1	57,3
132	60,6	57,6	63,6	57,8
133	61,1	58,0	64,1	58,2
134	61,6	58,5	64,6	58,7
135	62,0	58,9	65,1	59,1
136	62,5	59,4	65,6	59,6
137	63,0	59,8	66,0	60,0
138	63,4	60,3	66,5	60,5
139	63,9	60,7	67,0	60,9
140	64,4	61,2	67,5	61,4

Kupfer-I-oxid	Invertzucker	Rohrzucker	Fructose	Glucose
141	64,9	61,6	68,0	61,8
142	65,3	62,1	68,5	62,3
143	65,8	62,5	69,0	62,7
144	66,3	63,0	69,5	63,2
145	66,8	63,4	70,0	63,6
146	67,2	63,9	70,5	64,1
147	67,7	64,3	71,0	64,6
148	68,2	64,8	71,5	65,0
149	68,7	65,2	72,0	65,5
150	69,1	65,7	72,5	65,9
151	69,6	66,1	73,0	66,4
152	70,1	66,6	73,5	66,8
153	70,6	67,0	73,9	67,3
154	71,0	67,5	74,4	67,7
155	71,5	67,9	74,9	68,2
156	72,0	68,4	75,4	68,7
157	72,5	68,9	75,9	69,1
158	72,9	69,3	76,4	69,6
159	73,4	69,8	76,9	70,0
160	73,9	70,2	77,4	70,5
161	74,4	70,7	77,9	70,9
162	74,9	71,1	78,4	71,4
163	75,3	71,6	78,9	71,9
164	75,8	72,0	79,4	72,3
165	76,3	72,5	79,9	72,8
166	76,8	72,9	80,4	73,2
167	77,3	73,4	80,9	73,7
168	77,7	73,8	81,4	74,1
169	78,2	74,3	81,9	74,6
170	78,7	74,8	82,4	75,1
171	79,2	75,2	82,9	75,5
172	79,6	75,7	83,4	76,0
173	80,1	76,1	83,9	76,4
174	80,6	76,6	84,4	76,9
175	81,1	77,0	84,9	77,4
176	81,6	77,5	85,4	77,8
177	82,0	77,9	85,9	78,3
178	82,5	78,4	86,4	78,7
179	83,0	78,9	86,9	79,2
180	83,5	79,3	87,4	79,7
181	84,0	79,8	87,9	80,1
182	84,5	80,2	88,4	80,6
183	84,9	80,7	88,9	81,0
184	85,4	81,2	89,4	81,5
185	85,9	81,6	89,9	82,0
186	86,4	82,1	90,4	82,4
187	86,9	82,5	90,9	82,9
188	87,4	83,0	91,4	83,4
189	87,8	83,5	91,9	83,8
190	88,3	83,9	92,4	84,3
191	88,8	84,4	92,9	84,8
192	89,3	84,8	93,4	85,2
193	89,8	85,3	93,9	85,7
194	90,3	85,8	94,4	86,1
195	90,7	86,2	94,9	86,6

Kupfer-I-oxid	Invertzucker	Rohrzucker	Fructose	Glucose
196	91,2	86,7	95,4	87,1
197	91,7	87,1	95,9	87,5
198	92,2	87,6	96,4	88,0
199	92,7	88,0	96,9	88,5
200	93,2	88,5	97,4	88,9
201	93,7	89,0	97,9	89,4
202	94,1	89,4	98,4	89,9
203	94,6	89,9	98,9	90,3
204	95,1	90,4	99,4	90,8
205	95,6	90,8	99,9	91,3
206	96,1	91,3	100,5	91,7
207	96,6	91,8	101,0	92,2
208	97,1	92,2	101,5	92,7
209	97,6	92,7	102,0	93,1
210	98,0	93,1	102,5	93,6
211	98,5	93,6	103,0	94,1
212	99,0	94,1	103,5	94,5
213	99,5	94,5	104,0	95,0
214	100,0	95,0	104,5	95,5
215	100,5	95,5	105,0	96,0
216	101,0	95,9	105,5	96,4
217	101,5	96,4	106,0	96,9
218	102,0	96,9	106,5	97,4
219	102,4	97,3	107,0	97,8
220	102,9	97,8	107,5	98,3
221	103,4	98,3	108,0	98,8
222	103,9	98,7	108,6	99,2
223	104,4	99,2	109,1	99,7
224	104,9	99,7	109,6	100,2
225	105,4	100,1	110,1	100,7
226	105,9	100,6	110,6	101,1
227	106,4	101,1	111,1	101,6
228	106,9	101,5	111,6	102,1
229	107,4	102,0	112,1	102,5
230	107,9	102,5	112,6	103,0
231	108,4	102,9	113,1	103,5
232	108,8	103,4	113,6	104,0
233	109,3	103,9	114,2	104,4
234	109,8	104,3	114,7	104,9
235	110,3	104,8	115,2	105,4
236	110,8	105,3	115,7	105,9
237	111,3	105,8	116,2	106,3
238	111,8	106,2	116,7	106,8
239	112,3	106,7	117,2	107,3
240	112,8	107,2	117,7	107,8
241	113,3	107,6	118,2	108,2
242	113,8	108,1	118,7	108,7
243	114,3	108,6	119,3	109,2
244	114,8	109,0	119,8	109,7
245	115,3	109,5	120,3	110,2
246	115,8	110,0	120,8	110,6
247	116,3	110,5	121,3	111,1
248	116,8	110,9	121,8	111,6
249	117,3	111,4	122,3	112,1
250	117,8	111,9	122,8	112,5

Kupfer-I-oxid	Invertzucker	Rohrzucker	Fructose	Glucose
251	118,3	112,3	123,4	113,0
252	118,8	112,8	123,9	113,5
253	119,3	113,3	124,4	114,0
254	119,8	113,8	124,9	114,5
255	120,3	114,2	125,4	114,9
256	120,8	114,7	125,9	115,4
257	121,3	115,2	126,4	115,9
258	121,8	115,7	126,9	116,4
259	122,3	116,1	127,5	116,9
260	122,8	116,6	128,0	117,3
261	123,3	117,1	128,5	117,8
262	123,8	117,6	129,0	118,3
263	124,3	118,0	129,5	118,8
264	124,8	118,5	130,0	119,3
265	125,3	119,0	130,6	119,7
266	125,8	119,5	131,1	120,2
267	126,3	119,9	131,6	120,7
268	126,8	120,4	132,1	121,2
269	127,3	120,9	132,6	121,7
270	127,8	121,4	133,1	122,2
271	128,3	121,8	133,6	122,6
272	128,8	122,3	134,2	123,1
273	129,3	122,8	134,7	123,6
274	129,8	123,3	135,2	124,1
275	130,3	123,8	135,7	124,6
276	130,8	124,2	136,2	125,1
277	131,3	124,7	136,7	125,5
278	131,8	125,2	137,3	126,0
279	132,3	125,7	137,8	126,5
280	132,8	126,2	138,3	127,0
281	133,3	126,6	138,8	127,5
282	133,8	127,1	139,3	128,0
283	134,3	127,6	139,9	128,5
284	134,8	128,1	140,4	129,0
285	135,3	128,6	140,9	129,4
286	135,8	129,0	141,4	129,9
287	136,3	129,5	141,9	130,4
288	136,8	130,0	142,4	130,9
289	137,3	130,5	143,0	131,4
290	137,9	131,0	143,5	131,9
291	138,4	131,4	144,0	132,4
292	138,9	131,9	144,5	132,9
293	139,4	132,4	145,1	133,4
294	139,9	132,9	145,6	133,8
295	140,4	133,4	146,1	134,3
296	140,9	133,9	146,6	134,8
297	141,4	134,3	147,1	135,3
298	141,9	134,8	147,7	135,8
299	142,4	135,3	148,2	136,3
300	142,9	135,8	148,7	136,8
301	143,5	136,3	149,2	137,3
302	144,0	136,8	149,8	137,8
303	144,5	137,2	150,3	138,3
304	145,0	137,7	150,8	138,8
305	145,5	138,2	151,3	139,2

Kupfer-I-oxid	Invertzucker	Rohrzucker	Fructose	Glucose
306	146,0	138,7	151,8	139,7
307	146,5	139,2	152,4	140,2
308	147,0	139,7	152,9	140,7
309	147,5	140,2	153,4	141,2
310	148,1	140,6	153,9	141,7
311	148,6	141,1	154,5	142,2
312	149,1	141,6	155,0	142,7
313	149,6	142,1	155,5	143,2
314	150,1	142,6	156,0	143,7
315	150,6	143,1	156,6	144,2
316	151,1	143,6	157,1	144,7
317	151,6	144,1	157,6	145,2
318	152,2	144,6	158,1	145,7
319	152,7	145,0	158,7	146,2
320	153,2	145,5	159,2	146,7
321	153,7	146,0	159,7	147,2
322	154,2	146,5	160,2	147,7
323	154,7	147,0	160,8	148,2
324	155,3	147,5	161,3	148,7
325	155,8	148,0	161,8	149,2
326	156,3	148,5	162,4	149,7
327	156,8	149,0	162,9	150,2
328	157,3	149,4	163,4	150,7
329	157,8	149,9	163,9	151,2
330	158,4	150,4	164,5	151,7
331	158,9	150,9	165,0	152,2
332	159,4	151,4	165,5	152,7
333	159,9	151,9	166,0	153,2
334	160,4	152,4	166,6	153,7
335	160,9	152,9	167,1	154,2
336	161,5	153,4	167,6	154,7
337	162,0	153,9	168,2	155,2
338	162,5	154,4	168,7	155,7
339	163,0	154,9	169,2	156,2
340	163,5	155,4	169,8	156,7
341	164,1	155,9	170,3	157,2
342	164,6	156,4	170,8	157,7
343	165,1	156,8	171,4	158,2
444	165,6	157,3	171,9	158,7
345	166,2	157,8	172,4	159,2
346	166,7	158,3	173,0	159,7
347	167,2	158,8	173,5	160,2
348	167,7	159,3	174,0	160,7
349	168,2	159,8	174,5	161,2
350	168,8	160,3	175,1	161,7
351	169,3	160,8	175,6	162,2
352	169,8	161,3	176,1	162,7
353	170,3	161,8	176,7	163,2
354	170,9	162,3	177,2	163,7
355	171,4	162,8	177,7	164,2
356	171,9	163,3	178,3	164,8
357	172,4	163,8	178,8	165,3
358	173,0	164,3	179,3	165,8
359	173,5	164,8	179,9	166,3
360	174,0	165,3	180,4	166,8

Kupfer-I-oxid	Invertzucker	Rohrzucker	Fructose	Glucose
361	174,5	165,8	180,9	167,3
362	175,1	166,3	181,5	167,8
363	175,6	166,8	182,0	168,3
364	176,1	167,3	182,5	168,8
365	176,7	167,8	183,1	169,3
366	177,2	168,3	183,6	169,8
367	177,7	168,8	184,2	170,4
368	178,2	169,3	184,7	170,9
369	178,7	169,8	185,2	171,4
370	179,3	170,3	185,8	171,9
371	179,8	170,8	186,3	172,4
372	180,3	171,3	186,8	172,9
373	180,9	171,8	187,4	173,4
374	181,4	172,3	187,9	173,9
375	181,9	172,8	188,4	174,4
376	182,4	173,3	189,0	175,0
377	183,0	173,8	189,5	175,5
378	183,5	174,3	190,1	176,0
379	184,0	174,8	190,6	176,5
380	184,6	175,3	191,1	177,0
381	185,1	175,8	191,7	177,5
382	185,6	176,4	192,2	178,1
383	186,2	176,9	192,8	178,6
384	186,7	177,4	193,3	179,1
385	187,2	177,9	193,8	179,6
386	187,8	178,4	194,4	180,1
387	188,3	178,9	194,9	180,6
388	188,8	179,4	195,4	181,2
389	189,4	179,9	196,0	181,7
390	189,9	180,4	196,5	182,2
391	190,4	180,9	197,1	182,7
392	191,0	181,4	197,6	183,2
393	191,5	181,9	198,2	183,8
394	192,0	182,4	198,7	184,3
395	192,6	183,0	199,2	184,8
396	193,1	183,5	199,8	185,3
397	193,6	184,0	200,3	185,8
398	194,2	184,5	200,9	186,4
399	194,7	185,0	201,4	186,9
400	195,3	185,5	202,0	187,4
401	195,8	186,0	202,5	187,9
402	196,3	186,5	203,0	188,4
403	196,9	187,0	203,6	189,0
404	197,4	187,5	204,1	189,5
405	198,0	188,1	204,7	190,0
406	198,5	188,6	205,2	190,5
407	199,0	189,1	205,8	191,1
408	199,6	189,6	206,3	191,6
409	200,1	190,1	206,9	192,1
410	200,6	190,6	207,4	192,6
411	201,2	191,1	207,9	193,1
412	201,7	191,6	208,5	193,7
413	202,3	192,2	209,0	194,2
414	202,8	192,7	209,6	194,7
415	203,4	193,2	210,1	195,2

Kupfer-I-oxid	Invertzucker	Rohrzucker	Fructose	Glucose
416	203,9	193,7	210,7	195,8
417	204,4	194,2	211,2	196,3
418	205,0	194,7	211,8	196,8
419	205,5	195,2	212,3	197,4
420	206,1	195,8	212,9	197,9
421	206,6	196,3	213,4	198,4
422	207,2	196,8	214,0	198,9
423	207,7	197,3	214,5	199,5
424	208,2	197,8	215,0	200,0
425	208,8	198,4	215,6	200,5

Tabelle 3. Ermittlung des Extraktgehaltes in Süßwein

ρ_e = Dichte (bei 20°) des durch Destillation von Alkohol befreiten und mit Wasser wieder auf das ursprüngliche Volumen aufgefüllten Süßweines

E = Extraktgehalt in g je Liter

ρ_e	E	ρ_e	E	ρ_e	E
0,9980	—	1,0020	9,7	1,0060	20,1
1	—	1	10,0	1	20,3
2	—	2	10,2	2	20,6
3	0,2	3	10,5	3	20,9
4	0,4	4	10,7	4	21,1
5	0,7	5	11,0	5	21,4
6	1,0	6	11,3	6	21,6
7	1,2	7	11,5	7	21,9
8	1,5	8	11,8	8	22,2
9	1,7	9	12,1	9	22,4
0,9990	2,0	1,0030	12,3	1,0070	22,7
1	2,2	1	12,6	1	22,9
2	2,5	2	12,8	2	23,2
3	2,7	3	13,1	3	23,5
4	3,0	4	13,4	4	23,7
5	3,3	5	13,6	5	24,0
6	3,5	6	13,9	6	24,2
7	3,8	7	14,1	7	24,5
8	4,0	8	14,4	8	24,8
9	4,3	9	14,7	9	25,0
1,0000	4,6	1,0040	14,9	1,0080	25,3
1	4,8	1	15,2	1	25,5
2	5,1	2	15,4	2	25,8
3	5,3	3	15,7	3	26,0
4	5,6	4	15,9	4	26,3
5	5,8	5	16,2	5	26,6
6	6,1	6	16,5	6	26,8
7	6,4	7	16,7	7	27,1
8	6,6	8	17,0	8	27,3
9	6,9	9	17,2	9	27,6
1,0010	7,1	1,0050	17,5	1,0090	27,9
1	7,4	1	17,8	1	28,1
2	7,7	2	18,0	2	28,4
3	7,9	3	18,3	3	28,6
4	8,2	4	18,5	4	28,9
5	8,4	5	18,8	5	29,2
6	8,7	6	19,1	6	29,4
7	9,0	7	19,3	7	29,7
8	9,2	8	19,6	8	29,9
9	9,5	9	19,8	9	30,2

ρ_e	E	ρ_e	E	ρ_e	E
1,0100	30,5	1,0160	46,1	1,0220	61,7
1	30,7	1	46,3	1	62,0
2	31,0	2	46,6	2	62,2
3	31,3	3	46,9	3	62,5
4	31,5	4	47,1	4	62,8
5	31,8	5	47,4	5	63,0
6	32,0	6	47,6	6	63,3
7	32,3	7	47,9	7	63,5
8	32,6	8	48,2	8	63,8
9	32,8	9	48,4	9	64,1
1,0110	33,1	1,0170	48,7	1,0230	64,3
1	33,3	1	48,9	1	64,6
2	33,6	2	49,2	2	64,8
3	33,9	3	49,5	3	65,1
4	34,1	4	49,7	4	65,4
5	34,4	5	50,0	5	65,6
6	34,6	6	50,2	6	65,9
7	34,9	7	50,5	7	66,1
8	35,1	8	50,8	8	66,4
9	35,3	9	51,0	9	66,7
1,0120	35,7	1,0180	51,3	1,0240	66,9
1	35,9	1	51,5	1	67,2
2	36,2	2	51,8	2	67,5
3	36,5	3	52,1	3	67,7
4	36,7	4	52,3	4	68,0
5	37,0	5	52,6	5	68,2
6	37,2	6	52,8	6	68,5
7	37,5	7	53,1	7	68,8
8	37,8	8	53,4	8	69,0
9	38,0	9	53,6	9	69,3
1,0130	38,3	1,0190	53,9	1,0250	69,5
1	38,5	1	54,1	1	69,8
2	38,8	2	54,4	2	70,1
3	39,1	3	54,7	3	70,3
4	39,3	4	54,9	4	70,6
5	39,5	5	55,2	5	70,8
6	39,8	6	55,4	6	71,1
7	40,1	7	55,7	7	71,4
8	40,4	8	56,0	8	71,6
9	40,6	9	56,2	9	71,9
1,0140	40,9	1,0200	56,5	1,0260	72,1
1	41,1	1	56,7	1	72,4
2	41,4	2	57,0	2	72,7
3	41,7	3	57,3	3	72,9
4	41,9	4	57,5	4	73,2
5	42,2	5	57,8	5	73,4
6	42,4	6	58,0	6	73,7
7	42,7	7	58,3	7	74,0
8	43,0	8	58,6	8	74,2
9	43,2	9	58,8	9	74,5
1,0150	43,5	1,0210	59,1	1,0270	74,8
1	43,7	1	59,4	1	75,0
2	44,0	2	59,6	2	75,3
3	44,3	3	59,9	3	75,5
4	44,5	4	60,1	4	75,8
5	44,8	5	60,4	5	76,0
6	45,0	6	60,7	6	76,3
7	45,3	7	61,0	7	76,6
8	45,6	8	61,2	8	76,8
9	45,8	9	61,4	9	77,1

30*

ρ_e	E	ρ_e	E	ρ_e	E
1,0280	77,4	1,0340	93,0	1,0400	108,7
1	77,6	1	93,3	1	108,9
2	77,9	2	93,5	2	109,2
3	78,1	3	93,8	3	109,5
4	78,4	4	94,0	4	109,7
5	78,7	5	94,3	5	110,0
6	78,9	6	94,6	6	110,3
7	79,2	7	94,8	7	110,5
8	79,5	8	95,1	8	110,8
9	79,7	9	95,3	9	111,0
1,0290	80,0	1,0350	95,6	1,0410	111,3
1	80,2	1	95,9	1	111,6
2	80,5	2	96,1	2	111,8
3	80,8	3	96,4	3	112,1
4	81,0	4	96,6	4	112,3
5	81,3	5	96,9	5	112,6
6	81,6	6	97,2	6	112,9
7	81,8	7	97,4	7	113,1
8	82,0	8	97,7	8	113,4
9	82,3	9	97,9	9	113,7
1,0300	82,5	1,0360	98,2	1,0420	113,9
1	82,8	1	98,5	1	114,2
2	83,1	2	98,7	2	114,4
3	83,3	3	99,0	3	114,7
4	83,6	4	99,3	4	115,0
5	83,9	5	99,5	5	115,2
6	84,1	6	99,8	6	115,5
7	84,4	7	100,0	7	115,8
8	84,6	8	100,3	8	116,0
9	84,9	9	100,6	9	116,3
1,0310	85,2	1,0370	100,8	1,0430	116,5
1	85,4	1	101,1	1	116,8
2	85,7	2	101,3	2	117,1
3	85,9	3	101,6	3	117,3
4	86,2	4	101,9	4	117,6
4	86,5	5	102,1	5	117,8
6	86,7	6	102,4	6	118,1
7	87,0	7	102,6	7	118,4
8	87,3	8	102,9	8	118,6
9	87,5	9	103,2	9	118,9
1,0320	87,8	1,0380	103,4	1,0440	119,2
1	88,0	1	103,7	1	119,4
2	88,3	2	104,0	2	119,7
3	88,6	3	104,2	3	119,9
4	88,8	4	104,5	4	120,2
5	89,1	5	104,7	5	120,5
6	89,3	6	105,0	6	120,7
7	89,6	7	105,3	7	121,0
8	89,9	8	105,5	8	121,2
9	90,1	9	105,8	9	121,5
1,0330	90,4	1,0390	106,0	1,0450	121,8
1	90,6	1	106,3	1	122,0
2	90,9	2	106,6	2	122,3
3	91,2	3	106,8	3	122,6
4	91,4	4	107,1	4	122,9
5	91,7	5	107,3	5	123,1
6	91,9	6	107,6	6	123,3
7	92,2	7	107,9	7	123,6
8	92,5	8	108,1	8	123,8
9	92,7	9	108,4	9	124,1

ρ_e	E	ρ_e	E	ρ_e	E
1,0460	124,4	1,0520	140,1	1,0580	155,8
1	124,7	1	140,4	1	156,1
2	124,9	2	140,6	2	156,3
3	125,2	3	140,9	3	156,6
4	125,4	4	141,1	4	156,9
5	125,7	5	141,4	5	157,1
6	126,0	6	141,7	6	157,4
7	126,2	7	141,9	7	157,6
8	126,5	8	142,2	8	157,9
9	126,7	9	142,5	9	158,2
1,0470	127,0	1,0530	142,7	1,0590	158,4
1	127,3	1	143,0	1	158,7
2	127,5	2	143,2	2	159,0
3	127,8	3	143,5	3	159,2
4	128,1	4	143,8	4	159,5
5	128,3	5	144,0	5	159,8
6	128,6	6	144,3	6	160,0
7	128,9	7	144,5	7	160,3
8	129,1	8	144,8	8	160,6
9	129,4	9	145,1	9	160,8
1,0480	129,6	1,0540	145,3	1,0600	161,1
1	129,9	1	145,6	1	161,3
2	130,2	2	145,9	2	161,6
3	130,4	3	146,1	3	161,9
4	130,7	4	146,4	4	162,1
5	130,9	5	146,7	5	162,4
6	131,2	6	146,9	6	162,7
7	131,5	7	147,2	7	162,9
8	131,7	8	147,4	8	163,2
9	132,0	9	147,7	9	163,4
1,0490	132,3	1,0550	148,0	1,0610	163,7
1	132,5	1	148,2	1	164,0
2	132,8	2	148,5	2	164,2
3	133,0	3	148,8	3	164,5
4	133,3	4	149,0	4	164,8
5	133,6	5	149,3	5	165,0
6	133,8	6	149,5	6	165,3
7	134,1	7	149,8	7	165,5
8	134,3	8	150,1	8	165,8
9	134,6	9	150,3	9	166,1
1,0500	134,8	1,0560	150,6	1,0620	166,3
1	135,1	1	150,8	1	166,6
2	135,4	2	151,1	2	166,8
3	135,6	3	151,4	3	167,1
4	135,9	4	151,6	4	167,4
5	136,2	5	151,9	5	167,6
6	136,4	6	152,2	6	167,9
7	136,7	7	152,4	7	168,2
8	136,9	8	152,7	8	168,4
9	137,2	9	152,9	9	168,7
1,0510	137,5	1,0570	153,2	1,0630	169,0
1	139,7	1	153,5	1	169,2
2	138,0	2	153,7	2	169,5
3	138,2	3	154,0	3	169,7
4	138,5	4	154,3	4	170,0
5	138,8	5	154,5	5	170,3
6	139,0	6	154,8	6	170,5
7	139,3	7	155,0	7	170,8
8	139,5	8	155,3	8	171,0
9	139,8	9	155,6	9	171,3

ρ_e	E	ρ_e	E	ρ_e	E
1,0640	171,6	1,0700	187,3	1,0760	203,1
1	171,8	1	187,6	1	203,4
2	172,1	2	187,9	2	203,7
3	172,4	3	188,1	3	203,9
4	172,6	4	188,4	4	204,2
5	172,9	5	188,6	5	204,5
6	173,1	6	188,9	6	204,7
7	173,4	7	189,2	7	205,0
8	173,7	8	189,4	8	205,2
9	173,9	9	189,7	9	205,5
1,0650	174,2	1,0710	190,0	1,0770	205,8
1	174,5	1	190,2	1	206,0
2	174,7	2	190,5	2	206,3
3	175,0	3	190,8	3	206,6
4	175,2	4	191,0	4	206,8
5	175,5	5	191,3	5	207,1
6	175,8	6	191,6	6	207,3
7	176,0	7	191,8	7	207,6
8	176,3	8	192,1	8	207,9
9	176,6	9	192,3	9	208,1
1,0660	176,8	1,0720	192,6	1,0780	208,4
1	177,1	1	192,9	1	208,7
2	177,4	2	193,1	2	208,9
3	177,6	3	193,4	3	209,2
4	177,9	4	193,7	4	209,4
5	178,1	5	193,9	5	209,7
6	178,4	6	194,2	6	210,0
7	178,7	7	194,5	7	210,2
8	178,9	8	194,7	8	210,5
9	179,2	9	195,0	9	210,8
1,0670	179,5	1,0730	195,2	1,0790	211,0
1	179,7	1	195,5	1	211,3
2	180,0	2	195,8	2	211,5
3	180,2	3	196,0	3	211,8
4	180,5	4	196,3	4	212,1
5	180,8	5	196,6	5	212,3
6	181,0	6	196,8	6	212,6
7	181,3	7	197,1	7	212,8
8	181,5	8	197,3	8	213,1
9	181,8	9	197,6	9	213,4
1,0680	182,1	1,0740	197,9	1,0800	213,7
1	182,4	1	198,1	1	213,9
2	182,6	2	198,4	2	214,2
3	182,9	3	198,7	3	214,5
4	183,1	4	198,9	4	214,7
5	183,4	5	199,2	5	215,0
6	183,7	6	199,4	6	215,2
7	183,9	7	199,7	7	215,5
8	184,2	8	200,0	8	215,8
9	184,5	9	200,2	9	216,0
1,0690	184,7	1,0750	200,5	1,0810	216,3
1	185,0	1	200,8	1	216,6
2	185,2	2	201,0	2	216,8
3	185,5	3	201,3	3	217,1
4	185,8	4	201,6	4	217,4
5	186,0	5	201,8	5	217,6
6	186,3	6	202,1	6	217,9
7	186,5	7	202,4	7	218,1
8	186,8	8	202,6	8	218,4
9	187,1	9	202,9	9	218,7

ρ_e	E	ρ_e	E	ρ_e	E
1,0820	218,9	1,0880	234,8	1,0940	250,6
1	219,2	1	235,0	1	250,9
2	219,5	2	235,3	2	251,1
3	219,7	3	235,6	3	251,4
4	220,0	4	235,8	4	251,7
5	220,3	5	236,1	5	251,9
6	220,5	6	236,4	6	252,2
7	220,8	7	236,6	7	252,5
8	221,1	8	236,9	8	252,7
9	221,3	9	237,1	9	253,0
1,0830	221,6	1,0890	237,4	1,0950	253,3
1	221,8	1	237,7	1	253,5
2	222,1	2	237,9	2	253,8
3	222,3	3	238,2	3	254,1
4	222,6	4	238,5	4	254,3
5	222,9	5	238,7	5	254,6
6	223,2	6	239,0	6	254,9
7	223,4	7	239,3	7	255,1
8	223,7	8	239,5	8	255,4
9	224,0	9	239,8	9	255,7
1,0840	224,2	1,0900	240,0	1,0960	255,9
1	224,5	1	240,3	1	256,2
2	224,7	2	240,6	2	256,4
3	225,0	3	240,8	3	256,7
4	225,3	4	241,1	4	257,0
5	225,5	5	241,4	5	257,2
6	225,8	6	241,6	6	257,5
7	226,1	7	241,9	7	257,8
8	226,3	8	242,2	8	258,0
9	226,6	9	242,4	9	258,3
1,0850	226,9	1,0910	242,7	1,0970	258,5
1	227,1	1	242,9	1	258,8
2	227,4	2	243,2	2	259,1
3	227,7	3	243,5	3	259,3
4	227,9	4	243,7	4	259,6
5	228,2	5	244,0	5	259,9
6	228,4	6	244,3	6	260,1
7	228,7	7	244,5	7	260,4
8	229,0	8	244,8	8	260,7
9	229,2	9	245,1	9	260,9
1,0860	229,5	1,0920	245,3	1,0980	261,2
1	229,8	1	245,6	1	261,4
2	230,0	2	245,9	2	261,7
3	230,3	3	246,1	3	262,0
4	230,6	4	246,4	4	262,2
5	230,8	5	246,6	5	262,5
6	231,1	6	246,9	6	262,8
7	231,3	7	247,2	7	263,0
8	231,6	8	247,4	8	263,3
9	231,9	9	247,7	9	263,6
1,0870	232,1	1,0930	248,0	1,0990	263,8
1	232,4	1	248,2	1	264,1
2	232,7	2	248,5	2	264,4
3	232,9	3	248,8	3	264,6
4	233,2	4	249,0	4	264,9
5	233,5	5	249,3	5	265,2
6	233,7	6	249,6	6	265,4
7	234,0	7	249,8	7	265,7
8	234,2	8	250,1	8	266,0
9	234,5	9	250,4	9	266,2

ρ_e	E	ρ_e	E
1,1000	266,5	1,1060	282,4
1	266,7	1	282,6
2	267,0	2	282,9
3	267,3	3	283,2
4	267,5	4	283,4
5	267,8	5	283,7
6	268,0	6	284,0
7	268,3	7	284,2
8	268,6	8	284,5
9	268,9	9	284,8
1,1010	269,1	1,1070	285,0
1	269,4	1	285,3
2	269,7	2	285,5
3	269,9	3	285,8
4	270,2	4	286,1
5	270,4	5	286,3
6	270,7	6	286,6
7	271,0	7	286,9
8	271,2	8	287,1
9	271,5	9	287,4
1,1020	271,8	1,1080	287,7
1	272,0	1	287,9
2	272,3	2	288,2
3	272,6	3	288,5
4	272,8	4	288,7
5	273,1	5	289,0
6	273,4	6	289,3
7	273,6	7	289,5
8	273,9	8	289,8
9	274,2	9	290,0
1,1030	274,4	1,1090	290,3
1	274,7	1	290,6
2	274,9	2	290,8
3	275,2	3	281,1
4	275,5	4	291,4
5	275,7	5	291,6
6	276,0	6	291,9
7	276,3	7	292,2
8	276,5	8	292,4
9	276,8	9	292,7
1,1040	277,1	1,1100	293,0
1	277,3	1	293,2
2	277,6	2	293,5
3	277,9	3	293,8
4	278,1	4	294,0
	278,4	5	294,3
6	278,7	6	294,5
7	278,9	7	294,8
8	279,2	8	295,1
9	279,5	9	295,3
1,1050	279,7	1,1110	295,6
1	280,0	1	295,9
2	280,2	2	296,1
3	280,5	3	296,4
4	280,8	4	296,7
5	281,0	5	296,9
6	281,3	6	297,2
7	281,6	7	297,5
8	281,8	8	297,7
9	282,1	9	298,0

ρ_e	E	ρ_e	E
1,1120	298,3	1,1270	364,8
1	298,5	80	367,5
2	298,8	90	370,1
3	299,1		
4	299,3	1,1400	372,8
5	299,6	10	375,5
6	299,9	20	378,1
7	300,1	30	380,8
8	300,4	40	383,5
9	300,7	50	386,2
		60	388,8
1,1130	300,9	70	391,5
40	303,6	80	394,2
50	306,2	90	396,9
60	308,9		
70	311,5	1,1500	399,5
80	314,2	10	402,2
90	316,9	20	404,9
		30	407,6
1,1200	319,5	40	410,3
10	322,2	50	412,9
20	324,8	60	415,6
30	327,5	70	418,3
40	330,2	80	421,0
50	332,8	90	423,7
60	335,5		
70	338,1	1,1600	426,4
80	340,8	10	429,0
90	343,5	20	431,7
		30	434,4
1,1300	346,1	40	437,1
10	348,8	50	439,8
20	351,5	60	442,5
30	354,1	70	445,2
40	356,8	80	447,9
50	359,5	90	450,5
60	362,1		

3. **Extraktgehalt.** Der Extraktgehalt des Süßweines ergibt sich aus Tab. 3, wobei ρ_e nach folgender Formel berechnet wird:

$$\rho_e = \rho_w - \rho_a + 1$$

ρ_e = Dichte des durch Destillation von A. befreiten und mit W. wieder auf das ursprüngliche Volumen aufgefüllten Süßweines

ρ_w = Dichte des Süßweines

ρ_a = Dichte des auf das ursprüngliche Volumen aufgefüllten Destillates (s. Bestimmung des Alkoholgehaltes).

4. **Zuckerfreies Extrakt.** Weißer Süßwein mind. 16 g im Liter, roter Süßwein mind. 18 g im Liter. Zuckerfreies Extrakt ergibt sich aus der Differenz von Extraktgehalt und Gesamtzuckergehalt.

5. **Aschengehalt.** 25 ml Süßwein werden zur Sirupkonsistenz eingedampft. Der Rückstand wird getrocknet und vorsichtig verascht. Die verkohlte Masse erwärmt man mit 10 ml W. und filtriert durch ein aschefreies Filter. Das Filter wird samt Rckstd. getrocknet und vollständig verascht; dann fügt man das Filtrat hinzu, dampft zur Trockne ein und glüht bei schwacher Rotglut. Weißer Süßwein muß mind. 1,3 g Asche im Liter, roter Süßwein mind. 1,6 g im Liter ergeben.

6. **Flüchtige Säuren.** 25 ml Süßwein werden der Wasserdampfdestillation unterworfen, bis man 500 ml Destillat erhalten hat. Dieses Destillat wird mit 0,1 n Natronlauge gegen Phenolphthalein titriert. Der Gehalt an flüchtigen Säuren wird als Essigsäure in g im Liter berechnet und darf bei weißem Süßwein höchstens 1,3 g im Liter, bei rotem Süßwein höchstens 1,6 g im Liter betragen.

1 ml 0,1 n Natronlauge entspr. 6,0 mg $C_2H_4O_2$.

7. **Gesamtsäure.** 25 ml Süßwein werden bis zum beginnenden Sieden erhitzt und mit 0,1 n Natronlauge bis zum Farbumschlag von rotem Lackmuspapier titriert. Der Gehalt an Gesamtsäure wird als Weinsäure in g im Liter berechnet.

1 ml 0,1 n Natronlauge entspr. 7,5 mg $C_4H_6O_6$.

8. **Nichtflüchtige Säuren.** Der Gehalt an nichtflüchtigen Säuren ergibt sich nach der Formel:

Nichtflüchtige Säuren = Gesamtsäure — Flüchtige Säuren $\times$ 1,25.

Süßwein muß 3 bis 7 g davon im Liter enthalten.

9. **Schwefelsäure (berechnet als SO_3).** 50 ml Süßwein werden nach dem Ansäuern mit 10 ml verd. Salzsäure mit W. auf etwa 300 ml verdünnt und hierauf in der Siedehitze tropfenweise mit 10 ml Bariumchlorid-Lsg. versetzt. Man erwärmt auf dem Wasserbad, bis sich der Nd. vom Bariumsulfat abgesetzt hat, filtriert sodann durch ein feinporiges, aschefreies Filter, wäscht den Nd. mit heißem W. aus, trocknet, verascht und glüht bei schwacher Rotglut.

1 mg $BaSO_4$ entspr. 0,343 mg SO_3.

Im Liter darf höchstens 1 g SO_3 enthalten sein.

10. **Gesamte Schweflige Säure (berechnet als SO_2).** 100 ml Süßwein werden mit 5 ml konz. Phosphorsäure versetzt und unter Durchleiten von CO_2 zur Hälfte abdestilliert. Als Vorlage dient eine Mischung von 10 ml Jod-Lsg. und 40 ml W. Die Flüssigkeit, die noch freies Jod enthalten muß, wird nach Zusatz von 10 ml verd. Salzsäure mit W. auf etwa 300 ml verdünnt und hierauf in der Siedehitze mit 1 ml Bariumchlorid-Lsg. versetzt. Dann verfährt man wie bei Prüf. 9.

1 mg $BaSO_4$ entspr. 0,274 mg SO_2.

Es dürfen höchstens 100 mg SO_2 im Liter Süßwein enthalten sein.

11. **Sorbit.** 100 ml Süßwein werden auf dem Wasserbad auf etwa 5 ml eingedampft und nach dem Erkalten durch Watte in einen 25-ml-Mischzylinder filtriert. Abdampfschale und Watte werden mit wenig W. nachgewaschen, bis das Filtrat höchstens 6 ml beträgt. Nun fügt man 12 ml konz. Salzsäure und nach dem Umschütteln 0,25 ml o-Chlorbenzaldehyd hinzu, schüttelt 1 Min. lang und läßt 30 Min. lang stehen. Hierauf schüttelt man neuerdings kräftig um und läßt 6 bis 8 Stunden lang stehen. Nach dieser Zeit darf sich höchstens eine geringe ölige, aber keine feste Abscheidung gebildet haben.

12. **Künstliche Süßstoffe, Salicylsäure.** 50 ml Süßwein werden nach Zusatz von 5 ml verd. Salzsäure mit einer Mischung von 25 ml Ae. und 25 ml PAe. ausgeschüttelt. Der Ae.-PAe.-Auszug wird filtriert und in einem Kölbchen auf dem Wasserbad eingedampft. Den Rückstd. löst man unter Erwärmen in 10 ml W. Die Lsg. darf nicht süß schmecken. Wird 1 ml der Lsg. mit 1 Tr. zehnfach verd. Eisen(III)-chlorid-Lsg. versetzt, so darf keine Violettfrbg. auftreten.

13. **Fremde Farbstoffe.** 200 ml Süßwein werden in einem 500-ml-Erlenmeyerkolben auf etwa 60 ml eingeengt und mit 3 ml verd. Salzsäure und 0,5 g entfetteter, weißer Schafwolle 5 Min. lang zum Sieden erhitzt. Die Wolle wird dann in fließendem W. gewaschen und in demselben Kolben mit 100 ml W. und 2 ml verd. Salzsäure 5. Min. lang ausgekocht. Man wiederholt die Behandlung, bis die Fl. farblos geworden ist; dann wäscht man die Wolle salzsäurefrei und kocht sie mit 50 ml W. und 10 Tr. konz. Ammoniak-Lsg. 10 Min. lang, um den etwa vorhandenen künstlichen Farbstoff in Lsg. zu bringen. Nach Verd. der Lsg. auf 100 ml entfernt man das Ammoniak durch weiteres Kochen und säuert hierauf mit 2 ml verd. Salzsäure an. Diese Lsg. wird mit einem etwa 0,06 g schweren, weißen Schafwollfaden 5 Min. lang gekocht. Er darf sich nicht gelb oder rot färben.

Aufbewahrung. Vor direktem Sonnenlicht geschützt, kühl.

Vinum meridianum dulce ÖAB 9. Südlicher Südwein.

Ein durch alkoholische Gärung aus dem Saft in südeuropäischen Ländern gewachsener, frischer Weintrauben gewonnener Wein, der den geltenden Bestimmungen des Österreichischen Lebensmittelbuches entsprechen muß.

Eigenschaften. Klare, goldgelbe bis dunkelbraune Fl., die einen charakteristischen Geruch und Geschmack besitzt. Südlicher Süßwein ist mit W. oder A. klar mischbar.

Prüfung (s. Bd. I, 88ff.). 1. Alkoholgehalt: 14,0 bis 22,5 Vol.-%. — 2. Zuckergehalt: Mind. 30 g im Liter. Die Summe von Alkohol (auf Zucker umgerechnet) und Zucker muß mindestens 260 g im Liter betragen (Alkohol $\times$ 16 = g Zucker). — 3. Zuckerfreies Extrakt: Mind. 25 g im Liter. — 4. Aschegehalt: Mind. 2,5 g im Liter. — 5. Flüchtige Säuren (als Essigsäure berechnet): Höchstens 2 g im Liter. — 6. Nichtflüchtige Säuren (als Weinsäure berechnet): 3 bis 7 g im Liter. — 7. Schwefelsäure (als SO_3 berechnet): Höchstens 1,6 g im Liter. — 8. Gesamte Schweflige Säure (als SO_2 berechnet): Höchstens 100 mg im Liter. Die Durchführung der Prfg. 1 bis 8 erfolgt in der bei Vinum dulce angegebenen Weise.

Aufbewahrung. Vor direktem Sonnenlicht geschützt, kühl.

Vinum officiniale. Vin official CF 65. Offizineller Wein.

Likörwein   1 000 ml
Lithiumcarbonat   0,05 g

Das Lithiumcarbonat wird in 50 ml des Likörweins gelöst und die Lsg. mit dem Wein zu 1 000 ml ergänzt.

Prüfung. 1. Dichte: 1,035 bis 1,065 g/ml. — 2. Alkoholgehalt: 15 bis 18 Vol.-%. — 3. Reduzierende Zucker: 1,5 bis 3,5 g im Liter. — 4. Gesamtsäure und flüchtige Säure (berechnet als Schwefelsäure): Höchstens 4 g im Liter (Gesamtsäure) und höchstens 1 g im Liter (flüchtige Säure). — 5. Asche: Zwischen 1,5 und 3,5 g je Liter. — 6. Arsen: Höchstens 0,2 ppm (s. Bd. I, 242). — 7. Lithium: Ein mit dem Wein benetzter Platindraht färbt die nichtleuchtende Bunsenflamme rot. — 8. Schwermetalle: Höchstens 1 ppm (s. Bd. I, 252).

Bemerkungen: Um offizinellen Wein, der durch Alterung trübe geworden ist, zu klären, behandelt man ihn je Liter mit 0,5 g Tierkohle und 0,2 g Gelatine, läßt absetzen und dekantiert. Nach einwöchigem Aufbewahren bei +8° und Dekantieren werden 0,3 g Bentonit je Liter zugesetzt. Man dekantiert erneut und filtriert.

Vinum medicatum. Vina medicata Nord. 63, Ned. 6. Vina medicinalia ÖAB 9. Vins medicinaux CF 65. Arzneiweine. Medizinische Weine.

Arzneiweine sind flüssige Zubereitungen zum oralen Gebrauch, die durch Extraktion von Drogen mit Wein oder durch Auflösen von Arzneimitteln in Wein erhalten werden. ÖAB 9 schreibt die Verwendung von Süßwein oder Südlichem Süßwein vor. Allgemein müssen die verwendeten Weine den lebensmittelrechtlichen Bestimmungen der betreffenden Länder entsprechen.

Arzneiweine, die durch Extraktion von Drogen gewonnen werden, sind durch Mazeration der Drogen mit dem Wein unter gelegentlichem Umschütteln in geschlossenen Gefäßen herzustellen. Nach der auch für Tinkturen geltenden Zeit wird der Ansatz dekantiert, der Drogenrückstand ausgepreßt und die Flüssigkeit filtriert.

Aufbewahrung: In dicht schließenden Gefäßen, vor direktem Sonnenlicht geschützt, kühl.

Vinum Chinae ÖAB 9, Ned. 6. Vinum cinchonae Helv. VI. Vin de quinquina official CF 65. Chinawein.

Nach ÖAB 9 und Helv. VI wird Chinawein aus Chinafluidextrakt durch Mischen mit Südlichem Süßwein hergestellt, während CF 65 und Ned. 6 einen Auszug aus gepulverter Chinarinde bereiten lassen.

Herstellung.

1. ÖAB 9   Chinafluidextrakt   5 T.
             Bitterorangentinktur   5 T.
             Südlicher Süßwein   90 T.

Die Mischung der angegebenen Bestandteile läßt man unter häufigem Umschütteln mindestens 4 Wochen lang an einem kühlen Ort stehen und filtriert dann.

2. Helv. VI Extractum Cinchonae fluidum   20,0 g
             Vinum meridianum dulce   980 g

Bereitung wie unter 1.

3. CF 65   Cortex Chinae pulvis (0,3 mm)   25 g
             Spiritus dil. (60 Vol.-%)   75 g
             Acid. hydrochloricum dilutum   2 g
             Vinum rubrum   920 g

Das Chinarindenpulver wird mit der A.-Salzsäure-Mischung in einem Kolben durchfeuchtet und 24 Std. unter gelegentlichem Schütteln stehengelassen. Dann wird der Rotwein zugegeben und der Ansatz erneut unter häufigem Umschütteln 24 Std. stehengelassen. Dann wird filtriert. Der Chinawein wird in vollständig gefüllten, dicht verschlossenen Flaschen aufbewahrt.

Chinawein kann auch mit Weißwein oder Likörwein hergestellt werden. In letzterem Fall unterbleibt der Zusatz von Alkohol.

Eigenschaften. Je nach Herstellung klare, braune oder rötlichbraune Flüssigkeit von bitterem, aromatischem Geschmack.

Prüfung. 1. Nachweis der Alkaloide (ÖAB 9). a) 2 ml Chinawein werden auf dem Wasserbad eingedampft; der Rückstd. wird mit einer Mischung von 2,5 ml verd. Schwefelsäure und 2,5 ml W. aufgenommen und, wenn nötig, filtriert. Je 1 ml des Filtrates gibt auf Zusatz von Jod-Lsg. einen braunen bzw. auf Zusatz von Mayers Rg. einen gelblichweißen Nd. — b) Der Rest des Filtrates zeigt auch nach dem Verd. mit W. auf das zehnfache Vol. im gefilterten UV-Licht noch eine deutliche Fluoreszenz, die auf Zusatz von Salzsäure nahezu verschwindet. — c) 2 ml Chinawein werden mit 2 ml W. und 1 ml verd. Natronlauge versetzt. Diese Mischung wird mit 10 ml Ae. ausgeschüttelt; die abgetrennte ätherische Lsg. dampft man auf dem Wasserbad ein (Vorsicht!) und nimmt den Rckstd. in einer Mischung von 1 ml verd. Salzsäure und 4 ml W. auf. Zu 1 ml dieser Lsg. setzt man tropfenweise Bromwasser zu, bis eine schwache, gelbliche Trübung bestehen bleibt. Auf Zusatz von Ammoniak bis zur alkalischen Rk. färbt sich die Fl. unter gleichzeitiger Ausscheidung eines flockigen Nd. hellgrün bis blaugrün.

2. Kennzahlen (ÖAB 9): Dichte 1,050 bis 1,060 g/ml; Alkoholgehalt 18,0 bis 26,0 Vol.-%.

Wertbestimmung. 1. Gehalt an Alkaloiden (Helv. VI). 50,0 g Chinawein werden in einem 250-ml-Erlenmeyerkolben nach und nach unter kräftigem Schütteln mit 10 ml Pikrinsäure-Lsg. versetzt. Nach 2 Std. Stehen im Kühlschrank wird der Nd. auf einem Glasfiltertiegel G 4 gesammelt und zweimal mit je 10 ml eiskalter Pikrinsäure-Lsg. ausgewaschen. Der Tiegel wird außen abgetrocknet und in einem 300-ml-Weithalserlenmeyerkolben mit 100 ml Essigsäureanhydrid leicht erwärmt. Nach dem Auflösen wird abgekühlt und unter Zusatz von 2—3 Tr. Kristallviolett-Lsg. mit 0,05 n Perchlorsäure bis zum Farbumschlag nach bläulichgrün titriert.

1 ml 0,05 n Perchlorsäure entspr. 7,735 mg Alkaloiden,
ber. als Mittelwert von Chinin und Cinchonin.

2. Bitterwert (ÖAB 9). 1,00 ml Chinawein wird in einem Meßkolben mit Trinkwasser auf 100,0 ml verd. 5,00 ml dieser Verd. werden mit Trinkwasser auf 15,00 ml verd.; diese Verd. muß noch deutlich bitter schmecken, entspr. einem Bitterwert von mind. 300 (s. Bd. I, 443).

Aufbewahrung. Vor direktem Sonnenlicht geschützt, in dicht schließenden Gefäßen.

Gebräuchliche Einzeldosis. 10 bis 30 g.

Vinum **Chinae ferratum** ÖAB 9. China-Eisenwein.

Bereitung. Chinin-Eisencitrat   0,5 T.
Destilliertes W.   2 T.
Südlicher Süßwein   97,5 T.

Das Chinin-Eisencitrat (s. Bd. IV, 954) wird im dest. W. unter Erwärmen gelöst und mit dem Südlichen Süßwein gemischt. Man läßt die Mischung unter häufigem Umschütteln mindestens 4 Wochen lang kühl stehen und filtriert dann.

Eigenschaften. Klare, braune Fl., die nach Wein riecht und etwas bitter schmeckt. Klar mischbar mit W. oder der gleichen Menge A. oder verd. A.

Erkennung. 1. Chinin: Wie Prfg. 1 a), b), c) bei Vinum Chinae ÖAB 9. — 2. Eisen. Eine Mischung von 5 ml China-Eisenwein und 1 ml verd. Salzsäure gibt sowohl auf Zusatz von Kalium-Eisen(II)-cyanid-Lsg. als auch auf Zusatz von Kalium-Eisen(III)-cyanid-Lsg. einen tiefblauen Nd.

Prüfung. 1. Dichte 1,060 bis 1,070 g/ml. — 2. Alkoholgehalt 13,5 bis 22,0 Vol.-%.

Aufbewahrung. Vor direktem Sonnenlicht geschützt in dicht schließenden Gefäßen.

Gebräuchliche Einzeldosis. 10 bis 30 g.

Vinum **Condurango** ÖAB 9, Ned. 6, Helv. VI. Condurangowein. Kondurangowein. Vin de condurango.

Herstellung.

Extractum Condurango fluidum   10 g
Vinum meridianum dulce   90 g.

Nach Helv. VI wird die Mischung 8 Tage an einem kühlen Ort gelagert und dort dekantiert und filtriert.
ÖAB 9 läßt weißen Süßwein verwenden und fordert eine mind. vierwöchige Lagerzeit.

Eigenschaften. Klare, braungelbe Fl., die deutlich nach Condurangorinde riecht und schmeckt. Condurangowein ist mit W. oder der gleichen Menge A. oder verd. A. klar mischbar.

Prüfung. 1. Dichte 0,985 bis 0,995 g/ml (ÖAB 9). — 2. Alkoholgehalt 14,5 bis 23,0 Vol.-%. (ÖAB 9). — 3. Nachweis von Condurangin (Helv. VI).

Dünnschichtchromatographie: Auf einer Kieselgel-G-Schicht werden auf 2 Startpunkten a und b aufgetragen:

a: 20 µl Condurangowein
b: 20 µl süßer südlicher Wein.

Die Frontlinie wird 150 mm von der Startlinie entfernt durchgezogen. Als Laufmittel dient eine Mischung von 5 Vol.-T. Methanol + 2 Vol.-T. Chlf. Die an der Luft getrockneten Chromatogramme werden mit folgendem, frisch zu bereitenden Reagens besprüht: 1 ml Schwefelsäure 95% + 1 ml Essigsäureanhydrid werden vorsichtig gemischt und unter Kühlen in 10 ml absolutes Äthanol gegossen. Dann wird die Platte 10 Min. im Trockenschrank 110° getrocknet.

Chromatogramm a: Es erscheinen ein blaugrüner Fleck, entsprechend dem Fleck auf Chromatogramm b (süßlicher südlicher Wein), darüber 2 weitere Flecke bei Rf ca. 0,75 bzw. 0,85 (Stoffe aus dem Condurangofluidextrakt).

Aufbewahrung. In gut verschlossenem Behälter, unter Lichtschutz.

Gebrauchsdosen. Einzeldosis 1 Eßlöffel.

Vinum Colae. Vin de Kola CF 65. Kolawein. Colawein.

Herstellung.

Gepulverte Colanüsse (0,3 mm)	60 g
Likörwein	1 000 g.

Die Mischung wird in einem verschlossenen Gefäß unter gelegentlichem Umschütteln 10 Tage stehengelassen. Dann wird dekantiert, der Rckstd. ausgepreßt und die Fl. filtriert.

Eigenschaften. Klare Fl. ohne schlechten Geschmack.

Prüfung. 1. Alkoholgehalt mind. 15 Vol.-%. — 2. Flüchtige Säuren (als H_2SO_4 berechnet) höchstens 1,5 g/l.

Gehaltsbestimmung. Coffein. 50 ml Colawein werden in einer tarierten Abdampfschale gewogen (p g). Auf dem siedenden Wasserbad wird der A. durch einen Warmluftstrom vertrieben. Wenn die Fl. auf etwa 40 ml eingeengt ist, wird sie in einen 250-ml-Schütteltrichter überführt. Die Abdampfschale wird mit Ammoniak-Lsg. nachgespült, wobei so viel zu verwenden ist, daß der Wein alkalisch reagiert. Dann extrahiert man dreimal mit je 20 ml Chlf. Die Chlf.-Auszüge werden sorgfältig von der W.-Phase getrennt und in einer tarierten Abdampfschale vom Lsgm. befreit und der Rückstd. bei 100° getrocknet. Das Gewicht des Rckstd. muß einem Rohcoffeingehalt von 3 bis 6% entsprechen.

Will man den Reincoffeingehalt kennen, so wird der Rckstd. in 5 ml verd. Salzsäure gelöst. Die Lsg. wird über Papier in einen kleinen Scheidetrichter filtriert. Schale und Filter werden zweimal mit je 10 ml W. gewaschen. Filtrat und Waschwasser werden mit Ammoniak alkalisiert und dreimal mit je 10 ml Chlf. extrahiert.

Die sorgfältig vom W. getrennte, klare Chlf.-Phase wird in einer tarierten Abdampfschale vom Lsgm. befreit. Bei 100° getrocknet, ergeben sich p'g Rckstd.

Der Gehalt an Coffein im kg Wein errechnet sich nach

$$\frac{1000 \cdot p'}{p}.$$

Colawein muß mindestens 0,8 g Coffein je kg enthalten.

Vinum Pepsini. Pepsinwein. Elixir Pepsini.

Pepsinwein ist eine Lsg. von Pepsin in Wein oder Südwein, meist unter Zusatz von Glycerin zur Stabilisierung und Salzsäure zur Einstellung des optimalen pH-Wertes für das Enzym. Wegen des inaktivierenden Einflusses konz. Säuren auf das Enzym darf die Salzsäure erst zum Ende der Bereitung zugegeben werden; eine Wärmeanwendung zum Lösen sollte ebenfalls unterbleiben.

Herstellung (DAB 6):

Pepsin	24 T.	Zuckersirup	92 T.
Glycerin	20 T.	Pomeranzentinktur	2 T.
Salzsäure	3 T.	Wein	839 T.
Wasser	20 T.		

Bei der Herstellung ist zu beachten, daß das Pepsin des DAB 7 die 10fache Aktivität des Pepsins nach DAB 6 besitzt. Unter Umständen kann ein Entfernen von Gerbstoffen aus dem Wein durch Zusatz von Gelatine (10,0 einer 10%igen Lösung auf 1 Liter) vor der Herstellung von Vorteil sein.

Nach dem Absetzen (ca. 10 bis 14 Tage) wird der Pepsinwein blank filtriert.

Eigenschaften. Klare Lsg. mit einem Gehalt von 200 bis 300 mg Pepsin (1000fach) in 100 ml.

Wertbestimmung. 5 ml Pepsinwein müssen 10,0 Hühnereiweiß innerhalb von 3 Stunden verdauen. Die Caseinmethode nach DAB 7 liefert meist nicht reproduzierbare Ergebnisse.

NORTHROP-Verfahren modifiziert nach WIEGREBE (Pharm. Ztg. *113*, 1799 (1968):
Prüf-Lsg.: 5,00 ml Pepsinwein werden zu 25,00 ml gelöst (A.90% 20 ml). 0,1 n HCl 9,0 ml Aqu. ad 90 ml).

Hämoglobin-Lsg.: 1,0 Hämoglobin-Proteasen-Substrat nach ANSON wird auf 39 ml W. gestreut; nach dem Lösen wird durch ein Faltenfilter filtriert (Schleicher & Schüll Nr. 604 9 cm ∅) und 10,0 ml 0,3 n HCl zugesetzt. Leerwerte: 1,00 ml Enzymlösung werden mit 10,0 ml 5%iger (g/v) Trichloressigsäure gemischt. 2 Min. vor Beginn der Enzymreaktion im Hauptversuch setzt man 5,0 ml Hämoglobin-Lsg. zu und filtriert nach 10 Min. durch ein Falten-filter (2 Min. vor Abbruch der Enzymreaktion im Hauptwert). Hauptwerte: 5,0 ml Hämoglobin-Lsg. werden mit 1,00 ml Enzym-Lsg. gemischt und nach genau 10 Min. mit 10,0 ml 5%iger Trichloressigsäure versetzt. Nach 2 bis 3 Min. wird durch ein Faltenfilter filtriert und je 5,00 ml Filtrat im Haupt- und Leerwert mit 10,00 ml W. verdünnt.

Sämtliche Reaktionen wie auch die Reagentien sind auf 35° zu temperieren. Die Extinktion wird bei 280 nm in 1-cm-Küvetten gegen W. gemessen.

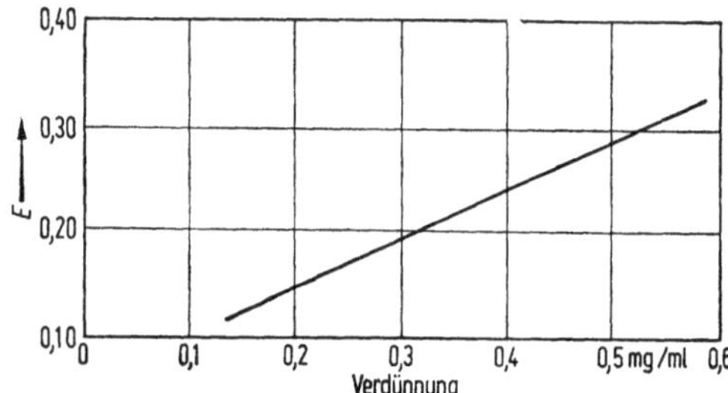

Abb. 15. Eichkurve (nach WIEGREBE) für „Pepsin 1000 fach"

Aufbewahrung. Dicht verschlossen, vor Wärme und Licht geschützt.
Dosierung. 50 bis 100 ml.
Anwendung. Zur Enzymsubstitution, zur Appetitanregung (vor der Mahlzeit).

Vinum stomachicum ÖAB 9. Bitterorangenwein. Tinctura Aurantii vinosa. Tinctura stomachica.

Herstellung.

Bitterorangenfluidextrakt	15 T.
Zimttinktur	20 T.
Enzianextrakt	5 T.
Süßwein (weiß)	60 T.

Der Enzianextrakt wird in der Zimttinktur gelöst; dann fügt man den Bitterorangen-fluidextrakt und den Süßwein hinzu, läßt die Mischung mindestens 4 Wochen lang an einem kühlen Ort stehen und filtriert danach.

Eigenschaften. Klare, dunkelbraune Fl., die aromatisch riecht und stark bitter und aro-matisch schmeckt. Bitterorangenwein ist mit verdünntem A. oder der gleichen Menge A. klar, mit W. trüb mischbar.

Prüfung. 1. Dichte = 0,995 bis 1,005. — 2. Alkoholgehalt: 29,0 bis 35,0 Vol.-%.

Wertbestimmung. 0,10 ml Bitterorangenwein werden in einem Meßkolben mit Trinkwasser auf 250,0 ml verdünnt. Diese Verdünnung muß noch deutlich bitter schmecken, entsprechend einem Bitterwert von mindestens 2500 (s. Bd. I, 443).

Aufbewahrung. Vor direktem Sonnenlicht geschützt, in gut schließenden Gefäßen.
Gebräuchliche Einzeldosis. 10 bis 30 g.

Vinyläther

Vinyläther.

S. II, 1128 u. Aether vinylicus.

Vinylbitalum

Vinylbitalum. Vinylbital. Vinylbarbital DCF. Vinylbitone BAN. Vinymalum NFN. Butyvinal.

$$C_{11}H_{16}N_2O_3 \qquad\qquad \text{M.G. } 224{,}25$$

5-(1-Methyl-butyl)-5-vinyl-barbitursäure.

Anwendung. Als Hypnoticum (s. auch II, 190 ff.).

Handelsformen. Speda (Byk-Gulden Lomberg, BRD); Optanox (Delagrange, Frankreich); Suppoptanox (Delagrange, Frankreich).

Vinylinum

Vinylinum Ross. 9. Vinilin. Balsamum Shostacovsky. Shostacovský Balsam.

$$(C_6H_{12}O)_n \qquad\qquad \text{M.G. etwa } 2000$$

Polyvinylbutylaether.

Eigenschaften. Dickfl., viskose Fl. mit einem spezifischen Geruch und schwachgelber Farbe, wenig lösl. in M., A. und Propanol, unlösl. in W., mischbar in jedem Verhältnis mit Butanol und Isoamylalkohol, Chlf., Ae., Aceton und vegetabilischen Ölen sowie Paraffin. Die Substanz trocknet nicht an der Luft. Der wss. Extrakt rg. neutral. d = 0,90 bis 0,92. n = 1,445 bis 1,452. Die relative Viskosität beträgt 0,62 bis 0,66, gemessen an einer 1%igen Lsg. der Substanz in Toluol.

Erkennung. 2 ml Substanz werden mit 2 ml Glycerin gemischt. Dabei entsteht eine dicke, pastenförmige Masse, die sich auf Zusatz von W. nicht wieder teilen läßt.

Prüfung. Trocknungsverlust: Etwa 1 g Substanz, genau gewogen, wird 4 Std. bei 90 bis 95° getrocknet. Der Trocknungsverlust darf nicht größer als 15% sein (Ross. 9).

Aufbewahrung. In gut schließenden Weithalsgefäßen.

Viola

Viola odorata L. (Viola floribunda JORD., V. martia SCHIMPER, Viola martii var. β SCHIM-PER et SPENNER, ssp. odorata KIRSCHLEGER, Viola suavis BIERBER, V. odorata L. var. obtusi-folia NEILR., var. rotundata ČELAK; nach HPUS auch V. alba, V. imberis, V. mactiae). Violacea — Violoideae — Violeae. Veilchen. Märzveilchen. Duftveilchen. Wohlriechendes Veilchen. Heckenveilchen. Common violet. Blue violet. Sweet scented violet. Violette de mars. Fleur de mars. Violette odorante. Violette de carême. Violette des haies. Viola mammola.

Urwüchsig wohl nur im Mittelmeergebiet vom Kaukasus, Kurdistan, Mesopotamien und dem Libanon bis zum Atlas und bis zu den Südalpen sowie im atlantischen Europa bis Südengland. Völlig eingebürgert im größten Teil des übrigen Europa bis Irland, Schottland, Holland, Südskandinavien, Öland und ins Weichselgebiet, seltener auch in Nordamerika. Stärker abweichende Rassen im Mittelmeergebiet (V. naderensis LOWE) und in Ungarn (V. tristis GAYER), nahe verwandte Arten in Süd- und Ostasien. In Hecken, lichten Laubgehölzen, an Bachufern, Waldrändern usw. meist sehr gesellig, oft auch nur als Kulturrelikt in Gärten, Kirchhöfen, Baumgärten usw.; auf den verschiedensten, doch nicht zu trockenen und mageren Böden allgemein verbreitet, wenn auch an den meisten Gegenden Mitteleuropas kaum urwüchsig. Steigt in Süddeutschland bis 850 m, in der Schweiz mehrfach bis 950 m, im Tiroler Inntal bis 1 140 m, im Kaukasus bis 1 400 m.

Zweiachsige Rosettenstaude mit kurzem, dickem aber weichem Erdstock und meist 10 bis 20 cm langen und nur etwa $1^1/_2$ mm dicken, langgliedrigen, am Boden liegenden, sich bewurzelnden und meist erst im zweiten Jahr chasmogame Blüten treibenden Ausläufern. Sprosse lebhaft dunkelgrün, zerstreut anliegend kurzhaarig bis fast kahl. Laubblätter mit 1 bis 5 cm langem, oberwärts oft etwas geflügeltem Stiel und rundlich nierenförmiger bis breiteiförmiger, etwa 1,5 bis 3,5 cm langer und fast ebenso breiter, am Grund tief und eng ausgebuchteter, vorn völlig abgerundeter bis sehr wenig zugespitzter, dicht und fein gekerbter, ziemlich dünner, unterseits oft glänzender Spreite. Nebenblätter eiförmig zugespitzt. Etwa 1 bis 1,5 cm lang und 3 bis 4 mm breit (die breitesten unter unseren stengellosen Veilchen), ganzrandig oder bes. oberwärts mit $1/_2$ bis 1 mm langen, bedrüsten Fransen. Blütenstiele 3 bis 7 cm lang, die Vorblätter in oder über der Mitte tragend, postfloral erschlaffend. Blüten 1,5 bis 2 cm lang, wohlriechend. Kelchblätter eiförmig, etwa 4 bis 5 mm lang, stumpf, mit deutlich vor dem Blütenstiel abstehenden Anhängseln. Kronblätter länglich verkehrteiförmig, meist dunkel purpurviolett, nur am Grunde weiß; Sporn 5 bis 7 mm lang, die Kelchanhängsel um 3 bis 4 mm überragend, dick, gerade oder wenig gebogen, zuweilen zugespitzt, wie die Kronblätter gefärbt. Narbe schnabelförmig. Kapsel kugelig, gegen $3/_4$ cm groß, drei- bis fast sechsseitig, deutlich dicht kurzhaarig, oft violett, sich langsam am Boden öffnend. Samen mit großem Elaiosom.

Radix (Rhizoma) Violae odoratae. Rhizoma Violae. Märzveilchenwurzelstock. Echte Veilchenwurzel.

Rhizoma Violae Erg.B. 6.

Der getrocknete Wurzelstock von V. odorata L. Der Wurzelstock ist frisch grünlich, trocken gelblich-grau, höchstens federkieldick, etwas ästig und mit vielen kriechenden, oberirdischen Ausläufern bedeckt. Er trägt oben eine sehr stark verkürzte oberirdische Achse. Die Ganzdroge besteht aus dem kurzen, etwa 5 mm dicken, ästigen, hellbraunen Wurzelstock, der mit zahlreichen Narben und fädigen Wurzeln besetzt ist.

Die Schnittdroge ist gekennzeichnet durch die hellbraunen, mit dünnen Wurzeln besetzten Wurzelstockstückchen.

Die hellbraune Pulverdroge ist gekennzeichnet durch zahlreiche Gefäßbruchstücke, durch Rindenparenchymfetzen mit tangential gestreckten Zellen und durch Parenchymgewebe mit bis 60 µm großen Oxalatdrusen.

Märzveilchenwurzelstock schmeckt brennend scharf.

Inhaltsstoffe. Nach älterer Literatur Violin (Veilchen-Emetin), das nach anderen Angaben ein Gemenge von Rohsaponinen mit Spuren eines Alkaloids darstellt. Ferner 0,038% äth. olivgelbes Öl mit Methylsalicylat, β-Nitropropionsäure, Salicylsäuremethylester in glykosidischer Form und Bitterstoff. Nach BORKOWSKI [Pharm. Ztg. *24*, 781 (1962)] ein neues Alkaloid Odoratin $C_{18}H_{34}N_2O_3$, Fp. 62°.

Prüfung. Asche max. 12% Erg.B. 6.

Wirkung. Den Saponinen kommt eine emetinähnliche Wrkg. zu. Nach BORKOWSKI [Pharm. Ztg. *24*, 781 (1962)] soll Odoratin deutlich hypotensiv wirken.

Anwendung. Als Expectorans bes. als Dekokt (10 bis 20%ig), Emeticum und Purgativum. Früher Ersatz für Radix Ipecacuanhae, heute Austauschdroge (ebenso wie Radix Primulae) für Radix Senegae.

Dosierung. Mittlere Einzelgabe: Als Einnahme 1,0 g (20,0 g Abkochung 5 v. H.), Erg.B. 6. Expectysat (BÜRGER Ysatfabrik GmbH, 3388 Bad Homburg). Ysat (Frischpflanzenzellsaft) aus Rad. Primulae, Rad. Violae, Herb. Thymi (3 + 1 + 10) unter Zusatz von Kal. sulfoguajac. Hustensaft enthält 20 g Expectysat.

Flores Violarum. Flores Violae odoratae. Veilchenblüten. Sweet (Purple) Violet Flowers. Fleurs de violette odorante (de mars). Violette. Flor der violeta. Flor de violata. Violette CF 65. Violeta Brasil. 1. Ferner in Portug. 35 officinell.

Nach CF 65 und Brasil. 1 die getrockneten Blüten von Viola odorata L., nach Portug. 35 von V. odorata L. var. vulgaris Dc. und V. maderensis PRIM.

Die Handelsware besteht allerdings nicht ausschließlich aus den Blüten von V. odorata L., es sind vielmehr auch andere, nahe verwandte und ähnlich aussehende Veilchenarten darunter zu finden, wenigstens, soweit es sich um wildgesammelte Ware handelt. Wesentlicher Unterschied in der Haltbarkeit besteht zwischen einheimischer und französischer Ware. Praktiker stellten fest, daß die von einheimischen Kräutersammlern gesammelten und bestens getrockneten Veilchenblüten schon nach wenigen Monaten ihre schöne Farbe verlieren, grau, fleckig und unansehnlich werden, eine französische Importware von gleichschöner Farbe dagegen fast ein Jahr lang unverändert blieb. Die Blüten werden vorwiegend ohne Kelch gesammelt; die im frischen Zustand wohlriechenden Blüten sind getrocknet fast geruchlos und schmecken anfangs süßlich, später kratzend.

Verwechslungen und Austauschdrogen. Viola mirabilia (L.) JACQU., V. silvestria LAM. und V. canina L. sind geruchlos und besitzen spitze Kelchblätter; V. palustria L. hat kleine, geruchlose, kurzgespornte Blüten. — Die Monographie „Violette" des CF 65 läßt unter dem Namen „Pendis, Stiefmütterchen" auch Viola lutea HUDS. (V. grandiflora L. p. p., V. tricolor L. ssp. lutea HOOK.) bzw. dessen Varietät, var. sudetica (WILLD.) KOCH (V. sudetica WILLD.), V. grandiflora HAENKE et MIKAN non L., V. lutea var. grandiflora STROBL non RCHB., ssp. sudetica BECKER) und V. calcarata L. zu.

Alle diese Arten unterscheiden sich von den Veilchen durch eine 2 bis 4 cm große Blütenkrone mit vier höherstehenden Blumenblättern und einem niederen, mit einem dünnen Stachel versehenen Blumenblatt. Die Narbe der Blüte ist trichterförmig ausgehöhlt. Die Blüten sind verschiedenartig gefärbt und haben einen schwachen Geruch.

Inhaltsstoffe. Nach älteren Angaben Spuren von bitterschmeckendem, emetisch wirkendem Alkaloid Violin („Viola-Emetin"), Cyanin, ein blaues Pigment, Violaquercitrin, 2% Violarutin, Iron (Ionon?), Äpfelsäure, Wachs, Zucker, Eiweiß, Gummi und Schleim. 0,003% äth. Öl, Veilchenblütenöl mit n-Hexanol, Benzylalkohol, Nonadien-2,6-al-(1) (Veilchenblätteraldehyd), Parmon [= (+)-α-Ionon], das riechende Prinzip. Nach UHDE et al. [Helv. Chim. Acta *55*, 2621 (1972)] äth. Öl des Parma- und Viktoriaveilchens: Undecanon-2, Isoborneol, (—)-Zingiberen, (+)-α-Curcumen, (+)-Dihydro-α-ionon, Dihydro-β-ionon, α- und β-Ionon, Diäthylphthalat, Vanillin. Im Blütenextrakt Piperonal (Heliotropin, Protocatechualdehydmethyläther) $C_8H_6O_3$, Fp. 37°.

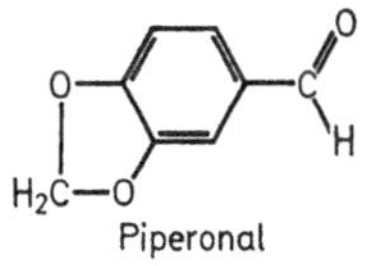

Piperonal

Im Wachs nach BIBLINO [Chem. Abstr., *72*, 95 (1970)] Friedelin $C_{30}H_{50}O$, Fp. 258 bis 260°, und 3-β-Friedelanol $C_{30}H_{52}O$, Fp. 281 bis 284°; daneben Kohlenwasserstoffe und Neutralfette.

Anwendung. Als leichtes Abführmittel, Expektorans, Nervinum, Sedativum, Emolliens und Antisepticum. In der Volksmedizin in Form von Sirup als reizmilderndes, schleimlösendes Mittel bei Bronchialkatarrh und gegen Schwämmchen.

Aus den frischen Blüten wird das äth. Öl hergestellt, bes. aus denen der in Südfrankreich angebauten Abarten Viola parmensis L., Parmaveilchen, und des sog. Viktoriaveilchens.

Herba Violae odoratae, Veilchenkraut, und **Folia Violae odoratae,** Veilchenblätter.

Inhaltsstoffe. Nach älteren Angaben im Kraut Violin, Saponine und Quercetin. Ferner Violutosid [Violutosin, Salicylsäuremethylester-Vicianosid (= Glucose und Arabinose)] $C_{19}H_{26}O_{12}$, Fp. 168,5 bis 173°. Im Veilchenblätteröl ein primäres Hexenol, ein optisch aktives primäres Heptenol, ein optisch aktives primäres Octenol, Nonadien-2,6-ol-(1), ein tert. Octenol und entweder n-Hexanol oder n-Octan-2-ol-(1), ferner Nonadien-2,6-ol-(1), Salicylsäureester, Propionsäure, n-Heptylsäure, eine Octylsäure, eine Octensäure und geringe Mengen Eugenol. Nach LADWA et al. [Chem. Abstr. *75*, 1331 (1971)] im Blatt Friedelin, β-Sitosterin. Im Samen Myrosin, ein Glykosid und Salicylsäure.

Wirkung. Nach KROUTIL und KROUTILOVA [Acta Univ. Palacki Olomuc., Fac. Med. *48,* 55 (1968); Chem. Abstr. *71,* 59307 z (1969)] soll ein Extrakt antiinflammatorisch wirksam sein.

Anwendung. Das Kraut als Expectorans, Diaphoreticum, Antisepticum und erweichendes Mittel. In der Volksheilkunde als Blutreinigungsmittel; die Blätter, wie die Samen und Wurzeln gegen Steinbildungen. In Südafrika gekaut oder als Pflaster als Mittel gegen Karzinome, ein Infus oder Dekokt gegen Magenbeschwerden. Der Same als Purgativum, Diureticum und Emeticum. In der Homöopathie die frische, blühende Pflanze als Essenz bei Ohrenschmerzen, nervösen Erscheinungen, Bettnässen der Kinder, Masern, Husten und Pertussis, Augenleiden (Myopie, Chorioiditis, Flimmerskotom) sowie Rheuma, und zwar Rheuma der rechten Hand. Zur Gewinnung der sehr kostspieligen Veilchenblätteröle, die bei der Herstellung feiner Parfüme Verwendung finden.

Viola odorata HAB 34. Veilchen.

Frische, blühende Pflanze.

Arzneiform. Essenz nach § 3.

Arzneigehalt. 1/3.

Viola odorata HPUS 64. Violet.

Die ganze frische Pflanze.

Arzneiform: a) Urtinktur: Arzneigehalt 1/10. Viola odorata, feuchte Masse mit 100 g Trockensubstanz und 350 ml W. = 450 g, A. USP (94,9 Vol.-%) 683 ml zur Bereitung von 1000 ml der Tinktur. b) Dilutionen: D 2 (2×) enthält ein T. Tinktur, 2 T. dest. W., 7 T. A.; D 3 (3×) und höher mit A. HPUS (88 Vol.-%). c) Medikationen: D 3 (3×) und höher.

Viola tricolor L. Stiefmütterchen. Feldstiefmütterchen. Ackerveilchen. Sinnviole.

Freisamkraut. Dreifaltigkeitsblume. Dreifarbiges Veilchen. Heartsease. (Wild) Pansy. Love-in-idleness. Love-and-idle. Cat's face. Biddy's eyes. Look-up-and-kiss-me. Jack-behind-the-garden-gate. Fleur de Trinité. Pensée sauvage. Herbe de la Trinité. Viola tricolore. Panzea. Viola del Pensiero. Erba della Trinitá. Suocera e nuora. Viola farfalla o renajola. Viola di tre colori. Viola del pensiero. Jacea. Pensamiento. Trinitaria. Pensamiento salvaje. Amor perfeito bravo.

In zahlreichen Formen, von denen in Mitteleuropa vor allem die ssp. arvensis (MURRAY) GAUD., V. arvensis MURRAY, V. tricolor var. arvensis WAHLENB., var. unicolor WIRTGEN, var. parviflora HAYNE, V. segetalis, V. lloydii, V. variáta, V. gracilescens, V. deseglisei, V. agrestis, V. ruralis, V. pentelea, V. obtusifolia, V. arvatica, V. tenibali, V. subtilis JORDAN und ssp. vulgaris (KOCH) OBORNY (V. tricolor L. em. WITTROCK, var. vulgaris KOCH, var. grandiflora HAYNE, ssp. subalpina GAUDIN p. p. ssp. tricolor W. BECKER, var. typica ZAPALOWICZ) vorkommen.

Heimisch im gemäßigten Eurasien, nördlich bis Island, Nordskandinavien, Finnisch-Lappland (bis 66°40′ nördl. Breite) und Sibirien, östlich bis zum Altai und Tarbagatai (in Vorder- und Mittelasien südlich bis zum Mittelmeer und Vorderindien, die subsp. arvensis als Unkraut fast kosmopolitisch, die der subsp. minima ähnliche V. tenella MÜHLB. in den Südstaaten der Union, eine andere Rasse (V. andina W. BECKER) in den nördlichen Anden von Südamerika.

Mehrjährig bis einjährig. Sprosse meist gelblichgrün, kahl oder kurzhaarig. Stengel nur unterwärts mit meist verkürzten, oberwärts verlängerten Internodien, aufsteigend bis aufrecht, etwa 10 bis 25 cm lang, meist ästig, stielrund oder kantig. Laubblätter mit etwa $^1/_2$ bis 2 cm langem Stiel und eiförmig-lanzettlicher bis eirunder, 1 bis 3 cm langer und $^1/_2$ bis 1 cm breiter, meist jederseits 2 bis 4 seichte Kerbzähne tragender Spreite. Nebenblätter $^1/_4$ bis $^3/_4$ so lang, mehr oder weniger tief fiederspaltig, mit 2 bis 4 Paar linealer Fieder und meist laubblattartigem, gekerbtem, seltener linealem und ganzrandigem Endabschnitt. Blütenstiele stengelständig, zwei- bis dreimal so lang wie die Laubblätter. Blüten etwa 1 bis 3 cm groß. Kelchblätter lanzettlich, spitz, $^3/_4$ bis 1 cm lang, mit kreisrunden oder elliptischen Anhängseln, oft violett überlaufen. Kronblätter kürzer bis mehr als doppelt so lang wie die Kelchblätter, breit verkehrt-eiförmig, hellgelb, weißlich, rosa oder etwas violett, die drei unteren mit purpurnen bis schwärzlichen Honigstrichen, das untere mit lebhaft gelbem Saftmal, aus zwei papillösen Höckern gebildeter Pollenkammer und 3 bis 6 mm langem, stumpfem, geradem, meist violettem Sporn. Pollenkörner kurz prismatisch, drei- bis fünfkantig, Griffel gekniet, mit kopfförmiger, papillöser, unter der rundlichen Öffnung ein lippenförmiger, papillöser, unter der rundlichen Öffnung ein lippenförmiges Anhängsel tragender Narbe. Kapsel eiförmig, höchstens so lang wie der Kelch, kahl, aufspringend.

Samen birnenförmig, gelb, mit kleinem, weißlichem Elaiosom.

Ssp. arvensis:

In Getreide- und Hackfruchtäckern, Brachen, an Weg- und Ackerrändern, auf Weiden usw. auf den verschiedensten Bodenarten häufig (auf Kalk seltener) und meist sehr gesellig. Steigt bis zur Grenze des Getreidebaus. Wirklich einheimisch vielleicht nur im Orient (möglicherweise aber überhaupt nur in Kultur entstandene Spaltprodukte orientalischer und mediterraner Unterarten), als Archaeophyt eingebürgert in fast ganz Europa (im Mittelmeergebiet meist durch die vorige Unterart vertreten) und in Sibirien, als Getreideunkraut und Adventivpflanze fast über die ganze Erde verbreitet.

Ein- bis zweijährig. Sprosse meist niederliegend oder aufsteigend, seltener aufrecht, kahl oder spärlich flaumig, meist stark verzweigt, meist nur etwa 10 bis 20 cm hoch. Laub- und Nebenblätter sehr veränderlich. Blattstiel oft länger als die 1 bis 2 cm lange Spreite. Endabschnitt der Nebenblätter meist eiförmig bis schmal lanzettlich, gleich den Laubblättern etwas gekerbt oder ganzrandig. Blüten 1 bis $1^1/_2$ cm groß, an aufrechten oder abstehenden, die Laubblätter um das zwei- bis dreifache überragenden Stielen. Kronblätter kürzer bis wenig länger als die Kelchblätter, blaßgelb, das unterste lebhaft gelb, der Sporn und oft auch die oberen Kronblätter violett. Sporn so lang bis wenig länger als die Kelchanhängsel. Pollenkammer offen. Pollenkörner meist fünfkantig, wenig vierkantig.

Ssp. vulgaris: Von Großbritannien und Frankreich durch Nord- und Osteuropa bis Vorderasien verbreitet, in Mitteleuropa besonders auf kalkarmem Substrat (Sand, Torf) von der montanen bis zur subalpinen Stufe. Stengel meist nur 10 bis 20 cm hoch, einfach oder ästig, meist aufsteigend, gleich den Laubblättern kahl oder unterwärts zerstreut behaart. Blattspreiten meist ziemlich schmal. Endabschnitt der Nebenblätter eiförmig lanzettlich, meist gekerbt. Blüten 1,5 bis 2,5 cm lang, meist auffallend bunt. Sporn 3 bis 5 mm lang, so lang bis $1^1/_2$mal so lang wie die Kelchanhängsel. Pollenkammer geschlossen. Pollenkörner meist vierkantig.

Herba Violae tricoloris. Violae tricoloris herba. Herba Jaceae. Herba Trinitatis. (Feld)-Stiefmütterchen(kraut). Freisamkraut. Freisamtee. Ackerveilchen. Ackerstiefmütterchenkraut. Dreifaltigkeitskraut. Dreifaltigkeitstee. Hearts ease Wort. Pensée sauvage. Pensée des champs. Viola tricolore. Jerba de trinitaria. Jerba de pensamiento. Amor-perfeito. Herba Violae tricoloris DAB 6, ÖAB 9, Helv. V, Pol. III.

Nach DAB 6, ÖAB 9, Helv. V und Pol. III, die zur Blütezeit gesammelten und getrockneten oberirdischen Teile von Viola tricolor L., nach DAB 6 nur von wildwachsenden Arten; Pol. III nennt auch V. arvensis MURRAY. Das Garten-Stiefmütterchen, Viola wittrockiana GAMS = V. tricolor L. subsp. hortensis ARCANG. wird nicht zur Gewinnung der offizinellen Herba Violae tricoloris verwendet.

Stiefmütterchenkraut ist fast geruchlos und schmeckt schleimig und etwas süß.

Die in der Droge vorwaltenden Nebenblätter sind dadurch gekennzeichnet, daß sie am inneren Rand der stumpfen Zähne eigenartige Haargebilde tragen, die um einen Zentralkörper einen Kranz palisadenartig gestreckter Zellen und im Mesophyll große Calciumoxalatdrusen besitzen, die oft von gut ausgebildeten Einzelkristallen begleitet werden.

Ein Querschnitt durch das Blatt zeigt ein zwei- bis einschichtiges Palisadengewebe und große, bis 45 µm messende Kristalldrusen im Schwammgewebe. Sowohl die oberen als die unteren Epidermiszellen zeigen derbe, getüpfelte, polygonale bis wellig-buchtige Seitenwände. Einzelne größere Epidermiszellen führen Schleim. Auf Flächenpräparaten findet man Spaltöffnungen auf beiden Epidermen, die häufig von 1 bis 2 kleinen Nebenzellen begleitet sind. Vereinzelt finden sich zwischen den Epidermiszellen spitzkegelförmige einzellige, derbe Haare, die an der Basis etwa 50 µm breit sind. Die Länge beträgt 50 bis 90 µm, oberhalb der Nerven bis 300 µm (letztere mit kutikularen Längswarzen, Streifen oder Netzen). Am Ende der Blattzähne finden sich sehr große, birnenförmige oder fast kugelige Drüsenzotten. Blütenstiele und Stengel zeigen Haare und Drusen aus Kalziumoxalat wie die Blätter. Auf der Innenseite der Korollblätter sind die Epidermiszellen in Form kutikular gestreifter, spitzkegelförmiger Papillen ausgebildet. Auf den mittleren Korollblättern sitzen am Grund einzellige, flaschenförmige Haare, auf dem Sporn dünnwandige Haare mit buckelartigen Ausbuchtungen. Die Pollenkörner sind vier- bis fünfkantig, mit 4 bis 5 Austrittsspalten.

Inhaltsstoffe. Nach älteren Angaben Viola-Emetin und Glykosid Gaultherin. Im Kraut und bes. in der Wurzel Saponine. Ferner Violutosid und vor allem in der Blüte 23% Viola-Quercitrin (Rutin), Zeaxanthin, in gelbblühenden 0,05 bis 0,07% Violaxanthin $C_{40}H_{56}O_4$, Fp. 200°, Auroxanthin $C_{40}H_{56}O_4$, Fp. 203°, und Flavoxanthin $C_{40}H_{56}O_3$, in den blauvioletten Garten-

31*

stiefmütterchen bis zu 33% Violanin, nach TAKEDA und HAYASHI [Botan. Mag. (Tokyo) *76*, 206 (1963); Chem. Abstr. *60*, 9347 (1964)] ein Delphinidintriglykosid (Hydrolyse ergibt 2 Mol D-Glucose, 1 Mol L-Rhamnose und p-Cumarsäure), $C_{21}H_{21}O_{12}Cl$ (Delphinidin-Glucose in 3-Stellung) Myrtillin-a und in geringer Menge $C_{22}H_{23}O_{11}Cl$ (Päonidin + Glucose in 3-Stellung) und in der purpurschwarzen Varietät, vermutlich Myricetin $C_{15}H_{10}O_6$ (Cannabiscetin), Fp. 350 bis 357°, als Glykosid. Nach HÖRHAMMER et al. [Tetrahedron L. *1965*, S. 1707] Scoparin (8-C-Glykosyl-3'-O-methylluteolin), Saponarin [C-β-D-Glucopyranosyl (6)-O-mono-β-D-glucosid-(7)-5,7,4'-trihydroxyflavon], Saponaretin [C-β-D-Glucopyranosyl-(6)-apigenin] und Violanthin $C_{27}H_{30}O_{14}$ (6-C-β-D-Glucopyranosyl-8-C-α-L-rhamnopyranosyl-5,7,4'-trihydroxyflavon), Fp. 299°. Nach H. WAGNER et al. [Z. Naturforsch. *276*, 954 (1972)] die mono-C-Glucoside von Vitexin, Orientin und Iso-Orientin und Vicenin-2. Nach SZABOLCS [Acta Chim. Acad. Sci. Hung. *63*, 229 (1970)] Violeoxanthin (9-cis-Isomeres von Violaxanthin).

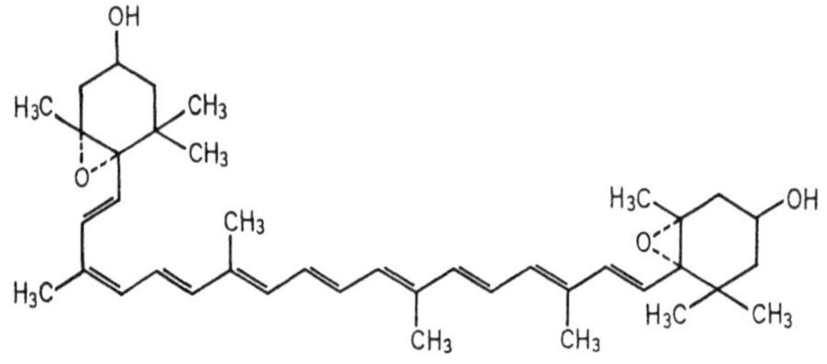

Violeoxanthin

Daneben noch Urease, Gerbstoff, Zucker und Schleim, im frischen Kraut Spuren von äth. Öl mit Salicylsäuremethylester. Im Samen Tannin, Myrosin und ein unbekanntes Glykosid.

Prüfung. Max. Aschegeh. 10% Pol. III; 12% ÖAB 9, Helv. V.
Säureunlösliche Asche max. 1,0% ÖAB 9. — Feuchtigkeitsgeh. max. 12% Pol. III. — Fremde Beimengungen max. 1% ÖAB 9.

Aufbewahrung. Vor Licht geschützt, in gut schließenden Behältnissen ÖAB 9.

Wirkung. Für die empirisch längst bekannte therapeutische Wirksamkeit der Droge bei gewissen Hautleiden konnten tierexperimentelle Belege erbracht werden: Durch andauernde Fütterung mit Roggen kann man ein grindiges Ekzem bei Ratten hervorrufen. Durch die Heilung dieses Ekzems kann die Wirksamkeit von Hautheilmitteln getestet werden. Setzt man nun dem Futter zwei Monate lang Viola tricolor zu, so tritt gegenüber den unbehandelten Tieren eine auffallende Besserung ein. — Sonst geringe diuretische und diaphoretische Wrkg., die von dem Saponin herrührt, an der aber auch das Flavonglykosid Violaquercitrin bzw. sein Aglykon Quercetin mit beteiligt sein dürfte; im übrigen ist Violaquercitrin nach Versuchen am Hund wenig toxisch und wirkt erst in größeren Dosen blutdrucksenkend. Im ganzen gesehen ist V. tricolor in erster Linie als Saponinpflanze zu bewerten.

Anwendung. Als Expectorans, Diureticum, auch als Diaphoreticum und Purgativum, bei Harnbeschwerden und Blasenleiden. Äußerlich bei Hautleiden, Geschwüren. Besonders in der Kinderpraxis verwendet, auch als Adjuvans bei allen Erkrankungen, bei denen eine Förderung des Stoffwechsels („Blutreinigung") angebracht erscheint (Rheuma, Gicht, Obstipation usw.), vereinzelt auch bei Erkrankungen der Harnorgane, Erschöpfungszuständen, nervösen Herzbeschwerden, Erkältungskrankheiten, Hysterie, Krämpfen, Augenleiden und Diarrhö. In der Volksheilkunde als Blutreinigungsmittel, in der Homöopathie gegen exsudative Diathese, Lymphatismus, skrofulöse Ekzeme, Milchschorf, Impetigo, Pruritus vulvae, Balanitis und Cystitis. Nach GERTIT et al. [Herba Pol. *12*, 273 (1966); Chem. Abstr. *67*, 968 (1967)] die var. maxima als Rohstoffquelle für Rutin.

Bemerkung. Da die Wurzeln den höchsten Saponingehalt haben, sollte Herba Violae tricoloris *cum* Radice verwendet werden. Gelegentlich werden auch Flores Violae tricoloris, Stiefmütterchenblüten, verwendet. V. tricolor maxima var. altaica, Gartenstiefmütterchen, wird in zahlreichen Formen und Farben als Zierpflanze kultiviert.

Dosierung. Gebräuchliche Einzeldosis.
Als Aufguß oder Abkochung 1,5 g auf 1 Teetasse (ÖAB 9).

Viola tricolor HAB 34. Stiefmütterchen.

Frisches, blühendes Kraut.

Arzneiform. Essenz nach § 2.

Arzneigehalt. 1/2.

Nach den Vorschl. f. d. neue HAB, Heft A, S. 550 (1964) wird die Tinktur auf Saponine, Flavone und Schleim geprüft, außerdem wird eine p.chr. Untersuchung, unter anderem auf Rutin, vorgenommen.

Viola tricolor HPUS 64. Pansy.

Die ganze frische Pflanze.

Arzneiform: a) Urtinktur: Arzneigehalt 1/10. Viola tricolor, feuchte Masse mit 100 g Trockensubstanz und 300 ml W. = 400 g, dest. W. 100 ml, A. USP (94,9 Vol.-%) 635 ml zur Bereitung von 1000 ml der Tinktur. b) Dilutionen: D 2 (2×) enthält 1 T. Tinktur, 3 T. dest. W., 6 T. A.; D 3 (3×) und höher mit A. HPUS (88 Vol.-%). c) Medikationen: D 3 (3×) und höher.

Bemerkung. Im Drogenhandel ist es vielfach üblich, die gelbblühende Viola arvensis als Herba Jaceae, dagegen die blauviolett blühende Art als Herba Violae tricoloris zu bezeichnen und auch im Preis höher zu bewerten. Diese Praxis ist durch keinerlei wissenschaftliche Untersuchungen zu rechtfertigen, hat aber dazu geführt, daß man die gelbblühende Pflanze durch Beimengungen hellblauer, kleingeschnittener Blütenfragmente ebenfalls möglichst bunt färbt und dadurch bessere Preise erzielt. Man hat in zahlreichen Untersuchungen vor allem die Blüten von Delphinium consolida (Flores Calcatrippae) in klein geschnittener Form gefunden.

Anbau. Klima und Boden: An das Klima stellt Viola tricolor keine bes. Ansprüche, doch gedeihen die Pflanzen am besten in Gebieten mit mittleren Temperatur- und Feuchtigkeitsverhältnissen. Für den Anbau eignen sich bes. humose Sand- bis sandige Lehmböden. — Düngung. Es werden schwefelsaures Ammoniak, Superphosphat, 40%iges Kali, Kalksalpeter, Thomasmehl, Patentkali, Kalkammonsalpeter und Dolomitkalk empfohlen. — Anbautechnik: Die Anlage einer Viola-tricolor-Kultur erfolgt durch direkte Aussaat. Hinsichtlich der benötigten Menge an Samen werden in der Literatur unterschiedliche Angaben gemacht, z. B. bei einem Reihenabstand von 25 bis 31,3 cm 3,0 bis 4,0 kg/ha oder bei 30 cm Reihenabstand 5 bis 6 kg/ha.

Der feine Samen (ca. 2 mm lang und 1 mm breit) verlangt eine sorgfältige Zubereitung des Saatbettes. Viola tricolor ist ein Lichtkeimer, die Saat muß daher sehr flach vorgenommen werden. Nach dem Drillen ist leichtes Anwalzen zu empfehlen. Das Auflaufen erfolgt je nach Witterung in zwei bis drei Wochen. Hinsichtlich der günstigsten Aussaattermine werden in der Literatur sehr unterschiedliche Angaben gemacht. Als günstige Aussaattermine werden empfohlen: Hauptkultur: Aussaat vor dem 20. April — 1. Schnitt in der ersten Juli-Hälfte. 2. Schnitt im August/September. Zwischenkultur: Aussaat vor dem 20. April — 1. Schnitt Anfang Juli. Nachkultur: Aussaat vor dem 15. Juni — 1. Schnitt etwa Mitte September. Pflegearbeiten: Sie bestehen, sofern der Boden nicht zu unkrautwüchsig ist, aus einer Handhacke und zwei Maschinenhacken. Unkrautbekämpfungsversuche mit den Herbiziden Tenoran, Gramoxone, Du Pont 634 wurden in Holland durchgeführt. Ein abschließendes Urteil über die Einsatzmöglichkeit der Mittel in der Praxis liegt noch nicht vor. — Ernte: Die Ernte des blühenden Krautes kann mit dem Grasmäher erfolgen, der am besten mit Mittelschnittbalken ausgerüstet ist. Das geschnittene Frischkraut wird nach kurzem Anwelken auf dem Feld bei einer Temperatur von 45 bis 50° künstlich getrocknet. Es wird ein Drogenertrag von 8,0 bis 16,0 kg Herba pro Ar angegeben.

Viola canina L. Hundsveilchen. Heideveilchen. Dog's Violet. Violette de chien. Violette de serpent. Viola matta. Viola selvatica.

Durch das ganze gemäßigte Eurasien bis Grönland, Island, Lappland, Kola, Sibirien und Japan, südlich bis Kaschmir und zum Mittelmeer. In Magerwiesen, Heiden, Mooren, lichten Wäldern, auf Sand, Lehm und Torf, nie auf kalkreichem Boden. Vom Tiefland bis gegen die Waldgrenze in zahlreichen Formen weit verbreitet und stellenweise häufig, in den Kalkgebieten jedoch selten und auf größeren Strecken fehlend.

Zweiachsige Staude mit meist ziemlich kurzem, mehrköpfigem Erdstock, zuweilen mit Wurzelsprossen. Sprosse schwach behaart oder kahl, meist trübgrün. Stengel aufsteigend oder aufrecht, etwa 0,5 bis 1,5, zur Fruchtzeit ausnahmsweise bis 40 cm hoch, meist nur am Grund verzweigt, mit 3 bis 6 Stengelblättern. Laubblätter alle stengelständig, mit ziemlich langem

Stiel und schmal bis ziemlich breit eiförmiger, etwa 2 bis 3 cm langer und 1 bis 2 cm breiter, seicht gekerbter, am Grund gestutzter bis schwach herzförmiger, meist ziemlich derber Spreite. Nebenblätter schmal-lanzettlich, etwa 2 bis 3 cm langer und 1 bis 2 cm breiter, seicht gekerbter, am Grund gestützter bis schwach herzförmiger, meist ziemlich derber Spreite. Nebenblätter schmal-lanzettlich, mehr oder weniger häufig, meist 0,5 bis 1 cm lang, gezähnt bis entfernt gefranst, auf der Innenseite öfters ganzrandig. Blüten zu 1 bis 3 pro Stengel, an die tragenden Laubblätter kaum bis um das Dreifache überragenden Stielen, 1,5 bis gegen 2,5 cm lang, geruchlos. Kelchblätter spitz, mit ziemlich großen, quadratischen Anhängseln. Kronblätter hell bis ziemlich dunkel blauviolett, am Grund (an einzelnen Individuen auch ganz) weißlich, verkehrt-eiförmig, in der Breite ähnlich wie die Laubblätter variierend. Sporn 4 bis 7 mm lang, meist dick und stumpf, gerade oder schwach aufwärts gebogen, weiß oder gelblichweiß, nie violett, Pollen kugelig bis tetraedrisch. Narbe kurz schnabelförmig, papillös. Kapsel am aufrechten Stiel stumpf oder spitz eiförmig, länger als der Kelch, aufspringend. Samen eiförmig, gelblichweiß bis braun, mit schwach entwickelter Strophiole.

Anwendung. Die Wurzel, Radix Violae caninae, soll Saponine enthalten und wird als Expektorans verwendet.

Violet cristallisé

Violet cristallisé.

S. II, 9 u. Crystal Violett.

Violursäure

Violursäure.

S. I, 237.

Viomycinum

Viomycinum.

S. I, 1121.

Vipera

Vipera berus L. (Pelias berus L.). Klasse Reptilia — Ordnung Ophidia oder Serpentes — Familie Viperidae. Kreuzotter. Otter. Adder. Bergstutzen. Common Viper. Adder. Peliade. Vipère commune. Vipera comune. Vibora comun.

Heimisch in ganz Nord- und Mitteleuropa und Sibirien bis Sachalin in sonnigen, windgeschützten Gebieten, meist über 300 m gelegen mit etwas rauheren Temperaturen und feuchtem Boden. Die gewöhnliche Form vorwiegend in Kahlschlägen, in Heideflächen und in Mooren; in lichten Kiefernwäldern häufig die rote Form und in moorigen Gegenden die schwarze Varietät. In den Alpen bis in eine Höhe von 3000 m und dort sogar noch in Gebieten, in denen sie zu einem Winterschlaf von 9 Monaten gezwungen ist, vorwiegend auf Geröllhalden, die mit niedrigem Buschwerk bestanden sind.

Die verhältnismäßig gedrungene und plumpe Schlange wird etwa 50 bis 70 cm lang. Kopf vom Rumpf wenig abgesetzt, hinten merklich breiter als der Hals, ziemlich flach und vorn gerundet. Hals deutlich abgesetzt, seitlich etwas zusammengedrückt. Leib gegen den Hals bedeutend verdickt, auf dem Rücken und auf dem Bauche abgeplattet. Schwanz verhältnismäßig kurz, hinten auffallend verdünnt, in eine kurze harte Spitze endigend. Schuppen am Kopfe, namentlich am Scheitel und um die Schnauze zu Schilden umgewandelt. In der Färbung bestehen beträchtliche Geschlechtsunterschiede. Die Oberseite des Männchens zeigt ein helles Asch-, Silber- oder Braungrau, die des Weibchens ist gelb oder rostbraun. Das Zickzackband des Männchens ist schwarz und schärfer ausgeprägt als beim Weibchen, das des Weibchens ist dunkelbraun und jederseits von einer Reihe dunkler Flecken begleitet. In seltenen Fällen kommen auch helle Zickzackbänder auf dunklem Grund vor. Die Kreuzotter besitzt wie alle Giftschlangen im Oberkiefer beiderseits einen hohlen Giftzahn, der beweglich auf einer zu einer Giftdrüse umgewandelten Speicheldrüse aufsitzt.

Neben dieser weitverbreiteten Färbung gibt es auch einfarbig schwarze oder kupferrote Tiere (Höllenotter = V. berus var. prester (FLOER.); Kupfer- oder Feuerotter). An beiden Kopfseiten verläuft ein dunkler Längsstreifen, auf dem Hinterkopf findet sich oft ein dunkles, winkel- oder x-förmiges Zeichen. Die Kopfunterseite ist graublau, die Bauchseite dunkelgrau bis schwarz und undeutlich hell gefleckt. Die Schwanzspitze ist gelblich-orange.

Bestandteile. Im Gift der Giftdrüsen, das im frischen Zustand eine helle, schwach-gelbliche, dickliche Flüssigkeit ist, weniger lähmende Neurotoxine, dafür vorwiegend hämolytische und koagulierende Hämotoxine. Starkbasische Fraktionen sind nur in geringen Mengen vorhanden oder fehlen. An Einzelfraktionen wurden bisher nachgewiesen: L-Aminosäure-dehydrogenase, eine Protease, ein haemorrhagische Schädigungen der Lunge erzeugendes toxisches Prinzip, thrombokinaseartige und thrombinartige Fermente, ein direkt und ein indirekt hämolytisch wirkender Faktor. Ferner Zink (0,11 bis 0,23% im Trockengift).

Wirkung. Die Viperngifte gehören im allgemeinen zu den herz- und kreislaufwirksamen Giften. Die Toxizität beträgt für die Maus (s.c.) etwa 1 bis 4 mg/kg.

Der *Kreuzotterbiß* ist wenig schmerzhaft und hinterläßt an der Bißstelle zwei etwa 10 mm voneinander entfernte nadelstichartige Wunden. Er hat beim Menschen relativ selten tödliche Folgen. Gefährlich sind die Bisse von großen, hungernden Tieren an gefäßreichen Hautstellen. Es kommt nach dem Biß schnell zu lokalen Schwellungen, die sich blauviolett verfärben, die Schmerzen nehmen dann rasch zu, und Benommenheit, Kopfschmerz und Herzklopfen stellen sich ein. Schwacher Puls, Schwindel, Atemnot und Ohnmacht gelten als alarmierende Zeichen. Vielfach treten auch Erbrechen und Durchfall mit gallenfarbenen Stühlen und kalter Schweiß auf.

Bei ausbleibender Behandlung kann der Tod durch Atemlähmung und Herz- und Kreislaufkollaps eintreten. Insbesondere sind Kinder durch Kreuzotterbisse gefährdet, und sie sollten daher angehalten werden, Kreuzottern niemals zu reizen und sich in gefährdeten Gebieten durch derbes Schuhwerk zu schützen. Hat eine Kreuzotter zugebissen, so sind bis zur unbedingt erforderlichen ärztlichen Behandlung folgende Gegenmaßnahmen zu treffen: Schnitt mit reinem Messer durch beide Bißwunden, Auswaschen und Ausblutenlassen der Wunde, Abbinden des gebissenen Gliedes oberhalb der Bißstelle. Vorsicht mit Aussaugen! Nie bei eigenen Lippen- und Mundwunden! Evtl. Saugglocke. Verabreichung kreislauffördernder Mittel (Bohnenkaffee, kein Alkohol!). Beim Abbinden ist darauf zu achten, daß nur der venöse Rückstrom unterbrochen wird, nicht aber die arterielle Blutzufuhr, was man daran erkennt, daß das kranke Glied sich blau verfärbt, nicht weiß und sogar pulslos oder kalt wird. Nach 2 Stunden ist die Umschnürung zu entfernen. LIESKE empfiehlt Serumbehandlung (Polyvalentes Serum für Europa) und außerdem neben der Verabreichung von analeptischen Mitteln, Calciumlösungen oder ein Glucocorticoid- oder ACTH-Präparat zu geben. Auch Antihistaminica werden empfohlen. Sekundärinfektion und Tetanusgefahr sind dabei ebenfalls zu beachten!

Anwendung. Bei Asthma oder als Salbe (Kreuzottertoxin 1:100000), bei Rhinitis vasomotorica, Rh. acuta und Ph. chronica. Als Salbe oder Injektion zur Behandlung von Ischias, Rheuma und Nervenleiden. In der Homöopathie bei Kreislaufschwäche, Kollapszuständen, Phlebitis, Phlegmasia alba dolens, Lymphangitis, Lymphadenitis, varikösen Ulcera, Abszessen und Furunkeln, Thrombophlebitis; Gangrän, Paresen, Angina pectoris, Embolie (Zusatzmittel), Brechdurchfall, Sepsis, Peritonitis (Zusatzmittel) und Leberleiden.

Vipera berus HAB 34. Kreuzotter.

Das frische Schlangengift.

Arzneiform. Verreibungen nach § 8.

Aufbewahrung. Bis 3. Dez. Pot. sehr vorsichtig.

Vipera aspis L. (Vipera redii). Aspis- oder Juraschlange.

Heimisch in Südeuropa, Spanien, Pyrenäen über Frankreich und die westlichen Alpenländer, Italien, Elba und im südlichen Schwarzwald, jedoch selten, im Hügel- oder niedrigen Bergland.

Der Kreuzotter sehr ähnlich. Wie diese etwa 60 cm lang, aber meist etwas gedrungener. Männchen bis 75 cm lang, Weibchen bleiben kleiner. Kopf breiter als der Kreuzotterkopf, abgeflacht, rundlich dreieckig, mit aufgestülpter Schnauze. Kopfoberseite nur mit zahlreichen kleinen Schildchen bedeckt. Rückenschuppen stark gekielt. Grundfarbe stroh- und rötlichgelb über grau bis braun. Zeichnung: Rücken mit 4 Längsreihen alternierender schmaler Querbinden oder rechteckiger Flecken; die beiden mittleren nahe zusammenstehend, können zu einem Zickzackband verschmelzen. Unterseite des Leibes schwarz mit helleren, fast weißen oder rostroten Flecken, nur das Ende des Schwanzes auf der Unterseite schwefelgelb.

Bestandteile. Siehe V. berus. Außerdem wurden bei dieser und den folgenden Viperarten (s. u.) noch Phospholipase A, 5-Nukleotidasen, Adenosintriphosphatasen, Hyaluronidasen usw. gefunden, die vielleicht auch im Kreuzottergift vorkommen, ferner Riboflavin (3 bis 20 mg), das den Giften eine gelbe Farbe verleiht, und L-Pipecolinsäure.

Wirkung. Siehe V. berus!

Anwendung. Bei rheumatischen Erkrankungen, septischem Fieber, Thrombose, Blutstillmittel.

Vipera redii HAB 34. Aspisschlange.

Das frische Schlangengift.

Arzneiform. Verreibung nach § 8.

Aufbewahrung. Bis 3. Dez. Pot. sehr vorsichtig.

Vipera ammodytes L. Sandotter. Nasenotter. Hornviper.

Kommt in Europa, bes. in Südtirol, Kärnten, und in den Balkanländern vor. Verwendet wird das Gift.

An der Schnauze wenig beschupptes Horn, Männchen bis 90 cm lang, Weibchen bleiben kleiner. Kopf deutlich vom Hals abgesetzt, Kopfoberseite mit zahlreichen kleinen Schildchen besetzt. Rückenschuppen stark gekielt. Grundfarbe des Männchens: aschgrau oder gelblich bis weißlichgelb. Weibchen ins Bräunliche oder Kupfrige abgetönt. Oberseite trägt ein dunkles, oft welliges, zuweilen schwarzgerandetes Zickzackband.

Bestandteile. Siehe V. berus und V. aspis.

Wirkung. Eine Verdünnung des Giftes von 1:10000 bis 1:50000 bringt das isolierte Froschherz zum Stillstand in Systole. Im übrigen vergleiche auch V. berus.

Anwendung. Als Analgeticum bei Neuralgien, rheumatischen Erkrankungen und durch Tumor bedingte Schmerzen, Blutstillmittel.

Bemerkung. Die Sandotter ist die gefährlichste Schlange Europas.

Vipera russelli SHAW (Doboia ruselli). Indische Kettenviper.

Bestandteile. Siehe V. berus und V. aspis.

Anwendung. Bei Menorrhagien, Morbus Werlhofii und Hämophilie. Vergleiche auch die obengenannten Viperarten.

Vipera lebetina L.

Bestandteile. Dieselben wie oben. MOROZOVA [Chem. Abstr. *66*, 9542 (1967)] wies durch Elektrophorese proteolytische Enzyme, Phosphormonoesterase, Phosphodiesterase und L-Aminosäureoxidase nach.

Anwendung. Siehe oben.

Bemerkung. Sämtliche Vipern sind Giftschlangen!

Viprynium

Viprynium Embonate.

S. I, 952 unter Pyrvinium pamoate.

Virginiamycinum

Virginiamycinum. Virginiamycin. Virgimycine DCF. Virgimycinum NFN. Virginiamycin BAN.

Antibioticum aus Kulturen von Streptomyces virginiae oder gleiche, auf anderem Wege hergestellte Verbindung.

Anwendung. Als Antibioticum.

Handelsform. Staphylomycin „R.I.T." (R.I.T., Belgien; Vertr.: Dr. Rentschler, BRD).

Viride Nitens

Viride Nitens.

S. II, 8 u. Brillantgrün.

Viridin

Viridin.

$C_{20}H_{16}O_{6}$ M.G. 352,33

Bemerkung. Es handelt sich um ein Antibiotikum, das von dem Pilz Trichoderma viride produziert wird.

Eigenschaften. Prismen aus A. oder Bzl. oder Plättchen aus M. Die Substanz zersetzt sich bei 217 bis 223°. $[\alpha]_D^{19} = -224°$, lösl. in W. und Chlf., wenig lösl. in Schwefelkohlenstoff und Tetrachlorkohlenstoff, praktisch unlösl. in Ae.
α-Isomeres: Nadeln aus verd. Essigsäure, die sich bei 208 bis 217° zersetzen. $[\alpha]_D^{20} = -213,4°$ (in Chlf.).
β-Isomeres: Nadeln aus M., die sich bei 140° zersetzen. $[\alpha]_D^{20} = -50,7°$ (in Chlf.).

Anwendung. Die Substanz hat fungizide Eigenschaften.

Viridofulvinum

Viridofulvinum. Viridofulvin USAN.

Antibioticum aus Kulturen von Streptomyces viridogriseus oder gleiche, auf anderem Wege hergestellte Verbindung.

Anwendung. Als Antibioticum.

Handelsform. Viridofulvin (Sherman, USA).

Viridogrisein

Viridogrisein. Antibioticum 6613.

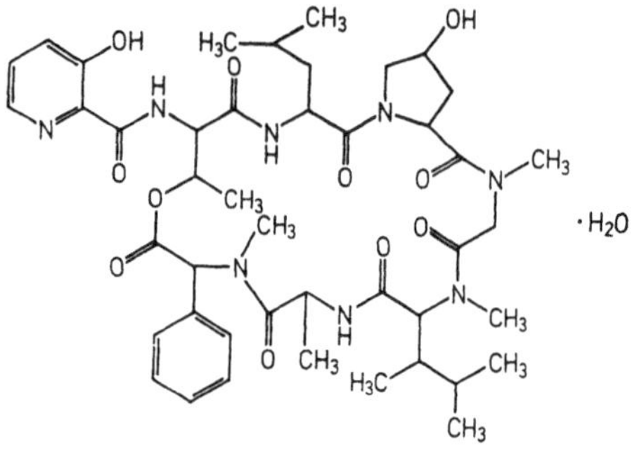

$C_{44}H_{62}N_8O_{11} \cdot H_2O$

M.G. 881,06
wasserfrei M.G. 863,04

3-Hydroxypicoloyl-threonyl-D-leucyl-D-allohydroxyprolyl-sarkosyl-β.N-dimethyl-L-leucyl-L-alanyl-α-phenylsarkosinlacton.

Bemerkung. Es handelt sich um ein Antibioticum aus Streptomyces griseus.

Eigenschaften. Weiße Kristalle oder weiße, amorphe Masse, schwer lösl. in W. (1 + 1000), lösl. in Aceton, Chlf., Tetrachlorkohlenstoff, Ae., Essigester und vegetabilen Ölen, ferner in verd. Säuren und Alkalilaugen. $[\alpha]_D^{25} = +7,7°$ (c = 2 in M.).

Anwendung. Die Substanz ist wirksam gegenüber grampositiven Bakterien, Mycobacterium tuberculosis und Diplococcus pneumoniae.

Handelsform. Etamycin.

Virola

Virola sebifera AUBL. [Myristica sebifera (AUBL.) S.W.]. Myristicaceae. Talgmuskatnußbaum. Red acuuba. Ucuuba vermelha.
Heimisch in Westindien, Guayana, Brasilien, oft entlang der Flußufer.

Die Virolaarten sind typische Vertreter der Myristicaceen, Bäume mit ungeteilten, ganzrandigen, fiedernervigen Blättern ohne Nebenblätter. Blüten zweihäusig. Blütenhülle einfach trichterförmig oder krugförmig, vereintblättrig, zwei- bis fünf-, meist dreilappig. Staubblätter 2 bis 40, mit mehr oder weniger (meist gänzlich) verwachsenen Staubfäden und nach außen gewendeten zweihälftigen Staubbeuteln, Fruchtknoten oberständig, einfächerig, mit 1 aufsteigenden, umgewendeten Samenanlage. Narbe 1. Frucht fleischig, meist aufspringend. Same mit Samenmantel, kleinem Keimling und reichlichem Nährgewebe.
Verzweigungen des Blütenstandes an der Spitze nicht scheibenförmig verbreitert. Nährgewebe nicht hohl.

Inhaltsstoffe. In den Samen talgartiges, gelblich-weißes Fett ohne Aroma, Virolafett, mit Myristin-, Olein-, und freien Fettsäuren. In der Rinde nach COROTHIE und NARKANO [Planta med. (Stuttg.) 17, 184 (1969)] N,N-Dimethyltryptamin und β-Sitosterin.

Anwendung. Zur Kerzen- und Seifenfabrikation, zu Salben, in Brasilien gegen Rheuma und zu Umschlägen. Der durch Einschnitte in den Stamm gewonnene, rote, eingetrocknete, kinoartige Saft gegen Karies, Angina, Aphthen und Erysipel. In der Homöopathie bei Pyodermie, Furunkeln, Abszessen, Lymphadenitis. Die Blätter bei Koliken und Dyspepsie als Tee. Die Rinde, Cuajo Negro oder Camaticaro bei den Waica und anderen südamerikanischen Indianern zu berauschenden Schnupfpulvern, als Abkochung in der Volksheilkunde, äußerlich zum Waschen von Wunden.

Myristica sebifera HAB 34.

Frischer roter Saft aus der verletzten Rinde.

Arzneiform. Tinktur nach § 4 mit 60%igem Weingeist.

Arzneigehalt. 1/10.

Virola venezuelensis WARB. [Myristica venezuelensis AUBL. (nach WEHMER)].
Heimisch in Venezuela.

Inhaltsstoffe. Im Samen Cuajo oder Cuojo, äth. Öl und fettes Öl mit Trimyristin.
Anwendung. Das fette Öl wurde als Virolafett bezeichnet und arzneilich bei Rheuma
angewandt.

Virola micheli HECKEL (nach WIESNER und WEHMER nicht im Index. Kew.).
Heimisch in Südamerika, Guayana.

Inhaltsstoff. Arillus enthält äth. und fettes Öl, dem Virolafett ähnlich.

Virola bicuhyba (SCHOTT) WARB. (Myristica bicuhyba SCHOTT).
Heimisch in Brasilien.

Inhaltsstoffe. In den Samen „Oilnuts", gelbbraunes, aromatisch riechendes Fett, Becuiba-,
Urucaba-, Ucuhyba- oder Bicuhybafett, mit 66 bis 73% Myristin-, 5,5 bis 11% Öl-, 5 bis 21%
Laurin-, 0,3 bis 11% Palmitin- und 0 bis 3% Linolsäure, ca. 7% Harze, Becuibin, wenig äth.
Öl.

Prüfung. Identität. Das Fett färbt sich mit konz. H_2SO_4 rot. Schmelzbereich 39 bis 47°.
Erstarrungspunkt 32 bis 32,5°. Dichte (40°). 0,914. Brechungsindex n_1^{40} = 1,454. Jodzahl
10 bis 18. Verseifungszahl 215 bis 228. Reichert-Meißl-Zahl 1,5. Polenskezahl 3,9 bis 4,6.
Unverseifbarer Rückstand 0,1 bis 3,9%.

Anwendung. Liefert Bicuhyba-Muskatnuß. Das Öl eingerieben bei Gicht, Ichias, Rheuma
und Hämorrhoiden. Zur Seifen- und Kerzenfabrikation entsäuert als Hartfett; zur Darstellung
von Myristinsäure und Glycerintrimyristat. Arillus wenig aromatisch, Same bei Kolik und
als Stomachicum gebraucht. Rinde als Adstringens bei Diarrhö, der eingetrocknete Saft als
Pflaster und Ersatz des Copaivabalsams.

Bemerkung. Diese und einige andere Virola- bzw. Myristicasamen sollen bei Anwendung
größerer Mengen giftig sein.

Virola officinalis (MART.) WARBG. (Myristica officinalis MART.).
Heimisch in Brasilien.

Inhaltsstoffe. Samen liefern ebenfalls Fett, Bicuhybafett (s. o.).

Anwendung. Siehe oben.

Virola surinamensis (ROLAND) WARBG. (Myristica surinamensis ROLAND, auch BL.,
M. fatua Sw.). White Ucuuba. Ucuuba branca.
Heimisch in Nordbrasilien, Guayana, Antillen, Surinam.

Inhaltsstoffe. In den Samen, „Oilnuts", ebenfalls Ucuubafett. Nach CULP et al. [J. Am.
Oil. Chemists Soc. *42*, 974 (1965)] machen Trimyristin und Laurodimyristin über die Hälfte
des Gesamtanteils der 23 Triglycerid-Komponenten aus; das Fett enthält 20 Mol-% Laurin-
und 71,3% Myristinsäure.

Anwendung. Siehe oben.

Virola calophylla WARBG., und
Virola calophylloidea MGF.
Heimisch in Kolumbien.

Inhaltsstoffe. In der Rinde von V. calophylla nach HOLMSTEDT und LINDGREN [Ethno-
pharmacologic Search for Psychoactive Drugs 1967, S. 339] N,N-Dimethyltryptamin, N-
Monomethyltryptamin und 5-Methoxy-N,N-dimethyltryptamin, nach AGURELL et al. [Acta
chem. Scand. *23*, 903 (1969)] hoher Alkaloidgeh. nur in den Blättern.

Anwendung. Die dunkle Rinde beider Bäume zu halluzinogenen Schnupfpulvern bei den Waikas und anderen Indianern, Epéna oder Parica genannt. Die weiche Faserschicht der Rindeninnenseite wird mit einem Messer abgekratzt und zu einem Plv. getrocknet, erst in der Sonne, dann über schwachem Feuer. Vor dem Gebrauch wird das Schnupfplv. mit der Asche der Rinde eines anderen, noch nicht identifizierten Baumes gemischt. Die normale Dosis: ein Teelöffel voll pro Nasenloch. Die ersten Symptome sind nach dem Bericht der Waikas Schläfrigkeit, heftiges Kopfweh, Schwitzen und Übelkeit, die meist zu sofortigem Erbrechen führen. Die Makropsie — man erlebt sich als Supermann in einer gigantischen Welt, oder auch als Riese in einem Zwergenreich —, die dann folgt, ist ein aus den Berichten über Halluzinogene vertrautes Symptom.

Bemerkung. Auch andere Virola-Arten wie V. multineria DUCKE, V. rufula WARB., V. venosa WARB., V. theiodora WARB. enthalten die psychotrop wirksamen Tryptamine und β-Carboline.

Viscum

Viscum album L. Loranthaceae — Viscoideae — Visceae. Weiße, gewöhnliche, gemeine, Vogel- oder Leimmistel. Hexenbesen. Drudenfuß. Misteltoe. Gui. Visco. Maretak. Liga. Muérdogo.

Heimisch von Südskandinavien nördlich bis 59°30′ n. Br. und Mittel- und Südengland nördlich bis 55° n. Br., südwärts bis Nordwestafrika und ostwärts durch Südwest- und Zentralasien (Anatolien, Persien, Afghanistan, Himalaya, Tibet) bis in die Mandschurei (Amurgebiet) und nach Japan

Kleiner, bis 1 m und mehr im Durchmesser erreichender, mehrfach gabelästiger, oft fast kugeliger, teilweise hängender oder aufstrebender, immergrüner, auf Bäumen schmarotzender Strauch (Abb. 17). Stamm kurz, dick. Zweige grünbraun, gegliedert; jedes Gabelglied in eine kurze, meist blütentragende Spitze mündend, in den Gelenken leicht abbrechend. Laubblätter gegenständig, oft drei- bis vierquirlig, sitzend, lederig, länglich-verkehrteiförmig bis breitzungenförmig, gelbgrün, zwei- bis sechsmal so lang wie breit, stumpf, nach dem Grund zu

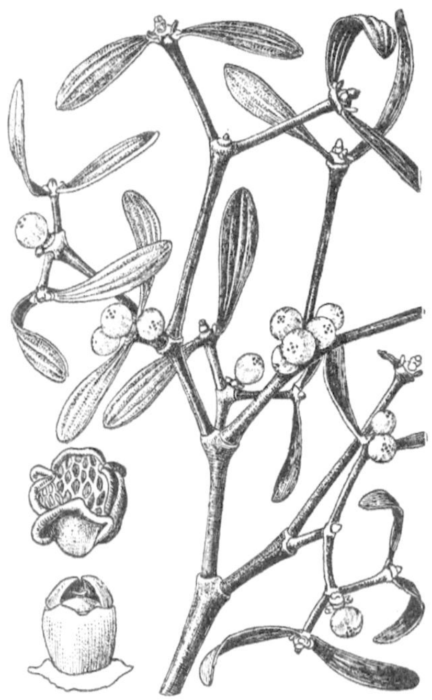

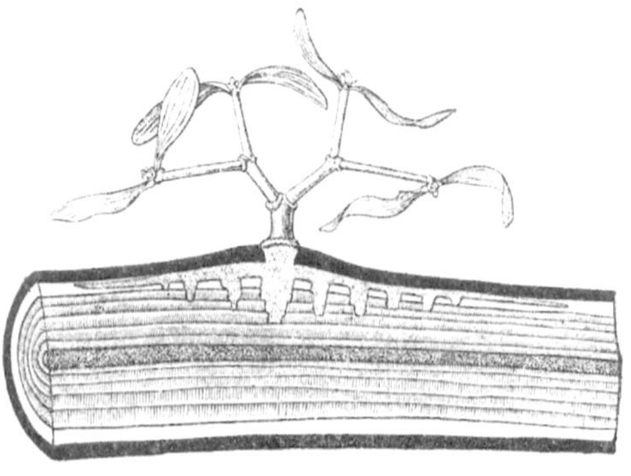

Abb. 16. Viscum album. Fruchtender Zweig. ♂ Blüte. ♀ Blüte (nach DUNZINGER).

Abb. 17. Junge Mistelpflanze mit Senkern; Längsschnitt durch Ast der Wirtspflanze (nach HEGI).

verschmälert, ganzrandig, kahl überwinternd. Blüten unscheinbar, eingeschlechtig, zweihäusig, zu 3 bis 5 in sitzenden Trugdolden, in der Achsel kleiner Hochblätter stehend, die
männlichen größer und auffälliger als die weiblichen. Männliche Blüte: Kelch fehlend; Blütenhülle gelbgrün; vierteilig, mit kurzer Röhre; Staubblätter 4, ohne Staubfäden, sitzend, mit
den Perigonabschnitten vollständig verwachsen, mit zahlreichen porenförmig sich nach innen
öffnenden Pollenfächern; Perigonblatt auf der Innenseite daher scheinbar siebartig durch-
brochen. Weibliche Blüte: Blütenhülle klein, schmal, drei- bis vierteilig; Fruchtknoten
unterständig; Griffel kurz oder fehlend; Narbe dick, polsterförmig. Scheinbeere (die Blüten-
achse ist an der Fruchtbildung auch beteiligt) beerenartig, erbsengroß, zuerst grün, dann
weiß bis gelblich, mit zähem, schleimigem Fleisch, meist ein-, seltener zweisamig. Frucht,
d. i. das Endokarp mit seinen Einschlüssen, oft fälschlich als Samen bezeichnet, oval oder
zweikantig mit 1 bis 3 stielrundlichen, grünen Keimlingen in reichlichem Nährgewebe, ohne
deutliche Keimblätter (Abb. 16).

Die Mistel kommt in drei Unterarten vor:

a) ssp. album [V. album L. var. platyspermum R. KELLER, V. album L. var. typicum
BECK, V. album L. var. mali TUBEUF, V. album L. ssp. mali (TUBEUF) JANCHEN]. Laubholz-
mistel. Kommt auf fast allen europäischen Laubhölzern, außer der Buche (Fagus) vor.

b) ssp. abietis (WIESB.) ABROMEIT [V. austriacum WIESB. var. abietis WIESB., V.
album L. var. hyposphaerospermum R. KELLER f. latifolia R. KELLER, V. album L. var.
abietis BECK, V. laxum BOISS. et REUT. var abietis (WIESB.) HAYEK, V. abietis (WIESB.)
FRITSCH]. Tannenmistel.

Kommt nur auf Tannen (Abies) vor und geht nicht auf Föhren und Laubhölzer über.

c) ssp. austriacum (WIESB.) VOLLMANN [V. austriacum WIESB., V. austriacum WIESB.
var. pini WIESB., V. laxum BOISS. et REUT., V. album L. var. laxum (BOISS. et REUT.) FIECK,
V. album L. var. hyposphaerospermum R. KELLER f. angustifolia R. KELLER, V. album L.
var. microphyllum CASP., V. laxum BOISS. et REUT. var. albescens WIESB., V. laxum BOISS
et REUT. var. abietis (WIESB.) HAYEK, V. album L. var. pini (WIESB.) TUBEUF]. Föhrenmistel.

Kommt auf Pinus silvestris L. P. nigra ARN., und gelegentlich auf P. mugo TURRA vor;
selten auf der Fichte [Picea abies (L.) KARSTEN].

Herba Visci. Folia Visci. Stipites Visci. Viscum quercinum. Visci caulis. Mistelkraut.
Mistelblätter. Mistelsenker. White Misteltoe. Gui de chêne. Visco. Tallo de muérdago.

Herba Visci albi Erg.B. 6, CsL 2. Gui CF 65. Visci caulis Hisp. IX.

Die getrockneten, jüngeren Zweige (Erg.B. 6). Die frischen oder schnell getrockneten, vor
der Fruchtbildung (August, September) gesammelten Blätter (CF 65). — Die vor der Fruchtbildung gesammelten Blätter und Zweige (Hisp. IX).

Schnittdroge. Sie ist gekennzeichnet durch die steiflederigen, stark runzeligen, dicken
Blattstückchen mit den strahlig verlaufenden Nerven, durch die stark längsgeschrumpften,
runden Stengelstücke, die an ihren Querbruchflächen eine hellgrüne Rinde und einen weißen,
strahligen Holzkörper zeigen, und durch einzelne Blütenteile.

Geruch eigenartig; Geschmack bitter.

Die gelblichgrüne Pulverdroge ist gekennzeichnet durch Blattepidermisstückchen in
Flächenansicht mit vieleckigen, etwas verdickten, getüpfelten Zellen und beiderseits mit
zahlreichen, sehr großen Spaltöffnungen, die von je 2, zum Spalt parallel angeordneten und
sie zum Teil überdeckenden, papillösen Nebenzellen umgeben sind, durch Blattquerschnitt-
stückchen mit an den Außenseiten stark verdickten Epidermiszellen und zahlreichen Lagen
rundlicher Zellen, von denen einige Sphärite und Drusen von Kalziumoxalat enthalten. Als
weitere Bestandteile treten Bündel stark verdickter Bast- und Holzfasern, steinzellartige
Markparenchymzellen, stark verdickte und getüpfelte Holzparenchym- und Markstrahlzellen,
Gefäßbündelteile und Stengelepidermisfetzen mit der Blattepidermis ähnlichen Zellen mit
hohen Papillen und bis 15 µm lange, oft etwas gebogene Stärkekörner auf.

Inhaltsstoffe. In den Blättern und Zweigen β-Amyrin (= α-Viscol), Lupeol (= β-Viscol),
Oleanolsäure, Tyramin, β-Phenyläthylamin, Cholin, Acetylcholin (v. a. in der Frucht),
Histamin, γ-Aminobuttersäure. Ferner Mannit, Quercit, Inosit, Glucose, Arabinose, Rhamnose, Kaffeesäure, Sinapinsäure, Quercetin-3-rhamnosid, Quercetin-3-arabinosid und Syrin-
gin; α- und β-Carotinoide, nach OHTA et al. [Chem. Abstr. *74*, 983 (1971)] Flavoyadorinin A
(Thammagin-3-O-mono-D-glucosid), Flavoyadorinin B (7,3-Di-O-methyl-luteolin-4'-O-mono-
glucosid) und Homoflavoyadorinin B (mit dem Zuckerrest D-Glucoapiose), Lupeol, Myristinsäure.

Eingehende Untersuchungen über das cardiotoxisch wirkende Prinzip liegen von WINTER-
FELD et al. [u. a. Arch. Pharm. (Weinheim) *293*, 820 (1960); Arzneimittel-Forsch. *13*, 29
(1963)] und SAMUELSSON [u. a. Svensk. form. Tidskr. *65*, 209 (1961); Acta chem. Scand. *24*,
2751 (1970); Phytochemistry *9*, 915 (1970); Acta Pharm. Suecicia *11*, 175 (1974)] vor. Diese

als „Viscotoxin" bezeichnete Substanz wurde von WINTERFELD et al. als ein Polypeptid aus 16 Aminosäuren gekennzeichnet und später als aus mehreren Fraktionen bestehend erkannt. SAMUELSSON et al. isolierten ein „Viscotoxin A" (MG. = 5000), das in mehrere Fraktionen aufgetrennt werden konnte (Viscotoxin A 2, A 3 und B) und Viscotoxin 1-Ps, ähnlich Viscotoxin A 2. Diese Viscotoxine bestehen aus einer Kette von 46 Aminosäuren, deren Sequenz teilweise aufgeklärt ist. Jedes Polypeptid besitzt 3 Disulfidbrücken. WINTERFELD et al. [Arzneimittel-Forsch. *13*, 29 (1963)] isolierten weiterhin ein Polypeptid mit starker tumorhemmender Wrkg., das mit Viscotoxin nicht identisch ist. VESTER et al. [Hoppe-Seyler's Z. physiolog.- Chem. *322*, 273 (1960); *324*, 262 (1961); *349*, 135 (1968); *349*, 495 (1968)] isolierten ein basisches Protein von histonähnlichem Charakter (MG. ca. 60000), das schon bei milden Denaturierungsvorgängen seine hohe kanzerostatische Wrkg. verliert; sie fanden in frischen Blättern 0,43% freie Aminosäuren, hauptsächlich Arginin (40%), Asparagin (11%), Prolin (10%) und 15 weitere. TYIHAK et al. [Herba pol. *26*, 321 (1970); Chem. Abstr. *74*, 57266 (1971)] isolierten aus dem basischen, histonartigen Eiweißanteil Fraktionen mit tumorhemmender und wachstumsfördernder Wrkg. Dabei fanden sich in den lysinreichen, tumorhemmenden Fraktionen geringe Mengen ε-N-Methyl-lysin, während in der argininreichen, wachstumsfördernden Fraktion ein hoher Geh. dieser Aminosäure auftrat.

In den Beeren 1,2% Mesoinosit, 0,4% razemisches Inosit, Cholin, Palmitinsäure, Loranthylalkohol und Schleim (Viscin). Dieser besteht aus Cellulosefäden, die durch sauren Schleim (nach Hydrolyse: Glucose, Galaktose, Arabinose und Uronsäuren) umkleidet sind. An Aminosäuren hauptsächlich Cystin, Leucin, Prolin, Tyrosin und Phenylalanin, in geringen Konzentrationen N-methylierte Lysine. Ferner in den frischen Beeren bis 0,75% (!) Vitamin C. Das Holz ist ein Guaiacyl-Syringyl-Lignin (Hartholz), das außer geringen Unterschieden auf allen Wirtspflanzen gleich ist [NIMZ et al.: Chem. Abstr. *81*, 88154 (1974); *82*, 1917 (1975)].

Prüfung. Extraktgeh. (45%iger A.) mind. 20% CsL 2. — Max. Aschegeh. 10% Erg.B. 6, Hisp. IX, CsL 2. — Säureunlösl. Asche max. 2% CsL 2. — Feuchtigkeitsgeh. max. 13% CsL 2. — Fremde org. Beimengungen max. 1%, anders gefärbte Bruchstücke der Droge max. 2%, verholzte Bruchstücke max. 5%, CsL 2. — Bruchstücke von Loranthus europaeus dürfen nicht vorhanden sein, CsL 2.

Gehaltsbestimmung. Zur biologischen Bewertung von Mistelpreßsäften schlug KOCH [Z. f. d. ges. exp. Med. (1938)] die Einstellung auf nekroseerzeugende Einheiten (NK.E.) vor. Darunter wird diejenige Dosis bezeichnet, die an der rasierten Rückenhaut von Kaninchen bei intrakutaner Injektion von 0,1 ml gerade noch eine deutliche Hautnekrose hervorruft. Je nach Ausgangsmaterial enthalten Mistelextrakte ca. 10000 bis 80000 NK. E. pro ml.

Um ein genaueres Bild über die native Zusammensetzung von Mistelpreßsäften zu erhalten, führten GOEBEL et al. [Elemente d. Naturw. (1971)] biologische Prüfungen in der Larvalzeit des grünen Grasfrosches durch. Dabei ergaben sich drei charakteristische Bildungsabweichungen (Schädeldecke, Spritzloch, Extremitäten) sowie eine Verkürzung der Dauer der Larvalzeit, die als Maß für die biologische Qualität der Ausgangssubstanz gelten können.

Wirkung. Jahrzehntelang wurde die Mistel hauptsächlich zur Behandlung der Hypertonie eingesetzt. Durch die Untersuchungen von JARISCH et al. [u. a. Wiener Klin. Wschr. *51*, 1032 (1938); Klin. Wschr. Nr. 42, 1045 (1941)] schien die perorale Anwendung von Mistelextrakten in Frage gestellt, da er eine spezifische, digitalisähnliche Herzwirkung nur bei Injektion der Extrakte erzielte. PORA et al. [Pharmazie *12*, 528 (1957)] untersuchten erneut die hypotensiven und herzwirksamen Prinzipien der Mistel und teilten sie ein in: a) hypotensive, b) kardiotoxische und c) atmungstoxische Wirkstoffe, die unterschiedlich nach Herkunft der Mistel von ihrem Wirtsbaum und der Applikationsart zur Wirkung kommen. Bei peroraler Gabe von Mistelpulver beim Menschen erzielten die Autoren einen langdauernden hypotensiven Effekt. Eine besondere Rolle bei der hypotensiven und kardiotoxischen Wrkg. dürften dabei Cholin, Acetylcholin, γ-Aminobuttersäure und die „Viscotoxine" spielen. Ein völlig neues Feld der Viscum-Therapie ergab der Hinweis R. STEINERS [Geisteswissenschaft und Medizin, R. 54. Nachl. Verw., Dornach 1961] auf die krebshemmende Wrkg. der Mistel. Dies führte zur Herstellung des Präparats Iscador und regte die Herstellung von Plenosol an. Speziell durch die Untersuchungen von VESTER et al. (l. c.) wurde die cytostatische und kanzerostatische Wrkg. bestimmter basischer Mistelproteine bestätigt, die im Tierversuch bei mit Sarkom 180 infizierten Mäusen eine extrem niedrige ED_{50} von ca. 1,10^{-14} Mol/g betrug. Auch von WINTERFELD (l. c.) und TYIHAK (l. c.) isolierte Proteinfraktionen zeigten hohe tumorhemmende Aktivitäten. Ebenso bestätigten eine Reihe von klinischen Berichten über die Präparate Iscador und Plenosol diese Wrkg. NIENHAUS et al. [Experientia *26*, 524 (1970)] konnten zeigen, daß in den von VESTER isolierten Protein-Fraktionen neben der tumorhemmenden Wrkg. auch spezielle immunologische Aktivitäten vorhanden sind, die sich durch eine spezifische Anregung des Thymusdrüsenwachstums auszeichnen. Weiterhin konnten VESTER et al. [Hoppe-Seyler's Z. physiologische Chem. *349*, 865 (1968)] zeigen, daß die basischen Proteine der Mistel eine spezifische Hemmwrkg. auf die RNS-Synthese von YOSHIDA-Ascites besitzen.

Anwendung. Bei Arthrosen, Spondylosen, Neuritiden, chronischen Gelenkerkrankungen, als Adjuvans bei Hypertonie. In zunehmendem Maße als Basistherapie in der Nachbehandlung Krebsoperierter, zur Prophylaxe und Therapie von Tumoren. In der Volksmedizin bei Epilepsie, Schwindelanfällen, Amenorrhö. In der Homöopathie bei arteriosklerotischer und essentieller Hypertonie, Epilepsie, Arthrosen und Carcinomen.

Viscum album HAB 34. Mistel.

Gleiche Teile frischer Beeren und Blätter.

Arzneiform. Essenz nach § 2.

Arzneigehalt. 1/2.

Nach den Vorschlägen für das neue HAB, Heft 9, S. 551 (1964) wird die frische, im Herbst gesammelte Pflanze ohne verholzte Teile verwendet; es werden die Reaktionen und ein Chr. der Tinktur beschrieben.

Viscum album HPUS 64. Misteltoe.

Die frischen Blätter und Beeren.

Arzneiform. a) Urtinktur: Arzneigehalt 1/10. Viscum album, feuchte Masse mit 100 g Trockensubstanz und 233 ml W. = 333 g, A. USP (94,9 Vol.-%) 800 ml zur Bereitung von 1 000 ml der Tinktur.

b) Dilutionen: D 2 (2×) und höher mit A. HPUS (88 Vol.-%).

c) Medikationen: D 2 (2×) und höher.

Pulvis Visci compositus (F. M. GERM.). Beruhigungspulver — Güldenherzpulver bestehend aus:

Pulv. Visci albi, Magnes. carbonici, Pulv. Rad Paeoniae āā 3,0
Pulv. Rhiz. Iridis 1,5
Aur. foliati 0,1

Iscador (Weleda AG, 707 Schwäbisch Gmünd).

Auszüge aus Viscum album verschiedener Wirtspflanzen; A (aus V. abietis), M (aus V. mali), P (aus V. Pini), Qu (aus V. Quercus), U (aus V. Ulmi); standardisiert nach der Hemmung der RNA-Synthese mit ^{14}C-Uridin als Markierung.

Plenosol (Dr. Madaus u. Co., 5 Köln 91).

Extractum Visci albi e planta rec.; Stärke 0 = 200 NK.E. Stärke I = 2 000 NK.E. Stärke II = 20 000 NK.E. in 1 ml.

Viscysat Bürger (J. Bürger Ysatfabrik GmbH, 3388 Bad Harzburg) ist der reine Preßsaft aus frischem Mistelkraut.

Viscum Abnoba (Abnoba Heilmittel GmbH, 7530 Pforzheim).

Extrakte aus einjährigen Trieben von Viscum album verschiedener Wirtspflanzen: V. Aceris campest., V. Betulae pend., V. Castaneae sat., V. Fraxini excels., V. Mali domest., V. Pini silvest., V. Populi canad., V. Pruni dulc., V. Quercus robur., V. Sorbi domest., V. Tiliae platiph.

Aufarbeitung und Sterilisation der Injektionslösung berücksichtigen die Labilität der wirksamen Proteine.

Die Mistelextrakte sind ferner Bestandteil einer Reihe von pharmazeutischen Präparaten.

Viscum capense L. f.

Heimisch in Südamerika.

Anwendung. Gegen Warzen; früher gegen Epilepsie, Asthma, Bronchitis, Menstruationsstörungen. Die Früchte gegen Hämorrhagie.

Visnadinum

Visnadinum. Visnadine BAN. Visnadin. Visnagan.

$C_{21}H_{24}O_7$ M.G. 388,40

9,10-Dihydro-9,10-dihydroxy-8,8-dimethyl-2H,8H-benzo[1,2-b:3,4-b']dipyran-2-on-10-O-acetat-9-O-(2-methyl-butyrat).

Vorkommen. Im Samen von Ammi visnaga.

Eigenschaften. Nadeln aus Ae. + Hexan. Fp. = 85 bis 88°. $[\alpha]_D^{20}$ = +9,2° (c = 1 in A.); $[\alpha]_D^{30}$ = +42,5° (c = 2 in Dioxan).

Anwendung. Als Coronarvasodilatans.

Handelsformen. Vibeline (Bellon, Frankreich); Visnamine (Chinoni, Italien).

Visnafyllinum

Visnafyllinum. Visnafyllin. Kellofylin.

$C_{25}H_{29}N_5O_7$ M.G. 511,52

N-⟨2-[(9-Methoxy-7-methyl-5-oxo-5H-furo[3,2-g] [1]benzo-pyran-4-yl)-oxy]-aethyl⟩-N,N,N-trimethyl-ammonium-theophyllinat.

Anwendung. Als Coronarvasodilatans.

Handelsformen. Pleiacor.

Vitalrot

Vitalrot. Vital Red. Direkt Red 34. Brilliant Vitalrot. Brilliant Congo. Vital Red Evans.

$C_{34}H_{25}N_6Na_3O_9S_3$ M.G. 826,77

3-Amino-4-⟨[4'-[(2-amino-6-sulfo-1-naphthyl)azo]-3,3'-dimethyl-4-bi-phenylyl]-azo⟩-2,7-naphthalin-disulfonsäure-Trinatriumsalz.

Herstellung. Durch Diazotierung von o-Toluidin und Kuppeln des entstandenen Tetrazotolidins zuerst mit 2-Naphthyl-amin-3,6-disulfonsäure und dann mit 2-Naphthylamin-6-sulfonsäure.

Eigenschaften. Sherryrote Kristalle aus W., lösl. in W. zu einer rotbraunen Fl. Mit konz. Salzsäure bildet die Substanz eine blaue Lsg., wenig lösl. in A.

Anwendung. Für Blut-Vol.-Bestimmungen.

Vitamine

Vitamine.

S. II, 620.

Vitavax

Vitavax.

S. II, 427 u. 2,3-Dihydro-5-carboxanilido-6-methyl-1,4-oxathiin.

Vitex

Vitex agnus—castus L. (V. verticillata). Verbenaceae — Viticoideae — Viticeae.
Mönchspfeffer. Abrahamstrauch. Keuschlamm. Keuschbaum. Müllen. Schafmüllen. Chaste —
lamb tree. L'arbreau poivre. Gatilier commun. Vitex commun. Agnocasto. Vitice.
Heimisch im Mittelmeergebiet und in Zentralasien.

Ein bis 4 m hoher Baum oder Strauch mit vierkantigen, grauhaarigen Zweigen und
kreuzweise gegenständigen, langgestielten, handförmig fünf- bis siebenzählig geteilten,
fast ganzrandigen Blättern. Teilblättchen lanzettlich, nach beiden Enden verschmälert, bis
9 cm lang. Blüten in dichten, endständigen Blütenständen; Krone violett, blau, rosa oder
weiß.
Frucht eine viersamige Scheinbeere.

Fructus Agni casti (Semen Agni casti). Keuschlammfrüchte. Mönchspfeffer.

Kaum pfefferkorngroße, kugelige Steinbeeren, außen dunkelbraun schwärzlich, innen
gelblich, meist noch halb von dem grünen Kelch eingeschlossen. Der Geruch beim Zerreiben
gewürzhaft, der Geschmack scharf, pfefferartig aromatisch. Jedes der 4 Fächer enthält einen
änglichen fettreichen Samen mit krautiger Samenschale.

Mikroskopisches Bild. Die Außenseite des Kelchs besitzt gebogene, meist ein- bis dreizellige Haare und erscheint fein gekörnt, die Endzellen sind oft faßförmig angesetzt. Die im
inneren Teil des Exokarps verlaufenden Leitbündel enthalten zum Teil sklerotisierte, zuweilen
stabförmig gestreckte Zellen. Bes. an der Grenze von Exo- und Endokarp beobachtet man
schwach bis stärker verdickte Zellen mit zahlreichen runden Formen, seltener mit rippenförmigen Verdickungsleisten. Das Endokarp, das die 4 Fruchtfächer bildet, besteht aus reich
getüpfelten Steinzellen, die meist isodiametrisch und dann bis zum Schwinden des Lumens
verdickt sind. Die kleinen Samen besitzen eine hautartige Samenschale, die unter der zusammengefallenen Oberhaut eine ein- bis mehrreihige Schicht weitlumiger Parenchymzellen
mit rippenförmigen Verdickungsleisten zeigt.
Im Plv. fallen die gebogenen Dachhaare des Kelches auf sowie die in großer Menge vorhandenen Steinzellenverbände, Porenzellen und die seltenen, aber charakteristischen, mit
feiner Cuticularstreifung versehenen Zellen der Fruchtoberhaut mit kurzgestielten, mit vierzelligem Kopf versehenen Drüsenhaare.

Inhaltsstoffe. Im Samen Casticin (3,6,7,4'-Tetramethoxy-5,3'-dihydroxy-flavon) $C_{19}H_{18}O_8$,
Fp. 186 bis 187°, in den Blättern Homo-orientin, Luteolin-7-glucosid, Aucubin, Agnusid
(p-Hydroxybenzoesäureester des Aucubins), Fp. 146°, und äth. Öl; im Holz Aucubin, Agnusid,
Flavon-C-glykoside vom Typ des Orientins [Hänsel et al.: Phytochemistry *4*, 19 (1965)]; in
den Früchten 0,47% äth. Öl mit Cineol und Pinen. Nach älteren Angaben das Alkaloid
Viticin.

Wirkung. Agnus castus greift an der Hypophyse an; es hemmt die FSH-Ausschüttung,
steigert die Produktion von luteinisierendem Hormon und Prolaktin. Alkoholische und
Ätherextrakte der Blätter hemmen das Wachstum von Micrococcus pyogenes var. albus
[De Capite: Chem. Abstr. *71*, 73 980 (1969)].

Anwendung. Bei Blutungsstörungen infolge Gelbkörperinsuffizienz (Hyper-, Polymenorrhö), Hypofollikulinie (z. B. prämenstruelles Syndrom) zur Steigerung der Stilleistung. In der Homöopathie bei Neurasthenie, Depression, Impotenz.

Agnus castus HAB 34.

Getrocknete, reife Früchte.

Arzneiform. Tinktur nach § 4 mit 60%igem Weingeist. Spez. Gew. 0,893 bis 0,895. Trockenrückstand 0,88 bis 0,92%.

Arzneigehalt. 1/10.
Nach den Vorschlägen für das Deutsche HAB, Heft 1, S. 33 (1955) soll der Gehalt an äth. Öl 0,4 bis 0,5% betragen; Trockenrückstand 0,8 bis 2%; Dichte 0,893 bis 0,895; pH 4,8 bis 5,2. Ferner werden einige Prüfungsrk. und die Chr. der Tinktur beschrieben.

Agnus Castus HPUS 64. Chaste Tree.

Die frisch getrockneten Früchte.

Arzneiform: a) Urtinktur: Arzneigehalt 1/10. Agnus castus, grobgepulvert 100 g, A. USP (94,9 Vol.-%) q.s., zur Bereitung von 1 000 ml der Tinktur. b) Dilutionen: D 2 (2 ×) und höher mit A. HPUS (88 Vol.-%). c) Medikationen: D 2 (2 ×) und höher.
Agnolyt (Fa. Madaus u. Co. Köln).
In 100 g: Extr. Fruct. Agni casti siccum 0,2 g.

Vitex peduncularis WALL.

Heimisch in Indien.

6 bis 12 m hoher Baum mit aschgrau behaarten Schößlingen. Blätter dreiteilig; Fiederblättchen eiförmig-lanzettlich, 11,5 cm lang und 2,5 cm breit, gestielt und ganzrandig. Im voll entwickelten Zustand kahl und dicht mit winzigen, gelben Drüsen bedeckt, unter der Mittelrippe feinflaumige Behaarung. Rippen länglich, offen, 12 bis 20 cm lang und 5 cm breit, vielblütig, grau bemehlt, auf 7,5 bis 10 cm langen Blütenstielen. Lineare Hochblätter 2 mm lang. Der verkümmerte 2,5 mm lange Kelch ist ebenso wie die 5 mm lange Blütenkrone grau behaart. Steinfrucht rund bis würfelförmig, Durchmesser 5 mm.

Folia Vitex. Vitex leaf.
Vitex folium Ind. P. C. 53.

Die getrockneten, zerknüllten oder verfilzten Blätter.
Der Querschnitt zeigt eine obere Epidermis mit Kutikula, eine Reihe Palisadenzellen und palisadenähnliches Schwammparenchym mit Leitbündeln, die gelegentlich auf der ventralen Seite von einer Reihe Faserzellen begleitet werden. Untere Epidermiszellen kleiner als die oberen, mit leichten Verdickungen an den Außenwänden und vielzelligen Haaren, Drüsenhaaren und Stomata. Drüsenhaare ungestielt mit dreizelligen Köpfchen. Um die Mittelrippe befindet sich anschließend an die Epidermiszelle ein starkes Band aus 6 bis 8 Lagen Kollenchym.

Inhaltsstoffe. Spuren von äth. Öl, Gerbstoffe, Schleim, Vitexin, Spuren eines Alkaloids.

Prüfung. Fremde org. Bestandteile max. 2% Ind. P. C. 53.

Aufbewahrung. Kühl, trocken.

Anwendung. Bei Fieber, v. a. Schwarzwasserfieber.

Dosierung. 200 bis 280 g eines Infuses (45:100, 10 Min. kochen) pro Tag.

Vitex negundo L. (Vitex paniculata). Fine-leaved chaste tree. Gattilier incise.

Heimisch in Indien, Burma, Ceylon, Indonesien, Australien, Nordchina.

Inhaltsstoffe. Im Blatt Aucubin, Agnusid, Casticin, Flavon-O- und -C-glykoside, Harz (HÄNSEL et al., l. c.). Nach NIGAM et al. 0,5% äth. Öl mit 15,6% α-Jonon, 10,7% 1:8-Cineol, Pinen, (−)-Sabinen, Dipenten, Citronellol, Geraniol, Eugenol, Camphen, Δ^3-Caren u. a.; Protocatechusäure. In der Frucht Nishindin $C_{15}H_{21}NO$, Fp. 266°. Im Samen nach GUPTA et al. [Chem. Abstr. *80*, 93 138 (1974)] n-Alkane, β-Sitosterin, Glucose, p-Hydroxybenzoesäure und 5-Oxyisophthalsäure.

Anwendung. Die Blätter als Aromaticum, Tonicum, Vermifugum, Antiparasiticum. Die Wurzel als Tonicum, Expectorans, Diureticum und Fiebermittel. Die Frucht als Nervinum, Emmenagogum. Die Frucht von V. negundo var. heterophylla REHD. (V. incisa C. V. CLARKE) als Carminativum.

Vitex trifoliata L. (Lagondium vulgare). Indian wild Pepper.

Heimisch in Indien, Indonesien.

Inhaltsstoffe. Im Blatt Aucubin, Agnusid, Casticin, Flavon-O- und -C-glykoside, äth. Öl (HÄNSEL et al., l. c.). In der Frucht Vitricin $C_{17}H_{15}NO_3$, Fp. 237° [DÖPKE: Naturwissenschaften *49*, 375 (1962)].

Anwendung. Das Blatt als Tonicum, Diureticum, Fiebermittel, Emolliens, v. a. bei Rheuma.

Vitex rotundifolia L. (V. ovata THUNB.).

Heimisch in China und Japan.

Inhaltsstoffe. Nach KIMURA et al. [Chem. Abstr. *70*, 6227 (1969)] in der Frucht Vitexicarpin, Fp. 189° (3′,5-Dihydroxy-3,4′,6,7-tetramethoxyflavon). In den Blättern nach ASAKA et al. [Chem. Lett. *1973*, S. 937] Rotundifuran und Prerotundifuran.

Anwendung. Die Früchte bei rheumatischen Beschwerden.

Vitex littoralis CUNN.

Heimisch in Neuseeland.

Inhaltsstoffe. Im Holz Vitexin und Saponaretin.

Anwendung. Das Holz, Puririholz, als Färbemittel, bes. für Kattun.

Vitex amboniensis GUERKE.

Heimisch in Süd- und Ostafrika.

Anwendung. Gegenmittel bei Schlangenbissen.

Vitex rehmanni GUERKE.

Heimisch in Südafrika.

Inhaltsstoffe. Nach RIMPLER [Phytochemistry *11*, 2653 (1972)] in den Blättern 1% Agnusid, 0,1% Aucubin und 0,005% Ecdysteron.

Anwendung. Der Aufguß der Blätter als Klistier bei Leibschmerzen.

Vitex cuneata SCHUM. und THONN.

Heimisch in Nord-Rhodesien.

Anwendung. Bei Anaemie. Die Wurzel bei Gonorrhö. Die Frucht ist eßbar.

Bemerkung. Eßbare Früchte liefern ferner Vitex mombassae VATKE, Südafrika (eine Abkochung der Pflanze zum Stärken und Aromatisierung von Tabak), Vitex payos MERILL, Südrhodesien, Vitex pooara CORB. Als Kontraceptivum wurden die Wurzeln von Vitex lagundi verwendet [BRONDEGAARD: Planta med. (Stuttg.) *23* (1973)].

Vitis

Vitis vinifera L. Vitaceae. Weinrebe. Vine. Vigne. Lambrusque. Vite. Lambrusca. Vid.
Zerfällt in 2 Formenkreise: subsp. silvestris GMELIN, Wildrebe (Mittelmeergebiet, oberrheinische Tiefebene, Flußgebiet der Donau, Kleinasien, Transkaukasien) und subsp. sativa DC., Kultur- oder Edelrebe.
Verbreitung der Weinrebenkultur in Mittel- und Südeuropa, Vorderasien, Mittel- und Südamerika, Australien.

32*

Bis 30 m hoch kletternder Strauch mit tiefgreifenden, sich verästelten Wurzeln und holzigem, bis 1,5 m Umfang messendem Stamm mit meist streifenförmig sich ablösender Borke. Zweige braunrot bis braungelb, kahl oder einfach oder flockig behaart, feinfurchig gestreift, mit sehr fein punktförmigen Lentizellen und mit in den Knoten meist durch Scheidewände gegliedertem Mark. Knospenschuppen 2, dünnhäutig, hellbraun. Laubblätter im Umriß kreisrundlich, in der Regel deutlich drei- bis fünflappig oder -spaltig, mit meist enger, spitzwinkeliger Stielbucht, 5 bis 15 cm im Durchmesser, am Grunde herzförmig, ungleich und meist stumpflich gezähnt, oberseits verkahlend, unterseits etwas behaart, weißwollig bis fast filzig, seltener verkahlend, in der Jugend nicht längs des Mittelnerven zusammengefaltet; nicht jedem Laubblatt eine Ranke oder ein Blütenstand gegenüberstehend. Blüten in zusammengesetzten, ziemlich dichten Rispen, duftend. Kelch kurz fünflappig. Kronblätter 5,2 mm lang, gelbgrün, wie der Kelch abfallend. Früchte länglich bis kugelig, 6 bis 22 mm lang, dunkelblauviolett, rot, grün oder gelb, saftig, süß oder säuerlich. Samen 3 bis 4, birnenförmig, hartschalig, auf einer Seite mit 2 länglichen Gruben.

Folia Vitis viniferae. Weinblätter.

Inhaltsstoffe. 4 bis 5% Flavonoide: Quercitrin, Isoquercitrin, Rutin, Quercetin, Kämpferol, Luteolin [NUTSUBIDZE et al.: Chem. Abstr. *62*, 9464 (1965)]. Im Blattwachs wenig Oleanolsäure, Alkohole, Aldehyde, Fettsäuren, Ester der Alkohole und Fettsäuren, Kohlenhydrate [RADLER: Angew. Bot. *44*, 187 (1970)]. Gerbstoffe: (±)- und (−)-Gallocatechin, (±)- und (+)-Catechin, D-Epicatechingallat [KHABIBULLAEVA et al.: Chem. Abstr. *61*, 964 (1964)]. Wein-, Äpfel-, Bernstein-, Protocatechusäure; Mono-p-cumaryl-, Monokaffee-, Monoferulylbernsteinsäure [RIBETREAU-GAYON: Chem. Abstr. *62*, 10819 (1965)]; ferner in jungen Blättern Oxalsäure, in älteren Fumar-, Citronen-, China-, Shikimmi- und Glycerinsäure [DELMAJ et al.: Chem. Abstr. *60*, 11048 (1964)]. Inosit, Cholin, Zucker, 5 bis 7% Mineralbestandteile, Kalium- und Calciumbitartrat.

Anwendung. In der Homöopathie. In der Volksheilkunde wie auch der nach dem Beschneiden der Ranken (Pampini Vitis) ausfließende Saft äußerlich gegen Hautausschläge, innerlich gegen Darmblutungen, besonders bei Dysenterie, gegen Rheuma und Erbrechen. Zu Augenwässern.

Vitis vinifera HAB 34.

Frische Blätter.

Arzneiform. Essenz nach § 1.

Arzneigehalt. 1/2.

Fructus Vitis.

Inhaltsstoffe. Die Flavonoide Kämpferol-3-monoglucosid, Quercetin-3-monoglucosid und -3-monoglucuronosid und Myricetin-3-monoglucosid (in der roten Varietät), Päonidin-, Delphinidin-, Petunidin- und Malvidin-3-(6-p-cumaroylglucosid), Petunidin-, Delphinidin-, Päonidin- und Malvidin-3,5-diglucosid (in Hybriden), Delphinidin-, Petunidin- und Malvidin-3-(p-cumaroylglucosid)-5-glucosid, Päonidin-, Delphinidin-, Petunidin- und Malvidin-3-caffeoylglucosid; Cyanidin-, Päonidin-, Delphinidin-, Petunidin- und Malvidin-3-glucosid; Malvidin-3-chlorogensäureglucosid. Die Tannine bestehen aus Polymeren der Catechine und Leucoanthocyanidole: (+)-Catechin, (−)-Epicatechin, mehr oder weniger Gallocatechin und Leucocyanidin [RIBEREAU-GAYON: Chem. Abstr. *71*, 3675 (1969)]. 0,4% bis 0,6% weinsaure Salze, 0,3 bis 0,4% freie Wein- und Äpfelsäure, Ameisen-, Essig-, Milch-, Citronen-, Glyoxyl-, n-, iso- und neo-Chlorogensäure, Kaffee-, Ferula-, Gallussäure; Cumarin; Benzoesäure und Zimtsäure in esterartigen Verbindungen. In der Fruchthaut Ferula-, Vanillin-, Syringa-, p-Cumar-, o- und p-Hydroxy-benzoesäure, Gentisin-, Kaffee-, Gallus-, Protocatechusäure (in blauen Trauben sind mehr von diesen Säuren enthalten als in weißen), Mono-p-cumaroyl-, Mono-caffeoyl-, Monoferuylweinsäure [RIBEREAU-GAYON: C. R. Acad. Sci. (Paris) *256*, 4108 (1963); *260*, 341 (1965)]. Ferner Inosit, Biotin, Panthothensäure, Thiamin, Pyridoxin, Nicotinsäure, Vitamin C, A, 3 bis 15%, Zucker (Glucose, Fructose; in überreifen Beeren steigt der Fructose- und sinkt der Glucosegehalt), 0,26% Pektin, Hemicellulose (Hauptkomponent Xylose), Pentosane, Xanthophyll, Carotin. Nach NITSCH et al. [Bull. Soc. Botan. France *112*, 11 (1965)] der Wuchsstoff Phytokinin, nach LOTT [Chem. Abstr. *70*, 75122 (1969)] Abscisinsäure.

Der Hauptbestandteil des Wachses ist Oleanolsäure und Paraffine von C_{18} bis C_{35}. Die flüchtigen Bestandteile setzen sich hauptsächlich aus Äthanol, Hexanol, 2-Phenethanol, n-Hexylacetat, Äthyl-capronat, Äthylcaprylat und 2-Hexenal zusammen [CHAUDHARY et al.:

Chem. Abstr. *62*, 9453 (1965)]; ferner Linalool. [Weitere Lit.: Terrier et al.: Chem. Abstr. *77*, 149707 (1972); Usseglio-Tomasset: Z. Lebensmittel-Unters. u. Forsch. *144*, 59 (1970); Rodolupu et al.: Chem. Abstr. *70*, 14322 (1969)]. In den Kernen 10 bis 20% fettes Öl mit bis zu 59% Linol-, 10 bis 20% Öl-, 8 bis 10% Palmitin-, 3 bis 5% Stearin-, Myristin- und Linolensäure, in geringer Menge Squalen, Sitosterin, Dihydrositosterin, Tocopherol, Phospholipide (?), ferner Gerbstoffe (69% der Gesamtgerbstoffe); Tsai Su et al. [Phytochemistry *8*, 1553 (1969)] fanden (+)-Catechin, (+)-(2:35)-5,7,3′,4′-Tetrahydroxyflavon-3-ol; (—)-Epicatechin; (—)-(2 R:3 R)-5,7,3′,4′-Tetrahydroxyflavon-3-ol und (—)-Epicatechin-3-gallat.

Bemerkung. Da nach Ribereau-Gayon [Diss. Paris (1959)] die Anwesenheit von Anthocyandiglucosiden für einige Arten von Vitis spezifisch ist (V. riparia, V. rotundifolia und V. rupestris), den Früchten von V. vinifera jedoch fehlt, ist es möglich, die Herkunft von Trauben oder Rotweinen (V. vinifera oder Hybriden) zu erkennen.

Die Chr. der Anthocyane erfolgt nach Conradie et al. [J. Chromat. *34*, 419 (1968)] d.chr. auf einer 0,3 mm dicken Silicagel-Schicht. Laufmittel: Butanol—Äthylacetat—Bzl.—Ameisensäure (1:1:1:1 v/v), gesättigt mit festem Paraformaldehyd.

Anwendung. Die frischen Trauben als Obst, zu Traubenkuren, unter anderem basierend auf der Wirkung der Tartrate als Laxans und Diureticum. Zur Weinherstellung. — Die getrockneten Trauben, Rosinen, Zibeben, Passulae majores, Uvae passae, als Laxans, Stomachicum, bei Heiserkeit, zu Backwaren usw. Man unterscheidet Traubenrosinen aus Malagatrauben (kernhaltig, dunkelfarbig), Sultaninen (kernlos, hellfarbig); Korinthen, Currants, Passulae minores, Uvae corinthiacae, stammen von Vitis vinifera var. apyrena, Griechenland; sie sind dunkelfarbig, viel kleiner und mit oder ohne Kern. — Das fette Öl der Kerne, Oleum Vitis viniferae seminibus, Traubenkernöl, als Speiseöl, bei Diarrhö, in der kosmetischen Industrie, für Anstrichfarben und zu Firnissen, in der Kunstleder-, Linoleum- und Seifenindustrie. — Der Saft (Omphacium) der unreifen Früchte (Agresta) früher als Adstringens.

Viverra

Viverra avetta Schreb. (L.?). Klasse Mammalia — Ordnung Carnivora — Familie Viverridae. Afrikanische Zibethkatze. (Afrikanische) Zivette. Civette.

Ein Nachttier Nordafrikas, hauptsächlich der Gebiete südlich der Sahara, dort auch als Haustier gehalten. Ungefähr von der Größe eines mittelgroßen Hundes. Der gewölbte, breite Kopf hat eine etwas spitzige Schnauze, kurz zugespitzte Ohren und schiefgestellte Augen mit rundem Stern. Der Leib ist gestreckt, aber nicht gerade schmächtig, sondern einer der kräftigsten in der ganzen Familie; der Schwanz mittellang, etwa von halber Körperlänge; die Beine sind mittelhoch und die Sohlen ganz behaart. Der nicht besonders lange Pelz ist dicht, grob und locker; eine aufrichtbare, ziemlich lange Mähne zieht sich über den Hals und Rücken. Von der aschgrauen, bisweilen ins Gelbliche fallenden Grundfarbe zeichnen sich zahlreiche runde und eckige schwarzbraune Flecke ab, die auf den Seiten des Körpers bald der Länge, bald der Quere nach aneinandergereiht sind und auf den Hinterschenkeln deutliche Querstreifen bilden. Die Rückenmähne ist schwarzbraun, der Bauch heller als die Oberseite, und die schwarzen Flecke sind hier weniger deutlich begrenzt. Der Schwanz, der an der Wurzel noch ziemlich dick behaart ist, hat etwa 6 bis 7 schwarze Ringe und endigt in eine schwarzbraune Spitze. An jeder Seite des Halses verläuft ein langer, viereckiger, schräg von oben nach hinten ziehender weißer Streifen, der oben und hinten durch eine schwarzbraune Binde begrenzt und oft durch einen schwarzbraunen Streifen in zwei gleiche Teile getrennt wird. Die Nase ist schwarz, die Schnauze an der Spitze weiß und in der Mitte vor den Augen hellbraun, während Stirn- und Ohrengegend mehr gelblichbraune und das Genick hinter den Ohren noch hellere Färbung zeigen. Ein großer schwarzbrauner Fleck befindet sich unter jedem Auge und läuft über die Wangen nach der ebenso gefärbten Kehle hin. Der Körper ist etwa 70, der Schwanz 35 cm lang, die Höhe am Widerrist beträgt 30 cm. Die Tiere riechen ständig stark nach Zibet.

Zibethum. Zibet. Civet.
Zibethum Erg.B. 6.

Das salbenartige Drüsensekret von Viverra civetta L.

Gewinnung. Das Sekret befindet sich in einer besonderen Drüse, dicht unterhalb des Afters, bei beiden Geschlechtern des Tieres. Das Tier bindet man mit einem Strick an den Stäben des Käfigs fest, stülpt mit den Fingern die Aftertasche um und drückt die Absonderung der Drüsen aus den vielen Abführungsgängen heraus, die in jene Taschen münden. Man entnimmt es der Drüse wöchentlich ein- bis zweimal mittels eines kleinen Hornlöffels und bewahrt es in Büffelhörnern auf, in denen es auch in Mengen von 500 bis 1500 g zum Versand gelangt. Der meiste kommt verfälscht in den Handel, und auch der echte muß noch mancherlei Bearbeitung durchmachen, ehe er sich zum Gebrauch eignet. Gewöhnlich liefern die Männchen weniger, aber besseren Zibet als die Weibchen. Ein Tier soll alle 4 Tage 80 bis 100 g (?) Zibet liefern.

Handelssorten. Gegenwärtig hat der Handel bedeutend abgenommen, weil der Moschus mehr und mehr dem Zibet vorgezogen wird. Die Hauptmenge wird in Abessinien gewonnen. Die beste Sorte soll von einer asiatischen Zibetkatze, und zwar von Buru, einer der Molukkeninseln, kommen. Auch der javanische Zibet soll besser sein als der bengalische und afrikanische. Doch beruht dies wohl auf dem Grad der Reinigung, den der Stoff erhalten hat.

Die Droge besteht anfänglich aus einer dickflüssigen, schaumigen, weißlichgelben, später salbenartigen, dunkelbräunlichen Masse von strengem, eigenartigem, etwas an Moschus erinnerndem Geruch und scharf bitterem Geschmack. Der Zibet gärt und verdirbt sehr leicht in hoher Wärme, weswegen er sorgfältig an trockenen und kühlen Plätzen aufgehoben wird.

Verfälschungen. Butter, Schweineschmalz, Vaseline, Cocosnußöl, Bananenfruchtbrei u. a.

Bestandteile. Für den Geruch verantwortlich sind 2,5 bis 3% moschusartig-riechendes Civetton $C_{17}H_{30}O$ und 0,1% wasserdampfflüchtiges Skatol als Geruchsträger, Fp. 95°. Daneben geruchloses Civettol und Fettsäuren.

$$\begin{array}{l} CH-(CH_2)_7 \diagdown \\ \qquad\qquad\quad CO \\ CH-(CH_2)_7 \diagup \end{array}$$
Civetton

Prüfung. Löslichkeit. Nach Erg.B. 6: Zibet löst sich größtenteils in Ae., Bzl., Chlf., P.Ae. schon in der Kälte, weniger in Isopropyl- und Methylalkohol und Aceton; in W., Säuren und Alkalien ist Zibet unlöslich. Da der Zibet stets erhebliche Mengen Verunreinigungen enthält, ist er in Lösungsmitteln niemals klar löslich.

Schmelzbereich. Nach HEBERT und PARRY schmilzt echt abessinischer Zibet bei 36 bis 37°.

Reinheit. Nach Erg.B. 6. Zibet verbrennt mit leuchtender Flamme. Max. Aschegehalt 3%. — Der beim Auflösen des Zibets in seinen Lösungsmitteln verbleibende Rückstand (Haare, Staub und ähnliche mechanische Verunreinigungen) beträgt in der Regel 3,6 bis 5,3%.

Anwendung. In der Parfümerieindustrie, bes. als Fixiermittel für Parfüms. In der Seifenindustrie; er ist eine hochbezahlte, nur in starker Verdünnung angewendete Trägersubstanz für alle möglichen anderen Wohlgerüche.

Dosierung. Mittlere Einzelgabe als Einnahme 0,1 g, Erg.B. 6.

Viverra zibetha L. Asiatische Zibetkatze. Zibethe.

Heimisch in Bengalen, Assam, Burma, Süd- und Mittelchina, Siam und auf der Malaiischen Halbinsel. Sie steigt in Nepal und Sikkim im Himalaja zu bedeutender Höhe empor, findet sich auch im östlichen Tibet, ist dagegen süd- und westwärts nicht weit über Bengalen hinaus verbreitet, denn sie fehlt den Mittelprovinzen und Dekhan. Die im Westen von Südindien vorkommende Zibetkatze ist eine andere Art (V. civettina BLYTH).

Sie ist nicht bloß durch die Färbung und Zeichnung unterschieden, sondern zeigt auch mancherlei Abweichungen in bezug auf die Gestalt. Ihr Kopf ist spitzer, der Leib schmächtiger, die Ohren sind länger als bei der Civette, und die Behaarung verlängert sich nicht zu einer Mähne. Ihre Grundfärbung ist ein düsteres Bräunlichgelb; davon heben sich eine große Anzahl dichtstehender, verschiedenartig gestalteter dunkelrostroter Flecke ab, die mehr oder weniger deutliche Querbinden bilden. Auf dem Rücken fließen diese Flecke zu einem breiten, schwarzen Streifen zusammen, an den Seiten erscheinen sie sehr verwischt. Der Kopf ist bräunlich mit Weiß gemengt, und letztere Farbe bildet auch Flecke auf der Oberlippe und unter den Augen. Kehle und Kinn sind bräunlich, die Außenseite der Ohren ist ähnlich gefärbt. Vier schwarze regelmäßige Längsstreifen laufen über den Nacken und einer von den Schultern herab nach dem Hals, der bei manchem Tier aber auch einfach gelblichweiß und dunkel gefleckt erscheint. Die Füße sind rotbraun, der schwarzspitzige Schwanz zeigt sechs schwarze Ringe. Ein ausgewachsenes Tier hat 80 cm Leibes- und 46 cm Schwanzlänge bei 38 cm Höhe am Widerrist und wiegt 8 bis 12 kg.

Anwendung. Siehe oben. Liefert denselben Drüsenstoff.

Außerdem werden noch folgende Tiere zur Gewinnung herangezogen:

Viverra tangalunga, eine indonesische Art, und Viverra indica, eine indische Art, deren Verbreitungsgebiet von Vorderindien über Burma bis nach Südchina, Indochina und Malaya reicht, ebenso andere kleinere Arten, die in Indonesien, in Hinterindien und an der Malabarküste leben.

Voacamin

Voacamin. Voacamine. Voacanginine.

$C_{43}H_{52}N_4O_5$ M.G. 704,88

Vorkommen. Alkaloid aus Voacanga africana (Apocynaceen).

Eigenschaften. Farblose Kristalle, lösl. in Chlf., Methylenchlorid und Aceton, wenig lösl. in M. und A. Fp. = 223°. $[\alpha]_D^{20} = -52°$ (c = 1 in Chlf.).

Voacamin scheint biogenetisch durch Verdoppelung des aus Voacanda-Arten ebenfalls isolierten Alkaloids Voacangin entstanden zu sein.

Aufbewahrung. Gut verschlossen und vor Licht geschützt.

Anwendung. Die Substanz besitzt Digitalis-ähnliche Wrkg. bei nur geringer Toxizität Sie wirkt blutdrucksenkend und depressorisch auf das zentrale Nervensystem und kontrahiert glatte Muskelfasern der Gefäße und des Darms.

Voacanga

Voacanga africana STAPF. Apocynaceae — Plumerioideae — Tabernaemontaneae. Heimisch in Afrika.

Ein Baum mit schlankem Stamm; Rinde graubraun, glatt, teilweise mit Borke versehen. Blätter einfach, 6 bis 17 cm lang, 3 bis 9 cm breit, lanzettlich, ganzrandig, zugespitzt, bräunlichgrün, mit glatter Oberfläche. Blütenstand endständig, Kelchblätter hoch hinauf verwachsen, stumpf, am Grunde mit Drüsen, meist abfallend. Frucht saftig.

Ibogain : R = OCH$_3$; R$_1$ = H
Ibogamin : R = R$_1$ = H
Tabernanthin : R = H ; R$_1$ = OCH$_3$

Coronaridin : R$_1$ = H ; R$_2$ = H
Voacristin : R$_1$ = OCH$_3$; R$_2$ = OH
Voacangin : R$_1$ = OCH$_3$; R$_2$ = H

abs. Konf.
Conoflorin

Vobtusin

Inhaltsstoffe. In der Wurzel 1,46%, in der Rinde und in den Samen 3,5% Roh-Alkaloide: Voacafricin $C_{22}H_{24-26}N_2O_4$, Fp. 196 bis 198°, Voacafrin $C_{22}H_{26}N_2O_4$, Fp. 135 bis 137°, Voacalin $C_{41}H_{50}N_4O_6$, Fp. 280 bis 285°, Voacamidin $C_{45}H_{56}N_4O_6$, Fp. 128 bis 130° (Zers.), Voacamin $C_{43}H_{52}N_4O_5$, Fp. 223 bis 224° (Zers.), Voacangin $C_{22}H_{28}N_2O_3$, Fp. 137 bis 138°, Voacorin $C_{46}H_{56}N_4O_7$ (oder $C_{45}H_{54}N_4O_7$), Fp. 273, Voacristin $C_{22}H_{28}N_2O_4$, Fp. 163 bis 165°, Voacryptin $C_{22}H_{26}N_2O_4$, Fp. 175 bis 176°, Vobasin $C_{21}H_{24}N_2O_3$, Fp. 111 bis 113°, Vobtusin, Fp. 302°, (+)-Conoflorin (Voaphyllin) $C_{19}H_{24}N_2O$, Fp. 166 bis 168°, Voaphyllindiol, Hydroxyindoleninvoaphyllin $C_{19}H_{24}N_2O_2$, Decarboxymethoxyvoacamin $C_{41}H_{50}N_4O_3$, Fp. 223 bis 228° (Zers.), Voacamin-N-oxid, Fp. 215 bis 217°. Nach Kunesch et al. [Tetrahedron L. *1968*, S. 1745; Ann. Pharm. France *26*, 79 (1968) Chem. Abstr.] in den Blättern Vobtusinlacton, Fp. 310° (Zers.), Desoxyvobtusinlacton, Fp. 305° (Zers.), und Desoxyvobtusin, Voafolin, Isovoafolin, Voafolidin, Folicangin; in den Samen Tabersonin $C_{12}H_{25}N_2O_2 \cdot Cl$, Fp. 196°. Nach Thomas und Biemann [Lloydia *31*, 1 (1968)] ferner Reserpin, Perakin $C_{21}H_{22}N_2O_3$ (?), Fp. 184 bis 186°, Ibogamin $C_{19}H_{24}N_2$, Fp. 162 bis 164°, Coronaridin $C_{21}H_{26}N_2O_2$, Ibogain $C_{20}H_{26}N_2O$, Fp. 152 bis 154°, Ibolutein $C_{20}H_{26}N_2O_2$, Fp. 142°, Voacangin-hydroxyindolenin, Iboxygain $C_{20}H_{26}N_2O_2$, Fp. 232 bis 233°, Voacanginlactam Fp. 254 bis 256°, Pseudo-Yohimbin, 3-epi-α-Yohimbin, β-Yohimbin, Voacafricin $C_{22}H_{24}N_2O_4$ (?), Fp. 196 bis 198°; nach Geigy [Chem. Abstr. *67*, 84862 (1967)] 20'-Hydroxyvoacamidin.

Wirkung. Die akute Toxizität der Rohalkaloide ist relativ gering. Bei chronischer Zufuhr erweist sich das Alkaloidgemisch als gut verträglich. Die enterale Resorptionsquote liegt zwischen 10 und 25%, die Alkaloide zeichnen sich durch raschen Wirkungseintritt und rasche Elimination aus. Eine Neigung zur Kumulation besteht nicht. Sie senken deutlich die Spontanaktivität (v. a. Voacangin), wirken jedoch auch in hohen Dosen nicht hypnotisch. Voacanga wirkt antagonistisch gegen Amphetamin und Coffein, in höheren Dosen steigert es die Hexobarbital-Wirkung. Die Morphin-Wirkung wird verstärkt. Voacanga senkt, abhängig von der Dosis, die Körpertemperatur und beeinflußt das Fieber antagonistisch.

An dem durch $BaCl_2$ hervorgerufenen Krampf des isolierten Darmes besitzt Voacanga 30% der spasmolytischen Aktivität von Papaverin. V. hemmt die anaphylaktoiden Ödeme der Rattenpfote und steigert die sog. Kapillarresistenz.

Damit zeigt V. deutliche neuroplegische Eigenschaften, die sich indes nach Intensität und Wirkungscharakter sowohl von denen des Chlorpromazins als auch des Reserpins unterscheiden [Vogel und Uebel: Arzneimittelforsch. *11*, 787 (1961)]. Nach Quevauviller et al. [Ann. pharm. franc. *15*, 617 (1957)] zeigt Voacorin eine den Digitalisglykosiden ähnliche Wirkung, die jedoch gegenüber den herzwirksamen Steroiden unerheblich ist, und 100- bis 250mal geringere Toxizität als diese; ferner wirkt es blutdrucksteigernd, Voacamin, wie auch die Gesamtalkaloide, blutdrucksenkend. 20'-Hydroxyvoacamidin wirkt hemmend auf Neoplasmen.

Anwendung. Der Milchsaft als Verfälschung von Gummi. Der Rinden- oder Wurzelabsud von Voacanga africana var. lutescens Pichon.

Voacangin

Voacangin. Voacangine. Carbomethoxyibogain.

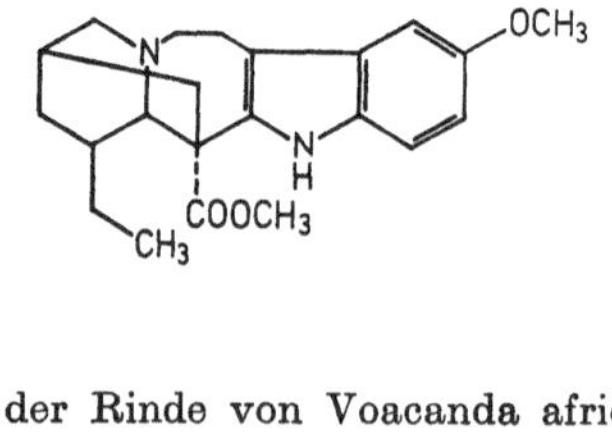

$C_{22}H_{28}N_2O_3$ M.G. 368,48

Bemerkung. Alkaloid aus der Rinde von Voacanda africana und Voacanda thouarsii sowie aus Tabernanthe iboga (Apocynaceen).

Eigenschaften. Farblose Nadeln, leicht lösl. in Aceton und Chlf., schwer lösl. in A. und M. Fp. = 137 bis 138°. $[\alpha]_D^{20} = -42°$ (c = 1,25 in Chlf.).

Aufbewahrung. Gut verschlossen und vor Licht geschützt.

Volazocinum

Volazocinum. Volazocin. Volazocine USAN.

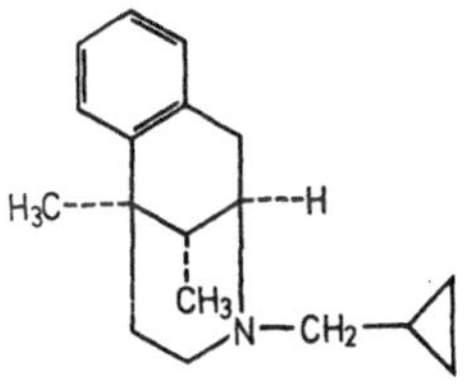

$C_{18}H_{25}N$ M.G. 255,39

cis-3-(Cyclopropyl-methyl)-1,2,3,4,5,6-hexahydro-6,11-dimethyl-2,6-methano-3-benz-azocin.

Anwendung. Als Analgeticum und als Morphinantagonist.

Handelsform. Win 23.200 (Winthrop, USA).

Wachs

Wachs. S. Wachse, Cera VII B, 498 ff.

Wachs, gebleichtes. S. Cera alba VII B, 503.

Wachs, gelbes. S. Cera flava VII B, 499.

Bemerkung. Zur Analytik der Wachse s. I, 377 und 477.

Walrat

Walrat. S. Cetaceum III, 821 und VII B, 509.

Waltheria

Waltheria douradinha SAINT-HILAIRE. Sterculiaceae.
Heimisch in Südamerika.

Herba Douradinhae. Douradinha.
Douradinha Brasil. 1.

Die blühende Pflanze.

Anwendung. Das Blatt als Expectorans, Antisyphiliticum und Wundmittel.

Waltheria glomerata PRESL.
Heimisch in Panama.

Palo de soldado.

Anwendung. Als Wundmittel nach Art des Matico angewendet.

Waltheria indica L. (W. americana L., W. arborescens Cav.).

Heimisch in den Tropen Amerikas und Afrikas, in Mexiko, Indien, China, Malaysia, Australien, Polynesien, auf Madagaskar.

Inhaltsstoffe. 0,1% Peptidalkaloide: Adouetin X (Ceanothamin B) $C_{28}H_{44}N_4O_4$, Fp. 279 bis 280°, Adouetin Y, $C_{34}H_{40}N_4O_4$, Fp. 292°, Adouetin Y' (Myrianthin B) $C_{31}H_{42}N_4O_4$, Fp. 302° (Zers.), Adouetin Z, $C_{42}H_{45}N_5O_5$, Fp. 140 bis 145°, ferner Flavonoide, Gerbstoffe, Sterin-derivate, Zucker und Schleim.

Wirkung. Adouetin Z wirkt in niedriger Dosierung hypothermisch und sedierend, in hohen Dosen reizerregend.

Anwendung. In Costa Rica als Febrifugum. Auf den Philippinen **als** Antisyphiliticum. In Togo bei Erkältungen, in Westafrika bei Kindern prophylaktisch gegen Fieber, auf den Antillen als Emolliens. Blatt und Blüte als Mucilaginosum, in Gambia bei Geschwüren. Die Wurzel als Purgativum und bei Hämorrhagien.

Warfarinum

Warfarin. S. 3-(α-Acetonylbenzyl)-4-hydroxycumarin II, 482.

Bemerkung. Die Substanz ist in II, 482 als rodentizider Wirkstoff kurz beschrieben. Ihre Wirksamkeit als Rodentizid verdankt sie ihrer anticoagulierenden Eigenschaft. Die folgenden Arzneibuchmonographien beziehen sich auf die Verwendung als Anticoagulans im Sinne eines Arzneimittels.

Warfarinum Natricum PI.Ed. II. Warfarin Sodium USP XIX, BP 73, BPC 73.

$C_{19}H_{15}O_4Na$ M.G. 330,32

4-Hydroxy-3-(3-oxo-1-phenyl-butyl)-cumarin-Natriumsalz.

Zusammensetzung und Gehalt. Nach PI.Ed. II enthält die Substanz mindestens 97,5 und höchstens 102,0% $C_{19}H_{15}O_4Na$, berechnet auf die bei 105° bis zur Gewichtskonstanz getrocknete Substanz. Nach USP XIX ist die Substanz ein amorphes oder kristallines Klathrat, das aus Warfarin-Natrium, Isopropanol und W. aufgebaut ist. Die molekularen Proportionen schwanken zwischen 8:4:0 und 8:2:2. Die Substanz enthält mindestens 97,0 und höchstens 102,0% $C_{19}H_{15}O_4Na$, berechnet auf die wasser- und isopropanolfreie Substanz.

Nach BP 73 handelt es sich um das reine Natriumsalz oder ein Klathrat mit Isopropanol. Die Substanz enthält mindestens 98,0 und höchstens 102,0% $C_{19}H_{15}O_4Na$, berechnet auf die wasser- und isopropanolfreie Substanz.

Eigenschaften. Weißes, kristallines oder amorphes, geruchloses Pulver von leicht bitterem Geschmack. Lösl. in 1 T. W., 1 T. A., sehr wenig lösl. in Chlf. und Ä.

Erkennung. 1. 0,1 g Substanz werden in 25 ml W. gelöst, mit 2 Tr. verd. Salzsäure versetzt und filtriert. Der Fp. des erhaltenen Nd. liegt nach Waschen mit W. und Trocknen bei etwa 162° (PI.Ed. II, BP 73, ähnlich USP XIX). 2. Das nach 1. erhaltene Filtrat gibt die bekannten Nachweisreaktionen des Natriumions (PI.Ed. II, ähnlich BP 73 und USP XIX). 3. Das IR-Spektrum des nach 1. erhaltenen Nd., der eine Std. lang bei 105° getrocknet wurde, gemessen als Kaliumbromidpreßling, muß die gleichen Banden enthalten, wie das Spektrum der entsprechend vermessenen USP-Standardsubstanz (USP XIX, ähnlich BP 73). 4. 1 g Substanz wird in 10 ml W. gelöst, mit 5 ml Salpetersäure versetzt und filtriert. Zu dem Filtrat gibt man 2 ml 0,1 n Kaliumdichromat-Lsg. und schüttelt 5 Min. lang. Es entsteht eine grünlich-blaue Lsg. (BP 73).

Prüfung. 1. Sauer oder basische Verunreinigungen: Der pH-Wert der 1,0%igen wss. Lsg. muß zwischen 7,2 und 8,5 liegen (PI.Ed. II); nach BP 73 und USP XIX muß der pH-Wert zwischen 7,2 und 8,3 liegen. 2. Aussehen der Lsg.: Die 5,0%ige wss. Lsg. ist klar und darf höchstens schwach opaleszieren (PI.Ed. II, ähnlich BP 73). 3. Trocknungsverlust: Höchstens 3,0%, wenn die Substanz bei 105° bis zur Gewichtskonstanz getrocknet wird (PI.Ed. II). 4. Wassergehalt: Höchstens 4,5% (USP XIX); höchstens 2,0% (BP 73). 5. Schwermetalle: Höchstens 0,001%. Zur Prüfung werden 4 g Substanz in 45 ml Wasser gelöst, mit 5 ml Eisessig versetzt, umgerührt bis sich der Nd. zusammengeballt hat und filtriert. 25 ml des Filtrates werden zur Untersuchung eingesetzt (USP 19). 6. Phenolische Ketone: Die Extinktion einer 1 cm dicken Schicht einer 12,5%igen Lsg. in verdünnter Salzsäure, gemessen bei 385 nm darf höchstens 0,3 betragen. Die Untersuchung muß innerhalb von 15 Minuten durchgeführt sein (PB 73, ähnlich USP XIX). 7. Isopropylalkohol: Etwa 800 mg Substanz werden genau gewogen und in einem Erlenmeyerkolben in 25,0 ml W. gelöst. Man fügt 25,0 ml verd. Schwefelsäure (3 in 200) hinzu, wobei umgerührt wird. Danach wird filtriert. 10 ml des klaren Filtrates gibt man in einen 250-ml-Rundkolben, der 40 ml W. enthält. Man gibt ein Siedesteinchen zu, dann 30 ml einer 10%igen Kaliumdichromat-Lsg. in verdünnter Schwefelsäure (1 in 5) und schließt den Kolben an einen Kühler an (Verwendung eines 75-ml-Überleitungsrohres). Man destilliert 60 ml Fl. über, sammelt sie in einen 250-ml-Jodzahlkolben, der mit 20 ml Natronlauge (2 in 25) beschickt ist und sich in einem Eisbad befindet. Unter Umrühren werden 20,0 ml 0,1 n Jod-Lsg. zugegeben, dann verschließt man den Jodzahlkolben und läßt 30 Min. lang stehen. Zach Zusatz von 5 ml Salzsäure und Abspülen des Kolbenhalses sowie des Stopfens mit W., wobei das W. in den Kolben fließt, wird umgeschüttelt und der Überschuß an Jod mit 0,1 n Natriumthiosulfat zurücktitriert, wobei man 3 ml Stärke-Lsg. als Indikator verwendet. 1 ml 0,1 n Jod-Lsg. entspricht 1,001 mg Isopropylalkohol. Der Gehalt an Isopropylalkohol muß mindestens 4,3 und darf höchstens 8,3% betragen.

Nach BP 73 wird eine gaschromatographische Unters. durchgeführt, wobei als Vgl.-Lsg. wss. Propylalkoholmischungen verwandt werden. Die Säule ist 1,5 m lang und mit einem 0,5 cm inneren Durchmesser. Sie ist beschickt mit Kieselgur (100 bis 120 mesh), das 10% Polyethylenglykol 1500 enthält. Die Ofentemp. beträgt 70°. Als Trägergas wird Stickstoff verwandt. Detektor ist ein Flammenionisationsdetektor.

Gehaltsbestimmung. Nach USP XIX werden etwa 110 mg Substanz genau gewogen, in einen 100-ml-Meßkolben gegeben, mit einer verdünnten Natriumhydroxyd-Lsg. (1 in 2500) gemischt und mit dieser Lsg. auf das Vol. aufgefüllt. 10 ml der erhaltenen Lsg. werden in einen 1000-ml-Meßkolben überpipettiert und mit der verdünnten Natriumhydroxyd-Lsg. (1 in 2500) zum Vol. aufgefüllt. Daneben werden 25 mg USP Warfarin-Standard-Substanz, die über Phosphorpentroxyd im Vakuum 4 Std. lang getrocknet war, genau gewogen, in 2,5 ml Natronlauge (1 in 250) gelöst und mit W. zu 25,0 ml aufgefüllt. Man pipettiert 10 ml dieser Lsg. in einen 1000-ml-Meßkolben und füllt mit verdünnter Natriumhydroxyd-Lsg. (1 in 2500) auf das Volumen auf, so daß man eine Standard-Lsg. erhält, die 10 µg Substanz pro ml enthält. Von beiden Lsg. wird die Maximalabsorption bei der Wellenlänge um 308 nm mit Hilfe eines geeigneten Spektrophotometers bestimmt, wobei man Natriumhydroxyd-Lsg. (1:2500) als Vgl.-Lsg. verwendet. Der Gehalt in mg an $C_{19}H_{15}O_4Na$ in der Substanzprobe wird mit Hilfe folgender Formel berechnet:

$$10C \, (1,071 \, A_U/A_S),$$

wobei C die Konzentration in µg pro ml der USP-Warfarin-Standard-Lsg., 1,071 das Verhältnis des Molekulargew. von Warfarin-Natrium zu Warfarin beträgt und A_U sowie A_S die Absorptionen der Probe-Lsg. und der Standard-Lsg. bedeuten.

Nach BP 73 und PI.Ed. II wird in ähnlicher Weise mit Hilfe von 0,01 n Natriumhydroxyd-Lsg. die Extinktion bei 308 nm bestimmt, woraus sich der Gehalt errechnen läßt.

Aufbewahrung. In gut schließenden Gefäßen, vor Licht geschützt.

Anwendung. Als Anticoagulans (s. auch I, 1158).

Dosierung. Anfangsdosis: 30 bis 50 mg. Folgedosis: 3 bis 10 mg täglich, in Übereinstimmung mit der gewünschten Prothrombinaktivität des Blutes (BP 73).

Warfarin Sodium for Injection USP XIX.

Strukturformel etc. s. Warfarinum Natricum.

Zusammensetzung und Gehalt: Die Substanz ist eine sterile, gefriergetrocknete Mischung von Warfarin-Natrium und Natriumchlorid. Sie enthält mindestens 95,0 und höchstens 105,0% des angegebenen Gehaltes an $C_{19}H_{15}O_4Na$. Die Substanz kann auch einen geeigneten Puffer enthalten.

Erkennung. S. Warfarinum Natricum.

Prüfung. S. Warfarinum Natricum.
Außerdem wird folgende Prüfung vorgeschrieben:
Vollständigkeit der Lsg.: 1 g Substanz muß sich in 10 ml kohlendioxydfreiem W. zu einer klaren Lsg. lösen.

Gehaltsbestimmung. Der Inhalt von mindestens 10 Ampullen oder Einzelpackungen wird in einer ausreichenden Menge genau gemessener Natriumhydroxyd-Lsg. (1 in 2500) gelöst, so daß man eine Lsg. erhält, die etwa 1 mg Warfarin Natrium pro ml enthält. Anschließend wird wie bei der Gehaltsbestimmung unter Warfarinum Natricum verfahren, beginnend mit der Passage „10 ml dieser Lsg. werden überpipettiert". Der durchschnittliche Gehalt in mg $C_{19}H_{15}O_4Na$ in jeder Einzeldosierung wird mit Hilfe von folgender Formel berechnet:

$$0,1071 \, (VC/N) \, (A_U/A_S),$$

wobei 0,1071 das molekulare Verhältnis von Warfarin Natrium zu Warfarin bedeutet, V das Volumen der Probe-Lsg. in ml, C die Konzentration in µg pro ml der USP-Standardsubstanz, N die Anzahl der Einzeldosierungen und A_U sowie A_S die Absorptionen der Test- und der Standard-Lsg. bedeuten.

Anwendung. S. Warfarinum Natricum.

Warfarin Potassium NF XIV.

Strukturformel vgl. Warfarinum Natricum.

$C_{19}H_{15}O_4K$ M. G. 346,42

Gehalt: Mindestens 98,0 und höchstens 102,0% $C_{19}H_{15}O_4K$, berechnet auf die getrocknete Substanz.

Erkennung. 1. Etwa 100 mg Substanz werden in 50 ml W. gelöst und tropfenweise mit Salzsäure versetzt bis ein pH von etwa 3 erreicht ist. Die Mischung wird filtriert, der Nd. 4mal mit je 5 ml W. gewaschen und eine Stunde lang bei 105° getrocknet. Das auf diese Weise erhaltene Warfarin schmilzt zwischen 157 und 167°. 2. Das Filtrat von 1. gibt positive Kaliumnachweise. 3. Das UV-Spektrum der Substanz, gemessen unter den Bedingungen der nachstehend beschriebenen Gehaltsbestimmung, muß die gleichen Maxima und Minima aufweisen wie das Spektrum der entsprechend vermessenen Standardsubstanz. Standardsubstanz: Die Substanz muß in dicht schließenden Gefäßen vor Licht geschützt aufbewahrt werden und vor Gebrauch 4 Stunden im Vakuum über Phosphorpentoxyd getrocknet werden.

Prüfung. 1. Saure und basische Verunreinigungen. Die 1%ige wss. Lsg. der Substanz muß einen pH-Wert zwischen 7,2 und 8,3 zeigen. 2. Trocknungsverlust. Höchstens 10,0%, wenn die Substanz bei 105° bis zur Gewichtskonstanz getrocknet wird. 3. Schwermetalle. Höchstens 0,001%. Dazu werden 4 g Substanz in 45 ml W. gelöst, mit 5 ml Eisessig versetzt, so lange umgerührt, bis der entstandene Nd. sich zusammenballt, und filtriert. 25 ml des Filtrates werden zur Prüfung verwandt. 4. Absorption der alkalischen Lsg.: Etwa 1 g Substanz, genau gewogen, wird in der notwendigen Menge Kaliumhydroxyd-Lsg. (1 in 20) zu 10,0 ml gelöst. Innerhalb 15 Min. wird die Absorption dieser Lsg. in einer 1-cm-Küvette bei 385 nm mit Hilfe eines geeigneten Spektrophotometers gegen Kaliumhydroxyd-Lsg. (1 in 20) als Blind-Lsg. vermessen. Die Absorption darf höchstens 0,20 betragen.

Gehaltsbestimmung. Standard-Lsg. Etwa 100 mg USP-Standardsubstanz werden genau gewogen, in einem 100-ml-Meßkolben in 10 ml Natriumhydroxyd-Lsg. (1 in 250) gelöst und mit W. auf das Vol. verdünnt. 10,0 ml dieser Lsg. werden in einen 1000-ml-Meßkolben überführt und mit Natriumhydroxyd-Lsg. (1 in 2500) auf das Vol. aufgefüllt. Die Konzentration (C) der Standardsubstanz in der Standard-Lsg. soll etwa 10 µg pro ml betragen. Probe-Lsg. Etwa 110 mg Substanz, genau gewogen, werden in einem 100-ml-Meßzahlkolben mit Natriumhydroxyd-Lsg. (1 in 2500) gelöst und auf das Vol. aufgefüllt. 10,0 ml dieser Lsg. werden in einen 1000-ml-Meßzahlkolben überführt und mit Natriumhydroxyd-Lsg. (1 in 2500) auf das Vol. aufgefüllt. Durchführung: Nebeneinander werden die Absorptionen der Standard- und der Probe-Lsg. in 1-cm-Küvetten beim Maximum von etwa 308 nm mit Hilfe eines geeigneten Spektrophotometers gegen Natriumhydroxyd-Lsg. (1 in 2500) als Vgl. vermessen. Die Absorption der Standard-Lsg. wird mit A_S und die der Test-Lsg. mit A_U bezeichnet. Die Menge in mg an $C_{19}H_{15}O_4K$ in der Test-Lsg. wird mit Hilfe folgender Formel berechnet:

$$(346,42/308,33) \cdot (10C) \cdot (A_U/A)$$

Dabei bedeutet C die exakte Konzentration in µg pro ml an USP-Standard-Substanz in der Standard-Lsg. und 346,42 bzw. 308,33 das Molekulargew. von Warfarin-Kalium bzw. Warfarin.

Anwendung. S. Warfarinum Natricum.

Dosierungsbereich. Anfangsdosis 25 bis 50 mg, dann 2,5 bis 10 mg täglich als Erhaltungsdosis in Abhängigkeit von der gewünschten Prothrombin-Aktivität.

Wasser

Wasser. S. Aqua III, 128 ff.

Wasser, destilliertes. S. III, 144 und 162.

Wasser, demineralisiertes. S. III, 149 und 164.

Wasser, pyrogenfreies. S. III. 149.

Wasser zur Injektion. S. III, 164 und VII A, 356.

Leitungswasser. S. III, 162.

Wasserblau

Wasserblau. Reinblau. Chinablau.

Bemerkung. Die Substanz ist ein Gemisch von Salzen der Di- und Trisulfonsäuren des Triphenylrosanilins und des Triphenylpararosanilins. Die jeweilige Stellung der Sulfogruppen ist nicht mit Sicherheit geklärt.

Eigenschaften. Blaues Pulver, lösl. in W., praktisch unlösl. in A.

Anwendung. Zum Färben von Kallose in der Mikroskopie, von Bakteriennährböden und von tannierter Baumwolle.

Wasserglas

Wasserglas

Zusammensetzung. Unter dem Begriff Wasserglas versteht man einerseits trockenes Natriumsilicat (Natrium silicicum siccum), zum anderen wäßrige Lösungen von Alkalisilicaten. Man unterscheidet „Natronwasserglaslösungen", „Kaliwasserglaslösungen" und „Doppelwasserglas"; letzteres enthält Natrium- und Kaliumsilicat.

Bemerkung. Vgl. Alkalisilicate und Natrium silicicum purum, II, 1034.

Natrium silicicum siccum. Mischung verschiedener Natriumsilicate, hauptsächlich Natriummetasilicat. Fast weißes, feinkristallines Pulver, löslich in W.

Natronwasserglaslösung. Mischung wechselnder Mengen Natriumtrisilicat ($Na_2O \cdot 3\,SiO_2$) und Natriumtetrasilicat ($Na_2O \cdot 4\,SiO_2$). Im Handel befinden sich Lsg. verschiedener Konzentrationen. Der Geh. an NaOH beträgt meist um 8%, der an SiO_2 um 27%.

Eigenschaften. Klare, farblose, kolloidale, sirupartige, klebrige Flüssigkeit, die sich an der Luft durch Kohlensäureeinwirkung zersetzt. Die Lsg. reagiert stark alkalisch.

Anwendung. Zur Herst. von Kitten, als Bindemittel bei der Herst. von Schleifsteinen, für Anstrich- und Stoffarben, zum Schlichten von Baumwollgarnen, zum Abbeizen von Öl- und Lackanstrichen, in der Wäscherei, als Streckmittel für Seifen, als Flammschutzmittel für Holz und Papier, zum Leimen von Papier, zum Reinigen von Rübensaft, zum Lösen von Kesselstein, zum Konservieren von Eisen, zum Einlegen von Eiern.

Wasserstoffperoxyd

Wasserstoffperoxyd. S. Hydrogenium peroxydatum V, 173.

Wasserstoffperoxyd-Lösung, konzentrierte. S. Hydrogenium peroxydatum concentratum V, 174.

Wasserstoffperoxyd-Lösung, verdünnte. S. Hydrogenium peroxydatum dilutum V, 175.

Bemerkung. Wasserstoffperoxyd als Anthelmintikum: S. I, 927. Wasserstoffperoxyd als Desinfektionsmittel: S. I, 1227.

Watte

Watte. S. VII A, 887 ff.

Watten für medizinische Zwecke, VII A, 887.

Verbandwatte aus Zellwolle, VII A, 897.

Verbandwatte aus Baumwolle und Zellwolle, VII A, 900.

Augenwatte, VII A, 902, 904.

Saugwatte, VII A, 904.

Watte für Kosmetik und Hygiene, VII A, 904.

Polsterwatte, VII A, 905.

Weinsäure

Weinsäure. S. Acidum tartaricum II, 1054.

Weinstein

Weinstein. S. Kalium bitartaricum II, 1056.

Weißhydrazid

Weißhydrazid. o-Aminophthalsäurehydrazid.

$C_8H_7N_3O_2$ M.G. 177,17

5-Amino-1,4-dioxo-tetrahydrophthalazin.

Eigenschaften. Weißes, kristallines Pulver, das sich bei Belichtung allmählich verfärbt, praktisch unlösl. in W., schwer lösl. in A., lösl. in verdünnten Säuren, leicht lösl. in Alkalilaugen. Neutrale und schwach saure Lsg. der Substanz zeigen beim Bestrahlen mit UV-Licht eine starke hellblaue Fluoreszenz. Die Substanz zeigt bei alkalischer Oxydation mit Wasserstoffperoxyd eine sehr starke blaue Chemoluminescenz. Fp. = 319 bis 320°.

Aufbewahrung. Gut verschlossen, vor Licht geschützt.

Anwendung. Zum Nachweis von Blutspuren, als Reagens auf Kupfer, Eisen, Peroxyde, Cyanide.

Weißhydrazid, salzsaures.

$C_3H_7N_3O_2 \cdot HCl \cdot {}^1/_2 H_2O$ M.G. 222,64

Eigenschaften. Weißes, lichtbeständiges, an der Luft sich gelb verfärbendes, kristallines Pulver, wenig lösl. in Säuren, W. und A., schwer lösl. in Alkalilaugen und Alkalicarbonat-Lsg. Die Substanz gibt in alkalischer Lsg. bei der Oxydation durch Wasserstoffperoxyd in Ggw. von Haemin eine intensiv blaue, lang anhaltende Luminescenz.

Aufbewahrung. Gut verschlossen, vor Licht geschützt.

Anwendung. S. Weißhydrazid.

Weizenstärke

Weizenstärke. S. Amylum Tritici III, 50.

Wiener Grün

Wiener Grün. S. Cuprum acetico-arsenicosum III, 229.

Wienerrot

Wienerrot. Bleichromat, basisch. Plumbum chromicum rubrum. Chromrot. Viktoriarot.

$PbCrO_4 \cdot PbO$ M.G. 546,43

Eigenschaften. Rotes, feines Pulver, praktisch unlösl. in W.

Anwendung. Als Farbpigment für Malerfarben.

Win 7969

Win 7969. Dimorpholaminum.

$C_{20}H_{38}N_4O_4$ M.G. 398,56

4,4'-(N,N'-Di-n-butyl-N,N'-äthylen-dicarbamoyl)-dimorpholin. N,N'-Di-n-butyl-N,N'-bis-(morpholinocarbonyl)-äthylendiamin.

Anwendung. Als Analepticum.

Dosierung. Übliche Einzeldosis per os, i.v. oder i.m.: 0,05 g.

Handelsformen. Amipan T, Atmurin, Respiron, Théraleptique, Therapline, Theraptique.

Wintergrünöl, künstliches

Wintergrünöl, künstliches. S. Methylium salicylicum II, 1012.

Wintersteiners „Compound F"

Wintersteiners „Compound F". S. Cortison II, 109.

Wismut

Wismut. S. Bismutum III, 455ff. und I, 222.

Wismutverbindungen. S. Bismutum III, 455ff.

Wisteria

Wisteria (Wistaria) sinensis (SIMS) SWEET, auch DC. [Glycine sinensis SIMS, Kraunhia floribunda (WILLD.) TAUBERT]. Fabaceae — Faboideae — Astragaleae. Glycine. Blauregen. Blaue Akazie. Chinese wisteria.

Heimisch in Ostasien (China, in Japan wohl nur eingebürgert); als Zierpflanze kultiviert.

Eine bis etwa 20 m hohe Liane. Junge Zweige und Laubblätter seidig behaart, später verkahlend, bis über 30 cm lang, mit 7 bis 11 eiförmig-lanzettlichen bis elliptischen, spitzen, etwa 6 bis 8 cm langen Blättchen und borstlichen Stipeln, Blüten etwa 2,5 cm lang, duftend, zu reichblütigen, 20 bis 30 cm langen Trauben vereinigt. Kelch glockig. Krone hell blauviolett. Oberstes Staubblatt frei. Fruchtknoten gestielt, behaart. Hülsen lederig, behaart, aufspringend, nicht gefächert, vielsamig.

Inhaltsstoffe. In Rinde und Wurzel das giftige Glykosid Wistarin, ferner ein giftiges Harz. In den Blättern Allantoinsäure, nach TORCK et al. [Chem. Abstr. 74, 95429 (1971)] Luteolin-7-glucorhamnosid, -7-rhamnoglucosid und Apigenin-7-rhamnoglucosid (Rhoifolosid). Nach WEINGES et al. [Liebig's Ann. Chem. 715, 164 (1968)] in den Hülsen ein Procyanidin $C_{30}H_{26}O_{11}$ (I), (−)-Epiafzelechin, (−)-Epicatechin, (+)-Catechin, (−)-Epigallocatechin und (+)-Gallocatechin.

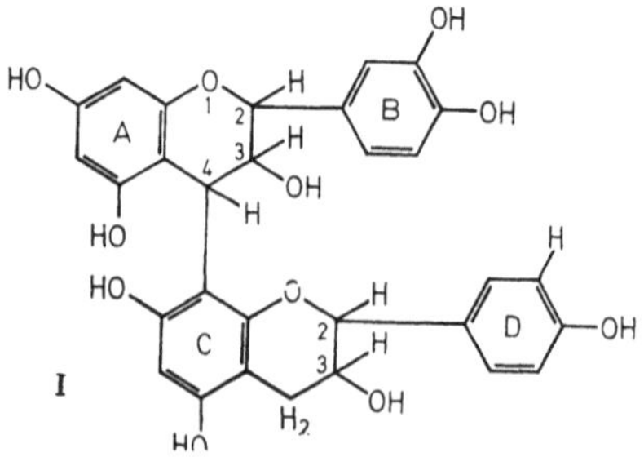

Wirkung. Rinde, Wurzel, Samen und Hülsen erzeugen Erbrechen und Diarrhö mit anschließendem Kollaps.

Anwendung. In Japan bei Magenkrebs. Die Blätter als Tee-Ersatz. Liefert Bastfaser.

Withania

Withania somnifera (L.) Dun. (Physalis somnifera L.). Solanaceae — Solaneae. Aswagandha. Winter Cherry.

Heimisch an trockenen Plätzen im Mittelmeergebiet, auf den Kanarischen Inseln, in Afrika (Abessinien, Kap der guten Hoffnung), im subtropischen Indien, Afghanistan, Beludschistan und auf Ceylon.

Aufrechter, 0,3 bis 1,5 m hoher Strauch mit filzig behaarten Zweigen. — Blätter 5 bis 10 cm lang und 2,5 bis 5 cm breit, eiförmig, zugespitzt, ganzrandig, dünn und fein sternförmig behaart; Blattbasis keilförmig, Blattstiel 6 bis 13 mm lang. Blüten grünlich oder fahl gelb; gewöhnlich bilden 5 Blüten, ungestielt oder fast sitzend, eine blattachselständige, apiaceenartige Trugdolde. Kelch glockenförmig, dicht filzig behaart und fünf- bis sechsfach gezähnt, bei der Fruchtreife vergrößert und fast kugelig. Blumenkrone schnabelförmig, 8 mm lang, bestehend aus 3 bis 6 lanzettlichen, außen filzig behaarten Zipfeln und aus 5 Staubblättern, Fruchtknoten und Griffel unbehaart. — Die Früchte, Beeren, 6 mm im Durchmesser, kugelig, glatt, rot und eingeschlossen in den stark vergrößerten, aufgeblasenen, häutigen, fünfeckigen, flaumig behaarten Kelch.

Radix Withaniae. Withania root. Asw(v)agandha. Asgandh.
Withania Radix Ind. P. C. 53. Aswagandha Ind. P. 66.

Die Wurzelstückchen sind 8 bis 17,5 cm lang, etwa 0,6 bis 1,2 cm dick, unverzweigt und spitz zulaufend. Sie sind außen hellbraun, längsgefurcht, innen weißlich. An der Hauptwurzel zahlreiche kleine Narben der faserartigen Sekundärwurzeln und am Ende Reste von Zweigbasen. Bruch kurz und unregelmäßig, die Bruchfläche weiß.
Geruch stechend, Geschmack bitter und scharf.

Mikroskopisches Bild. Der schmale, gerunzelte Kork besteht aus wenigen (2 bis 6) Schichten isodiametrischer Zellen mit unverholzten Wänden, das Phellogen aus einfachen, zwei- oder dreischichtigen Lagen dünner Zellen, denen die sekundäre Rinde folgt. Sie wird aus 20 bis 25 Reihen dünnwandiger, parenchymatischer Zellen gebildet, die meist mit Stärkekörnern gefüllt sind. Im Gefäßsystem viel parenchymatische Zellen, Gefäße und Tracheiden sind getüpfelt und treppenförmig. Wenige Holzfasern verstreut an den peripheren Teilen des Holzkörpers. Im Holzparenchym viel Stärke.
Einen Überblick über die Variabilität der Wurzeln von W. somnifera geben Menssen et al. [Planta med. (Stuttg.) *26*, 269 (1974)].

Inhaltsstoffe. Nach El-Olemy und Schwarting [Experientia *21*, 249 (1965)] die drei isomeren Alkaloide Anahygrin, meso-Anaferin [R,S-1,3- bis (2-Piperidyl)-2-propanon] und Cuskhygrin $C_{13}H_{24}N_2O$, (+)-Isopelletierin und Hygrin. Nach Schwarting et al. [Lloydia *26*, 258 (1963)] ferner Tropin, Pseudotropin, 3α-Tigloyloxytropan, Fp. 181,5 bis 183°, und Cholin.

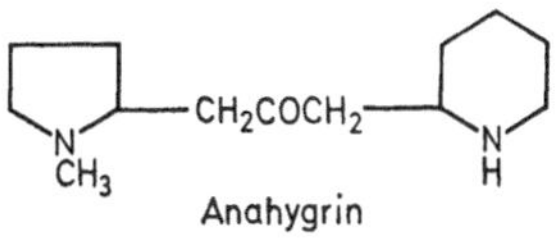

Anahygrin

Schröter et al. [Tetrahedron (Lond.) *22*, 2895 (1966)] fanden Withasomnin (4-Phenyl-1,5-trimethylenpyrazol), Fp. 117 bis 118°.

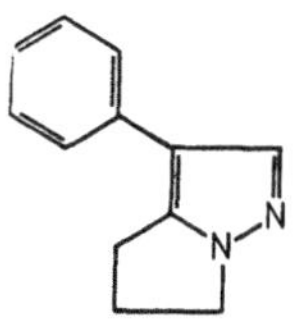

Withasomnin

Nach Narasimhan [J. Sci. Ind. Pres. *21B*, 506 (1962)] 0,1% Saccharose, 0,02% β-Sitosterin, 0,01% einer sauren Verbindung, Fp. 180 bis 283° (Zers.), und 0,02% einer neutralen

Verbindung, Fp. 294 bis 296°. Außerdem Somniferin $C_{12}H_{16}N_2$, Withaniol [ein Gemisch zweier Stoffe: SUBRAMANIAN, Chem. Abstr. *75*, 49430 (1971)], Withanin $C_{44}H_{80}N_2O_{12}$ (?), Fp. 87 bis 88°; Withananin, Fp. 75 bis 80°, Nicotin, Ipuranol, Hentriacontan, fettes Öl, äth. Öl und verschiedene Fettsäuren. Nach MENSSEN et al. [Planta med. (Stuttg.) *24*, 8 (1973)] Withanolid.

Prüfung. A. (25%)-lösliche Bestandteile mind. 16% Ind. P. 66. — Aschegeh. max. 7% Ind. P. 66. — Säureunlösl. Asche max. 1,2% Ind. P. 66. — Fremde org. Bestandteile max. 2% Ind. P. 66, Ind. P. C. 53.

Wirkung. Die Droge besitzt sedative, hypnotische, laxierende und diuretische Eigenschaften. Das relativ untoxische Withasomnin zeigt an Mäusen deutliche Sedierung, die bei höheren Dosen in Schlaf bzw. Narkose übergeht. ZNS und das Herz-Kreislaufsystem werden depressiv beeinflußt [MÜLLER et al.: Pharmazie *26*, 261 (1971)].

Anwendung. Als Sedativum, Tonicum, Blutreinigungsmittel, Aphrodisiacum, gegen Tuberkulose, bei Unterernährung in der Kinderheilkunde, bei Altersschwäche und Rheuma. Bei den Eingeborenen in Süd- und Ostafrika bei Diarrhö und Syphilis, in Westpakistan auch als Abortivum. Die zerriebene Wurzel zur lokalen Applikation bei Furunkeln, Geschwüren und schmerzhaften Schwellungen. Nach NEUWALD und LOGES [Arch. Pharm. (Weinheim) *289*, 604 (1956)] als Verfälschung von Radix Rauwolfiae. Über Unterscheidungsmerkmale s. Radix Rauwolfiae.

Pulvis Withaniae. Pulvis asvagandha. Asvagandha powder.

Pulvis asvagandha Ind. P. C. 53.

Asvagandhawurzel, getrocknet und mittelfein gepulvert 800 g
Borsäure, fein gepulvert   200 g

Folia Withaniae.

Inhaltsstoffe. Withaferin A, $C_{28}H_{38}O_6$, Fp. 243 bis 245° (1, s. u.) (früher Withoferin genannt). SUBRAMANIAN und SETHI [Indian, J. Pharm. *32*, 16 (1970)] fanden ein Withanolid $C_{28}H_{38}O_6$. KOHLMUENZER und KRUPINSKA [Diss. Pharm. *14*, 501 (1963)] isolierten 0,11% eines ungesättigten Lactons, Fp. 159 bis 160°, mit antibiotischer Wirksamkeit. Ferner Alkaloide, Glykoside, reduzierende Zucker, Somnitol, Withanon $C_{24}H_{32}O_5$, Fp. 263°, anorganische Salze, Glycin, Cystin, Glutaminsäure, α-Alanin, Prolin und Tryptophan.

In der Pflanze: Nach KIRSON et al. [Tetrahedron (Lond.) *26*, 2209 (1970)] neben den Hauptbestandteilen Withaferin A und Withanolid D [4β,20α(R)-Dihydroxy-1-oxo-5β,6β-epoxywitha-2,24-dienolid] $C_{28}H_{38}O_6$, Fp. 253 bis 255° (s. u.), die Withanolide 4β-Hydroxy-1-oxo-5β,6β-epoxywitha-2,24-dienolid,   4β,20α(R)-Dihydroxy-1-oxo-5β,6β-epoxywith-2-enolid und 4β-Hydroxy-1-oxo-5β,6β-epoxywith-2-enolid. Nach ABRAHAM et al. [Phytochemistry *7*, 957 (1968)] existieren 3 definierte Chemotypen von Withania somnifera. Sie fanden in Chemotyp I neben Withaferin A (0,2% in Blättern) in kleinen Mengen dessen 2,3-Dihydroderivat und das 27-Deoxy-14α-hydroxyisomere, Withanolid N und O u. a. In Chemotyp II Withanolid D (0,3%) und Withanolid G u. a. In Chemotyp III mindestens 7 verwandte Verbindungen, davon wurden identifiziert $C_{28}H_{36}O_5$, Fp. 186° (11), $C_{28}H_{36}O_4$, Fp. 194 bis 195° (12), $C_{28}H_{38}O_7$ (Dihydroderivat $C_{28}H_{40}O_7$, Fp. 273 bis 275°) (10, s. u.) und $C_{28}H_{36}O_5$ (13).

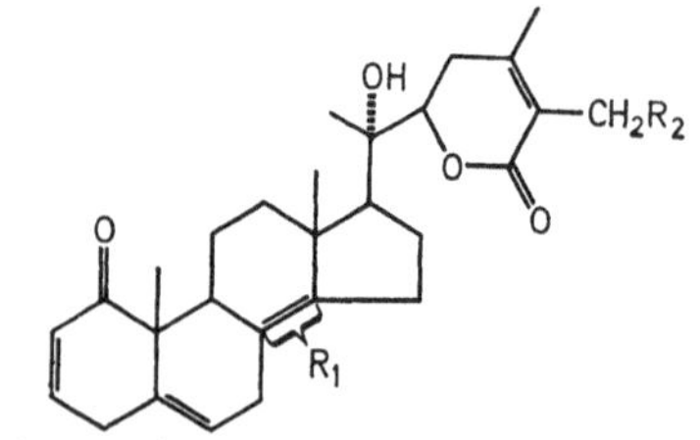

11 $R_1 = OH$; $R_2 = H$
12 $R_2 = H$; $R_2 = H$
13 $R_1 = H$; $R_2 = OH$

Nach LAVIE et al. [JUPAC: 5. Int. Symp. Chem. Nat. Prod. London 1968] die Withanolide: S. BEN-EFRAIM und YARDEN [Chem. Abstr. *58*, 1718 (1963)] isolierten die Substanzen A_1, Fp. 238 bis 240°, A_2, Fp. 243 bis 245°, A_3, Fp. 225 bis 227°, A_4, Fp. 240°, und A_5, Fp. 271°, mit antibakterieller Wirksamkeit. Die DL_{50} bei Mäusen: A_1 25, A_2 > 25, A_3 > 20 mg/kg. Nach PALYI et al. [Herba Hung. *8*, 73 (1969)] ferner Withaferinil. LOCKLEY et al. [Tetrahedron L. *1974*, S. 3773] beschreiben verschiedene Sterine.

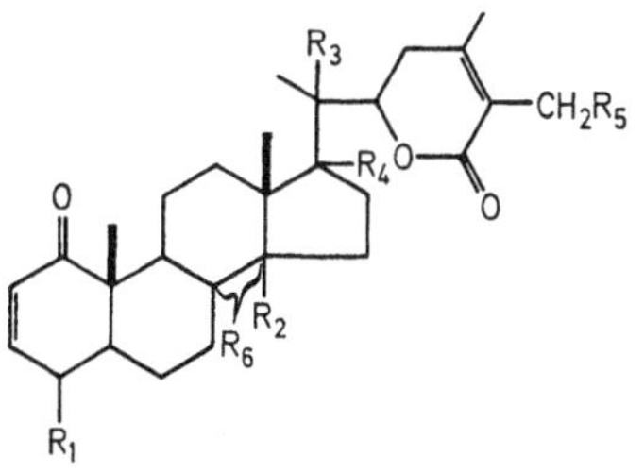

$1 \quad R_1 = \beta OH; 5,6-\beta\text{-epoxy}; \quad R_2, R_3, R_5 = H; \quad R_4 = OH \text{ (Withaferin A)}$

$2 \quad R_1 = \beta OH; 5,6-\beta\text{-epoxy}; \quad R_2 = \alpha OH; \quad R_3, R_4, R_5 = H$
$\qquad \text{(27-Deoxy - 14}\alpha\text{-hydroxy - Withaferin A)}$

$3 \quad R_1 = \beta OH; 5,6-\beta\text{-epoxy}; \quad R_2, R_3, R_5 = H; \quad R_4 = \alpha OH$

$4 \quad R_1, R_5 = H; 5,6-\beta\text{-epoxy}; \quad R_2, R_3, R_4 = OH$

$5 \quad R_1, R_3, R_5 = H; \quad \Delta^{5,8(14)}; R_4 = OH$

$6 \quad R_1, R_5 = H; \Delta^{5,8(14)} \quad ; \quad R_3, R_4 = OH$

$7 \quad R_1, R_5 = H; 5,6-\beta\text{-epoxy}; \quad \Delta^{8(14)} \quad ; \quad R_3, R_4 = OH$

$8 \quad R_1, R_3 = H; \Delta^{5,8(14)} \quad ; \quad R_4, R_5 = OH$

$9 \quad R_1 = OH; 5,6-\beta\text{-epoxy}; \quad R_2, R_4, R_5 = OH \text{ (Withanolid)}$

$10 \quad R_1, R_4, R_5 = H; 5,6-\beta\text{-epoxy}; \quad R_4, R_3 = OH; R_6 = OH$

Wirkung. Nach SHOHAT et al. [Chem. Abstr. *67*, 105691 (1976)] besitzt Withaferin A Antitumoraktivität, nach GUPTA [Indian J. Pharm. *32*, 70 (1970)] wirkt es fungizid, nach PALYI et al. (l. c.) wirken Withaferin A und Withaferinil mitosehemmend.

Anwendung. Die Blätter als Emmenagogum, bei Harnwegsinfektionen, als Febrifugum, bei Nervosität und lokal appliziert bei Hautkrankheiten und Entzündungen. Zur Käsezubereitung.

Bemerkung. Die Frucht soll diuretisch, analgetisch und sedierend wirken, milchkoagulierende und proteolytische Eigenschaften besitzen. Anwendung als Emeticum.

Withania coagulans (STOCKS) DUN. Asvagandha.

Heimisch in Ostindien, Beludschistan und Afghanistan.

Inhaltsstoffe. SUBRAMANIAN et al. [Phytochemistry *10*, 685 (1971)] isolierten aus der Wurzel Withaferin A und Withanolid 5,20α(R)-Dihydroxy-6α,7α-epoxy-1-oxo-(5α)-witha-2,24-dienolid $C_{28}H_{38}O_6$, Fp. 282 bis 284°. ATAL und SETHI [Indian J. Pharm. *25*, 163 (1963)] isolierten aus den Früchten Triacontan, Dihydrostigmasterin, einige Aminosäuren und 3 Alkaloide, Fp. 118 bis 122°, Fp. 145 bis 147°. Nach QADRI und WAHID [Pak. J. Sci. Ind. Res. *11*, 373 (1968)] Esterasen im Fruchtfleisch der Beeren.

SALAM und WAHID [Chem. Abstr. *72*, 18560 (1970)] isolierten aus den Samen 17,8% freie Zucker, darunter D-Galaktose, D-Arabinose (1:1) und Maltose in Spuren und ein Galakto-araban (D-Galaktose und D-Arabinose 3:5).

Wirkung. Nach SIDDIQUI [Planta med. (Stuttg.) *11*, 145 (1963)] bewirkt der Gesamtextrakt bei Ratten, Kaninchen und Hunden eine Depression der motorischen Aktivität. Er zeigt einen blutdrucksenkenden Effekt der auf einem direkten Einfluß auf die cardiovaskuläre Muskulatur, und einen die Atmung anregenden, der auf einer zentralstimulierenden Wrkg. zu beruhen scheint. Außerdem soll er spasmolytisch wirken.

Nach GAIND und BUDHIRAJ [Indian J. Pharm. *29*, 185 (1967)] wirken Extrakte der ganzen Frucht antibakteriell und anthelmintisch.

Anwendung. Die Früchte, Paneerdodi, in Indien als Emeticum, Diureticum, Febrifugum und Antisepticum.

Bemerkung. Nach PRASAD und MALHOTRA [Chem. Abstr. *71*, 89860 (1969)] wirkt die acetonlösliche Alkaloidfraktion aus den Wurzeln von Withania ashwragandha KAUL. im Tierversuch dämpfend auf das ZNS und bewirkt Hypothermie.

Wolframium

Wolframium. Wolframium metallicum. Wolfram. Tungsten.

W   A.G. 183,86

Bemerkung. Vgl. I, 222.

33*

Vorkommen. Hauptsächlich als $CaWO_4$ (Scheelit), $PbWO_4$ (Scheelbleierz) und $(Mn, Fe)WO_4$ (Wolframit).

Eigenschaften. Glänzendes, silbergraues Metall von großer mechanischer Festigkeit, bei Raumtemp. sehr beständig gegen Luft und W. Bei Rotglut verbrennt es zu Wolfram(VI)-oxyd (WO_3); warme Salpetersäure, eine Mischung aus Salpeter- und Flußsäure sowie Königs-wasser oxydieren es ebenfalls zu WO_3. Angegriffen wird es bei Raumtemp. von Fluor, bei 250 bis 300° von Chlor, von heißer konz. Salz- bzw. Schwefelsäure wenig, von Flußsäure gar nicht. In Ggw. von Oxydationsmitteln wird es auch von geschmolzenen Ätzalkalien angegrif-fen. Fp. $= 3410°$. Kp. $= 5930°$. $d_4^{20} = 19{,}25$.

Anwendung. In der Technik zur Herst. von Legierungen, wie Wolframstahl, Wolfram-weißmetall u. a., zur Herst. von Glühlampen, Kontaktspitzen, Glühkathoden und Thermo-elementen in der Elektroindustrie. Als Oberflächenschutz von Gegenständen aus Eisen.

Wolframatokieselsäure. Acidum siliciowolframicum. Kieselwolframsäure.

$SiO_2 \cdot 12 WO_3 \cdot 26 H_2O$ M.G. 3310,83

wasserfrei 2842,41

Eigenschaften. Gelblichweiße, hygroskopische, rhombische Kristalle, leicht lösl. in A. und W. Die wss. Lsg. der Substanz reagiert gegen Lackmus sauer.

Anwendung. Als Alkaloid-Reagens, als Beizmittel für basische Anilinfarben, als Beschwe-rungsmittel für Seide und ähnliche Faserstoffe; zur Hers. von Lsg. mit einer Dichte > 1 für die Trennung von Mineralgemischen (eine Lsg. aus 20 g Substanz in 4 g W. hat die Dichte 2,74).

Aufbewahrung. Kühl, in gut verschlossenen Gefäßen, vor Feuchtigkeit geschützt.

Wolframatophosphorsäure. Acidum phosphowolframicum. Phosphorwolframsäure.

$$H_3[P(W_3O_{10})_4] \cdot 14 H_2O$$

$H_3O_{40}PW_{12} \cdot 14 H_2O$ M.G. 3132,53

wasserfrei 2880,30

Bemerkung. Zur Lsg. vgl. I, 770.

Eigenschaften. Schwach gelblichgrüne Kristalle, sehr leicht lösl. in W. (1 T. Substanz löst sich in 0,5 T. W.). Die wss. Lsg. reagiert sauer.

Anwendung. Als Reagens auf Alkaloide, Aminosäuren, Eiweiß, Harnsäure und Peptone; zur Fixierung bei Bindegewebs-, Fibrin- und Knochenfbg. in der Mikroskopie; als Beschwe-rungsmittel für Seide.

Wolfram(IV)-chlorid. Wolframtetrachlorid.

WCl_4 M.G. 325,69

Eigenschaften. Graubraunes, hygroskopisches, nicht flüchtiges, kristallines Pulver, das sich mit W. zersetzt. $d = 4{,}624$.

Aufbewahrung. In gut verschlossenen Gefäßen, vor Feuchtigkeit geschützt.

Wolfram(V)-chlorid. Wolframpentachlorid.

WCl_5 M.G. 361,15

Eigenschaften. Schwarzgrüne, leicht zerfließende Kristalle, lösl. in A., Ae. und Schwefel-kohlenstoff. In W. zersetzt sich die Substanz unter Bldg. von Wolframblau. Fp. $= 248°$. Kp. $= 275{,}6°$. $d = 3{,}875$.

Aufbewahrung. In gut verschlossenen Gefäßen, vor Feuchtigkeit geschützt.

Wolfram(VI)-chlorid. Wolframhexachlorid.

WCl_6 M.G. 396,60

Eigenschaften. Schwarzviolette, rhomboedrische Kristalle, sehr leicht lösl. in Schwefelkohlenstoff, lösl. in A., Ae. und Bzl. Die Substanz zersetzt sich in W. unter Bldg. von Wolframsäure. Wasserstoff reduziert sie über die Stufe von niederen Halogeniden zum Metall. Fp. = 275°. Kp. = 347°. d = 3,52.

Aufbewahrung. In gut verschlossenen Gefäßen, vor Feuchtigkeit geschützt.

Wolfram(VI)-oxyd. Anhydricum acidi wolframici. Wolframtrioxyd. Wolframsäureanhydrid.

WO_3 M.G. 231,86

Eigenschaften. Gelbes, monoklines, kristallines, sublimierbares Pulver, lösl. in Flußsäure und in Alkalilaugen unter Bldg. von Wolframaten, wenig lösl. in anderen Säuren, praktisch unlösl. in W. Beim Erhitzen färbt sich die Substanz dunkel orangegelb, beim Abkühlen wird sie wieder hell. Bei Temp. von ca. 650° findet Reduktion zum Metall durch W. statt, > 1050° durch Kohlenstoff. Fp. = 1473°. d = 7,16.

Anwendung. Zur Herstellung von Wolframaten für Röntgenschirme, feuerfeste Materialien u. ä.

Wolframsäure. Acidum wolframicum. Wolfram(VI)-oxydhydrat. Scheelsäure.

H_2WO_4 M.G. 249,88

Eigenschaften. Gelbes Pulver, schwer lösl. in wss. Alkalilaugen, praktisch unlösl. in W. und Säuren (außer Flußsäure). d = 5,5. Die Substanz bildet mit wahrscheinlich 1 Mol W. ein Hydrat, das durch Fällung in der Kälte aus Wolframat-Lsg. entsteht. Es ist eine weiße, schwere Masse, etwas besser lösl. in W. als die freie Säure.

Anwendung. Als Rg. auf Harnsäure, als Beize in der Färberei, zum Feuerfestmachen von Geweben und in der Glühlampenindustrie.

Wollwachs

Wollwachs. S. VII B, 512 ff. sowie VII A, 246 und 544.

Wollwachsderivate. S. VII B, 518 ff.

Wollwachsalkohole

Wollwachsalkohole. S. VII B, 523 sowie VII A, 545.

Woods Metall

Woods Metall. S. III, 456.

Wrightia

Wrightia tinctoria (Roxb.) R. Br. (Nerium tinctorium Rottb.). Apocynaceae — Apocynoideae — Nerieae.

Ein in Vorderindien, auf Ceylon und Burma heimischer kleiner Laubbaum.

Cortex Wrightiae tinctoriae.

Die Rinde besteht aus längsgefurchten Stücken von 2 bis 3 cm Länge, 1 bis 2,5 cm Breite und 1 bis 2 mm Dicke, ist außen hellgrau und weist kleine, weißliche, runde Lentizellen auf; die Innenseite ist glatt und blaßbraun, der Bruch hart und spröde.
Geruch und Geschmack nicht charakteristisch.

Mikroskopisches Bild. In der Rindenschicht Steinzellen; die Zellwände weisen deutlich sichtbare Poren und Streifen auf. 14 bis 19 mm lange Bastfasern mit Verengungen und Erweiterungen, das Phloemparenchym ist ungleichmäßig. Markstrahlen meist einreihig, selten zweireihig; Calciumoxalat kommt in Form großer Prismen vor, Milchsaftgänge mit körnigem Inhalt im Phloembereich. ATAL und SETHI [J. Pharm. Pharmacol. *14*, 41 (1962)] bringen eine genaue mikroskopische Beschreibung der Rinde im Vergleich mit der von Holarrhena antidysenterica (s. d.).

Inhaltsstoffe. In der Rinde 0,2% α-Amyrinacetat, β-Amyrin, Lupeol und Pseudoindikan. Nach RAMGASWAMI und RAO [Chem. Abstr. *59*, 5204 (1963)] in der Rinde ein Triterpen, Fp. 170 bis 172°, β-Sitosterin und Lupeolacetat. RAO et al. [Curr. Sci. *35*, 518 (1966); *37*, 645 (1968)] isolierten aus den Blättern und Früchten (ohne Samen) α-Amyrin und sein Acetat, β-Amyrin, β-Sitosterin, Ursol- und Oleanolsäure.

Anwendung. Rinde und Samen als Tonikum und Aphrodisiacum, bei Dysenterie und Hautkrankheiten. Die Rinde als Verfälschungsmittel für Kurchirinde, s. Holarrhena antidysenterica. Der Milchsaft der Pflanze liefert Kautschuk.

Wrightia tomentosa ROEM. et SCHULT. (Wrightia rheedii KOST., Nerium tomentosum ROXB.).

Heimisch im tropischen Indien.

Cortex Wrightiae tomentosae.

Die Rinde besteht aus kleinen, leicht gebogenen, außen gelbgrauen bis graubraunen Stücken mit geraden Quer- und feinen Längsrissen. Die Innenseite ist bräunlichweiß und faserig, der Bruch hart und faserig. Geruch und Geschmack uncharakteristisch.

Mikroskopisches Bild. Die Rinde ist gekennzeichnet durch radial gestreckte Korkzellen, kleine quadratische, achteckige oder ovale Steinzellen und Bastfasern. Letztere sind stark verholzt und kommen einzeln oder in kleinen Gruppen zu 3 bis 6, zusammen mit Kristallzellfasern und Steinzellen vor. Markstrahlen meist einreihig, außen zwei- bis dreireihig. Calciumoxalat in Form von großen, prismatischen Kristallen, Milchsaft.

Das genaue mikroskopische Bild der Rinde, im Vergleich zu der von Holarrhena antidysenerica (ROXB.) WALL. bringen PRASAD und KAUL [Ind. J. Pharm. *18*, 423 (1965)].

Inhaltsstoffe. In der Rinde 0,18% α-Amyrinacetat.

Anwendung. Die Rinde bei Dysenterie, Menstruationsstörungen und Nierenleiden, zu Bädern bei Gicht, die Wurzelrinde gegen Schlangenbiß, der Same (süßer Indageer) als Fiebermittel. Die Rinde dient ebenfalls zur Verfälschung von Kurchirinde, s. Holarrhena antidysenterica.

Wrightia antidysenterica (L.) R. BR. [Wrightia ceylanica (TORNER) R. BR., Nerium ceylanicum TURNER, Nerium antidysentericum L.].

In Ostindien und auf Ceylon heimisch.

Inhaltsstoff. Indigo.

Anwendung. Die Rinde als Cortex Conessi, Cortex Cropal, Conessirinde im Handel (s. auch unter Holorrhena africana A. Dc.). Die Samen, Semen Indageer, als Antidysentericum, Anthelminticum und Febrifugum.

Wyethia

Wyethia helenioides (Dc.) NUTT. (außerdem laut HPUS 64 Alarconia helenioides, Melarhiza inuloides). Asteraceae — Asteroideae — Heliantheae.

Heimisch im westlichen Nordamerika.

Wyethia helenioides HAB 34.

Frische Wurzel.

Arzneiform. Essenz nach § 3.

Arzneigehalt. 1/3.

Wyethia helenioides HPUS 64. Wyethia.

Die frische Wurzel.

Arzneiform. Urtinktur: Arzneigehalt 1/10. Wyethia, feuchte Masse mit 100 g Trocken-substanz und 200 ml W. = 300 g, dest. W. 200 ml, A. USP (94,9 Vol.-%) 635 ml zur Bereitung von 1000 ml der Tinktur. — Dilutionen: D 2 (2×) enthält 1 T. Tinktur, 3 T. dest. W., 6 T. A.; D 3 (3×) und höher mit A. HPUS (88 Vol.-%). — Medikationen: D 3 (3×) und höher.

Wyethia mollis May.

Heimisch in Oregon.

Anwendung. Die Wurzel zu Kataplasmen.

Xanazinsäure

Xanazinsäure. Xenazinsäure. Acidum xenazoicum (NFN).

p-(α-Äthoxy-p-phenylphenacylamino)-benzoesäure. N-(α-Äthoxy-p-phenyl-phenacyl)-4-amino-benzoesäure.

$C_{23}H_{21}NO_4$ M.G. 374,99

Anwendung. Als Chemotherapeuticum bei Virusinfektionen.

Handelsformen. Antiviral „Ussar". C. V. 58903. SKF 8318. Xenovis (Vister, Italien; Gremy-Longuet, Frankreich). Xenovister.

Xanthanwasserstoff

Xanthanwasserstoff. Xanthanhydrol. Isopersulfocyansäure.

5-Imino-3-thiono-1,2,4-dithiazolidin.

$C_2H_2N_2S_3$ M.G. 150,25

Eigenschaften. Gelbe Prismen, lösl. in heißer 60%iger Essigsäure, Pyridin und konz. Schwefelsäure, wenig lösl. in sd. A. (1 + 77), schwer lösl. in W., A. (1 + 625) und Ä. (1 + 400).

Anwendung. Zur quant. spektrophotometrischen Bestimmung von Vitamin K_1.

Xanthen-carbonsäure

Xanthen-9-carbonsäure-β-diaethylamino-aethylester-methylbromid. β-Diaethylamino-aethyl-9-xanthencarboxylat-methobromid. Methanthelin.

N-N-Diaethyl-N-methyl-2-(xanthen-9-carbonyloxy)-aethylammoniumbromid.

$C_{21}H_{26}BrNO_3$ M.G. 420,34

Vgl. II, 509

Eigenschaften. Farb- und geruchloses, mikrokristallines, hygroskopisches Pulver, sehr leicht lösl. in W., leicht lösl. in A. und Chlf., praktisch unlösl. in Ä. Die wss. 1%ige Lsg. hat einen pH-Wert von 5; beim Stehen tritt Hydrolyse ein. Fp. = 171 bis 177°.

Anwendung. Als Parasympathicolyticum mit atropinartiger Wirkung zur Herabsetzung der Hypermotilität und Hypersekretion bei Magen-Darmgeschwüren.

Dosierung. Hauptsächlich per os 3—4mal tgl. 25—100 mg, i.m. oder i.v. 50 mg.

Aufbewahrung. Vor Licht und Feuchtigkeit geschützt und gut verschlossen.

Handelsformen. Banthine. MTB 51.

Xanthen-9-carbonsäure-β-diisopropylaminoaethylester-methylbromid. Propanthelin-bromid.

N-N-Diisopropyl-N-methyl-2-(xanthen-9-carbonyloxy)-aethylammoniumbromid.

$C_{23}H_{30}BrNO_3$ M.G. 448,39

Vgl. II, 509

Eigenschaften. Weißes, geruchloses, feinkristallines Pulver, sehr leicht lösl. in W., Chlf. und A., praktisch unlösl. in Ä. Fp. = 155 bis 160°.

Anwendung. Als Parasympathicolyticum zur Herabsetzung der Hypermotilität und Hypersekretion bei Magen-Darmgeschwüren.

Dosierung. Per os mehrmals tgl. 0,015—0,06 g, i.m. oder i.v. 0,03 g.

Handelsformen. Pro-Banthine. Neo-Neutrisan.

Xanthenol

Xanthenol.

S. Xanthydrol, S. 528.

Xanthin

Xanthin. 2,6-Dihydroxy-purin.

2,6-Dioxo-1,2,3,6-tetrahydropurin.

$C_5H_4N_4O_2$ M.G. 152,12

Eigenschaften. Weißes, kristallines Pulver, leicht lösl. in wss. Ammoniak- und Alkali-Lsg., lösl. in Mineralsäuren, schwer lösl. in heißem W., praktisch unlösl. in kaltem W. Beim Erhitzen über 280° Zers. unter teilweiser Sublimation ohne zu schmelzen. Gelbfärbung mit Salpetersäure.

Xanthiolum

Xanthiolum. Xanthiol. Xanthiolum (NFN).

3-{4-[3-(2-Chlor-thioxanthen-9-yl)-propyl]-piperazin-1-yl}-propan-1-ol.   2-Chlor-9-{3-[4-(3-hydroxypropyl)-1-piperazinyl]-propyl}-thioxanthen.

$C_{23}H_{29}ClN_2OS$ M.G. 416,51

Anwendung. Als Psychosedativum (s. auch II, 395).

Handelsform. Daxid (Roerig, USA) als Hydrochlorid.

Xanthium

Xanthium spinosum L. [Acanthoxanthium spinosum (L.) FOUR.]. Asteraceae — Asteroideae. Dornige Spitzklette. Spiny burweed. Moskowiten dorn. Glouteron. Spina d'asino.

Heimisch ursprünglich in Südamerika, jetzt weltweit verbreitet in Gebieten der subtropischen und warm gemäßigten Zone bes. im Bereich des Steppenklimas.

Pflanze einjährig, 20 bis 80 cm hoch. Wurzel spindelförmig, reich verzweigt. Stengel aufrecht, meist vom Grunde an sparrig verzweigt, rundlich, weißlich mit grünen Längsstreifen, zerstreut anliegend behaart. Laubblätter wechselständig, oberseits dunkelgrün, nur Hauptnerven grau von dichten und kurzen anliegenden Haaren, übrige Fläche zerstreut kurzhaarig, unterseits grau durch einen Filz kurzer sehr dichtstehender Haare. Blätter gestielt, im Umriß rhombisch, meist dreilappig mit verlängertem, öfter noch mit ein bis zwei Paar groben Zähnen versehenem spitzem Mittellappen und schräg nach vorn gerichteten Seitenlappen, am Grunde keilig in den Blattstiel verschmälert, auch hier zuweilen noch jederseits mit einem Zahn; oberste Blätter lanzettlich, ganzrandig oder beiderseits mit je einem Zahn. Am Stengel beiderseits des Blattstielansatzes je ein dreiteiliger strohfarbener oder schwach rötlicher Dorn mit kurzem Fußstück und meist drei spreizenden, 10 bis 25 mm langen Dornen (im oberen Teil des Stengels stehen anstelle der Dornen teilweise weibliche Köpfchen. Köpfchen einhäusig). Männliche Blüten in kleinen Köpfchen am Ende des Stengels und der Äste, ganz unscheinbar. Weibliche Köpfchen im oberen Stengelteil einzeln oder zu zweien (beiderseits) am Grunde des Blattstiels, zweiblütig, die Blüten tief eingesenkt in den mit hakigen Hülldornen besetzten Köpfchenboden, eng umschlossen von ihren spitzen Spreublättern („Schnäbeln"), aus denen nur die Griffel hervorragen. Reife Fruchtköpfchen ellipsoidisch, etwa 10 bis 12 mm lang, an der Spitze mit einem kürzeren und einem etwas längeren geraden Dorn, Oberfläche schwach spinnwebig behaart, frisch grünlich und glatt, reif bräunlich und höckerig, ringsherum besetzt mit zahlreichen 2 bis 2,5 mm langen, hakigen, am Ende schwanenhalsförmig gekrümmten, kahlen, bräunlichen Dornen.

Herba (Folia) Xanthii spinosi. Dorniges Spitzklettenkraut. Spring clotbus wort. Herbe de lampourde (de glonteron).

Das getrocknete, zur Blütezeit gesammelte Kraut oder nur die Blätter.

Inhaltsstoffe. Äth. Öl, Harz, 8-(γ,γ-Dimethylallyl)-apigenin. Nach METWALLY et al. [Pharmazie *29*, 415 (1974)] die Xanthanolide Xanthinin (s. u.) und Xanthatin, und β-Sitosterin.

Anwendung. Als Diureticum, Diaphoreticum, gegen Dysenterie, Diarrhö, Cholera, Malaria und bei Tollwut. In der Homöopathie. In der Volksheilkunde bei Diabetes.

Bemerkung. Die Samen sind in einer Menge von 0,3% des Körpergewichts für Tiere giftig, wie auch die Schößlinge vor Erscheinen der ersten Blätter giftig sind. Anorexie, Hämorrhagie, Schwindel, Schwäche und Atemnot treten nach 1/2 bis mehreren Tagen auf, der Tod einige Stunden bis 3 Tage nach dem Erscheinen der Symptome.

Xanthium spinosum HAB 34.

Frisches, blühendes Kraut.

Arzneiform. Essenz nach § 3.

Arzneigehalt. 1/3.

Xanthium strumarium L. Gewöhnliche Spitzklette.

Heimisch in Europa, Westasien.

Pflanze einjährig, 15 bis 80 cm hoch, graugrün, nicht aromatisch riechend. Wurzel spindelförmig, reich verzweigt. Stengel aufrecht, meist reich verzweigt, rundlich, ziemlich dicht kurz anliegend behaart. Laubblätter wechselständig, beiderseits graugrün, mit kurzen, dichtstehenden Haaren (längs der Hauptnerven etwas längere Haare) und sitzenden Drüsen, gestielt, Spreite im Umriß herzförmig-dreieckig, mit drei handförmig angeordneten Nerven, mehr oder weniger dreilappig oder ungeteilt, ungleichmäßig ziemlich grob gezähnt, am Grunde gestutzt oder schwach herzförmig, dabei im mittleren Teil immer in den Blattstiel verschmälert. Köpfchen einhäusig. Männliche Köpfchen vielblütig, kugelig, zu mehreren an der Spitze des Stengels und der Äste, männliche Blüten sehr unscheinbar. Weibliche Köpfchen unterhalb der männlichen, zweiblütig, die Blüten tief eingesenkt in den mit hakigen Hülldornen besetzten Köpfchenboden, eng umschlossen von ihren spitzen Spreublättern, aus denen nur die Griffel hervorragen. Reife Fruchtköpfchen graugrün, zuweilen schwach rötlich überlaufen, etwas ellipsoidisch, aber an den Enden spitz, in zwei kurze, meist gerade Schnäbel auslaufend, mit diesen etwa 12 bis 15 mm lang. Hülldornen mäßig dicht stehend, im obersten Teil der Hülle fehlend, 2 bis 2,5 mm lang, an der Spitze häkelnadelartig nach vorn eingekrümmt. Oberfläche der Köpfchen und Basis der Hülldornen fein kraus behaart und zerstreut drüsig.

Inhaltsstoffe. Nach PASHCHENKO et al. [Chem Abstr. *64*, 7040 und 5443 (1966); *60*, 49 239 (1967); *74*, 136 410 (1971)] 8-(γ-Dimethylallyl)-apigenin, Fp. 209 bis 211°, Xanthinin, ein Sesquiterpenketolacton, $C_{17}H_{22}O_5$, Fp. 121 bis 122°, Xanthatin, Fp. 109 bis 110°, Xanthanol und Isoxanthanol, ferner Kaffeesäure und Cinarin (1,4-Dicaffeoylchinasäure); nach MINATO et al. [Chem. Abstr. *66*, 68 922 (1967)] Xanthumin, Fp. 100,5 bis 101°, ein Stereoisomeres des Xanthinins.

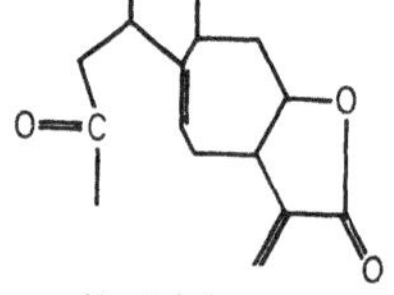

Nach Dasgupta et al. [Planta med. (Stuttg.) *11*, 471 (1963)] das Glykosid Xanthostrumanin, Albuminoide, org. Säuren, Zucker, Harz, in der Frucht Strumarosid (β-Sitosterin-β-D-glucosid); nach Nishioka et al. [Chem. Abstr. *63*, 3042 (1965)] Stigmasterin, γ- und β-Sitosterin. Im Samen 41% fettes Öl, ähnlich dem Sonnenblumenöl, mit Linol-, Öl-, Palmitin- und Stearinsäure; als toxisches Prinzip Hydrochinon, ferner Cholin [Egley et al.: Chem. Abstr. *58*, 9414 (1963)]. Im äth. Öl der Blätter (+)-Limonen, (+)-Carveol, Terpinolen, β-Caryophyllen, p-Cymen und Spuren von α-Pinen [Ahuja et al.: Flavour Ind. *1*, 627 (1970)].

Wirkung. Xanthumin wirkt zentral hemmend; Xanthinin bakteriostatisch und fungicid. Nach Bailey [Queensland agric. J. *1898*, S. 356] sollen die Laubblätter für weidende Tiere schädlich sein können. Die Vergiftungserscheinungen sind Blähungen, Herzlähmung, steifer Gang. Das Öl der Samen ist jedoch ungiftig.

Anwendung. Das Kraut, Herba Xanthii strumarii (Herba Lappae minoris), als Diureticum, Diaphoreticum, Sedativum, bei Malaria; die Frucht zur Kühlung, als Demulcens, bei Pocken, als Haemostypticum. Die Wurzel bei Krebs und Tumoren, gegen Schnaken-, Insekten- und Skorpionstiche. Das Öl als Brennöl und zur Firnisfabrikation.

Xanthium italicum Moretti.

Heimisch in den Mittelmeerländern.

Inhaltsstoffe. In den Blättern 0,3 bis 0,6% Xanthinin.

Anwendung. Die Samen werden auf fettes Öl ausgewertet. Die Preßrückstände sind offenbar giftig und zu Futterzwecken ungeeignet.

Xanthium album (Wider) H. Scholz (X. riparium Itzingson et Bertsch emend. Lasch, X. italicum Moretti ssp. riparium Celak.). Ufer-Spitzklette.

Heimisch im nordostdeutschen Tiefland, sonst nur zerstreut.

Pflanze einjährig, gelbgrün, aromatisch riechend. Stengel dicht rauhhaarig, häufig rot oder braun gefleckt. Laubblätter oberseits dunkel- bis gelbgrün, unterseits heller, rhomboidisch bis herzförmig. Fruchtköpfchen gelb- bis dunkelbraun, oft rot überlaufen.

Inhaltsstoffe. Im Samen etwa 42% Eiweiß und 35% fettes Öl mit 63% Linol-, 24% Ölsäure, 7% höhere ges. Säuren und 0,6% Unverseifbares. Nach Pashchenko et al. (l. c.) Kaffeesäure und 1,4-Dicaffeoylchinasäure, ferner [Chem. Abstr. *71*, 67 924 (1969)] Xanthatin und Xanthinin.

Anwendung. Das fette Öl als Nahrungsmittel, zur Seifenfabrikation, zur Herstellung von hochmolekularen Alkoholen, Alkoholsulfonaten, raffiniert zu Zäpfchen, Salben, Linimenten, in der Kosmetik. Die Preßrückstände als Futtermittel.

Xanthocillinum

Xanthocillinum. Xantocillinum. Xanthocillin.

$C_{18}H_{12}O_2N_2$ M.G. 288,3

1,4-Bis-(4-hydroxyphenyl)-2,3-diisocyanobutadien-(1,3).

Wirksamkeit. Mindestens 90,0% der Wirksamkeit des Xanthocillin-Standards.

Vorkommen und Gewinnung. Die Substanz ist ein Antibioticum, das meist aus Stämmen von Penicillium notatum gewonnen wird, aber auch auf anderem Wege hergestellt werden kann.

Eigenschaften. Gelbes, mikrokristallines Pulver von nicht wahrnehmbarem Geruch und nicht wahrnehmbarem Geschmack, fast unlösl. in W., schwer lösl. in A.

Erkennung. 1. Lichtabsorption: Die Prfg. ist unter Lichtschutz durchzuführen. 0,0400 g werden in M. zu 100,00 ml gelöst. 5,00 ml dieser Lsg. werden mit M. zu 50,00 ml aufgefüllt. 5,00 ml dieser Lsg. werden mit M. zu 100,00 ml aufgefüllt. Die Lsg. zeigt bei 364 nm $\pm$ 1 nm ein Absorptionsmaximum. 20,0 ml Lsg. zeigen nach Zusatz von 5,0 ml 0,5 N Kalilauge bei 430 nm $\pm$ 3 nm ein Absorptionsmaximum. 2. Es wird eine Dünnschichtchromatographische Prfg. durchgeführt. Adsorptionsschicht: Kieselgel G. Aufzutragende Lsg.: 0,0100 g Substanz wird in 5,0 ml M. gelöst. 5,0 µl der Lsg. werden als Startfleck a aufgetragen. Aufzutragende Lsg. der Testsubstanz: 0,0100 g Xanthocillin-Standard wird in 5,0 ml M. gelöst. 5,0 µl der Lsg. werden als Startfleck b aufgetragen. Die Lsg. sind vor Licht geschützt aufzubewahren. Laufmittel: Xylol:Isopropanol = 80:20. Das Chromatographieren ist unter Lichtschutz durchzuführen. Trocknung: Die Dünnschichtplatte wird bei 120°C 30 Min. lang getrocknet. Auswertung: Der R_f-Wert des braunen Testsubstanzfleckes muß im Bereich von 0,60 bis 0,75 liegen. Das Chromatogramm zeigt über dem Startpunkt a einen braunen Fleck mit dem R_f-Wert des Fleckes der Testsubstanz.

Prüfung. 1. Unlösl. Verunreinigungen: 0,050 g Substanz müssen sich in 2,00 ml DMF lösen. Die Lsg. muß klar sein. 2. Reaktion der Lsg.: 0,500 g Substanz werden mit 10,0 ml kohlendioxidfreiem W. versetzt. Die Mischung wird geschüttelt. Sie muß einen pH-Wert im Bereich von 5,0 bis 7,5 zeigen. 3. Glührückstand: Höchstens 0,50%. 4. Trocknungsverlust: Höchstens 1,0%, wenn die Substanz bei 105° getrocknet wird.

Wertbestimmung. Zur Wertbestimmung der Substanz wird die „Bestimmung der Antibiotica" nach 2. AB — DDR angewandt.

Aufbewahrung. Gut verschlossen, vor Licht geschützt.

Dosierung. Maximalkonzentration 5%.

Anwendung. Als Antibioticum.

Xanthon

Xanthon. Dibenzo-γ-pyron. Dibenzpyron.

9-Oxo-xanthen

$C_{13}H_8O_2$ M.G. 196,19

Eigenschaften. Farblose Nadeln, lösl. in Chlf., wenig lösl. in heißem W., A., Toluol, Xylol, Petrolaether, Bzl. und Ae., praktisch unlösl. in kaltem W., Alkalilaugen und verd. Säuren. Fp. = 174—175°, Kp. = 351°.

Anwendung. Als Ausgangsmaterial zur Xanthydrolherstellung.

Xanthophyllum

Xanthophyllum lanceolatum (Miq.) Smith. Polygalaceae — Xanthophylleae. Siurbaum.

Heimisch auf Sumatra und Malakka.

Baum mit lederigen Laubblättern, Blüten in Ähren oder Rispen stehend.

Inhaltsstoffe. In den Samen etwa 40% Fett, im Preßkuchen ein giftiges Saponin.

Anwendung. Das Fett, unter dem Namen Siovernußfett oder Sioverfett im Handel, zur Kerzen- und Seifenfabrikation, bei den Eingeborenen gegen Aphthen.

Xanthophyll

Xanthophyll. Lutein.

S. Luteinum V, 595.

Bemerkung. Vgl. Lebensmittelfarbstoffe: II, 29 und 38.

Xantofyli palmitas

Xantofyli palmitas.

S. Helenien V, 27.

Xantophyll-dipalmitinsäureester

Xanthophyll-dipalmitinsäureester.

S. Helenien V, 27.

Xanthoriza

Xanthoriza simplicissima MARSH. (Xanthorrhiza simplicissima, Xanthor(r)iza apiifolia L'HERIT, Zanthoriza apiifolia L'HERIT). Ranunuculaceae — Helleboroideae — Helleboreae.

Heimisch an der Ostküste von Nordamerika (von New York bis Florida), besonders an Flußufern, wo es in Büscheln wachsend an schattigen Orten gefunden wird. Die Pflanze blüht im April und vermehrt sich sowohl durch Samen als auch durch Teilung des Wurzelstockes. Das Rhizom ist leuchtend gelb. Eine ausführliche pharmakognostische Untersuchung des Holzes des Rhizomes beschreibt LEMESLE [Compt. rend. *227*, 686 (1948)].

Radix Xanthorhizae. Yellow root. Shrub yellow root. Parsleyleaved yellow root. Southern yellow root. Yellow wart.

Die Wurzel von Hydrastis canadensis wird auch gelegentlich als Yellow root bezeichnet.

Inhaltsstoffe. Die Droge enthält neben 1,2 bis 1,3% Berberin die Alkaloide Jatrorrhizin und Magnoflorin. Nach KNAPP et al. [J. Pharm. Sci. *56*, 139 (1967)] ferner Obamegin und Oxyacanthin.

Anwendung. Sie wird zur Herstellung eines bitteren Tonikums verwendet, gilt als Verfälschung von Rhizoma Hydrastis canadensis.

Bemerkung. Xanthoriza ist nicht zu verwechseln mit Zingiberaceen vom Xanthorrhiza-Typ. Letztere enthalten etwa 0,55% Farbstoffe, darunter zu 38% Desmethoxy-curcumin und 38% Curcumin [JENTSCH et al.: Sci. Pharm. *38*, 50 (1970)].

Xanthorrhoea

Xanthorrhoea-Arten. Xanthorrhoeaceae — Xanthorrhoeeae. Grasbäume.

In Australien, Tasmanien, der austral. Inselwelt, heimische Grasbäume mit dickem, säulenartigem Stamm und dichtem Büschel langer, dünner, grasartiger Blätter. Aus dem Stamm tritt freiwillig ein Harz in einer Schicht von 2 bis 4 cm Dicke aus. Es kann sich auch am Fuß der Bäume in Form dicker Klumpen ansammeln.

Resina Xanthorrhoeae. Resina Acaroidis. Gummi Acaroidis. Resina lutea. Akaroidharz. Grasbaumgummi. Nuttharz. Edelschellack. Jakkaharz. Jakkagummi. Acaroid. Acroid. Botanybay Gummi. Gum accroides. Blackboy gum. Grass tree gum. Gomme acaroid.

Handelssorten. Das handelsmäßig wertvollere, aber teuere und seltene Gelbe Akaroidharz stammt von verschiedenen Xanthorrhoea-Arten, vorwiegend von:
Xanthorrhoea hastilis R. BR. (Ost- und Südostaustralien) und Xanthorrhoea tateana F. v. MUELL. (Südaustralien).

Rotes Akaroidharz stammt von:

Xanthorrhoea australis R. Br. (Neusüdwales, Victoria, Tasmania), Xanthorrhoea qua-
drangulata F. V. Muell., Xanthorrhoeae preissii Endl. (Südwestaustralien) und Xanthorrhoeae drummondii Herv.

Beschreibung. Das infolge von Verwundungen aus dem Stock ausfließende, am Stamm
erhärtende und von den Eingeborenen gesammelte Harz ist mit vielen Rindenstücken und
Stengelstücken verunreinigt. Die Handelsdroge ist gewöhnlich außen bräunlichgelb, innen
opak und reingelb wie Gummigutti, nur stets heller als dieses. Mit Wasser verrieben gibt die
Droge keine Emulsion.

Gelbes Harz kommt auch in großen, spröden, bis 500 g schweren Stücken in den Handel,
es riecht balsamischer als das rote. Die Tränen (soweit solche in der Droge vorhanden) sind
rundlich, außen tief rotbraun, der Bruch glänzend, glasartig, in dünnen Splittern völlig
durchsichtig.

Das rote Harz kommt meist in Tränen von tief rotbrauner, bisweilen außen hellroter
Farbe vor; der Bruch ist glasartig, dünne Splitter sind durchsichtig und rubinrot.

Das Gelbe Akaroidharz besteht aus ungleichmäßigen Stücken von etwa 3 bis 4 cm Durchmesser oder aus Grus. In einer undurchsichtigen Grundmasse befinden sich verschieden große
rundliche Mandeln. Gelbes Akaroidharz erscheint völlig verharzt, erst bei der Auflösung
findet man noch Reste von Zellen. Aus unregelmäßigen, kleinen Stücken oder aus grusartiger
Ware bestehend. Der Geruch ist aromatisch, etwas an Benzoeharz erinnernd. Zündet man
Akaroidharz an, so entwickelt sich ein penetranter, sehr charakteristischer Geruch. Das Harz
schmeckt nach Zimt.

Reinigung. Die Reinigung des Akaroidharzes erfolgt durch Lösen in Wasser bei Gegenwart
alkalischer Erden. Die Alkaliverbindung des Harzes wird durch Dekantieren oder Filtrieren
abgetrennt und das Harz mit Säuren abgeschieden. Wird hierzu eine Säure verwendet, die
mit dem Erdalkali ein unlösliches Salz gibt, so erhält man eine innige Mischung von Harz und
unlöslichem Salz, die zur Herstellung von Siegellack verwendet wurde.

Inhaltsstoffe. In Rotem Akaroidharz 85% Erythroresinotannol, $C_{40}H_{39}O_9 \cdot OH$, hauptsächlich als p-Cumarsäureester, geringe Mengen Erythroresinolbenzoesäureester, 1 bis 2%
freie p-Cumarsäure, 0,6% p-Oxybenzaldehyd, 0,3% äth. Öl, Geruch an Peru- und Tolu-
balsam erinnernd, mit Styrol und freier und veresterter Zimtsäure, 2′,4-Dihydroxy-4′-meth-
oxychalkon $C_{16}H_{14}O_4$, Fp. 172 bis 176°. Nach Birch et al. [Tetrahedron L. *1964*, S. 1623 und
2211] im Harz von Xanthorrhoea preissii Endl. die Flavonoide Naringenin, 5-Methylnarin-
genin, Pinocembrin und ein Flavan mit Hydroxy- und /oder Methoxygruppen in 5,7- und 4′-
Stellung; ferner Napethalen- und Anthracen-Derivate, sowie Citronellol. Im Harz von X.
preissii und X. reflexa Xanthorrhoeol und Xanthorrhoein $C_{14}H_{14}O_2$, Fp. 68 bis 69°.

In rotem Harz ferner nach Birch et al. [Tetrahedron L. *1967*, S. 481] Xanthorrhon,
Fp. 193 bis 196°, und 14-Hydroxy-xanthorrhon, Fp. 190 bis 193°.

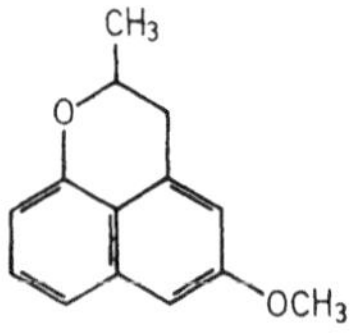

CH₃
O
OCH₃

Xanthorrhoein

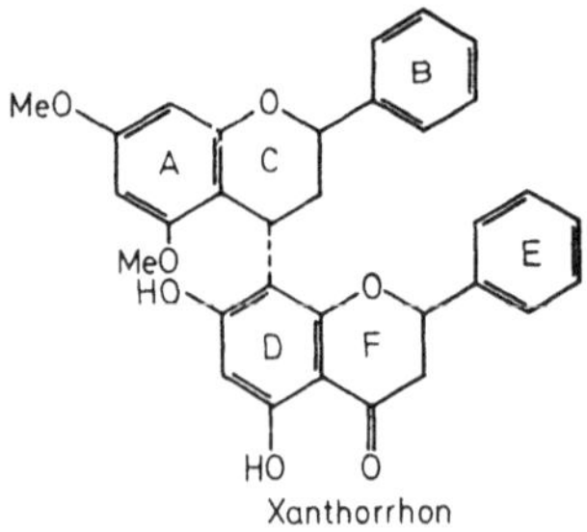

MeO
B
A
C
MeO
HO
E
D
F
HO   O

Xanthorrhon

In Gelbem Akaroidharz nach älteren Angaben Zimtalkohol, Bassorin, Vanillin, Paraoxy-
benzaldehyd und Zimtsäurephenylpropylester. Hauptbestandteil ist mit 80% Xantho-
resinotannol-p-cumarsäureester, ferner 4% freie p-Cumarsäure, 0,6% Zimtsäure, freie Benzoesäure, 1% Styracin und Styron (Zimtalkohol) $C_9H_{10}O$, 0,37% äth. Öl mit 20% Zimtsäure und
Styrol. Im äth. Öl einiger Arten Päonol (2-Hydroxy-4-methoxy-acetophenon), Fp. 50°, und
6-Methoxypäonol, Fp. 80°.

Prüfung. Nach Berger sind folgende Reaktionen für das Akaroidharz typisch: 3 g Harz
werden mit 12 ml 96%igem A. gelöst, 9 ml der filtrierten Lsg. werden in einen mit Glasstopfen
versehenen Meßzylinder (20 bis 25 ccm, geteilt in 0,1 ml) gegeben und tropfenweise mit W.
versetzt, wobei man jedesmal kräftig schüttelt. Wenn eine deutliche Fällung eintritt, nicht
nur eine starke Trübung, liest man die Volumenvermehrung ab, also die zugegebene Wasser-
menge (ohne Rücksicht auf die für das Ergebnis belanglose Volumenkontraktion). Falls der

Fällungspunkt unter 4,5 liegt, gibt man nun noch soviel W. zu, daß man im Ganzen 4,5 ml verbraucht hat, filtriert, und teilt das Filtrat in drei Teile, mit denen man folgende Reaktionen anstellt:

1. Zusatz von Kalilauge: tief gelbrote bis rotbraune Färbung, keine Fällung.
2. Zusatz von alkoholischer Eisenchloridlsg. (3%ig): braune bis schwarze Fbg. (keine Fällung, die auf Schellack deuten würde).
3. Zusatz von W. (etwa dreifache Menge) und einige Tr. wss. Eisenchloridlsg.: braune bis violette Fbg. (Im Gegensatz hierzu wird bei Schellack hier keine Veränderung oder nur eine ganz geringfügige Graufärbung eintreten.)

Anwendung. Zur Herstellung von Lacken und Polituren; in Amerika besonders als Kolophoniumersatz zum Leimen in der Papierfabrikation, Gelbes Akaroidharz auch in der Parfümerie, in Europa Rotes Akaroidharz zeitweise als Schellackersatz. In der Medizin früher die alkoholische Tinktur (6:100) bis zu 70 g gegen Phthisis und chronische Katarrhe.

Bemerkung. Semen Xanthorrhoeae, Xanthorrhoeasamen, enthalten fettes Öl mit 45 bis 85% Linolsäure im Fettsäureanteil.

Xanthotoxin

Xanthotoxin. 8-Methoxypsoralen.

$C_{12}H_8O_4$ M.G. 216,18

8-Methoxy-(furano-3′,2′:6,7-cumarin).

Bemerkung. Vgl. Inhaltsstoffe von Ammi visnaga III, 27 und Angelica archangelica III, 91.

Eigenschaften. Rhombische Prismen, schwer lösl. in W., Ä., Bzl., Petroläther, wenig lösl. in A. und Aceton, leicht lösl. in Chlf., A. heißem Aceton und Eisessig. Die Substanz löst sich in wss. Alkalilaugen unter Öffnung des Lactonringes und scheidet sich aus den neutralisierten Lösungen beim Stehen wieder aus. Sie ist mit Wasserdampf schwer flüchtig und löst sich in konz. Schwefelsäure mit gelber Farbe, die beim Erwärmen in Braun übergeht. Fp. = 146 bis 148°.

Anwendung. Bei Psoriasis vulg. und Vitiligo, oral (20 mg) oder lokal in Form 1%iger Lotiones, mit nachfolgender UV-Bestrahlung.

Wirkung. Erhöhung der Melaninbildung in der UV-bestrahlten Haut.

Nebenwirkungen. Gastrische Beschwerden, Nausea, Schlaflosigkeit. Die Substanz ist stark hepatotoxisch. Anwendung nur unter ärztlicher Kontrolle.

Handelsformen. Methoxsalen, Oxsoralen, Ammoidin, Meladinine.

Xanthranol

Xanthranol.

S. Xanthydrol, S. 528.

Xanthurensäure

Xanthurensäure.

4,8-Dihydroxy-chinaldinsäure.

$C_{10}H_7NO_4$ M.G. 205,16

Eigenschaften. Schwefelgelbe Kristalle, lösl. in wss. Alkalilaugen und heißer, verd. Salzsäure, praktisch unlösl. in W. Fp. = 286°.

Anwendung. Als Vergleichssubstanz bei Stoffwechselversuchen zum Nachweis eines Mangels an Vitamin B_6.

Xanthydrol

Xanthydrol. 9-Hydroxy-xanthen. Xanthenol. Xanthranol. Dibenzo-γ-pyranol.

$C_{13}H_{10}O_2$ M.G. 198,21

Bemerkung. Die Substanz ist in Form von Lösungen als Reagens in 2. AB — DDR und in Helv. VI zu finden. Vgl. I, 770, 771.

Eigenschaften. Weißes, kristallines Pulver, wenig lösl. in W., lösl. in A. und Chlf. In konz. Schwefelsäure löst sich die Substanz mit gelber Farbe und grüner Fluoreszenz. Die Substanz wird an der Luft leicht oxydiert unter Bildung von Xanthon. Fp. = 123° und Zers. Die Substanz bildet mit Mineralsäuren Salze.

Aufbewahrung. Gut verschlossen, vor Luft und Feuchtigkeit geschützt.

Anwendung. Als Reagens auf Harnstoff, Ureide, Säureamide etc. (Fosses Reagens).

Xantinol

Xantinoli nicotinas. Xantinolnicotinat. Xanthinol niacinate. Xanthinol nicotinate.

7-[2-Hydroxy-3-(N-methyl-β-hydroxyäthylamino)-propyl]-theophyllin.

$$C_{13}H_{21}N_5O_4 \cdot C_6H_5NO_2$$

$C_{19}H_{26}N_6O_6$ M.G. 434,03

Anwendung. Als Vasodilatans bei peripheren und zentralen Durchblutungsstörungen. Auch bei Hyperlipidaemien.

Handelsformen. Angioamin, Complamex, Complamin (Wülfing-Bauer, BRD), Complamina, Contamex, Delta-Complamine, Emodinamin, Iperfil, Landrina, Landogen, Methemin, Sadamin, Silpromin, Stenalgil, Teonicol, Vedrin, Xavin.

Xenthioratum

Xenthioratum. Xenthiorat. Xenthioratum (NFN).

2-(4-Biphenylyl)-thiobuttersäure-S-(β-diäthylaminoäthyl)-ester. α-(Biphenyl-4-yl)-thiobuttersäure-S-(2-diäthylaminoäthyl)-ester.

$C_{22}H_{29}NOS$ M.G. 355,05

Anwendung. Als Therapeuticum bei Hypercholesterinämie.

Handelsform. Xenthiorate HCl (Warner-Lambert, USA) als Hydrochlorid.

Xenygloxalum

Xenylgloxalum. Xenylgloxal. Xenygloxalum (NFN).

Biphenyl-4,4'-ylen-bis-(glyoxal-hydrat). 4.4'-Biphenylen-bis-glyoxalhydrat.

$C_{16}H_{14}O_6$ M.G. 301,99

Bemerkung. Unter Xenylgloxalum wird auch das 4,4'-Biphenylen-bis-glyoxal ($C_{16}H_{10}O_4$) verstanden.

Anwendung. Als Chemotherapeuticum bei Virusinfektionen.

Handelsformen. C.U. 58917. Xenalvis.

Xenyhexensäure

Xenyhexensäure. Acidum xenihexenicum (NFN).

2-(4-Biphenylyl)-4-hexensäure. 2-(Biphenyl-4-yl)-hex-4-en-säure.

$C_{18}H_{18}O_2$ M.G. 265,99

Anwendung. Als Regulator bei Störungen des Fettstoffwechsels (Hypercholesterinämien und Hyperlipämien).

Handelsformen. Darilin. Desenovis (Vister, Italien). Desenovister.

Xenysalatum

Xenysalatum. Xenysalat. Xenysalate (BAN). Xempalatum (NFN). Biphenamine hydrochloride (USAN), als Hydrochlorid.

(2-Diäthylaminoäthyl)-3-phenylsalicylat.   3-Phenylsalicylsäure-β-diäthylaminoäthyl-ester.

$C_{19}H_{23}NO_3$ M.G. 313,0

Bemerkungen. Die Substanz wird meist als Hydrochlorid verwendet.

Anwendung. Antiseborrhoicum.

Handelsformen. In Alvine. Melsaphine. Sebaden (Fonmonze, Frankreich). Sebaklen.

Xenytropium

Xenytropii bromidum. Xenytropiumbromid.

8-(p-Biphenylmethyl)-3-DL-tropoyloxytropanium-bromid.   8-(p-Phenylbenzyl)-atropi-nium-bromid.

$C_{30}H_{34}BrNO_3$ M.G. 535,90

Anwendung. Als Anticholinergicum und Spasmolyticum (s. auch II, 484 ff.).

Handelsformen. Dendrepar. Gastripan (Sanabo, Österreich). Gastripon. Gastropin.

Xeroformium

Xeroformium.

S. Bismutum tribromphenolicum DAB 7, III, 475.

Xibornolum

Xibornolum. Xibornol.

6-Isobornyl-3,4-xylenol.

$C_{18}H_{26}O$

M.G. 257,99

Anwendung. Als Bronchotherapeutikum.

Handelsformen. Bactacine. Nanbacine.

Ximenia

Ximenia americana L. (Heymassolia spinosa AUBL.). Wild Plum. Olacaceae — Schoepfioideae — Ximenieae.

Ein kümmerlicher Savannenbaum mit dunkelbrauner Rinde und rechteckigen Schuppen. Die Blätter sind schmal-elliptisch, die Blüten weiß, duftend und meist vierteilig. Die Früchte sind gelb, Pflaumen-ähnlich, mit dünner Haut und einem einzigen Stein.

Heimisch in den Tropen, bes. in Brasilien und Afrika.

Inhaltsstoffe. Die Samenschalen enthalten 6%, die Kerne 60 bis 70% fettes Öl, Ximeniaöl, Wildolivenöl, mit etwa 25% Santalbinsäure (Ximeninsäure) $C_{18}H_{30}O_2$, Fp. 38 bis 40°, 15% Ximensäure $C_{26}H_{50}O_2$, 5% Lumequesäure $C_{30}H_{58}O_2$, Eicosensäure, 19-Octacosensäure, Cerotinsäure, Tetracosensäure, 1,5% Harzsäuren und 0,1% Kautschuk. In Holz und Wurzel ebenfalls Glyceride mit Acetylenfettsäuren, u. a. trans-13-En-9,11-diin und trans-11-trans-13-Dien-9-in; in der Samenschale 5,9% Fett; in der Rinde ca. 17% Tannin; in den Blättern Sambunigrin (Mandelnitrilglucosid), Fp. 151 bis 152°, Gerbstoffe, Pinit, Harz und ein Flavonoidglykosid. Getrocknete Blätter liefern 0,3% Blausäure.

$$CH_3-(CH_2)_5-CH$$
$$HC-C\equiv C-(CH_2)_7-COOH$$

Santalbinsäure

Anwendung. Das Öl als Speiseöl, zur Seifenfabrikation, als Kosmeticum; die Wurzel in der Eingeborenenmedizin Afrikas u. a. als Febrifugum und gegen Diarrhö, die Wurzel und Rinde äußerlich bei Geschwüren, gegen Trichophythie, als Adstringens; die Blätter u. a. gegen Husten, Fieber und Wunden, bei Zahnschmerzen und als Augenlotion. — Alle Organe der Pflanze sind giftverdächtig. — Die Früchte und Samen von Ximenia americana L. var. microphylla WELW. ex OLIV. sind eßbar. In Transvaal wird aus reifen Früchten Bier gebraut.

Bemerkung. Ximenia gabonensis BAILL. und Ximenia russeliana WALL. sind Unterarten von Ximenia americana mit etwa gleicher Anwendung des Samenöls.

Ximenia caffra SOND., und var. natalensis SOND.

Afrika.

Inhaltsstoffe. Die Blätter enthalten Tannin und cyanogene Substanzen, die Früchte Vitamin C, die Samenkerne 65% eines gelben, nicht trocknenden Öles mit Ximeninsäure und 8-Oxy-ximeninsäure.

Anwendung. Die Blätter bei den Eingeborenen zu Augenwässern und gegen Entzündungen, die Wurzel ist gegen Fieber und Diarrhö sowie gegen Syphillis und Hakenwurmkrankheit wirksam.

34*

Xipamidum

Xipamidum. Xipamid.

4-Chlor-5-sulfamoyl-2',6'-salicyloxylidid. 4-Chlor-5-sulfamoyl-salicylsäure-(2,6-xylidid).

$C_{15}H_{15}ClN_2O_4S$　　　　　　　　　　　　　　　　M.G. 354,51

Anwendung. Als Diureticum (Saliureticum).
Handelsform. Aquaphor.

Xipranololum

Xipranololum. Xipranolol.

1-(Di-2,6-xylylmethoxy)-3-isopropylamino-2-propanol.　　1-(Isopropanyl-amino)-3-(2,2',6,6'-tetramethyl-benzhydryl-oxy)-propan-2-ol.

$C_{23}H_{33}NO_2$　　　　　　　　　　　　　　　　M.G. 355,0

Bemerkung. Die Substanz wird als Hydrochlorid verwendet.

Anwendung. Als adrenergischer β-Rezeptorenblocker bei Herzarrhythmien.

Handelsformen. B.S. 7977-D. Di-HCl (Brocades Stheeman, Holland).

Xylamidinum

Xylamidini tosylas. Xylamidintosylat. Xylamidintosylate (BAN). Xylamidine tosylate (USAN).

N-[2-(3-Methoxyphenoxy)-propyl]-m-tolylacetamidin-(p-toluol-sulfonat).

$$C_{19}H_{25}N_2O_2 \cdot C_7H_7SO_3$$

$C_{26}H_{32}N_2O_5S$　　　　　　　　　　　　　　　　M.G. 484,60

Anwendung. Als Serotoninantagonist.
Handelsform. B.W. 545-C-64.

Xylazinum

Xylazinum. Xylazin. Xylazine (BAN).

$C_{12}H_{16}N_2S$ M.G. 220,07

5,6-Dihydro-2-(2,6-xylidino)-4H-1,3-thiazin.

Anwendung. Als Analgeticum und Anaestheticum in der Veterinärmedizin.

Handelsform. Rompun vet. (Bayer, BRD), als Hydrochlorid.

Xylencyanol

Xylencyanol FF. Xylolcyanol FF.

$C_{25}H_{27}N_2NaO_7S_2$ M.G. 554,64

4,4′-Bis-(äthylamino)-3″-hydroxy-3,3′-dimethyl-triphenylcarbinol-disulfonsäure-(4″, 6″), Natriumsalz.

Eigenschaften. Kupferglänzende Masse, mit blauer Farbe in W. lösl.

Anwendung. Als Redox-Indikator bei der Titration von Arsen(III)-, Cer(IV)-, Eisen(II)-Verbindungen, sowie von Hexacyanoferrat(II). Der Umschlag erfolgt analog dem von Ferroin von Rötlichblau nach Violett.

Xylenol

2,3-Xylenol.

S. I, 1221.

2,4-Xylenol.

S. I, 1221.

2,5-Xylenol.

S. I, 1221.

2,6-Xylenol.

S. I, 1221.

3,4-Xylenol.

S. I, 122, 1222.

3,5-Xylenol.

S. I, 122, 1222.

Xylenolblau

p-Xylenolblau. p-Xylenolsulfonphthalein.

$C_{23}H_{22}O_5S$ M.G. 410,47

4'-Hydroxy-2,5,2',5'-tetramethyl-fuchson-sulfonsäure-(2''). Sulfon der 4,4',α-Trihydroxy-2,5,2',5'-tetramethyl-triphenylmethan-sulfonsäure-(2'').

Eigenschaften. Dunkelrotbraunes Pulver, lösl. in A., wenig lösl. in W.

Anwendung. Als Indikator in 0,02%iger wss. Lsg. mit folgenden Umschlagsbereichen: pH 1,2 (rot) bis pH 2,8 (gelb); pH 8,0 (gelb) bis pH 9,6 (blau).

Xylenolphthalein

p-Xylenolphthalein.

$C_{24}H_{22}O_4$ M.G. 374,42

2',5',2'',5''-Tetramethylphthalein. 3,3-Bis-(4-hydroxy-2,5-dimethyl-phenyl)-phthalid.

Eigenschaften. Weißlichgelbes, lockeres Pulver, lösl. in A., sehr wenig lösl. in W. Fp. = 276°.

Anwendung. Als Indikator in 0,04%iger Lsg. in 50%igem A. mit einem Umschlagsbereich von pH 9,3 (farblos) bis pH 10,5 (blau).

Xylenolphthalein-bis-iminodiessigsäure. Phthaleinpurpur. Metallphthalein.

Xylenolphthalein-bis-iminodiessigsäure.

$C_{37}H_{32}N_2O_{12} \cdot 3^1/_2\,H_2O$ M.G. 699,68

wasserfrei 636,59

Eigenschaften. Mattbräunliches Pulver, lösl. in wss. Ammoniak- und Natriumacetat-Lsg. Die wss. Lsg. sind bei pH < 6 farblos, bei pH 7—10 rosa, bei pH > 11 stark rot gefärbt. Die Substanz ist auch als Monohydrat bekannt, ein dann hellgelbes Pulver. Fp. = 186° (im Vakuum (10^{-2} mm Hg) bei 30° getrocknet).

Anwendung. Als Indikator bei der komplexometrischen Bestimmung von Erdalkalimetallen und Sulfationen. Auch in Form eines Mischindikators zusammen mit Methylrot und Diamingrün B. gelöst in einigen Tr. konz. Ammoniak-Lsg. und verd. mit W.

p-Xylenolsulfonphthalein

p-Xylenolsulfonphthalein.

S. p-Xylenolblau, S. 534.

Xylidin

m-2-Xylidin. 2,6-Xylidin. 2,6-Dimethylanilin. vic.-m-Xylidin.

$C_8H_{11}N$ M.G. 121,18

2-Amino-1,3-dimethylbenzol.

Eigenschaften. Farblose Fl., lösl. in A., wenig lösl. in W. Kp. = 214°. Fl. P. = etwa 96°. MAK = 5 cm³ pro m³ Luft. Derivat: N-Acetyl-vic.-m-xylidin. Fp. = 177°.

m-4-Xylidin. 2,4-Dimethylanilin. asym.-m-Xylidin.

$C_8H_{11}N$ M.G. 121,18

4-Amino-1,3-dimethyl-benzol.

Eigenschaften. Farblose Fl., lösl. in A. und Ae., schwer lösl. in W. $D_4^{20} = 0,978$. $Kp._{728}$ = 216°. $n_D^{20} = 1,5607$. Fl. P. = etwa 96°. MAK = 5 cm³ pro m³ Luft. Derivat: N-Acetyl-asym.-m-xylidin. Fp. = 129 bis 130°.

Anwendung. Zur Darstellung von Azofarbstoffen und als Antiklopfmittel (Flieger-benzin).

m-5-Xylidin. 3,5-Xylidin. 3,5-Dimethylanilin. sym.-m-Xylidin.

$C_8H_{11}N$ M.G. 121,18

5-Amino-1,3-dimethylbenzol.

Eigenschaften. Farblose, ölige Fl., lösl. in A., wenig lösl. in W. $D_4^0 = 0,994$. Fp. = < −20°. Kp. = 220−221°. $n_D^{12} = 1,562$. Fl. P. = etwa 96°. MAK = 5 cm³ pro m³ Luft. Derivat: N-Acetyl-sym.-m-xylidin. Fp. = 144°.

o-3-Xylidin. 2,3-Xylidin. 2,3-Dimethylanilin. vic.-o-Xylidin.

$C_8H_{11}N$ M.G. 121,18

3-Amino-1,2-dimethyl-benzol.

Eigenschaften. Farblose Fl., lösl. in A., wenig lösl. in W. $D_{15}^{15} = 0,991$. Fp. = < −15°. Kp. = 221−222°. $n_D^{15} = 1,571$. Fl. P. = etwa 96°. MAK = 5 cm³ pro m³ Luft. Derivat: N-Acetyl-vic.-o-xylidin. Fp. = 134°. Die Substanz wird von der Haut resorbiert.

o-4-Xylidin. 3,4-Xylidin. 3,4-Dimethylanilin. asym.-o-Xylidin.

$C_8H_{11}N$ M.G. 121,18

4-Amino-1,2-dimethyl-benzol.

Eigenschaften. Prismatische, farblose Kristalle, lösl. in A. und Petrolaether, wenig lösl. in W. $D^{17,5} = 1,076$. Fp. = 51°. Kp. = 226°. Fl. P. = etwa 96°. MAK = 5 cm³ pro m³ Luft.

Anwendung. Zur Synthese von Vitamin B_2 (Riboflavin).

p-2-Xylidin. 2,5-Xylidin. 2,5-Dimethylanilin. p-Xylidin.

$C_8H_{11}N$ M.G. 121,18

5-amino-1,4-dimethyl-benzol.

Eigenschaften. Farblose, ölige Fl., die sich an der Luft gelblich färbt, lösl. in A., wenig lösl. in W. $D_4^{21} = 0,979$. Fp. $= +15,5°$. Kp. $= 213,5°$. $n_D^{20} = 1,559$. Derivat: N-Acetyl-p-2-xylidin. Fp. $= 139°$.

Aufbewahrung. Gut verschlossen, vor Licht und Luft geschützt.

Anwendung. Zur Herstellung von Azofarbstoffen.

Xylit

Xylit. Xylitol.

$$HO-CH_2-\underset{\underset{OH}{|}}{\overset{\overset{OH}{|}}{CH}}-CH-\overset{\overset{OH}{|}}{CH}-CH_2-OH$$

$C_5H_{12}O_5$ M.G. 152,0

1,2,3,4,5-Pentanpentol.

Bemerkung. Lsg.: Vgl. VII A, 393.

Anwendung. Da das Pentit in der Leber in den Pentosephosphatcyclus eingeschleust wird, kann es als Glucoseaustauschstoff benutzt werden (z. B. bei Diabetes).

Xylocarpus

Xylocarpus granatum KOENIG [Xylocarpus obovatus (BL.) A. JUSS., Carapa obovata BL.]. Melaceae — Melioideae — Carapeae.

In den Küstengebieten der alten Welt, Ostafrika, Südasien bis zu den Fidschiinseln.

Mangrovenpflanze mit Atemwurzel und leichten, schwimmenden Samen.

Inhaltsstoffe. In der Rinde 27 bis 40% Gerbstoffe. Im Holz nach TAYLOR [J. Chem. Soc. C, *1970*, S. 211; *1965*, S. 3495] 0,1% Gedunin und im Samen Xylocarpin (3β-Acetoxy-8x-30x-epoxi-1-oxomeliacat) sowie 40 bis 50% Fett.

Anwendung. Die Rinde, Xylocarpusrinde, als Gerbmaterial, auch zusammen mit der Fruchtschale gegen Ruhr und Diarrhö; der Stamm für Kunsttischlerholz; die Samen zur Gewinnung des Carapafettes, das gegen Kolikschmerzen brauchbar ist.

Xylocarpus benadirensis MATTEI.

Anwendung. Der Fruchtsaft der unreifen Frucht wird in Afrika von den Eingeborenen als Aphrodisiacum getrunken, die Rinde dient zum Gerben.

Xylocarpus moluccensis (LAM.) M. ROEM. (Carapa moluccensis LAM.). — Nach Dragendorff identisch mit Xylocarpus granatum KOENIG.

Heimisch in den Tropen der Alten Welt.

Inhaltsstoffe. In der Rinde etwa 30% Gerbstoff.

Anwendung. Rinde als Gerbmaterial; die Samen zur Gewinnung des Carapafettes.

Xylocoumarolum

Xylocoumarolum. Xylocoumarol.

$C_{17}H_{14}O_3$ M.G. 265,99

4-Hydroxy-3-(3,5-xylylyl)-cumarin.

Anwendung. Als Anticoagulans (s. auch I, 1158).

Xylolum

m-Xylol. S. III, 405.

o-Xylol. S. III, 405.

p-Xylol. S. III, 406.

Xylolum DAB 7 — BRD, ÖAB 9, Helv. VI etc. S. Xylol III, 404.

Xylol-azo-naphthol

m-Xylol-(4-azo-1)-naphthol-(2). Sudan.

$C_{18}H_{16}N_2O$ M.G. 276,34

m-Xylol-(4)-azo 1)-naphthol-(2).

Eigenschaften. Braunrotes Pulver, lösl. in A. mit gelbroter Farbe, Ae., Aceton und Chlf.,
praktisch unlösl. in W., Alkalilaugen und verd. Säuren. Fp. = 166°.

Anwendung. Zum Färben von Fetten, Ölen und Spritlacken.

Xylol-azo-naphthol-disulfonsäure

m-Xylol-(4-azo 1)-[naphthol-(2)-disulfonsäure-(3,6)], Natriumsalz. Ponceau 2R. Bril-
liantponceau G.

$C_{18}H_{14}N_2Na_2O_7S_2$ M.G. 480,44

m-Xylol-(4-azo 1)-[naphthol-(2)-disulfonsäure-(3,6)], Natriumsalz.

Eigenschaften. Dunkelrotes Pulver, lösl. in W., schwer lösl. in A.

Anwendung. Als Farbstoff für Wolle, Lebensmittel (je nach den gesetzlichen Vorschriften
der einzelnen Länder) und Lacke.

Xylolcyanol

Xylolcyanol FF.

S. Xylencyanol FF., S. 533.

Xylometazoline

Xylometazoline.

S. Butyl-dimethyl-phenyl-methyl-imidazolin, III, 544.

Xylomethazoline Hydrochloride. S. II, 620.

Xylopia

Xylopia aethiopica (Dun.) A. Rich. (Annona aethiopica Dun., Habzelia aeth. A.Dc., Unona aeth. Dun., U. piperita Afzel.). Annonaceae — Annonoideae — Annoneae. Malagueta Pfeffer. Senegalpfeffer. Äthiopischer Pfeffer. Mohrenpfeffer.

Heimisch im tropischen Afrika, Elfenbeinküste, Senegalgebiet.

Die Annonaceen sind Holzpflanzen mit Ölzellen. Laubblätter ungeteilt, nebenblattlos. Blüten zwitterig, spirozyklisch, meist heterochlamydeisch. Blätter der Blütenhülle zumeist in 3 dreigliedrigen Quirlen. Staubblätter meist zahlreich, spiralig angeordnet. Fruchtknoten in der Regel getrennt, zahlreich. Früchte sehr oft große fleischige Beerenfrüchte mit zahlreichen (4 bis 20) Samen; letztere mit zerklüftetem Endosperm und kleinem Embryo.

Fructus Xylopiae aethiopicae. Kani-Gewürz. Kanipfeffer. Kumba. Mohrenpfeffer.

Balgfrüchte, 2,5 bis 5 cm lang, dunkelbraun, schotenähnlich, mit leichten Einschnürungen, im Innern mehrere (2 bis 7) länglich-rundliche, bis 8 mm lange und bis 4 mm breite, etwa bohnenförmige, glänzende, schwarze oder rehbraune Samen, deren unteres Drittel von einem dünnen, mehrlappigen Arillus bedeckt ist. Schnitte durch den Samen lassen ein helles, zerklüftetes Nährgewebe erkennen.

Mikroskopisches Bild. Fruchtwand: Fruchtoberhaut aus kleinen, niedrigen, in der Flächenansicht oft rechteckigen, dünnwandigen Zellen mit braunem Inhalt, dazwischen vereinzelt Stomata. Darunter getüpfelte Hypodermzellen von doppelter Länge und Breite, so daß die Epidermiszellen oft als Fensterung des Hypoderms erscheinen. An Flächenschnitten in dem braunen Fruchtwandgewebe zahlreiche große, heller erscheinende Ölbehälter. Auf Querschnitten unter Oberhaut und Hypoderm ein derbwandiges, zum Teil zusammengedrücktes Parenchym, in das einzelne oder zu kleinen Gruppen vereinigte vielgestaltige Skereiden eingelagert sind. Diese vielfach mit unregelmäßigen Auswüchsen versehenen Idioblasten meist quer zur Längsachse der Frucht gestreckt und wenig bis sehr stark verdickt, so daß oft nur ein winziges Lumen sichtbar ist. Die deutlich geschichtete Wand erscheint gelblich. In den äußeren Lagen des braunen Fruchtwandparenchyms nicht selten Oxalateinzelkristalle oder Drusen. Außer den Sklereiden im äußeren Teil des Mesokarps auch einzelne Ölbehälter. In der anschließenden Leitbündelzone mächtige Gruppen stark verdickter Bastfasern, die die Leitbündel außen schildförmig bedecken. Diese Bastgruppen aus sehr zähen Fasern durchziehen die Früchte der Länge nach und setzen der gleichmäßigen Zerkleinerung der Droge mit einer Handmühle großen Widerstand entgegen, indem die langfaserigen Elemente zurückbleiben oder die Mühle zum Teil unzerkleinert passieren. Innerhalb der Leitbündelzone der Hauptteil des Mesokarps, der von zahlreichen großen Ölbehältern durchsetzt ist.
In diesen Ölbehältern zähflüssige oder klumpige, aus ätherischem Öl oder Harz bestehende Massen. Das die Ölbehälter umgebende Gewebe großzellig, aber meist zusammengefallen und, wie der größte Teil des Fruchtwandparenchyms, in der Regel braun gefärbt. In der innersten Zone des Mesokarps die Ölbehälter wieder spärlicher. Auch hier einige Skereiden der oben beschriebenen Art. Das Endokarp zeigt nichts bemerkenswertes.
Die gleichen Zellelemente wie die Fruchtwand weist auch die knopfförmige Verbreiterung des Fruchtstieles im Rindenteil auf, nur ist das Gewebe viel reicher an Oxalatdrusen.
Die glänzend schwarzbraunen Samen — die tauben Exemplare sind meist gelbbraun — tragen in ihrem unteren Drittel einen kleinen, mehrlappigen, fast kelchartigen, der Samenschale ziemlich fest anliegenden Arillus aus dünnwandigen, vorwiegend stark gestreckten Zellen, die Eiweiß und Fett, aber keine Stärke enthalten.
Der voll entwickelte Samen zum größten Teil aus einem hellen, zerklüfteten Endosperm, in dessen Einbuchtungen dünne Zapfen eines braunen, meist dem inneren Teil der Samenschale verbundenen Gewebes hineinragen. Der kleine, am Grunde des Endosperms liegende Embryo tritt ganz zurück.

Querschnitte durch die Samenschale: Testaoberhaut aus palisadenartigen Zellen, deren Außenwände eigenartige Verdickungen zeigen. Ihre Innenwände dünn, ebenso die oft feinwellig gebogenen Seitenwände. Der braune, auf Gerbstoff reagierende Inhalt jeder Zelle ragt mit seiner kugelförmigen Spitze in die Verdickung der nicht verholzten Außenmembran hinein. Da sich die verdickte Außenwand mit Chlorzinkjod in der Regel gelbbraun, nur zuweilen violettbraun färbt, handelt es sich im wesentlichen um Cuticularsubstanz. Unter der Epidermis eine Reihe kleiner, brauner, meist zusammengedrückter Parenchymzellen, anschließend eine Sklerenchymplatte aus stark verdickten, verholzten Fasern. Zwischen Parenchym und der Faserplatte kleine Kristallzellen mit rechteckigen bis quadratischen Einzelkristallen. Zellwände oft aufgelöst, so daß die Kristalle freiliegen. Äußere Faserreihen in Richtung der Längsachse des Samens gestreckt, die darauf folgenden vorwiegend rechtwinkelig dazu, aber auch in verschiedener Richtung gekreuzt. An der Innenseite der Faserplatte zahlreiche, den Einbuchtungen des Endosperms entsprechende, in der Färbung heller braune, keilartige Fortsätze, aus ähnlichen sklerostisierten Fasern bestehend und von einer Lage polyedrischer Zellen mit rechteckigen bis quadratischen Einzelkristallen abgeschlossen. Dieses Füll- oder Ruminationsgewebe ist auch in tauben Samen vorhanden, bei denen das Nährgewebe gar nicht zur Entwicklung gekommen oder unvollständig ausgebildet und dann beim Trocknen der Früchte vollständig geschrumpft ist, und erscheint dann fast skelettartig.

Das fast hornartig harte Endosperm außen von einer dünnen, hellbraunen Haut bedeckt, aus zwei sich kreuzenden zusammengedrückten Lagen dünnwandiger gestreckter Zellen bestehend. Polyedrische Endospermzellen mit etwas knotig verdickten Wänden mit rundlichen bis ovalen Poren. Sie enthalten Fett und Aleuron, dagegen keine Stärke. Mit Jod-Jodkaliumlsg. färbt sich die Wand der Endospermzellen blau. Der kleine Keimling zeigt nichts bemerkenswertes.

Inhaltsstoffe. Nach älteren Angaben in Früchten und Samen das Glykosid Anonacein (nach anderen Angaben ist Anonacein ein morphinähnliches Alkaloid), Rutin und Harz, 34,5% fettes Öl in den „Schoten", 12,88% in den Körnern; in den Körnern 0,91% Piperin, 29,55% Cellulose, 1,09% Glucose und 13,67% Stärke. Die Hauptfettsäuren der Samenöle sind: 0,3% C_{14}, 38,6% C_{16}, 0,3% C_{17}, 9,1% C_{18}, 3,6% C_{21}, 41,6% C_{18}-2H, 3,2% C_{18}-4H und 3,3% C_{18}-6H. In den ganzen Früchten 2%, in der Fruchtwand 6% und im Samen allein 1,3% eines zimtähnlich riechenden, zuerst farblosen, dann grünen äth. Öls, nach TALALAJ [Chem. Abstr. *66*, 3892 (1967)] mit 9,5 bis 10,2% Aldehyden und 6,3 bis 7,8% Cineol. EKONG und OGAN [J. Chem. Soc. C. *1968*, S. 311] isolierten Xylopiasäure [15β-Acetoxy-(−)-kaur-16-en-säure] aus der Frucht sowie Cuminal (p-Isopropylbenzaldehyd) aus dem äth. Öl [Phytochemistry *10*, 2823 (1971)].

Nach EKONG et al. [Phytochemistry *8*, 1053 (1969)] in den getrockneten Früchten 5 Kaurinditerpene: (−)-Kauran-16α-ol, Fp. 216 bis 219°, (−)-Kaur-16-en-säure, Fp. 169 bis 173°, (−)-15-Hydroxy-kaur-16-en-säure, Fp. 204 bis 206°, (−)-Kauran-16α,19-diol, Fp. 200 bis 203°, und (−)-15-Oxokaur-16-en-säure, Fp. 197 bis 201°.

Anwendung. Als Gewürz und in der Eingeborenenmedizin Afrikas.

Xylopia aromatica (LAM.) BAILL., auch AUBL. (Unona concolor WILLD., Habzelia arom A.DC., Unonia arom. DUN., Uvaria ceylanica AUBL.).

Heimisch in Guayana, Westindien, Antillen.

Anwendung. Liefert pfefferartiges Gewürz, Maniquetta-Pfeffer, Melegneta-, Neger- oder Guineapfeffer.

Xylopia brasiliensis (MART.) SPRENG., auch St. HIL. Pimenta de macaco.

Heimisch in Brasilien.

Früchte 2 bis 3 cm lang.

Inhaltsstoffe. Nach CASAGRANDE und MEROTTI [Chem. Abstr. *74*, 331 (1971)] in der Rinde Xylopin (I), Anonain (II), 9-Methoxyliriodenin (III) und Liriodenin IV.

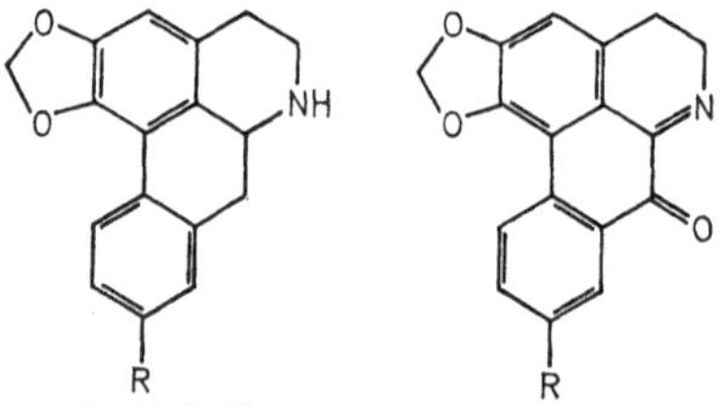

I : R = OCH₃
II : R = H
III : R = OCH₃
IV : R = H

Nach Costa [Chem. Abstr. *58*, 7135 (1963)] in den getrockneten Früchten 18,3% Harz, 2,7% Fett, 2,34% Piperin und 1,87% äth. Öl von angenehm würzigem Geruch.

Anwendung. Früchte als Pfefferersatz und Ersatz der Kubeben; bei Gonorrhö.

Xylopia frutescens Aubl.

Brasilien, Guayana.

Anwendung. Die Früchte liefern „Asthma koffie" und dienen als falsche Kubeben. Liefert Nutzholz und Bastfasern zu Seilen.

Xylopia mendoncae Exell.

Afrika, Nordrhodesien.

Anwendung. Die Wurzel als Dekokt bei Magenleiden und gegen Kopfschmerzen bei den Eingeborenen Nordrhodesiens.

Xylopia discreta (L. f.) Sprague et Hutchins.

Inhaltsstoffe. In den Früchten 5,5% äth. Öl mit 85% Cineol, in den Blättern 0,2% äth. Öl mit 37,5% Cineol. In der Rinde Xylopin $C_{18}H_{17}NO_3$, Fp. 78 bis 102°, Discretamin $C_{19}H_{21} \cdot NO_4$, Fp. 221 bis 224°, Xylopinin (Norcoralydin) $C_{21}H_{25}NO_4$, Fp. 182°, Discretinin $C_{20}H_{23}NO_4$, Fp. 212 bis 214°, und Discretin $C_{20}H_{23}NO_4$, Fp. 180 bis 181°.

	Substituenten am C-Atom						
	1	2	3	9	10	11	13
Discretamin	—	OCH_3	OH	OCH_3	OH	—	—
Discretinin	—	← 1 OH,	3 OCH_3 →		—	—	
Discretin	—	OH, OCH_3 oder 2 OCH_3		—	2 OCH_3 oder OH, OCH_3		—
Xylopinin	—	OCH_3	OCH_3	—	OCH_3	OCH_3	—

Xylosum

Xylosum 2. AB — DDR. Xylose BP 73, BPV 73. D-Xylose. D(+)-Xylose. Holzzucker.

$C_5H_{10}O_5$ M.G. 150,1

α-D-Xylopyranose.

Bemerkung. Papierchromatographie s. I, 575. Fp. S. II, 868.

Vorkommen und Gewinnung. Xylose kommt als Polysaccharid in Form von Hemizellulosen (Holzgummi, Xylan) in Holz, Stroh, Kleie, den Schalen von Aprikosenkernen u. a. vor und wird daraus durch Hydrolyse mit verd. Schwefelsäure gewonnen.

Eigenschaften. Weißes, kristallines Pulver von nicht wahrnehmbarem Geruch und süßem Geschmack, sehr leicht lösl. in W., lösl. in Pyridin und heißem A. Die Substanz ist mit normaler Hefe nicht vergärbar und reduziert Fehlingsche Lsg. nur in der Hitze.

Erkennung. 1. Optische Drehung: $[\alpha]_D^{20} = +19{,}0$ bis $20{,}0°$. Zur Bestimmung werden 2,5000 g Substanz in 20,0 ml W. gelöst. Die Lsg. wird nach Zusatz von 1 Tr. 3 N Ammoniak-Lsg. mit W. zu 25,00 ml aufgefüllt (2. AB — DDR). 2. Dünnschichtchromatographische Identifizierung: Sorptionsschicht: Zellulosepulver FND. Aufzutragende Lsg.: Lsg. 1: 0,150 g Substanz werden in 10,0 ml W. gelöst. 20,0 µl der Lsg. werden als 20 mm langes Startband a aufgetragen. Lsg. 2: 1,00 ml Lsg. 1 wird mit W. zu 25,0 ml aufgefüllt. 10,0 µl der Lsg. werden als Startfleck b aufgetragen. Lsg. 3: 0,030 g Xylose-Standardsubstanz werden in 2,00 ml W. gelöst. 20,0 µl der Lsg. werden als 20 mm langes Startband c aufgetragen. Aufzutragende Lsg. der Testsubstanz: 1,00 ml Lsg. 3 wird mit W. zu 25,0 ml aufgefüllt. 10,0 µl der Lsg. werden als Startfleck d aufgetragen.

Die Startflecke b und d werden in der Mitte der Dünnschichtplatte zwischen den beiden Startbändern in einer Entfernung von 10 mm voneinander aufgetragen. Beim Auftragen darf das Trocknen nicht durch einen Heißluftstrom beschleunigt werden. Laufmittel: Äthylacetat: Pyridin: W. = 61:23:16.

Es wird 3mal chromatographiert und die Dünnschichtplatte zwischendurch jeweils an der Luft 10 Min. lang aufbewahrt. Trocknung: Die Platte wird nach dem letzten Chromatographieren an der Luft aufbewahrt, bis das Lsgm. verdunstet ist. Detektion: Besprühen mit Anilin-Lsg. Die Dünnschichtplatte wird nach dem Besprühen mit dem Rg. bei 90 bis 105° 20 Min. lang erhitzt. Auswertung: Das Chromatogramm zeigt über den Startpunkten b und d in gleicher Entfernung von den Startpunkten je einen braunen Fleck (2. AB — DDR, ähnlich BP 73). 3. Beim Erhitzen der Substanz mit Fehlingscher Lsg. entsteht allmählich ein Niederschlag von Kupfer-I-oxyd (BP 73).

Prüfung. 1. Unlösl. Verunreinigungen, Farbe der Lsg.: 0,500 g Substanz müssen sich in 4,0 ml W. lösen. Die Lsg. muß klar und farblos sein (2. AB — DDR). 2. Alkalisch oder sauer reagierende Verunreinigungen: 10,0 ml Prüf-Lsg. müssen nach Zusatz von 2 Tr. Phenolphthalein-Lsg. farblos und nach darauffolgendem Zusatz von 0,300 ml 0,01 N Kalilauge rot gefärbt sein. Als Prüf-Lsg. benutzt man die für die optische Drehung verwandte Lsg. (2. AB — DDR); nach BP 73 werden 5,0 g Substanz in 50 ml frisch aufgekochtem und wieder erkaltetem W. gelöst. Zur Neutralisation gegen Phenolphthalein dürfen nicht mehr als 0,20 ml 0,1 N Natronlauge verbraucht werden. 3. Calcium-Ionen: 10,0 ml Prüf-Lsg. dürfen bei der „Prüfung auf Calcium-Ionen" (I, 255) keine stärkere Trbg. als die Vgl.-Probe zeigen; höchstens 0,005% Ca^{2+} (2. AB — DDR). 4. Schwermetall-Ionen: 10,0 ml Prüf-Lsg. dürfen bei der „Prüfung auf Schwermetall-Ionen" nach Methode I (I, 254) keine stärkere Fbg. und gegebenenfalls keine stärkere Trbg. als die Vgl.-Probe zeigen; höchstens 0,001%, berechnet als Pb^{2+} (2. AB — DDR). 5. Chlorid-Ionen: 4,00 ml Prüf-Lsg. dürfen nach Zusatz von 6,0 ml W. bei der „Prüfung auf Chlorid-Ionen" (I, 257) keine stärkere Trbg. als die Vgl.-Probe zeigen; höchstens 0,005% Cl^- (2. AB — DDR, ähnlich BP 73). 6. Sulfat-Ionen: 10,0 ml Prüf-Lsg. dürfen bei der „Prüfung auf Sulfat-Ionen" (I, 263) keine stärkere Trbg. als die Vgl.-Probe zeigen; höchstens 0,01% SO_4^{2-}. 2. AB — DDR. 7. Fremde Zucker: Das Chromatogramm nach 2. darf über der Startlinie a außer einem braunen Fleck nur Flecke zeigen, die hinsichtlich Laufstrecke mit denen über der Startlinie c übereinstimmen und die nicht stärker gefärbt sind als diese (2. AB — DDR). 8. Blei: Höchstens 10 ppm (BP 73). 9. Spezifische Drehung: In einer 10%igen Lsg., die 0,4% verd. Ammoniak enthält, muß die spezifische Drehung zwischen $+18{,}5$ und $+19{,}5°$ liegen (BP 73). 10. Trocknungsverlust: Höchstens 0,50%, wenn 0,4000 g Substanz bei 105° 2 Std. lang getrocknet werden (2. AB — DDR, ähnlich BP 73). 11. Sulfatasche: Höchstens 0,1% (2. AB — DDR und BP 73).

Aufbewahrung. Gut verschlossen, höchstens 10 Jahre (2. AB — DDR).

Anwendung. Zur Prüfung der intestinalen Absorption.

Xylotocopherol

o-Xylotocopherol.
S. γ-Tocopherol, II, 656.

p-Xylotocopherol.
S. β-Tocopherol, III, 655.

Xyloxeminum

Xyloxeminum. Xyloxemin.

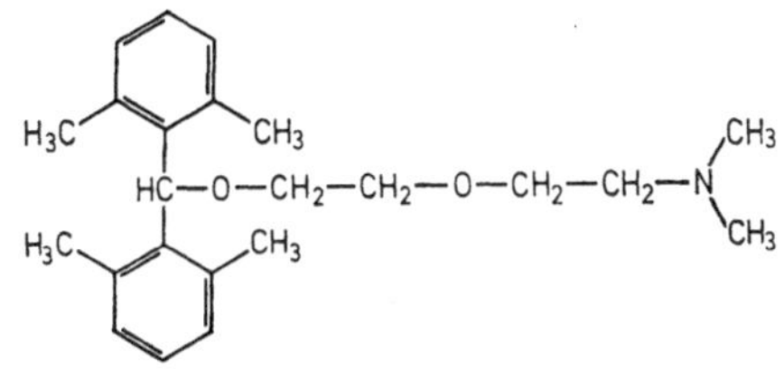

$C_{23}H_{33}NO_2$ M.G. 355,0

2-[2-(Di-2,6-xylylmethoxy)-äthoxy]-N,N-dimethyläthylamin.

Anwendung. Als Antitussivum, meist in Form des Hydrochlorids.

Xysmalobium

Xysmalobium undulatum (L.) R. Br. Asclepiadaceae.

In Süd- und Südwest-Afrika heimisch, neuerdings dort vornehmlich auf schwerem, schwarzem Boden angebaut.

Radix Uzara. Uzarawurzel.

Die Wurzel besteht nach WASICKY aus zylindrischen, an der Außenfläche uneben längs-furchigen, gestreiften oder stellenweise fast glatten, grauen oder grauschwarzen Stücken. Geglättete Querschnitte zeigen nach innen von der durchschnittlich 2 mm breiten Rinde ein mächtig entwickeltes, gut schneidbares Parenchym, mit mehr oder weniger deutlich radial angeordneten, bis ins Zentrum reichenden, dunkleren Flecken, die nach innen an Größe ab-nehmen und dem Leitungsgewebe entsprechen. Auf dünnwandiges Periderm folgt eine Rinde, deren äußerste Lagen Steinzellen führen. Selten sind größere Steinzellennester auch in der Innenrinde anzutreffen. Die Xylembündel bestehen aus eng- und weitlumigen Gefäßen und Tracheiden mit zahlreichen, behöften Tüpfeln. Holzfasern fehlen. Im Holzteil sind noch paraxyläre Phloemstränge vorhanden. Milchsaftröhren fehlen. Die Parenchymzellen enthalten reichlich Stärkekörner. Diese sind einfach, durchschnittlich 24 µm groß und zeigen einen x-förmigen oder strahligen Spalt. Ungefähr zwei Drittel der Stärke setzen sich aus Zwillingen bis Vierlingen zusammen. Kristalldrusen finden sich sowohl in der Rinde als auch im Holzteil vor. Mit konz. Schwefelsäure färben sich alle parenchymatischen Zellen sofort braun, allmäh-lich rosenrot, später stellenweise grün und rotviolett.

Geschmack rein bitter; Geruch schwach, eigenartig.

Verfälschungen und Verwechslungen. Früher vermutete man als Stammpflanze der Uzara-Droge Dicoma anomala SOND., Asteraceae. Später wurden Calotropis-Arten, Asclepias fruticosus und auch Gomphocarpus ithongwe auct ex BALLY, Asclepiadaceae, als Stamm-pflanze angesehen. Die Eingeborenen verwendeten früher zur Herstellung der Uzara-Medizin neben Pachycarpus schinzianus (SCHLTR.) N. BR. vornehmlich Xysmalobium undulatum (L.) R. BR. Heute ist die Pflanze nur noch selten wildwachsend anzutreffen. Xysmalobium undu-latum wird ausschließlich aus Kulturbeständen nach Europa eingeführt.

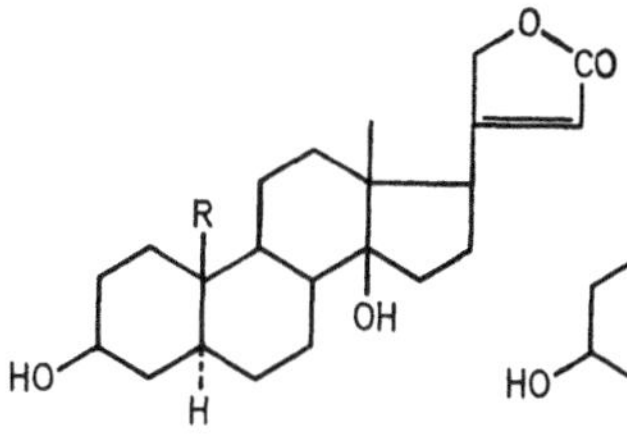

Coroglaucigenin : R = CH$_2$OH
Uzarigenin   : R = CH$_3$

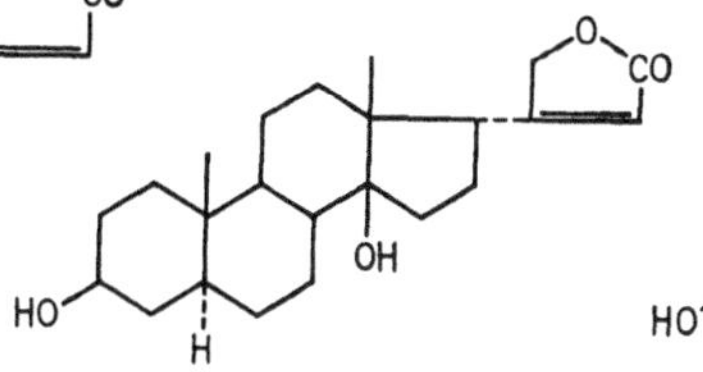

17α- Uzarigenin

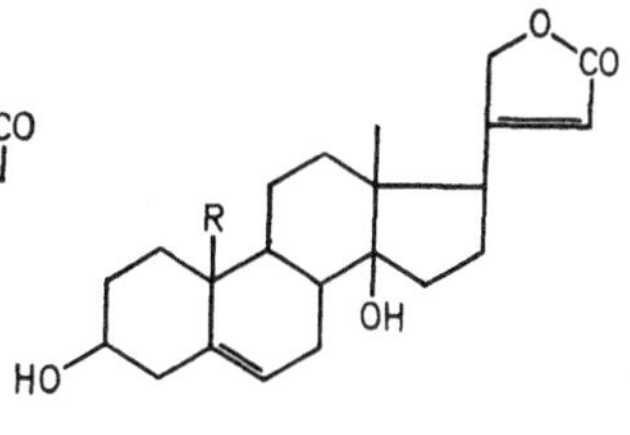

Xysmalogenin : R = CH$_3$
Pachygenol   : R = CH$_2$OH

Inhaltsstoffe. Der alkoholische Extrakt der Wurzel ist als Uzaron bekannt. Er enthält mehrere Cardenolidglykoside (früher als Xysmalobin bezeichnet): Uzarin (Uzarigin-diglucosid) $C_{35}H_{54}O_{14}$, Fp. 268 bis 270°, Xysmalorin (Xysmalogenin-diglucosid), Fp. 220 bis 224°, Urezin (Urezigenin-diglucosid), Uzarosid (Gluco-uzarin), Ascleposid (Uzarigenin-D-allomethylosid) sowie Monoglucoside der unten genannten Aglykone. Nach fermentativem Abbau wurden identifiziert [REICHSTEIN et al.: Helv. Chim. Acta *46*, 8 (1963)]: Uzarigenin, Fp. 230 bis 246°, Xysmalogenin, Fp. 230 bis 248°; ferner in geringer Menge Urezigenin, Smalogenin (Acetyl-uzarigenin), Allouzarigenin (17-α-Uzarigenin), Fp. 227 bis 229°, Coroglaucigenin, Fp. 249 bis 250°, Pachygenol, Fp. 226 bis 238°; Δ^5-Pregnenol-(3β)-on-(20) und 5α-Pregnanol-(3β)-on(20).

Die Samen enthalten im Unterschied zur Wurzel etwa 0,5% Frugosid (Coroglaucigenin-allomethylosid).

Mit der quantitativen Bestimmung der wirksamen Bestandteile aus Uzara mit 1-Cl-2,4-dinitro-benzol (Blaufärbung) befaßt sich TH. BERSIN in Angew. Chemie *61*, 190 (1949).

Wirkung. Uzarin und Uzaren besitzen eine digitalisartige Wrkg. Diese Herzwrkg. ist sehr gering und kommt bei der enteralen Zufuhr nur als geringe Nebenwrkg. in Frage, sie ist eher sogar günstig und wertvoll. Die Herzwrkg. der Uzara-Glykoside beträgt nur etwa $^1/_{100}$ der Strophanthinwrkg. Dafür besitzt Uzara eine an Hand zahlreicher pharmakologischer Arbeiten eindeutig nachgewiesene beruhigende Wrkg. auf die glatte Muskulatur, die bei anderen Cardenoliden nicht bekannt ist.

Der Wirkungsmechanismus der Uzara-Inhaltsstoffe an der glatten Muskulatur besteht (nach GESSNER, cit. in BERGER) in einer Sensibilisierung der Sympathikusendungen. Die zunächst erregende, erst in großer Dosis lähmende Wrkg. auf die glatte Muskulatur selbst spielt eine untergeordnete Rolle. Experimentelle Untersuchungen ergaben, daß die Uzara-Stoffe als Magen-Darmmittel sogar über das Opium zu stellen sind. Sie bewirken in der üblichen Dosis keine unmittelbare Lähmung der glatten Muskulatur, sondern führen zur Ruhigstellung des Darmes und beseitigen die Spasmen durch die Steigerung des physiologischen Hemmungsmechanismus. Dazu kommt, daß Uzara den Gefäßtonus im Splanchnikusgebiet erhöht, daß es keine zentral narkotische Wrkg. hat und nicht zu Euphorie und Gewöhnung führt.

Einzelheiten über die pharmakologischen und klinischen Untersuchungen finden sich bereits bei LINSKER [Med. Klinik, Nr. 22, S. 937 (1914)], MÜLLER [Münchn. med. Wochenschr. *1912*, S. 177] und bei ALLERT [Ärztl. Zentralbl. Wien *1911, 1912*].

Anwendung. Als Antidiarrhoicum bei Durchfällen der verschiedensten Art sowie bei Dysenterie, Dysmenorrhoea spastica und Enuresis. Symptomatisches Gegengift, z. B. bei Colchicumvergiftungen, wobei es zur Vermeidung der Diarrhö dem Opium vorzuziehen ist.

Uzaron ist der pulverisierte alkoholische Extrakt der Uzarawurzel.

Uzara (Uzara-Werke, Melsungen)

In 15 ml Liquor: 0,75 g Uzaron. In 1 Dragee: 0,05 g Uzaron; Supposit. für Säuglinge: 0,005 g Kinderzäpfchen: 0,01 g, Supposit. für Erwachsene 0,03 g Uzaron.

Uzaril: In 10 Tropfen / 1 Tablette / 1 Suppos. 0,0175 g Uzaron, 0,008 g Extr. Belladonnae, 0,04 g Natriumphenyläthylbarbituricum.

Uzaron ist Bestandteil zahlreicher weiterer Arzneispezialitäten.

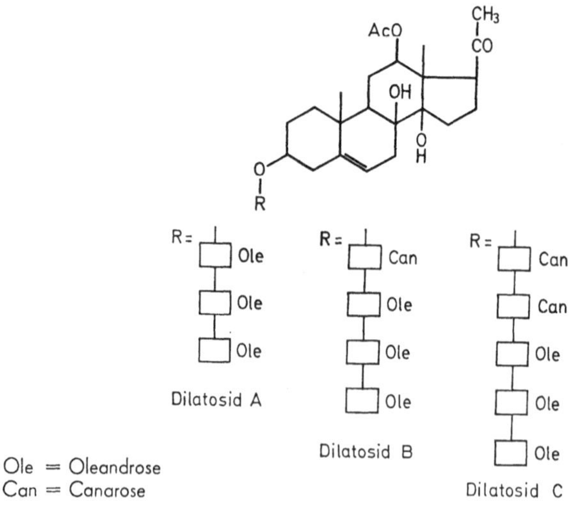

Xysmalobium dilatatum WEIMARCK.

In Südafrika heimisches Kraut.

Inhaltsstoffe. Im Gegensatz zu **X.** undulatum enthalten die Wurzeln neben sehr viel Cardenoliden (Uzarin, Xysmalorin) auch merkliche Mengen von Pregnanderivaten (Esterglykosiden): Dilatosid A, B, C und D. Die Dilatoside sind Tri- bis Pentasaccharide ein und desselben Aglykons. (S. Formel S. 544).

Anwendung. In Südafrika volksmedizinisch verwendet.

Yagein

Yagein. S. Harminum III, 354.

Yellow root

Yellow root.

Bemerkung. Es handelt sich um eine Bezeichnung für Hydrastiswurzel. S. Hydrastis canadensis V, 160ff.

Yohimbinsäure

Yohimbinsäure. Acidum yohimbinicum. Yohimboasäure. Yohimbic acid.

$C_{20}H_{24}N_2O_3$ M.G. 340,41

2α-Hydroxy-yohimban-1α-carbonsäure.

Anwendung. Als Sympathicolyticum.

Handelsform. Enthalten in Sedapon-D (Byk-Essex, BRD).

Yohimbinsäure-methylester. S. Yohimbinum.

Yohimbinsäure-methylester-hydrochlorid. S. Yohimbinum hydrochloricum.

Yohimbinum

Yohimbinum. Siehe S. VI B, 40.

Yohimbinum hydrochloricum. Siehe S. VI B, 41.

Yohimbinium chloratum ad usum veterinarium. Siehe S. VI B, 42.

Yttrium

Yttrium metallicum. Metallisches Yttrium. Yttrium.

Y   A.G. 88,91

Vorkommen. Das Metall aus der Gruppe der seltenen Erden ist hauptsächlicher Bestandteil im Gadanolit $(Y_2Fe^{2+}O_2)$ $(Si_2Be_2O_8)$, im Thalenil. $Y_2(Si_2O_7)$, im Xenotin, YPO_4 und im Euxenil (Niobat und Titanat des Yttriums).

Eigenschaften. Grau, am Licht nachdunkelndes, glänzendes Pulver, leicht lösl. in verd. Mineralsäuren, unlösl. in konzentrierter Schwefelsäure und Alkalilaugen. Kaltes W. wird langsam, heißes W. schnell zersetzt. Yttrium wird beim Erhitzen an der Luft oxydiert; bei 470° entzündet es sich und verbrennt mit hellrötlichem Licht. Fp. = 1452°. Kp. = > 2500°. D = 4,34.

Aufbewahrung. In gut verschlossenen Gefäßen, vor Licht geschützt.

Yttrium carbonicum. Yttriumcarbonat.

$Y_2(CO_3)_3 \cdot 3H_2O$ M.G. 411,90

Eigenschaften. Weißes Pulver, lösl. in verd. Mineralsäuren und überschüssiger Alkalicarbonat-Lsg., praktisch unlösl. in W. Bei 130° wird das Kristallw. abgegeben.

Aufbewahrung. In gut schließenden Gefäßen, vor Licht geschützt.

Yttrium chloratum. Yttriumchlorid.

$YCl_3 \cdot 6H_2O$ M.G. 303,38

                                                                    wasserfrei 195,28

Eigenschaften. Farblose durchscheinende Kristalle, sehr leicht lösl. in W., schwer lösl. in A., praktisch unlösl. in Ä. Fp. = 160° im Kristallw.); 680° (wasserfreie Verbindung). D = 2,81.

Aufbewahrung. In gut verschlossenen Gefäßen, vor Licht geschützt.

Yttrium nitricum. Yttriumnitrat.

$Y(NO_3)_3 \cdot 6H_2O$ M.G. 383,03

Eigenschaften. Rötlich-weiße hygroskopische Kristalle, die bei 100° 3 Mol Kristallwasser abgeben. Sehr leicht lösl. in W., leicht lösl. in A., lösl. in Ä. D = 2,68.

Aufbewahrung. In gut verschlossenen Gefäßen, vor Licht und Feuchtigkeit geschützt.

Yttrium oxydatum. Yttriumoxyd.

Y_2O_3 M.G. 225,84

Eigenschaften. Farbloses, kristallines Pulver, lösl. in verd. Säuren, praktisch unlösl. in W. Fp. = 2410°. D = 4,84.

Anwendung. Zur Herstellung von Glasglühkörpern und elektrischen Widerstandsöfen.

Aufbewahrung. In gut verschlossenen Gefäßen, vor Licht geschützt.

Yttrium sulfuricum. Yttriumsulfat.

$Y_2(SO_4)_3 \cdot 8H_2O$ M.G. 610,15

                                                                    wasserfrei 466,02

Eigenschaften. Farblose, monokline Kristalle, lösl. in W. in Abhängigkeit von der Temperatur (bei 16°: 1 + 13, bei 95° 1 + 50). In schwefelsaurer Lsg. kristallisiert es als $H_3[Y(SO_4)_3]$ aus. Fp. = 120°. D = 2,588. MAK = 17,15 mg/m³ Luft. Die Substanz ist leicht in das wasserfreie Salz überführbar, ein weißes Pulver, lösl. in W. von 25° (1 + 19), praktisch unlösl. in Aceton. Zers. bei 1000°C. D = 2,61.

Aufbewahrung. In gut verschlossenen Gefäßen, vor Licht geschützt.

Yucca

Yucca filamentosa L. (Yucca angustifolia hort. non PURSH, Y. smalliana FERN.). Agavaceae — Yucceae.

Palmlilie. Adams needle. Bear grass. Thready. Spanish bayonet.

Heimisch im atlantischen Nordamerika. Als Zierpflanze kultiviert.

Blätter am Rand mit zahlreichen, sich ablösenden, langen, haarartigen Fasern besetzt, stammlos.

Inhaltsstoffe. Im Blatt Gitogenin, Tigogenin, Spuren von Mexogenin, Smilagenin und Chlorogenin, in der Wurzel Hecogenin; im Rhizom einer in Japan kultivierten Varietät nur Sarsapogenin; im Samen 0,3% Sapogenine. Nach KINTYA et al. [Chem. Abstr. *78*, 121340 (1973)] in der Wurzel die Steroidsaponine Trillin und Yuccosid B [Tigogenin-3-galakto-$(1 \rightarrow 4)$-O-glucosid].

Anwendung. In der Homöopathie. Die Pflanze liefert eine harte Faser.

Yucca filamentosa HAB 34.

Die frische Pflanze.

Arzneiform. Essenz nach § 3.

Arzneigehalt. 1/3.

Yucca filamentosa HPUS 64. Adams needle.

Die Wurzel und Blätter oder Blüten.

Arzneiform. a) Urtinktur: Arzneigehalt 1/10. Yucca filamentosa, feuchte Masse mit 100 g Trockensubstanz und 185 ml W. = 285 g, A. USP (94,9 Vol.-%) 840 ml zur Bereitung von 1000 ml der Tinktur. b) Dilutionen: D 2 (2 ×) und höher mit A. HPUS (88 Vol.-%). c) Medikationen: D 2 (2 ×) und höher.

Yucca schottii ENGELM.

Inhaltsstoffe. Saponine mit Yuccagenin und Kammogenin als Aglykon und Galaktose und 2-Desoxyribose als Zuckerbestandteile.
Wirkung. Die Saponine zeigen antiinflammatorische Wrkg. gegen Carragheenin-induziertes Ödem bei der Ratte.

Bemerkung. Yucca gloriosa enthält 5,7% Rohsapogenine (Y. filamentosa 0,6%) und kann zur Gewinnung von Tigogenin als Ausgangsmaterial für die Steroidsynthese verwendet werden [KEMERTELIDZE et al.: Chem. Abstr. *78*, 101926 (1973)]. Auch die Fruchtschalen von Yucca glauca enthalten viele Sapogenine wie Neo-Tigogenin, Hecogenin, Gitogenin, Manogenin, Sarsapogenin.

Zantedeschia

Zantedeschia aethiopica SPR. (Calla aethiopica L., Richardia africana KUNTH). Araceae — Philodendroideae — Zantedeschieae. Zimmercalla. Papierblume.

In Südafrika und Südamerika heimisch; aus dem Kapland bei uns eingeführt und als Zimmerpflanze mit blendendweißer Spatha und gelben Blütenkolben kultiviert.

Inhaltsstoffe. Wenig Leucocyanidin, Scharfstoffe.

Anwendung. In der Homöopathie. Das Rhizom und die Blätter wirken blasenziehend.

35*

Calla aethiopica HAB 34.

Frische Pflanze.

Arzneiform. Essenz nach § 1.

Arzneigehalt. 1/2.

Bemerkung. Die Bezeichnung Calla ist irreführend.

Zantedeschia aromatica SPR. (Calla aromatica ROXB., Homalomena aromatica SCHOTT.).
Heimisch in Westindien.

Anwendung. Das ingwerartig riechende Rhizom als Aphrodisiacum.

Zanthoxylum

Zanthoxylum fraxineum WILLD. (Z. americanum auct. non MILL., X. caribaeum LAM.,
X. ramiflorum MICHX., nach HPUS auch X. fraxinifolium, X. mite, X. ramiflorum, X. tri-
carpum, Thylax fraxineum). Rutaceae — Rutoideae— Xanthoxyleae. Zahnwehholz. Gelb-
holz. Angelica tree. Northern prickly ash. Pelletory. Pepper wood. Yellow wood. Clevalier.
Frêne épineux.
Heimisch in Nordamerika.

Strauch oder bis über 6 m hoher Baum mit anfangs behaarten, grau- bis rotbraunen,
einjährigen Zweigen; unter den Knospen doppelt stehende, bis 8 mm lange Stacheln. Laubblätter unpaarig gefiedert mit 5 bis 9 eiförmigen, zugespitzten Blättchen. Blüten vor den
Blättern erscheinend, in dichten Büscheln, grünlich, eingeschlechtig.

Cortex Xanthoxyli. Northern Prickly Ash bark.
Xanthoxylum BPC 34, NF VI.

Gekrümmte, eingerollte Stücke von über 1 mm Dicke. Außen braungrau, etwas silber-
glänzend, weißfleckig, mit kleinen schwarzen, punktförmigen Flechten, leicht gefurcht, oft
auch mit braunen, glatten, glänzenden, geraden, zweispitzigen Stacheln von über 5 mm Länge.
Die Innenfläche schmutzig weißgelb, glatt, der Querbruch kurz, nicht faserig, außen grünlich,
innen gelblich. Der Geschmack schwach bitter, etwas schleimig, beißend. Querschnitt. In der
Mittelrinde Gruppen stark verdickter Fasern, einzelne Sekretbehälter und sehr vereinzelt
Zellen mit großen Einzelkristallen von Calciumoxalat. In der Innenrinde keine sklerotischen
Elemente, die Markstrahlen ein- bis dreireihig, die Zellen radial gestreckt; Sekretzellen
reichlich.

Inhaltsstoffe. Harze, äth. Öl, Gerbstoff, Berberin, Xanthoxyloin, (Xanthoxylin N, Xanthoxyletin) $C_{15}H_{14}O_4$. Nach DELLA CASA [J. Chem. Soc. C, *1967*, S. 2155] 5-Methoxyxanthin-
6-on- und N-Methylisocorydin.

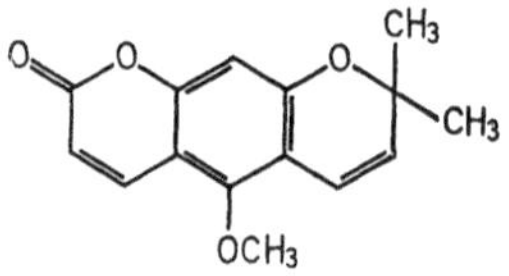

Xanthoxyletin

Prüfung. Säureunlösliche Asche max. 2%. — Fremde Pflanzenteile max. 2%.

Anwendung. Als Stomachicum, Diureticum, Diaphoreticum, Tonikum und Spasmolyticum. Bei Typhus und Pneumonie.

Xanthoxylum fraxineum HAB 34.
Getrocknete Rinde.

Arzneiform. Tinktur nach § 4 mit 60%igem Weingeist.
Trockenrückstand 1,5 bis 3,6%.

Arzneigehalt. 1/10.

Fructus Zanthoxyli. Northern Prickly Ash berries.

Xanthoxyli fructus NF VI.

Frucht kugelig, schwärzlich. Samen kugelig-eiförmig, schwarz glänzend.

Anwendung. In der Homöopathie. Bei Zahnschmerzen, als Carminativum.

Xanthoxylum fraxineum HPUS 64. Prickly Ash.

Die frische Rinde und Beeren.

Arzneiform: a) Urtinktur: Arzneigehalt 1/10. Xanthoxylum, feuchte Masse mit 100 g Trockensubstanz und 233 ml W. = 333 g, A. USP (94,9 Vol.-%) 800 ml zur Bereitung von 1 000 ml der Tinktur.

b) Dilutionen: D 2 ($2\times$) enthält 1 T. Tinktur, 2 T. dest. W., 7 T. A.; D 3 ($3\times$) und höher mit A. HPUS (88 Vol.-%).

c) Medikationen: D 3 ($3\times$) und höher.

Xanthoxylum clava-herculis L. (X. carolinanum LAM., Fagara clava-hercules). Southern

Prickly ash. Wild orange. Pepper wood. Hercules club.

Heimisch in Nordamerika.

Inhaltsstoffe. In der Rinde Berberin, Herclavin $C_{19}H_{21}NO_2$, Neoherculin (α-Sanshool, Echinacein) $C_{16}H_{25}NO$, Fp. 69°, Asarinin, Xanthoxylin S und 6-O-Methyltyramin-N-methyl-cinnamid $C_{19}H_{21}NO_2$, Fp. 76°; ferner ein Phytosterin, Myristinsäure. Nach FISH et al. [J. Pharm. Pharmacol. *1973*, S. 115P] Chelerythrin, Nitidin, Tembetarin.

Anwendung. Wie Z. americanum. Rinde, Blätter und Früchte gegen Zahnweh.

Xanthoxylum piperitum (L.) Dc. (Fragara piperita L.).

Heimisch in Japan, Korea, Nordchina.

Ein diözischer Busch, am Grunde der Blätter zwei 5 bis 8 mm lange Stacheln. Fiederblätter 5 bis 15 cm lang. Blütenstand vielblütig, Blüten grünlich-gelb.

Inhaltsstoffe. In der Wurzel Phytosterin, Äsculetindimethyläther, 2,4-Dimethoxy-5-hydroxycinnamat, Skimmianin, γ-Fagarin, Menisperin, Magnoflorin, Laurifolin und ($-$)-Sesamin. In der Rinde Lignane, Asarinin, Sesamin, Phytosterin, Syringaldehyd, Piperonyl-säure und dieselben Alkaloide wie in der Wurzel.

Zanthoxyli fructus. Zanthoxylum fruit.

Zenthoxyli fructus Jap. 61.

Das Perikarp der reifen Frucht, auch von anderen Arten. Das elliptische Perikarp besteht aus 2 aufgeplatzten, etwa 5 mm dicken Karpellen, die Außenseite ist dunkel gelbrot bis dunkelrotbraun, gefleckt, die Innenseite schwach gelblichweiß.

Geschmack scharf, anaesthesierend, Geruch aromatisch.

Pulver. Dunkelgelbbraun, 500 µm große Ölbehälter, Gefäßbündel, Steinzellen aus dem Innengewebe des Perikarps mit 2,5 µm dicken Wänden, in Aufsicht polygonale Epidermis-zellen mit Gerbstoff, äth. Öltropfen.

Inhaltsstoffe. Gerbstoffe, äth. Öl mit Citronellal, Dipenten, ($+$)-Limonen; Magnoflorin $C_{20}H_{24}N^{\oplus}O_4$, Neoherculin ($\alpha$-Sanshool), Sanshoamid $C_{16}H_{25}NO_2$, Fp. 110 bis 111°.

Prüfung. Mindestgeh. an äth. Öl. Ganzdroge: 3,3% (v/g); Pulver: 2,6%. — Max. Asche-gehalt 5%. — Säureunlösliche Asche max. 2%. — Fremde Bestandteile max. 30%.

Anwendung. Als Stomachicum. Gegen Ascariden. Als Pfefferersatz.

Zanthoxylum alatum ROXB.

Heimisch in Japan, China, Indien.

Inhaltsstoffe. In der Frucht 1,5% äth. Öl mit 61% Linalool, Limonen, Sabinen, Linalyl-acetat, Citral, Geraniol und Methylcinnamat, in der Rinde Berberin, Magnoflorin, Dictamnin $C_{12}H_9NO_2$, Skimmianin (β-Fagarin) $C_{14}H_{13}NO_4$; äth. Öl und Harz.

Wirkung. SINGH [Chem. Abstr. *72*, 130869 (1970)] fand eine ascaricide Wrkg. und an Hunden eine Blutdrucksenkung.

Anwendung. Die Früchte und Zweige als Fischgift; gegen Zahnschmerzen, bei Asthma; als Carminativum und Stomachicum. Samen und Rinde als Aromaticum, Tonikum, bei Fieber, Dyspepsie und Cholera.

Zanthoxylum acanthopodium Dc.

Heimisch in China, Japan und Indien.

Inhaltsstoffe. Nach HARBORNE et al. [Phytochemistry *10*, 883 (1971)] in Samen Tambuletin [Gossypetin-7 (oder 8), 4'-dimethylglucosid] und Tambulin, ein Gossypetintrimethyläther. Äth. Öl mit Linalool, Dipenten, Cinnamylmethylester, Fagaramid (?).

Anwendung. Wie Z. alatum.

Zanthoxylum budrunga WALL. (Z. rhetsa Dc.). Bayna tree.

Heimisch in Indien.

Inhaltsstoffe. In der Frucht fettes Öl mit Palmitin-, Stearin-, Linol- und Linolensäure, äth. Öl, in der Rinde die Alkaloide Rhetsin $C_{19}H_{17}N_3O$, Fp. 277 bis 278°, Rhetsinin $C_{19}H_{17}N_3O_2$, Fp. 196°, Chelerythrin, Skimmianin. MATHUR et al. [Tetrahedron (Lond.) *23*, 2495 (1967)] isolierten ein Oxydationsprodukt des Sabinens, CHATTERJEE et al. [Phytochemistry *13*, 623 (1974)] ein pentacyclisches Triterpenketon Xanthoxylon $C_{30}H_{48}O$.

Wirkung. ABRAHAM und AGSHAIKAR [Chem. Abstr. *77*, 43 210 und 160 211 (1972)] fanden eine antiinflammatorische Wrkg. des äth. Öles, eine lokalanaesthetische Wrkg. bei Gewebsinfiltration; eine Konzentration von 5% rief Entzündung hervor. Ferner zeigte sich bei 2,5 bis 10 mg/kg am Hund oder Katze eine Blutdrucksenkung; bei 20 µg/ml wirkte das Öl am isolierten Organ mit einer 0,2%igen Lsg. von Acetylcholin und Histamin als Antagonist.

Anwendung. Die Frucht (falsche Cubeben) als Aromaticum, Stomachicum, Adstringens, bei Dyspepsie und Rheuma. Die Wurzelrinde gegen Nierenbeschwerden.

Bemerkung. Ähnlich wie Z. alatum werden ferner verwendet: Z. hamiltonianum WALL., Z. ovalifolium WIGHT, Z. oxyphyllum EDGEW., Indien. Die Blätter von Z. naranjillo und die Rinde von Z. tingoassuiba St. HILAIRE (Tinguaciba Brasil. 1) werden in der brasilianischen Medizin verwendet; die Rinde von Z. ceco, Südamerika, dient als Gerbmaterial.

Zea

Zea mays L. Poaceae — Andropogonoideae — Maydeae. Mais. Welschkorn. Türkischer Weizen. Maize. Indian corn. Mais. Formentone.

Heimisch in Mexiko. Heute vom Äquator bis etwa 55° nördlicher Breite angebaut.

Einjährige, stattliche, breitblätterige, 1,5 bis 2,5 m hoch werdende Pflanze mit aufrechtem, glattem, meist einfachem, seltener unten verzweigtem, markhaltigem (anfangs zuckerhaltigem) Stengel. Blätter breit lanzettlich, hellgrün, meist 5 bis 12 cm breit, bis 120 cm lang, flach, unten kahl, oberseits mitunter schwach behaart, am Rande wellig, von kurzen, nach vorwärts gerichteten Borsten bewimpert. Blattscheiden glatt, die unteren (mit den Kolben) zweizeilig und mit großer Blattfläche, die oberen spiralig angeordnet und ohne Blattfläche. Blatthäutchen kurz, lang zerschlitzt gewimpert. Männliche Ährchen zweiblütig, 6 bis 8 mm lang und 3 mm breit, mit 2 krautartigen, spitzen, mehrnervigen, behaarten, hellvioletten Hüllspelzen, meist zu 2, seltener zu 3 oder einzeln an langen, an der Hauptachse spiralig angeordneten Scheinähren, diese zu einer gipfelständigen Rispe vereinigt. Weibliche Blütenstände am unteren und mittleren Teil des Stengels blattwinkelständige, von mehreren Blattscheiden eingehüllte Kolben, aus welchen zur Blütezeit die langen, fadenförmigen, an der Spitze zweispaltigen Narben heraushängen. Weibliche Ährchen meist zu 2, an unterentwickelten Ästchen, einblütig, mit 3 querbreiteren, seltener längeren, z. T. fleischigen, z. T. krautigen oder durchsichtig häutigen Hüllspelzen. Lodiculae fehlen. Frucht sehr verschieden gestaltet, glänzend, außen meist dunkelgelb, seltener rot, braun oder grün, rundlich nierenförmig, hinterseits etwas abgeflacht, anfangs weich, weiß, milchig-mehlig, bei der Reife hart, an der markigen Spindel in 8 bis 16, paarweise genäherten, senkrecht verlaufenden Längsreihen angeordnet, meistens mit verkümmerten Spelzen. Nach der Form, der Farbe und Größe der Früchte wird eine große Zahl (etwa 300) von Formen unterschieden wie z. B. f. saccharata KÖRN. et WERNER, Zuckermais, sweet corn, deren Früchte dextrinartige Stoffe und Zucker enthalten; f. vulgaris KÖRN., Körner- oder Futtermais; Kolben mit meist 8 Reihen von weißen, gelben oder roten Früchten; f. microsperma KÖRN., Hühner-, Perl-, Büschelmais, mit kleinen, zahlreichen Kolben; Früchte klein, glatt, glasig; in Südeuropa zur Geflügelfütterung kultiviert.

Inhaltsstoffe. Im Samen 10 bis 11% W., 70% Kohlenhydrate [v. a. Stärke, s. Amylum. Durch Züchtung konnte eine Sorte erhalten werden, die einen sehr hohen Geh. an Amylose (57%) in der Stärke enthält.], 9 bis 10% Proteine, 4 bis 5% Lipide, Carotinoide. Die Proteine bestehen aus 5 bis 6% Globulin, 50 bis 55% Prolamin und 30 bis 45% Glutenin; Zein, ein Prolamin, enthält 31% Glutaminsäure, 18,6% Leucin, 10% Tyrosin, 9,8% Alanin, 9% Prolin, 7,6% Phenylalanin, 2,5% β-Hydroxyglutaminsäure und Oxyprolin. Ferner Aminoadipinsäure, Homoserin. Bei eiweißarmem Mais fehlen 5 essentielle Aminosäuren (Methionin, Lysin, Tryptophan, Threonin, Isoleucin), bei eiweißreichem nur Tryptophan und Lysin. In einzelnen Mutanten war der Anteil von Lysin und Tryptophan erhöht, das Verhältnis von Zein zu Glutelin erniedrigt [MERTZ et al.: Chem. Abstr. *66*, 26548 (1967)]. Die Glycolipide bestehen vor allem aus Digalaktosyldiglycerid, ferner Monogalaktosyldiglycerid, Phytosphingosin und Sulfolipid, Sterylglykosidester, Sterylglykosid und Cerebrosid; die Phospholipide aus Phosphatidylcholin, -äthanolamin und -inositol [WEBER: J. Amer. Oil Chem. Soc. *47*, 340 (1970)]; Phytin. EHMANN et al. [Chem. Abstr. *81*, 166392 (1974)] fanden Di-O-(indol-3-acetyl)-myo-inositol und Tri-O-(indol-3-acetyl)-myo-inositol. Die Fettsäuren der freien Fette und Lipoproteine enthalten Linolen-, Tetramethylhexadecan- und Nonadecansäure [MAURICE et al.: Chem. Abstr. *70*, 65210 (1969)]; KADERAVEK et al. [Chem. Abstr. *60*, 1371 (1964)] fanden Palmitin-, Stearin-, Öl-, Linol-, Linolen- und Arachinsäure; ferner Palmitol- und Lignocerinsäure. Weiter β-Zeacarotin, Zeaxanthin, Kryptoxanthin (in gelbem Mais), Neokryptoxanthin, α-, β- und γ-Sitosterin, Dihydro-β-sitosterin, Vit. E, B_2, B_6; Pelargonidin- und Cyanidin-3-glucosid, Cyanidin-3-galaktosid-p-cumarsäureester, Leucopelargonidin und Leucocyanidin, Provitamin A, Lutein; α-Liponsäure, Chinasäure, Chelidonsäure, Milchsäure. Im Samen von Zuckermais Zeatin [6-(4-Hydroxy-3-methyl-trans-2-butylenamino)-purin] mit kinetinähnlicher Wrkg. [LETHAM et al.: Chem. Abstr. *64*, 5448 (1966)]. Im Perikarp des Samens fanden BOUNDY et al. [J. Biol. Chem. *242*, 2410 (1967] ein Protein-polysaccharid mit Hydroxyprolin, Serin, Threonin und Glucose, Galaktose, Arabinose, Xylose und Glucosamin. Im Keimling fettes Öl, das Maiskeimöl, mit Ricinolsäure, Guanidin, β-Amyrin, Lanosterin, α-, β-, γ-Sitosterin, γ-Tocopherol, ferner Auxin a und b, Indolylessigsäure, in einer Varietät auch Indolylbrenztraubensäure; äth. Öl mit 15% Nerolidol, 11% β-Ionon, 9% β-Bisabolol, 8% 2-Äthyl-1-cyclohexen-1-yl, 6% Benzaldehyd u. a. [THOMPSON et al.: Phytochemistry *13*, 2029 (1974)]; Harnstoff. Die Holocellulose des Kolbens besteht aus 84% Polysacchariden (Xylose, Arabinose, Glucose, Galaktose, Uronsäuren) und etwa 2,5% Lignin [OBUKHOVA et al.: Chem. Abstr. *65*, 9004 (1966)]. Ferner Coixol [6-Methoxy-benzoxazolon-(2)] und dessen Vorläufer 2-(2-Hydroxy-7-methoxy-1,4-benzoxazin-3-on)-, 2-(2-Hydroxy-7,8-dimethoxy-2H-1,4-benzoxazin-3-on-, 2-(2,4-Dihydroxy-7-methoxy-1,4-benzoxazin-3-on)-, 2-(2,7-Dihydroxy-1,4-benzoxazin-3-on)-β-D-glucopyranosid und 6,7-Dimethoxy-2-benzoxalzolinon [GAHAGAN et al.: Phytochemistry *6*, 1441 (1967); HOFMANN et al.: Tetrahedron L. *1969*, S. 5001; KLUN et al.: Chem. Abstr. *73*, 63183 (1970)], die fungicide Eigenschaften besitzen. Im Pollen Pantothensäure, Quercetin, n-Nonacosan, Mesoinosit, Adenin, Glucose, Fructose, Saccharose, Oligosaccharide, einige Fettsäuremethylester [Methylpalmitat und -linolenat; FATHIPOUR et al.: Chem. Abstr. *68*, 869 (1968)]. Im Blatt Aminosäuren (14% Arginin, 6% Lysin, 2% Tyrosin, Histidin, Tryptophan, Methionin, Cystin), Putrescin, Spermidin, Spermin, Acetoin, Vit. E, Carotinoide; Myricetin-, Quercetin-glucosid, Quercetin-diglucosid, Isoquercitrin [LAVLINSKII et al.: Chem. Abstr. *72*, 686 (1970)]; Friedelin, β-Amyrin; 3-O- und 5-O-Ferulyl-chinasäure, 3-O- und 5-O-p-Cumarylchinasäure, 3-O- und 5-O-Kaffeoylchinasäure [KRUPNIKOVA et al.: Chem. Abstr. *69*, 57437 (1968)]; Malon-, Zitronen-, Oxal-, Aconit-, Bernstein- und Tricarballylsäure. Zur Blütezeit cyanogene Stoffe. In jungen Blättern Cyanidin-3-monosid, in älteren Dioxyzimtsäure, Glykoside des Tricins und Apigenins. Im Saft einzelne Peptide, sowie Methionin und Glutathion. SUMUISAKAI et al. [Chem. Abstr. *64*, 7979 (1966)] isolierten aus dem Stroh ein angeblich gegen Krebs wirksames Polysaccharid (Xylose, Arabinose, Galaktose).

Wirkung. In verschiedenen Getreidearten kommen Enzymhemmstoffe vor. Der Trypsininhibitor aus Mais hemmt das Ferment kompetitiv im Verhältnis 1:1.

Anwendung. Zur Gewinnung von Stärke (Amylum Maidis), Maiskeimöl, (Corn oil, als Speiseöl, zur Margarine- und Schmierseifenfabrikation), Maismehl, Traubenzucker, Sorbit, Alkohol, Eiweiß und speziell von Zein, das in der Plastik-, Papier-, Druckfarben- und Filmindustrie verwendet wird. Als Futtermittel (als Grün- oder Silagemais und zur Körnerproduktion). Die Kolben als Nahrungsmittel. Die zerkleinerten und gerösteten Früchte als Kaffeesurrogat.

Stigmata Maidis (Maydis). Styli Maidis. Zea. Maisgriffel. Maisnarben. Maishaare. Maize stigmas. Corn silk. Zea. Style de mais. Stigmates de mais. Stilo de mais. Estigmas de maiz. Estigmas de milho.

Stigmata Maidis Erg.B. 6, Ross. 9. Stylus maydis Helv. V.

Maydis Stylus et stigma Hisp. IX. Zea NF VIII.

Die Griffel werden zur Blütezeit vor der Bestäubung gesammelt und schnell im Schatten getrocknet. Die Ganzdroge besteht aus den fadenförmigen, etwa 0,1 bis 0,2 mm dicken und bis über 20 cm langen, hellgelblichen oder bräunlichen Maisgriffeln. Unter der Lupe erscheinen sie handartig flach oder rinnig eingerollt. Geruch schwach, eigentümlich, fast süßlich. Die Schnittdroge ist gekennzeichnet durch die $^{1}/_{2}$ bis 1 cm langen, fadenartigen, rinnigen Griffelstückchen von bräunlichroter oder hellgelblicher Farbe. Die dunkelbraune Pulverdroge ist gekennzeichnet durch die schief aufwärts gerichteten, 400 bis 800 μm langen, vielzelligen, mehrreihigen, teilweise stumpf gezähnten Haarzotten.

Inhaltsstoffe. Nach FREISE 1,8 bis 2,5% fettes Öl mit Arachin- und Linolsäure, 0,08 bis 0,12% äth. Öl mit 18% Carvacrol, nach GRANDA et al. [Galenica Acta *21*, 135 (1968)] ferner α-Terpineol, Menthol, freies und verestertes Thymol, Flavone, 2,3 bis 2,8% Harz, 2,7 bis 3,8% gummiartige Substanzen, 0,8 bis 1,15% glykosidischer Bitterstoff, 2,3 bis 3,2% Saponine, 1 bis 1,8% braune Pigmente, 11,6 bis 13,2% gerbstoffartige Polyphenole, ∼ 4% reduzierende Zucker (Arabinose), Ergosterin, Betain, β-Sitosterin; bis 0,85% Alkaloide in den Narben; ferner Schleim.

Prüfung. Die Abkochung (1 + 10) gibt mit Bleiacetatlsg. einen bräunlichen Nd. — Max. Aschegeh. 6% Erg.B. 6; 7% Ross. 9. — Feuchtigkeitsgeh. max. 13%. — Schwarzerdige Stigmata max. 3%. — Teile, die durch ein 0,2-mm-Maschensieb gehen, max. 1%. — Organische Beimischungen max. 0,5%. — Mineralbeimischungen max. 0,5%.

Aufbewahrung. Über Kalk Helv. V. In braunen Gläsern oder dichtschließenden Blechbüchsen.

Wirkung. Die gummiartige Substanz wirkt stark diuretisch, die Alkaloide erzeugen nach Inhalation psychische Erregung, Delirien, bei längerem Gebrauch Erbrechen, Koliken und Diarrhö.

Anwendung. Als Diureticum und Abmagerungsmittel. Bei Cystitis, Gicht, Rheuma und Gonorrhö. In der Homöopathie bei organischen Herzleiden mit Ödemen. Von den Indianern Perus werden sie als Rauschmittel geraucht.

Stigmata Maydis HAB 34.

Frische Maisnarben.

Arzneiform. Essenz nach § 3.

Arzneigehalt. 1/3.

Species diureticae. Brasil. 1.

100 T. Stigmata Maidis, 150 T. Folia Mate, 150 T. Herba **Tradescantiae diureticae**, 200 T. Folia Perseae, 200 T. Herba Micaniae, 200 T. Rhizoma Imperatoriae.
    In den Species anticysticae Helv. V waren neben gleichen Mengen anderer Drogen Stigmata Maidis enthalten.

Anbau. Mais ist keine ausgesprochene Tropenpflanze, aber eine Pflanze des wärmeren Klimas, wobei die einzelnen Sorten auf einen engen Klimabereich beschränkt sind. Der Mais ist sehr frostempfindlich; als Keimminimum benötigt er 9°, zum Aufgang der Saat 10 bis 11°. Für den Silomais kommen etwas später reifende Sorten in Frage als für die Körnerproduktion. Die Zeit bis zur Milchreife beträgt 100 bis 130 Tage. Hybridsorten sind ertragsreicher. Der Wasserbedarf ist sehr gering, doch wirken sich Niederschläge vom Aufgang der Blüte bis zum Kolbenansatz positiv auf den Ertrag aus.
    Wegen des hohen Ertragsniveaus benötigt die Pflanze viele Nährstoffe, bes. Stickstoff und Kali, die nach der Blüte aufgenommen werden. Die Düngung erfolgt mit Stallmist und zusätzlich pro ha 40 kg Stickstoff und je 200 kg Superphosphat oder Thomasmehl; bei ausschließlicher Handelsdüngergabe werden 100 kg Stickstoff pro ha benötigt, wobei der Dünger zwischen die 1 m breiten Pflanzenreihen 10 cm tief eingegraben wird.

Zeranolum

Zeranol (USAN). Zeranolum.

$C_{18}H_{26}O_5$ M.G. 322,39·

3,4,5,6,7,8,9,10,11,12-Decahydro-7,14,16-trihydroxy-3-methyl-1H-2-benzoxacyclotetra-decin-1-on.

Anwendung. Als Anabolicum.

Handelsform. Ralgro: Mischpräparat (Commercial Solvents, USA).

Zeyher(i)a

Zeyher(i)a tuberculosa BUR. ex VERLOT. Bignoniaceae.
In Brasilien (Minos Gerais, Esperito Santo, Sao Paulo, Rio de Janeiro) heimisch.

Inhaltsstoffe. Im Samen fettes Öl. Nach KUTNEY et al. [Phytochemistry *10*, 3298 (1971)] in den Blättern 5,6,7-Trimethoxy- und 5,6,7,8-Tetramethoxyflavon.

Wirkung. Die Extrakte scheinen Antitumoraktivität zu besitzen (KUTNEY et al., l. c.).

Anwendung. Das Öl der Samen, Zeyher(i)aöl als nichttrocknendes Öl. Die Samen als Tonicum.

Bemerkung. Zeyher(i)aarten werden in Brasilien unter dem Namen Carola als Depurativa und Antisyphilitica verwendet.

Zimtaldehyd

Zimtaldehyd. β-Phenylacrolein.

C_9H_8O M.G. 132,15

1-Phenyl-propenal-(3).

Vorkommen. Zimtaldehyd ist Hauptbestandteil des ätherischen Zimtöls.

Eigenschaften. Gelbliche, ölige Fl. von starkem Zimtgeruch, schwer lösl. in W., mischbar mit A., Ae., Chlf., lösl. in fetten und ätherischen Ölen. $d_4^{20} = 1,0497$; Fp. $= -7,5°$, Kp. $= 251°$ unter Zers. Phenylhydrazon: Fp. $= 168°$; ist mit W.-Dampf flüchtig.

Aufbewahrung. Gut verschlossen.

Anwendung. **Zur** Parfümierung von Seifen, zu Gewürzen, Aromen, in der präp. org. Chemie.

Zimtsäure

Zimtsäure

S. Acidum cinnamylicum, II, 943.

Zimtsäure-äthylester.

$C_{11}H_{12}O_2$ M.G. 176,21

trans-Äthylcinnamat.

Vorkommen. In kleinen Mengen im orientalischen Styrax und im ätherischen Öl von Hedychium spicatum Ham. (Zingiberaceen).

Eigenschaften. Farblose, ölige Fl. von angenehm balsamischem Geruch, prakt. unlösl. in W., lösl. in A. und Ae. $d^{20} = 1,049$; Fp. $= 7,5°$; Kp. $= 271,5°$; $n_D^{20} = 1,560$.

Aufbewahrung. Gut verschlossen.

Anwendung. In der Parfümerie.

Zimtsäure-benzylester

S. Benzylium cinnamylicum, III, 414.

Zimtsäure-methylester.

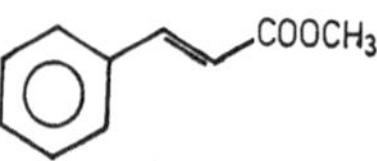

$C_{10}H_{10}O_2$ M.G. 162,19

trans-Methylcinnamat.

Vorkommen. Kommt im ätherischen Öl aus den Rhizomen von Alpinia Galanga und Alpinia malaccensis (Zingiberaceen) vor.

Eigenschaften. Farblose Kristalle von angenehm fruchtartigem Geruch, praktisch unlösl. in W., leicht lösl. in A. und Ae. $d^{36} = 1,0415$; Fp. $= 36°$; Kp. $= 262°$; $n_D^{20} = 1,560$.

Aufbewahrung. Gut verschlossen.

Anwendung. In der Parfümerie und Essenzenindustrie.

Zincum

Zincum. Zincum metallicum. Zink.

Zn   A.G. 65,37

Vorkommen. Zink kommt in der Natur hauptsächlich als Zinkblende, ZnS, als Zinkspat (Galmei), $ZnCO_3$, und als Kieselzinkerz, $Zn_2SiO_4 \cdot H_2O$, vor. Hauptfundstätten sind Oberschlesien, Belgien, England (Wales), Algerien, Kanada und Mexico.

Eigenschaften. Bläulichweißes, in trockener Luft beständiges, an blanker Oberfläche glänzendes Metall. In feuchter Luft und im W. bedeckt es sich mit einer dünnen, stumpfgrauen, porenfreien, gut haftenden Schicht von Hydroxid oder bas. Carbonat, die das darunterliegende Metall vor weiterer Zerstörung schützt. Zink ist bei gewöhnlicher Temperatur spröde, bei 100 bis 150° weich und dehnbar und $> 200°$ wieder spröde. Es verbrennt, an der Luft auf etwa 500° erhitzt, mit blaugrüner Flamme zu Zinkoxid. Von heißem W. und W.-Dampf wird es angegriffen. Zink ist lösl. in Mineralsäuren unter Wasserstoffentwicklung (reinstes

Zink löst sich nur langsam in verd. Salz- oder Schwefelsäure), lösl. in Eisessig, wss. Ammoniak-Lsg. und Alkalilaugen. d = 7,133; Fp. = 419,4°; Kp. = 905,7°. Zinkpulver des Handels (Zinkstaub, Zinkgrau, Zinkmehl) ist ein Gemisch von feinverteiltem Zink mit 8—10% Zinkoxid, das meist noch mit anderen Metallen verunreinigt ist.

Anwendung. Zur Herst. von Legierungen (Bronze, Messing usw.), zum Verzinken anderer Metalle als Korrosionsschutz, zur Herst. von Abgüssen, Druckplatten, galvanischen Elementen, Geräten. Arsenfreies Zink dient zur Wasserstoffentwicklung, u. a. beim Arsennachweis. Zinkpulver wird bei chem. Umsetzungen als Reduktionsmittel gebraucht, zur Extraktion von Gold nach dem Cyanidverfahren.

Pathophysiologie: Zn ist ein biologisch essentielles Element. Es ist in über 20 Enzymen des Körpers enthalten, darunter in der Carboanhydrase, vielen Dehydrasen, der DNS-Polymerase, der alkalischen Phosphatase. Ein hoher Zinkgehalt findet sich in den Haaren, den Zähnen und in der Prostata; der Totalgehalt des Körpers (Mensch) beträgt etwa 2,0 g. — Als Tagesmindestbedarf gelten 5 mg, empfohlen werden 15 mg Zn. Ein erhöhter Bedarf besteht während des Wachstums, der Schwangerschaft und u. U. der Wundheilung.

Zn ist im *Blutplasma* bis zu 85% locker an Albumine gebunden, ein spezifisches Bindungsprotein (wie bei Cu) ist nicht vorhanden. Plasmawerte: bei der Frau 11,4—13,4 µM/L, beim Mann 16,3—25,5 µM/L. Da die Zn-Konzentration in den Erythrocyten etwa 10mal höher ist, darf zur Bestimmung kein haemolytisches Plasma bzw. Serum verwendet werden.

Die Tagesausscheidung beträgt im Harn 1,5—15 µM/24 Std., mit den Faeces (über Galle und Pancreassekret) ca. 150 µM/24 Std. Sie ist bei Lebercirrhose und chronischen Nierenerkrankungen erhöht.

Zinkmangel manifestiert sich am Tier in Wachstumsstörungen. Am Menschen kann er alimentär, u. a. bei phytinsäurereicher Nahrung (Bildung von unlöslichem Zn-phytat), entstehen. Symptome: Störungen von Wachstum und Gonadenentwicklung, verzögerte Wundheilung, Anaemie, Geschmacks- und Geruchsstörungen. — Zu achten auf akuten Zinkmangel ist bei längerdauernder totaler parenteraler Ernährung auf Intensivstationen.

Eine erbliche (autosomal-rezessiv) herabgesetzte Zinkresorption (bei normaler Zn-Ausscheidung) liegt der Akrodermatitis enteropathica zugrunde. Symptome: Hauterscheinungen, Fehlen der Kopfbehaarung, Durchfälle, psychische Störungen (u. a. Depressionen). Das Zn-Plasma ist erniedrigt.

Für einen erhöhten Zn-Plasmaspiegel sind bis jetzt keine pathologischen Erscheinungen bekannt.

Zink, aktiviertes. Eu.P. I-69.

Bemerkung. Als Rg. in Eu.P. I-69.

Darstellung. Das zu aktivierende Zink (Zylinder oder Plätzchen) wird in einen Erlenmeyerkolben gegeben und mit einer Lsg., die 50 ppm Hexachloroplatin(IV)-wasserstoffsäure enthält, bedeckt. Das Metall wird 10 Minuten lang mit der Lsg. in Berührung gelassen, abgespült und sofort getrocknet.

Prüfung. 1. Arsen: 5 g Substanz werden mit 15 ml Salzsäure, 25 ml W., 2 Tropfen Zinn(II)-chlorid-Lsg. und 5 ml Kaliumjodid-Lsg. versetzt. Auf dem Quecksilber(II)-bromid-Papier darf kein Fleck entstehen. 2. Aktivität: Die Grenz-Prüfung auf Arsen wird mit den gleichen Rg. und unter Zusatz einer Lsg., die 1 µg Arsen enthält, wiederholt. Auf dem Quecksilber(II)-bromid-Papier muß ein deutlich sichtbarer Fleck erscheinen.

Aufbewahrung. Dicht verschlossen.

Anwendung. Zur Grenzprüfung auf Arsen.

Zinkfeile DAB 7 — BRD.

Bemerkung. Als Rg. in DAB 7 — BRD.

Gehalt. 99,9 bis 100,3% Zn (A.G. 65,37).

Eigenschaften. Silberglänzende Metallspäne.

Prüfung. Prüf-Lsg.: 2,50 g Substanz werden in 20 ml 6N-Salzsäure und 10 ml W. unter Erwärmen gelöst. Nach dem Erkalten wird zu 25,0 ml aufgefüllt. 1. Aussehen der Lsg.: 5,0 ml Prüf.-Lsg. müssen klar und farblos sein. 2. Arsen: 10,0 g Substanz werden portionsweise mit insgesamt 30 bis 35 ml konz. Salpetersäure versetzt, bis sich das Metall vollständig gelöst hat. Nach Zusatz von 20 ml konz. Schwefelsäure wird solange erhitzt, bis keine Schwefelsäuredämpfe mehr entweichen. Die Lsg. des erkalteten Rückstandes in 50 ml W. und 50 ml Zinn(II)-chlorid-Lsg. II wird in einem 300-ml-Kolben mit 0,80 g Kaliumjodid, 1,0 ml Kupfer-(II)-sulfat-Lsg. III und 20 g Zinkgranalien versetzt und das Gemisch nach Bd. I, 244 Methode b) geprüft. Für die Vgl.-Lsg. ist eine Mischung von 2,00 ml Arsenigsäure-Lsg. III, 75 ml W., 25 ml Zinn(II)-chlorid-Lsg. II, 0,40 g Kaliumjodid, 1,0 ml Kupfer(II)-sulfat-Lsg. III und

20 g Zinkgranalien zu verwenden. 3. Eisen: 2,00 ml Prüf-Lsg. werden nach Bd. I, 259 geprüft. Für die Prüf- und Vgl.-Lsg. sind 0,60 ml Thioglycolsäure zu verwenden. 4. Blei: 4,00 ml Prüf-Lsg. werden mit 6 n Ammoniak-Lsg. versetzt, bis sich der entstandene Nd. wieder löst. Die Lsg. wird mit 10,0 ml Kaliumcyanid-Lsg. versetzt und zu 20,0 ml aufgefüllt. 12,0 ml dieser Lsg. werden nach Bd. I, 254 geprüft. Der Zusatz von Acetat-Puffer-Lsg. III zur Untersuchungs- und Vgl.-Lsg. entfällt.

Gehaltsbestimmung. 0,20 bis 0,30 g Substanz, genau gewogen, werden in 10,0 ml 6N-Salzsäure gelöst. Die Lsg. wird mit 5,0 g Ammoniumchlorid versetzt und mit W. zu 150 ml verdünnt. Nach Zusatz von je 0,10 ml Methylrot-Lsg. II und Bromthymolblau-Lsg. wird tropfenweise 6N-Ammoniak-Lsg. bis zur Gelbfärbung zugegeben. Die bis fast zum Sd. erhitzte Lsg. wird langsam mit 20,0 ml Ammoniummonohydrogenphosphat-Lsg. (20,0 g/100 ml) versetzt und 30 Min. lang auf dem W.-Bad erhitzt. Nach dem Abkühlen wird der Nd. auf einem Porzellan-Filtertiegel (A_2) abgesaugt, mit verd. Ammoniummonohydrogenphosphat-Lsg. (1,00 g/100 ml) in kleinen Mengen chloridfrei und dann mit etwa 30 ml A. 50% gewaschen. Nach einstündigem Trocknen bei 105° wird bei 850° bis 900° geglüht. 1 g $Zn_2P_2O_5$ entspricht 0,4291 g Zn.

Anwendung. Zur Herst. der Prüf-Lsg. bei Jod, bei Identitäts-Rk. von Methylenblau und Rutin, zur Einstellung von Natrium-ÄDTA-Lsg. als Urtitersubstanz.

Zinkgranalien DAB 7 — BRD. Zinc Eu.P. I-69.

Bemerkung. Als Rg. in beiden Pharmakopöen.

Gehalt. 99,5 bis 100,5% Zn (A.G. 65,37) (DAB 7 — BRD). Mindestens 99,5% Zn (A.G. 65,4) (Eu.P. I-69).

Eigenschaften. Unregelmäßig geformte, silberglänzende Körner (DAB 7 — BRD). Zylinder, Plätzchen oder Feile, silbrigweiß mit bläulichem Schimmer (Eu.P. I-69).

Prüfung. Prüf-Lsg.: 2,50 g Substanz werden in 20 ml 6N-Salzsäure und 5 ml W. unter Erhitzen gelöst. Nach dem Erkalten wird zu 25,0 ml aufgefüllt (DAB 7 — RBD). 1. Aussehen der Lsg.: 5,0 ml Prüf.-Lsg. müssen klar und farblos sein (DAB 7 — BRD). 2. Arsen: S. Zinkfeile DAB 7 — BRD. Höchstens 0,2 ppm (Eu.P. I-69). 3. Eisen: S. Zinkfeile DAB 7 — BRD. Höchstens 100 ppm (Eu.P. I-69). 4. Blei: S. Zinkfeile DAB 7 — BRD. Höchstens 100 ppm (Eu.P. I-69).

Gehaltsbestimmung. 0,8 bis 1,0 g Substanz, genau gewogen, werden in 25 ml 6N-Salzsäure unter Zusatz von 0,30 ml Brom-Lsg. II gelöst. Die Lsg. wird zur Entfernung des Broms zum Sd. erhitzt und nach dem Abkühlen zu 100,0 ml aufgefüllt. 20,00 ml dieser Lsg. werden mit 3 n Natronlauge bis zur schwach sauren oder neutralen Rk. versetzt, mit W. auf etwa 200 ml verdünnt und mit Ammonium-Puffer-Lsg. I versetzt, bis der entstandene Nd. wieder in Lsg. geht. Nach Zugabe von weiteren 5,0 ml Ammonium-Puffer-Lsg. I und 50 mg Chromschwarz-Mischindikator wird mit 0,1 m Natrium-ÄDTA-Lsg. bis zum Umschlag nach Grün titriert. 1 ml 0,1 m Natrium-ÄDTA-Lsg. entspricht 6,537 mg Zn (DAB 7 — BRD, ähnlich Eu.P. I-69).

Anwendung. Zur Erzeugung von nascierendem Wasserstoff, zur Herst. von aktiviertem Zink und Zinkjodid-Stärke-Lsg.

Zinkstaub DAB 7 — BRD, Eu.P. I-69.

Bemerkung. Als Rg. in beiden Pharmakopöen.

Gehalt. Mindestens 90,0% Zn (A.G. 65,37) (DAB 7 — BRD, Eu.P. I-69).

Eigenschaften. Sehr feines, graues Pulver, das vollständig in einem Überschuß von verd. Salzsäure lösl. ist.

Prüfung. Prüf-Lsg.: 1,00 g Substanz wird vorsichtig mit 10,0 ml 6n-Salzsäure übergossen und unter Erwärmen gelöst. Nach dem Erkalten wird mit W. zu 50,0 ml aufgefüllt (DAB 7 — BRD). 1. Aussehen der Lsg.: 5,0 ml Prüf-Lsg. müssen klar sein (DAB 7 — BRD). 2. Eisen: S. Zinkfeile DAB 7 — BRD mit 10,0 ml Prüf-Lsg. (DAB 7 — BRD). 3. Stickstoffhaltige Verunreinigungen. Die Lösung von 1,00 g Substanz in 6,0 ml 6n Salzsäure wird nach Zugabe von 15,0 ml 6n Natronlauge nach Bd. I, 241 geprüft (DAB 7 — BRD).

Gehaltsbestimmung. 0,10 g Substanz, genau gewogen, werden in einem Jodzahlkolben mit 2,5 g gepulvertem Ammoniumeisen(III)-sulfat gut gemischt und mit 10 ml frisch ausgekochtem und wieder abgekühltem W. so lange geschüttelt, bis die Substanz vollständig gelöst ist. Nach Zusatz von 10 ml 3n Schwefelsäure, 30 ml frisch abgekochtem und wieder abgekühltem W. und 0,05 ml Ferroin-Lsg. wird mit 0,1 n Ammoniumcer(IV)-sulfat-Lsg. titriert. 1 ml 0,1 n Ammoniumcer(IV)-sulfat-Lsg. entspricht 3,269 mg Zn (DAB 7 — BRD; ähnlich Eu.P. I-69).

Anwendung. Als Reduktionsmittel zur Erzeugung von nascierendem Wasserstoff.

Zinkstaub-Reduktionsgemisch

S. I, 771.

Zinc Acetate USP XIX. Zincum aceticum. Zinkacetat.

$$(CH_3COO)_2Zn \cdot 2\,H_2O$$

$C_4H_6O_4Zn \cdot 2\,H_2O$ M.G. 219,50

Essigsäure, Zinksalz, Dihydrat.

Gehalt. Mindestens 98,0% und höchstens 102,0% $C_4H_6O_4Zn \cdot 2\,H_2O$.

Eigenschaften. Weiße Kristalle oder weißes Granulat, schwach nach Essigsäure riechend und von adstringierendem Geschmack, leicht lösl. in W. und sd. A., wenig lösl. in A.

Erkennung. 1. Eine Lsg. der Substanz (1 in 20) gibt die Rk. des Zink-Ions und des Acetat-Ions.

Prüfung. 1. Reaktion: Der pH-Wert einer wss. Lsg. liegt bei 6,0 bis 8,0. 2. Unlösliche Verunreinigungen: Höchstens 0,005%. 3. Arsen: Höchstens 0,0003%. 4. Blei: Höchstens 0,002%. 5. Chlorid: Höchstens 0,005%. 6. Sulfat: Höchstens 0,01%. 7. Alkalien und Erdalkalien: Höchstens 0,2%.

Gehaltsbestimmung. Etwa 400 mg Substanz, genau gewogen, werden in 100 ml W. gelöst. Nach Zusatz von 5 ml Ammoniak-Ammoniumchlorid-Puffer-Lsg. und 0,1 ml Eriochromschwarz-Lsg. wird mit 0,05m Dinatrium-Aethylendiamintetraacetat-Lsg. bis zu einem tief blauen Farbton titriert. 1 ml 0,05m Dinatrium-Aethylendiamintetraacetat-Lsg. entspricht 10,98 mg $C_4H_6O_4Zn \cdot 2\,H_2O$.

Aufbewahrung. Gut verschlossen.

Anwendung. Zur Herst. von Zink-Eugenol Zement nach USP XIX.

Zinkacetat-Lösung

S. I, 771.

Zinkäthylen-bis-dithiocarbamat

S. II, 432.

Zincum bromatum. Zinkbromid.

$ZnBr_2$ M.G. 225,21

Eigenschaften. Weißes, hygroskopisches, rhomboedrisches Kristallpulver von scharfem, metallischem Geschmack, sehr leicht lösl. in W. und A. d = 4,22; Fp. = 394°; Kp. = 650°. Die Substanz ist auch als Dihydrat bekannt.

Aufbewahrung. Gut verschlossen, vor Feuchtigkeit geschützt.

Anwendung. Ist als Antiepilepticum und Sedativum empfohlen worden; zur Herst. von Bromsilbercollodiumemulsionen in der Photographie.

Zincum caprylicum

S. II, 938.

Zincum carbonicum basicum. Zinksubcarbonat. Zinkcarbonat, basisch. Basisch kohlensaures Zink.

$ZnCO_3$ mit wechselnden Mengen $Zn(OH)_2$.

Eigenschaften. Weißes, feines, luftbeständiges Pulver, prakt. unlösl. in W., lösl. in verd. Säuren, wss. Ammoniak-Lsg. und Ammoniumsalz-Lsg. Die Substanz gibt beim Glühen mindestens 72% ZnO.

Anwendung. Äußerlich als mildes Adstringens in Form von Streupulver oder Salbe bei Intertrigo, Ekzemen; zur Herst. von ZnO, in der Kosmetik zu Pudern und Schminken.

Zincum chloratum ÖAB 9, Helv. VI, 2. AB — DDR. Zinkchlorid DAB 7 — BRD. Zinci Chloridum Eu.P. II-71, Ned. 6, Jap. 73. Zinci chloridum Nord. 63. Zinc Chloride USP XIX, BPC 73. Zinc (Chlorure De) CF 73. Chlorzink. Chlorure de zinc. Cloruro di zinco. Zinkchloride. Chloretum zincicum. Zinkklorid.

$ZnCl_2$ M.G. 136,29

Bemerkung. Die Substanz ist in DAB 7 — BRD als Rg. enthalten und ausführlich beschrieben.

Gehalt. Mindestens 95,0% $ZnCl_2$ (DAB 7 — BRD, Eu.P. II-71, CF 73, BPC 73). 95,0 bis 100,5% Zinkchlorid (2. AB — DDR). Mindestens 95,0 (95,0 bis 100,0)% $ZnCl_2$ (Helv. VI). 95,0 bis 100,2% $ZnCl_2$ (ÖAB 9). Ca. 99% $ZnCl_2$ (Nord. 63). Mindestens 94,1% $ZnCl_2$ und höchstens 5,0% W. (Ned. 6). Mindestens 97,0% und höchstens 100,5% Zinkchlorid (USP XIX).

Eigenschaften. Weißes, kristallines, zerfließliches Pulver oder weiße Stangen ohne Geruch. Die Substanz wirkt stark ätzend. Beim Erhitzen schmilzt sie und zersetzt sich dann unter Entw. weißer Dämpfe, wobei sie einen in der Hitze gelben, beim Erkalten weiß werdenden Rückstand hinterläßt. Zinkchlorid ist sehr leicht lösl. in W., lösl. in A. und Glycerin, leicht lösl. in Ae.

Erkennung. 1. Eine Lsg. der Substanz in W. gibt die Rk. des Zinkions und des Chloridions (Helv. VI, Ned. 6, Nord. 63, USP XIX, Eu.P. II-71, CF 73, BPC 73). 2. Eine mit Salpetersäure angesäuerte Lsg. der Substanz gibt mit Silbernitrat-Lsg. einen weißen, käsigen Nd., der in verd. Ammoniak leicht lösl. ist (ÖAB 9, ähnlich Helv. VI, 2. AB — DDR). 3. Eine Lsg. der Substanz gibt bei tropfenweisem Zusatz von verd. Natronlauge einen weißen, gallertigen Nd., der sich in einem Überschuß dieses Rg. wieder auflöst. Die Lsg. gibt mit Natriumsulfit-Lsg. einen weißen Nd., der in Essigsäure unlösl. und in verd. Salzsäure lösl. ist (ÖAB 9). 4. 8 Tr. Prüf-Lsg. geben nach Zusatz von 5,0 ml W., 5 Tr. Kupfer(II)-sulfat-Lsg. (1,00 g/100,0 ml) und 10 Tr. Ammoniumtetrathiocyanatomercurat(II)-Lsg. einen violetten, kristallinen Nd. (2. AB — DDR). Prüf-Lsg. nach 2. AB — DDR: 1,50 g Substanz werden unter Zusatz von 15 Tr. 1 n Salzsäure in W. zu 30,0 ml gelöst.

Prüfung. 1. Reinheit: Eine Lsg. von 1 T. Substanz in 19 T. W. muß farblos sein. (ÖAB 9, ähnlich Helv. VI, 2. AB — DDR, Nord. 63 u. a.). 2. Basisches Chlorid: Eine in der Lsg. (1 + 19) vorhandene Trbg. muß auf Zusatz von höchstens 0,25 ml 1 n Salzsäure zu je 10 ml der Lsg. vollständig verschwinden (ÖAB 9, Helv. VI, ähnlich Eu.P. II-71, CF 73, USP XIX, BPC 73). 3. Sulfat: In einer Mischung von 5 ml der Lsg. (1 + 19) und 5 ml W. darf Sulfat in unzulässiger Menge nicht nachweisbar sein (ÖAB 9, DAB 7 — BRD, Helv. VI). Höchstens 0,1% SO_4^{2-} (2. AB — DDR). Höchstens 0,1 mg/g (Nord. 63). Höchstens 0,03% (USP XIX). Höchstens 200 ppm (Eu.P. II-71, CF 73, BPC 73). 4. Ammonium: Wird 1 g Substanz mit 5 ml verd. Natronlauge zum Sd. erhitzt, so dürfen die entweichenden Dämpfe rotes Lackmuspapier nicht bläuen (ÖAB 9, ähnlich Helv. VI, Ned. 6, USP XIX, DAB 7 — BRD). Höchstens 400 ppm (CF 73, BPC 73, Eu.P. II-71). 5. Arsen: In einer Lsg. von 1 g Substanz in 4 ml W. darf nach Zusatz von 0,1 g Kaliumjodid mit 6 ml Hypophosphit-Lsg. Arsen nicht nachweisbar sein (ÖAB 9, Helv. VI). Höchstens 10 ppm (BPC 73, Eu.P. II-71, CF 73). 6. Aluminium, Eisen, Kupfer: Eine Mischung von 8 ml der Lsg. (1 + 19) und 2 ml konz. Ammoniak muß klar und farblos sein (ÖAB 9, ähnlich 2. AB — DDR, Eu.P. II-71, CF 73, BPC 73). 7. Eisen: In 7 ml der Lsg. (1 + 19) darf Eisen nicht nachweisbar sein (ÖAB 9, ähnlich DAB 7 — BRD, Eu.P. II-71, CF 73, BPC 73). Höchstens 0,002% Fe^{2+}/Fe^{3+} (2. AB — DDR). 8. Schwermetalle: Die nach 6. erhaltene Lsg. muß auf Zusatz von 3 Tr. Natriumsulfid-Lsg. einen rein weißen Nd. geben. Die von dem Nd. abgegossene Lsg. muß farblos sein (ÖAB 9, ähnlich Eu.P. II-71, BPC 73, CF 73, Helv. VI). Höchstens 0,02% Pb^{2+} (2. AB — DDR). 9. Kalzium, Magnesium: Die bei der Prüf. nach 6. erhaltene Lsg. darf auf Zusatz von 1 ml Natriumphosphat-Lsg. nicht getrübt werden (ÖAB 9, ähnlich Helv. VI, Ned. 6, Eu.P. II-71, CF 73, BPC 73). 10. Mit Schwefelwasserstoff nicht fällbare Verunreinigungen: Höchstens 0,2%, bestimmt als Sulfate (DAB 7 — BRD). Höchstens 1,0% (USP XIX).

Gehaltsbestimmung. Die angeführten Pharmakopöen enthalten komplexometrische, Ned. 6 eine acidimetrische Bestimmung. Vorschrift nach 2. AB — DDR: 0,5000 g Substanz werden unter Zusatz von 1,0 ml 1 n Salzsäure in W. zu 100,00 ml gelöst. 20,00 ml der Lsg. werden nach Zusatz von 80 ml W. mit 1 n Kalilauge versetzt, bis eine Trbg. entsteht. Nach Zusatz von 5,0 ml Ammoniumchlorid-Ammoniak-Puffer-Lsg. und 0,30 g Eriochromschwarz-T-Indikator wird die Lsg. mit 0,1 m ÄDTA-Lsg. bis zum Farbumschlag nach Blau titriert. 1 ml 0,1 m ÄDTA-Lsg. ist 13,63 mg Zinkchlorid äquivalent (2. AB — DDR). Vorschrift nach Ned. 6: Etwa 275 mg Substanz, genau gewogen, werden in 50,0 ml 0,1 n Natronlauge gelöst. Anschließend wird bis zum Sd. erwärmt. Nach dem Abkühlen wird unter Ausschluß von Luft-Kohlendioxid mit 0,1 n Salzsäure, Phenolphthalein als Indikator, titriert. 1 ml 0,1000 n Natronlauge entspricht 6,815 mg $ZnCl_2$ (Ned. 6).

Aufbewahrung. Abgesondert, in dicht schließenden Gefäßen.

Dosierung. Maximalkonzentrationen: 0,05% zur Anwendung am Auge, 0,5% zu Spülungen (2. AB — DDR). Gebrauchskonzentrationen: Äußerlich Spülungen: 0,05—0,3%; Ätzpaste: 5—10% (Helv. VI). Lokal an den Zähnen: Als 10%ige Lsg. (USP XIX).

Veränderlichkeit: Hygroskopisch (Helv. VI).

Unverträglichkeiten: Alk. rg. Stoffe, Blei(II)-acetat, Eiweiß, Erdalkalien, Natriumtetraborat, Phosphate, Silbersalze, Tannin (Fällung) (Helv. VI).

Anwendung. Als Ätzmittel, Adstringens und Antisepticum. Abgabe von Lsg.: Müssen klar abgegeben werden. Sie werden mit ausgekochtem W. hergestellt und tropfenweise mit Salzsäure 7%ig bis zur klaren Lsg. versetzt (Helv. VI).

Zinkchlorid-Lösung

S. I, 771.

Zinkchlorid-Ameisensäure-Lösung

S. I, 771.

Zink(II)-chlorid-Lösung, jodhaltige Eu.P. I-69.

Bemerkung. Als Rg. in Eu.P. I-69 enthalten.

Herstellung. 20 g Zink(II)-chlorid und 6,5 g Kaliumjodid werden in 10,5 ml W. gelöst. Nach Zusatz von 0,5 g Jod wird 15 Min. lang geschüttelt und, falls erforderlich, filtriert.

Aufbewahrung. Vor Licht geschützt.

Anwendung. Zur Identitäts-Prüf. von Leinenfäden sowie Watte aus Baumwolle und Zellwolle.

Zincum citricum. Zinkcitrat.

$$Zn_3(C_6H_5O_7)_2 \cdot 2\,H_2O$$

$C_{12}H_{10}O_{14}Zn_3 \cdot 2\,H_2O$ M.G. 610,38

Eigenschaften. Weißes, feinkristallines Pulver, wenig lösl. in W., lösl. in verd. Mineralsäuren und Alkalilaugen.

Anwendung. Wurde als Antiepilepticum empfohlen. Obsolet

Zincum dijodphenolsulfonicum 2. AB — DDR. Zinkdijodphenolsulfonat.

$C_{12}H_6J_4O_8S_2Zn \cdot 6\,H_2O$ M.G. 1023,4

Zinksalz der 4-Hydroxy-3,5-dijodbenzolsulfonsäure.

Gehalt. Mindestens 95,0% wasserfreies Zinkdijodphenolsulfonat, berechnet auf die bei 105 °C getrocknete Substanz.

'*Eigenschaften.* Farblose Nadeln oder weißes, kristallines Pulver von nicht wahrnehmbarem Geruch und bitter zusammenziehendem Geschmack, leicht lösl. in A., mäßig lösl. in W. Die Substanz verwittert an der Luft.

Erkennung. 1. 6,0 ml Prüf-Lsg. geben nach Zusatz von 5 Tr. Kupfer(II)-sulfat-Lsg. (1,00 g/100,0 ml) und 10 Tr. Ammoniumtetrathiocyanatomercurat(II)-Lsg. einen violetten, kristallinen Nd. Prüf-Lsg.: 1,500 g Substanz werden in 60,0 ml W. unter Erwärmen gelöst. Nach dem Abkühlen auf 18 bis 20° wird die Mischung filtriert und das Filtrat unter Waschen des Rückstandes mit W. zu 60,0 ml aufgefüllt. 2. 5,0 ml Prüf-Lsg. zeigen nach Zusatz von 1 Tr. Eisen(III)-chlorid-Lsg. (5,0 g/100,0 ml) eine violette Fbg. 3. 0,100 g Substanz wird über kleiner Flamme erhitzt. Die entweichenden Dämpfe zeigen eine violette Fbg. Es entsteht ein teerartiger Rückstand.

Prüfung. 1. Unlösl. Verunreinigungen, Farbe: 2,000 g Substanz werden in 40,0 ml W. unter Erwärmen gelöst. Die 48 bis 52 °C warme Lsg. wird durch einen bei 105 °C bis Massekonstanz getrockneten Glasfiltertiegel G4 filtriert. Der Rückstand wird 3mal mit je 10,0 ml W. gewaschen und bei 105 °C bis zur Massekonstanz getrocknet. Die Substanz darf höchstens 0,050% Rückstand hinterlassen. 10,0 ml Prüf-Lsg. müssen farblos sein. 2. Aluminium-, Magnesium-, Kupfer-Ionen: 5,0 ml Prüf-Lsg. dürfen bei der ,Prüfung auf Kupfer-Ionen' nach 15 Min. weder eine Trbg. noch eine Fbg. zeigen. 3. Barium-Ionen: 5,0 ml Prüf-Lsg. dürfen bei der ,Prüfung auf Barium-Ionen' keine Trbg. zeigen. 4. Blei(II)-Ionen: Höchstens 0,004% Pb^{2+}. 5. Kalzium-Ionen: Höchstens 0,04% Ca^{2+}. 6. Sulfat-Ionen: Höchstens 0,04% SO_4^{2-}. 7. Trocknungsverlust: Mindestens 7,2% und höchstens 11,0%, bestimmt mit 1,0000 g Substanz.

Gehaltsbestimmung. 0,9000 g Substanz werden in 100 ml W. gelöst. Die Lsg. wird tropfenweise mit 1 n Kalilauge versetzt, bis eine Trbg. entsteht. Nach Zusatz von 5,0 ml Ammoniumchlorid-Ammoniak-Puffer und 0,100 g Eriochromschwarz-T-Indikator wird die Lsg. mit 0,1 m ÄDTA-Lsg. bis zum Farbumschlag nach Blau titriert. 1 ml 0,1 m ÄDTA-Lsg. ist 91,53 mg wasserfreiem Zinkdijodphenolsulfonat äquivalent. Der Gehalt wird auf die bei 105° getrocknete Substanz berechnet.

Aufbewahrung. Vorsichtig.

Zinkdimethyl-dithiocarbamat

S. II, 431.

Zinkdimethyl-dithiocarbamat-Cyclohexylamin-Komplex

S. II, 484.

Zincum gallicum. Zinkgallat, basisch. Zinksubgallat.

Basisches Salz wechselnder Zusammensetzung. Das Handelspräparat enthält etwa 24% Zink und etwa 60% Gallussäure.

Eigenschaften. Grünlichgraues Pulver, prakt. unlösl. in W. und den gebräuchlichen org. Lösungsmitteln, lösl. in verd. Säuren und wss. Ammoniak-Lsg.

Anwendung. Ist als Antisepticum (als Streupulver und in Salben) und als Adstringens gebraucht worden.

Zincum glycerinophosphoricum. Zinkglycerophosphat.

$$ZnPO_4C_3H_7O_2$$

$C_3H_7O_6PZn$ M.G. 235,45

Eigenschaften. Weißes Pulver, lösl. in W., prakt. unlösl. in A. und Ae.

Anwendung. Wurde früher bei Epilepsie empfohlen.

Zincum jodatum. Zinkjodid. Jodzink.

ZnJ_2 M.G. 319,22

Eigenschaften. Weißes, rhomboedrisches, hygroskopisches Pulver von scharfsalzigem Geschmack, das sich an Luft und Licht braun färbt, sehr leicht lösl. in W., leicht lösl. in Glycerin, lösl. in A. und Ae. Die wss. Lsg. reagiert schwach sauer gegen Lackmus. d = 4,74; Fp. = 446°; Kp. = 624° unter Zers.

Aufbewahrung. Gut verschlossen, vor Licht und Feuchtigkeit geschützt.

Anwendung. Ist in konz. wss. Lsg. (1 + 1 bis 1 + 5) als Ätzmittel gebraucht worden; zur Herst. von Jodzinkstärke-Lsg.

Zinkjodidstärke-Lösung
S. I, 771, III, 62.

Zincum lacticum. Zinklactat.
$$Zn(C_3H_5O_3)_2 \cdot 3\,H_2O$$
$C_6H_{10}O_6Zn \cdot 3\,H_2O$ M.G. 297,57

Eigenschaften. Weißes, kristallines Pulver, von säuerlich zusammenziehendem Geschmack, wenig lösl. in W., leicht lösl. in sd. W., prakt. unlösl. in A. Die Substanz verliert bei 100° ihr Kristall-W. und verkohlt bei weiterem Erhitzen.

Dosierung. 3 mal tägl. 0,03 g.

Anwendung. Ist als Sedativum und Antiepilepticum gebraucht worden; äußerlich als Adstringens.

Zink-Natriumcarbonat-Reagens Eu.P. I-69.

Darstellung. Ein Teil w.-freies Natriumcarbonat und zwei Teile Zinkstaub werden gemischt. Die Mischung wird mit w.-freiem M. befeuchtet, auf dem W.-Bad und anschließend im Trockenschrank bei 110° bis 120° einige Stunden lang getrocknet.

Aufbewahrung. Vor Feuchtigkeit geschützt.

Anwendung. Zum allgemeinen Nachw. von org. gebundenem Schwefel.

Zincum oleinicum. Zinkoleat.
$$Zn(C_{18}H_{33}O_2)_2$$
$C_{36}H_{66}O_4Zn$ M.G. 628,31

Eigenschaften. Weißes, trockenes, sich fettig anfühlendes Pulver, prakt. unlösl. in W., lösl. in A., Schwefelkohlenstoff, Ae., Bzl. und P.Ae. Fp. = 85,5°. Die Handelsware enthält meist auch Zinksalze anderer Fettsäuren.

Anwendung. Ist äußerlich bei Ekzemen, Pruritus ani in Salben und Pasten gebraucht worden.

Zincum oxydatum ÖAB 9, Helv. VI, 2. AB — DDR. Zinkoxid DAB 7 — BRD. Zinci Oxidum Eu.P. I-69. Zinci oxidum Nord. 63. Zinci Oxydum Ned. 6, Jap. 73, PI.Ed. II. Zinc (Oxyde De) CF 73. Zinc Oxide USP XIX, BP 73, BPC 73. Zincum Oxydatum Ross. 9. Zinkoxyd. Oxyde de zinc. Ossido di zinco. Zinkoxide. Oxydum zincicum. Zinci oxydum venale. Zinkhvidt.

ZnO M.G. 81,38

Bemerkung. Zincum oxydatum Helv. VI und Zinc Oxide BP 73 entsprechen Zinci Oxidum Eu.P. I-69.

Gehalt. Mindestens 99,0% ZnO (DAB 7 — BRD, Eu.P. I-69, CF 73, Nord. 63, Ross. 9, PI.Ed. II, Jap. 73). 98,0 bis 102,0% Zinkoxid (2. AB — DDR). Mindestens 98,5% Zinkoxid (Ned. 6). Mindestens 99,0% und höchstens 100,5% Zinkoxid (USP XIX). 97,8 bis 100,0% Zinkoxid (ÖAB 9).

Eigenschaften. Feines, weißes, amorphes, geruchloses und geschmackloses Pulver, das an der Luft Kohlendioxid anzieht, prakt. unlösl. in W. und A., lösl. in verd. Säuren und Alkalihydroxid-Lsg.

Erkennung. 1. Die Substanz wird beim Erhitzen gelb und beim Erkalten wieder weiß (ÖAB 9, 2. AB — DDR, DAB 7 — BRD, Eu.P. I-69, USP XIX und andere). 2. Eine Lsg. der Substanz in Essigsäure gibt bei tropfenweisem Zusatz von verd. Natronlauge einen weißen, gallertigen Nd., der sich in einem Überschuß dieses Rg. wieder auflöst. Die Lsg. gibt mit Natriumsulfid-Lsg. einen weißen Nd. unlösl. in Essigsäure, lösl. in verd. Salzsäure (ÖAB 9, ähnlich DAB 7 — BRD und andere). 3. 0,50 ml Prüf-Lsg. geben mit 0,50 ml Kaliumhexacyanoferrat(II)-Lsg. einen weißen bis grünlichweißen Nd. (DAB 7 — BRD). Prüf-Lsg. nach DAB 7 — BRD: 2,50 g Substanz werden in 11,0 ml 6 n Schwefelsäure und 10 ml W. unter Erhitzen gelöst. Nach dem Erkalten wird zu 25,0 ml verd. 4. 5 Tr. Prüf-Lsg. geben nach Zusatz von 5,0 ml W., 5 Tr. Kupfer(II)-sulfat-Lsg. (1,00 g/100,0 ml) und 10 Tr. Ammoniumtetrathiocyanatomercurat(II)-Lsg. einen violetten, kristallinen Nd. (2. AB — DDR). Prüf-Lsg. nach 2. AB — DDR: 1,500 g Substanz werden in 10,0 ml 5 n Essigsäure gelöst. Die Lsg. wird mit W. zu 30,0 ml aufgefüllt.

Prüfung. 1. Freies Alkali: Wird 1 g Substanz mit 10 ml W. aufgekocht und nach dem Erkalten abfiltriert, so darf sich das Filtrat nach Zusatz von 1 Tr. 0,1 n Salzsäure mit 2 Tr. Phenolphthalein-Lsg. nicht rot färben (ÖAB 9, ähnlich DAB 7 — BRD, 2. AB — DDR, Eu.P. I-69, CF 73, USP XIX und andere). 2. Karbonat, säureunlösl. Bestandteile: 2 g Substanz werden mit 10 ml W. kurz aufgekocht und hierauf mit 15 ml Essigsäure erwärmt, bis alles gelöst ist. Dabei darf keine Gasentwicklung auftreten. Die nach dem Verd. mit 13 ml W. erhaltene Lsg. muß klar und farblos sein (ÖAB 9, ähnlich DAB 7 — BRD, Eu.P. I-69, CF 73, Nord. 63, USP XIX). 3. Chlorid: In der nach 2. erhaltenen Lsg. darf Chlorid in unzulässiger Menge nicht nachweisbar sein (ÖAB 9, DAB 7 — BRD, Ned. 6). Höchstens 0,01% $Cl^\ominus$ (2. AB — DDR). Höchstens 0,1 mg/g (Nord. 63). 4. Sulfat: In einer Mischung von 0,3 ml der Lsg. nach 2. und 9,7 ml W. darf Sulfat in unzulässiger Menge nicht nachweisbar sein (ÖAB 9, DAB 7 — BRD, Ned. 6). Höchstens 0,1% SO_4^{2-} (2. AB — DDR). 5. Nitrat: Werden 2 ml der Lsg. nach 2. mit Diphenylamin-Schwefelsäure unterschichtet, so darf sich zwischen den beiden Fl. keine blaue Zone bilden (ÖAB 9, ähnlich 2. AB — DDR). 6. Arsen: In einer Lsg. von 1 g Substanz in 4 ml Salzsäure darf nach Zusatz von 0,1 g Kaliumjodid mit 6 ml Hypophosphit-Lsg. Arsen nicht nachweisbar sein (ÖAB 9, ähnlich DAB 7 — BRD). Höchstens 0,0004% As^{3+}/As^{5+} (2. AB — DDR). Höchstens 0,0006% (USP XIX). Höchstens 10 ppm (Eu.P. I-69, CF 73). 7. Eisen: In 7 ml der Lsg. nach 2. darf Eisen nicht nachweisbar sein (ÖAB 9, ähnlich DAB 7 — BRD). Höchstens 0,002% Fe^{2+}/Fe^{3+} (2. AB — DDR). Höchstens 200 ppm (Eu.P. I-69, CF 73). 8. Aluminium, Eisen, Kupfer: Eine Mischung von 8 ml der Lsg. nach 2. und 2 ml konzentriertem Ammoniak muß klar und farblos sein (ÖAB 9, ähnlich DAB 7 — BRD, 2. AB — DDR). 9. Kalzium, Magnesium: Die nach 8. erhaltene Lsg. darf auf Zusatz von 1 ml Natriumphosphat-Lsg. innerhalb von 5 Min. nicht getrübt werden (ÖAB 9). Höchstens 0,2% Ca^{2+} (2. AB — DDR). 10. Schwermetalle: Die nach 9. erhaltene Lsg. muß auf Zusatz von 3 Tr. Natriumsulfid-Lsg. einen rein weißen Nd. geben. Die von dem Nd. abgegossene Lsg. muß farblos sein (ÖAB 9, ähnlich DAB 7 — BRD). Höchstens 0,04% Pb^{2+} (2. AB — DDR). Höchstens 100 ppm Pb^{2+} (Eu.P. I-69, CF 73). 11. Oxydierbare Verunreinigungen: Die Mischung von 5,0 ml Prüf-Lsg., 1,0 ml 3 n Schwefelsäure und 0,50 ml 0,01 n Kaliumpermanganat-Lsg. darf sich innerhalb von 5 Min. nicht entfärben (DAB 7 — BRD). 12. Glührückstand: Mindestens 99,0% (2. AB — DDR, Eu.P. I-69, CF 73, USP XIX).

Gehaltsbestimmung. Die angeführten Pharmakopöen enthalten komplexometrische, Ned. 6 und USP XIX acidimetrische Bestimmungen. Vorschrift nach 2. AB — DDR: 0,5000 g Substanz werden in der Mischung aus 10,0 ml W. und 5,0 ml 3 n Salzsäure gelöst. Die Lsg. wird mit W. zu 100,00 ml aufgefüllt. 10,00 ml der Lsg. werden nach Zusatz von 90 ml W. mit 1 n Kalilauge versetzt, bis eine Trbg. entsteht. Nach Zusatz von 5,0 ml Ammoniumchlorid-Ammoniak-Puffer-Lsg. und 0,30 g Eriochromschwarz-T-Indikator wird die Lsg. mit 0,1 m ÄDTA-Lsg. bis zum Farbumschlag nach Blau titriert. 1 ml 0,1 m ÄDTA-Lsg. entspricht 8,137 mg Zinkoxid (2. AB — DDR). Vorschrift nach USP XIX: 1,5 g frisch geglühtes Zinkoxid, genau gewogen, und 2,5 g Ammoniumchlorid werden unter schwachem Erwärmen in 50,0 ml 1 n Schwefelsäure gelöst. Nach Zusatz von Methylorange wird der Überschuß an Schwefelsäure mit 1 n Natronlauge zurücktitriert. 1 ml 1 n Schwefelsäure entspricht 40,69 mg ZnO (USP XIX).

Aufbewahrung. In gut schließenden Gefäßen. Höchstens 10 Jahre (2. AB — DDR).

Anwendung. Als mildes Adstringens in Pulvern, Salben, Pasten.

Zincum oxydatum crudum Helv. VI. Rohes Zinkoxid. Oxyde de zinc ordinaire. Ossido di zinco ordinario.

ZnO M.G. 81,4

Bemerkung. Zincum oxydatum crudum muß allen bei Zinci Oxidum Eu.P. I-69 vorgeschriebenen Prüf. mit Ausnahme der Gehaltsforderung entsprechen.

Gehalt. Mindestens 96,8 (96,8 bis 100,5)% ZnO.

Aufbewahrung. In gut verschlossenem Behälter.

Entkeimung. Trockenschrank 160°.

Anwendung. Zur Herst. von Gelatina Zinci dura, Gelatina Zinci mollis, Pasta Zinci oxydati 25%, Pasta Zinci oxydati cum acido salicylico 2%, Unguentum Zinci oxydati 10%.

Zincum permanganicum. Zinkpermanganat.

$Zn(MnO_4)_2 \cdot 6\,H_2O$ M.G. 411,36

Eigenschaften. Violett- bis schwarzbraune, glänzende, dem Kaliumpermanganat ähnliche, zerfließliche Kristalle, leicht lösl. in W. Die Substanz wird durch Licht und Luft sowie durch A. zersetzt. Sie darf ferner nicht mit vegetabilen Extrakten, A. und anderen leicht oxidierbaren Substanzen verrieben werden, da es hierbei zu Explosionen kommen kann.

Aufbewahrung. Gut verschlossen, vor Feuchtigkeit, Licht und Luft geschützt.

Anwendung. Äußerlich als Antisepticum zu Injektionen in die Harnröhre bei gonorrhoischer Urethritis (0,05%ige wss. Lsg.); als Augenwasser in 0,1 bis 0,2%iger Lsg.

Zinci Peroxydum Ned. 6. Zinc (Peroxyde De) CF 73. Zinci peroxydum. Zinkperoxide. Zincum peroxydatum. Zinkperoxyd. Zinkperoxid. Zinksuperoxyd.

Bemerkung. Nach Ned. 6 ist die Substanz ein Gemisch von Zinkperoxid, Zinkoxid und Zinkcarbonat, nach CF 73 ein Gemisch von Zinkperoxid und Zinkoxid.

Gehalt. Mindestens 48,7% und höchstens 52,1% Zinkperoxid (ZnO_2, M.G. 97,4) (Ned. 6). Mindestens 35,0% Zinkperoxid (ZnO_2, M.G. 97,4) (CF 73).

Eigenschaften. Weißes, geruchloses Pulver, prakt. unlösl. in W., lösl. in verd. Mineralsäuren unter Bldg. von H_2O_2 und des entsprechenden Zinksalzes.

Erkennung. 1. Die Prüf-Lsg. gibt die Rk. des Zinkions (CF 73, Ned. 6). 2. 0,02 g Substanz werden in 2 ml verd. Schwefelsäure gelöst, mit 10 ml W., 2 ml Ae. und 1 oder 2 Tr. Kaliumdichromat-Lsg. versetzt. Nach Schütteln des Gemisches färbt sich die Ae.-Schicht blau (CF 73, Ned. 6). Prüf-Lsg. nach CF 73: 5 g Substanz werden in 10 ml W. und 15 ml Salzsäure gelöst. Das Gemisch wird auf dem W.-Bad zur Trockne eingedampft. Der Rückstand wird in 5 ml verd. Salzsäure gelöst und mit W. auf 50 ml verdünnt.

Prüfung. 1. Arsen: Höchstens 5 ppm (CF 73; ähnlich Ned. 6). 2. 10 ml Prüf-Lsg. werden mit 1 ml verd. Schwefelsäure versetzt. Die Lsg. muß mindestens 10 Min. lang klarbleiben (CF 73). 3. Eisen: Höchstens 10 ppm (CF 73). 4. Schwermetalle: Höchstens 100 ppm (CF 73; ähnlich Ned. 6). 5. Alkalien, Erdalkalien: Höchstens 0,30% (CF 73, ähnlich Ned. 6). 6. Sulfat: Höchstens 0,5% (CF 73, ähnlich Ned. 6). 7. Chlorid: 2 g Substanz werden 2 Min. lang mit 50 m W. ausgekocht und filtriert. Im Filtrat dürfen Chlorid-Ionen nicht nachweisbar sein (Ned. 6). 8. Sulfid: Wird der Rückstand von 7. in verd. Schwefelsäure gelöst, so darf kein Schwefelwasserstoffgeruch auftreten (Ned. 6).

Gehaltsbestimmung. Etwa 250 mg Substanz, genau gewogen, werden mit einer Lsg. von 1,5 g Kaliumjodid in 30 ml W. versetzt. Nach Zugabe von 10 ml verd. Schwefelsäure wird das ausgeschiedene Jod mit 0,1 n Natriumthiosulfat-Lsg. titriert. 1 ml 0,1 n Natriumthiosufalt entspricht 4,87 mg ZnO_2 (Ned. 6). Nach CF 73 werden etwa 0,25 g Substanz, genau gewogen, in 50 ml W. und 10 ml verd. Schwefelsäure gelöst. Anschließend wird mit 0,1 n Permanganat-Lsg. bis zur bleibenden Rosa-Fbg. titriert. 1 ml 0,1 n Kaliumpermanganat-Lsg. entspricht 0,004 87 g ZnO_2 (CF 73).

Aufbewahrung. Gut verschlossen.

Anwendung. Als Desinficiens, Adstringens und Desodorans, äußerlich zur Wundbehandlung.

Zinkphosphid

S. II, 480.

Zincum phosphoricum. Zinkphosphat.

$Zn_3(PO_4)_2 \cdot 4\,H_2O$ — M.G. 458,15

Eigenschaften. Weißes, krist. Pulver, prakt. unlösl. in W. und A., lösl. in Mineralsäuren, wss. Ammoniak-Lsg. und Alkalilaugen. W.-freies Salz: d = 3,5; Fp. = etwa 900°.

Anwendung. Früher als Antiepilepticum und bei Psychosen in Dosen von 0,1 g in Phosphorsäure gelöst, gebraucht.

Zincum propionicum

S. II, 1009.

Zink-propylen-bis-dithiocarbamat

S. II, 432.

Zinc pyrithione (USAN). Pyrithione zinc (BAN). Zinci pyrithionum. Zinkpyrithion.

$C_{10}H_8N_2O_2S_2Zn$ — M.G. 317,68

1,2-Dihydro-1-hydroxy-pyridin-2-thion, Zink-Salz (2:1).

Anwendung. Als Antiseborrhoicum.

Handelsformen. Vancide ZP (Vanderbilt, USA); Zinc Omadine (Squibb, USA).

Zincum salicylicum. Zinksalicylat.

$$Zn[HO-C_6H_4-COO]_2 \cdot 3\,H_2O$$

$C_{14}H_{10}O_6Zn \cdot 3\,H_2O$ — M.G. 393,66

Eigenschaften. Weiße, glänzende Kristallnadeln von süßlich-metallischem Geschmack, leicht lösl. in A., lösl. in W., wenig lösl. in Ae.

Aufbewahrung. Gut verschlossen, vor Licht und Luft geschützt.

Anwendung. Gebraucht bei Gonorrhoe, Hautkrankheiten, Conjuctivitis usw. als Streupulver oder in 0,2%iger wss. Lösung.

Zincum stearinicum Helv. VI. Zincum stearicum ÖAB 9. Zinci Stearas DAC. Zinc Stearate USP XIX, BPC 73. Zinc (Stéarate De) CF 73. Zinkstearat. Stéarate de zinc. Stearato di zinco. Zinc stearate. Zinco stearato.

$$[CH_3-(CH_2)_{16}-COO]_2^{\ominus}\,Zn^{2\oplus}$$

$C_{36}H_{70}O_4Zn$ — M.G. 632

Bemerkung. Die angegebene Struktur ist in Helv. VI enthalten. Zinkstearat ist keine einheitliche Substanz. Nach ÖAB 9, CF 73 und USP XIX liegt ein Gemisch von Zinkstearat $[(C_{18}H_{35}O_2)_2Zn$; M.G. 632,3] und Zinkpalmitat $[(C_{16}H_{31}O_2)_2Zn$; M.G. 576,2] vor. Nach BPC 73 enthält das Gemisch zusätzlich Zinksalze der Ölsäure, nach DAC Salze der Arachinsäure.

Darstellung. Zinkstearat wird meist durch Fllg. lösl. Zinksalze mit Alkaliverbindungen gesättigter, höherer Fettsäuren hergestellt (DAC).

Gehalt. 10,5 bis 12,5% Zn^{2+} (A.G. 65,37), berechnet auf die bei 105° getrocknete Substanz (DAC, ÖAB 9). Mindestens 10,5 (10,5 bis 11,0)% Zn (A.G. 65,37) und mindestens 86,0 (86,0 bis 91,0)% Fettsäuren (RCOOH, mittleres M.G. 267 bis 288), bezogen auf die getrocknete Substanz (Helv. VI). Mindestens 10,0 und höchstens 11,6% Zink (CF 73). Mindestens 12,5 und höchstens 14,0% Zinkoxid (USP XIX). 10,45 bis 12,45% Zink (BPC 73).

Eigenschaften. Feines, weißes, fettig anzufühlendes, geschmackloses Pulver von schwachem, eigenartigem Geruch, prakt. unlösl. in W., A., Ae., lösl. in Bzl. Fp. = 118 bis 121°.

Erkennung. 1. Kocht man die Substanz mit Salzsäure, so scheiden sich die freien Fettsäuren als ölige, auf der Oberfläche der Fl. schwimmende Schicht ab. Diese wird nach dem Abkühlen in einem Scheidetrichter in Ae. gelöst. Die ätherische Lsg. wird durch Schütteln mit W. gewaschen und sodann filtriert. Der nach dem Abdampfen des Ae. verbleibende Rückstand wird bei 105° getrocknet und hierauf erstarren gelassen. Schmelzintervall (im Kapillarröhrchen): 55 bis 65° (ÖAB 9, ähnlich Helv. VI, DAC, CF 73, USP XIX und BPC 73). 2. Die erhaltenen Fettsäuren zersetzen sich beim Erhitzen unter Entwicklung von Dämpfen, die nach verbrennendem Fett riechen (ÖAB 9). 3. Die beim Erhitzen der Substanz mit Salzsäure erhaltene Lsg. gibt mit verd. Natronlauge einen weißen, gallertigen Nd., der sich in einem Überschuß dieses Rg. wieder auflöst. Die Lsg. gibt mit Natriumsulfid-Lsg. einen weißen Nd., der in Essigsäure unlöslich und in verd. Salzsäure lösl. ist (ÖAB 9, ähnlich DAC, Helv. VI, BPC 73 und USP XIX). 4. Säurezahl der Fettsäuren: 195 bis 210; Einwaage: 0,5 g (DAC); Einwaage: 0,2 g (Helv. VI, CF 73). 5. Jodzahl der Fettsäuren: Höchstens 3 (DAC). 6. Gaschromatographisches Verhalten der Fettsäuremethylester: Die aus den Chromatogrammen ermittelten Anteile für Stearinsäure-, Palmitinsäure- und Arachinsäuremethylester müssen mindestens 85% des Estergemisches betragen (DAC).

Prüfung. 1. Freies Alkali, freie Säure: 0,5 g Substanz werden mit 25 ml W. 1 Min. lang gekocht und nach dem Erkalten abfiltriert. 10 ml des Filtrates müssen sich auf Zusatz von 2 Tr. Bromthymolblau-Lsg. gelb oder grün und bei darauffolgendem Zusatz von 1 Tr. 0,1 n Natronlauge blau färben (ÖAB 9, ähnlich Helv. VI, DAC, BPC 73). 2. Wasserlösliche Salze: 10 ml des bei der Prüf. nach 1. bereiteten Filtrates dürfen nach dem Eindampfen und Glühen nicht mehr als 2 mg Rückstand hinterlassen (ÖAB 9). 3. Freie Fettsäuren: Schüttelt man 1,0 g Substanz 5 Min. lang mit 20 ml Ae. und filtriert, so darf das Filtrat nach dem Eindampfen und Trocknen nicht mehr als 0,020 g Rückstand hinterlassen (ÖAB 9, DAC, BPC 73). 4. Sulfat: 1,5 g Substanz werden in einem 50 ml fassenden Erlenmeyerkolben mit 10 ml verd. Salzsäure zum Sd. erhitzt, bis keine feste Substanz mehr vorhanden ist. Nach dem Erkalten wird filtriert. In der Mischung von 1 Tr. des Filtrates und 11 ml W. darf Sulfat in unzulässiger Menge nicht nachweisbar sein. Bei der Prüf. ist keine Salzsäure mehr zuzusetzen (ÖAB 9). Höchstens 0,4% (DAC). Höchstens 0,5% (CF 73). Höchstens 0,6% (BPC 73). 5. Erdalkali- und Alkali-Ionen: Höchstens 2% (DAC, BPC 73). Höchstens 1,0% (USP XIX). 6. Arsen: In 6 ml des nach 4. bereiteten Filtrates darf nach Zusatz von 0,1 g Kaliumjodid mit 4 ml Hypophosphit-Lsg. Arsen in unzulässiger Menge nicht nachweisbar sein (ÖAB 9, ähnlich Helv. VI). Höchstens 10 ppm (CF 73). Höchstens 0,00015% (USP XIX). 7. Aluminium, Eisen, Kupfer: Der Rest des nach 4. bereiteten Filtrates muß nach Zusatz von 7 ml Ammoniak-Lsg. klar und farblos sein (ÖAB 9). Höchstens 20 ppm Eisen (DAC, ähnlich Helv. VI). 8. Kalzium, Magnesium: Die nach 7. erhaltene Lsg. darf nach Zusatz von 1 ml Natriumphosphat-Lsg. nicht getrübt werden (ÖAB 9). 9. Schwermetalle: Die nach 8. erhaltene Lsg. muß auf Zusatz von 3 Tr. Natriumsulfid-Lsg. einen rein weißen Nd. geben. Die von dem Nd. abgegossene Lsg. muß farblos sein (ÖAB 9, ähnlich Helv. VI). Höchstens 50 ppm Blei-Ionen (DAC). Höchstens 20 ppm (CF 73). Höchstens 0,001% Pb (USP XIX). 10. Chlorid: Höchstens 400 ppm (DAC). Höchstens 250 ppm (CF 73). 11. Schüttvolumen: Mindestens 125 ml, bestimmt mit 10,0 g Substanz (Helv. VI). 12. Trocknungsverlust: Höchstens 2% (DAC). Höchstens 0,5% (Helv. VI). Höchstens 1,0% (CF 73).

Gehaltsbestimmung. ÖAB 9, Helv. VI, DAC, USP XIX und CF 73 enthalten komplexometrische Best., BPC 73 eine acidimetrische. Vorschrift nach ÖAB 9: 0,6000 g Substanz werden mit 10 ml konz. Ammoniak-Lsg. so lange erwärmt, bis alles gelöst ist und die Fl. nur mehr schwach nach Ammoniak riecht. Sodann verdünnt man mit W. auf etwa 100 ml, fügt 5 ml Ammoniumchlorid-Ammoniak-Puffer-Lsg. und etwa 0,3 g Eriochromschwarz-Verreibung hinzu und titriert mit 0,1 m Natrium-ÄDTA-Lsg. auf Blau. Für die angegebene Einwaage müssen 9,64 bis 11,47 ml 0,1 m Natrium-ÄDTA-Lsg. verbraucht werden, entsprechend einem Zinkgehalt von 10,5 bis 12,5%. 1 ml 0,1 m Natrium-ÄDTA-Lsg. entspricht 6,538 mg Zn (ÖAB 9). Vorschrift nach BPC 73: Etwa 1 g Substanz, genau gewogen, werden 10 Min. lang mit 50 ml 0,1 n Salzsäure gekocht. Nach dem Abkühlen wird filtriert, der Rückstand mit W. gewaschen. Filtrat und Wasch-W. werden mit 0,1 n Natronlauge titriert, Methylrot als Indikator. 1 ml 0,1 n Salzsäure entspricht 0,003269 g Zn (BPC 73).

Aufbewahrung. In gut schließenden Gefäßen.

Unverträglichkeiten. Säuren, Eisensalze (Spaltung).

Anwendung. In Pudern und Salben als mildes Adstringens und Antisepticum (s. auch VII B, 359).

Zincum sulfophenolicum. Zincum sulfocarbolicum.

$$Zn[C_6H_4(OH) \cdot SO_3]_2 \cdot 7\,H_2O$$

$C_{12}H_{10}O_8S_2Zn \cdot 7\,H_2O$ M.G. 537,83

Zink-4-phenolsulfonat.

Eigenschaften. Farbloses, krist. Pulver von zusammenziehendem, metallischem Geschmack, leicht lösl. in W. und A. Die Substanz verwittert an trockener Luft und verliert bei 120° ihr Kristall-W. Sie ist auch als Octa-Hydrat im Handel. Die wss. Lsg. reagiert sauer gegen Lackmus.

Aufbewahrung. Gut verschlossen und vor Licht geschützt.

Anwendung. Ist in 0,1–0,5%iger Lsg. als Antisepticum und Adstringens bei gonorrhoischer Urethritis und Blenorrhoe gebraucht worden. Außerdem als Insectizid.

Zincum sulfuricum ÖAB 9, Helv. VI, 2. AB — DDR, Ross. 9, Zinksulfat DAB 7 — BRD. Zinc Sulfate USP XIX. Zinc Sulphate BP 73, BPC 73. Zinc (Sulfate De) CF 73. Zinci Sulfas PI.Ed. II, Ned. 6, Jap. 73, Eu.P. I-69. Zinci sulfas Nord. 63. Zinksulfat. Sulfate de zinc. Solfato di zinco. Zincsulfaat. Sulfas Zincicus.

$ZnSO_4 \cdot 7\,H_2O$ M.G. 287,56

Bemerkung. Zincum sulfuricum Helv. VI und Zinc Sulphate BP 73 entsprechen Zinci Sulfas Eu.P. I-69.

Gehalt. 99,0 bis 100,5% Zinksulfat (2. AB — DDR). Mindestens 99,0% und höchstens 105,0% $ZnSO_4 \cdot 7\,H_2O$ (Eu.P. I-69, CF 73). 99,5 bis 103,0% $ZnSO_4 \cdot 7\,H_2O$ (ÖAB 9). 99,0 bis 103,0% $ZnSO_4 \cdot 7\,H_2O$ (PI.Ed. II). Mindestens 99,5% $ZnSO_4$, berechnet auf die getrocknete Substanz (DAB 7 — BRD). 98,7 bis 107,9% $ZnSO_4 \cdot 7\,H_2O$ (Nord. 63). 99,0 bis 102,0% $ZnSO_4 \cdot 7\,H_2O$ (Jap. 73). Mindestens 55,6% und höchstens 61,0% $ZnSO_4$, entsprechend mindestens 99,0% und höchstens 108,7% $ZnSO_4 \cdot 7\,H_2O$ (USP XIX). Mindestens 55,9% und höchstens 57,3% $ZnSO_4$ (Ned. 6).

Eigenschaften. Farblose Kristalle oder weißes, kristallines Pulver; zusammenziehender, metallischer Geschmack, an trockner Luft verwitternd, sehr leicht lösl. in W., prakt. unlösl. in A.

Erkennung. 1. 0,50 ml Prüf-Lsg. geben mit 0,20 ml 3 n Natronlauge einen weißen, gallertartigen Nd., der nach weiterem Zusatz von 1,0 ml 3 n Natronlauge wieder in Lsg. geht (DAB 7 — BRD, ähnlich ÖAB 9 und andere). Prüf-Lsg. nach DAB 7 — BRD: 5,00 g Substanz werden zu 50,0 ml gelöst. 2. Eine Lsg. der Substanz gibt die Rk. des Zinkions und des Sulfations (Eu.P. I-69, Nord. 63, Ned. 6, PI.Ed. II, USP XIX und andere). 3. Eine Lsg. der Substanz gibt mit Bariumchlorid-Lsg. einen weißen, feinkristallinen Nd., der in Salzsäure unlösl. ist (ÖAB 9, 2. AB — DDR, DAB 7 — BRD). 4. In 0,50 ml Prüf-Lsg. entsteht nach Zusatz von 2,0 ml 3 n Salzsäure mit 0,50 ml Kaliumhexacyanoferrat(II)-Lsg. ein weißer bis grünlichweißer Nd. (DAB 7 — BRD). 5. 5 Tr. Prüf-Lsg. geben nach Zusatz von 5,0 ml W., 5 Tr. Kupfer(II)-sulfat-Lsg. und 10 Tr. Ammoniumtetrathiocyanotomercurat(II)-Lsg. einen violetten, kristallinen Nd. (2. AB — DDR). Prüf-Lsg. nach 2. AB — DDR: 7,500 g Substanz werden in kohlendioxidfreiem W. zu 50,0 ml gelöst.

Prüfung. 1. Reinheit: Eine Lsg. von 1 T. Substanz in 19 T. W. muß klar und farblos sein (ÖAB 9, DAB 7 — BRD, 2. AB — DDR, Eu.P. I-69 und andere). 2. Basisches Salz, freie Säure: Je 5 ml der Lsg. (1 + 19), müssen sich auf Zusatz von 2 Tr. Bromthymolblau-Lsg. bzw. Methylorange-Lsg. gelb färben (ÖAB 9, DAB 7 — BRD, USP XIX, Nord. 63 und andere). 3. Reaktion: 5,0 ml Prüf-Lsg. werden mit 10,0 ml kohlendioxidfreiem W. versetzt. Die Lsg. muß einen pH-Wert im Bereich von 5,0 bis 7,0 zeigen (2. AB — DDR). Zwischen pH 4,4 und

5,6, gemessen bei einer 5%igen Lsg. (Eu.P. I-69, CF 73). 4. Chlorid: In der Lsg. (1 + 19) darf Chlorid in unzulässiger Menge nicht nachweisbar sein (ÖAB 9, DAB 7 — BRD und andere). Höchstens 300 ppm (Eu.P. I-69, CF 73). Höchstens 0,01% (2. AB — DDR). Höchstens 0,1 mg/g (Nord. 63). 5. Nitrat: Werden 2 ml der Lsg. (1 + 19) mit Diphenylamin-Schwefelsäure unterschichtet, so darf sich zwischen den beiden Fl. keine blaue Zone andeuten (ÖAB 9; 2. AB — DDR). 6. Ammonium: Wird 1 g Substanz mit 5 ml verd. Natronlauge zum Sd. erhitzt, so dürfen die entweichenden Dämpfe rotes Lackmuspapier nicht bläuen (ÖAB 9). 7. Arsen: In einer Lsg. von 1 g Substanz in 4 ml W. darf mit 6 ml Hypophosphit-Lsg. Arsen nicht nachweisbar sein (ÖAB 9). Höchstens 0,0002% As^{3+}/As^{5+} (2. AB — DDR). Höchstens 10 ppm (Eu.P. I-69, PI.Ed. II, CF 73). Höchstens 5 ppm (Jap. 73). Höchstens 0,0008% (USP XIX). — 8. Eisen: In 7 ml der Lsg. (1 + 19) darf Eisen nicht nachweisbar sein (ÖAB 9, DAB 7 — BRD). Höchstens 100 ppm (Eu.P. I-69, CF 73). Höchstens 0,002% Fe^{2+}/Fe^{3+} (2. AB — DDR). 9. Aluminium, Eisen, Kupfer: Eine Mischung von 8 ml der Lsg. (1 + 19) und 2 ml konz. Ammoniak-Lsg. muß klar und farblos sein (ÖAB 9, ähnlich DAB 7 — BRD, 2. AB — DDR). 10. Kalzium, Magnesium: Die bei der Prüf. nach 9. erhaltene Lsg. darf nach Zusatz von 1 ml Natriumphosphat-Lsg. nicht getrübt werden (ÖAB 9, ähnlich DAB 7 — BRD, 2. AB — DDR). 11. Schwermetalle: In der nach 10. erhaltenen Lsg. muß auf Zusatz von 3 Tr. Natriumsulfid-Lsg. ein rein weißer Nd. entstehen. Die von dem Nd. abgegossene Lsg. muß farblos sein (ÖAB 9, ähnlich DAB 7 — BRD und andere). Höchstens 0,003% Pb^{2+} (2. AB — DDR). Höchstens 0,001% (USP XIX). 12. Alkalien und Erdalkalien: Höchstens 0,5% (USP XIX, ähnlich Jap. 73). 13. Trocknungsverlust: 42,0 bis 44,0%, wenn 1 Std. lang bei 105° und anschließend bei 400 bis 450° getrocknet wird (DAB 7 — BRD).

Gehaltsbestimmung. Die angeführten Pharmakopöen enthalten komplexometrische Bestimmungen. Ned. 6 enthält eine acidimetrische Bestimmung. Vorschrift nach 2. AB — DDR 0,2000 g Substanz werden in 100 ml W. gelöst. Die Lsg. wird mit 1 n Kalilauge versetzt, bis eine Trbg. entsteht. Nach Zusatz von 5,0 ml Ammoniumchlorid-Ammoniak-Puffer-Lsg. und 0,30 g Eriochromschwarz-T. wird die Lsg. mit 0,1 m ÄDTA-Lsg. bis zum Farbumschlag nach Blau titriert. 1 ml 0,1 m ÄDTA-Lsg. entspricht 28,75 mg Zinksulfat (2. AB — DDR). Vorschrift nach Ned. 6: Etwa 500 mg Substanz, genau gewogen, werden in 50,0 ml 0,1 n Natronlauge gelöst. Anschließend wird bis zum Sd. erhitzt. Nach dem Abkühlen wird unter Ausschluß von Luft-Kohlendioxid mit 0,1 n Salzsäure gegen Phenolphthalein titriert. 1 ml 0,1 n Salzsäure entspricht 8,07 mg $ZnSO_4$.

Aufbewahrung. Abgesondert, in dicht schließenden Gefäßen.

Dosierung. Maximalkonzentration: 1% zur Anwendung am Auge (Lsg.), 2% zur Anwendung am Auge (Salbe) (2. AB — DDR). Gebräuchliche Konzentration als Adstringens:, 0,25 bis 1,5%. Einzelmaximaldosis: 1,0 g in 50 ml W. Tagesmaximaldosis: 1,0 in 50 ml W. (ÖAB 9). Lokal auf die Bindehaut des Auges: 0,1 ml einer 0,1—0,25%igen Lsg. 3 bis 4mal tägl. (USP XIX). Gebrauchskonzentrationen: Augentropfen, Mund- und Gurgelwässer 0,1 bis 0,5%; Vaginal 1 bis 3%; Salben 2 bis 10% (Helv. VI).

Unverträglichkeiten: Alk. rg. Stoffe, Blei(II)-acetat, Calciumsalze, Eiweiß, Erdalkalien, Natriumtetraborat, Phosphate, Seife, Tannin (Fällung) (Helv. VI).

Anwendung. Als Adstringens und Antisepticum.

Zinksulfat-Lösung

S. I, 771.

Zincum tannicum. Gerbsaures Zink. Zinktannat.

Verbindung von Zinkoxid mit Gerbsäure in wechselnder Zusammensetzung.

Eigenschaften. Gelbliches, geruchloses Pulver, prakt. unlösl. in W. und A., lösl. in verd. Mineralsäuren und verd. Essigsäure, unvollständig lösl. in wss. Ammoniak-Lsg.

Anwendung. Ist früher als Adstringens gebraucht worden.

Zincum undecylenicum

S. II, 1059 und VII B, 360.

Zinkuranylacetat-Lösung

S. I, 771.

Zincum Valerianicum Ross. 9. Zinci Valerianas. Zinc Valerianate. Zinkisovalerianat. Zincum valerianicum. Zincum isovalerianicum.

$$\left[\begin{array}{c} H_3C \\ CH-CH_2-COO \\ H_3C \end{array} \right]_2^{\ominus} Zn^{2\oplus} \cdot 2\,H_2O$$

$C_{10}H_{18}O_4Zn \cdot 2\,H_2O$ M.G. 303,67

Zinksalz der Isovaleriansäure, Dihydrat.

Gehalt. Mindestens 99,5 und höchstens 101,5% Zinkisovalerianat.

Eigenschaften. Weiße Schuppen oder weißes Pulver von perlmuttartigem Glanz und mit Geruch nach Isovaleriansäure, wenig lösl. in W., manchmal hinterbleibt ein geringfügiger Nd. von basischem Salz, lösl. in A., wenig lösl. in Ae., leicht lösl. in verd. Alkalien.

Erkennung. 1. 0,2 g Substanz werden in 5 ml Ammoniak-Lsg. gelöst. Nach Zusatz von 5 m W. und 1 ml Natriumsulfid-Lsg. entsteht ein weißer Nd., unlösl. in Essigsäure, leicht lösl. in Salzsäure. 2. 0,1 g Substanz werden in einem Reagenzglas mit 10 ml W., 0,2 bis 0,3 ml Eisen(III)-chlorid-Lsg. und 1 ml Ae. versetzt und geschüttelt. Die Ae.-Schicht färbt sich rötlich-gelb.

Prüfung. 1. Sulfat: 0,5 g Substanz werden mit 10 ml W. und 1 ml verd. Salzsäure versetzt. Das Gemisch wird 5 Min. lang geschüttelt, dann filtriert. Das Filtrat soll nicht mehr als 0,02% Sulfat enthalten. 2. Acetat: 0,5 g Substanz werden mit 3 ml einer 5%igen Silbernitrat-Lsg. 30 sec lang kräftig geschüttelt. Anschließend wird durch einen Glasfiltertiegel Nr. 4 in ein Reagenzglas filtriert. 1,5 ml des Filtrates werden in ein trockenes Reagensglas überführt, mit 1,5 ml W. und 1 Tr. Eisen(III)-nitrat-Lsg. versetzt. Die entstehende Fbg. wird sofort mit einem Standard verglichen. Standard: 0,0463 g wasserfreies Natriumacetat, genau gewogen, 0,0768 g kristallines Natriumacetat, genau gewogen, werden in 100 m W. gelöst. Zu 3 ml dieser Lsg. (0,001% Acetat-Ionen) wird 1 Tr. Eisen(III)-nitrat-Lsg. gegeben. Anstelle von Eisen(III)-nitrat-Lsg. kann auch 5%ige Ammoniumeisen(III)-sulfat-Lsg. verwendet werden. 3. Schwermetalle: Die Sulfatasche von 0,5 g Substanz darf nicht mehr als 0,001% Schwermetalle enthalten. 4. Arsen: Höchstens 0,0002%.

Gehaltsbestimmung. 0,3 g Substanz, genau gewogen, werden in 15 ml 5%iger Ammoniak-Lsg. gelöst. Anschließend wird mit Salzsäure gegen Methylrot neutralisiert. Nach Zusatz von 70 ml W., 5 ml Ammoniak-Puffer-Lsg. und 6 bis 7 Tr. Eriochromschwarz-Indikator-Lsg. wird mit 0,05 m Natrium-ÄDTA-Lsg. bis zur Blau-Fbg. titriert. 1 ml 0,05 m Natrium-ÄDTA-Lsg. entspricht 0,01518 g Zinkvalerianat.

Aufbewahrung. Gut verschlossen.

Anwendung. Als Sedativum. In der BRD nicht gebräuchlich.

Zingiber

Zingiber officinale Rosc. (Amomum zingiber L.; nach HPUS auch Gingiber albus, G. niger). Zingiberaceae — Zingiberoideae — Zingibereae. Ingwer. Ingberzähre. Ginger. Jamaica ginger. Gingembre. Zenzero. Jenjibre. Gengibre.

Heimat unbekannt, evtl. Bismarck-Archipel oder Molukken. In zahlreichen tropischen Gebieten kultiviert. Hauptherkunftsgebiete: Westindien (Jamaika), USA (Florida), Mexiko, Brasilien (Rio de Janeiro), Indien (südl. Gebiete, Malabarküste, Madras, Bombay, Bengalen, Punjab), Cochinchina, Malaiische Gebiete, Afrika (südöstl. Sierra Leone, Mozambique, Nigeria). Japan, China.

Rhizom ziemlich langlebig, von der Seite zusammengedrückt, mit nur als schmale Leisten ausgebildeten, umfassenden Niederblättern besetzt, deren Medianen auf der oberen und unteren Kante des Rhizoms liegen. In den Achseln dieser Niederblätter entstehen Knospen, von denen nur die der Unterseite sich kräftiger entwickeln und Fortsetzungssprosse des

Rhizoms bilden, so daß dieses sichelartigen Aufbau erhält. Diese Sprossen des Rhizoms wachsen bogenförmig nach oben und erzeugen entweder die einen Scheinstengel bildenden Laubtriebe oder nur mit Schuppenblättern besetzte Blütentriebe. Laubblätter demgemäß sehr langscheidig, mit deutlicher Ligula, ohne Stiel, mit bis 20 cm langer, lineallanzettlicher Spreite. Blütentriebe mit bis 5 cm langem, dickem Blütenstand, Deckblätter breiteiförmig grün, am Rande heller, Kronzipfel gleichlang, spitz, grünlichgelb, braunrot gefleckt, Labellum dunkelpurpurn gefleckt, mit schwach ausgerandetem Mittellappen (Abb. 18). Frucht eine längliche Kapsel.

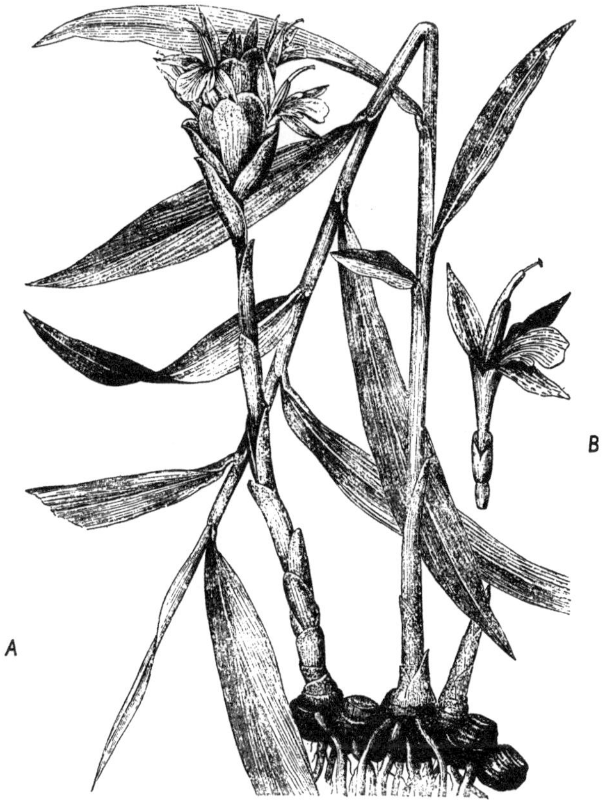

Abb. 18. Zingiber officinalis. *A* Blühende Pflanze. *B* Blüte (nach BERG und SCHMIDT).

Rhizoma Zingiberis. Zingiberis Rhizoma. Radix Zingiberis. Zingiberis Radix. Zingiber. Zingib. Ingwer. Ingwerwurzel. Ingberwurzel. Ginger. Ginger root. Gingembre. Racine de gingembre. Zenzero. Gemgibre. Raiz de Gengibre. Raiz de jengibre.

Rhizoma Zingiberis DAB 6, Helv. VI, Dan. IX, Svec. 46, Norv. V. Radix Zingiberis ÖAB 9. Zingiber Ind. P. C. 53. Zingiberis Rhizoma Jug. II, Belg. V, Ned. 6, Jap. 62. Ginger BP/BPC 68, NF XII, Ind. P. 66. Gingembre CF 49. Gengibre Brasil. 1. Außerdem officinell in Portug. 35. Fenn. 37 und in Chin. P.

Der getrocknete Wurzelstock. — Nach DAB 6, USP XI, Svec. 46, Portug. 35 ganz geschälter (vom Kork befreiter) Jamaika-Ingwer; nach BP/BPC 68 ungebleichter Jamaika-Ingwer, nach NF XII teilweise oder vollständig geschälter Jamaika-, Afrikanischer- und Cochinchina-Ingwer; nach Dan. IX, Norv. V teilweise oder ganz geschälter Bengal- und Jamaika-Ingwer (Norv. V Ostindischer oder Ingwer aus anderen tropischen Ländern); nach Helv. VI an den breiten Seiten oder ganz vom Kork befreiter oder ungeschälter Ingwer; nach ÖAB 9 und Ned. 6 teilweise geschälter Ingwer; nach Ind. P. 66 und Ind. P. C. 53 Ingwer aus Indien und anderen tropischen Gebieten Asiens, dunkle Außenschicht entfernt und in der Sonne getrocknet; nach Jug. II teilweise oder ungeschälte Droge; nach CF 49, Brasil. 1, Belg. V ungeschälter Ingwer.

Kultur und Gewinnung. Die Kultur erfolgt hauptsächlich in Vorderindien, China, Niederländisch-Indien, Sierra Leone und Jamaika, in geringerem Umfang in Hinterindien, Australien, Ostafrika, anderen westindischen Inseln und Brasilien. Die Pflanze stellt hohe Ansprüche an den Boden, die Kultur erfordert daher Düngung, Bodenwechsel und eine gewisse Pflege. Man setzt Rhizomstücke in Indien im April bis Juli, in Jamaika im März bis April in den Boden ein; stellenweise ist es Brauch, die Blütentriebe abzuschneiden. Die Erntezeit fällt in den Januar bis Februar, und zwar werden größere Rhizome erhalten, wenn erst im übernächsten Jahr, also etwa 20 Monate nach der Aussaat ,geerntet wird. Wenn die Stengel weiß werden, werden die Rhizome mit einem einzigen Ruck, möglichst ohne Verletzung mit einer Gabel aus dem Boden genommen, bevor sie zäh und faserig zu werden beginnen. Sie werden sofort gut gereinigt und von den Wurzeln und Stengelresten befreit. Die weitere Erntebereitung ist in den Produktionsgebieten verschieden und ein wichtiger Bestimmungsfaktor der vielen Varietäten. Wenn nur die Wurzeln entfernt und gewaschen werden, stellt die Droge den „Grünen Ingwer" dar, der für Gewürzzwecke verwendet wird. Wenn, im Anschluß, mit kochendem Wasser gebrüht und schnell getrocknet wird, nennt man sie „Schwarzen Ingwer". Es gibt jedoch noch andere Varietäten, die nach dem Waschen entweder geschält oder gebleicht werden, manchmal mit chloriger oder schwefeliger Säure, oder mit Kalk überzogen, und als „Weißen Ingwer" bezeichnet werden. Alle Sorten von medizinisch verwendetem Ingwer werden getrocknet in den Handel gebracht. So wird in Bengalen nur an den flachen Seiten des Rhizoms die äußere Schicht (Kork) abgekratzt, das Rhizom anscheinend bisweilen auch mit Erde oder Asche abgerieben, dann an der Luft getrocknet, in Malabar die Korkschicht vollständig entfernt, in Bombay die Rhizome zwischen Steinen gerieben, um den Kork größtenteils zu entfernen. Vielfach werden die Rhizome dann ein oder mehrere Male mit Kalkmilch behandelt, um ihnen eine hellere Farbe zu geben und sie vor Befall durch Insekten zu schützen. Im Pandschab werden die Rhizome an 3 Tagen mehrere Std. lang in einem aufgehängten Korb geschüttelt, dann etwa 8 Tage in die Sonne gelegt, endlich wieder in dem Korb gerüttelt, wobei sich die Korkschicht ablöst. In Jamaika werden die mit kaltem W. gewaschenen Rhizome sehr sorgfältig mit dem Messer geschält, gewaschen, eine Nacht über in W. gelegt, an das sie hauptsächlich schleimige Stoffe abgeben, dann an der Sonne unter öfterem Wenden während 6 bis 8 Tagen getrocknet. Behandlung mit Kalk ist hier nicht üblich. Japanischer Ingwer ist meist sehr mangelhaft zubereitet, mit einer dicken Schicht von Schönungsmitteln überzogen, die die Minderwertigkeit der Ware verdecken soll. Ingwer aus Sierra Leone ist ungeschält und braucht deshalb zur Trocknung lange Zeit. Die Erzielung guter Qualitäten ist durch die Empfindlichkeit der Rhizome (Dunkelwerden) und den leicht eintretenden Befall durch Schimmelpilze erschwert. Stellenweise ist Bleichung mit schwefliger Säure oder Chlörkalk üblich, empfohlen wurde auch die Behandlung der Rhizome mit Zitronensäure, Essig u. a.

Handelssorten. Die zahlreichen, nach ihrer Herkunft bezeichneten Ingwersorten des Handels unterscheiden sich sowohl durch den Grad ihrer Schälung, wie durch ihren Gehalt an äth. Öl, Scharfstoffen usw. Da die Exkretzellen vor allem in der Rinde, z. T. dicht unter der Korkschicht liegen, geht beim Schälen leicht äth. Öl verloren. Um diesen Verlust möglichst gering zu halten, wird in Jamaika und Indien der Kork nur vorsichtig abgekratzt, nicht weggeschnitten. Der vollständig ungeschälte westafrikanische Ingwer hat jedoch einen weit höheren Geh. an äth. Öl und Scharfstoffen.

Die wichtigsten Sorten sind:

1. Bengalischer Ingwer gilt als beste Sorte, entweder auf beiden Breitflächen, nicht an den Rändern, von der Rinde befreit, oder auf den beiden Seiten geschält. Stücke über 5 cm lang, von schmutzig-graubrauner Farbe mit 2 bis 3% äth. Öl, 0,6 bis 1,8% Gingerol.

2. Cochinchina-Ingwer ist eine ganz geschälte, oft gekalkte, daher blendend weiße Sorte, meist kleinere, bis 5 cm lange Stücke, doch kommen auch Sorten vor, die aus ausnahmsweise großen Stücken mit reichlicher Zweigbildung bestehen. Vom Kalk durch Abbürsten befreit, ist er gelblich oder fleischfarben. Mehrere Qualitäten sind im Handel. „A" sind ausgesuchte, oft große und schön verzweigte Stücke, „B" und „C" sind geschälte, „D" ist Abfallware. Diese Wurzeln enthalten durchschnittlich 1,35% äth. Öl, 0,6% Gingerol. Hierher gehört auch der

3. Malabar-Ingwer (Cochin und Calicut); allseits geschält, manchmal ist nur die äußerste Korkschicht abgekratzt, meist gekalkt, daher fast weiß, manchmal mit schwefeliger Säure gebleicht, zitronenähnlicher Beigeschmack. (Die frischen Rhizome werden über Nacht gewässert, dann geschält, in Kalkmilch eingelegt und in der Sonne getrocknet. Malabar-Ingwer kommt nach Größe und Farbe sortiert in den Handel.)

4. Jamaika-Ingwer: Allseitig geschält, niemals gekalkt oder gebleicht, sorgfältig getrocknet, von sehr gutem Aussehen, mehr länglich gestreckt, außen streifig, im Bruch stark faserig. 0,6% äth. Öl und 0,8% Gingerol, hat das beste Aroma und ist die Arzneibuchware. (Die frischen Rhizome werden sorgfältig in kaltem Wasser gewaschen, nach dem Entfernen der Korkschicht nochmals über Nacht gewässert und auf trockenen Matten unter öfterem Umwenden 6 bis 8 Tage getrocknet.)

5. Westafrikanischer Ingwer (Sierra Leone und Nigerien): Ungeschält oder halbgeschält, ungekalkt dunkel, besitzt von allen Ingwersorten die größte Schärfe und am meisten äth. Öl (1,6% mit 1,5% Gingerol) gilt aber als minderwertig wegen des kampferähnlichen Geruches und der dunklen Farbe. Er wird daher hauptsächlich zur Gewinnung des Oleoresins und des äth. Öles verwendet.

6. Chinesischer Ingwer in Scheiben besteht aus größeren flachen, außen runzeligen Stücken, die sehr hart sind und im Bruch glänzen. Diese Sorte ist ungeschält und besitzt einen sehr starken Geruch und Geschmack und übertrifft qualitativ die übrigen Sorten. Er stammt weder von Zingiber officinale noch von Zingiber mioga, sondern von einer nicht näher bekannten Zingiber-Art (soll evtl. von Alpinia galanga SWARTZ abstammen). Chinesischer Ingwer wird kaum als getrocknete Droge exportiert und nicht zur Destillation und Extraktion verwendet. Er wird in Zuckersirup eingelegt und entweder als Eingemachter Ingwer in dem Sirup oder getrocknet als Kandierter Ingwer gehandelt. (Zum Einlegen werden die Rhizome vor dem Austreiben der Blütensprosse gegraben. Nach dem Waschen werden sie vorsichtig geschabt, mit einer Gabel angestochen und zum Schönen in Reismehl enthaltendes W. eingelegt. Anschließend werden sie in Zuckerlsg. gekocht bis das W. eingezogen ist und in Fässern oder dgl. mit Zuckersirup bedeckt aufbewahrt.)

7. Japanischer Ingwer ist eine stark geschönte, aber minderwertige Handelssorte, soll von Zingiber mioja abstammen und ist gewöhnlich stark gekalkt. Er besitzt eine gewisse Schärfe, aber ein abweichendes Aroma, das an Ol. Bergamottae erinnert. Enthält 1,23% äth. Öl.

In Australien, wo Ingwer nicht heimisch ist, wird er seit Ende des 19. Jahrhunderts kultiviert. Die abweichenden klimatischen Bedingungen erfordern andere Kultur- und Aufbereitungsmethoden. Die intensive Erforschung derselben seit 1941 führte zur Gewinnung von Ingwer-Rhizomen, die den südostasiatischen in der Qualität nicht nachstehen. Im Welthandel spielt der in Australien kultivierte Ingwer keine Rolle, doch wird er seit Beginn der sechziger Jahre in steigendem Maße ausgeführt.

Der zwischen Ende April und Ende Juni geerntete Ingwer hat den höchsten Geh. an äth. Öl und wird hauptsächlich zum Trocknen verwendet. Das vorsichtige Schälen vor dem Trocknen führt zu einem Endprodukt, das dem besten Jamaika-Ingwer nicht nachsteht.

Da der Ingwer in Australien meist nicht an der Sonne getrocknet werden kann, wird er in Scheiben geschnitten und künstlich getrocknet. Die Ingwerscheiben enthielten nach dem Trocknen ca. 3% äth. Öl und ca. 20% Oleoresin.

Ob und wie weit sich dieser Geh. bei der Lagerung trockenen Ingwers in Scheiben oder als Plv. ändert, wurde untersucht. Nach fünfmonatiger Lagerung in handelsüblichen Papiersäcken hat der gemahlene Ingwer ca. 50% seines äth. Öles verloren, die Ingwerscheiben dagegen höchstens unbedeutende Mengen. Der Oleoresingeh. blieb in geschnittenem, wie in gemahlenem Ingwer unverändert. Diese Ingwerscheiben entsprechen also in Geh. und Lagerungsfähigkeit durchaus dem ganzen, aus Südostasien importierten Ingwer.

Beschreibung. Zufolge des oben erwähnten sichelartigen Aufbaues des Rhizoms und seiner flachen, von der Seite zusammengedrückten Querschnittform bildet die Droge (Jamaika) geweihartige, bis über 10 cm lange, bis 2 cm breite und 1 cm dicke, an den Enden der Geweihäste, d. h. an den Enden der Sproßgenerationen und ihrer Verzweigungen, mit vertieften Stengelnarben versehene, durch die Schälung weißliche bis hellgelblichgraue und fein längsstreifige, flache Stücke, deren sämtliche Äste in einer Ebene liegen. Ihr Bruch ist körnig und kurz, von den als feine Spitzchen aus der Bruchfläche herausragenden zahlreichen Gefäßbündeln abgesehen. Die Querschnittfläche zeigt eine sehr schmale, etwas dunklere Rinde und einen großen, ovalen Zentralstrang mit zahlreichen, zerstreuten dunkleren Pünktchen.

Die Droge riecht eigenartig aromatisch und schmeckt stark gewürzig und brennend scharf.

Mikroskopisches Bild. Das Rhizom besteht in Rinde und Zentralstrang im wesentlichen aus dünnwandigen, isodiametrischen, rundlichen Parenchymzellen, von denen die meisten Stärkekörner, zahlreiche andere gelbes bis gelbbraunes, öligharziges Sekret enthalten; die letzteren haben eine verkorkte Membran. Die Rinde ist gegen den Zentralstrang durch eine stark kollabierte, aus stärkefreien, verkorkten, flachen Zellen bestehende Endodermis abgegrenzt, an die sich stellenweise eine zweite kollabierte Zellschicht (Perizykel?) anschließt. Der Streifen kollabierter Zellen ist an Schnitten leicht zu sehen, die Zellstruktur desselben aber selbst durch Kochen der Schnitte mit verdünnter Kalilauge nur selten in wirklich befriedigender Weise deutlich sichtbar zu machen. Das Rindengewebe wird von wenigen, das Gewebe des Zentralstranges von vielen kollateralen Gefäßbündeln durchzogen, und zwar sind die im Inneren des Zentralstranges liegenden Bündel stets von einem kleineren oder größeren, manchmal sie beinahe vollständig umscheidenden Belag von weitlumigen, derbwandigen gelben Fasern begleitet, die an der Endodermis gelegenen Bündel stets faserfrei, die die Rinde durchziehenden Bündel faserlos oder von kleinen Fassersträngen begleitet. Die Gefäße sind meist Treppen-, seltener Netz- oder Spiralgefäße, mäßig verdickt, meist 20 bis 50 μm weit,

37*

von zartem, kleine Sekretzellen mit dunklem Inhalt enthaltendem Parenchym umgeben. Die Leptomstränge sind meist wenig umfangreich, dünnwandig und liegen auf der Außen- oder Innenseite oder an den Flanken der Gefäßgruppen. Gefäße und Fasern sind nicht oder selten sehr schwach verholzt. Die Stärkekörner sind flach, von der Schmalseite gesehen linealisch oder elliptisch, von der Breitseite gesehen ei- bis keilförmig, oft am schmäleren Ende mit einem kleinen Vorsprung versehen, auf dem das Schichtungszentrum liegt, stets stark exzentrisch, doch meist nur undeutlich geschichtet, 13 bis 50, meist 20 bis 30 µm lang, 15 bis 25, meist 18 bis 20 µm breit und gegen 10 µm dick. Das Plv. ist hellgraugelblich und besteht ganz überwiegend aus den Stärkekörnern und farblosen Parenchymfetzen, daneben aus zahlreichen Bruchstücken der Treppengefäße und Fasern und Sekretklümpchen. Es enthält keine verholzten (oder nach einigen Angaben der Literatur höchstens sehr schwach verholzte) Zellelemente.

Die anderen Ingwersorten zeigen im wesentlichen den gleichen morphologischen Aufbau und variieren höchstens in der Länge und Dicke der Rhizomzweige sowie in der Dichtigkeit des Verzweigungssystems, was offenbar mit den in den betreffenden Produktionsgebieten vorliegenden Boden- und Klimaverhältnissen zusammenhängt, wie ja denn auch z. B. in der Literatur berichtet wird, daß die Pflanze größere und gestrecktere Rhizome in trockenem Boden entwickelt. Anatomisch weichen die anderen Ingwersorten nur insofern von der Jamaikasorte ab, als ein Teil derselben (Bengal-, afrikanischer, Japaningwer) nicht oder nur teilweise geschält ist und die Droge daher Kork und Epidermis noch aufweist. Gelegentlich bildet sich bei Bengalingwer nach der Schälung eine neue Korkschicht an den geschälten Stellen, die im Rindenparenchym einige Zellreihen unter der Wundfläche entstanden war. Ingwerplv. aus solchen nicht oder nur halbgeschälten (bedeckten) Sorten enthält naturgemäß Korkfetzen.

Verfälschungen. 1. Als solche kommt extrahierter und dann von neuem gekalkter oder gebleichter Ingwer in Betracht. Bei normalem Ingwer beträgt die Menge des Wasserextraktes 11,8%, bei extrahiertem 7 bis 5%. Ist der Ingwer in der Hitze extrahiert, so ist die Stärke verkleistert.

2. Japan-Ingwer (s. auch Handelssorten). An der zusammengesetzten Stärke zu erkennen, die oft Zwillinge oder Drillinge mit sehr ungleich großen Teilkörnern bildet. Außerdem Oxalatkristalle im Parenchym.

3. In Ostasien werden die viel größeren Rhizome von Z. cassumunar ROSCOE, Gelber Zitwer, und Z. zerumbet ROSCOE verwendet, die auch zuweilen nach Europa kommen. Sie unterscheiden sich durch den Geruch ohne weiteres. — 4. Der in Zucker eingemachte Chinesische Ingwer soll zuweilen von Alpinia galanga stammen (s. u. Handelssorten). — 5. Ebenso soll zuweilen das Rhizom von Alpinia allughas ROXB. oder einer nahestehenden Art als Ingwer vorkommen. — 6. Pflanzliche Verfälschungen wie fremdes Stärkemehl (Kartoffeln, Mais, Gerste, Weizen, Reis, Leguminosen, Eicheln, Manihot), Ölkuchen (Lein, Raps, Senf, Mandelkleie, Palmkern, Oliven), Curcumaplv., Capsicum, Haselnußschalen und mineralische Beimengungen. Diese Verfälschungen lassen sich leicht durch das Mikroskop nachweisen (s. u. der betreffenden Stammpflanze).

Inhaltsstoffe. Der Geruch beruht auf dem nicht scharf schmeckenden äth. Öl mit über 50% Sesquiterpenkohlenwasserstoffen, hauptsächlich (—)-Zingiberen $C_{15}H_{24}$ neben geringen Mengen (—)-β-Bisabolen, (+)-α-Curcumen und (—)-β-Sesquiphellandren, α-Camphen, ferner Zingiberol (Geruchsträger), Nonylaldehyd, Geraniol, (+)-Borneol, Linalool, Decylaldehyd, Citral, Methylheptenon, Chavicol, Cineol, eine Anzahl Acetate und Caprilate, α-Curcumen, Farnesen, Humulen, α-Pinen, Limonen.

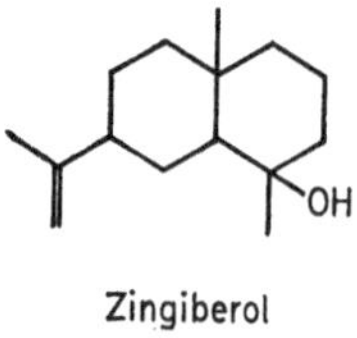

Zingiberol 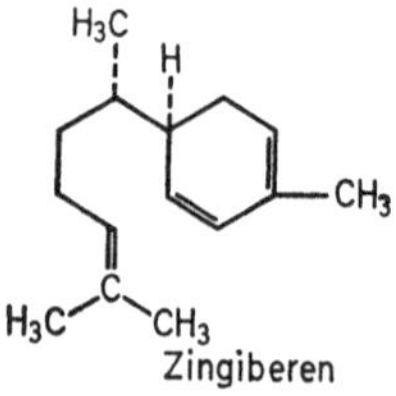   Zingiberen

Ein gelbes öliges Scharfstoffgemisch „Gingerol" mit Gingerol $C_{17}H_{26}O_4$, Shogaol $C_{17}H_{24}O_3$, Kp. 227 bis 229°, Zingeron [4-(4-Hydroxy-3-methoxyphenyl)-2-butanon] $C_{11}H_{14}O_3$, Fp. 40 bis 41°, Methylgingerol $C_{18}H_{28}O_4$, Fp. 63,5 bis 64° (vermutlich nur Artefakt), Pradol und einigen homologen Ketonen [s. auch MASADA et al.: Chem. Abstr. *81*, 166345 (1974)].

Ferner gelb-braunes Harz, 50% Stärke, Zucker, Fette, Wachs, organische Säuren (Malate und Oxalate) und ca. 5% Mineralbestandteile. Nach MURAKAMI et al. [Chem. Abstr. *64*, 10090 (1966)] Asparagin und Pipecolinsäure.

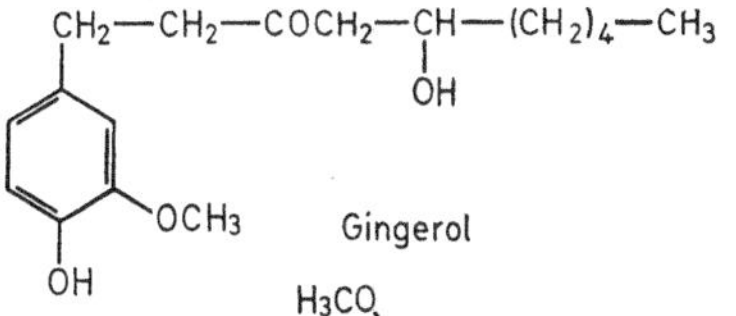

$CH_2-CH_2-COCH_2-CH-(CH_2)_4-CH_3$
$\quad\quad\quad\quad\quad\quad\quad\quad\; OH$

OCH$_3$ Gingerol
OH

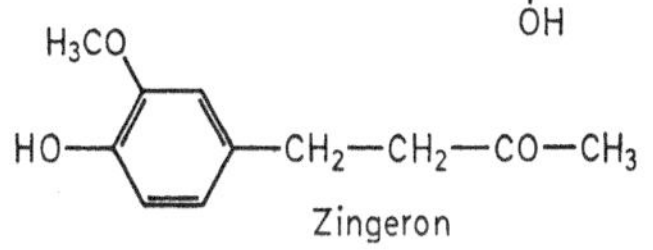

H$_3$CO
HO—⬡—$CH_2-CH_2-CO-CH_3$
Zingeron

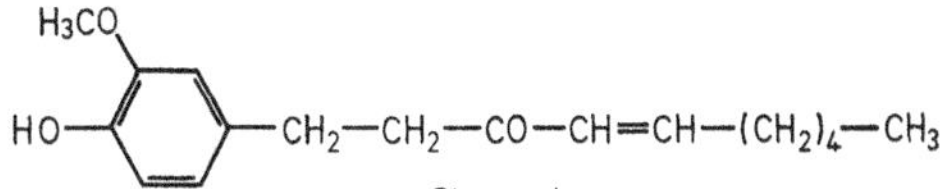

H$_3$CO
HO—⬡—$CH_2-CH_2-CO-CH=CH-(CH_2)_4-CH_3$
Shogaol

Prüfung. Identität. Das Plv. färbt sich, mit Schwefelsäure befeuchtet, rotbraun, DAB 6. Reinheit. Geh. an äth. Öl mind. 2% Jap. 62; 1,7% Helv. VI (ganz oder geschnittene Droge); 1,5% DAB 6, ÖAB 9, Jug. II, Brasil. 1; 1,4% Helv. VI (pulveris. Droge). — Wasserlöslicher Extraktgeh. mind. 12% NF XII, Brasil. 1; 10% BP 68, Belg. V, Ind. P. 66, Ind. P. C. 53. — Alkohol-(90%)-lösl. Extraktgeh. mind. 6% Ned. 6; 5% Dan. IX; 4,5% BP 68, Belg. V, Ind. P. C. 53, Ind. P. 66. — Ätherlösl. Extraktstoffe mind. 4,5% NF XII. Ätherlösl., bei 110° flüchtige Bestandteile, mind. 1% Dan. IX. — Wasserlösl. Asche mind. 1,7% BP 68, Ind. P. 66, Ind. P. C. 53. — Max. Aschegeh. 5% Dan. IX (für ganz geschälte Droge); 6% ÖAB 9, BP 68, Belg. V, Ind. P. 66, Ind. P. C. 53, DAB 6; 7% Jap. 62, Brasil. 1, Fenn. 37; 8% Ned. 6, Jug. II, Norv. V, Svec. 46, Dan. IX (für teilweise geschälte Droge). — Sulfatasche max. 7% Helv. VI. — Säureunlösl. Asche max. 0,5% Dan. IX (ganz geschälte Droge); 2% Dan. IX (teilweise geschälte Droge). — Prüfung auf Schönungsmittel nach ÖAB 9. 1.) Schüttelt man etwa 2 g zerkleinerte Ingwerwurzel mit 20 ml verd. Essigsäure 1 Min. lang und filtriert, so darf in 10 ml des Filtrats auf Zusatz von 3 Tr. Natriumsulfidlsg. keine Verfärbung auftreten. 2. Eine Mischung von 1 ml des Filtrates, 7 ml W. und 2 ml verdünntem Ammoniak darf auf Zusatz von 1 ml Natriumphosphatlsg. nicht getrübt werden.

Nach Helv. VI:

1. Bleiweiß, Bleisulfat: Die Sulfatasche wird mit 8 ml W. + 2 ml Salzsäure 7% $^1/_4$ Std. unter öfterem Umschwenken stehen gelassen; dann wird filtriert. 1 ml des Filtrates muß den Anforderungen der Grenzreaktion aII auf Blei (I S. 107) genügen.

2. Calciumcarbonat, gebrannter Gips: 1 g (mindestens 800/250) wird mit 5 ml W. + 5 ml Essigsäure 12% 1 Min. geschüttelt; dann wird filtriert. 0,5 ml des Filtrates müssen den Anforderungen der Grenzreaktion a I auf Calcium (I S. 108) genügen.

DAB 6 läßt auf Verunreinigungen mit Ölkuchen, spanischem Pfeffer (keine derb- oder dickwandigen Zellformen außer den Fasern und Gefäßen), verholzten Teilchen, mit Reis (Stärkekörner unter 1 μm), Zerealien, Kartoffeln u. a. (Stärkekörner über 30 μm), Mais (scharfkantige Stärke), mit Curcumawurzel (verkleisterte Stärke) sowie Korkfetzen prüfen. — Ballen von verkleisterter Stärke (gebrühter Ingwer) dürfen nicht sichtbar sein, Helv. VI. — Nach Jug. II darf keine gebleichte Droge (Kreide, weiße Farbe), keine Droge ohne äth. Öl oder von Insekten zerfressen, Verwendung finden; ferner dürfen keine Haare (Rh. Zedoariae), keine Sklerenchymzellen (Olea europaea, Corylus avellana), keine fetten Öltropfen, Holzelemente und fremde Stärke vorhanden sein. Wenn man die Droge mit verd. Essigsäure übergießt, darf keine Gasentwicklung erfolgen (Carbonate), nach dem Filtrieren darf sich das Filtrat nach Zugabe von Ammoniaklsg. im Überschuß nur wenig trüben (Calcium). In der Lebensmittelchemie gelten nach den Deutschen Normen DIN 10201 für Ingwer folgende Anforderungen, bezogen auf Trockenmasse. Feuchtigkeitsgehalt max. 12,0 Gew.-%, Gesamtasche (bestimmt nach DIN 10233) max. 7,0 Gew.-%, wasserlösl. Asche (nach DIN 10223) max. 1,7 Gew.-%, säureunlösl. Asche (Sand) (nach DIN 10223) max. 2,3 Gew.-% (nur für Plv.), Calcium (als CaO) max. 1,1 Gew.-%, äth. Öle mind. 1,5 ml/100 g, alkohollösl. Auszug mind. 5,1 Gew.-% (nur für Plv.), in kaltem W. lösl. Auszug mind. 11,4 Gew.-% (nur für Plv.).

Das Schweizerische Lebensmittelbuch, 5. Aufl., gibt folgende Grenzzahlen an: Wassergeh.: höchstens 14%, Gesamtasche: höchstens 7%, für gekalkten Ingwer höchstens 8,5%, säureunlösl. Asche höchstens 2%. Äth. Öl mind. 1,5% im ganzen, und 1,3% im pulverisierten Gewürz.

Quantitative Bestimmungen. Geh. an äth. Öl nach ÖAB 9 wird mit 20,0 g grob gepulverter Ingwerwurzel bestimmt, nach Helv. VI mit 30,0 g frisch zerkleinerter Arzneidroge (800 oder feiner) bzw. Plv., mit 500 ml W. in einem Ölbad bei ca. 160°. Die Destillation wird vom Auftreten der ersten Öltropfen an mindestens 3 Std. fortgesetzt. — Ned. 6 läßt den alkohollösl. Extrakt wie folgt bestimmen: 3 g Ingwerplv. werden 1 Std. am Rückflußkühler mit 60 g A. gekocht, nach dem Abkühlen auf das Ausgangsgewicht gebracht und filtriert. Der Verdampfungsrückstand von 40 g des Filtrates, nicht von der Droge, muß dann mindestens 120 mg betragen. — Nach Dan. IX: Die mit Ae. extrahierte und wieder getrocknete Droge wird kontinuierlich mit abs. A. ausgezogen. Die alkoholische Lsg. wird mit den bei 110°

nichtflüchtigen ätherlösl. Substanzen vereinigt, eingedampft, der Rückstand bei 100° 15 Min. getrocknet und 24 Std. über konz. Schwefelsäure nachgetrocknet. Der Rückstand muß mindestens 5,0% der Einwaage (10,0 g) betragen.

Aufbewahrung. In gut verschlossenen Behältern, unter Lichtschutz, an einem kühlen Ort, vor Insekten geschützt, Helv. VI.

Wirkung. Ingwer ist ein Acrio-Aromaticum. Durch Erregung der Wärmenerven im Magen wird Brennen und Hitzegefühl hervorgerufen. Nach ALLY [Chem. Abstr. *61*, 6047 (1964)] stimuliert der die harzigen Anteile enthaltende Alkoholextrakt die vasomotorischen und respiratorischen Zentren sowie das Herz von anaesthesierten Katzen, nach GLATZEL [Dtsch. Apoth. Ztg. *110*, 5 (1970)] erfolgt Steigerung des Speichelflusses und der Amylasekonzentration des Speichels, Steigerung der Mucopolysaccharidsekretion der Speicheldrüsen, vielleicht Aktivierung von Peristaltik und Tonus der Darmmuskulatur. Große Dosen von Zingeron verursachen motorische Paralyse von zentralem Ursprung, gefolgt von Blutdruckabfall (nach subkutaner Injektion); beim Frosch sowie in den Verdauungsapparat des Kaninchens gebracht, erfolgt Darmerschlaffung und Abschwächung der peristaltischen Bewegungen.

Anwendung. Bei Dyspepsien verschiedener Art, vor allem bei subazider Gastritis. Als Stomachicum, Digestivum, Aperitivum, Stimulans und Carminativum, Expectorans und Adstringens, Geruchs- und Geschmackskorrigens, zu Mund- und Gurgelwässern, Zahntinkturen. Ein viel gebrauchtes Küchengewürz; auch von Bäckern, Konditoren und Likörfabrikanten verwendet, in England zur Herstellung von Ingwerbier, als Confectio oder Condimentum Zingiberis mit Zucker eingekocht und als Gewürz für eingemachte Früchte, Gurken u. a. Nach FABER [Parfümerie und Kosmet. *39*, 268 (1958)] Ingweröl als Ersatz für Cascarillaöl, v. a. in Kompositionen mit orientalischer Note. In Ostafrika gegen Kopfschmerzen, Rheumatismus, als Hustenmittel, Galaktagogum.

Dosierung. Täglich 0,2 bis 1 g (als Plv.), 1 bis 3 g (als Dekokt), Jap. 62; 0,3 bis 1 g BP/BPC 68, Ind. P. 66, Ind. P. C. 53; Mittlere Einzelgabe 0,5 g Jug. II; Gebräuchl. Einzeldosis 1,0 g ÖAB 9, Helv. VI.

Zingiber HAB 34.

Getr. Wurzelstock.

Arzneiform. Tinktur nach § 4 mit 90%igem Weingeist.

Arzneigehalt. 1/10.

Zingiber officinale HPUS 64. Ginger.

Die getrocknete Wurzel, wie importiert; die von Jamaika ist vorzuziehen.

Arzneiform. a) Urtinktur: Arzneigeh. 1/10. Zingiber officinale, mäßig grob gepulvert 100 g, A. USP (94,9 Vol.-%) q.s. zur Bereitung von 1000 ml der Tinktur. b) Dilutionen: D 2 (2 ×) und höher mit A. HPUS (88 Vol.-%). c) Medikationen: D 2 (2 ×) und höher. d) Triturationen: D 1 (1 ×) und höher.

Pulvis Zingiberis. Zingiberis Pulvis. Zingiberis Rhizoma pulveratum. Powdered Ginger.
Zingiberis Rhizoma pulveratum Jap. 62. Powdered Ginger BP/BPC 68, NF XII.
Gepulverter Ingwer, ein hellgelbes Plv., besitzt dieselben mikroskopischen Merkmale (s. d.), Geruch und Geschmack wie die Droge und muß den oben angeführten Anforderungen entsprechen.
BEECHAM PILLS von THOMAS BEECHAM in St. Helena bei Liverpool bestanden aus Aloe 6,0, Pulv. Zingiberis 3,0, Sapon. moll. (Brit.) 3,0. M. f. pilulae Nr. 100 (NOTTBERG).
Dr. LAUSERS Magenpulver aus der Löwenapotheke Berlin. Rhizomatis Zingiberis 5,0, Bismuti subnitrici 20,0, Calcii carbonici, Natrii sulfurici, Carbonis Tiliae, Gummi arabici āā 10,0, Magnesii carbonici 15,0, Natrii chlorati 8,0, Natrii bicarbonici 40,0, Castorei sibirici 3,2 (Angaben des Herstellers).
Schweizer Bergwurzel, die gegen Zahn- und Kopfschmerzen und andere Leiden von BRAND SCHWOLHOLM in Groningen empfohlen wird, ist Ingwerwurzel.
Bestandteil weiterer Arzneispezialitäten.

Zingiber zerumbet (L.) ROSC. ex SMITH (Amomum zer. L., Lampujang majus RUMPH., Amomum silvestre LAM.).

Heimisch in Ostindien.

Inhaltsstoffe. Im äth. Öl Camphen, Cineol, Dipenten, Limonen, Humulen und Zerumbon; nach DAMODARAN [Chem. Abstr. *69*, 1011 (1968)] (+)-Humulenol-II.

O
Me
Me
Me
CH₂
---OH
Me
α-Caryophyllen
(= Humulen)
Zerumbon
(+)-Humulenol II

Wirkung. Zerumbon hat spasmolytische und bakteriostatische Eigenschaften.

Anwendung. Zerumbet-Rhizome werden wie Ingwer gebraucht (s. auch unter Verfälschungen).

Zinn

Zinn und Verbindungen

S. Stannum, VI B, 512.

Zirconium

Zirconium. Zirconium metallicum. Zirkonium.

Zr   A.G. 91,22

Vorkommen. Kommt in der Natur hauptsächlich als Silikat, $ZrSiO_4$ (Zirkon) und als Dioxid, ZrO_2 (Zirkonerde) vor.

Eigenschaften. Silberweißes, verhältnismäßig weiches, biegsames und hämmerbares, glänzendes Metall, das in Pulverform an der Luft unterhalb Rotglut zu Zirkoniumdioxid verbrennt und beim Verreiben mit oxydierenden Substanzen explodiert. Es wird in kompakter Form erst bei Weißglut von Sauerstoff angegriffen. Aus der Schmelze erstarrtes Zirkonium zeigt Anlauffarben. Bruchstücke glänzen metallisch; im pulverisierten Zustand ist Zirkonium schwarz. Es absorbiert größere Mengen Sauerstoff und Stickstoff, wird von W. und Säuren nicht angegriffen. Lösl. in Flußsäure und Königswasser. d = 6,53; Fp. = etwa 1860°; Kp. = > 2900°. Von dem Metall sind zwei allotrope Modifikationen bekannt: α-Zirkonium (hexagonal) $\overset{860°}{\rightleftharpoons}$ β-Zirkonium (kubisch).

Anwendung. In Form von Legierungen als Desoxidationsmittel zur Erzielung blasenfreier Metallgüsse. Als Zusatz zu Aluminium, um dessen Korrosionswiderstand zu erhöhen, zur Herst. von Verbrennungsräumen im Flugzeug- und Raketenbau, zur Herst. von Spinndüsen für Reyon, mit Zirkoniumnitrat gemischt für Blitzlichtpulver.

Zirkonium nitricum. Zirkoniumnitrat.

$Zr(NO_3)_4 \cdot 5\,H_2O$ M.G. 429,33

Eigenschaften. Weiße, hygroskopische Kristalle, sehr leicht lösl. in W., lösl. in A. Die wss. Lsg. reagiert sauer gegen Lackmus. MAK = 8,66 mg pro m³ Luft. Die Substanz ist auch als Di- und Hexahydrat bekannt.

Aufbewahrung. Gut verschlossen, vor Feuchtigkeit geschützt.

Anwendung. Bildet mit Alizarin Farblacke.

Zirkonnitrat-Lösung

S. I, 772.

Zirkonnitrat-Alizarinsulfonat-Lösung

S. I, 772.

Zirconium oxychloratum. Zirkonium oxychlorid. Basisches Zirkoniumchlorid. Zirkonyl-chlorid.

$$ZrOCl_2 \cdot 8\,H_2O \qquad\qquad M.G.\ 322,26$$

Eigenschaften. Weiße, seidige, nadelförmige Kristalle von zusammenziehendem Geschmack, sehr leicht lösl. in W. und A., lösl. in heißer konz. Salzsäure, prakt. unlösl. in Kohlenwasser-stoffen und Halogenkohlenwasserstoffen. Die wss. Lsg. reagiert schwach sauer gegen Lackmus. Die Substanz wird bei 210° wasserfrei. Sie ist auch als Hexahydrat im Handel. MAK = 17,66 mg pro m³ Luft. $n_D = 1{,}555$.

Anwendung. Als Rg. auf Fluor, in etwa 2%iger Lsg. als Fällungsmittel für org. Kolloide, (Pektine, Natriumalginat, Celluloseglykolat, Gummi arabicum usw..

Zirconium silicicum. Zirkoniumsilikat. Zirkoniumorthosilikat.

$$ZrSiO_4 \qquad\qquad M.G.\ 183,31$$

Eigenschaften. Farblose, tetragonale Kristalle, die von Mineralsäuren (einschließlich Fluß-säure) auch in der Wärme nicht oder kaum angegriffen werden, prakt. unlösl. in Alkali-laugen. d = 4,70; $n_D = 1{,}93$. Die Substanz zerfällt oberhalb 1775° in ZrO_2 und SiO_2. MAK = 10,05 mg pro m³ Luft.

Anwendung. In Pulverform an Stelle von Titandioxid in kosmetischen Präparaten.

Ziziphus

Ziziphus jujuba MILL. (Zizyphus sativa GAERTN., Z. vulgaris LAM., Rhamnus zizyphus L.). Rhamnaceae — Zizypheae. Judendorn. Jujube. Zizerleinsbaum. Jujuba-tree. Gingeolier. Jujubier. Zozzilo. Ginggiolo.

Die Pflanze wird vom Mittelmeergebiet bis nach Indien und Japan kultiviert.

Sparrig hin- und hergebogener Strauch oder kleiner, bis 8 m hoher, weidenartiger Baum mit kahlen Zweigen. — Blattknospen rotbraun, mit 2 oder mehreren undeutlichen, bewimper-ten Knospenschuppen. — Junge Zweige rundlich, olivgrün oder bräunlich, mit feinen, zahl-reichen Lentizellen (später erst zweijährig), grau und mit kleinen Höckern. — Laubblätter wechselständig, länglich-eiförmig, am Rande stumpf gesägt, gegen den Grund verschmälert, mit 2 bis 6 m langem Stiel, dreinervig, kahl. Nebenblätter in 2 Dornen umgewandelt, einer bisweilen fehlend. — Blüten zu 3 bis 5 in blattachselständigen, büscheligen, sehr kurz gestielten Trugdolden. Fruchtknoten zwei-, seltener drei- oder vierfächerig, mit meist zweispaltigem Griffel. — Frucht eine kugelige bis länglich-eiförmige, rote bis schwarze Steinfrucht.

Inhaltsstoffe. AKHMEDOV et al. [Chem. Abstr. 72, 82924 (1970)] isolierten aus den Blättern 7,2% Kohlenhydrate, Carotin, 4,6% Gerbstoffe, Flavonglykoside, 0,25% Saponine, 0,3% Cumarine, 6% Harz, 4% Schleim; im einzelnen wurden 1,5% Rutin, Äpfelsäure, Vitamin C und Weinsäure isoliert. In der Rinde Leucocyanidin; im Holz Leucopelargonidin, Betulin-säure, Ceanothsäure.

Anwendung. Die Rinde bei Diarrhö, die Wurzel bei Fieber, äußerlich pulverisiert auf Wunden und Geschwüre. Die Blätter zu Pflastern.

Fructus (Baccae) Jujubae. Fructus Zizyphi. Zizyphae (punicas). Jujubae gallicae (italicae). Spanische (französische, rote) Brustbeeren. Jujuben. Judendornbeeren. Zizer-leinsbaumbeeren. Rote Datteln. Tintendatteln. Jujubes. Fruits de jujubier.

Die im Juli und August gesammelten und getrockneten Steinfrüchte, meist aus Süd-frankreich und Spanien bei uns im Handel. Sie sind von eilänglicher Form, 2 bis 3 cm lang, 1,5 bis 2 cm dick, am Scheitel etwas verjüngt und einen kurzen Narbenrest tragend, während am gegenüberliegenden Pol die eingesenkte, kreisförmige, etwa 2 mm große Kelchscheibe mit kurzem Stück sichtbar ist. Die Steinkerne sind eiförmig oder elliptisch, 13 bis 16 mm lang und 7 bis 8 mm breit, oben zugespitzt, runzelig, von kleinen Rinnen und hellen Linien umlaufen und in zwei Kammern geteilt, mit dicker, steinharter Schale versehen. Fruchthaut dünn, zäh, derb, lederartig. Fruchtfleisch weißlich oder bräunlich, saftig oder mehlig bzw. weich, markig und süß. Meist nur ein braunroter, glatter Samen mit dünner, zerbrechlicher Samenschale, öligem Eiweißkörper und großem Embryo.

Geschmack schleimig und süßlich, angenehm.

Inhaltsstoffe. Galaktose, Fructose, Glucose, 1 bis 2% Vitamin C. Bis zu 10% Gerbstoffe. Schleim, Saccharose, Äpfelsäure, Weinsäure und Aminosäuren. Nach HULTIN [Acta Chem. Scand. *19*, 1297 (1965)] auch Alkaloide. Nach AKHMEDOV et al. (l. c.) ferner Cumarine, Spuren von Flavonglykosiden, 2,1% Fett und 2,2% Harz.

Anwendung. Früher in Tees als Expectorans bei Erkrankungen der Luftwege, als Mucilaginosum, Depurativum, Stypticum, Tonikum und Blutreinigungsmittel.

Semen Jujubae.

Inhaltsstoffe. Die Saponine Jujubosid A und B [KAWAI et al.: Photochemistry *13*, 2829 (1974)].

Anwendung. In China bei Schlaflosigkeit und Auszehrung.

Zizyphus jujuba MILL. var. inermis (BUNGE) GRUBOW (Z. vulgaris LAM. var. inermis BUNGE).

Unbedornte Form, die vor allem in China und Japan kultiviert wird.

Inhaltsstoffe. In der Wurzelrinde die Peptidalkaloide Frangulanin und Adonetin X u. a., ferner Coclaurin [OTSUKA et al.: Phytochemistry *13*, 2016 (1974)].

Zizyphi Fructus Jap. 62.

Früchte elliptisch oder eiförmig, 2 bis 3 cm lang und 1 bis 2 cm im Durchmesser; äußerlich rotbraun mit rauhen Rillen, oder dunkelgrau-rot mit feinen Rillen, beide glänzend. Beide Enden leicht eingedrückt, mit einer Griffelnarbe auf der einen und einer Blütenstielnarbe auf der anderen Seite. Exokarp dünn und lederartig, Mesokarp dick, dunkelgraubraun, schwammig, weich und klebrig, Endokarp sehr hart, spindelförmig, an einem Ende zugespitzt und innen in 2 Fächer geteilt, die die flachen, eiförmigen Samen enthalten.
Geruch schwach, charakteristisch; Geschmack süß.

Prüfung. Max. Aschegeh. 3%.

Zizyphus vulgaris LAM. var. spinosus BUNGE (Zizyphus vulgaris LAM. var. spinosus HU.).

Bedornte Form, die fast ausschließlich im Mittelmeergebiet vertreten ist.

Semen Ziziphi spinosi. Zizyphussamen. Jujube kernel.
Zizyphi Spinosi Semen Jap. 62.

Samen fast eiförmig, 6 bis 9 mm lang, 4 bis 5 mm breit und 2 bis 3 mm dick, braun bis rotbraun, glatt. Hilum an den beiden gegenüberliegenden Enden erkennbar. Endosperm grau, Kotyledonen hellgelb.
Geruch und Geschmack schwach ölig.

Inhaltsstoffe. Betulin (Betulinol, Trochol) $C_{30}H_{50}O_2$, Fp. 251 bis 252°, und Betulinsäure (Gratiolon, Platanol, Platanolsäure) $C_{30}H_{48}O_3$, Fp. 316 bis 320° (Zers.). Nach SHIBATA et al. [Phytochemistry *9*, 677 (1970)] nach Hydrolyse das Sapogenin Ebelinlacton. Im fetten Öl 90% unges. Fettsäuren, hauptsächlich Öl- und Linolensäure.

Prüfung. Identität. Jap. 62: 0,5 g Samen werden 2 Min. lang mit 5 ml Ae. geschüttelt, filtriert und das Filtrat zur Trockene eingedampft. Der Rückstand wird in 0,5 ml Essigsäureanhydrid gelöst und mit 1 Tr. Schwefelsäure versetzt. Es entsteht eine hellrote Farbe, die allmählich in purpurrot übergeht (Betulin und Betulinsäure).
Reinheit. Max. Aschegeh. 7%, Jap. 62. — Fremde org. Beimengungen max. 3%, Jap. 62.

Anwendung. Die Frucht als Mucilaginosum, Hustenmittel, Hämostypticum. Nach HAMMERMANN [Planta med. (Stuttg.) *20*, 375 (1971)] die jodhaltige Frucht in der Volksmedizin bei Schilddrüsenerkrankungen. Dosierung: 10 bis 15 g täglich als Dekokt, Jap. 62.

Bemerkungen. Eine vom tropischen Afrika bis Australien beheimatete Zizipus jujuba-Art liefert Ostindische Jujuben. Die Rinde findet als Amarum, die Wurzelrinde als Purgans und die Blätter als Febrifugum Verwendung.

Ziziphus mauritiana LAM. (Z. jujuba LAM. non MILL., Z. sororia ROEM. et SCHULT., Z. abyssinica HOCHST.).

Dorniger Steppenstrauch mit filzigen Laubblättern vom tropischen Afrika über das südliche Vorderasien und Indien bis Ceylon, China und Australien.

Inhaltsstoffe. In der Rinde die Alkaloide Frangufolin, Amphibin D, Mauritin A, B, C, D, E und F [TSCHESCHE et al.: Liebigs Ann. Chem. *10*, 1964 (1974)]; ferner Betulinsäure. Im Samen 14% fettes Öl und folgende Fettsäuren: 12% 16:0, 10% 18:0, 43% 18:1, 29% 18:2.

Anwendung. Die gerbstoffreichen Laubblätter sowie die Rinde als Gerbmittel. Die Rinde ferner bei Diarrhö, die Wurzelrinde gegen Fieber und als Purgans, äußerlich gegen Rheuma. Die Blätter gegen Gonorrhö. Im Himalaya werden sie als Seidenraupenfutter verwendet. Die angenehm säuerlich schmeckenden Früchte werden als „Tsao", chinesische Datteln oder ostindische Jujuben gegessen, auch gegen Asthma und als Expectorans. Das Holz wird als Nutzholz verwendet. Auf dem Strauch lebt auch die Lackschildlaus, die den zur Herstellung des Schellacks notwendigen Stocklack ausschwitzt.

Ziziphus lotus (L.) LAM.

Heimisch und kultiviert im südlichen Mittelmeergebiet.

Unterscheidbar von Ziziphus jujuba MILL. durch fast stets mangelnde Behaarung, undeutliche bis fehlende Bezahnung und Kleinheit der Laubblätter. Die Früchte sind halb so groß, rund und weniger süß. Sie liefern die kleinen, italienischen oder nordafrikanischen Jujuben.

Anwendung. In Algerien werden die Früchte in ärmeren Kreisen teils roh gegessen, teils zu Brot verbacken oder zu einem Getränk vergoren.

Ziziphus joazeiro MART. Juazeiro.

Brasilien.

Inhaltsstoff. In den Früchten Saponin.

Anwendung. Die Blätter und die Rinde als Emeticum und gegen Fieber. Blätter und Früchte als Viehfutter.

Ziziphus oenoplia MILL. (Rhammus oenoplia L.).

Heimisch in Indien, Malaysia.

Inhaltsstoffe. Die Peptidalkaloide Zizyphin A—G und Zizyphinin $C_{32}H_{47}N_5O_6$ und weitere Peptidalkaloide, ferner Betulinsäure, Glucose, Fructose, Saccharose und Polysaccharide.

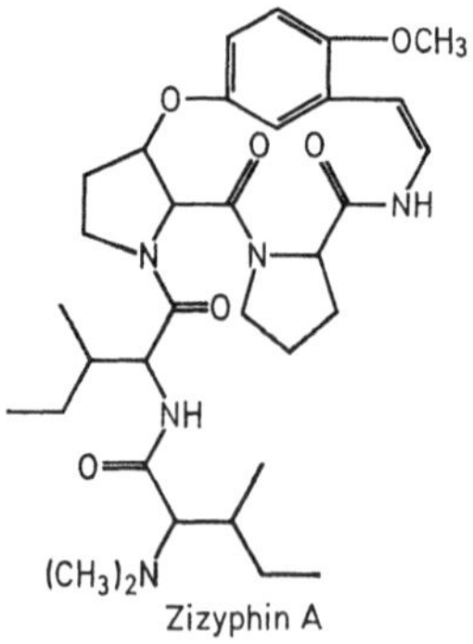

Zizyphin A

Anwendung. Die Wurzelrinde als Adstringens und Tonicum, äußerlich bei Wunden. Die Früchte als Stomachicum.

Ziziphus mucronata WILLD. (Z. bailei DC.).

Heimisch in Afrika.

Inhaltsstoffe. In der Rinde 12,2 bis 15,7% Gerbstoffe und die Peptidalkaloide (0,09%) Mucronin A—H, Abyssenin A, B, C. In den Blättern die Alkaloide (0,06%) Mucronin G, H und Abyssenin C; ferner (—)-N-Methylcoclaurin [TSCHESCHE et al.: Phytochemistry *13*, 2328 (1974)].

Anwendung. Die Blätter bei den Zulus als Emeticum, ebenso die Rinde, ein Dekokt der Rinde als Mittel gegen Erkältung. Andere Stämme verwenden die Blätter als Breiumschlag bei septischen Hauterkrankungen wie Karbunkeln, die Wurzel als Antipyreticum und gegen Diarrhöen. Das helle, harte Holz als Werkholz. Die eßbare Frucht in Westafrika als Kaffeesurrogat, äußerlich auch gegen Ohrenschmerzen; in Senegal jedoch gilt sie als giftig. Blättersaft und Wurzelabsud bei drohendem Abort.

Ziziphus zeyheri SOND.

Anwendung. Die Wurzel im südlichen Afrika in Form eines Dekoktes oder einer Tinktur als Mittel gegen Diarrhöen und Dysenterie, als Tonikum und Purgativum. Frucht eßbar. Die Samen als Kaffeesurrogat.

Zolaminum

Zolaminum

S. Zolamine, I, 1189.

Zolertinum

Zolertine hydrochloride (USAN). Zolertinum hydrochloricum. Zolertinhydrochlorid.

$C_{13}H_{18}N_6 \cdot HCl$

M.G. 294,78

1-Phenyl-4-[2-(5-tetrazolyl)-äthyl]-piperazin.

Anwendung. Als Antihypertonicum.

Handelsform. MA 1 277.

Zoxazolaminum

Zoxazolamine (BAN, DCF). Zoxazolaminum (NFN). Zoxazolamin.

$C_7H_5ClN_2O$

M.G. 168,57

2-Amino-5-chlorbenzoxazol.

Anwendung. Als Muskelrelaxans und Antirheumaticum.

Handelsformen. Deflexol, Flexin, Miazol, Uri-Boi, Zoxine.

Zygadenus

Zygadenus venenosus WATS. Liliaceae — Melanthoideae — Melanthieae.
Im westlichen Nordamerika, auch in Sibirien heimisches Kraut.

Eine polytypische Art, von der 4 Varietäten unterschieden werden.

Inhaltsstoffe. Aus der variatio venenosus [Toxicoscordion venenosum (WATS.) RYDB.]
wurden isoliert: Zygadenin, Zygacin, Vanilloylzygadenin, Veratroylzygadenin, Protoveratridin, Germidin, Neogermidin und Neogermitrin. Aus der variatio gramineus (RYDB.)
WALSH ex PECK (Zygadenus gramineus RYDB., Z. intermedius RYDB., Toxicoscordion grami-
neum RYDB., T. intermedium RYDB.): 0,4% Alkaloide in den Blättern, darunter Zygadenin
und Zygazin.

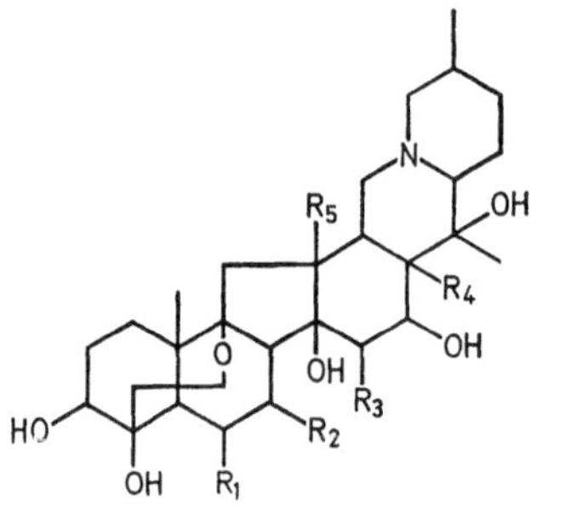

Zygadenin : $R_1 = R_2 = R_4 = R_5 = H$; $R_3 = OH$
Germin   : $R_1 = R_4 = R_5 = H$; $R_2 = R_3 = OH$

Anwendung. Emeticum. Auch als blutdrucksenkende Droge.

Zygophyllum

Zygophyllum coccineum L. (Z. desertorum FORSK.). Zygophyllaceae — Zygophylloi-
deae — Zygophylleae.

In Nordafrika heimischer Vertreter einer Gattung mit reich verzweigten niederliegenden
oder ausgebreiteten, buschigen Kleinsträuchern, mit fleischigen Ästen, dicken Laubblättern
und in Kelch und Krone gegliederter Blütenhülle.
Eine ausführliche pharmakognostische Untersuchung der Pflanze wird von SABER und
SHOAIB [J. Pharm. Sci. U.A.R. *1*, (1960); *3* (1962); *7* (1966); Proc. Pharm. Soc. Egypt, *39*
(1957); *40* (1958)] gegeben. — Die in Ägypten als Kammun Qarâmâny bekannte gepulverte
Frucht sieht gelb-braun bis zimt-braun aus, riecht nicht und besitzt einen salzigen, bitteren
Geschmack. Sie wird durch folgende Merkmale charakterisiert: Bruchstücke des Endokarps,
das aus zwei gekreuzten Lagen verholzter Fasern besteht und von verholzten Steinzellen aus
dem Mesokarp begleitet wird. Bruchstücke mit verholzten Steinzellen aus der Außenseite der
Frucht und der plazentalen Region. Bruchstücke des Mesokarp-Parenchyms, einige mit
Massen von Schleim und andere mit Kalziumoxalatdrusen. Bruchstücke der subepidermalen
Schicht der Samenschale mit abwechselnd parenchymatischen und charakteristischen, ballon-
artigen, sternförmige Zelluloseverdickungen besitzenden Zellen. Bruchstücke der Kristall-
schicht, die aus kubischen, mit einem kubischen Kalziumoxalatkristall gefüllten Zellen
besteht. Bruchstücke des Endosperms mit vieleckigen Zellen, die dicke, genarbte Wände
besitzen und Kugeln von festem Öl, wenig Aleuronkörner und gelegentlich Stärkekörner
enthalten.

Inhaltsstoffe. In allen Organen, vor allem in der Wurzel Chinovasäure $C_{30}H_{46}O_5$, Fp. 298°,
und der Bitterstoff Zygophyllin, ferner Saponine, Gerbstoffe, in oberirdischen Teilen ferner
Wachs, reduzierende Zucker, Harz und Wachs.

Wirkung. Nach SAAD et al. [Chem. Abstr. *73*, 75231, 75345 (1970)] wirkt die Droge blutdrucksenkend, diuretisch, antipyretisch, lokalanästhesierend, Uterus-kontrahierend und

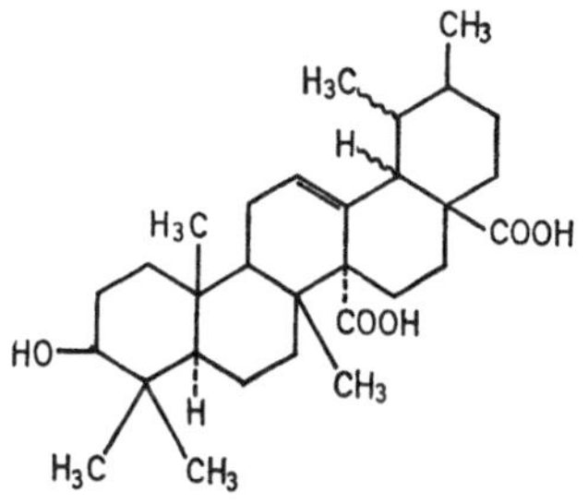

Chinovasäure

vasodilatatorisch. Zygophyllin und Chinovasäure wirken antipyretisch, choleretisch und antiinflammatorisch.

Anwendung. In Form des Dekoktes oder Infuses gegen Hypertonie, Rheumatismus, Gicht, Husten, Asthma, blähende Kolik und als Diureticum.

Zygophyllum fabago L. Jochblatt.

Nordafrika, Südrußland, Vorderasien, Mexiko.

Ein einjähriges Kraut mit aufrechtem oder ausgebreitetem, knotig gegliedertem und gabelästigem Stengel, mit einpaarig gefiederten, gegenständigen Laubblättern und einzeln in den Blattachseln stehenden Blüten mit 5 länglich-verkehrt-eiförmigen, gelben Kronblättern, hängender Frucht und eiförmigen, warzigen Samen.

Inhaltsstoffe. Nach BORKOWSKI [Pharm. Ztg. *104*, 990 (1959)] in den Wurzeln Harman, Harmin, Harmol. Ferner nach FATKULIN et al. [Chem. Abstr. *74*, 1106 (1971)] Inositphosphate, Saponine, Flavonole, Spuren weiterer Alkaloide und Catechine. Nach KERIMOVA et al. [Chem. Abstr. *75*, 137443 (1971)] die Triterpensaponine Zygophyllosid A, B, C, D und E (als Zuckerkomponenten wurden gefunden D-Galaktose, D-Glucose, L-Arabinose).

Wirkung. Nach SOKOLOW und SEREDIN [Farmakologija i Toxikologija *XXI*, 78 (1958)] haben Extrakte der Wurzeln bakterizide Wirkung. Örtliche Anwendung zeigt Erweiterung der Blutgefäße, i.v. Injektionen setzen den Blutdruck herab, stimulieren die Respiration, vergrößern die Amplitude der Herzkontraktion, hemmen die Darmperistaltik und vergrößern den Tonus der Uterusmuskulatur.

Anwendung. Die in Essig eingelegten Blütenknospen seit alters her wie Kapern verwendet. Das Blatt in Nordafrika als Anthelminticum und Antisyphiliticum.

Zygophyllum decumbens L. und Zygophyllum simplex L.

Vorderasien, Nordafrika.

Inhaltsstoffe. Chinovasäure und Zygophyllin, ferner Saponine, Tannine, Proteine, Alkaloide.

Wirkung. Ähnlich wie Zygophyllum coccineum.

Anwendung. Das Kraut in Arabien zur Entfernung von Hornflecken.

Zygophyllum waterlotii.

Das Blatt, Folia Zygophylli, wird in Westafrika bei Entzündungen, die auf Blutvergiftung zurückzuführen sind, verwendet.

Zygophyllum morgsana L.

Wird in Südafrika gegen Krämpfe, Lähmungen und Schockverletzungen angewandt. Die frische Pflanze ist toxisch, erzeugt Diarrhö.

Bemerkung. SHOAIB [10. Pan. Americ. Confer., 1966] berichtete über Makro- und Mikromorphologie ägyptischer Zygophyllum-Arten, u. a. über Z. decumbens L. und Z. album L.

Zylofuraminum

Zylofuraminum (NFN). Zylofuramin.

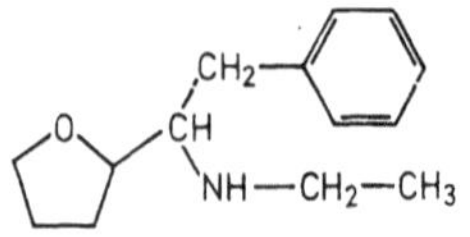

$C_{14}H_{21}NO$ M.G. 219,32

D-threo-N-Äthyl-α-benzyltetrahydrofurfurylamin.

Anwendung. Als Psychoanalepticum.

Handelsform. Zylofuramine HCl: Hydrochlorid (Winthrop, USA).

Hagers Handbuch der Pharmazeutischen Praxis

Für Apotheker, Arzneimittelhersteller,
Ärzte und Medizinalbeamte
Vollständige (4.) Neuausgabe
Begonnen von W. Kern
Herausgeber (in Gemeinschaft mit
H. J. Roth und W. Schmidt) von P. H. List
und L. Hörhammer

Band 1

Allgemeiner Teil: Wirkstoffgruppen I.

1967. 267 Abbildungen.
XXXI, 1270 Seiten.
ISBN 3-540-03834-5

Band 2

Wirkstoffgruppen II. Chemikalien und Drogen (A-AL)

1969. 17 Abbildungen. XXIV, 1271 Seiten.
ISBN 3-540-04511-2

Band 3

Chemikalien und Drogen (Am-Ch)

1972. 101 Abbildungen.
XII, 911 Seiten.
ISBN 3-540-05122-8

Band 4

Chemikalien und Drogen (CI-G)

1973. 71 Abbildungen.
XII, 1226 Seiten.
ISBN 3-540-05478-2

Band 5

Chemikalien und Drogen (H-M)

1976. 48 Abbildungen.
XII, 938 Seiten.
ISBN 3-540-06338-2

Band 6

Chemikalien und Drogen

Teil A: N–Q
1977. 26 Abbildungen.
XII, 1024 Seiten.
ISBN 3-540-05123-6

Band 6

Chemikalien und Drogen

Teil B: R, S
1979. 35 Abbildungen, 26 Tabellen.
XII, 720 Seiten.
ISBN 3-540-07738-3

Band 7

Teil A: Arzneiformen

1971. 518 Abbildungen.
XV, 1015 Seiten.
ISBN 3-540-05124-4

Band 7

Teil B: Hilfsstoffe

1977. 131 Abbildungen, 93 Tabellen.
XII, 570 Seiten.
ISBN 3-540-06661-6

Sachverzeichnis für die Bände 1, 2, 3, 7A

1973. III, 240 Seiten.
ISBN 3-540-06342-0

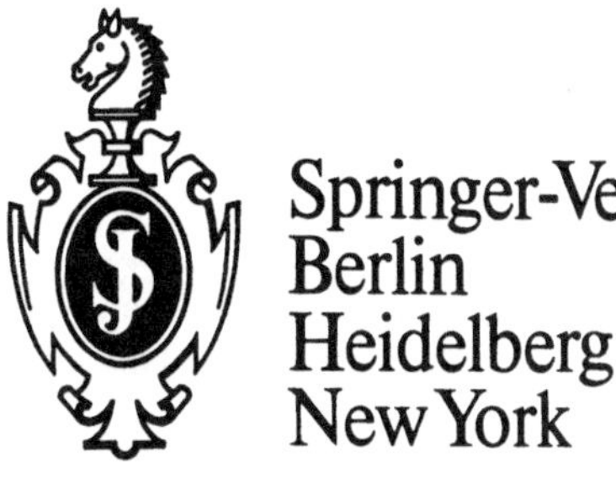